Microbiota Gastrointestinal

da Disbiose ao Tratamento

2ª edição

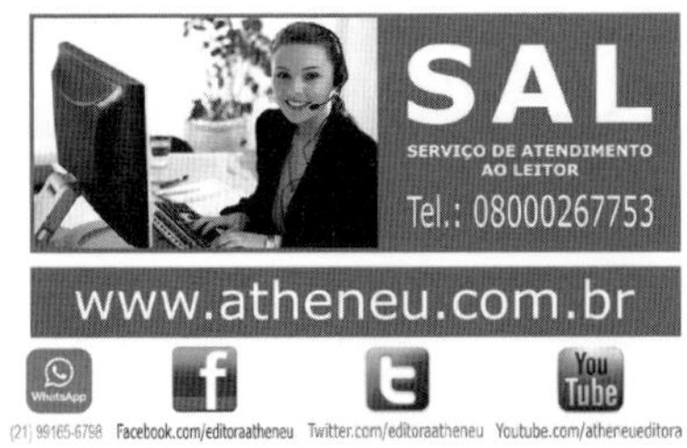
SAL
SERVIÇO DE ATENDIMENTO AO LEITOR
Tel.: 08000267753
www.atheneu.com.br
(21) 99165-6798
Facebook.com/editoraatheneu
Twitter.com/editoraatheneu
Youtube.com/atheneueditora

Microbiota Gastrointestinal
da Disbiose ao Tratamento

2ª edição

Dan L. Waitzberg
Ilanna Marques
Rafael Malagoli Rocha
Alan Hiltner Almeida

Atheneu
Rio de Janeiro • São Paulo
2025

EDITORA ATHENEU

São Paulo — Rua Maria Paula, 123 – 13º andar
Conjuntos 133 e 134
Tel.: (11) 2858-8750
E-mail: atheneu@atheneu.com.br

Rio de Janeiro — Rua Bambina, 74 – lojas A e B
Tel.: (21) 3094-1295
E-mail: atheneu@atheneu.com.br

Pré-produção e Produção Gráfica: Equipe Atheneu

Capa: FK Estúdio

Produção editorial: Villa d'Artes

CIP-BRASIL. CATALOGAÇÃO NA PUBLICAÇÃO
SINDICATO NACIONAL DOS EDITORES DE LIVROS, RJ

M572
2. ed.

Microbiota gastrointestinal : da disbiose ao tratamento / editor Dan L. Waitzberg ... [et al.]. - 2. ed. - Rio de Janeiro : Atheneu, 2025.
24 cm.

Inclui bibliografia e índice
ISBN 978-85-388-1206-7

1. Gastroenterologia. 2. Aparelho digestivo - Doenças. 3. Sistema gastrointestinal - Microbiologia. I. Waitzberg, Dan L.

25-99325.0 CDD: 616.34
CDU: 616.34

Gabriela Faray Ferreira Lopes - Bibliotecária - CRB-7/6643

21/07/2025 23/07/2025

Waitzberg DL, Marques I, Rocha RM, Almeida AH.
Microbiota Gastrointestinal – da Disbiose ao Tratamento – 2ª edição

Editores

Dan L. Waitzberg

Cirurgião do Aparelho Digestivo, Livre-Docente, Doutor e Mestre em Cirurgia pela Faculdade de Medicina da Universidade de São Paulo (FMUSP). Professor Associado do Departamento de Gastroenterologia da FMUSP. Chefe do Laboratório de Metabologia e Nutrição em Cirurgia Digestiva (Metanutri – LIM 35) da FMUSP. Coordenador Clínico das Equipes Multiprofissionais de Terapia Nutricional (EMTNs) do Instituto Central do Hospital das Clínicas (IC-HC) da FMUSP, Hospital Santa Catarina (HSC). Diretor-Presidente do Grupo de Apoio de Nutrição Enteral e Parenteral (Ganep): Ganep Nutrição Humana, Ganep Educação, Nutritotal, Ganep Lar. Diretor Científico da Bioma Genetics.

Ilanna Marques

Graduada e Mestre em Nutrição pela Universidade Federal do Rio Grande do Norte (UFRN). Doutora em Ciências em Gastroenterologia pela Faculdade de Medicina da Universidade de São Paulo (FMUSP). Especialista em Nutrição Clínica pelo Programa de Residência do Hospital das Clínicas da Universidade Federal de Pernambuco (HC-UFPE). Pesquisadora voluntária do Laboratório de Nutrição e Cirurgia Metabólica do Aparelho Digestivo (LIM 35) da FMUSP.

Rafael Malagoli Rocha

Graduado em Ciências Biológicas – Modalidade Médica pela Universidade Federal do Triângulo Mineiro (UFTM). Mestre em Patologia Geral pela Universidade Federal de Minas Gerais (UFMG). Doutor em Patologia Geral pela UFMG com período sanduíche na University College of London (UCL), Reino Unido. Período pós-doutoral na Universidade de Hamburgo Eppendorf, Alemanha, para estudo, identificação e caracterização de células tumorais circulantes. Atualmente é professor orientador do Programa de Pós-graduação do Departamento de Ginecologia da Escola Paulista de Medicina da Universidade Federal de São Paulo (Unifesp), além de assessor científico e pesquisador da Fapesp, CNPq e CAPES. Tem mais de 150 artigos publicados em revistas internacionais de índice de impacto medido, incluindo *Nature*, *Science*, *Cancer Cell* e PNAS.

Alan Hiltner Almeida

Graduação e Mestrado em Economia pela Universidade Federal da Bahia (UFBA). Empresário e executivo dedicado ao desenvolvimento de aplicações de biotecnologia voltadas à sustentabilidade e à qualidade de vida no planeta. Cofundador da GranBio, empresa de biotecnologia dedicada à fabricação de produtos químicos e biocombustíveis. Cofundador da Associação Brasileira de Biotecnologia Industrial (ABBI). Ex-Board Member da American Biofuels Association. Advisor do ProPulmão, iniciativa médica dedicada ao rastreamento precoce do câncer de pulmão no Brasil. Cofundador da Biostater, empresa de produção de compostos probióticos, e da Bioma Genetics, laboratório dedicado ao mapeamento genético. COO da Origeo, empresa que traz soluções inovadoras para o agro brasileiro, incluindo produtos biológicos de última geração.

Colaboradores

Adérson Omar Mourão Cintra Damião

Mestre e Doutor pela Faculdade de Medicina da Universidade de São Paulo (FMUSP). Pós-doutorado na Universidade da Carolina do Norte, Chapel Hill, EUA. Professor Assistente Doutor do Departamento de Gastroenterologia da FMUSP. Chefe do Grupo de Doenças Intestinais da Divisão de Gastroenterologia do Hospital das Clínicas da Faculdade de Medicina da Universidade de São Paulo (HCFMUSP). Membro fundador e ex-presidente da Organização Brasileira de Doença Inflamatória Intestinal (GEDIIB). Membro Titular da Federação Brasileira de Gastroenterologia (FBG).

Adriana Carrieri

Candidata Doutoral na Universidade Columbia. Nutricionista Coordenadora de Estudo, Departamento de Oncologia de Radiação, Faculdade de Medicina Albert Einstein.

Ágatha Nagli de Mello Gomes

Graduada em Biomedicina pelo Centro Universitário das Faculdades Metropolitanas Unidas (FMU). Mestre e Doutora em Ciências Oncológicas pela Fundação Antônio Prudente – AC Camargo Cancer Center. Atuou como Pesquisadora na linha de tumores e desenvolvimento de glândulas salivares humanas. Pós-graduada *Lato Sensu* – Master of Bussiness Administration (MBA) em Gestão de Laboratórios pela Universidade Estácio de Sá. Atua como Consultora Científica do laboratório Bioma Genetics (São Paulo, Brasil), com interesse científico em diversas áreas da Saúde e Ciências Biomédicas.

Alan Hiltner Almeida

Graduação e Mestrado em Economia pela Universidade Federal da Bahia (UFBA). Empresário e executivo dedicado ao desenvolvimento de aplicações de biotecnologia voltadas à sustentabilidade e à qualidade de vida no planeta. Cofundador da GranBio, empresa de biotecnologia dedicada à fabricação de produtos químicos e biocombustíveis. Cofundador da Associação Brasileira de Biotecnologia Industrial (ABBI). Ex-Board Member da American Biofuels Association. Advisor do ProPulmão, iniciativa médica dedicada ao rastreamento precoce do câncer de pulmão no Brasil. Cofundador da Biostater, empresa de produção de compostos probióticos, e da Bioma Genetics, laboratório dedicado ao mapeamento genético. COO da Origeo, empresa que traz soluções inovadoras para o agro brasileiro, incluindo produtos biológicos de última geração.

Alessandro Laviano

Professor Associado de Medicina Interna do Departamento de Medicina Translacional e de Precisão, Universidade Sapienza, Roma, Itália. Chefe da Unidade de Nutrição Clínica do Hospital Universitário Sant'Andrea, Roma, Itália.

Amanda Dias Borges

Graduação em Nutrição pela Universidade de Itaúna. Mestre em Ciência de Alimentos pela Faculdade de Farmácia da Universidade Federal de Minas Gerais (UFMG), com foco em nutrição e homeostase do trato gastrointestinal. Doutoranda em Nutrição e Saúde no Departamento de Nutrição da Escola de Enfermagem da UFMG, com foco em nutrição clínica e experimental.

Amanda Mandarino Alves

Graduação e Residência Médica em Clínica Médica pela Santa Casa de São Paulo. Residência Médica em Gastroenterologia pelo Hospital das Clínicas da Faculdade de Medicina da Universidade de São Paulo (HC-FMUSP).

Amira Pierucci-Lagha

Pós-Doutora em Psiquiatria pela Faculdade de Medicina da University of Connecticut. Ph.D. em Psicopatologia e Neurobiologia do Comportamento pela Faculté de Médecine, Pitié-Salpêtrière, Paris. Dedicada à pesquisa clínica, tanto no ambiente acadêmico quanto no setor privado, na indústria farmacêutica, executando programas clínicos da Fase 1 à Fase IV em Neurologia e Psiquiatria. Responsável pela Estratégia e Comunicação Científica e da Saúde do Departamento de Pesquisa e Inovação da marca Actimel, Palaiseau, França.

Ana Cristina Martinez

Biomédica. Doutora em Ciências em Gastroenterologia pela Faculdade de Medicina da Universidade de São Paulo (FMUSP). Pesquisadora Voluntária no Laboratório de Nutrição e Cirurgia Metabólica do Aparelho Digestivo (LIM 35 – Metanutri) da FMUSP.

Ana Paula Aguiar Prudêncio

Nutricionista pela Universidade Federal de Santa Catarina (UFSC), com Especialização em Nutrição Clínica Funcional (VP-UNICSUL). Mestre em Ciência dos Alimentos pela UFSC. Doutora em Ciências em Gastroenterologia pelo Hospital das Clínicas da Faculdade de Medicina da Universidade de São Paulo (HC-FMUSP). Pesquisadora do LIM 35/HC-FMUSP, com foco em consumo alimentar, obesidade, diabetes, metabolômica e microbiota intestinal.

Andria dos Santos Freitas

Graduada em Biomedicina pela Universidade Estadual de Santa Cruz (UESC), Ilhéus, Bahia. Mestre em Genética e Biologia Molecular pela UESC. Doutorado em Genética pela Universidade Federal de Minas Gerais (UFMG). Atuou em projetos de extensão nas áreas da Saúde e Popularização da Ciência. Tem experiência em Genômica, Proteômica e Biotecnologia Molecular, com ênfase em Genética de Micro-organismos. Desenvolveu pesquisas sobre o uso de *Lactococcus lactis* como vetor vacinal. Integra grupos de pesquisa em Bioinformática, Modelagem Molecular e Biossegurança. Tem sólida atuação em ferramentas como triagem virtual, *docking* e dinâmica molecular.

Antonio Herbert Lancha Junior

Licenciatura em Educação Física pela Universidade de São Paulo (USP). Mestre e Doutor em Nutrição Experimental pela Faculdade de Ciências Farmacêuticas da Universidade de São Paulo (FCMUSP). Pós-doutorado em Medicina Interna pela Washington University School of Medicine. Livre-Docente em Nutrição Aplicada à Atividade Motora pela Escola de Educação Física e Esporte da USP. Pesquisador convidado do Institut National de la Recherche Agronomique, AgroParisTech, França. Atualmente é Pesquisador Associado do LIM 26 do Departamento de Cirurgia Médica da Faculdade de Medicina da USP (FMUSP) e Professor Titular de Nutrição na Escola de Educação Física e Esporte da USP. Atua principalmente nos seguintes temas ou áreas: nutrição; suplementação nutricional; obesidade; atividade física; e *coaching* de bem-estar e saúde.

Ary Buccione

Engenheiro de Alimentos na Universidade Estadual de Campinas (Unicamp) – NutriConnection – *Insights* e Inovação em Funcionais e Nutracêuticos – Fundador e Mentor Científico. Empresário empreendedor com mais de 40 anos de atuação em grandes empresas do segmento de Alimentos, Bebidas e Suplementos. Pioneiro no segmento de Ingredientes para Alimentação e Nutrição Funcional e Saudável no Brasil e na América Latina. Educação continuada: Master of Business Administration (MBA) na Faculdade Getulio Vargas (FGV), Governança Corporativa no Instituto Brasileiro de Governança Corporativa (IBGC) e Six Sigma: Green Belt (DuPont Inst.). International Life Sciences Institute (ILSI) – Ex-membro da Diretoria Internacional. Presidências (ocupadas): ILSI Brasil, Associação dos Ingredientes e Aditivos (Abiam), Associação dos Suplementos e Dietéticos (Abiad).

Beatriz de Azevedo Muner Ferreira

Nutricionista graduada pelo Centro Universitário São Camilo. Aprimoramento em transtornos alimentares pelo Ambulim e em Nutrição Clínica no Hospital Geral de Carapicuíba nas áreas de Hemodiálise, Pediatria e Neonatologia. Pós-graduada em Nutrição Clínica pelo Centro Universitário São Camilo e em Nutrição Clínica em Pediatria pelo Instituto da Criança. Mestra em Ciências pela Faculdade de Medicina da Universidade de São Paulo (FMUSP). Coordenadora do Curso de Nutrição no Centro Universitário Estácio de São Paulo (Unidades Conceição e Liberdade).

Bianca Depieri Balmant

Nutricionista pela Universidade do Oeste Paulista de Presidente Prudente (Unoeste). Doutora em Ciências em Gastroenterologia pela Faculdade de Medicina da Universidade de São Paulo (FMUSP). Mestre em Ciências pela Unoeste. Especialização Multiprofissional em Oncologia pelo Instituto Israelita Albert

Einstein. Especialização em Avaliação do Ensino e do Aprendizado e Tutoria pela Unoeste. Atualmente é Docente da Universidade da Unoeste e Pesquisadora do Laboratório de Nutrição e Cirurgia Metabólica do Aparelho Digestivo (LIM 35 – Metanutri) da Faculdade de Medicina da FMUSP.

Bruno Acatauassu Paes Barreto

Pediatra – Alergista e Imunologista. Doutor em Ciências pela Universidade Federal de São Paulo (Unifesp). Professor Adjunto da Universidade do Estado do Pará. Coordenador do Departamento de Alergia na Infância da Associação Brasileira de Alergia e Imunologia. Membro do Departamento de Microbioma da Sociedade Latino-Americana de Alergia, Asma e Imunologia.

Carla Gonçalves Schahin Saad

Médica Assistente da Disciplina de Reumatologia do Hospital das Clínicas da Faculdade de Medicina da Universidade de São Paulo (HC-FMUSP). Coordenadora do Centro de Dispensação de Medicação de Alto Custo (Cedmac) e do Ambulatório de Espondiloartrites do HC-FMUSP.

Carla Romano Taddei

Farmacêutica pela Faculdade de Ciências Farmacêuticas da Universidade de São Paulo (FCF-USP). Doutora em Ciências pelo Instituto de Ciências Biomédicas da USP (ICB/USP). Pós-doutora em Bacteriologia pelo Instituto Butantan, São Paulo, SP. Professora Associada do Departamento de Microbiologia do Instituto de Ciências Biomédicas da USP (ICB/USP).

Celso Amodeo

Cardiologista e Nefrologista. Médico do corpo clínico do HCor Associação Beneficente Síria. Médico colaborador voluntário na disciplina de Cardiologia da Universidade Federal de São Paulo (Unifesp).

Claudia Pinto Marques Souza de Oliveira

Residência Médica, Doutorado e Livre-Docência em Gastroenterologia pela Faculdade de Medicina da Universidade de São Paulo (FMUSP). Vice-coordenadora do Programa de Pós-graduação de Ciências em Gastroenterologia da FMUSP.

Dan L. Waitzberg

Cirurgião do Aparelho Digestivo, Livre-Docente, Doutor e Mestre em Cirurgia pela Faculdade de Medicina da Universidade de São Paulo (FMUSP). Professor Associado do Departamento de Gastroenterologia da FMUSP. Chefe do Laboratório de Metabologia e Nutrição em Cirurgia Digestiva (Metanutri – LIM 35) da FMUSP. Coordenador Clínico das Equipes Multiprofissionais de Terapia Nutricional (EMTNs) do Instituto Central do Hospital das Clínicas (IC-HC) da FMUSP, Hospital Santa Catarina (HSC). Diretor-Presidente do Grupo de Apoio de Nutrição Enteral e Parenteral (Ganep): Ganep Nutrição Humana, Ganep Educação, Nutritotal, Ganep Lar. Diretor Científico da Bioma Genetics.

Daniel Ciampi de Andrade

MD, PhD, doc.med. Neurologista, Professor Livre-Docente pela Universidade de São Paulo (USP). Professor Associado da Faculdade de Medicina da Universidade de Aalborg, Dinamarca. Vice-chair do Comitê Científico da Federação Europeia de Dor. Editor do *European Journal of Pain*.

Daniel Machado Baptista

Gastroenterologista pela Faculdade de Medicina da Universidade de São Paulo (FMUSP).

Daniella Fernandes Camilo de Paiva

Nutricionista pela Pontifícia Universidade Católica de Campinas (PUC-Campinas). Mestre e Doutora em Ciências da Saúde pela Faculdade de Ciências Médicas da Universidade Estadual de Campinas (Unicamp). Especialista em Saúde, Nutrição e Alimentação Infantil pela Escola Paulista de Medicina da Universidade Federal de São Paulo (EPM-Unifesp). Pesquisadora voluntária no Laboratório de Nutrição e Cirurgia Metabólica do Aparelho Digestivo da Faculdade de Medicina da Universidade de São Paulo (FMUSP).

Danielle Cristina Fonseca Candian

Nutricionista pelo Centro Universitário São Camilo. Especialista em Nutrição Clínica pelo Centro Universitário São Camilo. Especialista em Nutrição Clínica em Pediatria pelo Instituto da Criança do Hospital das Clínicas da Faculdade de Medicina da Universidade de São Paulo (ICr–HC-FMUSP). Mestre e Doutora em Ciências de Gastroenterologia pela FMUSP. Pesquisadora voluntária do Laboratório de Nutrição e Cirurgia Metabólica do Aparelho Digestivo (LIM 35 – Metanutri) da FMUSP.

Danielle Fontes de Almeida

Nutricionista pelo Centro Universitário São Camilo (CUSC). *Nutricoach* pelo Método Sophie Deram. Especialização em Terapia Nutricional pelo Grupo de Apoio de Nutrição Enteral e Parenteral – GANEP Educação. Especialização em Fitoterapia Funcional pelo VP Centro de Nutrição Funcional. Mestre em Ciências pela Faculdade de Medicina da Universidade de São Paulo (FMUSP). Especialização em Teorias e Técnicas para Cuidados Integrativos pela Universidade Federal de São Paulo (Unifesp).

Davi de Freitas Cerqueira

Graduando em Biomedicina pela Unidade de Ensino Superior de Feira de Santana (Unef), Bahia, com experiência em monitoria acadêmica em Genética e Diagnóstico Molecular, auxiliando em atividades práticas e resolução de dúvidas. Tem interesse em pesquisas científicas em Biologia Molecular, Genômica e Análises Clínicas, com foco em biomarcadores e câncer de pulmão. Tem familiaridade com ferramentas bioinformáticas para análise de genomas e sequências de DNA. Desenvolve habilidades em técnicas laboratoriais e controle de qualidade. Busca aprofundamento em áreas relacionadas à Biotecnologia e Saúde.

Edgar Tavares da Silva

Bacharel em Educação Física – Modalidade Saúde pela Universidade Federal de São Paulo (Unifesp), Baixada Santista/SP. Mestre em Ciências da Saúde pelo Departamento de Biociências da Unifesp, Baixada Santista/SP. Doutorando em Ciências pelo Departamento de Psicobiologia da Unifesp. Membro da Sociedade Internacional de Imunologia do Exercício (ISEI).

Edmund C. Baracat

Professor Titular da Disciplina de Ginecologia da Faculdade de Medicina da USP (FMUSP). Professor Emérito da Escola Paulista de Medicina da Universidade Federal de São Paulo. Diretor da Divisão de Ginecologia do Hospital das Clínicas da FMUSP.

Eduardo Ferreira Borba Neto

Graduação em Medicina pela Faculdade de Ciências Médicas da Santa Casa de São Paulo (FCMSCSP). Mestre e Doutor em Medicina, Reumatologia, pela Faculdade de Medicina da Universidade de São Paulo (FMUSP). Livre-Docente pela FMUSP em 2009. Atualmente é Professor Associado da FMUSP. Membro do Conselho do Departamento de Clínica Médica do Hospital das Clínicas da FMUSP (HC-FMUSP). Membro Titular da Pan-American League of Associations for Rheumatology (PANLAR), do Grupo Latino-Americano para o Estudo do Lúpus (GLADEL), do American College of Rheumatology (ACR- Colégio Americano de Reumatologia), do Lupus Nephritis Trials Network (LNTN), do grupo OMERACT, da SLEuro – The European Lupus Society, além das Sociedades Paulista e Brasileira de Reumatologia. É Consultor *ad hoc* do Conselho Nacional de Desenvolvimento Científico e Tecnológico (CNPq), da Fundação de Amparo à Pesquisa do Estado de São Paulo (Fapesp), da Lupus Foundation of America, da Fundação de Amparo à Pesquisa do Espírito Santo (Fapes) e Revisor *ad hoc* de 58 periódicos internacionais. Tem experiência em Clínica Médica, com ênfase em doenças reumatológicas, atuando principalmente com lúpus eritematoso sistêmico, aterosclerose e dislipoproteinemias, e prevenção de infecções/vacinação nessas populações.

Eric Slywitch

Médico pela Faculdade de Medicina de Jundiaí (FMJ). Mestre e Doutor em Ciências pela Universidade Federal de São Paulo (Unifesp). Especialista em Nutrologia pela Associação Brasileira de Nutrologia (Abran). Especialista em Nutrição Enteral e Parenteral pela Sociedade Brasileira de Nutrição Parenteral e Enteral (Braspen-SBNPE). Pós-graduado em Nutrição Clínica pelo Grupo de Nutrição Enteral e Parenteral (Ganep) e em Endocrinologia pelo Instituto Superior de Medicina (ISMD). Tem aperfeiçoamento em teoria psicanalítica com foco em conflito e sintoma pela Secretaria de Estado de Desenvolvimento Social (Sedes). Diretor e Docente do Curso de Avaliação Metabólica e Nutricional com ênfase em Interpretação de Exames Laboratoriais. Diretor do Departamento de Medicina e Nutrição da União Vegetariana Internacional (IVU).

Erica Gomes do Nascimento Cavalcante

Reumatologista Pediatra. Doutora em Ciências Médicas pela Faculdade de Medicina da Universidade de São Paulo (FMUSP). Docente do curso de Medicina do Centro Universitário do Estado do Pará (Cesupa) e da Universidade Federal do Pará (UFPA). Diretora de ensino, pesquisa e extensão da Fundação Santa Casa de Misericórdia do Pará (FSCM-PA).

Fernanda Alvarenga Lima Barroso

Bióloga formada pela Universidade Federal de Minas Gerais (UFMG), com Mestrado em Genética e Doutoranda pelo mesmo programa. Tem 15 anos de experiência em expressão gênica de proteínas heterólogas. Atuou em Citogenética Humana no Hospital das Clínicas da UFMG e em Biologia Molecular de micro-organismos no Laboratório de Genética e Cardiologia Molecular (LGCM), onde atualmente é técnica de laboratório. Tem ampla *expertise* em Clonagem, Expressão Gênica, Biotecnologia e Biologia Molecular. Desenvolve atividades ligadas à Genética Celular e Molecular. Integra o Laboratório de Genética Celular e Molecular da UFMG.

Fernando Augusto Alves da Costa

Doutor em Ciências pela Faculdade de Medicina da Universidade de São Paulo (FMUSP). Diretor do Instituto Paulista de Doenças Cardiovasculares. *Fellow* do American College of Cardiology (ACC).

Fellow do European Society of Cardiology (ESC). Cardiologista pela Sociedade Brasileira de Cardiologia (SBC).

Flávio Antonio Quilici

Professor Titular de Gastroenterologia e Cirurgia Digestiva da Faculdade de Medicina da Pontifícia Universidade Católica de Campinas (PUC-Campinas). Mestre em Medicina e Doutor em Cirurgia pela Faculdade de Ciências Médicas da Universidade Estadual de Campinas (Unicamp). Ex-Coordenador de Pós-graduação *strito sensu* da Faculdade de Medicina da PUC-Campinas. Membro da Academia Nacional de Medicina e da Academia de Medicina de São Paulo. Cirurgião Emérito do Colégio Brasileiro de Cirurgiões. Ex-Presidente da Federação Brasileira de Gastroenterologia. Ex-Presidente da Sociedade Brasileira de Endoscopia Digestiva. Ex-Presidente da Sociedade Brasileira de Coloproctologia. Ex-Presidente da Sociedade de Gastroenterologia de São Paulo.

Franco M. Lajolo

Professor Titular Sênior. Professor Emérito da Faculdade de Ciências Farmacêuticas da Universidade de São Paulo (FCF-USP).

Geovana Silva Fogaça Leite

Bacharel em Educação Física pela Universidade Federal de São Paulo (Unifesp). Mestre em Ciências da Saúde pela Unifesp. Doutora em Ciências pela Escola de Educação Física e Esporte da Universidade de São Paulo (EEFE-USP). Pós-doutora em Biotecnologia e Ciência dos Alimentos pela Faculdade de Ciências Farmacêuticas da USP (FCF-USP). Pós-doutoranda na Universidade do Arizona, Estados Unidos.

Giovana Pereira Martucelli

Graduada em Nutrição pelo Centro Universitário São Camilo. Bolsista do Programa de Iniciação Científica da Faculdade de Ciências Farmacêuticas da Universidade de São Paulo (Pibic/CNPq). Realizou capacitação em Terapia Nutricional pelo Grupo de Apoio de Nutrição Enteral e Parenteral (Ganep) no Hospital Beneficência Portuguesa de São Paulo. Pós-graduação em Nutrição Clínica e Hospitalar pelo Ganep Educação. Atualmente é mestranda em Ciências em Gastroenterologia pela Faculdade de Medicina da USP (FMUSP) e Pesquisadora voluntária no Laboratório de Nutrição e Cirurgia Metabólica do Aparelho Digestivo (LIM 35 – Metanutri). Atua como Consultora Científica do Laboratório Bioma Genetics (São Paulo, Brasil).

Gisela Bandeira de Melo Lins de Albuquerque

Graduada em Medicina pela Universidade Federal do Amazonas. Residência em Clínica Médica pela Faculdade de Medicina de São José do Rio Preto. Residência Médica em Gastroenterologia pelo Hospital das Clínicas da Faculdade de Medicina da Universidade de São Paulo (HC-FMUSP). Complementação Especializada em Endoscopia Digestiva Avançada pelo HC-FMUSP. Médica Assistente do Serviço de Endoscopia do Centro de Diagnósticos em Gastroenterologia do HC-FMUSP.

Gustavo Rubinho de Azevedo Focchi

Professor Adjunto da Disciplina de Anatomia Patológica, Geral, Sistêmica, Forense e Bioética do Departamento de Patologia da Escola Paulista de Medicina da Universidade Federal de São Paulo (EPM/Unifesp).

Hervé M. Blottière

Diretor de Pesquisa da Université Paris-Saclay, INRAE, AgroParisTech, MetaGenoPolis, MICALIS Institute, França.

Ilanna Marques

Graduada e Mestre em Nutrição pela Universidade Federal do Rio Grande do Norte (UFRN). Doutora em Ciências em Gastroenterologia pela Faculdade de Medicina da Universidade de São Paulo (FMUSP). Especialista em Nutrição Clínica pelo Programa de Residência do Hospital das Clínicas da Universidade Federal de Pernambuco (HC-UFPE). Pesquisadora voluntária do Laboratório de Nutrição e Cirurgia Metabólica do Aparelho Digestivo (LIM 35) da FMUSP.

Joël Doré

Diretor de Pesquisa no Institut National de Recherche pour l'Agriculture, l'Alimentation et l'Environnement (INRAE). Diretor Científico da MetaGenoPolis.

Jonathan Breton

Ph.D. em Biologia Celular pela Université de Rouen Normandie, França. Pesquisador associado na Unidade INSERM 1073 (Laboratório de Nutrição, Intestino e Cérebro), do Instituto de Pesquisa e Inovação em Biomedicina (IRIB) e do Departamento de Nutrição do Hospital Universitário de Rouen, da Université de Rouen Normandie, França.

José Maria Soares Júnior

Professor Associado Livre-Docente da Disciplina de Ginecologia e chefe do Departamento de Obstetrícia e Ginecologia da Faculdade de Medicina da Universidade de São Paulo (FMUSP). Chefe do Ambulatório de Climatério da Divisão de Ginecologia do Hospital das Clínicas da FMUSP.

José Tadeu Stefano

Pesquisador do Laboratório de Gastroenterologia Clínica e Experimental (LIM 07) do Departamento de Gastroenterologia e Hepatologia do Hospital das Clínicas da Faculdade de Medicina da Universidade de São Paulo (HC-FMUSP). Pós-doutorado pelo Departamento de Gastroenterologia da FMUSP. Doutor em Ciências pela FMUSP. Mestre em Ciências pela Universidade Federal de São Paulo (Unifesp).

Jozélio Freire de Carvalho

Livre-Docente pelo Departamento de Clínica Médica da Faculdade de Medicina da Universidade de São Paulo (FMUSP). Professor Visitante do Instituto de Ciências da Saúde da Universidade Federal da Bahia (UFBA).

Karina Al Assal

Nutricionista Especialista em Nutrição Clínica pelo Hospital Sírio-Libanês. Especialista em Nutrição Funcional e em Fitoterapia pela Faculdade de Medicina da Universidade de São Paulo (FMUSP). Mestre em Ciências pela FMUSP. Autora dos livros *Reprogramando seu Intestino* e *Microbiota Intestinal – da Ciência à Prática Clínica*. Fundadora da plataforma *Gut Academy* de cursos *online* e atuante na prática clínica.

Lin Tchia Yeng

Médica fisiatra. Mestre e Doutora pela Faculdade de Medicina da Universidade de São Paulo (FMUSP). Responsável pelo Grupo de Dor do Instituto de Ortopedia e Traumatologia do Hospital das Clínicas da FMUSP. Coordenadora do Curso Interdisciplinar de Dor da USP.

Lisandra Carolina M. Quilici

Cirurgiã, Endoscopista e Coloproctologista da Unidade Integrada de Gastroenterologia de Campinas (Unigastro).

Lourianne Cavalcante

Professora Adjunta da Faculdade de Medicina da Universidade Federal da Bahia (UFBA). Doutorado e Mestrado em Medicina e Saúde pela UFBA. Pós-Doutorado pelo Programa de Biotecnologia da Fundação Oswaldo Cruz (Fiocruz). Membro do Núcleo de Estudos do Fígado Dr. Lyra (NEF-Dr. Lyra).

Lucivalda Pereira Magalhães de Oliveira

Professora Associada da Escola de Nutrição da Universidade Federal da Bahia (UFBA). Doutora pelo Programa de Pós-Graduação em Medicina e Saúde da UFBA. Mestre em Alimentos, Nutrição e Saúde pela Escola de Nutrição da UFBA. Professora Permanente do Programa de Pós-Graduação em Alimentos, Nutrição e Saúde (PPGANS) e da Residência em Nutrição Clínica da Escola de Nutrição da UFBA (ENUFBA). Membro do Núcleo de Estudos do Fígado Dr. Lyra (NEF-Dr. Lyra).

Ludmila Silva Quaresma

Graduada em Farmácia pela Universidade Federal de Minas Gerais (UFMG) com experiência em Radiofarmácia pelo Hospital das Clínicas/EBSHER e experiência em Microbiologia, com bactérias lácticas, experimentos *in vivo* e *in vitro*. Atualmente, é aluna de Mestrado no Programa de Pós-graduação em Microbiologia pela UFMG, integrando o grupo do Laboratório de Genética Celular e Molecular (LGCM).

Luís Cláudio Lima de Jesus

Graduação em Ciências Biológicas pela Universidade Federal do Maranhão (UFMA). Mestrado e Doutorado em Genética pela Universidade Federal de Minas Gerais (UFMG), com ênfase em Genética Molecular, Microrganismos e Biotecnologia. Fez dois pós-doutorados, um na UFMG e outro no Institut National de Recherche pour l'Agriculture, l'Alimentation et l'Environnement (INRAE), na França. Atua em Vacinas Gênicas, Probiogenômica e Biotecnologia de Bactérias Probióticas. Atualmente é bolsista de Pós-doutorado Júnior no Departamento de Genética da

UFMG, desenvolvendo projetos na área de Biotecnologia e Terapias Baseadas em Microrganismos. Tem experiência em Biotecnologia Molecular e Terapêutica.

Manoel Jacobsen Teixeira

Professor Sênior do Departamento de Neurologia da Faculdade de Medicina da Universidade de São Paulo (FMUSP). Coordenador do Curso de Avaliação e Tratamento Interdisciplinar de Dor da Universidade de São Paulo (USP) e do Curso de Dor do Hospital Sírio-Libanês.

Marcus Vinicius Zanetti

Médico Psiquiatra e Doutor em Ciências pela Faculdade de Medicina da Universidade de São Paulo (FMUSP). Desde 2017, é Docente da Faculdade Sírio-Libanês, onde desenvolve linhas de pesquisa na Avaliação de Tomada de Decisões em Situações Médicas Complexas e na Interface entre Nutrição, Eixo Intestino-Cérebro e Saúde Mental. Coordenador Científico do Ambulatório de Depressão Resistente ao Tratamento, Autolesão e Suicidalidade do Instituto de Psiquiatria do Hospital das Clínicas da FMUSP (Pro-DRAS) desde 2024. Organizador do *Gut-Brain Congress*.

Maria Cândida P. Baracat

Doutorado em Ginecologia pela Faculdade de Medicina da Universidade de São Paulo (FMUSP).

Maria de Lourdes Teixeira da Silva

Mestre em Medicina (Gastroenterologia) pelo Instituto Brasileiro de Estudos e Pesquisas de Gastroenterologia. Especialista em Nutrição Parenteral e Enteral pela Sociedade Brasileira de Nutrição Parenteral e Enteral (SBNPE/Braspen). Diretora do Grupo de Apoio de Nutrição Enteral e Parenteral (GANEP – Nutrição Humana). Coordenadora das Equipes Multiprofissionais de Terapia Nutricional dos Hospitais Beneficência Portuguesa (BP) e BP Mirante.

Maria do Carmo Friche Passos

Professora Associada da Universidade Federal de Minas Gerais. Pós-doutora em Gastroenterologia pela Harvard University. Ex-Presidente da Federação Brasileira de Gastroenterologia e do Núcleo Brasileiro para estudo do *H. pylori* e Microbiota.

Maria Isabel Toulson Davisson Correia

Professora Titular aposentada pela Faculdade de Medicina da Universidade Federal de Minas Gerais (FM/UFMG). Atualmente é Coordenadora da Equipe Eterna, Rede Mater Dei e Hospital Center.

Maria Izabel Lamounier de Vasconcelos

Mestre em Nutrição Experimental pela Universidade de São Paulo (USP). Especialista em Administração Hospitalar pela Fundação Getulio Vargas (FGV). Especialista em Nutrição Clínica, pela Faculdade Saúde São Camilo. Especialista em Nutrição Parenteral e Enteral pela Sociedade Brasileira de Nutrição Parenteral e Enteral (Braspen/SBNPE). Especialista em Nutrição e Metabolismo Esportivo pelo Grupo de Apoio de Nutrição Enteral e Parenteral (Ganep). Nutricionista da Associação Brasileira de Colite Ulcerativa e Doença de Crohn (ABCD).

Mariela Weingarten Berezovsky

Farmacêutica e Bioquímica com Especialização em Alimentos pela Faculdade de Ciências Farmacêuticas da Universidade de São Paulo (FCM-USP).

Michelle Grillo Barone

Especialista em Nutrição Clínica. Especialista em Fitoterapia. Especialista em Nutrição Parenteral e Enteral pela Sociedade Brasileira de Nutrição Parenteral e Enteral (BRASPEN-SBNPE). Nutricionista do Grupo de Apoio de Nutrição Enteral e Parenteral (GANEP).

Natália Cruz e Melo

Graduada em Biomedicina pela Universidade Federal de Goiás (UFG). Mestre em Oncologia pela Universidade de São Paulo (USP). Doutora em Ciências Médicas pela Universidade Federal de São Paulo (Unifesp). Atuou como Pesquisadora na linha de Biomarcadores e Resposta ao Tratamento Oncológico de Cânceres Ginecológicos. Está em andamento na Pós-graduação *lato sensu* em Pesquisa Clínica pela Universidade Santo Amaro (Unisa). Atua como Gerente Científica do Laboratório Bioma Genetics (São Paulo, Brasil), com interesse científico em diversas áreas da Saúde e Ciências Biomédicas, incluindo o estudo translacional de microbiota humana.

Nivia Nara da Cruz

Graduada em Nutrição pela Universidade Paulista (Unip). Pós-graduada em Nutrição Clínica e Hospitalar pelo Grupo de Apoio à Nutrição Enteral e Parenteral (Ganep Educação). Atua na área de Assuntos Regulatórios de Alimentos e Suplementos Alimentares da NutriConnection.

Paula Rodrigues Anjo

Nutricionista pelo Centro Universitário São Camilo (CUSC). Extensão em Bromatologia pela Universidade de São Paulo (USP). Pós-Graduação em Administração e Marketing pela Fundação Armando Alvares Penteado (FAAP). Atuação por 25 anos em posições de Gestão, Marketing, Produto e Treinamento Científico na Indústria Farmacêutica, Nutracêuticos, Alimentos e Diagnóstico. Docente em Nutrição Clínica Hospitalar no Instituto Israelita de Ensino e Pesquisa Albert Einstein (IIEP). Palestrante e Consultora.

Paulo Camiz

Geriatra e Professor de Clínica Geral no Hospital das Clínicas da Faculdade de Medicina da Universidade de São Paulo (HCFMUSP). Médico da Marinha do Brasil em 2005, voluntário na Amazônia com experiência em doenças tropicais. Especialista pela Sociedade Brasileira de Geriatria e Gerontologia (SBGG). Título de *Fellow* do American College of Physicians (ACP). Idealizador e Criador do Projeto Mente Turbinada. Diretor Clínico da Instituição de Longa Permanência pra Idosos Hanami Senior Living.

Philippe Marteau

Professor de Gastroenterologia na Faculté de Médecine Sorbonne Université, França. Membro da Unidade de Hepatologia e Gastroenterologia do Serviço de Hepatogastroenterologia no Hôpital Saint-Antoine e do Centre de Recherche Saint-Antoine, França.

Pierre Dechelotte

Médico e Professor de Nutrição no Centre Hospitalier Universitaire de Rouen (CHU). Fundou e desenvolveu o Departamento de Nutrição Clínica no CHU de Rouen. É afiliado à Unidade INSERM UMR1073 "Nutrição, Inflamação e Disfunção do Eixo Microbiota-Intestino-Cérebro" do Instituto de Pesquisa e Inovação em Biomedicina (IRIB) da Universidade de Rouen, o qual dirigiu até 2022.

Rafael Malagoli Rocha

Graduado em Ciências Biológicas – Modalidade Médica pela Universidade Federal do Triângulo Mineiro (UFTM). Mestre em Patologia Geral pela Universidade Federal de Minas Gerais (UFMG). Doutor em Patologia Geral pela UFMG com período sanduíche na University College of London (UCL), Reino Unido. Período pós-doutoral na Universidade de Hamburgo Eppendorf, Alemanha, para estudo, identificação e caracterização de células tumorais circulantes. Atualmente é professor orientador do Programa de Pós-graduação do Departamento de Ginecologia da Escola Paulista de Medicina da Universidade Federal de São Paulo (Unifesp), além de assessor científico e pesquisador da Fapesp, CNPq e CAPES. Tem mais de 150 artigos publicados em revistas internacionais de índice de impacto medido, incluindo *Nature*, *Science*, *Cancer Cell* e PNAS.

Ramona Baqueiro Boulhosa

Nutricionista pela Universidade Federal da Bahia (UFBA). Mestre em Medicina e Saúde e Doutoranda em Alimentos, Nutrição e Saúde pela UFBA. Membro do Núcleo de Estudos do Fígado Dr. Lyra (NEF-Dr. Lyra). Docente de Ensino Superior e Nutricionista em consultório particular com assistência nutricional a pacientes com doenças hepáticas.

Raquel Susana Matos de Miranda Torrinhas

Mestre e Doutora em Ciências em Gastroenterologia pela Faculdade de Medicina da Universidade de São Paulo (FMUSP). Vice-responsável pelo Laboratório de Nutrição e Cirurgia Metabólica do Aparelho Digestivo do Departamento de Gastroenterologia (LIM 35) do Hospital das Clínicas da FMUSP (HCFMUSP).

Renata Cristina Campos Gonçalves

Nutricionista. Especialista em Terapia Nutricional pela Sociedade Brasileira de Nutrição Parenteral e Enteral (SBNPE/Braspen). Especialização em Terapia Nutricional, Nutrição Clínica e Ciências Biológicas. Docência no Ensino Superior. Coordenadora de Cursos no Grupo de Apoio de Nutrição Enteral e Parenteral (Ganep).

Rhayane Cristina Viegas Santos

Graduação em Ciências Biológicas pela Universidade Federal de Minas Gerais (UFMG). Atualmente é aluna de Mestrado pelo Programa de Pós-graduação em Genética da UFMG, integrando o grupo do Laboratório de Genética Celular e Molecular (LGCM). Tem experiência em Biologia Molecular, Microbiologia e Genética de Microrganismos.

Ricardo C. Barbuti

Graduação pela Faculdade de Ciências Médicas da Santa Casa de São Paulo (FCMSCSP). Residência em Clínica Médica pelo Hospital das Clínicas da Faculdade de Medicina da Universidade de São Paulo (HCFMUSP). Residência em Gastroenterologia Clínica. *Visiting Research* na University of

California, Los Angeles. Doutor em Ciências pela FMUSP. Chefe do Grupo Estômago Clínico do HCFMUSP. Chefe do ambulatório de gastroenterologia clínica do HCFMUSP.

Ricardo dos Santos Simões

Assistente Doutor da Disciplina de Ginecologia no Departamento de Obstetrícia e Ginecologia do Hospital das Clínicas da Faculdade de Medicina da Universidade de São Paulo (HCFMUSP).

Ronaldo Vagner Thomatieli dos Santos

Bacharel em Educação Física pela Universidade Estadual Paulista (Unesp). Doutor em Fisiologia Humana pela Universidade de São Paulo (USP). Pós-Doutorado em Psicobiologia pela Universidade Federal de São Paulo (Unifesp). Docente do Curso de Educação Física da Unifesp.

Rosangela Passos de Jesus

Professora Titular da Escola de Nutrição da Universidade Federal da Bahia (UFBA). Pós-doutorado na University of Worcester, Inglaterra. Doutora em Ciências da Saúde pela Faculdade de Medicina da Universidade de São Paulo (FMUSP). Mestre em Nutrição pela Escola Paulista de Medicina da Universidade Federal de São Paulo (Unifesp). Especialista em Nutrição Clínica Funcional pela Universidade Cruzeiro do Sul, São Paulo. Líder do Núcleo de Pesquisa Nutrição e Doenças Crônicas (Nupen/DC). Certificado pelo Conselho Nacional de Pesquisa (CNPq).

Rubens Feferbaum

Pediatra e Nutrólogo. Professor Livre-Docente em Pediatria da Faculdade de Medicina da Universidade de São Paulo (FMUSP). Presidente do Departamento de Suporte Nutricional da Sociedade Brasileira de Pediatria (SBP).

Sabrina Rodrigues de Figueiredo

Graduada em Medicina pela Universidade Federal da Bahia. Residência Médica em Clínica Médica pelo Hospital Santo Antônio – Obras Sociais Irmã Dulce em Salvador, Bahia. Residência Médica em Gastroenterologia pelo Hospital das Clínicas da Faculdade de Medicina da Universidade de São Paulo (HC-FMUSP).

Sebastião Mauro Bezerra Duarte

Nutricionista pela Universidade Paulista (Unip). Mestre e Doutor em Ciências pela Faculdade de Medicina da Universidade de São Paulo (FMUSP). Especialista em Nutrição Clínica em Gastroenterologia pela Associação Brasileira de Nutrição (Asbran). Nutricionista clínico do Ambulatório de Doença Hepática Esteatótica Associada à Disfunção Metabólica do Hospital das Clínicas da FMUSP.

Sender Jankiel Miszputen

Médico pela Escola Paulista de Medicina da Universidade Federal de São Paulo (EPM/Unifesp). Residência em Clínica Médica e Gastroenterologia pela EPM/Unifesp. Professor Associado e Responsável pelo Setor de Intestino da Disciplina de Gastroenterologia da EPM/Unifesp. Ex-Presidente e Coordenador da Comissão de Defesa Profissional e Ética do Grupo de Estudos da Doença Inflamatória do Brasil (GEDIIB).

Shalom Kalnicki

Diretor Associado de Assuntos Clínicos do Centro Oncológico Integral Montefiore Einstein. Professor e Presidente do Departamento de Oncologia Radioterapêutica e Professor no Departamento de Urologia no Albert Einstein College of Medicine.

Simone de Vasconcelos Generoso

Nutricionista. Doutora pela Universidade Federal de Minas Gerais (UFMG) na área de Ciências de Alimentos. Especialista em Nutrição Clínica pelo Grupo de Apoio de Nutrição Enteral e Parenteral (Ganep). Atualmente, é Professora Associada do Curso de Nutrição da Escola de Enfermagem da UFMG. Experiência na área de Nutrição Clínica, com atuação principalmente nos seguintes temas: prebióticos, probióticos e simbióticos; permeabilidade intestinal, mucosite e câncer. Integrante da Rede Mineira de Pesquisa Translacional em Imunobiológicos e Imunofármacos no Câncer (REMITRIBIC) e da Fundação de Amparo à Pesquisa do Estado de Minas Gerais (FAPEMIG). Líder do Grupo de Pesquisa em Nutrição Clínica e Experimental (Pence). Bolsista de produtividade 2 CNPq.

Stephanie Jeansen

Farmacêutica. Meste em Toxicologia pela Faculdade de Farmácia da Universidade Paris V, França. Ex-Cientista de Segurança de Alimentos da Danone. Gerente Sênior de Ativação Científica nos tópicos relacionados à marca Actimel e à Microbiota Intestinal em Projetos de Inovação e Renovação para todo o mundo.

Sulamita de Freitas Franco

Bióloga pela Pontifícia Universidade Católica de Campinas (PUC-Campinas). Mestre e Doutora em Biologia Funcional e Molecular pela Universidade Estadual de Campinas (Unicamp). Especialista em Sequenciamento Genético com Atuação em Plataformas de Sequenciamento de Primeira e Segunda Geração. Consultora em Biotecnologia Aplicada e Assuntos Regulatórios de Produtos Biotecnológicos.

Talita Pereira Gomes

Doutoranda em Microbiologia pela Universidade Federal de Minas Gerais (UFMG). Mestre na mesma área e graduada em Medicina Veterinária pela Universidade Federal da Bahia (UFBA). Membro do Instituto Nacional de Ciência e Tecnologia em Estudos Interdisciplinares e Transdisciplinares em Ecologia e Evolução (INCT IN-TREE) e da Rede de Ciências Ômicas. Desenvolve pesquisas com ênfase em espiroquetas, especialmente *Leptospira* e *Treponema pallidum*. Atua em estudos sobre Biofilmes Bacterianos, Genômica e Interações entre Treponemas e Primatas do Novo Mundo. Tem experiência em Microbiologia Clínica, Doenças Infecciosas e Biologia Molecular. Seu trabalho integra abordagens interdisciplinares em Ecologia e Evolução Microbiana.

Thaís Cabral de Melo Viana

Residente do terceiro ano de Gastroenterologia do Hospital das Clínicas da Faculdade de Medicina da Universidade de São Paulo (HCFMUSP).

Tomas Navarro-Rodriguez

Livre-Docente pela Faculdade de Medicina da Universidade de São Paulo (FMUSP).

Vasco Ariston de Carvalho Azevedo

Professor Titular da Universidade Federal de Minas Gerais (UFMG) e Pesquisador 1A do CNPq. Membro da Academia Brasileira de Ciências e Comendador da Ordem do Mérito Científico. Tem graduação em Medicina Veterinária pela Universidade Federal da Bahia (UFBA), mestrado e doutorado na França, pós-doutorado nos Estados Unidos e doutorado em Bioinformática pela UFMG. Coordena o Laboratório Internacional Bact-Inflam (INRA/UFMG) e atua em políticas públicas em Biotecnologia. Tem ampla experiência em Genética de Micro-organismos, Bioinformática e Biotecnologia Molecular. Desenvolve pesquisas em Genômica, Patogenicidade, Probióticos de Nova Geração, Vacinas e Diagnósticos.

Vera Lucia Sdepanian

Professora e Chefe da Disciplina de Gastroenterologia Pediátrica da Escola Paulista de Medicina da Universidade Federal de São Paulo (EPM-Unifesp). Pós-doutorado em Gastroenterologia Pediátrica da Universidade de Maryland, Baltimore, Estados Unidos. Doutora e Mestre em Medicina pela EPM-Unifesp. Mestre em Gastroenterologia Pediátrica pela Universidade Internacional de Andaluzia, Espanha. Supervisora do Programa de Residência Médica em Gastroenterologia Pediátrica da EPM-Unifesp. Orientadora da Pós graduação em Pediatria e Ciências Aplicadas à Pediatria da EPM-Unifesp. Presidente do Departamento de Gastroenterologia da Sociedade de Pediatria de São Paulo.

Prefácio à 2ª edição

O transporte da vida depende do invisível, das bactérias e dos micro-organismos que nos cercam e que vivem dentro de nós.

(Louis Pasteur)

Na vastidão do invisível, reside um universo de possibilidades que transforma nossa compreensão sobre saúde e doença. A microbiota intestinal, uma das maiores descobertas da Medicina moderna, revela-se como uma chave essencial para decifrar as complexidades do nosso corpo, conduzindo-nos a uma Medicina mais inovadora, personalizada e humanizada.

Ao longo dos últimos cinco anos, a área de estudo da microbiota tem experimentado avanços revolucionários apoiados pelo desenvolvimento de tecnologias de sequenciamento genético de última geração e metagenômica. Essas inovações ampliaram nosso entendimento sobre as intricadas inter-relações entre microbiota, saúde e patologias, possibilitando novas perspectivas no diagnóstico, tratamento e manutenção da saúde.

Esta 2ª edição da obra *Microbiota Gastrointestinal: da Disbiose ao Tratamento* foi cuidadosamente atualizada e ampliada para refletir esses avanços. Destacamos o impacto da disbiose sobre o eixo intestino-cérebro, além do seu papel no eixo intestino-pulmão, ósseo e cutâneo. No campo oncológico, novas evidências demonstraram a influência do microbioma na resposta aos tratamentos anticâncer, fortalecendo o papel da microbiota na Medicina de Precisão.

Também evoluímos na compreensão a respeito dos mecanismos de ação dos prebióticos, probióticos, simbióticos e pós-bióticos, oferecendo *insights* mais claros sobre sua utilização clínica e resultados.

Acreditamos que melhor compreensão acerca da microbiota gastrointestinal abrirá portas para novas possibilidades de tratamento e promoção da saúde, em que cada avanço nos aproxima de uma Medicina mais personalizada, eficaz e humanizada.

O grande esforço de autores renomados de várias regiões do Brasil e de diferentes instituições de ensino resultou nesta obra que, certamente, será uma valiosa referência para profissionais da Saúde, estudantes de graduação e pós-graduação e para pesquisadores interessados no contínuo avanço do conhecimento nesta área.

Esperamos que este trabalho contribua para a formação de uma nova geração de profissionais comprometidos com a inovação e a excelência no cuidado à saúde fundamentadas em um conhecimento ampliado e atualizado sobre a microbiota gastrointestinal.

Dan L. Waitzberg

Prefácio à 1ª edição

Como ecologista microbiano do trato digestivo, sinto-me sinceramente honrado em convidar a você, leitor, a descobrir este livro que deve se tornar uma referência para profissionais, estudantes e pós-graduandos de Saúde, pois percebemos a necessidade de mudanças profundas.

Como explicar que levou mais de um século para percebermos que os micro-organismos que nos cercam desempenham funções essenciais para manter o equilíbrio do planeta, bem como o dos seres vivos que nele habitam – plantas e animais, incluindo nós, humanos?

Isso não nega o trabalho fundamental e as grandes descobertas de cientistas que, ao nos ajudar a conhecer, entender e manejar a pequena fração de micro-organismos capazes de causar doenças, melhoraram a expectativa de vida humana, principalmente em uma época em que as doenças infecciosas representavam o maior flagelo.

Mas hoje sabemos que os seres humanos são, na verdade, microbianos, ecossistemas e formas de simbiose. Carregamos dezenas de bilhões de micro-organismos na pele e nas mucosas que entram em contato com o mundo exterior, mas, principalmente, mantemos um diálogo, uma relação permanente com nossa microbiota, na qual a microbiota intestinal tem importância muito especial.

Com forte *expertise* clínica e de pesquisa na interface entre nutrição e ciência do microbioma, o Professor Dan Waitzberg e colaboradores estão perfeitamente aptos para coordenar esta reedição essencial, que abrirá novas perspectivas para profissionais de Saúde. Este livro ajudará você a explorar e a descobrir essa nova fronteira representada pela nutrição preventiva e pelo cuidado médico do humano-microbiano.

O Prof. Dan Waitzberg e sua equipe reúnem contribuições que contam tudo sobre essa relação humano-microbiana, detalhando até o menor aspecto dos participantes, seus papéis e modos de ação. Apresentam uma visão concreta dos benefícios mútuos que unem humanos e seus micro-organismos. Em troca do alimento e abrigo que lhes proporcionamos, nossos micro-organismos, essencialmente, nos auxiliam na digestão de matéria vegetal, entregam pequenas moléculas essenciais ao funcionamento adequado de nossas células e tecidos; protegem-nos diretamente contra micro-organismos agressivos que encontramos diariamente; mantêm a vigilância de nossas defesas naturais, que gerenciam constantemente pequenos e grandes distúrbios; e, por fim, enviam sinais por todo o corpo, atingindo tecidos e órgãos tão variados quanto o fígado, os pulmões, o coração e o cérebro.

Porém, também sabemos que essa relação humano-microbiana é frágil. Ela é frágil desde o momento do nascimento, até na formação ou mesmo sob a influência de eventos ocorridos durante a gestação. Permanece frágil ao longo de toda a vida, e o funcionamento adequado dessa relação é fundamental para a manutenção da saúde e do bem-estar. Finalmente, ela é influenciada por inúmeros fatores.

As descobertas são esclarecedoras, quase avassaladoras: em poucas gerações, tivemos um impacto importante na relação humano-microbiana por meio das escolhas de estilo de vida que fizemos, mudando tudo ao redor do nascimento, além de quase matar de fome nossos micro-organismos intestinais e expor-nos à química medicinal e ambiental, além de a diversos estresses que perturbam a simbiose.

A compreensão de que a alteração da simbiose humano-microbiana é provavelmente responsável pela manutenção das principais doenças da sociedade moderna é, ao mesmo tempo, humilhante e assustadora. Obesidade, diabetes, complicações cardiometabólicas, síndrome do intestino irritável, inflamações digestivas e articulares, doenças hepáticas, cânceres intestinais, além de síndromes neurodegenerativas e neuropsiquiátricas, todas apresentam uma simbiose humano-microbiana alterada. Embora nem sempre essa alteração seja causal, ela se perpetua por um conjunto de causalidades circulares que mantém um terreno que dificulta o retorno a um estado de equilíbrio saudável. Além disso, esses transtornos e doenças crônicas afetam uma parcela da população e têm crescido de forma descontrolada por mais de meio século .

Esta reedição do livro do Dan Waitzberg nos leva ainda mais longe na busca por formas de manejar, preservar e fortalecer essa simbiose. A presente obra inspira otimismo, pois fornecerá chaves para a prevenção, de que a sociedade tanto necessita, contra determinadas doenças dado o quanto essa simbiose condiciona as trajetórias de saúde individual.

O livro oferece uma visão ampla de estratégias cientificamente bem-fundamentadas, apoiadas por abordagens epidemiológicas que reforçam sua relevância, graças a estudos com dezenas de milhares de indivíduos. Como o próprio livro demonstra, embora não seja a única, a nutrição representa uma estratégia central para restaurar e preservar uma relação saudável e resistente entre humanos e micro-organismos.

Joël Doré

Diretor Científico

Unidade Metagenópolis

INRAE – Centre de recherche Ile-de-France –
Jouy-en-Josas – Antony

França

Apresentação

Nos últimos anos, testemunhamos uma revolução sem precedentes na compreensão da microbiota intestinal, um universo microbiano que coabita conosco, cuja importância transcende o que poderíamos imaginar há poucas décadas. Se a invenção do microscópio nos abriu as portas para o mundo microbiano, foram os avanços exponenciais mais recentes que nos permitiram começar a decifrar sua vasta complexidade e funcionalidade.

O desenvolvimento e a aplicação em larga escala da metagenômica, aliados ao poder da inteligência artificial, do aprendizado de máquina (*machine learning*) e de novos algoritmos computacionais, transformaram radicalmente nossa capacidade de análise. Impulsionados por consórcios de pesquisa multinacionais e pela integração de dados ômicos (genômica, transcriptômica, proteômica, metabolômica), hoje conseguimos não apenas descrever a composição taxonômica da microbiota com altíssima resolução, mas também inferir em sua funcionalidade coletiva e estudá-la – o metagenoma.

Essa nova era do conhecimento revelou a enorme influência que a microbiota intestinal exerce sobre praticamente todos os aspectos da fisiologia humana, na saúde e na doença. Por intermédio de múltiplos eixos de comunicação – como o intestino-cérebro, intestino-imune, intestino-fígado, entre outros –, esses micro-organismos modulam desde nosso metabolismo e nutrição até nossa resposta imune, desenvolvimento neurológico e comportamento. Compreendemos, agora, que um ecossistema intestinal equilibrado (normobiose) é fundamental para a homeostase, enquanto seu desequilíbrio (disbiose) está associado a uma gama crescente de condições, tanto gastrointestinais como sistêmicas.

Diante desse cenário de descobertas aceleradas, novas e promissoras oportunidades terapêuticas têm surgido. A modulação da microbiota intestinal, visando corrigir a disbiose e restaurar a simbiose hospedeiro-micro-organismo, desponta como uma estratégia-chave para a manutenção da saúde, a prevenção e o tratamento de diversas enfermidades. Intervenções que incluem modificações no estilo de vida, ajustes dietéticos, uso racional de prebióticos, probióticos, simbióticos, pós-bióticos, consórcios de probióticos e, em casos selecionados, o transplante de microbiota fecal ganham cada vez mais embasamento científico.

A complexidade inerente ao tema e a velocidade vertiginosa em que novas publicações de impacto surgem representam um desafio constante para os profissionais de Saúde que atuam na linha de frente. Manter-se atualizado exige dedicação contínua.

É neste contexto de efervescência científica e crescente relevância clínica que temos a satisfação de apresentar a 2ª edição da obra *Microbiota Gastrointestinal: da Disbiose ao Tratamento*. Esta edição foi cuidadosamente atualizada e expandida, de modo a incorporar os avanços mais recentes e incluir novos capítulos que refletem o progresso da área, desde os fundamentos até as aplicações clínicas e terapêuticas emergentes.

Este livro, ricamente ilustrado, é fruto da colaboração de um seleto grupo de especialistas nacionais e internacionais, oriundos das mais renomadas instituições de pesquisa e ensino. Agradecemos calorosamente aos novos autores que se juntaram a nós nesta edição, enobrecendo e enriquecendo ainda mais esta obra com suas valiosas contribuições e perspectivas. Estendemos nossa profunda gratidão a todos os autores, tanto os que permanecem conosco desde a 1ª edição como os recém-chegados, que dedicaram seu precioso tempo e conhecimento para compor este trabalho.

Esta edição contou também com a revisão cuidadosa da Dra. Ilanna Marques que, brilhantemente, se junta a nós como editora, de modo a agregar ainda mais rigor científico e qualidade à obra.

O livro mantém sua estrutura didática, organizada em partes que abrangem desde a caracterização da microbiota e suas mudanças ao longo da vida, passando por sua fisiologia e fisiopatologia em diversas condições (como obesidade, exercício, imunidade, eixo intestino-cérebro), até uma extensa discussão sobre disbiose e as diferentes abordagens terapêuticas em múltiplos cenários clínicos.

Reiteramos nossos agradecimentos à Editora Atheneu, na figura de seu Diretor-Médico Presidente e amigo, Dr. Paulo Rzezinski, por acreditar e viabilizar a continuidade deste projeto.

Nosso objetivo primordial com esta 2ª edição permanece o mesmo: oferecer uma fonte de consulta abrangente, atualizada e fidedigna para médicos, nutricionistas, farmacêuticos, biomédicos e outros profissionais de Saúde que buscam aprofundar seus conhecimentos sobre a microbiota intestinal. Almejamos que o saber contido nestas páginas se traduza em melhores práticas clínicas e, fundamentalmente, contribua para a saúde e o bem-estar daqueles que confiam em nossos cuidados.

Dan L. Waitzberg

Ilanna Marques

Alan Hiltner Almeida

Rafael Malagoli Rocha

Sumário

PARTE 2
Aspectos da Fisiologia e Fisiopatologia da Microbiota Intestinal, 79

PARTE 3
Alterações em Saúde, Disbiose e Terapia com Prebióticos, Probióticos e Simbióticos, 155

PARTE 1

Microbiota do Trato Gastrointestinal

1

Microbiota Intestinal – Caracterização e Função

Alan Hiltner Almeida
Ilanna Marques
Sulamita de Freitas Franco

Introdução: o projeto microbioma humano

No dia 26 de junho de 2000, Bill Clinton, então presidente dos Estados Unidos, acompanhado, via satélite, pelo primeiro ministro britânico Tony Blair e, presencialmente, pelos cientistas Francis Collins e Craig Venter, fez um discurso televisionado a partir da Casa Branca anunciando a conclusão do primeiro rascunho do sequenciamento do genoma humano. Foi um momento emblemático para a ciência e representou a conclusão de uma das mais vastas jornadas exploratórias da história da humanidade. Até hoje, o Projeto Genoma Humano (PGH) permanece como o maior esforço colaborativo da biociência mundial, tendo envolvido centenas de cientistas em mais de 20 universidades e 6 países, com o objetivo de desvendar o código da vida descoberto por Watson e Crick quase 50 anos antes.

Um trecho do discurso de Clinton é suficiente para demonstrar a magnitude do projeto:

> *Estamos aqui para celebrar a conclusão do primeiro mapeamento de todo o genoma humano. Sem dúvida, este é o mapa mais importante e maravilhoso já produzido pela humanidade. O anúncio de hoje representa mais do que apenas um triunfo épico da ciência e da razão. Afinal, quando Galileu descobriu que podia usar as ferramentas da matemática e da mecânica para entender o movimento dos corpos celestes, ele sentiu, nas palavras de um eminente pesquisador, que ele havia aprendido a língua em que Deus havia criado o universo. Hoje, estamos aprendendo a linguagem na qual Deus criou a vida. Estamos cada vez mais admirados pela complexidade, a beleza, a maravilha do dom mais divino e sagrado de Deus. Com esse novo conhecimento profundo, a humanidade está prestes a ganhar imenso poder de cura. A ciência do genoma terá um impacto real em na vida de todos – e, ainda mais, na vida de nossos filhos. Revolucionará o diagnóstico, a prevenção e o tratamento da maioria, senão de todas, as doenças humanas. Nos próximos anos, os médicos serão cada vez mais capazes de curar doenças como*

Alzheimer, Parkinson, diabetes e câncer, atacando suas raízes genéticas (...). De fato, agora é concebível que os filhos de nossos filhos conheçam o termo câncer apenas como uma constelação de estrelas..."1

O primeiro rascunho anunciado por Clinton havia sequenciado fragmentos que correspondiam a 97% de todo o genoma humano e ordenado corretamente cerca de 85% dos 3 bilhões de pares de bases que compõem o DNA. O sequenciamento completo foi publicado nas revistas *Nature* e *Science*, em fevereiro de 2001, e o PGH foi oficialmente encerrado em abril de 2003, como um dos grandes triunfos da ciência.

Hoje, 25 anos após o anúncio histórico de Clinton, observamos que os avanços no tratamento do Alzheimer, da doença de Parkinson, do diabetes e de diversos tipos de câncer não evoluíram na velocidade que se previa naquela emblemática manhã de junho de 2000. O que aconteceu? Por que a profecia de Clinton ainda não se concretizou?

Em primeiro lugar, assim como publicar um livro não é o mesmo que compreendê-lo, sequenciar o genoma humano não equivale a entender as funções de todos seus genes. A interpretação do genoma revelou-se uma tarefa muito mais complexa do que se estimava originalmente.[a]

A principal razão, entretanto, é que nem tudo o que nosso corpo expressa é determinado exclusivamente pelo DNA. Nossos 20 mil genes não contam toda a história. No livro da vida humana, o DNA não escreve todos os capítulos. O papel do genoma na determinação da saúde foi superestimado. Não se havia considerado, por exemplo, a influência do microbioma. Os genes dos micro-organismos que nos habitam também desempenham papel fundamental na regulação da nossa saúde.

Na verdade, o próprio conceito de microbioma ainda era bastante incipiente. A compreensão do papel dos micro-organismos na saúde humana ainda se baseava na teoria dos germes, formulada por Louis Pasteur e refinada por Robert Koch e seus seguidores. Essa teoria, responsável por avanços notáveis na Medicina e pela cura de inúmeras doenças, concentrou-se principalmente no papel patogênico de bactérias, fungos e vírus, analisados de forma isolada. Embora Eli Metchnikov, ganhador do prêmio Nobel de Medicina por seus estudos sobre a fagocitose, já tivesse chamado a atenção, ainda em 1908, para o potencial benefício de certos micro-organismos no corpo humano, a perspectiva de análise herdada de Pasteur e Koch permaneceu dominante na ciência médica até tempos recentes.

Para mudar esse panorama, além da evolução tecnológica, foi necessário que cientistas de áreas fora da Medicina – especialmente os que estudavam o papel dos micro-organismos no meio ambiente, como no solo e nos oceanos – chamassem a atenção para o fato de que raramente os micro-organismos existem isoladamente. Em geral, eles atuam em consórcios complexos, e sua ação coordenada traz benefícios importantes para os ecossistemas marinhos e para o solo. No campo médico, quando se olhava para comunidades microbianas não patogênicas, como as que povoam o trato gastrointestinal (TGI), elas eram consideradas apenas comensais – organismos que obtêm vantagem ao viver em associação com o hospedeiro, mas sem causar efeitos positivos ou negativos relevantes. Naquele momento, ainda não se compreendia a magnitude das funções bioquímicas desempenhadas pelos genes do microbioma em comparação com os genes do DNA humano.

---

[a] *De acordo com o Projeto ENCODE, do ponto de vista bioquímico, cerca de 80% do nosso genoma serve a algum propósito, mesmo que não tenhamos clareza sobre qual seja. Outros estudos indicam que apenas 8,2% do nosso DNA tem funcionalidade, e que a parte restante é "ruído" ou "lixo evolutivo". Um estudo mais recente estima que a parte "funcional" do nosso DNA é de 25%. A magnitude da discrepância entre as "faixas de funcionalidade" do genoma humano evidencia que ainda estamos distantes de interpretá-lo completamente. A parte mais bem-entendida do DNA humano é o exoma, que codifica as proteínas funcionais. O exoma, entretanto, corresponde a apenas 1,5% do genoma total.*

Felizmente, as ciências dialogam entre si. Cientistas da área médica passaram a perceber que os conceitos desenvolvidos pelos microbiologistas ambientais também poderiam ser aplicados à saúde humana. Duas constatações foram fundamentais: a insuficiência do genoma humano para explicar todas as funções bioquímicas do organismo e o reconhecimento de que os micro-organismos que habitam o corpo humano atuam de forma integrada – e não isolada – em funções que extrapolam o comensalismo ou a patogenicidade.

À medida que esse entendimento se consolidava, tornava-se evidente a necessidade de identificar o conjunto de micro-organismos que colonizam o corpo humano. A boa notícia é que as tecnologias desenvolvidas para o sequenciamento do genoma humano poderiam ser adaptadas, com pequenas modificações, para esse novo propósito. Em vez de sequenciar uma longa cadeia de DNA – como o genoma humano, que tem cerca de 2,5 metros de comprimento quando esticado –, bastaria sequenciar milhares de fragmentos curtos de DNA bacteriano (que variam de 1 a 2 mm), o suficiente para identificar e diferenciar espécies microbianas.[b]

Assim, em 2007, o National Institutes of Health lançou o projeto Microbioma Humano (PMH), uma extensão lógica, do ponto de vista conceitual e experimental, do que havia sido o PGH. As tecnologias de sequenciamento genético desenvolvidas durante o PGH permitiram não apenas a identificação das espécies que colonizam o corpo humano, mas também o estudo de comunidades microbianas inteiras, superando as limitações anteriormente impostas pela necessidade de cultivo bacteriano.

O PMH foi estruturado em duas fases. Na primeira, realizada entre 2007 e 2014, o objetivo foi identificar e caracterizar as diferentes espécies de micro-organismos que compõem o microbioma humano correlacionando-as com os fenótipos dos indivíduos. Os primeiros resultados do projeto foram publicados em 2012, oferecendo, pela primeira vez, uma compreensão clara de que os seres humanos são, na verdade, superorganismos abrigando uma coletividade de espécies em constante interação.[2] O projeto sequenciou cinco sítios corporais (boca, nariz, pele, trato intestinal e genitais) – e revelou uma notável diversidade na composição microbiana entre essas regiões, bem como entre diferentes indivíduos em cada um desses sítios.

A publicação desses achados iniciais desencadeou uma verdadeira corrida científica, tornando o estudo do microbioma uma das mais ativas e promissoras fronteiras da pesquisa médica contemporânea. A Figura 1.1 ilustra o crescimento exponencial das publicações científicas sobre o tema.

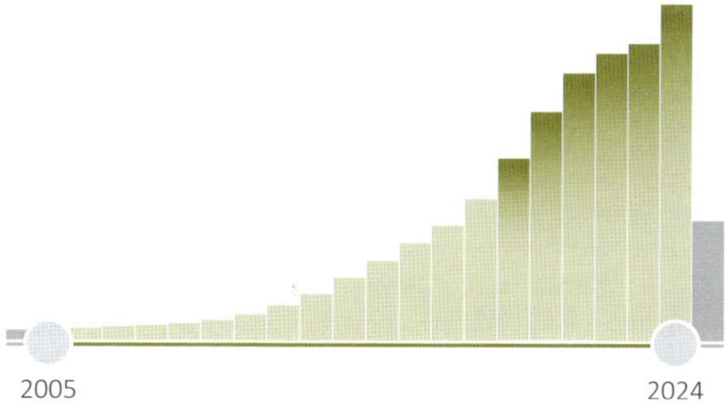

Figura 1.1 – Crescimento das publicações sobre microbioma.

Fonte: Disponível em: https://pubmed.ncbi.nlm.nih.gov/.

[b] *Em verdade, como se explicará mais adiante, para identificar seguramente uma espécie bacteriana, não é necessário sequenciar todo o seu DNA, mas apenas o trecho denominado "região hipervariável".*

A primeira fase do PMH deixou claro que a composição taxonômica do microbioma não estava fortemente correlacionada com os fenótipos, o que exigia uma análise mais abrangente e profunda da inter-relação microbioma-hospedeiro. Essa constatação culminou na segunda fase do projeto, intitulada "Projeto Integrativo do Microbioma Humano".

O objetivo dessa nova fase foi elucidar os mecanismos de interação entre microbioma e hospedeiro que resultam em consequências para a saúde, bem como acompanhar a evolução dessas interações ao longo do tempo. Dado o amplo escopo da proposta, a fase 2 concentrou-se em três áreas bem-definidas:

a. Gestação e nascimento prematuro;
b. Doenças inflamatórias intestinais (DII);
c. Pré-diabetes.

A Figura 1.2 ilustra o escopo e os objetivos das duas fases do PMH.

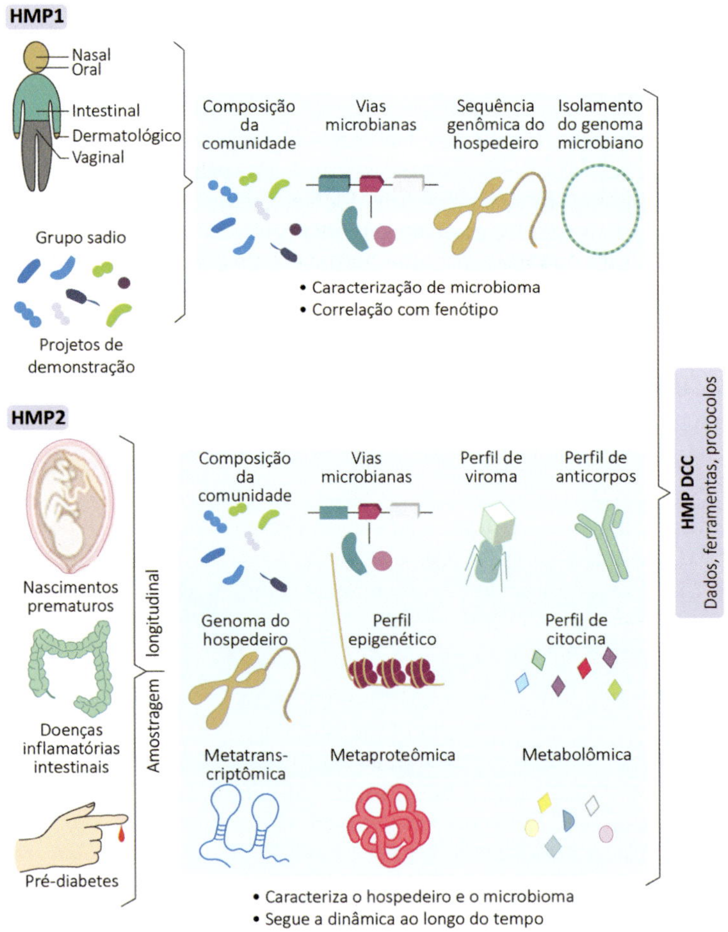

Figura 1.2 – Escopo das fases do projeto microbioma humano (PMH).

Fonte: Adaptada de Integrative HMP (iHMP) Research Network Consortium. The integrative human microbiome project: dynamic analysis of microbiome-host omics profiles during periods of human health and disease. Cell Host Microbe. 2014;16(3):276-89.

Projeto microbioma humano – *data coordination center*

Dados, ferramentas, protocolos

Juntas, as duas fases do PMH geraram 42 terabytes de dados – incluindo sequências genéticas, análises metagenômicas, informações clínicas e resultados – que estão arquivados, organizados e disponibilizados para acesso público no *Data Coordination Center* (DCC), do National Institutes of Health. Como frequentemente ocorre em grandes estudos seminais, o PMH levantou mais perguntas do que respostas. No entanto, abriu novas e promissoras avenidas de investigação, e os avanços tecnológicos subsequentes tornaram os processos de sequenciamento significativamente mais acessíveis, permitindo projetar um ritmo acelerado de novas descobertas nos próximos anos.

Estimativa da importância do microbioma na saúde humana

Os resultados do PMH alteraram a visão da ciência médica em relação aos micro-organismos. Talvez a mudança mais radical tenha sido a constatação de que a maior parte desses pequenos habitantes do organismo humano compõe um ecossistema funcional que presta serviços essenciais à saúde.

O PMH mostrou que cada indivíduo abriga um conjunto único de micro-organismos – longe de um padrão universal. Na verdade, pouquíssimos grupos bacterianos são comuns a todos. A composição microbiana de cada pessoa é tão singular quanto uma impressão digital. Estudos mostraram, por exemplo, que o microbioma de gêmeos univitelinos pode ser tão distinto quanto o de gêmeos bivitelinos. Enquanto o genoma humano é 99,5% idêntico entre indivíduos, o microbioma pode não apresentar nenhuma sobreposição entre as espécies presentes, conferindo um grau de personalização tão elevado que já se cogita seu uso em aplicações forenses.[3]

Outro achado relevante do PMH é que o microbioma é inicialmente transferido da mãe para o filho, desenvolve-se ao longo da infância e, na vida adulta, tende a atingir uma configuração relativamente estável e resiliente. Ainda assim, o microbioma é altamente responsivo a fatores externos. De forma geral, bactérias podem se duplicar a cada 20 minutos, o que permite alterações significativas na composição microbiana em um curto espaço de tempo, especialmente quando expostas a estímulos drásticos. Contudo, na ausência prolongada desses estímulos, a microbiota tende a retornar a seu estado original, evidenciando sua resiliência – até que um novo padrão estável se estabeleça.[3] A combinação dessas duas características, plasticidade e resiliência confere à modulação do microbioma uma estratégia terapêutica promissora e altamente adaptável às necessidades clínicas individuais.

Os conhecimentos adquiridos com o PMH caracterizam o microbioma como um componente integral da biologia humana, com papel preponderante na saúde e no bem-estar. Um exemplo notável ilustra a magnitude do microbioma: a bactéria intestinal *Bacteroides cellulosilyticus* WH2 é capaz de metabolizar 424 enzimas do tipo hidrolases de glicosídeos, polissacarídeos e esterases de carboidratos – número cerca de 25 vezes maior que o das enzimas codificadas pelo genoma humano e secretadas no TGI.[3]

A microbiota intestinal (MI) amplia a fisiologia digestiva dos mamíferos, fornecendo um repertório enzimático que permite a degradação de polissacarídeos complexos – enzimas estas ausentes no genoma dos próprios hospedeiros. A quebra dessas moléculas exige a ação coordenada de diversas enzimas ativas em carboidratos (CAZymes) e outras proteínas especializadas. Das 76 famílias de CAZymes identificadas na *B. cellulosilyticus* WH2, 56 não são expressas pelo genoma humano, o que revela o impacto metabólico que uma única espécie bacteriana pode ter na digestão. Sem o auxílio da MI, humanos e diversos tipos de animais seriam incapazes de extrair nutrientes de uma parcela substancial de polissacarídeos alimentares. De fato, nossa capacidade intrínseca de digerir moléculas de carboidratos complexos permanece limitada ao amido, à lactose e à sacarose.

Não menos importante, vale lembrar que as doenças, com frequência, são resultado de desordens bioquímicas. A bioquímica do organismo, por sua vez, é fortemente condicionada pelos genes – e o microbioma humano contém uma quantidade de genes significativamente superior à do genoma humano. Estima-se que o microbioma intestinal de um indivíduo abrigue entre 500 e 1 mil espécies bacterianas, dentro de um universo potencial de cerca de 35 mil espécies conhecidas. Considerando uma média de 1 mil espécies por indivíduo e cerca de 2 mil genes por espécie, o referido artigo estima que o microbioma abriga um catálogo de aproximadamente 2 milhões de genes – número cerca de 100 vezes maior do que os cerca de 20 mil genes presentes no genoma humano.[3-6]

Diante disso, não se pode subestimar a importância do microbioma no tratamento de diversas doenças. A microbiologia humana se estende muito além do tratamento de infecções e doenças gastrointestinais, para áreas antes consideradas fora de seu escopo, como o metabolismo, as neoplasias, a gestação e o funcionamento do sistema nervoso central (SNC). A Figura 1.3 ilustra a esfera de influência do microbioma.[3]

Funções da microbiota intestinal

Influências
Maturação imune e homeostase
Proliferação de célula hospedeira
Vascularização
Sinalização neurológica
Carga patogênica
Funções intestinais endócrinas
Densidade óssea
Biossíntese energética

Biossíntese
Vitaminas
Hormônios esteroides
Neurotransmissores

Metabolismo
Aminoácidos de cadeia ramificada e aromática
Componentes da dieta
Sais biliares
Drogas
Xenobióticos

Indicação de doenças

Neurológica
Psiquiátrica
Respiratória
Cardiovascular
Gastrointestinal
Hepática
Auto imune
Metabólica
Oncológica

Figura 1.3 – Âmbito de influência do microbioma humano.

Fonte: Adaptada de Lynch SV, Pedersen O. The human intestinal microbiome in health and disease. N Engl J Med. 2016;375(24):2369-79.

Descrição do microbioma no trato gastrointestinal

Muitas vezes, os termos "microbioma" e "microbiota" têm sido frequentemente utilizados como sinônimos. No entanto, é importante esclarecer que se trata de conceitos distintos. O termo "microbioma" refere-se ao conjunto de micro-organismos, seus genes e metabólitos que habitam um ambiente ou hospedeiro, ao passo que o termo "microbiota" se refere ao subconjunto de micro-organismos (p. ex., as bactérias) que reside em um sítio particular do hospedeiro. O foco deste livro é a MI, razão pela qual se faz necessária essa breve caracterização.

Estima-se que a MI represente cerca de 70% das espécies presentes no microbioma humano, sendo a mais relevante em termos de processos metabólicos e de impacto na promoção da saúde ou no desenvolvimento de doenças. A maior parte da MI é composta de bactérias anaeróbicas que podem pertencer a até 50 filos distintos. Apesar dessas múltiplas possibilidades, uma microbiota saudável é majoritariamente dominada por dois filos: Firmicutes e Bacteroidetes que, somados, respondem por cerca de 90% do total. Outros filos comumente encontrados, embora em menor proporção, incluem Proteobacteria, Verrucomicrobia, Actinobacteria, Fusobacteria e Cyanobacteria. Demais filos podem aparecer em proporções reduzidas ou eventualmente estar ausentes. No capítulo 2, serão apresentadas informações sobre interpretação do sequenciamento genético da MI, com discussão detalhada sobre a importância desses filos.

A microbiota do TGI não é homogênea. Sua composição e concentração variam de acordo com a porção do trato considerada. A densidade de colonização aumenta progressivamente ao longo do TGI, sendo mínima no estômago e máxima no cólon e reto. O estômago e o duodeno são ambientes inóspitos, e poucas espécies de bactérias são capazes de resistir à acidez gástrica, à concentração de bile e às enzimas pancreáticas. Em média, o estômago abriga 10^1 bactérias por grama de conteúdo, quantidade que se eleva para 10^3 no duodeno, 10^4 no jejuno, 10^7 no íleo e, finalmente, alcança 10^{12} no cólon.[3] É importante destacar que o microbioma não é composto apenas por bactérias. Vírus, fungos, arqueias e fagos também fazem parte dessa comunidade complexa, e seu papel na manutenção de uma microbiota saudável não deve ser subestimado.

A Figura 1.4 ilustra a distribuição quantitativa e o perfil das bactérias ao longo do TGI.

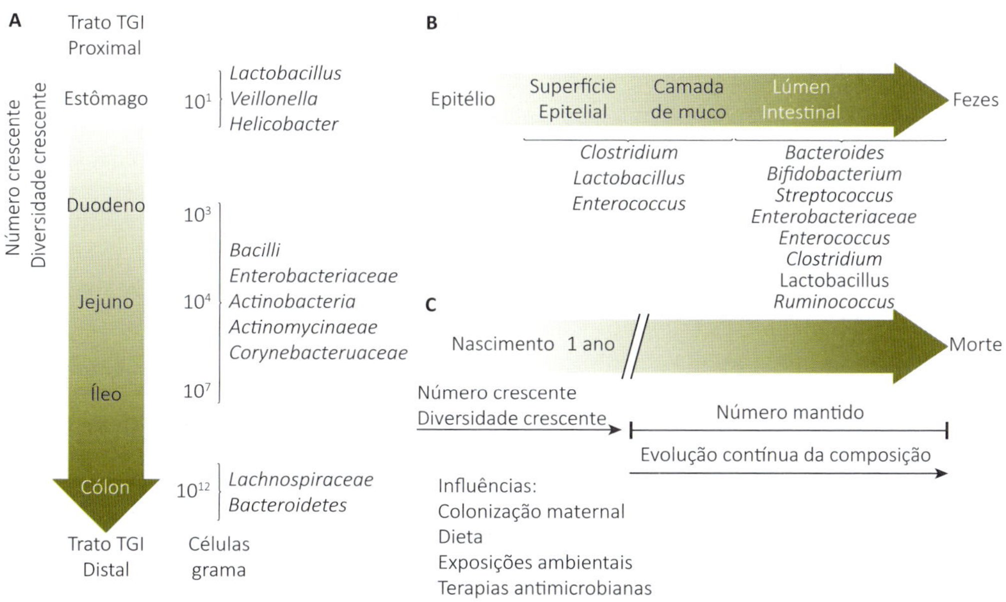

Figura 1.4 – Colonização microbiana longitudinal e transversal do trato gastrointestinal.

TGI: trato gastrointestinal.

Fonte: Adaptada de Sekirov I, Russell SL, Antunes LC et al. Gut microbiota in health and disease. Physiol Rev. 2010;90(3):859-904.

Além de oscilar longitudinalmente, os perfis bacterianos também variam de acordo com a profundidade da camada intestinal: maior diversidade no lúmen e menor diversidade no epitélio intestinal. Essa variação é de suma importância para a manutenção da saúde, pois as diferentes camadas atuam como barreiras protetoras, impedindo que bactérias – inclusive as consideradas benéficas – atinjam a corrente sanguínea. A translocação bacteriana, mesmo de cepas comensais, pode resultar em consequências graves à saúde.

A primeira barreira é microbiana. Ela se estabelece entre o lúmen e a camada externa de muco, sendo composta por bactérias comensais e simbióticas que exercem exclusão competitiva sobre micro-organismos patogênicos (resistência à colonização patogênica). A segunda barreira é química, localizada na camada de muco, e resulta da ação bactericida de proteínas presentes na mucina.[c] Somente bactérias especializadas são capazes de sobreviver nesse ambiente e utilizar o muco como fonte de nutrientes. A *Akkermansia muciniphila* é uma das mais estudadas nesse contexto em virtude de sua capacidade de estimular a produção da mucina.[4]

A terceira barreira é física, formada pela parede epitelial. Nessa camada, a integridade das junções entre os enterócitos determina a permeabilidade paracelular, enquanto o funcionamento dos próprios enterócitos regula a permeabilidade transcelular. Quando essas junções não são suficientemente firmes, caracteriza-se a condição de aumento da permeabilidade intestinal (*leaky gut*), o que pode ativar cronicamente o sistema imunológico e promover um estado inflamatório persistente. Por fim, a quarta barreira é a imunológica, localizada na lâmina própria. Ela é composta por células imunes, como linfócitos T e B, macrófagos e células dendríticas, que atuam de forma coordenada na defesa da mucosa. Assim, o perfil da MI exerce influência direta sobre a primeira barreira, por meio da exclusão competitiva de patógenos, e sobre a segunda, por sua contribuição à regulação da espessura da camada de muco – fator essencial para dificultar a translocação bacteriana.[3] A Figura 1.5 ilustra esses mecanismos de defesa em múltiplas camadas.

Métodos de avaliação do microbioma

A redução dos custos das tecnologias de sequenciamento genético transformou a capacidade científica de investigar a composição e a dinâmica do universo de micro-organismos que habitam o corpo humano. A interação entre a microbiota e o sistema imunológico tem papel central na manutenção da saúde ou na perpetuação e progressão de doenças. Até pouco tempo, era impossível determinar com precisão o que as bactérias residentes promoviam no organismo. Esse cenário começou a mudar com a introdução das tecnologias de mapeamento do microbioma, que vêm se consolidando como ferramentas promissoras no campo da Medicina personalizada.

Embora a quantidade de publicações sobre o tema venha crescendo exponencialmente, os resultados nem sempre são convergentes – um fenômeno comum em áreas de fronteira científica. Atualmente, até mesmo a comparação entre estudos é dificultada pela falta de padronização em diversas etapas: técnicas de coleta; escolha da região gênica sequenciada; e métodos de taxonomização dos dados. Essa ausência de uniformidade compromete a reprodutibilidade dos experimentos e, por consequência, a validação de suas conclusões.

Dessa forma, é de grande importância compreender adequadamente as técnicas utilizadas no sequenciamento genético do microbioma, a fim de garantir o uso adequado dessas tecnologias e a interpretação precisa de seus resultados.

---

[c] *O perfil de microbiota no muco é significativamente diferente do encontrado nas fezes, pois as bactérias do muco aderem a ele e não se deixam levar com facilidade para as fezes.*

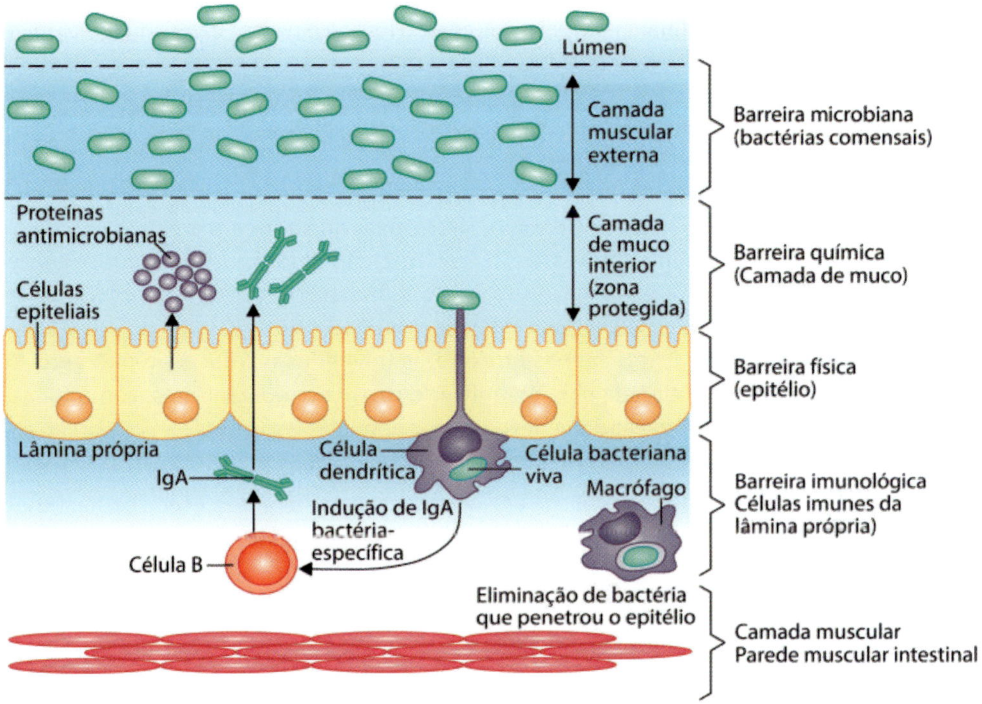

Figura 1.5 – Barreiras contra a translocação microbiana.

IgA: imunoglobulina A.

Fonte: Adaptada de Wei Laboratories (2018).

Técnicas de sequenciamento do microbioma

A metagenômica compreende o conjunto de técnicas utilizadas para identificar o perfil do microbioma, definido como a identificação e distribuição de frequência dos micro-organismos presentes em um hospedeiro, sítio ou ambiente estudado. As duas principais técnicas metagenômica são: a análise por gene marcador – sendo o gene 16S do RNA ribossômico (16S rRNA) o mais comumente utilizado –; e o sequenciamento genômico total, também conhecido como *shotgun* ou *whole genome sequencing* (WGS).

As duas técnicas envolvem o sequenciamento do DNA contido em uma amostra biológica, cujos fragmentos são comparados a sequências depositadas em bancos de dados taxonômicos. Esses bancos armazenam sequências genéticas características e específicas de cada micro-organismo.

A principal diferença entre as duas técnicas está no escopo do sequenciamento. A técnica *shotgun* realiza o sequenciamento de todo o DNA presente na amostra, abrangendo todos os micro-organismos nela contidos. Já a técnica 16S realiza o sequenciamento apenas de um segmento específico do DNA – denominado "gene marcador" – e é restrita à identificação de bactérias e arqueias. Por focar apenas em uma porção do material genético, a técnica 16S apresenta menor custo em comparação ao WGS. A lógica por trás da técnica 16S baseia-se em um princípio semelhante ao da identificação por impressão digital: não é necessário analisar o todo para identificar algo de forma única. Assim como a digital de um dedo pode identificar inequivocamente uma pessoa, o sequenciamento de um trecho específico do DNA pode individualizar um micro-organismo.

Investigando a integralidade do DNA de diversos micro-organismos, os cientistas descobriram que o gene 16S rRNA, presente em todas as bactérias, apresenta regiões suficientemente distintas entre diferentes micro-organismos, permitindo sua identificação taxonômica. Esse gene contém nove regiões hipervariáveis, designadas de V1 a V9, e as técnicas de sequenciamento 16S rRNA analisam uma ou mais dessas regiões para classificar o micro-organismo nos âmbitos de gênero e espécie.

A técnica 16S rRNA apresenta duas limitações em relação ao *shotgun*:

- *Restrição a procariotos*: como apenas procariotos (bactérias e arqueas) têm o gene 16S, a técnica não pode ser utilizada para identificar outros micro-organismos, como fungos e vírus. Assim, quando há necessidade de investigar doenças associadas a micro-organismos além das bactérias, a técnica 16S rRNA não é recomendada;
- *Limitações de resolução taxonômica*: em alguns casos, diferentes espécies bacterianas apresentam sequências muito semelhantes na região do gene 16S, tornando impossível determinar com precisão a qual espécie pertence o fragmento de DNA sequenciado. Nesses casos, a técnica 16S rRNA classifica o micro-organismo em um nível taxonômico superior – geralmente, no âmbito de gênero.

As limitações da técnica 16S rRNA são, em geral, aceitáveis para a maior parte dos escopos de pesquisa e compensadas pelo seu menor custo, o que tornou essa avaliação a mais utilizada para estudos de sequenciamento de microbioma em todo o mundo. No entanto, é razoável supor que, com a contínua redução dos custos do WGS, aliada a sua maior precisão e à capacidade de identificar a totalidade dos micro-organismos presentes em uma amostra, o WGS venha a se tornar a técnica predominante nos próximos anos. O Quadro 1.1 apresenta uma comparação entre as duas técnicas.[3]

Vale ressaltar que as técnicas metagenômicas – como o 16S rRNA e o *shotgun* – têm como objetivo descrever a estrutura da microbiota, ou seja, identificar quais micro-organismos estão presentes em uma amostra e em que proporção. No entanto, essas técnicas não informam sobre a função desses micro-organismos, não distinguem se os organismos identificados estão vivos, ativos, dormentes ou mortos, nem revelam o que estão fazendo ou potencialmente podem fazer. Para compreender a função do microbioma – isto é, o que cada micro-organismo efetivamente realiza –, são necessárias técnicas de metabolômica que permitem identificar e quantificar os metabólitos produzidos ou modificados por esses organismos.[5] O metaboloma representa o conjunto de todos os metabólitos gerados por um organismo, sendo esses compostos consideradas os produtos finais dos processos celulares.

Paralelamente, para avaliar se os micro-organismos estão ativos, utiliza-se a metatranscriptômica, definida como a ciência que estuda a expressão gênica de micro-organismos. Essa abordagem permite investigar a diversidade dos genes em atividade dentro de uma comunidade microbiana, quantificar seus níveis de expressão e monitorar alterações nessas expressões sob diferentes condições. A grande vantagem da metatranscriptômica é sua capacidade de revelar diferenças funcionais entre comunidades microbianas que, do ponto de vista estrutural (composição), aparentam ser semelhantes.[7]

Quadro 1.1: Prós e contras das principais técnicas de metagenômica

Método	*Prós*	*Contras*
Análise por gene marcador (p. ex., 16S rRNA)	• Preparação de amostras e análise simples, rápida e com menor custo • Correlaciona bem com conteúdo genômico • Possibilita a análise de amostras com baixa biomassa e de hospedeiros altamente contaminados • Grandes conjuntos de dados públicos disponíveis para comparação	• Não diferencia organismos vivos, mortos ou ativos • Sujeito a viés de amplificação • Requer conhecimento prévio da comunidade microbiana • Resolução normalmente limitada ao nível de gênero • Requer controles negativos apropriados • Informações funcionais limitadas
WGS	• Pode inferir diretamente na abundância relativa de genes funcionais microbianos: a identidade taxonômica e filogenética microbiana no âmbito das espécies e linhagens é atingível para os organismos conhecidos • É capaz de identificar fungos, vírus, plasmídeos, eucariontes microbianos etc. • Sem viés relacionado à amplificação • Pode estimar taxas de crescimento *in situ* para organismos-alvo com genomas sequenciados • Permite a montagem de genomas microbianos com média populacional • Pode ser utilizado para identificação de novos genes	• Relativo alto custo, com etapas de preparação de amostras e análise de dados complexa • Vírus e plasmídeos não são bem-anotados por metodologias padrão • Não é possível discriminar organismos vivos, mortos ou ativos • Média populacional de genomas microbianos tende a ser imprecisa em virtude de artefato de montagem
Metatranscriptoma	• Estima qual micro-organismo da comunidade está transcrevendo quando em parceria com análise de gene marcador • É capaz de diferenciar micro-organismos vivos ativos, inativos ou mortos e DNA extracelular • Captura variação dinâmica intraindividual • Avalia diretamente a atividade microbiana, excluindo respostas à intervenção e exposição a eventos	• Preparação de amostras e análise mais complexas e com maior custo • Contaminação por mRNA hospedeiro e rRNA devem ser removidos • Requer maiores cuidados na coleta e armazenamento de amostras • Os dados são desviados a organismos com altas taxas de transcrição • Requer sequenciamento de DNA emparelhado para desacoplar as taxas de transcrição de alterações na abundância bacteriana

WGS: shotgun ou whole genome sequencing.

Fonte: Adaptada de Knight R, Vrbanac A, Taylor BC et al. Best practices for analysing microbiomes. Nat Rev Microbiol. 2018;16(7):410-22.

A metagenômica, a metabolômica e a metatranscriptômica podem, ainda, ser complementadas pela proteômica, técnica que se propõe a identificar o conjunto completo de proteínas produzidas por uma célula – o proteoma —, analisando suas estruturas e funções.[8] A integração entre as abordagens "ômicas" é frequentemente referida como genômica funcional. Em analogia com outras áreas da Biologia e Medicina, a metagenômica seria equivalente à anatomia (estrutura), enquanto a metabolômica, transcriptômica e proteômica corresponderiam à fisiologia (função).[9]

As técnicas voltadas à identificação das funções do microbioma ainda apresentam custos significativamente mais elevados em comparação às abordagens que avaliam apenas sua estrutura. Por esse motivo, a metagenômica tem sido amplamente utilizada e produziu um volume muito maior de estudos do que as demais abordagens "ômicas". Como alternativa mais acessível para investigar a função do microbioma, muitos estudos passaram a buscar correlações entre a composição da microbiota e manifestações clínicas. No entanto, é importante destacar que a correlação não implica causalidade. Esses estudos apenas apontam associações entre determinadas configurações da microbiota e o aparecimento de sinais, sintomas ou doenças, sem necessariamente estabelecer uma relação causal. A partir desse tipo de investigação, surgiu o conceito de assinatura microbiana.

Define-se como assinatura microbiana a identificação, dentro de uma comunidade microbiana complexa, de um subconjunto de espécies cuja distribuição relativa apresenta correlação consistente com determinadas condições clínicas. Em outras palavras, trata-se de um grupo específico de micro-organismos cuja presença ou proporção alterada se associa de forma recorrente a um quadro clínico específico. A assinatura microbiana é, portanto, uma forma particular de disbiose, cuja configuração está associada a determinada doença ou condição fisiopatológica. A título de exemplo, a Figura 1.6 ilustra uma assinatura microbiana encontrada para a esclerose múltipla.

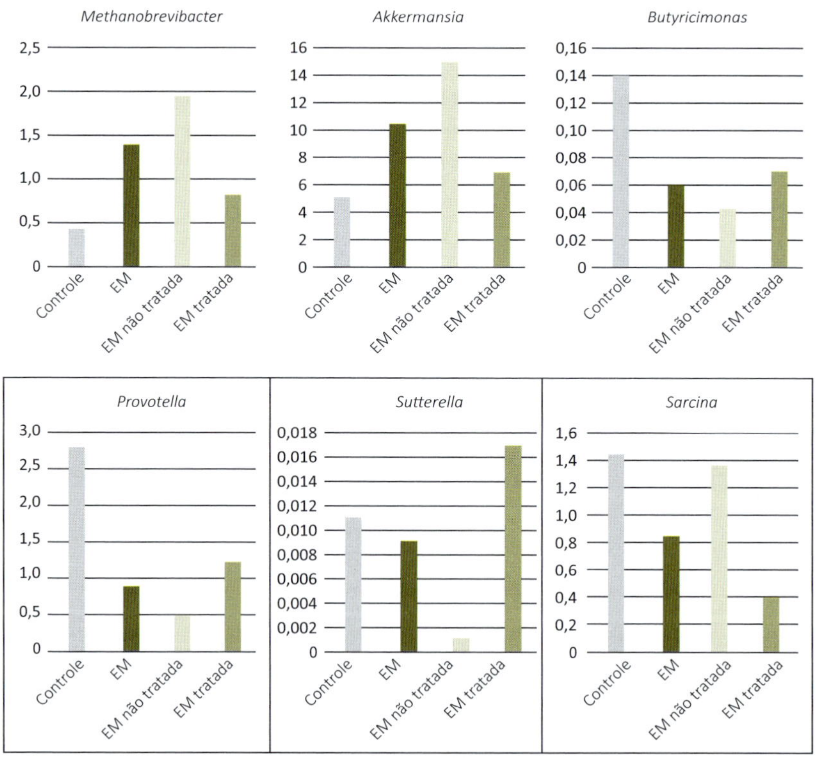

Figura 1.6 – Assinatura microbiana da esclerose múltipla: comparação de perfil de microbioma entre pacientes saudáveis (controle) e portadores de esclerose múltipla (EM), tratados ou não tratados.

Fonte: Adaptada de Jangi S, Gandhi R, Cox LM et al. Alterations of the human gut microbiome in multiple sclerosis. Nat Commun. 2016;28;7:12015.[10]

Atualmente, ainda não é possível afirmar com certeza se a presença de um perfil específico de microbiota – a chamada assinatura microbiana – representa uma causa ou uma consequência da doença. No entanto, existem situações em que alterações no perfil da MI podem ser detectadas antes mesmo do surgimento das manifestações clínicas, como ocorre na doença de Crohn e artrite reumatoide. Esse rastreamento precoce pode favorecer o manejo antecipado dos sintomas e a adoção de estratégias preventivas.

No caso de doenças já estabelecidas, a análise do microbioma pode funcionar como uma ferramenta complementar importante no acompanhamento clínico e na definição de terapias personalizadas. Nesses casos, intervenções que visem modular o microbioma – aproximando seu perfil da condição de eubiose – podem contribuir para a redução dos sintomas e a melhora da qualidade de vida do paciente. Além disso, a caracterização detalhada da MI, por meio da análise do microbioma, pode auxiliar na individualização de condutas nutricionais e terapêuticas, ampliando as possibilidades de atuação dentro da Medicina personalizada.

Vias de intervenção sobre o microbioma

Duas características fundamentais do microbioma são suas plasticidade e estabilidade. Isso significa que, embora possa ser modificado, o microbioma tende a retornar a sua configuração original. No entanto, é possível induzir uma nova estrutura composicional em torno da qual ele se estabilize. As principais formas de intervenção sobre o microbioma são descritas a seguir.

Terapia nutricional

A dieta tem potencial para influenciar profundamente a composição e função da MI. Assim, estratégias nutricionais se consolidam como estratégias de baixo risco e alta aplicabilidade para a modulação da microbiota.

A relação entre dieta e microbiota é bidirecional: os alimentos influenciam a composição microbiana, enquanto a própria microbiota pode afetar aspectos do comportamento alimentar e da regulação metabólica. Por exemplo, estudos indicam que a MI pode influenciar os níveis de hormônios relacionados à fome e à saciedade, como a leptina.[9] Além disso, concentrações elevadas de acetato – um ácido graxo de cadeia curta (AGCC) produzido por determinadas bactérias – estão associadas ao aumento da grelina, hormônio que estimula o apetite, criando um ciclo fisiológico de retroalimentação.

Uma questão ainda em aberto diz respeito à influência direta do microbioma sobre as preferências alimentares, tema que vem sendo investigado em estudos recentes. Os fatores nutricionais que modulam a MI serão explorados em mais detalhes no Capítulo 41 – Estratégias Nutricionais para Modular a Microbiota Intestinal.

Antibióticos

Os antibióticos exercem um dos efeitos mais impactantes sobre a MI, quando comparados a outros fatores externos. Eles reduzem rapidamente a diversidade microbiana e sua administração durante a infância pode provocar alterações duradouras no perfil da microbiota na vida adulta, favorecendo o surgimento de doenças futuras.

Apesar de seus efeitos adversos, os antibióticos não devem ser descartados como potenciais agentes de modulação ou restauração da microbiota em certos contextos clínicos. No entanto, ainda são necessários estudos mais robustos para elucidar os efeitos colaterais desses fármacos sobre a estrutura e funcionalidade da MI. Com o avanço das pesquisas, têm sido desenvolvidos antibióticos mais específicos, como a fidaxomicina, que visam preservar a microbiota com o menor impacto possível sobre os micro-organismos comensais.[11]

Adequação de estilo de vida

O estilo de vida impacta fortemente a composição e a funcionalidade da microbiota. Diversos aspectos do cotidiano têm sido associados à modulação microbiana, de forma positiva ou negativa.[12-15] Entre os principais fatores, destacam-se:

1. Convivência com animais domésticos: a interação com animais de estimação, especialmente na infância, tem sido associada a menor risco de desenvolvimento de doenças alérgicas e asma.[12]
2. Prática regular de exercícios físicos: a atividade física está correlacionada ao aumento da diversidade microbiana.
3. Qualidade do sono: a privação de sono tem sido associada ao aumento da razão Firmicutes/Bacteroidetes e maior abundância das famílias Coriobacteriaceae e Erysipelotrichaceae.[13]
4. Níveis de estresse: o estresse crônico aumenta a permeabilidade intestinal e influencia negativamente a resposta inflamatória.[14-15]
5. Ambiente de habitação ou trabalho: o microbioma humano pode sofrer alterações conforme o ambiente. Por exemplo, o microbioma de marinheiros difere significativamente quando estes estão em terra em comparação a quando permanecem longos períodos no mar.
6. Interação física entre indivíduos: o contato físico intenso e frequente favorece o compartilhamento e a transferência de micro-organismos entre as pessoas.
7. Hábitos de higiene: a exposição excessiva a ambientes estéreis, ou pouco colonizados, pode reduzir o contato com micro-organismos benéficos, afetando negativamente a diversidade da microbiota.

Uso de prebióticos, probióticos, simbióticos e transplante de microbiota fecal

Prebióticos, probióticos e simbióticos são opções terapêuticas muito estudadas e utilizadas no manejo da MI. Os inúmeros impactos positivos do uso de alimentos e suplementos fontes de prebióticos, probióticos e simbióticos serão descritos detalhadamente nos capítulos que compõem a parte 3 deste livro, dedicada ao tema "Alterações em Saúde, Disbiose e Terapia com Prebióticos, Probióticos e Simbióticos".

No caso do transplante de microbiota fecal (TMF), embora atualmente seja uma abordagem reconhecida para o tratamento de diversas condições – sobretudo infecções por *Clostridium difficile* e retocolite ulcerativa –, sua origem remonta ao século II, na China. Os detalhes sobre indicações clínicas, evidências científicas e metodologias aplicadas ao TMF estão apresentados no Capítulo 21 – Transplante de Microbiota Fecal para Infecção por *Clostridium difficile*.

Conclusões

As análises de microbioma vêm revolucionando a prática clínica, o que possibilita uma estratificação mais precisa dos pacientes, amplia a compreensão de múltiplas doenças e cria bases para terapias verdadeiramente personalizadas.

Com o avanço das tecnologias analíticas voltadas à MI, é cada vez mais plausível que o sequenciamento do microbioma passe a ser utilizado de forma rotineira na identificação de biomarcadores clínicos, capazes de predizer ou diagnosticar condições de forma não invasiva.

Embora o sequenciamento da microbiota já apresente aplicações relevantes na prática médica atual, estamos apenas no início dessa trajetória. No futuro, provavelmente nos perguntaremos como foi possível ignorar, por tanto tempo, a modulação da MI como estratégia terapêutica.

Os próximos capítulos apresentarão o estado da arte da pesquisa sobre o microbioma humano, um campo que atravessa praticamente todas as especialidades médicas. Da Pediatria à Geriatria, da Ortopedia à Psiquiatria, passando pelo tratamento de diferentes tipos de câncer, as descobertas sobre o microbioma estão impulsionando uma nova era de avanços na Medicina.

Referências bibliográficas

8. Pennisi E. Encode project writes eulogy for junk DNA; 2012.
9. Integrative HMP (iHMP) Research Network Consortium. The integrative human microbiome project: dynamic analysis of microbiome-host omics profiles during periods of human health and disease. Cell Host Microbe. 2014;16(3):276-89.
10. Knight R, Vrbanac A, Taylor BC, Aksenov A, Callewaert C, Debelius J et al. Best practices for analysing microbiomes. Nat Rev Microbiol. 2018;16(7):410-22.
11. Forbes JD, Bernstein CN, Tremlett H, Van Domselaar G, Knox NC. A fungal world: could the gut mycobiome be involved in neurological disease? Front Microbiol. 2019;9:3249.
12. Sekirov I, Russell SL, Antunes LC, Finlay BB. Gut microbiota in health and disease. Physiol Rev. 2010;90(3):859-904.
13. Villas-Bôas SG, Gombert AK. Análise do metaboloma: uma ferramenta biotecnológica emergente na era pós-genômica. Biotecnologia Ciência e Desenvolvimento. 2006;36:58-69.
14. Lynch SV, Pedersen O. The human intestinal microbiome in health and disease. N Engl J Med. 2016;375(24):2369-79.
15. Bashiardes S, Zilberman-Schapira G, Elinav E. Use of metatranscriptomics in microbiome research. Bioinform Biol Insights. 2016;10:19-25.
16. ISAAA. 'Omics' sciences: genomics, proteomics, and metabolomics. Pocket K. 2006;15. Disponível na Internet: https://www.isaaa.org/resources/publications/pocketk/15/default.asp (23 maio2025).
17. Jangi S, Gandhi R, Cox LM, Li N, von Glehn F, Yan R et al. Alterations of the human gut microbiome in multiple sclerosis. Nat Commun. 2016;28;7:12015.
18. Zhang C, Yin A, Li H, Wang R, Wu G, Shen J et al. Dietary modulation of gut microbiota contributes to alleviation of both genetic and simple obesity in children. EBioMedicine. 2015;2(8):968-84.
19. Young VB. The role of the microbiome in human health and disease: an introduction for clinicians. BMJ. 2017;356:j831.
20. Von Mutius E. The microbial environment and its influence on asthma prevention in early life. J Allergy Clin Immunol. 2016;137(3):680-9.
21. Benedict C, Vogel H, Jonas W, Woting A, Blaut M, Schürmann A et al. Gut microbiota and glucometabolic alterations in response to recurrent partial sleep deprivation in normal-weight young individuals. Mol Metab. 2016; 24;5(12):1175-86.
22. Karl JP, Margolis LM, Madslien EH, Murphy NE, Castellani JW, Gundersen Y et al. Changes in intestinal microbiota composition and metabolism coincide with increased intestinal permeability in young adults under prolonged physiological stress. Am J Physiol Gastrointest Liver Physiol. 2017;312(6):G559-71.

2

Interpretação dos Resultados do Sequenciamento Genético da Microbiota Gastrointestinal

Alan Hiltner Almeida
Natália Cruz e Melo
Rafael Malagoli Rocha
Dan L. Waitzberg

Introdução

O microbioma intestinal é um ecossistema microbiano que expressa aproximadamente cem vezes mais genes do que o hospedeiro humano, desempenhando um papel essencial na saúde humana e na patogênese de doenças. Como a maioria das espécies microbianas intestinais é difícil de cultivar em laboratório, as tecnologias de sequenciamento de nova geração (NGS) têm sido amplamente utilizadas para estudar o microbioma intestinal, em suas diversas metodologias, incluindo gene 16S do RNA ribossômico (16S rRNA), 18S rRNA, sequenciamento de espaçador transcrito interno (ITS), *shotgun* e *shalow shotgun*.

A microbiota intestinal (MI), composta por diferentes micro-organismos em cada ser humano, é moldada no início da vida, com composição dependente de fatores como idade gestacional ao nascimento, tipo de parto, métodos de alimentação com leite e período de desmame, além de fatores externos, como o uso de antibióticos. Essas microbiotas nativas essenciais e saudáveis permanecem relativamente estáveis na idade adulta, mas diferem entre os indivíduos em razão de diversas características como índice de massa corporal (IMC), frequência de exercícios, estilo de vida, hábitos culturais e padrões alimentares. Consequentemente, não existe uma composição única de MI ideal, pois ela é diferente para cada indivíduo. No entanto, um equilíbrio saudável entre o hospedeiro e os micro-organismos deve ser mantido para desempenhar de forma ideal as funções metabólicas e imunológicas e prevenir o desenvolvimento de doenças.[1]

A análise de NGS da MI permite a identificação da distribuição da frequência relativa das espécies que colonizam um determinado sítio do hospedeiro, sendo que cada configuração é denominada de perfil de microbioma. A interpretação desse resultado consiste em entender a potencial correlação entre a distribuição de frequência relativa encontrada e diversas condições de saúde, com o objetivo de prevenir, diagnosticar ou tratar doenças através da modulação da MI.

O NGS da MI pode, ainda, auxiliar na identificação de desequilíbrios, desvios ou diferenciações na configuração microbiana associada ao estado de saúde, caracterizando um quadro de disbiose. No estado de eubiose (equilíbrio), a abundância relativa dos micro-organismos encontra-se dentro da faixa saudável nos níveis de filo, gênero e espécie.[2] Muitas situações de disbiose manifestam-se no nível taxonômico de filo, enquanto outras só se manifestam no nível de espécie. O quadro de disbiose se caracteriza quando um dos percentuais de abundância relativa se encontra fora da faixa desejável e, frequentemente, um mesmo paciente pode apresentar diversos tipos disbioses. Dessa forma, é necessário conhecer as referências saudáveis nos três níveis de taxonomização mencionados.

Considerando a evolução das técnicas de sequenciamento genético, mencionadas no Capítulo 1 – Microbiota intestinal – Caracterização e Função, a quantificação da abundância relativa de micro-organismos está cada vez mais acessível. No entanto, a interpretação dessas informações permanece uma tarefa desafiadora e dinâmica, pois requer atualizações constantes, incorporando novas evidências científicas que correlacionam micro-organismos a diferentes condições clínicas. Assim, um mesmo laudo de NGS pode gerar interpretações novas e complementares à medida que o avanço do conhecimento científico expande as fronteiras da MI.[3]

As complexidades inerentes à interpretação de um resultado de NGS da MI têm origem em diversos fatores, como:

a. **Definição de faixas saudáveis:** o valor de referência para os micro-organismos que colonizam o trato gastrointestinal ainda tem controvérsias na literatura. Para alguns micro-organismos, ainda não existe definição de faixa saudável. Para outros, existem divergências quanto aos limites desejáveis em razão da heterogeneidade dos estudos, que incluem populações e metodologias distintas.

b. **Interação entre bactérias:** a abundância relativa de uma bactéria, isoladamente, pode não indicar uma condição clínica, sendo essencial avaliar o conjunto de associações entre os diferentes micro-organismos detectados. Geralmente, são os efeitos dessa interação que determinam o impacto sobre estados de saúde ou doença.

c. **Ausência de padrão único de microbioma saudável:** até o momento, não existe uma única configuração de MI que possa ser definida como um padrão absoluto de microbioma saudável. Estima-se que cada indivíduo abriga cerca de 500 a 1 mil diferentes espécies em sua MI, dentro do universo de cerca de 30 mil espécies com sobrevivência viável no trato gastrointestinal humano.[4] Isso gera múltiplas possibilidades de configurações saudáveis, sem que nenhuma delas, isoladamente, possa ser definida como um padrão de referência em saúde.

d. **Falta de correlações completamente mapeadas:** em virtude de os dados de sequenciamento de MI serem relativamente recentes (o Projeto Microbioma Humano foi publicado em 2012), as correlações entre o perfil de microbioma e as condições de saúde ou doença ainda estão sendo mapeadas.

e. **Desconhecimento das funções metabólicas:** as vias metabólicas e as funções de todas as bactérias encontradas na MI ainda não estão totalmente identificadas. A simples identificação da presença de espécies no microbioma não implica automaticamente a compreensão de suas funções metabólicas, pois os avanços nos estudos funcionais ocorrem mais lentamente do que as técnicas de identificação, como o NGS.

f. **Dificuldade na comparação entre estudos:** existem obstáculos significativos para comparação e generalização das conclusões apresentadas nos estudos em decorrência de diferenças nas técnicas utilizadas, número amostral, tipo de população, entre outros fatores.

g. **Influência do genoma individual:** o genoma individual e o estilo de vida podem exercer efeitos distintos na MI de diferentes indivíduos.

h. **Desafios adicionais:** uma parcela da MI é constituída por outros reinos de micro-organismos. Até o momento, o avanço científico tem progredido em maior velocidade para a identificação, funcionalidade, aplicações clínicas de modulação e tratamento com base no conhecimento sobre as bactérias, mas ainda estamos caminhando para maior compreensão de outros micro-organismos, como fungos e vírus.

Metodologias que avaliam a microbiota intestinal

Por muito tempo, o conhecimento sobre a MI dependia quase exclusivamente do isolamento e cultivo de micro-organismos em meios de cultura. No entanto, sabe-se que aproximadamente 85% dos micróbios do intestino humano são anaeróbicos e, portanto, não podem ser cultivados em laboratório. Assim, os avanços nas técnicas de Biologia Molecular impulsionaram uma maior compreensão da composição da MI. Atualmente, as principais técnicas utilizadas para a identificação em larga escala da MI são: sequenciamento de *amplicon* da região 16S rRNA; e sequenciamento *shotgun* e *shallow shotgun*.

A primeira questão importante na análise da MI é: qual material deve ser amostrado? As fezes são, de longe, o material mais acessível, permitindo a obtenção de material biológico de forma não invasiva. Uma vez coletadas, as amostras são, geralmente, submetidas a preparações moleculares, que podem levar dias para serem concluídas em razão da complexidade do processo. As etapas envolvem: extração de DNA; amplificação da região de interesse por reação em cadeia da polimerase (PCR); sequenciamento; análise de bioinformática; e interpretação dos resultados (Figura 2.1).[5]

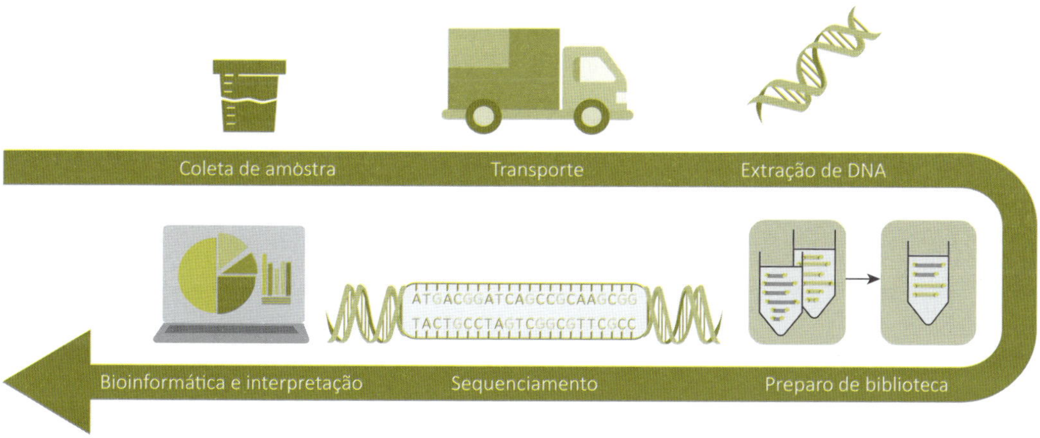

Figura 2.1. Fluxograma de análise de sequenciamento genético de microbiota intestinal. As preparações moleculares, de maneira geral, incluem os processos de coleta, transporte, extração de DNA, amplificação da região de interesse por reação em cadeia da polimerase (PCR), sequenciamento, análise de bioinformática e interpretação dos resultados.

Fonte: Adaptada de Allaband C et al. Microbiome 101: studying, analyzing, and interpreting gut microbiome data for clinicians. Clinical Gastroenterology and Hepatology. 2019;17. doi: 10.1016/j.cgh.2018.09.017.

Sequenciamento genético da microbiota gastrointestinal por 16S rRNA

As análises de *amplicon*, nas quais um fragmento específico de DNA é amplificado em larga escala por meio de diversos métodos, incluindo PCR, têm sido o principal recurso para a avaliação do microbioma nos últimos 15 anos, por apresentar vantagens como baixo custo, sistema de análise consolidado e processo de análise relativamente simples.[6]

Para amplificação da região de interesse, a amostra de DNA extraída do micro-organismo e os *primers* que correspondem a um gene específico, geralmente o gene 16S rRNA para identificação de bactérias e arqueas e ITS para identificação de fungos, são submetidos à técnica de PCR. Os genes 16S rRNA bacterianos contêm nove regiões hipervariáveis (V1-V9), que apresentam diversidade de sequência e, portanto, são amplamente utilizados como um método semelhante a um código de barras para diferenciar diversos táxons bacterianos, geralmente no âmbito de filo, gênero e espécie. A escolha do *primer* depende do objetivo do estudo. No entanto, estudos clássicos utilizaram *primers* V1 a V3 ou V3 a V5 no *Human Microbiome Project* e V4 no *Earth Microbiome Project* (que tem a vantagem de detectar arqueas, como *Methanobrevibacter).* Esses estudos podem nortear a escolha do *primer* conforme o foco da pesquisa.

Após a amplificação dos fragmentos e a indexação de cada amostra, o material é sequenciado por meio de NGS, normalmente na plataforma Illumina (San Diego, CA). Os dados obtidos nesse processamento são, então, alinhados por técnicas de bioinformática, permitindo identificar as sequências de micro-organismos por intermédio de bancos de dados de referência, que variam conforme o alvo do *amplicon*. Os principais bancos utilizados incluem Greengenes, SILVA, RDP e UNITE. Os resultados obtidos da análise comparativa, geralmente, apresentam boa resolução no âmbito de gênero, mas a identificação no âmbito de espécie pode ser limitada. Isso ocorre porque cada gênero pode conter uma ampla variedade de cepas que são geneticamente distintas e não podem ser identificadas por meio dessa técnica.[5]

Metagenômica *shotgun*

A metagenômica *shotgun* permite a análise mais representativa da MI, possibilitando o estudo de genomas microbianos coletivos, incluindo bactérias, fungos e protozoários, capturando toda a informação genética de uma amostra. Enquanto o sequenciamento de *amplicon* avalia um único gene, a metagenômica *shotgun* é um método que fragmenta todo o DNA da amostra em pequenos pedaços, sequencia esses fragmentos e, em seguida, tenta reconstruí-los para obter uma visão do microbioma.[6]

O sequenciamento *shotgun* de amostras associadas ao hospedeiro requer um processamento para remover o DNA do hospedeiro antes da análise. Normalmente, os dados *shotgun* são resumidos usando-se ferramentas de bioinformática, como Kraken, MEGAN ou HUMAnN2, que geram perfis taxonômicos ou funcionais. Alternativamente, os dados podem ser montados com ferramentas como metaSPAdes e MEGAHIT. Entre as vantagens dessa metodologia, destaca-se a identificação de espécies no nível de cepas, além da diminuição da quantidade de DNA a ser analisada, permitindo seu uso em espécimes de biópsia. No entanto, existem algumas limitações da técnica, que contemplam: todo o DNA presente na amostra será sequenciado, incluindo o DNA humano; a identificação e contextualização clínica de muitos genomas desconhecidos (especialmente fora do reino bacteriano); o custo da análise é maior em comparação ao sequenciamento de *amplicon*; e há problemas de reprodutibilidade que ainda não foram tão bem-caracterizados por causa do elevado custo dos ensaios.[5]

Shallow shotgun

Uma alternativa às técnicas de NGS pela metodologia de *amplicon* 16S rRNA e *shotgun* é o sequenciamento metagenômico *shallow shotgun*. Esse método de NGS é caracterizado por análises com 2 a 5 milhões de leituras por amostra. Relatos da literatura demonstram que os resultados do *shallow shotgun* apresentam alta concordância com o conteúdo taxonômico e funcional do *shotgun*, oferecendo custo comparável ao sequenciamento de *amplicon* 16S rRNA. De forma semelhante ao sequenciamento *shotgun*, o *shallow shotgun* identifica espécies com especificidade no âmbito de cepa, além de fornecer uma caracterização taxonômica e funcional robusta do microbioma. É importante destacar que o sequenciamento *shallow shotgun* tem certas limitações em comparação ao 16S rRNA. Embora a metagenômica seja adequada para uso em amostras de alta biomassa (p. ex., fezes humanas), essa metodologia pode não ser um bom substituto para o *amplicon* 16S rRNA na caracterização de amostras de baixa biomassa, como sangue, urina ou espécimes de biópsia. Além disso, a aplicação do *shallow shotgun* pode ser limitada em ambientes com menor número de genomas isolados cultivados, como amostras de solo ou água. Também há casos em que o sequenciamento *shotgun* é preferível ao *shallow shotgun*, especialmente quando o objetivo é identificar espécies e genes desconhecidos.[7,8]

Método para interpretação e análise de um resultado de sequenciamento de microbioma

As principais perguntas que os clínicos geralmente fazem são: "como diferenciar pacientes doentes de indivíduos saudáveis?" ou "esta amostra é indicativa de uma doença específica?". Essas perguntas podem ser difíceis de responder no estado atual da ciência, sobretudo diante das muitas opções para conduzir a análise molecular. Resumidamente, é importante considerar fatores ambientais, como idade, uso de medicamentos, dieta e a presença de condições clínicas. As ressalvas e limitações indicam que, na área do microbioma humano, a parcela "a descobrir" é ainda muito vasta. Essa constatação, entretanto, não diminui o mérito e a utilidade do conhecimento já acumulado, que já oferece significativas possibilidades de contribuição para a prática clínica. Um sequenciamento de microbioma gera uma quantidade tão grande de informações sobre o hospedeiro que, mesmo em face da impossibilidade de utilização de todas as informações geradas, a parcela dos achados interpretáveis justifica sua prática como importante ferramenta de diagnóstico e de definição de estratégias terapêuticas.

Para melhor compreender as possibilidades de utilização e interpretação dos resultados de sequenciamento da MI, é preciso considerar que a influência da MI nas condições de saúde do hospedeiro ocorre por meio de inúmeras vias metabólicas, provenientes de diversos micro-organismos diferentes. Em alguns casos, uma única espécie de micro-organismo pode ter papel metabólico relevante. É o que acontece no caso de bactérias benéficas e patogênicas. Em outros casos, a influência sobre a saúde ocorre por meio de uma série de vias metabólicas encadeadas, que exigem a ação em conjunto de diversas bactérias. Por isso, a interpretação de um resultado de sequenciamento genético da microbiota deve analisar o todo e as partes da MI sequenciada, aplicando-se quatro abordagens distintas e complementares:

a. Taxonomização (percentuais de filos, gênero e espécies protetoras, patogênica e atípicas).
b. Distribuição (riqueza e diversidade).
c. Associação (assinatura microbiana).
d. Percentual de outros micro-organismos, como fungos, vírus e protozoários.

Atualmente, sabe-se que MI é composta por várias espécies de micro-organismos, incluindo bactérias (que representam mais de 95% da microbiota), fungos, protozoários e vírus, que são importantes para os processos nutricionais, de desenvolvimento, defesa imunológica e fisiológicos. Neste capítulo, será apresentada uma visão geral sobre a MI em seus diferentes grupos de micro-organismos.[9-11]

Bactérias – Análise de taxonomização – do filo até a espécie

A análise de taxonomização consiste na avaliação dos percentuais de abundância dos micro-organismos, classificados de acordo com seu nível taxonômico (Figura 2.2). A avaliação mais geral para a interpretação de um sequenciamento genético é a análise por filo. Em seguida, procede-se à avaliação de gêneros e espécies. Os níveis taxonômicos intermediários entre o filo e o gênero são relativamente pouco utilizados para descrever condições de saúde ou doença. Estima-se que a microbiota seja composta por mais de 1 mil espécies bacterianas diferentes, e que essa composição se altera ao longo da vida em razão de fatores como dieta, uso de antibióticos, estados de doença, tipo de parto, estilo de vida e tratamentos agressivos, a exemplo de quimioterapia, radioterapia, imunoterapia e imunossupressores. Portanto, sua composição não é estática, e as mudanças em sua estrutura ocorrem de maneira dinâmicas. Outro ponto importante refere-se à atualização recente do Comitê Internacional de Sistemática de Procariotos (CISP) para nomenclatura dos filos, de acordo com as regras do Código Internacional de Nomenclatura de Procariotos (CINP).[12] No entanto, essas alterações ainda não foram incorporadas nas publicações científicas e nos produtos de modulação de MI. Por motivos didáticos, neste capítulo, seguiremos com a nomenclatura mais amplamente utilizada no momento.

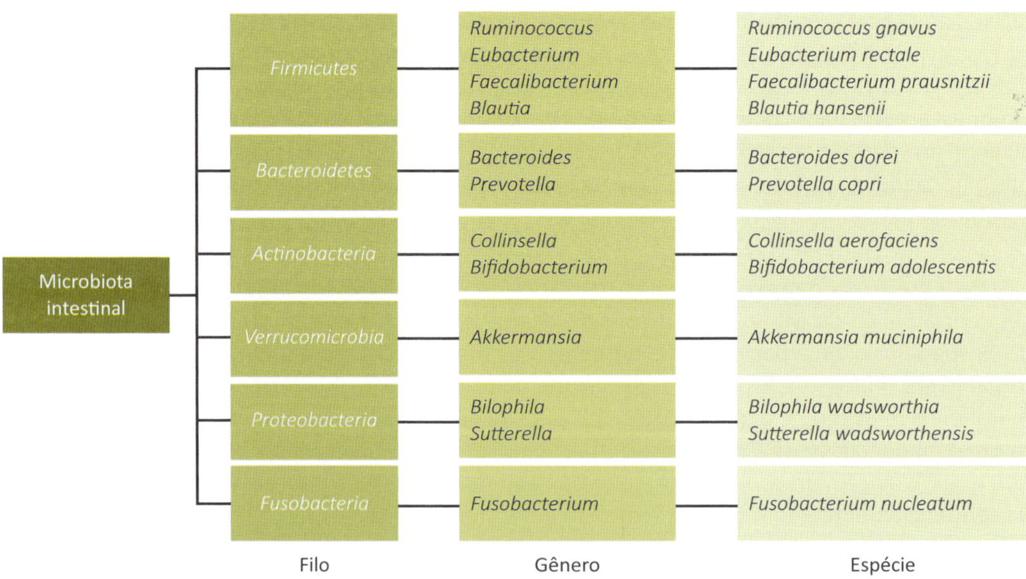

Figura 2.2. Nível de taxonomização de bactérias, considerando a sua estratificação em filo, gênero e espécie.

Fonte: Adaptada de Bliss ES, Whiteside E. The gut-brain axis, the human gut microbiota and their integration in the development of obesity. Frontiers in Physiology. 2018;9. doi: 10.3389/fphys.2018.00900).[13]

• Análise por filo

A MI é composta por seis principais filos bacterianos, sendo eles: Firmicutes; Bacteroidetes; Actinobacteria; Proteobacteria; Fusobacteria; e Verrucomicrobia. Entre eles, Firmicutes e Bacteroidetes são os mais abundantes.[13] Em indivíduos saudáveis, esses dois filos representam entre 85% e 95% do total de bactérias, desempenhando funções essenciais na regulação metabólica e na homeostase. Tipicamente, o percentual de abundância de todos os outros filos somados não ultrapassa 15%.[14,15]

Além da abundância, outro indicador importante na avaliação da saúde intestinal é a razão Firmicutes/Bacteroidetes (F/B). Em condições normais, essa proporção varia entre 0,7 e 1, refletindo um equilíbrio ideal para o funcionamento do sistema digestivo. Existem situações em que o percentual elevado dos outros filos pode alterar a proporção entre Firmicutes e Bacteroidetes. À medida que a faixa da razão F/B for ultrapassada, geralmente com valores > 1 ou < 0,7, existe maior probabilidade de disbiose, sendo associada a biótipos específicos (obeso ou magro) (Figura 2.2). O tipo e a consequência da disbiose são dependentes do filo cuja abundância relativa esteja aumentada.[15]

O filo Bacteroidetes é composto principalmente por bactérias Gram-negativas. Embora algumas espécies pertencentes a esse filo ainda sejam consideradas patógenos oportunistas e potencialmente inflamatórios, décadas de pesquisa testemunharam que muitas espécies de Bacteroidetes são altamente adaptadas ao trato gastrointestinal, onde vivem em alta abundância e podem exercer funções benéficas, como degradação de polissacarídeos, produção de ácidos graxos de cadeia curta (AGCC) e manutenção da diversidade microbiana.[15] Por sua vez, o filo Firmicutes é constituído principalmente por bactérias Gram-positivas, que desempenham diferentes funções Algumas espécies de Firmicutes, como *Lactobacillus* spp., promovem a saúde intestinal e produzem AGCC, enquanto outras, como *Clostridium difficile*, têm propriedades patogênicas.[16]

De maneira geral, estudos indicam que uma MI humana com predominância de Bacteroidetes pode estar associada à perda de peso e ao biotipo magro. Por outro lado, elevados percentuais de Bacteroidetes foram associados ao consumo de dieta industrializada, a um fenótipo inflamatório e a condições clínicas, como doenças inflamatórias intestinais (DII), diabetes *mellitus* tipo 1 (DM1) e tipo 2 (DM2), resistência à insulina e dislipidemia.[16] Já a alta proporção de Firmicutes pode estar associada com maior absorção calórica, favorecendo ganho de peso, obesidade e alterações metabólicas. Assim, um número reduzido de membros do filo Bacteroidetes, aliado a um número proporcionalmente elevado de membros do filo Firmicutes, está associado às características da "MI obesa" (Figura 2.3).[15,17,18]

De maneira interessante, estudo mostrou que a proporção F/B foi mais elevada em mulheres em comparação aos homens. As mulheres tiveram 31% mais chances de ter uma proporção F/B > 1 do que os homens. Essa tendência foi evidente em todas as faixas etárias. A diferença entre os sexos foi ainda mais pronunciada em indivíduos acima dos 50 anos, e participantes do sexo feminino tiveram 56% mais chances de ter uma proporção F/B > 1 em comparação aos homens. Esses achados sugerem que características do sexo feminino, como fatores hormonais, podem favorecer aumento dos percentuais de Firmicutes.[19]

• Análise por gênero

A análise por gênero parte da organização taxonômica em ordem decrescente, buscando-se identificar quais gêneros apresentam percentuais fora das faixas associadas ao estado de saúde. Em geral, os dez gêneros mais abundantes representam entre 70% e 80% da MI. Em indivíduos saudáveis, o gênero mais frequente não costuma se apresentar em percentual > 25% do total.

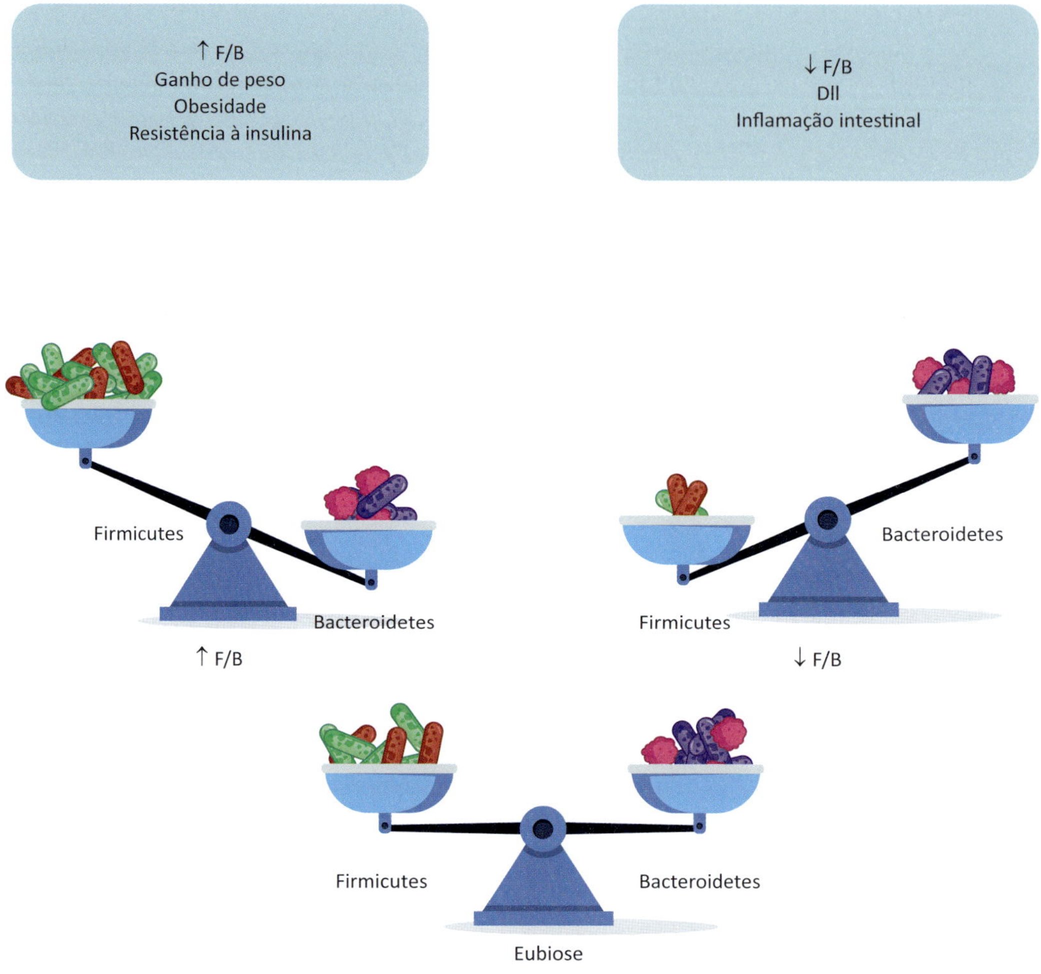

Figura 2.3. Alterações na proporção Firmicutes/Bacteroidetes (F/B) podem causar disbiose associada à obesidade, resistência à insulina e doenças inflamatórias intestinais (DII).

Fonte: Adaptada de Stojanov S, Berlec A, Štrukelj B. The influence of probiotics on the Firmicutes/Bacteroidetes ratio in the treatment of obesity and inflammatory bowel disease. Microorganisms. 2020;8. doi: 10.3390/microorganisms8111715.

A composição dos dez gêneros mais abundantes na MI varia entre os indivíduos, e a grande diversidade de gêneros da microbiota humana impede que uma lista exaustiva seja apresentada neste capítulo. Além disso, conforme já exposto, para muitos gêneros, as faixas associadas à saúde ainda não estão claramente definidas. Assim, apresentamos a seguir alguns dos gêneros presentes na MI.

- ***Bacteroides*:** gênero Gram-negativo pertencente ao filo Bacteroidetes. Os níveis desejáveis de Bacteroides são de até 25% na MI. Esses anaeróbios obrigatórios desempenham vários papéis na MI, incluindo conversões metabólicas essenciais para o hospedeiro, frequentemente relacionadas à degradação de proteínas ou polímeros complexos de açúcar, à desconjugação de ácidos biliares e ao crescimento da camada de muco intestinal. No entanto, elevados percentuais de *Bacteroides* estão associados à redução da diversidade do microbioma, ao consumo de dietas ricas em proteínas e gorduras saturadas e a um maior risco para diversas condições, incluindo esteato-hepatite não alcoólica (NASH), câncer colorretal, depressão, doença celíaca, doença de Crohn, doença celíaca, apendicite, inflamação de baixo grau, obesidade e DM1.[15,16,18,20]

- ***Prevotella***: gênero Gram-negativo pertencente ao filo Bacteroidetes. Em indivíduos saudáveis, os percentuais desse gênero costumam ser de até 25%. A maior abundância de *Prevotella* é associada ao maior consumo de carboidratos, fibras e açúcares simples, sendo mais prevalente em indivíduos com dietas vegetarianas ou veganas. Algumas espécies desse gênero, como *Prevotella copri*, quando em disbiose, podem ativar respostas inflamatórias por intermédio da indução de produção de citocinas pró-inflamatórias, causando distúrbios intestinais como dor e distensão abdominal. Elevados percentuais do gênero *Prevotella* também podem estar correlacionados ao desenvolvimento de artrite reumatoide, DII, obesidade, periodontites, síndrome metabólica e cirrose.[15,21]
- ***Blautia:*** gênero Gram-positivo, pertencente ao filo Firmicutes, que ocupa percentuais entre 2,5% e 16% da microbiota total. Membros desse gênero são produtores de AGCC e induzem reações anti-inflamatórias. Porém, em condições de disbiose, níveis reduzidos de *Blautia* foram observados em idosos e em pacientes com câncer colorretal. Em contraste, níveis aumentados de *Blautia* foram relatados em indivíduos com síndrome do intestino irritável (SII) e DM2.[16,17]

• Análise por espécie

Na MI, existem bactérias que podem ser consideradas biomarcadores de saúde intestinal, bactérias patogênicas associadas ao desenvolvimento de doenças e bactérias atípicas associadas a condições inflamatórias. Entre as bactérias benéficas, destacam-se espécies chaves da MI, como *Akkermansia muciniphila* e *Faecalibacterium prausnitzii*, discutidas a seguir.

Akkermansia muciniphila

Akkermansia muciniphila é uma bactéria anaeróbica e Gram-negativa, pertencente ao filo Verrucomicrobia, que apresenta a capacidade de degradar a camada de muco intestinal. Essa bactéria coloniza o intestino humano ainda na primeira infância, sendo encontrada no leite materno. Em indivíduos saudáveis, *Akkermansia muciniphila* é considerada a bactéria mucolítica mais abundante, apresentando percentuais desejáveis entre 1% e 5% na MI.[22,23] Conhecida como a "sentinela do intestino", *A. muciniphila* fortalece a integridade da barreira intestinal, regula a resposta imunológica e promove o crescimento de bactérias benéficas produtoras de butirato.[23,24]

A camada de muco intestinal atua como barreira física primária, recobrindo as células epiteliais intestinais e constituindo um componente estrutural essencial no intestino de mamíferos. Sua função primária é proteger as células epiteliais intestinais de danos causados por alimentos e secreções digestivas. Ao degradar a mucina, *Akkermansia muciniphila*, produz acetato e propionato, AGCC que servem como substratos para outras bactérias e células epiteliais intestinais. Dessa forma, estudos mostram que a colonização por *A. muciniphila* pode aumentar a população de células caliciformes produtoras de muco no cólon. Além disso, há uma correlação positiva entre a abundância de *A. muciniphila*, a quantidade de mucinas e a expressão de genes que codificam proteínas de adesão, como Ocludina e Claudina 3.[23,24]

Níveis acima ou abaixo do percentual desejável de *A. muciniphila* podem estar associados a um aumento da permeabilidade intestinal e à redução da camada de muco intestinal. Consequentemente, ocorre uma maior translocação de mediadores inflamatórios e produtos bacterianos para a circulação sistêmica, promovendo um estado de inflamação crônica. Esse desequilíbrio pode aumentar a propensão ao desenvolvimento de doenças relacionadas às inflamações intestinais e a desequilíbrios no sistema imunológico, com impacto em locais fora do intestino.[23,25] Níveis reduzidos de *Akkermansia* também não são desejáveis, pois a degradação do muco por essa bactéria estimula o organismo a produzir ainda mais muco, criando um ciclo virtuoso que favorece a integridade do epitélio intestinal. A disbiose de *A. muciniphila* tem sido relatada em diversas condições clínicas, como diabetes, obesidade, envelhecimento, câncer e síndrome metabólica.[23,26]

Faecalibacterium prausnitzii

Faecalibacterium prausnitzii é uma das espécies bacterianas intestinais mais prevalentes em adultos saudáveis, considerada potencialmente benéfica na MI em virtude de seu papel na produção de butirato, um AGCC. O butirato exerce múltiplas funções fisiológicas essenciais no trato gastrointestinal. Além de ser a principal fonte de energia para os colonócitos, contribui para a regulação do peristaltismo intestinal, que auxilia na motilidade intestinal. Além disso, desempenha papel crucial na manutenção da integridade da barreira epitelial, de modo a promover a coesão das células intestinais e prevenir a translocação de micro-organismos patogênicos. O butirato também tem propriedades imunomoduladoras, influenciando a resposta inflamatória ao induzir a produção de citocinas anti-inflamatórias mediante a ativação de células imunológicas. Outra função importante do butirato é sua participação na síntese de peptídeos antimicrobianos que desempenham papel central no equilíbrio da MI e na proteção contra agentes patogênicos.[27,28]

Os valores desejáveis de *Faecalibacterium prausnitzii* na MI variam de 5% a 15%.[29] *F. prausnitzii* encontra-se reduzido em DII, distúrbios do sono, câncer colorretal, obesidade, asma, doença arterial coronária, SII e propensão à DM2.[27,30,31] Estudo de metanálise e revisão sistemática relatou percentuais reduzidos de *F. prausnitzii* em pacientes com DII, em comparação com controles saudáveis, sendo o desequilíbrio ainda mais acentuado em pacientes com doença de Crohn com envolvimento ileal.[32] Estudo em modelos animais mostrou que a suplementação com *F. prausnitzii* aumentou os níveis de butirato fecal em camundongos com privação de sono, resultando em um fortalecimento da barreira intestinal e equilíbrio da MI.[33]

Análise de distribuição – riqueza e diversidade

A riqueza e a diversidade da MI são parâmetros importantes de eubiose e indicam a presença de resiliência microbiana.

A riqueza microbiana refere-se ao número total de espécies diferentes presentes na microbiota, enquanto a diversidade representa a distribuição dessas espécies na MI.[34,35] Estima-se que a MI humana contenha centenas de espécies bacterianas, cuja diversidade pode ser calculada usando-se os índices de diversidade alfa, como Simpson ou Shannon, normalizados para notas de 0 a 10, sendo 10 o máximo de diversidade.[36]

As diferentes espécies bacterianas desempenham várias funções importantes, como auxiliar na digestão, ajudar na absorção e produção de nutrientes essenciais e regular os sistemas imunológico, metabólico e nervoso. Maiores valores de riqueza e diversidade, formadas por bactérias simbiontes e comensais, estão associados a estados mais resilientes de saúde, pois o hospedeiro dispõe de amplo repertório para se proteger da colonização de micro-organismos patogênicos e alterações do ambiente, como uso de antibióticos, medicamentos e alterações na dieta.[34] Ter uma MI rica e diversificada se tornou um biomarcador importante de saúde intestinal, uma vez que diversos estudos relataram menor diversidade em diversas condições, incluindo DII, DM1, DM2, obesidade, câncer colorretal, uso prolongado de antibióticos e outras patologias associadas a desequilíbrios na MI.[37]

Análise de associação – assinaturas microbianas

• Assinaturas microbianas: definição

Embora a expressão "assinatura microbiana" ou "assinatura da MI" seja bastante utilizada na literatura recente, ainda não existe uma definição universalmente aceita para esse conceito. Resumidamente, podemos caracterizar "assinatura microbiana" como um conjunto de características da MI, incluindo a presença de determinadas bactérias e suas distribuições relativas de frequência, que permitem diferenciar grupos doentes de grupos saudáveis. Em outras palavras, uma assinatura microbiana não é definida pela presença isolada de uma única bactéria, mas sim pela combinação específica de diversos micro-organismos, cuja interação pode estar associada ao estado de saúde ou à doença.

De maneira geral, as assinaturas de MI fornecem uma fotografia da associação microbiana no momento da coleta da amostra. Ou seja, seu resultado pode refletir a alimentação atual, uso de medicamentos, fase da doença ou até mesmo os efeitos de um tratamento. Assim, esse resultado não é estático e pode ser alterado com medidas de tratamento e modulação da MI. Outro ponto importante é que a assinatura de MI, geralmente, não é uma ferramenta de diagnóstico, devendo ser utilizada com cautela pelos profissionais, em associação com os achados clínicos e laboratoriais. Por exemplo, uma assinatura incompatível com depressão não exclui o diagnóstico clínico de um paciente depressivo. Dessa forma, a assinatura de MI mostra se a composição de micro-organismos está favorecendo ou não determinada condição clínica, servido como ferramenta interessante para modulação da MI. Outras limitações também devem ser consideradas, como o número amostral dos estudos sobre assinaturas microbianas, a metodologia empregada e a localização geográfica dos participantes, que nem sempre podem refletir a complexidade integral da associação de uma condição clínica com a MI No entanto, isso não reduz o mérito do avanço científico na área.

Nos próximos capítulos serão exploradas, em maior profundidade, as associações entre assinaturas microbianas e diversas doenças. Tendo em vista que a identificação ou a refutação de assinaturas microbianas fazem parte do processo geral de interpretação de um sequenciamento genético de microbiota, serão apresentados a seguir alguns exemplos ilustrativos de assinaturas de MI no Quadro 2.1. Em geral, os estudos de assinatura são do tipo caso-controle ou revisões sistemáticas que agrupam diversos estudos para analisar a disbiose e suas repercussões. As alterações observadas envolvem, com frequência, o aumento de táxons inflamatórios ou potencialmente patogênicos, associado à redução de espécies benéficas.[17,18,21,38-40]

Quadro 2.1. Assinaturas de microbiota intestinal e diversas condições clínicas

Condição clínica	*N*	*Alterações na microbiota intestinal*	*Ref.*
Cirrose	Pacientes (n= 98) Controles (n= 83)	↓ Riqueza microbiana ↓ Bactérias "saudáveis" ↑ Proteobacteria e Fusobacteria ↓ Bacteroidetes ↑ *Veillonella, Streptococcus, Prevotella, Haemophilus, Lactobacillus, Fusobacterium e Megasphaera* ↓ *Bacteroides* Presença atípica de espécies características da cavidade oral	21
Psoríase	Caso-controle Pacientes (n= 14) Controles (n= 14)	↓ Verrucomicrobia e Tenericutes ↑ Bacteroidaceae e Enterococcaceae ↑ *Enterococcus* e *Bacteroides* ↓ *Akkermansia muciniphila* ↑ *Clostridium citroniae*	40
SII Mista	Caso-controle Pacientes (n= 942) Controles (n= 942)	↓ Diversidade microbiana ↓ Firmicutes e Actinobacteria ↑ Proteobacteria	39
SII Diarreico	Caso-controle Pacientes (n= 942) Controles (n= 942)	↓ Diversidade e riqueza microbiana ↓ Firmicutes, Actinobacteria e Verrucomicrobia ↑ Proteobacteria ↓ *Akkermansia muciniphila* ↑ *Ruminococcus gnavus*	39
SII Constipação	Caso-controle Pacientes (n= 942) Controles (n= 942)	↓ Firmicutes e Actinobacteria ↑ Verrucomicrobia ↑ Oscillibacter ↑ *Akkermansia muciniphila*	39
DM1	Revisão sistemática Pacientes (n= 260) Controles (n= 276)	↓ Diversidade microbiana ↓ Proporção F/B ↑ *Bacteroides e Ruminococcus* ↓ *Clostridium* e *Prevotella*	18
DM2	Revisão sistemática 42 estudos	↑ *Ruminococcus, Fusobacterium* e *Blautia* ↓ *Bacteroides, Bifidobacterium* e *Akkermansia*	17
Depressão	Revisão sistemática Pacientes (n= 2.091) Controles (n= 2.792)	↓ Diversidade microbiana ↓ Firmicutes ↑ Bacteroidetes ↑ *Eggerthella, Enterococcus, Flavonifractor, Holdemania, Streptococcus* ↓ *Butyricicoccus, Coprococcus, Faecalibacterium, Fusicatenibacter* e *Romboutsia*	38

DM1: diabetes *mellitus* tipo 1; DM2: diabetes *mellitus* tipo 2; F/B: Firmicutes/Bacteroidetes; SII: síndrome do intestino irritável.

Fonte: Desenvolvido pela autoria.

Fungos e vírus

Fungos e vírus também são componentes essenciais da MI que interagem dinamicamente com as bactérias e desempenham papel crucial na modulação da resposta imunológica do hospedeiro. Embora os genomas fúngicos e virais representem menos de 1% do conteúdo genético total em amostras fecais, sua presença é significativa em termos absolutos (Figura 2.4).[9]

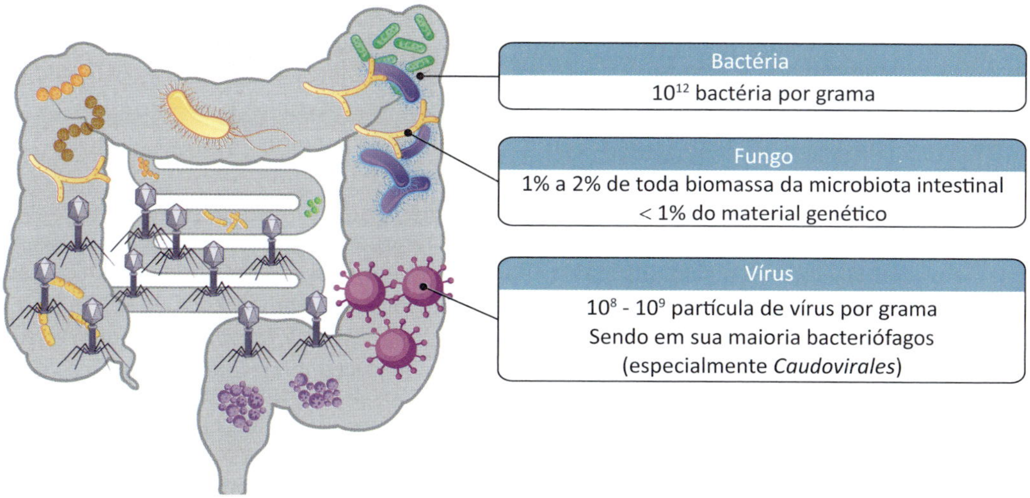

Figura 2.4. A microbiota intestinal é composta por bactérias, arqueas, fungos, protozoários e vírus. A maioria desses micróbios é de bactérias que interagem com o sistema imunológico da mucosa. Os fungos e vírus representam menos de 1% do material genético total.

Fonte: Adaptada de Iliev ID, Cadwell K. Effects of intestinal fungi and viruses on immune responses and inflammatory bowel diseases. Gastroenterology. 2021;160. doi: 10.1053/j.gastro.2020.06.100.

Os fungos têm tamanho celular maior e podem ocupar diferentes nichos ao longo do trato gastrointestinal, contribuindo para a homeostase e, potencialmente, para estados patológicos. As leveduras dos gêneros *Saccharomyces*, *Malassezia* e *Candida* estão entre os fungos mais frequentemente identificados em amostras fecais. *Saccharomyces* e *Malassezia* podem estar relacionados à ingestão alimentar e à microbiota da pele, respectivamente, levantando questionamentos sobre sua verdadeira residência no trato gastrointestinal. Além desses gêneros predominantes, estudos identificaram outros 63 gêneros fúngicos que podem ser transitórios, derivados do ambiente ou da dieta.[4,41] Alguns gêneros, como *Candida*, são amplamente distribuídos e estabelecem colonização de longo prazo, sugerindo um microbioma central fúngico em humanos saudáveis, acompanhado por um conjunto altamente variável de fungos menos representados.[9]

Os fungos podem colonizar vários locais do corpo, além do intestino, como boca, pele e órgão genitais, sendo uma causa comum de doenças. A dinâmica de coinfecção é complexa e pode ocorrer com a participação da MI.[10] Neste capítulo, serão apresentadas as três principais espécies de fungos que compõem a MI.

- ***Candida albicans:*** espécie reconhecida como patógeno oportunista. A presença desse fungo na MI tem sido associada a inflamação intestinal, uso de antibióticos e condições de saúde, como distúrbios digestivos (gases e diarreia), psicológicos (ansiedade, perda de memória, depressão), DII e infecções bacterianas.[9]
- ***Malassezia restricta:*** espécie comensal pertencente à microbiota do intestino e da pele. Os membros do gênero *Malassezia* são os principais componentes da microbiota fúngica da pele de vários mamíferos, representando mais de 90% da colonização em algumas regiões. Na MI, a *Malassezia restricta* compõe aproximadamente 4% da comunidade fúngica, com elevados percentuais desse fungo relacionados a processos inflamatórios relacionados às DII, lesões hepáticas e câncer colorretal.[9,42]

- ***Saccharomyces cerevisiae:*** espécie fúngica comumente encontrada no intestino, capaz de produzir ácido úrico pelo epitélio intestinal, o que ocasiona a diminuição da função de barreira intestinal e aumento da colite em modelos animais. Em humanos, sua presença tem sido associada a processos inflamatórios e DII.[9,43]

A porção viral da MI, conhecida como "viroma", é composta por vírus eucarióticos, que infectam células humanas, e vírus procarióticos, que infectam micro-organismos.[11] Vírus que infectam células eucarióticas, como os anelovírus, são mais prevalentes em amostras fecais de pacientes com DII em relação a amostras-controles. Estudos mostraram diferenças nos percentuais de alguns vírus em pacientes com colite ulcerativa, como aumento de *Hepadnaviridae* e diminuição de *Polydnaviridae* e *Tymoviridae*, enquanto amostras de pacientes com doença de Crohn apresentam maior abundância de *Hepeviridae* e reduzida abundância de *Virgaviridae*. Alguns desses vírus são mais conhecidos por infectar plantas e insetos, possivelmente tendo origem na dieta dos indivíduos. Essas descobertas levantam questões importantes, como se pacientes com DII são mais suscetíveis a infecções virais ou a consequências adversas de infecções, a exemplo de surtos.[9,11]

Além disso, estudos recentes mostraram que os bacteriófagos (vírus que requerem bactérias como hospedeiros para infecção e replicação) desempenham papel importante no trato gastrointestinal. Os bacteriófagos não podem se propagar sem a presença de bactérias, tornando o intestino humano, com trilhões de bactérias, um ambiente propício para sua propagação. Entre todos os genomas virais encontrados no intestino humano, os fagos compreendem 97,7% do total. No entanto, muito pouco se sabe sobre a diversidade do fagoma intestinal, uma vez que os fagos são difíceis de cultivar, seus genomas são muito variáveis e apresentam alvos complexos de avaliação. Dados metagenômicos de amostras fecais revelaram que aproximadamente 90% dos fagos intestinais ainda não foram classificados. Os 10% conhecidos pertencem principalmente à ordem Caudovirales (Podoviridae e Myoviridae), seguida pelas famílias Microviridae e Inoviridae. Estudos em humanos mostraram alterações no fagoma intestinal em pacientes com doença de Crohn, colite ulcerativa, síndrome do intestino irritável, câncer colorretal, doença celíaca e disfunção entérica ambiental.[10,11]

Conclusões

A MI é relativamente estável na vida adulta, porém pode sofrer alterações na diversidade microbiana e na abundância de filos específicos em resposta a fatores dietéticos e ambientais, resultando em disbiose. Essas mudanças desempenham papel relevante no desenvolvimento e na progressão de diversas condições clínicas, mencionadas no decorrer deste capítulo.

Nesse contexto, um dos objetivos promissores da pesquisa atual é a identificação de grupos de táxons bacterianos preditivos para determinadas doenças ou respostas a tratamentos. No futuro, assinaturas microbianas personalizadas poderão viabilizar a elaboração de modelos diagnósticos mais precisos e o desenvolvimento de terapias individualizadas, por meio da modulação da microbiota com intervenções como antibióticos, prebióticos, probióticos, simbióticos e ajustes dietéticos.

Entretanto, a aplicação clínica dessas abordagens ainda enfrenta desafios significativos, principalmente em consequência da complexidade e da alta variabilidade da microbiota entre indivíduos. Esses fatores dificultam a padronização e limitam a reprodutibilidade dos resultados. Além disso, a identificação confiável de assinaturas microbianas exige análises metagenômicas rigorosas e o emprego de ferramentas avançadas de bioinformática e bioestatística.

O avanço nessa área depende, portanto, da capacitação de profissionais especializados e da implementação de protocolos padronizados para coleta e análise de amostras. Além disso, é fundamental a constante atualização do conhecimento, especialmente no que se refere à compreensão mecanística das interações moleculares dentro desse ecossistema dinâmico. Esse entendimento é essencial para elucidar os efeitos biológicos e metabólicos associados à disbiose.

Outro aspecto relevante é a crescente investigação sobre as interações entre os diferentes perfis de micro-organismos que compõem a microbiota, incluindo bactérias, vírus e fungos. A evolução das pesquisas sobre a MI tem sido impulsionada por avanços tecnológicos que permitem uma análise mais precisa e integrada dos diferentes perfis de micro-organismos. A complexidade desse ecossistema exige a atuação de profissionais capacitados, capazes de interpretar dados metagenômicos e traduzir esse conhecimento em aplicações clínicas viáveis. A constante atualização científica é essencial para acompanhar as novas descobertas e garantir a aplicação eficiente de intervenções personalizadas. Além disso, a integração das diversas comunidades microbianas do organismo humano pode ampliar a compreensão sobre suas interações e influências na saúde. Dessa forma, a combinação de inovação tecnológica, qualificação profissional e aprofundamento do conhecimento sobre a microbiota representa um caminho promissor para o desenvolvimento de estratégias terapêuticas mais eficazes e personalizadas.

Referências bibliográficas

1. Rinninella E et al. What is the healthy gut microbiota composition? A changing ecosystem across age, environment, diet, and diseases. *Microorganisms*. 2019;7.
2. Doré J, Corthier G. Le microbiote intestinal humain. Gastroenterol Clin Biol; 2010;34.
3. Katsnelson A. Standards seekers put the human microbiome in their sights. ACS Cent Sci; 2019;5.
4. Gilbert JA et al. Current understanding of the human microbiome. Nat Med; 2018;24.
5. Allaband C et al. Microbiome 101: studying, analyzing, and interpreting gut microbiome data for clinicians. Clinical Gastroenterology and Hepatology. Preprint at; 2019;17. doi: 10.1016/j.cgh.2018.09.017.
6. Bharti R, Grimm DG. Current challenges and best-practice protocols for microbiome analysis. Briefings in Bioinformatics, Preprint at; 2021;22. doi: 10.1093/bib/bbz155.
7. La Reau AJ et al. Shallow shotgun sequencing reduces technical variation in microbiome analysis. Scientific Reports. 2023;13:(1):1-8.
8. Stothart MR, McLoughlin PD, Poissant J. Shallow shotgun sequencing of the microbiome recapitulates 16S amplicon results and provides functional insights. Mol Ecol Resour. 2023;23:549-64.
9. Iliev ID, Cadwell K. Effects of intestinal fungi and viruses on immune responses and inflammatory bowel diseases. Gastroenterology. Preprint at; 2021;160. doi: 10.1053/j.gastro.2020.06.100.
10. Pérez JC. Fungi of the human gut microbiota: roles and significance. International Journal of Medical Microbiology; 2021;311.
11. Garcia-Bonete MJ, Rajan A, Suriano F, Layunta E. The underrated gut microbiota helminths, bacteriophages, fungi, and Archaea. Life, Preprint at; 2013;13. doi: 10.3390/life13081765.
12. Oren A, Garrity GM. Valid publication of the names of forty-two phyla of prokaryotes. Int J Syst Evol Microbiol. 2021;71.
13. Bliss ES, Whiteside E. The gut-brain axis, the human gut microbiota and their integration in the development of obesity. Frontiers in Physiology. Preprint at; 2018;9. doi: 10.3389/fphys.2018.00900.
14. Hou K et al. Microbiota in health and diseases. Signal Transduction and Targeted Therapy 2022;7(1):1-28.
15. Stojanov S, Berlec A, Štrukelj B. The influence of probiotics on the Firmicutes/Bacteroidetes ratio in the treatment of obesity and inflammatory bowel disease. Microorganisms vol. 8 Preprint at; 2020;8. doi: 10.3390/microorganisms8111715.
16. Rajilić-Stojanović M, de Vos WM. The first 1000 cultured species of the human gastrointestinal microbiota. FEMS Microbiol Ver; 2014;38.

17. Gurung M et al. Role of gut microbiota in type 2 diabetes pathophysiology. EBioMedicine. Preprint at; 2020;51. doi: 10.1016/j.ebiom.2019.11.051.
18. Zhou H et al. Gut microbiota profile in patients with type 1 diabetes based on 16S rRNA gene sequencing: a systematic review. Disease Markers. Preprint at; 2020. doi: 10.1155/2020/3936247.
19. Koliada A et al. Sex differences in the phylum-level human gut microbiota composition. BMC Microbiol; 2021;21.
20. Zafar H, Saier MH. Gut bacteroides species in health and disease. Gut Microbes. Preprint at; 2021;13. doi: 10.1080/19490976.2020.1848158.
21. Qin N et al. Alterations of the human gut microbiome in liver cirrhosis. Nature; 2014;513.
22. NCT05738746. The efficacy of pasteurised akkermansia muciniphila in healthy medical workers. 2023a. Disponível na Internet: https://clinicaltrials.gov/show/NCT05738746 (23 maio 2025).
23. Li L et al. Function and therapeutic prospects of next-generation probiotic Akkermansia muciniphila in infectious diseases. Frontiers in Microbiology. Preprint at; 2024;15. doi: 10.3389/fmicb.2024.1354447.
24. Pellegrino A, Coppola G, Santopaolo F, Gasbarrini A, Ponziani FR. Role of akkermansia in human diseases: from causation to therapeutic properties. Nutrients. Preprint at; 2023;15. doi: 10.3390/nu15081815.
25. Wade H et al. Akkermansia muciniphila and its membrane protein ameliorates intestinal inflammatory stress and promotes epithelial wound healing via CREBH and miR-143/145. J Biomed Sci. 2023;30:1-17.
26. Ioannou A, Berkhout MD, Geerlings SY, Belzer C. Akkermansia muciniphila: biology, microbial ecology, host interactions and therapeutic potential. Nature Reviews Microbiology. 2024;23:(3):162-77.
27. Lopez-Siles M, Duncan SH, Garcia-Gil LJ, Martinez-Medina M. Faecalibacterium prausnitzii: from microbiology to diagnostics and prognostics. ISME Journal. Preprint at; 2017;11. doi: 10.1038/ismej.2016.176.
28. Maioli TU et al. Possible benefits of faecalibacterium prausnitzii for obesity-associated gut disorders. Frontiers in Pharmacology. Preprint at; 2021;12. doi: 10.3389/fphar.2021.740636.
29. Fitzgerald CB et al. Comparative analysis of faecalibacterium prausnitzii genomes shows a high level of genome plasticity and warrants separation into new species-level taxa. BMC Genomics; 2018;19.
30. Yang HT et al. Faecalibacterium prausnitzii as a potential Antiatherosclerotic microbe. Cell Communication and Signaling; 2024;22.
31. Demirci M et al. Reduced akkermansia muciniphila and faecalibacterium prausnitzii levels in the gut microbiota of children with allergic asthma. Allergol Immunopathol (Madr);2019;47.
32. Cao Y, Shen J, Ran Z. H. Association between faecalibacterium prausnitzii reduction and inflammatory bowel disease: a meta-analysis and systematic review of the literature. Gastroenterol Res Pract, 2014.
33. Wang X et al. Faecalibacterium prausnitzii supplementation prevents intestinal barrier injury and gut microflora dysbiosis induced by sleep deprivation. Nutrients; 2024;16:1100.
34. Lozupone CA, Stombaugh JI, Gordon JI, Jansson JK, Knight R. Diversity, stability and resilience of the human gut microbiota. Nature, Preprint at; 2012;489. doi: 10.1038/nature11550.
35. Manor O et al. Health and disease markers correlate with gut microbiome composition across thousands of people. Nat Commun; 2020;11.
36. Wen T et al. The best practice for microbiome analysis using R. Protein Cell; 2023;14.
37. Mosca A, Leclerc M, Hugot JP. Gut microbiota diversity and human diseases: should we reintroduce key predators in our ecosystem? Front Microbiol; 2016;7.
38. Gao M et al. Gut microbiota composition in depressive disorder: a systematic review, meta-analysis, and meta-regression. Translational Psychiatry. Preprint at; 2023;13. doi: 10.1038/s41398-023-02670-5.
39. Su Q et al. Gut microbiome signatures reflect different subtypes of irritable bowel syndrome. Gut Microbes; 2023;15.
40. Tan LR et al. The akkermansia muciniphila is a gut microbiota signature in psoriasis. Exp Dermatol; 2018;27.
41. Fiers WD, Gao IH, Iliev ID. Gut mycobiota under scrutiny: fungal symbionts or environmental transients? Current Opinion in Microbiology. Preprint at. 2019;50. doi: 10.1016/j.mib.2019.09.010.
42. Spatz M, Richard ML. Overview of the potential role of malassezia in gut health and disease. Frontiers in cellular and infection microbiology. Preprint at. 2020;10. doi: 10.3389/fcimb.2020.00201.
43. Clark RA. Barrier busting yeast brew trouble in the gut. Sci Immunol; 2017;2.

3

Microbiota Gastrointestinal na Primeira Infância – Desenvolvimento e Implicações

Rubens Feferbaum
Carla Romano Taddei

Microbiota fetal

A microbiota do bebê começa a ser estabelecida ainda no período da concepção. A composição da microbiota materna é importante para a manutenção da saúde do organismo materno e, consequentemente, para o bebê. Acredita-se que a microbiota dos órgãos reprodutores femininos e masculinos tenha fundamental importância na concepção.[1] A microbiota da mãe, no período pré-natal, tem uma implicação indireta na saúde do feto até o momento do parto, como observado em situações de disbiose da microbiota materna, como infecções vaginais, infecções do trato urinário, desnutrição materna e comprometimento do sistema imunológico da mãe, trazendo consequências na programação metabólica fetal, com resultados que podem alterar a nutrição do feto, aumentado risco de parto prematuro, baixo peso ao nascer, doenças não transmissíveis na vida adulta, entre outras.

Desde o início dos anos 2010, inúmeros trabalhos mostram a presença de DNA bacteriano no líquido amniótico, membranas uterinas e mecônio, em trabalhos que usam metodologias de sequenciamento de DNA. Com esses achados, especulava-se que células dendríticas do intestino materno "sequestravam" bactérias da microbiota intestinal (MI) e carregavam-nas, por via circulatória, para o ambiente uterino, atravessando a barreira placentária. DNA de bactérias dos gêneros *Enterococcus*, *Streptococcus*, *Bifidobacterium* e *Lactobacillus*, frequentemente encontrados na MI materna, foi descrito nos tecidos uterinos, além do mecônio.[2,3] Porém, a teoria da colonização uterina tem sido discutida intensamente nos últimos anos uma vez que a presença de DNA bacteriano, detectado em técnicas de sequenciamento de nova geração, não comprova a presença de bactérias viáveis nesses tecidos.[4]

Em 2019, um estudo mostrou a produção de propionato e lactato, isto é, ácidos graxos de cadeia curta (AGCCs) no tecido uterino imediatamente após o parto, confirmando a colonização do útero. Esse mesmo trabalho evidencia a semelhança da comunidade bacteriana encontrada na placenta e no mecônio,[5] sugerindo a veracidade da teoria da colonização intraútero.

Contudo, em 2021, Kennedy *et al.* (2010)[6] mostraram que o mecônio presente na ampola retal de fetos intraútero, recém-expostos em parto cesáreo, não continha bactérias além daquelas encontradas na pele da mãe, coletadas com *swab* antes do procedimento cirúrgico. Os autores concluíram que não há bactérias no útero gravídico e que a colonização do bebê ocorre durante o parto.

Sabe-se que a carga microbiana que o recém-nascido recebe na hora do parto é fundamental para o estabelecimento de um microbioma saudável na vida do indivíduo. Bebês nascidos de parto normal apresentam um microbioma mais diverso, predominantemente relacionado com o microbioma vaginal materno, com gêneros como *Lactobacillus* e *Prevotella*, enquanto crianças nascidas de parto cesáreo apresentam um microbioma predominantemente associado ao ambiente, com bactérias encontradas na pele, como *Staphylococcus* e *Propionibacterium*. Assim, bebês nascidos de parto cesáreo estão mais suscetíveis a interferências do ambiente hospitalar, apresentando um microbioma não tão saudável como aquele apresentado por bebês nascidos de parto normal.[6]

De maneira geral, as bactérias anaeróbias facultativas, como *Escherichia coli, Enterococcus faecalis* e *Enterococcus faecium,* são as primeiras a colonizarem o trato gastrointestinal (TGI) do recém-nascido nas primeiras horas após o parto em decorrência do elevado teor de oxigênio inicialmente presente no lúmen intestinal. À medida que essas bactérias consomem o oxigênio, o meio se torna mais adequado para as bactérias anaeróbias estritas, como *Bifidobacterium, Bacteroides* e *Clostridium*, que intensificam sua colonização em 7 a 10 dias após o parto. Observa-se aumento da diversidade bacteriana na colonização intestinal do bebê, principalmente por bactérias anaeróbias. A evolução da colonização nesses primeiros meses de vida parece estar relacionada à amamentação e ao ambiente no qual o bebê está inserido.[8]

Desenvolvimento e colonização da microbiota humana

Desde a descoberta de que a microbiota tem forte relação com o sistema imunológico, infere-se que, durante a gestação, a MI materna terá papel importante na modulação imunológica, bem como na modulação de sistemas metabólicos do neonato. O termo "primeiros mil dias" de vida foi proposto, em 2014, como diretriz de cuidados à saúde do bebê, desde a concepção até o segundo ano de vida.[9] Distúrbios nesse período, como os relacionados à alimentação e ao uso de medicamentos, com consequente ação disbiótica na MI, poderão ter impacto significativo na vida adulta desse bebê, como a manifestação de doenças inflamatórias e atópicas, por exemplo, diabetes, obesidade e alergias.[a] Nesse contexto, a saúde materna durante o período gestacional tem extrema importância na saúde do bebê.

Sabe-se que as primeiras bactérias que colonizam o TGI parecem ter importante papel na regulação da colonização subsequente. Essas bactérias iniciais podem modular a expressão gênica das células epiteliais do hospedeiro, criando, assim, um ambiente favorável para si mesmas e prevenindo o crescimento de outras bactérias introduzidas depois. Dessa maneira, a qualidade da colonização inicial do intestino teria, possivelmente, papel crítico no processo de seleção entre os diferentes gêneros bacterianos, trazendo consequências para toda a vida.[8]

[a] *Cait A et al. 2019.*

O ambiente no qual o recém-nascido está inserido é fundamental para determinar quais bactérias colonizarão seu intestino. O desenvolvimento da MI é influenciado pela região geográfica em que a criança nasce, e esse fato é descrito até mesmo em países de um mesmo continente. A formação da microbiota parece diferir entre crianças que vivem em países desenvolvidos e naqueles em desenvolvimento, o que pode ser atribuído aos elevados níveis de contaminação ambiental aos quais as crianças de países em desenvolvimento são expostas no início da vida.

De acordo com a hipótese da higiene, práticas mais rigorosas de higiene adotadas em países desenvolvidos podem modificar a exposição microbiana inicial e, consequentemente, o padrão da MI desses recém-nascidos, o que causa impacto negativo sobre a regulação imunológica e, possivelmente, resulta em maior incidência de doenças alérgicas e autoimunes observadas nesses países.

Em países desenvolvidos, com alto índice de higiene, como a Suíça, as crianças têm alta prevalência de *Staphylococcus*, fortemente associada à transmissão pela pele dos pais. Nesses estudos, a detecção de *Staphylococcus* e *Streptococcus*, no segundo dia de vida, sugere que a possível transferência desse micro-organismo seja derivada, inicialmente, da microbiota vaginal materna, sendo, depois, substituídas por bactérias provenientes da pele dos pais e do ambiente.[10] Na Europa, um estudo multicêntrico mostrou a prevalência de *Bifidobacterium* e *Bacteroides* na microbiota de crianças de 6 semanas de vida amamentadas com leite materno (LM) exclusivo.[11]

Em países em desenvolvimento, a exposição acentuada a bactérias do ambiente pode induzir um padrão de colonização instável e favorecer a presença de bactérias potencialmente patogênicas em números relevantes. Nessas sociedades, a amamentação materna exclusiva é importante para desenvolver uma microbiota com baixo potencial patogênico. Altas taxas de colonização pelo gênero *Escherichia*, sobretudo nos primeiros meses de vida, foram descritas praticamente de maneira unânime nos primeiros estudos que analisaram a instalação da microbiota em recém-nascidos, tendo sido observadas em diferentes países em desenvolvimento ao redor do mundo, como Guatemala, Paquistão e Brasil.[12]

Mecanismos regulatórios gerados dentro do intestino (como imunidade e condições físico-químicas do meio) e forças externas (tipos de nutrientes, contaminação ambiental e uso de antimicrobianos) permitem a presença continuada de alguns tipos de micro-organismos e a eliminação de outros. Assim, as bactérias favorecidas por esses mecanismos regulatórios dividem o ambiente intestinal com muitos outros gêneros bacterianos, compondo a comunidade bacteriana da MI. Alterações nesse equilíbrio poderão ser observadas em condições patológicas, como por ocasião de infecções intestinais, uso de antibióticos e tratamento imunossupressor.[8] Em recém-nascidos, o LM é o mais importante modulador da composição da microbiota.[13]

Fatores condicionantes da microbiota na primeira infância

Aleitamento materno

O LM é a principal fonte de carboidratos (CHOs), proteínas, imunoglobulinas, oligossacarídeos, fatores de crescimento e citocinas, entre outros componentes benéficos ao recém-nascido, incluindo bactérias. O principal CHO do LM é a lactose (5,3 a 7 g/dL, que consiste em 70% dos CHO), sendo responsável por 50% do seu conteúdo energético.

A colonização do leite tem diferentes origens. Inicialmente, acreditava-se que as bactérias do leite eram provenientes da microbiota oral dos bebês, porém essa via de colonização não explicava a diversidade bacteriana encontrada no leite humano. Dessa maneira, o eixo enteromamário foi proposto, onde as células dendríticas da mucosa intestinal da mãe engolfam bactérias e levam-nas, via circulação, até as glândulas mamárias, onde, então, são liberadas. Desse modo, a colonização do leite ocorre por mais de uma via, sendo a principal delas o eixo enteromamário.[14]

A composição do LM é variável e apresenta intervariabilidade, como vista na MI. A composição bacteriana do leite tem sido amplamente estudada ao longo dos últimos anos e os principais gêneros que colonizam as glândulas mamárias são: *Staphylococcus*; *Streptococcus*; *Lactobacillus*; e *Bifidobacterium*. No entanto, um grupo de nove gêneros bacterianos é encontrado em todas as amostras de leite humano testados, podendo estar presentes em diferentes graus de abundância. São eles: *Streptococcus*; *Staphylococcus*; *Serratia*; *Pseudomonas*; *Corynebacterium*; *Ralstonia*; *Propionibacterium*; *Sphingomonas* spp.; e membros da família Bradyrhizobiaceae.[15]

Essa intervariabilidade do microbioma do LM pode ser atribuída a condições genéticas, idade, tipo de parto, saúde e dieta materna, entre outros fatores. Esses fatores estão também envolvidos na modulação do microbioma intestinal, oral e vaginal maternos.

A maturação do leite humano ocorre durante as primeiras semanas de vida do bebê, sendo dividida em colostro, leite de transição e leite maduro. Sabe-se que o colostro, produzido entre o primeiro e terceiro dia de lactação, apresenta altas concentrações dos componentes mencionados quando comparado ao leite maduro. O colostro contém maior diversidade bacteriana em relação ao leite maduro, com maior abundância de *Weissella*, *Leuconostoc*, *Staphylococcus*, *Streptococcus* e *Lactococcus*. À medida que o leite começa a entrar na fase de maturação, essa diversidade é modificada e uma maior abundância de *Veillonella*, *Prevotella*, *Leptotrichia*, *Lactobacillus* e *Streptococcus* é encontrada, com destaque para os crescentes níveis de colonização por *Bifidobacterium* e *Enterococcus*.[15]

O tipo de parto tem uma influência significativa na composição do microbioma do leite. Uma maior diversidade e maior prevalência de *Bifidobacterium* e *Lactobacillus* são encontradas em leite de mulheres que tiveram parto vaginal.

A idade gestacional também é um importante fator na modulação do leite humano uma vez que a composição do LM é diferente em mães de recém-nascidos prematuros e a termo, conferindo maior proteção ao neonato. O colostro de mães de bebês prematuros apresenta maior prevalência de *Enterococcus*, enquanto o leite dessas mesmas mães apresenta menor abundância de *Bifidobacterium* spp., quando comparadas ao colostro e ao leite de mães de bebês a termo.[16]

Outros fatores são importantes na modulação do microbioma do leite, como a saúde materna, em especial a obesidade. Nessa condição, o leite humano apresenta menor diversidade, menor abundância de *Bifidobacterium* e aumento de *Staphylococcus*, além de aumento dos níveis de leptina e de ácidos graxos pró-inflamatórios.

A Organização Mundial da Saúde (OMS) preconiza a amamentação com LM exclusivo até os 6 meses de idade da criança. Esse período relaciona-se com o desenvolvimento da capacidade motora da criança para deglutir alimentos não líquidos.[17] Porém, sabe-se que, durante a amamentação com LM exclusivo, as junções oclusivas das células epiteliais da mucosa intestinal estão afrouxadas, permitindo maior eficiência na absorção de macromoléculas do LM, como as imunoglobulinas. Além disso, por esse tempo, a MI do bebê é modulada pela microbiota do LM, bem como pela fermentação dos oligossacarídeos do leite. A introdução de alimentos não líquidos nesse período pode afetar esse equilíbrio, interferindo na modulação benéfica da microbiota do bebê.[18]

Acredita-se que o LM pode promover um estado de inflamação fisiológica importante para o equilíbrio e interação dos micro-organismos com o epitélio intestinal do neonato. A importância dos *Lactobacillus* e *Bifidobacterium* no microbioma intestinal consiste na inibição competitiva com outras bactérias pela adesão à mucosa intestinal e na síntese de compostos que inibem ou destroem bactérias patogênicas. Seus efeitos na imunomodulação da mucosa intestinal ocasionam aumento na atividade das células *natural-killers* e produção de macrófagos que ativam fagócitos, promovendo a secreção das imunoglobulinas A (IgA). A permeabilidade intestinal diminui, assim como possíveis reações de hipersensibilidade.[8]

Durante as primeiras semanas de vida, o microbioma do bebê modifica-se conforme o tipo de leite administrado, fórmula infantil ou LM. Crianças amamentadas ao seio têm maiores quantidades de lactobacilos *e* bifidobactérias nas fezes. Já bebês amamentados com fórmulas infantis têm reduzida colonização de bactérias lácticas, como *Lactobacillus* e *Bifidobacterium*, e predominância de *Clostridium difficile*[b], *Clostridium perfringens, Bacteroides* e enterobactérias.[8]

Uma amamentação mista, combinando LM e fórmula infantil, ajuda a manter os níveis elevados de colonização por *Bifidobacterium* spp. e *Lactobacillus* spp., apesar de ser em menor proporção quando comparada à amamentação com LM exclusivo. Bebês amamentados com leite humano apresentam maior prevalência de *Bifidobacterium longum* subsp. *infantis,* descrito como fermentador de oligossacarídeos do leite humano (HMOs, do inglês *human milk oligosaccharides*). O efeito simbionte do leite humano, com bactérias e os oligossacarídeos, tem papel importante na modulação da MI do bebê.

Oligossacarídeos do leite humano

A lactose, principal CHO do LM, contribui com aproximadamente 70% dos açúcares presentes nesse leite. Outra fração bastante importante, nesse contexto, são os oligossacarídeos complexos, denominados "HMOs".[17] Os HMOs são glicanos sintetizados a partir de cinco monossacarídeos (glicose, galactose, N-acetil-glicosamina, fucose e ácido siálico), encontrados exclusivamente no leite humano em quantidades significativas (Figura 3.1).

As maiores concentrações desses oligossacarídeos são encontradas no colostro (20 g/L) e, após 2 semanas, já no leite maduro, observa-se redução desses açúcares para cerca de 12 g/L a 14 g/L. Outros tipos de leite, como o de vaca e as fórmulas infantis, não apresentam HMOs, ou as apresentam em quantidades muito pequenas, quando comparados ao leite humano (cerca de 1 g/L).[19]

A composição de HMOs, durante a lactação, pode ser diferente em virtude de variações genéticas presentes na mãe. Uma dessas variações ocorre no processo de fucosilação dos HMOs, que é integralmente dependente da expressão de dois genes: o gene secretor, que codifica a enzima FUT2 (α 1-2 fucosil transferase); e o gene do grupo sanguíneo de Lewis, que codifica a enzima FUT3 (α 1-3/4 fucosil transferase). Desse modo, é possível estabelecer quatro grupos a partir dos genótipos: $FUT2^+/FUT3^+$ (secretora e Lewis positivo); $FUT2^-/FUT3^+$ (não secretora e Lewis positivo); $FUT2^+/FUT3^-$ (secretora e Lewis negativo); e $FUT2^-/FUT3^-$ (não secretora e Lewis negativo). A depender do genótipo da mãe, são sintetizados diferentes oligossacarídeos, e a ausência de alguns componentes pode acarretar consequências funcionais à microbiota dos lactentes.[20]

[b] *Kelsea MD et al. 2019.*

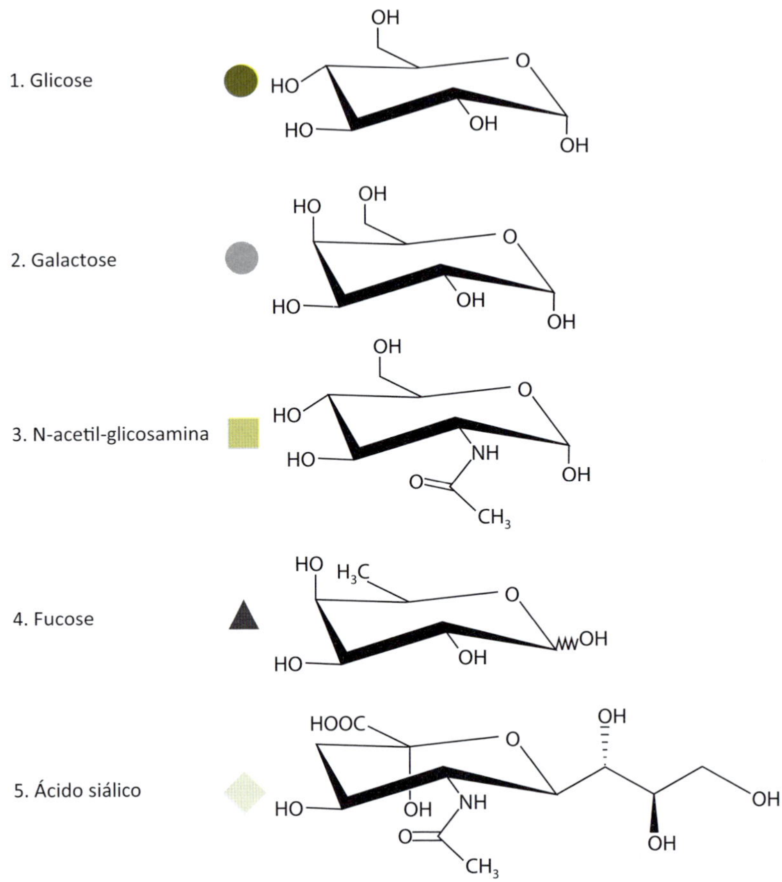

Figura 3.1. Monossacarídeos que compõem os oligossacarídeos do leite humano.

Fonte: Adaptada de Bode L, Jantscher-Krenn E. Structure-function relationships of human milk oligosaccharides. Advances in Nutrition. 2012;3:383S-91S.

No leite humano, existem três principais categorias de HMOs

- Fucosilados: que correspondem de 35% a 50% do total de oligossacarídeos;
- Siliados: representando de 12% a 14%;
- Não fucosilados neutros: com uma proporção de 42% a 55% desses compostos.[21]

A importância biológica dos HMOs provenientes do leite humano para o lactente está relacionada à sua ação prebiótica, à modulação do tecido linfoide associado ao intestino (GALT, do inglês *gut-associated lymphoid tissue*), à regulação da permeabilidade intestinal, à redução de patógenos (efeito antiadesivo) e à formação de AGCCs.[20]

Os oligossacarídeos podem atuar de modo direto e indireto no sistema imune, agindo de maneira sistêmica e, mais especificamente, na mucosa dos lactentes. O mecanismo de modulação dos HMOs no sistema imune pode ocorrer no lúmen intestinal, onde esses oligossacarídeos atuam como prebióticos, promovendo o crescimento de bactérias dos gêneros *Bifidobacterium*, *Lactobacillus* e *Bacteroides*; na promoção de efeito antiadesividade de patógenos intestinais; na formação de AGCCs, que também promove o crescimento de bactérias benéficas; e na conjugação de bactérias por meio do ácido siálico. Já quanto à mucosa intestinal, os HMOs reduzem a proliferação das células da cripta intestinal, aumentam a maturação das células intestinais e a função de barreira por meio de uma camada protetora de glicoproteínas do muco ou de mucinas, que são produzidas por células caliciformes. Além disso, observa-se diminuição da permeabilidade intestinal e da GALT por meio das placas de Peyer. Por fim, destaca-se a atividade sistêmica desses oligossacarídeos, que os diferencia dos prebióticos atualmente utilizados. Esses compostos são absorvidos pela corrente sanguínea e atuam na modulação da atividade inflamatória, influenciando a ligação de monócitos, linfócitos e neutrófilos às células endoteliais, bem como a formação de complexos plaquetas-neutrófilos.[21]

Alimentação

A introdução de alimentos sólidos na dieta do bebê caracteriza-se por uma fase de transição na MI. Nessa fase de desmame, novos gêneros bacterianos são introduzidos na microbiota por meio da alimentação, e um novo padrão de modulação e competição microbiana se estabelece. A introdução de alimentos sólidos com novos CHOs não digeríveis, os quais nunca haviam sido parte da dieta anterior, é um importante fator que induz as principais alterações observadas na composição da MI.[22]

Nessa etapa, os componentes da dieta são fundamentais para manter o equilíbrio na sucessão ecológica que acontece na microbiota. A fermentação de CHOs no cólon é dependente tanto da presença de bactérias específicas como da presença de potenciais substratos para a fermentação. Há indícios de que o bebê desenvolve parcialmente a capacidade de fermentar CHOs não digeríveis por conta do trabalho conjunto de bactérias da microbiota que degradam inicialmente os alimentos, expondo os CHOs não digeríveis, os quais serão fermentados por outro grupo de bactérias.

Nesse período, observa-se o aumento de diversidade bacteriana e da prevalência de *Bacteroides*, *Clostridium*, *Enterococcus* e *Streptococcus*. Uma amamentação mista, com LM e fórmula infantil, ajuda a manter os níveis elevados de colonização por *Bifidobacterium* e *Lactobacillus*, apesar de ser, como previamente descrito neste capítulo, em menor proporção quando comparada à amamentação com LM exclusivo.

Antibióticos

O uso de antibióticos durante a gestação parece ter papel importante na modulação da microbiota fetal e do recém-nascido. Estudos mostram a relação entre o desenvolvimento de alergias, doenças atópicas e obesidade em crianças cujas mães foram expostas a antibióticos. No entanto, há alguns fatores protetores nessas condições, como o parto vaginal e o aleitamento materno, que serão determinantes na colonização inicial do bebê, mesmo que a mãe tenha feito uso de antibióticos. Parece que a administração de vitamina D no recém-nascido também é um fator protetor na modulação eubiótica da MI.[23]

A administração de antibióticos durante os primeiros meses de vida do bebê pode causar alterações significativas na composição da microbiota fecal. Porém, essa alteração depende do tipo de antibiótico, dose e tempo de administração, o que torna difícil chegar-se a uma conclusão do exato impacto na microbiota. Nessa faixa etária, sabe-se que antibióticos diminuem a frequência de *Bifidobacterium* e favorece o aumento de *Enterococcus* e enterobactérias. Alguns estudos apontam, ainda, para um crescimento significativo da colonização por *Klebsiella* spp.[12]

A exposição a antibióticos no primeiro ano de vida foi correlacionada positivamente ao desenvolvimento de doença celíaca em pacientes da Dinamarca e Noruega, em um estudo publicado em 2019.[24] Porém, sabe-se que cada criança tem um padrão único e variável de colonização, o que pode ser explicado pelas condições diversas a que ela foi exposta no decorrer dos primeiros meses de vida.

Os estudos apontam que há uma tendência a recuperar o padrão de microbiota com o término da administração do antibiótico. Porém, há algumas correlações entre o uso de antibiótico nos primeiros meses de idade e o desenvolvimento de doenças como asma, chiados e outras doenças alérgicas, sugerindo que possam ocorrer alterações não detectáveis na composição da microbiota nesse período, mas que podem ter consequências a longo prazo no sistema imunológico e seu desenvolvimento.

Associação entre microbiota e estados mórbidos na vida adulta

O desenvolvimento da composição da MI na criança sofre influência da amamentação, da alimentação e do ambiente, como discutido anteriormente. Vários estudos já mostraram que a estabilidade da comunidade bacteriana ocorre em torno dos 2 a 3 anos de vida da criança. Após esse período, as modificações tendem a ser temporárias. Durante a vida adulta, a evolução da composição do microbioma intestinal pode sofrer alterações, não permanentes, relacionadas à dieta e à influência ambiental.

Assim, o estabelecimento da MI na criança durante os primeiros mil dias de vida terá repercussão na composição da microbiota na vida adulta. Dessa maneira, o estabelecimento de uma comunidade bacteriana desbalanceada na infância, provocando alterações na manutenção da integridade da barreira intestinal, gera desfechos desfavoráveis na vida adulta. Como discutido anteriormente com relação ao uso de antibióticos, alterações sistêmicas como obesidade, doenças metabólicas e alergias podem estar relacionadas com um estabelecimento disbiótico da microbiota na infância.

A falta de amamentação materna, o uso de antibióticos, ambientes com elevados níveis de higiene e uma alimentação com base em gordura e proteína selecionam membros comensais ou patobiontes da microbiota, em detrimento dos simbiontes. Adicionalmente, uma produção desbalanceada de AGCCs pode provocar alterações na camada epitelial do tecido intestinal, contribuindo para o desenvolvimento de *leaky gut*.[24] Associado a isso, a composição da MI com prevalência de bactérias Gram-negativas aumenta a quantidade de lipopolissacarídeos (LPS) no lúmen intestinal que, em consequência do processo de afrouxamento da camada epitelial, será internalizado pelo tecido, ativando a resposta inflamatória local e sistêmica, o que pode resultar em aumento da adiposidade, alterações metabólicas, cardiovasculares e do sistema nervoso central (SNC).

Manuseio do microbioma intestinal durante a infância

A prematuridade é um dos fatores que aumentam a probabilidade do desenvolvimento de enterocolite necrosante (EN). Estudos epidemiológicos sugerem que a causa da EN é multifatorial, incluindo a imaturidade intestinal, o aumento da reação inflamatória e o uso de antibióticos, que podem ocasionar disbiose intestinal por causa de uma colonização microbiana anormal no intestino, e promover consequências inflamatórias em uma mucosa intestinal imunologicamente imatura e altamente permeável.

Várias abordagens para prevenção da EN estão sendo estudadas; entre elas, o uso de probióticos e prebióticos. Os HMOs, por exemplo, seriam uma alternativa aos prebióticos à base de plantas e aos sintéticos.[25] Um estudo realizado em animais mostrou que o uso dos HMOs pode reduzir a resposta inflamatória intestinal em prematuros. Extrapolando os resultados para humanos, esses oligossacarídeos poderiam ser utilizados na prevenção ou tratamento da EN em neonatos alimentados com fórmulas infantis contendo o HMO 2'-fucosil lactose.[27]

A investigação do papel dos HMOs como prebióticos é bastante relevante visto que muitas evidências vêm demonstrando um efeito benéfico desses compostos na saúde infantil em termos de MI e sistema imune, o que pode resultar, ainda, na prevenção de doenças do trato digestório, como alergias e doenças inflamatórias intestinais.

A importância do aleitamento materno e dos bancos de leite humano

Diversos trabalhos descrevem a importância da amamentação, principalmente em recém-nascidos prematuros ou de baixo peso ao nascimento, nos quais o LM é capaz de prevenir o desenvolvimento de diversas doenças,[28] como displasia broncopulmonar e EN, além de diminuir a incidência de mortalidade de recém-nascidos de baixo peso e a incidência de sepse em unidades de cuidados intensivos neonatal.

A presença de *Bifidobacterium* e *Lactobacillus* na MI inicial de neonatos é reconhecidamente importante na modulação e manutenção de uma microbiota saudável. Esses gêneros são capazes de ativar a produção de IgA por meio da fermentação de oligossacarídeos provenientes do LM e produzem AGCCs, os quais auxiliam na manutenção da barreira intestinal, composta por células epiteliais, camada de muco, microbiota e sistema imune.[7]

Diante dos benefícios imunológicos do fornecimento do colostro materno, técnicas alternativas de administração foram adotadas; entre elas, a colostroterapia. Constituintes do colostro são capazes de promover maturação das células intestinais, favorecer a instalação de gêneros benéficos na MI e estimular células de defesa contra bactérias patogênicas.[13]

A colostroterapia é uma prática segura, viável e bem-tolerada, até mesmo pelos prematuros extremos. As evidências preliminares defendem o efeito da colostroterapia em reduzir o tempo de alimentação enteral total. Em 2015, Lee *et al.* estudaram os efeitos imunológicos da colostroterapia em prematuros extremos. Nesse estudo, além do aumento de IgA secretora nos prematuros submetidos à colostroterapia, houve menor incidência de sepse clínica, quando não há isolamento bacteriano, nesse mesmo grupo.[28] No entanto, pouco se sabe sobre o desenvolvimento da MI de prematuros ou recém-nascidos de baixo peso submetidos à colostroterapia.

Resultados preliminares de um estudo do nosso grupo com colostroterapia mostram dados promissores. Estudos da evolução da microbiota oral em bebês submetidos à colostroterapia mostram melhor modulação da microbiota em comparação ao grupo que não recebeu essa intervenção.[29] Além disso, a composição da MI de bebês alimentados com LM cru ou pasteurizado apresentou-se mais diversa e semelhante à microbiota dos bebês a termo amamentados ao seio materno. Esses achados podem contribuir com informações para o estabelecimento de terapias adicionais no acompanhamento de prematuros de baixo peso, visando a diminuição de antibioticoterapia profilática e de intercorrências clínicas como sepse, além de fortalecer os benefícios do uso do leite humano de bancos de leite.

Aplicação clínica dos probióticos e oligossacarídeos do leite humano

Há diversas possibilidades de uso terapêutico de probióticos no recém-nascido e lactente. Nesse período da vida, utilizam-se como probióticos especialmente as espécies de *Lactobacillus* e *Bifidobacterium*.

Considerando-se as afecções do sistema digestório, a modificação da microbiota pode ser utilizada na prevenção e no controle da diarreia infantil. As cepas comumente utilizadas incluem *Lactobacillus casei* e *Lactobacillus reuteri*. Verificou-se que *Bifidobacterium lactis* ou *Lactobacillus reuteri*, quando utilizados no tratamento da diarreia por rotavírus, ocasionaram diminuição no volume e duração da diarreia. Essas mesmas cepas foram estudadas na prevenção da diarreia associada ao uso de antibióticos, observando-se uma redução no risco relativo de 28,5% para 11,9% em episódios diarreicos em crianças que utilizaram antibióticos.[30]

Um estudo multicêntrico teve como objetivo verificar as propriedades da administração de *Lactobacillus reuteri* em lactentes em relação a alguns sintomas do aparelho digestório, como cólicas, constipação intestinal e regurgitação, motivo comum de ansiedade dos pais e que geram demasiadas consultas ao pediatra. Com frequência, utilizam-se medicamentos e/ou troca das fórmulas infantis, o que gera aumento de custos para as famílias. As cepas mais utilizadas nesses casos incluem *Lactobacillus acidophilus, Lactobacillus plantarum* 299 V, *L. reuteri, L. rhamnosus* (LGG*), Bifidobacterium* spp. *(bifidum, longum, lactis e infantis), Streptococcus thermophilus, Enterococcus faecium* SF 86 e *Saccharomyces boulardii.*[31]

Os pesquisadores verificaram que, no grupo em que se administrou o *Lactobacillus reuteri*, houve diminuição significativa dos episódios de cólica e aumento no número de evacuações dos lactentes, diminuindo a obstipação intestinal. Esse efeito gerou melhor custo-benefício no tratamento das condições apontadas e reforça a possibilidade da administração de probióticos isolados ou adicionados às fórmulas infantis.[31]

Há grande interesse no uso de probióticos para prevenção e tratamento da alergia. A revisão Cochrane[32] avaliou 12 estudos randomizados, envolvendo 2.080 crianças, porém com grande heterogeneidade de casuística e de cepas utilizadas. Houve aparente redução no eczema atópico. Esses resultados parecem promissores, no entanto ainda não há evidências suficientes para indicação de probióticos na prevenção e no controle da alergia.

Uma das indicações mais promissoras do uso de probióticos é na prevenção da EN em prematuros. Diversas metanálises têm demonstrado potencial na prevenção da EN. No entanto, há discussões a respeito da indicação do probiótico ou de associações que apresentam melhor eficácia na diminuição dessa condição. A revisão da Sociedade de Gastroenterologia, Hepatologia e Nutrição Pediátrica (ESPGHAN), publicada em 2019, a respeito do uso de probióticos na prevenção da EN não conseguiu determinar qual a cepa probiótica mais apropriada para essa grave condição do prematuro.[33]

Conclusões

O estudo do microbioma intestinal no início da vida abre um importante campo no conhecimento da fisiopatologia e terapêutica de diversas patologias intestinais graves do recém-nascido, como a EN, e na prevenção de diversas doenças crônicas não transmissíveis no decorrer da vida.

Certamente, a possibilidade de identificação do microbioma intestinal por meio da técnica de extração do DNA permitirá um diagnóstico mais preciso e uma terapêutica mais eficaz, mediante a combinação de prebióticos e probióticos mais adequados à situação clínica.

Ações desenvolvidas na unidade de terapia intensiva (UTI) neonatal, como a nutrição enteral mínima e o aleitamento materno, são imprescindíveis para a instalação de uma microbiota saudável uma vez que o LM extraído fresco é a maior fonte natural de probióticos e, certamente, contém a composição e concentração bacterianas adequadas e individualizadas para cada recém-nascido.

Talvez os efeitos benéficos da chamada "colostroterapia" sejam decorrentes da colonização precoce do trato digestório do prematuro associada ao fornecimento das imunoglobulinas, em especial a IgA secretória. Enquanto não houver definição de qual probiótico ou associações probióticas são mais eficazes e seguros para diminuir a incidência de EN, certamente a presença da mãe na UTI neonatal e a oferta de seu leite à criança devem ser incentivadas.

Outro aspecto importante é o uso de medicamentos, em especial antibióticos e inibidores da secreção gástrica, que podem selecionar a MI, diminuindo sua diversidade e ocasionando crescimento exagerado de filos bacterianos como Pseudomonadota (anteriormente denominado Proteobacteria), que apresentam intensa atividade inflamatória. Protocolos de atendimento devem disciplinar o uso desses medicamentos na UTI neonatal, visando minimizar esse problema.

Referências bibliográficas

1. Younes JA, Lievens E, Hummelen R, van der Westen R, Reid G, Petrova MI. Women and their microbes: the unexpected friendship. Trends in Microbiology. 2018;26(1):16-31.
2. Funkhouser LJ, Bordenstein SR. Mom knows best: the universality of maternal microbial transmission. PLoS Biol. 2013;11(8):e1001631.
3. Jiménez E, Marín ML, Martín R et al. Is meconium from healthy newborns actually sterile? Res Microbiol. 2008;159:187-93.
4. Perez-Muñoz ME, Arrieta MC, Ramer-Tait AE, Walter J. A critical assessmentof the "sterile womb" and "in utero colonization" hypotheses: implications for research on the pioneer infant microbiome. Microbiome. 2017;5:1-19.
5. Stinson LF, Boyce MC, Payne MS, Keelan JA. The Not-so-sterile womb: evidence that the human fetus is exposed to bacteria prior to birth. Frontiers in Microbiology. 2019;10:1124.
6. Dominguez-Bello MG, Costello EK, Contreras M, Magris M, Hidalgo G, Fierer N et al. Delivery mode shapes the acquisition and structure of the initial microbiota across multiple body habits in newborn. PNAS. 2010;107:11971-5.
7. Scholtens PA, Oozeer R, Martin R, Amor KB, Knol J. The early settlers: intestinal microbiology in early life. Annu Rev Food Sci Technol, 2012;3:425-47.
8. Wopereis H, Oozeer R, Knipping K, Belzer C, Knol J. The first thousand days – intestinal microbiology of early life: establishing a symbiosis. Pediatr Allergy Immunol. 2014;25:428-38.
9. Adlerberth I, AE Wold. Reduced enterobacterial and increased staphylococcal colonization of infantile bowel: an effect of hygienic lifestyle? Pediatric Research. 2006;59(1):96-101.
10. Fallani MAS, Uusijarvi A, Adam R, Khanna S, Aguilera M, Gil A et al. Determinants of the human infant intestinal microbiota after the introduction of first complementary foods in infant samples from five European centres. Microbiology. 2011;157:1385-92.
11. Taddei CR, Oliveira FF, Duarte RTD, Talarico ST, Takagi EH, Carvalho IIR et al. High Abundance of Escherichia during the establishment of fecal microbiota in Brazilian children. Microbial Ecology. 2014;67:624-34.

12. Murphy K, Curley D, O'Callaghan TF, O'Shea CA, Dempsey EM, O'Toole PW et al. The composition of human milk and infant faecal microbiota over the first three months of life: a pilot study. Sci Rep. 2017;7:40597.
13. Fernández L, Langa S, Martín V, Maldonado A, Jiménez E, Martín R et al. The human milk microbiota: origin and potential roles in health and disease. Pharmacological Research. 2013;69(1):1-10.
14. Gomez-Gallego C, I Garcia-Mantrana, S Salminen, MC Collado. The human milk microbiome and factors influencing its composition and activity. Seminars in Fetal & Neonatal Medicine. 2016;21:400e405.
15. Khodayar-Pardo P, Mira-Pascual L, Collado MC, Martínez-Costa C. Impact of lactation stage, gestational age and mode of delivery on breast milk microbiota. J Perinatol; 2014;34(8):599-605.
16. World Health Organization – WHO. Indicators for assessing infant and young child feeding practices. Part I: definition. Geneva: World Health Organization, 2008.
17. Barile D, Rastall RA. Human milk and related oligosaccharides as prebiotics. Current Opinion in Biotechnology. 2013;24:214-9.
18. Coppa GV et al. The first prebiotics in humans: human milk oligosaccharides. Journal of Clinical Gastroenterology. 2004;38:S80-3.
19. Bode L, Jantscher-Krenn E. Structure-function relationships of human milk oligosaccharides. advances in nutrition. 2012;3(3):383S-91S.
20. Donovan SM, Comstock SS. Human milk oligosaccharides influence neonatal mucosal and systemic immunity. Annals of Nutrition and Metabolism. 2016;69(2):41-51.
21. Martin R, Makino H, Cetinyurek YA, Ben-Amor K, Roelofs M, Ishokawa E et al. Early-life events, including mode of delivery and type of feeding, siblings and gender, shape the developing gut microbiota. PLoS ONE. 2016;11(6):e0158498.
22. Milliken S, Ruridh M, Allen RF. Lamont. The role of antimicrobial treatment during pregnancy on the neonatal gut microbiome and the development of atopy, asthma, allergy and obesity in childhood, Expert Opinion on Drug Safety. 2019;18:3:173-85.
23. Dydensborg SS, Nybo Andersen AM, Murray JA, Karlstad Ø, Husby S, Størdal K. Association between antibiotics in the first year of life and celiac disease. Gastroenterology. 2019;156(8):2217-29.
24. Peterson LA, Artis D. Intestinal epithelial cells: regulators of barrier function and immune homeostasis. Nature Reviews Immunology. 2014;14:141-6.
25. Neu J, Walker WA. Necrotizing enterocolitis. N Engl J Med. 2011;364(3):255-64.
26. Good M et al. The human milk oligosaccharide 2'-fucosyllactose attenuates the severity of experimental necrotising enterocolitis by enhancing mesenteric perfusion in the neonatal intestine. Br J Nutr. 2016;116(7):1175-87.
27. Patel AL, Johnson TJ, Engstrom JL, Fogg LF, Jegier BJ, Bigger HR et al. Impact of early human milk on sepsis and health-care costs in very low birth weight infants. J Perinatol. 2013;33(7):514-9.
28. Lee J, Kim HS, Jung YH, Choi KY, Shin SH, Kim EK et al. Oropharyngeal colostrum administration in extremely premature infants: an RCT. Pediatrics. 2015;135(2):e357-66.
29. Cortez RV, Fernandes A, Sparvoli LG, Padilha M, Feferbaum R, Neto CM et al. Impact of oropharyngeal administration of colostrum in preterm newborns' oral microbiome. Nutrients. 2021;13(12):4224. doi: 10.3390/nu13124224.
30. Thomas DW, Greer FR. American Academy of Pediatrics Committee on Nutrition and American Academy of Pediatrics Section on Gastroenterology, Hepatology, And Nutrition. Probiotics and Prebiotics inn Pediatrics. Pediatrics. 2010;126:1217-31.
31. Indrio F, Di Mauro A, Riezzo G, Civardi E, Intini C, Corvaglia, L et al. Prophylactic use of a probiotic in the prevention of colic, regurgitation, and functional constipation: a randomized clinical trial. JAMA Pediatr. 2014;168(3):228-33.
32. ESPGHAN Committee on Nutrition: supplementation of infant formula with probiotics and/or prebiotics: a systematic review and comment by the ESPGHAN Committee on Nutrition. JPGN. 2011;52:238-50.
33. Van den Akker CHP et al. Probiotics for preterm infants: a strain specific systematic review and network meta-analysis. Journal of Pediatric Gastroenterology and Nutrition, 2018;67(1):103-22.

34. Kennedy KM, Bellissimo CJ, Breznik JÁ, Barrett J, Braun T, Bushman FD et al. Over-Celling Fetal Microbial Exposure. Cell. 2021;184:5839-41.

Para saber mais

- Cait A et al. Reduced genetic potential for butyrate fermentation in the gut microbiome of infants who develop allergic sensitization. J Allergy clin immunol. 2019;144(6):1638-51.
- Kelsea MD et al. Clostridioides difficile colonization is differentially associated with gut microbiome profiles by infant feeding modality at 3-4 months of age. Front. Immunol. 2019;10:2866:1-8.

4

Microbiota Intestinal e Envelhecimento – Disbiose e Infecções Associadas

Maria de Lourdes Teixeira da Silva

Introdução

O sistema imune é fundamental para a defesa do organismo contra patógenos; no entanto, o envelhecimento está associado a mudanças importantes, como imunossenescência, *inflammaging* e alteração da microbiota intestinal (MI).

A imunossenescência refere-se à redução da funcionalidade do sistema imunológico com o avanço da idade, resultando em maior suscetibilidade a doenças infecciosas e em recuperação mais lenta. Já o termo *inflammaging* define um estado de inflamação crônica de baixo grau, comum em idosos, que aumenta o risco de doenças não transmissíveis.

A microbiota influencia respostas imunes e inflamatórias. O envelhecimento, muitas vezes, gera desequilíbrio nessa microbiota (disbiose), o que pode piorar a saúde imunológica. Assim, intervenções como probióticos, prebióticos e simbióticos têm mostrado potencial em melhorar marcadores imunes e inflamatórios, além de reduzir os riscos de infecções gastrointestinais e respiratórias.

Além disso, micronutrientes como as vitaminas C, D e E e zinco e selênio são essenciais para o funcionamento adequado das células imunes. Alguns estudos sugerem que a suplementação desses nutrientes pode melhorar as deficiências imunológicas em idosos, mas os resultados sobre a redução do risco de infecções ainda são inconsistentes.

Imunidade Intestinal

O epitélio do intestino delgado e a lâmina própria contêm uma rede complexa de células imunológicas, incluindo linfócitos intraepiteliais (IELs), subtipos de células T, células dendríticas e células linfoides inatas (ILCs), que trabalham juntas para regular as respostas imunes contra patógenos, ao mesmo tempo que mantêm a homeostase intestinal. Compreender esse sistema imunológico intricado é essencial para desenvolver estratégias para combater doenças e distúrbios intestinais.

O epitélio é composto por uma única camada de células epiteliais colunares que expressam diversos receptores de reconhecimento de padrão (PRRs), incluindo os receptores do tipo toll (TLRs, do inglês *Toll-like receptors*), como TLR5, TLR1, TLR2, TLR3 e TLR9, essenciais para detectar antígenos microbianos. As células epiteliais promovem a expressão de fatores quimiotáticos que atraem células mieloides, linfócitos e neutrófilos, iniciando e coordenando respostas inflamatórias quando estimuladas. O epitélio também contém linfócitos intraepiteliais, principalmente células T, que, após ativação, produzem interferon-gama (IFN-γ) e fator de crescimento queratinocítico, desempenhando funções tanto protetoras como patogênicas durante a inflamação.

A lâmina própria, abaixo do epitélio, contém, predominantemente, linfócitos T com funções distintas. As células T reguladoras (CD4+ e CD25+) inibem a proliferação de células T e a produção de citocinas, de forma a ajudar a prevenir condições como colite. As células T CD4+ produzem interleucina-17 (IL-17) e IL-22, associadas à inflamação intestinal. As células dendríticas da lâmina própria (LPDCs) são essenciais para determinar a resposta imune frente a antígenos. Entre elas, as LPDCs CD103- promovem a inflamação ao aumentar a expressão de mediadores inflamatórios, como TNF-α e IL-6, após estimulação por ligantes de TLR. Por sua vez, as LPDCs CD103+ ajudam a prevenir inflamação excessiva, mantendo a homeostase intestinal. As ILCs também desempenham papel relevante nesse contexto, como importantes fontes de citocinas como IL-17 e IL-22 no intestino que regulam o dano tecidual intestinal.

No intestino grosso, a funcionalidade do sistema imunológico local é essencial para a manutenção da homeostase intestinal e a regulação da microbiota. As células B são os linfócitos predominantes na lâmina própria do intestino grosso. Estas secretam imunoglobulinas A (IgA) dimérica, que é transportada pelas células epiteliais para o lúmen intestinal através do receptor de imunoglobulina polimérica. A IgA específica para antígenos pode ser gerada durante infecções intestinais e exerce controle direto sobre a composição da MI. As células caliciformes, que representam aproximadamente 15% das células do epitélio do intestino grosso, produzem peptídeos antimicrobianos, como Ang4, RegIIIg e RegIIIb. Por sua vez, as células caliciformes podem transferir antígenos adquiridos do lúmen intestinal para as células dendríticas na lâmina própria, contribuindo para a resposta imune.

O eixo intestino-pulmão

Embora a biomassa da microbiota pulmonar seja significativamente menor que a da MI em indivíduos saudáveis, os pulmões e intestinos apresentam filos bacterianos semelhantes, sobretudo Firmicutes e Bacteroidetes, seguidos por Proteobacteria e Actinobacteria. Os principais filos fúngicos identificados nos pulmões são Ascomycota e Microsporidia.

Resultados de alguns ensaios pré-clínicos sugerem que alterações no estado fisiopatológico dos intestinos e pulmões podem provocar mudanças na microbiota, intimamente ligadas à inflamação. O transplante de microbiota fecal (TMF) em ratos demonstrou regular negativamente a abundância da MI original e positivamente a da microbiota pulmonar, restabelecendo-as ao estado normal. Por sua vez, pneumonia aguda induzida por lipopolissacarídeos (LPS) em camundongos afetou a microbiota no sangue e ceco.

Achados semelhantes foram observados em experimentos humanos e animais. Uma alta abundância de *Bacteroides* enterogênicos, associada ao aumento do fator de necrose tumoral alfa (TNF-a), foi encontrada no líquido de lavagens alveolares de pacientes com síndrome do desconforto respiratório agudo (SDRA). Estudos indicam que a MI responde transitoriamente a danos pulmonares, possivelmente em função da translocação temporária de bactérias para o intestino. No entanto, isso não explica a melhora encontrada na microbiota pulmonar após o TMF, sugerindo a existência de vias de comunicação mais complexas no eixo intestino-pulmão. Estudo em metabolômica plasmática de pacientes com SDRA sugeriu que a alta mortalidade, nesse contexto, está associada a altos níveis de fenilalanina plasmática e seu metabólito na MI, fenilacetilgutamina (PAGln). Altos níveis de PAGln estão associados à trombose, um dos mecanismos patológicos letais da SDRA, indicando que a progressão da SDRA envolve a ecologia intestinal.

Vírus influenza

Os vírus da influenza humana A, B e C são vírus de RNA. Os vírus da influenza A e B podem causar epidemias sazonais, mas apenas os da influenza A são conhecidos por causarem pandemias de gripe, ou seja, epidemias globais de influenza. Os vírus da influenza C, por sua vez, geralmente, causam sintomas respiratórios leves e surtos localizados menores. Para a maioria das pessoas, a influenza causa sintomas leves, como tosse, dor de garganta e rinite. No entanto, a infecção por influenza pode resultar em doenças graves, como bronquite, pneumonia, miocardite e encefalite, o que provocar altas morbidade e mortalidade, especialmente entre crianças, mulheres grávidas e idosos.

Estimativas recentes indicam que, anualmente, ocorrem entre 291.243 e 645.832 mortes por causas respiratórias associadas à influenza em todo o mundo, o que evidencia a necessidade urgente de prevenir a infecção por influenza, particularmente nas populações vulneráveis mencionadas.

A classificação dos vírus da influenza A é se baseia em duas glicoproteínas localizadas na superfície do vírus: a hemaglutinina (HA – 18 subtipos H1 a H18); e neuraminidase (NA – 11 subtipos N1 a N11). A HA se liga a receptores de sialiloligosacarídeos na superfície celular, iniciando a entrada do vírus nas células hospedeiras. Já a NA permite que o vírus seja liberado da célula hospedeira ao clivar os resíduos de sialiloligosacarídeos da superfície celular. Assim, tanto a HA como a NA desempenham papéis importantes na virulência e patogênese do vírus da influenza.

As vacinas anuais contra a influenza são a principal intervenção utilizada para minimizar a mortalidade e morbidade associadas à gripe. As vacinas tradicionais têm como alvo a HA, presente na superfície do vírus, com o objetivo de impedir sua ligação às células humanas. No entanto, a vacinação frequentemente falha em proporcionar proteção adequada, especialmente em pessoas com mais de 65 anos, com eficácia protetora variando entre 30% e 40%. Além do imunoenvelhecimento, que contribui para a redução da eficácia vacinal nos idosos, as constantes mutações da HA dificultam a atualização do desenvolvimento das vacinas. Uma vacina formulada para determinado ano pode ser ineficaz no ano seguinte em decorrência da rápida mutação e da evolução dos vírus da influenza, resultando em diferentes cepas dominantes a cada ano. Os anticorpos induzidos por uma cepa ou subtipo específico de vírus da influenza normalmente não conseguem neutralizar eficazmente outras cepas ou subtipos. Além disso, o método tradicional de produção de vacinas contra a influenza envolve o cultivo do vírus em ovos de galinha embrionados, o que pode levantar preocupações de segurança para pessoas alérgicas a ovos. Diante dessas dificuldades, suplementos com base em probióticos podem oferecer uma alternativa para proteger contra infecções virais da influenza ou para favorecer a eficácia das vacinas, especialmente em idosos ou indivíduos alérgicos a ovos.

Probióticos e vírus da influenza

Os probióticos podem estimular células apresentadoras de antígenos ao modular a liberação de citocinas ou imunoglobulinas, formar uma barreira nas células epiteliais intestinais, alterar a secreção de muco e defender contra infecções bacterianas e virais patogênicas.

A MI pode liberar produtos secretados, como ligantes bacterianos e metabólitos, que entram na corrente sanguínea e afetam as células imunológicas circulantes. Essas células podem migrar para os pulmões através da circulação sanguínea, regulando, ainda, mais a resposta antiviral e/ou a inflamação pulmonar (Figura 4.1). Após a infecção pelo vírus da influenza, células T $CD4^+$ $CCR9^+$ derivadas do pulmão são recrutadas por células epiteliais intestinais e induzem o crescimento de *Escherichia coli*. O interferon tipo I produzido nos pulmões após a infecção por influenza também influencia a MI, resultando no enriquecimento de Proteobacteria. Em camundongos infectados com o vírus da influenza, observou-se redução na abundância de *Lactobacillus* na microbiota. Em pacientes com H1N1, o microbioma fecal foi enriquecido por *Enterococcus, Prevotella, Finegoldia* e *Peptoniphilus*, enquanto o microbioma de controles saudáveis era dominado por *Blautia, Romboutsia, Collinsella, Bifidobacterium* e outras bactérias potencialmente benéficas (Figura 4.1).

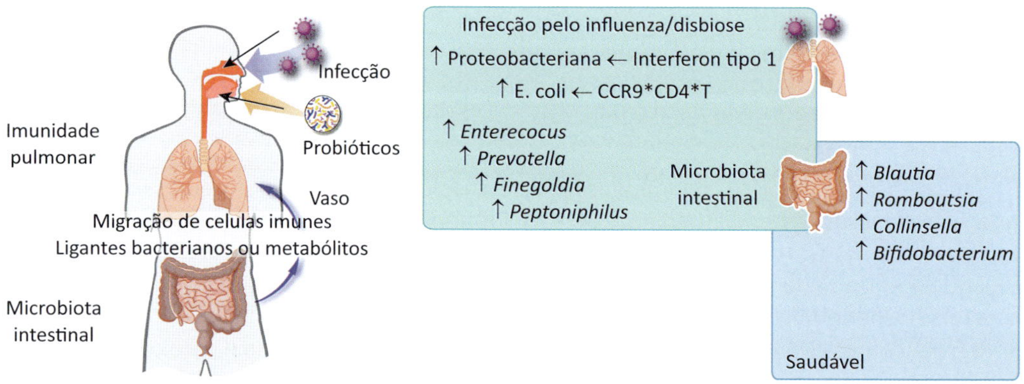

Figura 4.1. Eixo intestino-pulmão na patogênese ou regulação da infecção pelo vírus da influenza. A – Como a microbiota intestinal pode afetar a imunidade pulmonar contra a infecção por Influenza; B – Como a infecção pelo vírus da influenza pode afetar a composição da microbiota intestinal.

Fonte: Adaptada de Wang et al., 2022.

Numerosos estudos mostram que alguns probióticos, a maioria pertencente aos gêneros *Lactobacillus* e *Bifidobacterium*, proporcionam proteção ao hospedeiro contra infecções virais por meio de seus efeitos moduladores na imunidade inata e adaptativa. Os efeitos clínicos dos probióticos na prevenção da influenza, no tratamento de infecções do trato respiratório superior e no alívio de sintomas respiratórios foram examinados em pessoas de diferentes idades. Em um estudo com residentes de casas de repouso com 65 anos ou mais, cápsulas de *Lactobacillus rhamnosus* GG (LGG) foram administradas diariamente durante 6 meses. Nessa população, infecções virais respiratórias, analisadas por reação em cadeia da polimerase em tempo real (RT-PCR), foram observadas em 15% dos residentes que receberam probióticos, em comparação a 22,9% entre aqueles que receberam placebo. Esses resultados sugerem que a ingestão de probióticos pode reduzir o risco de infecções por influenza e outros vírus respiratórios em residentes de instituições de cuidados prolongados.

Um estudo que avaliou o consumo de iogurte contendo *Lactobacillus bulgaricus* OLL1073R-1 e *Streptococcus thermophilus* OLS3059 mostrou que essa combinação pode ajudar a prevenir infecções por influenza A H3N2 em idosos com imunidade enfraquecida, provavelmente por meio do aumento da produção de IgA específica para H3N2 na saliva. Em outra pesquisa, que comparou a suplementação de leite com ou sem a cepa *Lactobacillus casei* Shirota, em idosos de 74 a 92 anos, observou-se que o número total de eventos de infecções agudas do trato respiratório e a gravidade dos sintomas não foram significativamente diferentes entre os dois grupos. No entanto, a intervenção probiótica reduziu significativamente a duração média de cada episódio infeccioso em comparação ao grupo placebo.

Várias cepas probióticas têm demonstrado atividade antiviral contra influenza. Um dos mecanismos possíveis dessa ação é a inibição da entrada do vírus na célula hospedeira. Por exemplo, a cepa *Enterococcus faecium* NCIMB 10415 inibiu os vírus da influenza A H1N1 e H3N2 por meio de interações físicas diretas entre as células bacterianas e as partículas virais. Outro mecanismo envolve a secreção de metabólitos com atividade antiviral, como ácidos orgânicos, bacteriocinas e peróxido de hidrogênio. A bacteriocina proveniente de *Lactobacillus delbrueckii* subsp. *bulgaricus* 1043 apresentou efeitos inibitórios contra o vírus da influenza A H7N1 e H7N7. Da mesma forma, a enterocina B originada de *Enterococcus faecium* L3 reduziu a replicação do vírus da influenza A H3N2 em células e demonstrou efeito protetor contra a infecção viral em camundongos. Os probióticos podem também estimular a imunidade inata e adaptativa do hospedeiro. A imunidade inata funciona como a primeira linha de defesa do hospedeiro contra infecções virais. A magnitude da resposta inata ativada pela infecção viral pode influenciar a indução da imunidade adaptativa. No presente, é amplamente aceito que algumas cepas virais da influenza altamente patogênicas hiperestimulam o sistema imunológico, ocasionando uma tempestade de citocinas que induzem danos aos tecidos e causam doenças sistêmicas.

O uso frequente de *mix* de probióticos mistos, contendo *Lacticaseibacillus rhamnosus* CCFM1279, *Limosilactobacillus reuteri* CCFM1145 e *Lacticaseibacillus casei* CCFM1127, antes e depois da infecção por H1N1, demonstrou potencial para minimizar os sintomas da gripe. Os efeitos benéficos foram evidenciados por uma redução significativa no dano pulmonar e na inflamação patológica, além de melhora na função das células imunológicas e na resposta imunológica sistêmica.

A adenosina, um metabólito diferencial altamente discriminativo no intestino, tem sido amplamente estudada por sua função imunorregulatória na imunoterapia do câncer. Além disso, seu metabólito, a hipoxantina, demonstrou estar aumentado após a infecção por influenza, correlacionando-se à patogenicidade viral. Em estudo recente, Wang *et al.* (2022) observaram que o tratamento com um *mix* de probióticos reduziu significativamente os níveis de adenosina em comparação aos demais grupos, o que sugere possíveis benefícios terapêuticos para o tratamento da influenza. Os autores também mostraram que essa combinação probiótica inibiu a replicação viral, reduziu os danos inflamatórios nos pulmões e ativou a resposta imunológica sistêmica do hospedeiro. Na análise da MI, foi observado aumento notável na abundância de *Alistipes* e *Rikenella*. Já a análise metabolômica indicou um aumento significativo nos níveis de adenosina, positivamente correlacionado à abundância de *Parvibacter*. Esses achados destacam a eficácia do uso combinado de probióticos no combate aos vírus da influenza e sugerem um papel relevante da microbiota e de seus metabólitos nos desfechos clínicos das infecções por influenza.

Tuc *et al.* (2024) realizaram uma revisão sistemática de dez estudos randomizados e controlados, envolvendo 1.560 participantes idosos (≥ 60 anos), vacinados contra a gripe sazonal (nove estudos) ou, em um dos casos, contra a COVID-19. Todos os estudos utilizaram cepas de *Lactobacillus*, algumas em combinação com *Bifidobacterium*. Os desfechos avaliados incluíram títulos ou concentrações de anticorpos antivacinais, além das taxas de soroconversão e soroproteção. Ao se comparar os grupos que receberam probióticos com os que receberam placebo, observou-se que os valores médios ponderados para títulos de anticorpos, taxa de soroproteção e taxa de soroconversão foram de 1,29, 1,16 e 2, respectivamente. A metanálise demonstrou que os probióticos aumentaram de forma significativa as taxas de soroconversão para as três cepas da vacina contra a gripe sazonal. A razão de chances para a cepa H1N1 foi de 2,74 (IC 95%: 1,31–5,70; p = 0,007); para a cepa H3N2, foi de 1,90 (IC 95%: 1,04 a 3,44; p = 0,04); e para a cepa B, de 1,72 (IC 95%: 1,05 a 2,80; p = 0,03). Embora os *Lactobacillus* mostrem melhorar a resposta vacinal, mais pesquisas são necessárias para confirmar esses efeitos com maior grau de evidência.

Pneumonia associada à ventilação mecânica e probióticos

Pneumonia associada à ventilação mecânica (PAVM) é definida como uma infecção pulmonar em pacientes que foram ventilados continuamente por um período de pelo menos 48 horas e configura-se como uma das infecções nosocomiais mais frequentes em pacientes que requerem ventilação mecânica. Estudos relataram que a PAVM afeta entre 5% e 40% dos pacientes necessitando de ventilação mecânica, a depender do país, do tipo de unidade de terapia intensiva (UTI) e dos critérios diagnósticos para PAVM. A PAVM está associada com alta taxa de mortalidade por todas as causas, duração prolongada de ventilação mecânica e maior permanência na UTI. Tentativas anteriores para manipular o microbioma usando estratégias farmacológicas para reduzir a incidência de PAVM, incluindo o uso de antimicrobianos para descontaminação digestiva seletiva (DDS) ou descontaminação oral seletiva (DOS), não demonstraram benefícios de forma conclusiva. Outra estratégia proposta para tentar abordar o desequilíbrio no microbioma de pacientes críticos é o uso de probióticos.

Estudos sobre o efeito preventivo dos probióticos na PAVM sugerem que esse benefício pode ser alcançado por meio da manutenção do equilíbrio microbiano aerodigestivo e da modulação da função imunológica, tanto local como sistêmica. Os mecanismos propostos de ação incluem a redução do crescimento de micro-organismos potencialmente patogênicos, a diminuição da translocação bacteriana, a regulação da resposta imune mediada por TLR e o fortalecimento da função da barreira mucosa intestinal.

Os probióticos apresentam poucas contraindicações para seu uso e, por sua capacidade de inibir a colonização do trato digestivo por bactérias resistentes a antibióticos, podem conferir algumas vantagens em relação ao uso de antibióticos em pacientes críticos na UTI. Vários ensaios clínicos mostraram efeitos benéficos da terapia probiótica na prevenção da PAVM em pacientes criticamente enfermos. Entretanto, as metanálises subsequentes se basearam em ensaios com tamanhos de amostra pequenos, limitando sua aplicabilidade clínica mais ampla. Além disso, os desfechos de segurança ainda não foram devidamente avaliados.

Recentemente, foram publicados os resultados de um grande ensaio clínico randomizado multicêntrico, o estudo PROSPECT, que não encontrou redução na incidência de PAVM com o uso de probióticos. Em posterior metanálise, que inclui os resultados do ensaio PROSPECT, buscou-se atualizar as evidências clínicas disponíveis, esclarecer as inconsistências da literatura e determinar a eficácia e segurança do uso de probióticos ou simbióticos na prevenção da PAVM em adultos criticamente enfermos.

A metanálise, com base em dados de 4.893 pacientes e em critérios de inclusão rigorosos, sugeriu que a administração de probióticos ou simbióticos em pacientes adultos criticamente enfermos pode diminuir a incidência de PAVM. Entretanto, a inconsistência entre as características dos pacientes e das intervenções, as limitações dos estudos e o aumento do risco de efeitos adversos exigem cautela quanto ao uso desses produtos como estratégia padrão de profilaxia. Além disso, a falta de dados sobre várias formulações probióticas e seus mecanismos de ação em diferentes contextos patológicos reforça a necessidade de um uso criterioso.

Disbiose e manifestações infecciosas do Trato Gastrointestinal

Helicobacter pylori

Helicobacter pylori (*H. pylori*) é uma bactéria Gram-negativa fortemente associada com gastrite crônica, úlceras pépticas, câncer gástrico e linfoma relacionado ao tecido mucoso gástrico. A espécie é classificada como um carcinógeno classe I pela Organização Mundial da Saúde (OMS).

Com os avanços nas tecnologias de sequenciamento genético, evidências crescentes demonstram que a infecção por *H. pylori* pode reconfigurar a estrutura da microbiota gastrointestinal em humanos e animais uma vez que se conecta a diferentes segmentos do trato gastrointestinal por meio de suas rotas de transmissão gastro-oral, oral-oral e fecal-oral. No entanto, ainda se discute se essas alterações podem ser revertidas com a erradicação do *H. pylori*.

A pesquisa inicial sobre a microbiota gástrica era limitada, em parte por causa das dificuldades em cultivar micro-organismos comensais no estômago. O advento de métodos independentes de cultura, especialmente a tecnologia de sequenciamento de próxima geração, ampliou nossos horizontes na pesquisa microbiana. Nos estômagos de indivíduos saudáveis, são comuns, no âmbito de filo, Actinobacteria, Firmicutes, Bacteroidetes, Fusobacteria, Proteobacteria, Spirochaetota, Tenericutes e Saccharibacteria (TM7), enquanto, no âmbito de gênero, frequentemente se detectam *Prevotella*, *Streptococcus*, *Veillonella*, *Neisseria*, *Fusobacterium* e *Haemophilus*. De modo geral, os estudos mostraram que a infecção por *H. pylori* reduz significativamente a diversidade alfa da microbiota gástrica. Já a análise da diversidade beta revelou que indivíduos positivos para *H. pylori* apresentavam estruturas microbianas distintas em comparação com seus pares negativos. Pesquisas recentes indicam que, embora ambos os grupos sejam dominados pelos mesmos filos bacterianos, há diferenças nas proporções de abundância relativa. A abundância de Proteobacteria aumenta consideravelmente, uma vez que *H. pylori* pertence a esse filo, enquanto se observam menores abundâncias de Firmicutes, Actinobacteria e Bacteroidetes em biópsias gástricas de indivíduos infectados.

Atualmente, o principal método para erradicação de *H. pylori* é a terapia tripla ou quádrupla, que combina antibióticos, inibidores da bomba de prótons (IBP) e bismuto. A terapia tripla, proposta na primeira Conferência de Maastricht, continua sendo a mais comumente utilizada e inclui IBP, claritromicina e amoxicilina. No entanto, com o abuso de antibióticos e o aumento das taxas de resistência, a eficácia desse método tradicional está gradualmente diminuindo, gerando muitos efeitos adversos, como dor abdominal, diarreia, agravamento de náuseas, vômitos e intolerância ao tratamento. Em caso de resistência à claritromicina, é possível substituí-la por metronidazol e amoxicilina, ou optar por uma terapia quádrupla com bismuto, IBP, tetraciclina e metronidazol.

H. pylori e Probióticos

Alguns probióticos, como *Bifidobacterium, Lactobacillus crispatus* FSCDJY67L3 e *Lactobacillus reuteri* DSM 17648, têm sido utilizados em estudos clínicos visando a erradicação de *H. pylori*. Nos ensaios clínicos relevantes, há controvérsias quanto à suplementação com probióticos para melhorar a taxa de erradicação de *H. pylori*. No entanto, a maioria dos artigos acredita que a suplementação pode aliviar efetivamente os sintomas gastrointestinais adversos. O *Lacticaseibacillus rhamnosus* LRa05, originário das fezes de bebês saudáveis, tem sido amplamente utilizado em estudos pré-clínicos, testes *in vitro* e modelos animais.

Niu *et al.* (2024) realizaram estudo duplo-cego, controlado por placebo, em 72 pacientes infectados com *H. pylori*. Os participantes foram designados aleatoriamente em uma proporção de 1:1 para o grupo LRa05 (1 x 10^{10} unidades formadoras de colônias [UFC]) ou o grupo placebo (maltodextrina) por 2 semanas. Todos receberam terapia quádrupla com bismuto. Como resultados, o grupo LRa05 exibiu tendência para taxas mais altas de erradicação de *H. pylori* (86,11%) em comparação com o grupo placebo (82,86%), embora a diferença não tenha sido estatisticamente significativa. Reduções significativas na contagem de neutrófilos, alanina aminotransferase, aspartato aminotransferase, pepsinogênio I e IL-6 e TNF-a ($p < 0,05$) sugeriram que a suplementação com LRa05 pode mitigar a inflamação, melhorar a função hepática e potencialmente contribuir para a prevenção precoce do câncer. O uso de LRa05 também aliviou a dor abdominal, refluxo ácido, inchaço e diarreia, melhorando a adesão dos pacientes. Além disso, o sequenciamento de 16S rRNA mostrou que o LRa05 contrabalançou a interrupção da diversidade da MI induzida por antibióticos, principalmente ao aumentar as bactérias benéficas. Assim, embora o LRa05 não tenha melhorado significativamente a taxa de sucesso da terapia de erradicação de *H. pylori*, a cepa mostrou potencial para melhorar marcadores inflamatórios e função hepática. Além disso, desempenhou papel positivo em aliviar os sintomas adversos e as perturbações da MI causadas pela terapia de erradicação, o que proporcionou uma possível eficácia na melhora do bem-estar geral dos pacientes.

O probiótico *Saccharomyces boulardii* (*S. boulardii*) também tem demonstrado efeitos benéficos na melhora da infecção por *H. pylori*. Trata-se de uma levedura isolada da casca de frutas tropicais, amplamente utilizada para tratar doenças gastrointestinais, como a diarreia, e com potencial produz substâncias, como ácidos graxos de cadeia curta (AGCC), que inibem o crescimento da *H. pylori*.

Embora *S. boulardii* não consiga erradicar completamente *H. pylori*, estudos indicam que ela pode reduzir a colonização bacteriana por meio de mecanismos como a expressão da atividade de neuraminidase, o fortalecimento das junções justapostas das células epiteliais da mucosa gástrica e o estímulo da resposta imune mediada por IgA secretora. Algumas teorias sugerem, ainda, que *S. boulardii* pode contribuir para a redução da abundância de genes relacionados à resistência bacteriana. Em 2017, Yang *et al.* descobriram que *S. boulardii* foi capaz de inibir a formação de folículos linfáticos gástricos causados pela infecção por *H. pylori*, reduzindo, assim, a incidência de efeitos adversos.

A metanálise de Li *et al.* (2025) conduziu 19 estudos com 5.036 casos de infecção por *H. pylori*. Nesse estudo, *S. boulardii* adicionada ao tratamento habitual aumentou significativamente a erradicação de *H. pylori*, reduziu a incidência de efeitos adversos totais, diarreia, distensão abdominal, constipação e náuseas. Entretanto, não reduziu a ocorrência de dor abdominal, vômito ou desordens do paladar.

Infecção pelo *Clostridioides difficile*

Infecção pelo *Clostridioides difficile* (ICD) – anteriormente conhecido como *Clostridium difficile* – é um bacilo Gram-positivo, formador de esporos e estritamente anaeróbico. A ICD representa uma causa significativa de diarreia associada aos cuidados de saúde em muitos países, estando associada a hospitalizações prolongadas e altas taxas de mortalidade, o que gera um considerável ônus econômico. A transmissão de CD ocorre principalmente por via fecal-oral, e suas manifestações clínicas variam desde a condição assintomática até diferentes graus de diarreia, podendo evoluir para colite pseudomembranosa – uma complicação grave e potencialmente fatal.

A bactéria CD foi descoberta em 1935, enquanto o primeiro caso de colite pseudomembranosa associada a antibióticos foi diagnosticado em 1978. A cepa foi originalmente nomeada *Bacillus difficilis* em razão de sua aparência microscópica e dificuldade de cultivo. A incidência da ICD permanece crescente em todo o mundo. Taxas elevadas de mortalidade foram atribuídas a uma cepa denominada "ribótipo 027/B1", também conhecida como NAP-1. Houve um surto global da cepa NAP-1, em 2011, ocasião em que o Centro de Controle e Prevenção de Doenças estimou 500 mil casos e 29 mil mortes por ICD nos Estados Unidos. Biologicamente, *C. difficile* tem duas toxinas clostridiais, a enterotoxina (toxina A) e a citotoxina (toxina B). Essas toxinas são codificadas pelos genes cdtA e cdtB, localizados no lócus de patogenicidade (PaLoc).

Todas as cepas de CD produzem glutamato desidrogenase (GDH), uma enzima com altas sensibilidade (entre 79,5% e 100%) e especificidade (entre 82,7% e 100%). No entanto, esse marcador não permite diferenciar cepas toxigênicas de não toxigênicas, tornando necessários testes confirmatórios para o diagnóstico preciso da infecção. A cultura toxigênica é considerada o método mais eficaz, embora o ensaio imunológico para detecção das toxinas A/B também seja amplamente utilizado. Esse último, todavia, apresenta sensibilidade inferior (entre 53% e 85%), motivo pelo qual é recomendada sua associação a testes rápidos, com o objetivo de evitar diagnósticos incorretos. Adicionalmente, o uso isolado de testes moleculares para detecção das toxinas pode gerar sobrediagnóstico, uma vez que muitos indivíduos podem estar apenas colonizados por *C. difficile* sem apresentar infecção ativa. A colonização assintomática é comum tanto em ambientes hospitalares como na comunidade, cuja prevalência varia entre 7% e 18%.

O CD é o patógeno nosocomial mais comum, representando 12% das infecções hospitalares. Fatores de risco tradicionais incluem idade avançada, uso de antibióticos, hospitalização e imunossupressão, enquanto novos fatores de risco contemplam exposição à saúde ambulatorial, uso de IBP e comorbidades. Metanálises de estudos observacionais sugerem que o uso de IBP pode aumentar o risco de ICD em 60% a 70%. No entanto, essas análises enfrentam limitações, como variabilidade significativa entre as pesquisas e viés de publicação, como o não controle dos fatores de confusão. Portanto, o papel exato dos IBP na ICD ainda é incerto.

O aumento do uso de antibióticos com atividade anaeróbica também tem impulsionado o crescimento significativo da frequência de ICD. A complicação mais comum da ICD é a recorrência, que é causada pelos esporos de *C. difficile* no intestino, que germinam na presença de sais biliares primários em um contexto de disbiose. Estima-se que o número de múltiplas recorrências de ICD nos Estados Unidos a cada ano seja de aproximadamente 48 mil e que a terapia de restauração da microbiota poderia prevenir 32 mil recorrências dessa infecção.

A diarreia associada ao CD é mais observada em pacientes que recebem antibióticos de amplo espectro, residentes de instituições de longa permanência para idosos e pacientes hospitalizados em idade avançada. A desregulação da MI, especialmente em idosos, foi identificada como um fator de risco significativo para ICD. Sabe-se que o equilíbrio da microbiota em adultos mais velhos pode ser perturbado por vários fatores, incluindo o processo natural de envelhecimento e a exposição à terapia com antibióticos. Diante disso, os probióticos emergiram como uma estratégia potencial preventiva e terapêutica para o manejo de condições gastrointestinais, incluindo diarreia associada ao *C. difficile* (DACC).

Em 2021, três importantes atualizações foram publicadas nas diretrizes para o manejo da ICD. Essas atualizações foram emitidas pela Infectious Diseases Society of America (IDSA) em conjunto com a Society for Healthcare Epidemiology of America (SHEA), pela American College of Gastroenterology (ACG) e pela European Society of Clinical Microbiology and Infectious Diseases (ESCMID). As novas diretrizes abordaram aspectos relacionados com diagnóstico, tratamento e prevenção da ICD, apresentando diferenças significativas em relação às versões anteriores. Com a ICD sendo um campo em rápida evolução, dados adicionais surgiram desde as atualizações das diretrizes de 2021, especialmente com a aprovação de dois produtos de bioterapia viva, ou terapias padronizadas com base em microbioma, para a prevenção da ICD recorrente. Com os dados disponíveis sobre o TMF e essas terapias, a restauração da microbiota tem se consolidado como um pilar fundamental para prevenir e tratar a ICD recorrente.

O TMF tornou-se uma terapia importante para a ICD recorrente e refratária a outros tratamentos, sendo reconhecida pela American College of Gastroenterology, pela British Society of Gastroenterology e pela Healthcare Infection Society. Recentemente, o campo da terapia de restauração da microbiota avançou de forma significativa com as aprovações de dois agentes (produtos bioterapêuticos vivos – LBPs –, do inglês *live biotherapeutic products*), pela Food and Drug Administration (FDA). Esses avanços pioneiros mudarão rapidamente o cenário da carga de saúde pública causada pela ICD (Quadro 4.1).

Quadro 4.1. Patogênese da infeção pelo *Clostridium difficile* que representa alvo para terapia com restauração da microbiota

Mudança na patogênese ICD	*Mudança no microbioma ICD-R com TMF ou LBP*
↓ As classes de antibióticos diferem em seu potencial para a disbiose do microbioma intestinal, predispondo os pacientes à ICD e suas recidivas, além de provocar eventos imunológicos e inflamatórios	↓ O restabelecimento de um microbioma diversificado, esgotado por antibióticos, medido pela diversidade α e β, gera resistência à ICD-R e a um intestino saudável
↓ Os ácidos biliares primários (p. ex., o ácido colérico) produzidos no fígado provocam a germinação de esporos de CD, com aumento da toxigenicidade. Os níveis reduzidos de ácidos biliares secundários, causados pelas alterações no microbioma induzidas por antibióticos (disbiose), também contribuem para a patogênese da ICD-R	↓ A resistência à colonização intestinal por CD ocorre ao fortalecer o sistema imunológico e promover uma barreira epitelial saudável
	↓ A microbiota colônica diversificada modifica os ácidos biliares primários, produzindo ácidos biliares secundários (relacionados ao ácido litocólico), o que previne a germinação de esporos de *C. difficile* e o crescimento de células vegetativas

ICD: infecção por *Clostridium difficile*; ICD-R: ICD recorrente; LBP: produto bioterapêutico vivo; α-diversidade e β-diversidade: diversidade de espécies entre duas comunidades microbianas.

Fonte: Desenvolvido pela autoria.

Infecção pelo *Clostridioides difficile,* Probióticos e Produtos Bioterapêuticos Vivos

A estratégia mais importante para prevenir ICD é o uso de antibióticos, aliado à implementação de práticas que controlem a infecção, particularmente durante um surto. Entretanto, essas medidas costumam ser, muitas vezes, inadequadas e inefetivas. Probióticos devem ser iniciados ao mesmo tempo que antibióticos para prevenir diarreia associada a antibióticos (DAA) e a DACC. A DACC ocorre mais frequentemente em idosos e pacientes hospitalizados em uso de antibiótico de amplo espectro, sobretudo cefalosporinas, fluoroquinolonas, penicilinas e clindamicina. O papel de probióticos na prevenção tem sido muito estudado em várias revisões sistemáticas e metanálises, mostrando benefícios especialmente com administração precoce.

Metanálise composta por 26 estudos randomizados e controlados, envolvendo 7.957 pacientes, mostrou que o uso de probióticos reduziu o risco de DACC em 60,5% (RR = 0,395, p < 0,001). Entre os pacientes em uso de probióticos, a incidência de DACC foi de 1,5% (62 em 4.124 indivíduos) enquanto, no grupo-controle, a prevalência foi de 3,8% (145 em 3.833 indivíduos). Os probióticos avaliados incluíram cepas dos gêneros *Lactobacillus* e *Saccharomyces*, utilizados tanto de forma isolada como em combinação, sendo todos considerados eficazes na redução do risco.

Recente revisão sistemática analisou 19 estudos envolvendo 6.261 pacientes hospitalizados em uso de antibióticos, todos submetidos à administração de probióticos para prevenir ICD. A incidência de ICD foi significativamente menor no grupo que recebeu probióticos, com 1,6% (54 casos entre 3.277 indivíduos), em comparação com 3,9% no grupo controle (115 casos entre 2.984 indivíduos; *p* < 0,001). A análise de regressão mostrou que os probióticos foram mais efetivos quando iniciados próximos ao primeiro dia de uso do antibiótico, com redução da eficácia a cada dia de atraso no início do probiótico (p = 0,04). O risco de ICD foi significativamente menor quando os probióticos foram iniciados até o segundo dia após o início do antibiótico (p = 0,02). Importante destacar que não houve aumento na ocorrência de eventos adversos associados ao uso de probióticos. Assim, ficou evidente que iniciar probiótico próximo à primeira dose de antibiótico pode reduzir o risco de ICD em mais de 50% dos pacientes adultos hospitalizados.

Estudo multicêntrico, randomizado e controlado por placebo foi conduzido em seis centros acadêmicos na Coreia do Sul, envolvendo indivíduos diagnosticados com ICD leve a moderada. A ICD foi tratada com vancomicina 125 mg 4 vezes/dia durante 2 semanas. Nesse ensaio, *Bacillus licheniformis* foi administrado pela primeira vez como adjuvante durante 5 dias, concomitantemente à vancomicina, enquanto o grupo-controle recebeu placebo. A análise do microbioma – utilizando-se a técnica de sequenciamento 16S rRNA – foi realizada antes e 5 dias após o início do tratamento com vancomicina e *Bacillus licheniformis* ou placebo. As diversidades alfa e beta foram comparadas entre os dois grupos. Um total de 35 participantes foi finalmente incluído no estudo, sendo 16 no grupo do estudo e 19 no placebo. Os principais resultados do estudo mostraram que a diversidade alfa era semelhante entre os dois grupos antes do início do tratamento para a ICD e permaneceu estável após 5 dias de administração de vancomicina associada a *Bacillus licheniformis* (índice Chao1, p = 0,665; características observadas, p = 0,692). Em contraste, observou-se uma redução significativa da diversidade alfa no grupo placebo (índice Chao1, p = 0,011; características observadas, p = 0,011). A diversidade beta não apresentou diferenças entre os grupos. Esses achados indicam que a adição de *Bacillus licheniformis* à vancomicina foi eficaz na preservação da MI em pacientes com ICD.

O TMF é considerado um eficiente tratamento para a ICD, com taxas de cura superiores a 80% segundo recentes metanálises. A restauração da microbiota saudável reduz a susceptibilidade da ICD recorrente por meio de mecanismos que envolvem a redução de citocinas inflamatórias, como TNF-α, IL-1β ou IL-8, promovendo uma rápida atenuação da inflamação da mucosa colônica. O TMF é indicado, primariamente, para tratar ICD refratária e recorrente, bem como em casos de doença refratária ao uso de antibióticos. Quando o paciente estiver em uso de antibióticos sistêmicos, a realização do TMF deve ser adiada até a suspensão completa do tratamento. No caso de antibióticos administrados via oral, recomenda-se interromper o uso entre 24 e 72 horas antes do procedimento. Após a realização do TMF, os antibióticos utilizados para tratar a ICD não devem ser reiniciados. É comum a ocorrência de diarreia leve e autolimitada após o procedimento. No entanto, os resultados do TMF são ainda conflitantes, possivelmente em razão da falta de padronização, escolha do doador, volume e processamento da infusão das fezes, dose e via de administração (oral, nasogástrica, nasojejunal, enema, colonoscopia). De modo geral, a infusão pelo trato gastrointestinal baixo (TGI-B) apresenta maior eficácia em comparação ao TGI alto (TGI-A), 95% vs. 88%. A infusão por colonoscopia também se mostrou superior em comparação à administração via enema, 87% vs. 66%. Em contrapartida, eventos adversos são menos frequentes na infusão pelo TGI-A que pelo TGI-B (17,7% vs. 43,6%).

O TMF foi realizado em 29 pacientes idosos com ICD recorrente (ICD-R), todos com sintomas há mais de 6 meses e histórico de, pelo menos, três falhas em tratamentos prévios com antibioticoterapia. A administração do TMF foi feita por duas vias combinadas: jejunal (via enteroscopia, 180 mL); e colônica (via colonoscopia, 270 mL). Observou-se intensa melhora em todos os parâmetros clínicos avaliados, incluindo dor abdominal, distensão e diarreia. A negativação do *C. difficile* ocorreu em todos os pacientes entre 4 e 12 semanas após o TMF. Também foi registrada melhora significativa da leucocitose ($p < 0,05$). Os eventos adversos relatados foram leves e transitórios, como febre (dois pacientes) e distensão (três pacientes). O seguimento a longo prazo (25,4 ± 12,8 meses) não revelou evento adverso adicional ou recorrência. A análise genômica sugeriu aumento da diversidade da microbiota e redução da abundância de Proteobacteria no idoso após o TMF. Nesse grupo de idosos com ICD-R, a resposta clínica foi caracterizada como 100% eficaz.

A terapia de restauração da microbiota se tornou um tratamento padrão para ICD-R. Nesse sentido, artigo revisa estudos que sustentam a autorização de dois LBPs, RBX2660 (REBYOTA) e SER-109 (VOWST), voltados para prevenir ICD-R, destacando suas diferenças e iniciando uma nova fase na terapia de substituição da microbiota, com fabricação padronizada e monitoramento adequado dos produtos.

Esses dois produtos bioterapêuticos, recentemente licenciados, representam um avanço crucial na gestão médica. O RBX2660 (REBYOTA), nome genérico da live-jslm, e o SER-109 (VOWST), esporos de microbiota fecal, live-brpk, são fabricados sob métodos padronizados, o que deve garantir maior segurança e mais consistência. Ambos os tratamentos mostraram curar o ICD-R e normalizar o microbioma dos pacientes tratados, reduzindo as proporções de *Enterobacteriaceae* pró-inflamatórias e aumentando a diversidade α e β, além de promover maior conversão de ácidos biliares primários em ácidos biliares secundários – metabólitos associados à inibição de CD. Estudos de acompanhamento mostram cura durável sem eventos adversos importantes a curto prazo. Os dois LBPs recentemente licenciados diferem em vários aspectos; o REBYOTA é um amplo consórcio de microbiota proveniente de amostras fecais de doadores saudáveis, com presença dos filos F/B – em um modelo mais conservador. Já o SER-109 consiste exclusivamente em esporos lavados em etanol dentro do filo Firmicutes, em um modelo mais inovador.

A eficácia de ambos os produtos na prevenção da ICD-R apoia a ideia de que a restauração bacteriana pode ser alcançada por meio do transplante de uma variedade de microbiotas. No TMF para ICD-R, é amplamente aceito que todos os adultos saudáveis são doadores adequados, permitindo que muitos doadores não sejam selecionados em relação à diversidade do microbioma, como no banco de fezes OpenBiome. Ao tratar condições além da ICD, a composição específica de um LBP pode necessitar de ajustes. Nesse contexto, uma solução para seu uso em doenças não relacionadas à ICD seria administrar um produto derivado de múltiplos doadores.

Resultados clínicos dos produtos REBYOTA e VOWST

O produto REBYOTA (microbiota fecal, live-jslm) foi avaliado em três ensaios clínicos de fase II e dois de fase III. Trata-se de um consórcio filtrado e criopreservado de microbiota viva obtido de amostras de fezes humanas rigorosamente triadas quanto à segurança dos doadores na avaliação inicial e em cada doação subsequente. Cada dose contém entre $1x10^8$ e $5x10^{10}$ UFC de micro-organismos fecais, incluindo mais de $1x10^5$ UFC/mL de cepas de Bacteroidetes. O produto é disponibilizado em uma dose única de 150 mL, acondicionada em um saco opaco de acetato de vinila, acompanhada de uma sonda retal, um adaptador para porta de perfuração e uma pinça. O armazenamento deve ser feito entre 60 °C e 90 °C, podendo ser mantido temporariamente em refrigerador padrão (2 °C a 8 °C) por até 5 dias após o descongelamento e administração. Seu uso é indicado para adultos com 18 anos ou mais, entre 24 e 72 horas após a última dose de antibióticos anti-ICD. O produto é administrado via retal, por meio de enema, com o paciente posicionado em decúbito lateral esquerdo ou na posição de joelhos e peito.

A segurança do uso do REBYOTA foi avaliada em dois ensaios clínicos de fase III, randomizados, duplos-cegos, e em um estudo de fase III aberto, com um acompanhamento de 6 meses para mais de 1.100 participantes. Os efeitos colaterais mais comuns, relatados por 3% ou mais dos pacientes, incluíram dor abdominal (9%), diarreia (7%), distensão abdominal (4%), flatulência (3%) e náusea (3%). Os ensaios abertos apresentaram evidências de segurança em 233 pacientes acompanhados durante 6 a 12 meses e entre 12 e 24 meses durante uma entrevista de saída. No primeiro estudo, de 262 adultos com diarreia por ICD-R, 177 participantes foram randomizados para o tratamento com REBYOTA e 85 para placebo. No segundo estudo, 39 adultos receberam o REBYOTA e 43 receberam placebo. A resposta clínica foi definida como a ausência de recorrência de ICD durante as 8 semanas pós-tratamento, observada em 71% dos grupos tratados com REBYOTA em comparação com uma taxa de cura de 58% nos grupos placebo. O REBYOTA foi administrado a um número suficiente de participantes com 65 anos ou mais, com comorbidades determinadas pelo índice de comorbidade de Charlson, para avaliar a segurança e eficácia nesse grupo.

A durabilidade da segurança, resposta clínica e recuperação do microbioma dos participantes tratados com REBYOTA foi demonstrada por 2 anos em 88 dos 97 sujeitos (91%). Além disso, um microbioma diverso e estável nos pacientes tratados manteve-se por 8 semanas de observação. Em um estudo que avaliou a resposta clínica e os custos associados, o uso do REBYOTA demonstrou ser custo-efetivo, com um ganho de $13.727 por ano de vida ajustado pela qualidade, levando em consideração o custo do medicamento, a prevenção de novas hospitalizações e gestão médica necessárias. Em uma segunda análise, constatou-se que o REBYOTA melhorou a qualidade de vida relacionada à saúde.

O produto SER-109 (VOWST) – *fecal microbiota spores*, live-brpk – é composto por uma mistura de esporos coletados de amostras fecais de indivíduos saudáveis, que contém aproximadamente 50 espécies de esporos do filo Firmicutes, excluindo CD, com uma concentração que varia entre 1 × 10^6 a 3 × 10^7 UFC, suspensos em uma solução salina com 92±4% de glicerol. Assim como o REBYOTA, o produto VOWST é triado para 29 patógenos. Antes de iniciar a administração das cápsulas de VOWST, o paciente deve ter completado o ciclo de antibióticos para CD e passar por um período de lavagem intestinal de 2 a 4 dias. No dia anterior ao tratamento (ou pelo menos 8 horas antes da primeira dose), o paciente deve ingerir 10 oz de citrato de magnésio ou, em caso de comprometimento renal, 250 mL de solução eletrolítica de polietileno glicol (GoLYTELY®), com o objetivo de promover a purgação intestinal e neutralizar eventuais antibióticos residuais. A posologia consiste na ingestão de 4 cápsulas de VOWST/dia, durante 3 dias consecutivos (totalizando 12 cápsulas), antes da primeira refeição do dia ou após pelo menos 8 horas de jejum, permitindo-se apenas pequenas quantidades de água.

A segurança do VOWST foi avaliada em um estudo clínico de fase III, randomizado e duplo-cego, e em um estudo clínico aberto. As reações adversas mais comuns – observadas em 5% ou mais dos participantes – incluíram distensão abdominal (31% no grupo VOWST vs. 29% no grupo placebo), fadiga (22% vs. 22%), constipação (14% vs. 11%), calafrios (11% vs. 8%) e diarreia (10% vs. 4%). Essas reações ocorreram dentro de 10 dias após o início do tratamento e diminuíram durante o acompanhamento. A maioria das reações foi de gravidade leve a moderada. Até o momento, não há dados sobre o uso do VOWST em mulheres grávidas ou crianças. Dos 349 sujeitos tratados, 183 (52%) tinham 65 anos ou mais. No entanto, os dados disponíveis não foram suficientes para determinar se os indivíduos mais velhos respondem de maneira diferente ao tratamento em comparação com adultos mais jovens.

Conclusões

O envelhecimento traz mudanças importantes na defesa imunológica contra patógenos. Essas alterações têm interface direta com as desordens da MI, que resultam em estado inflamatório basal e aumento da susceptibilidade a doenças e infecção que acompanham o envelhecimento, com destaque para a infecção pelo CD que, no idoso, tem maior virulência e morbimortalidade. O futuro da modulação da microbiota se mostra promissor com a licença dos produtos bioterapêuticos vivos. Embora esses produtos ofereçam um tratamento eficaz para a infecção ICD-R, seu uso precisa ser avaliado em outras condições associadas relacionadas com disbiose.

Bibliografia consultada

- Arioz Tunc H, Childs CE, Swann JR, Calder PC. The effect of oral probiotics on response to vaccination in older adults: a systematic review of randomised controlled trials. Age Ageing. 2024;53(2):ii70-ii79.
- Chandler J et al. Cochrane Database Syst Rev. 2022;8(8):CD006895. doi: 10.1002/14651858.
- Cheema HA, Shahid A, Ayyan M, Mustafa B, Zahid A, Fatima M et al. Probiotics for the prevention of ventilator-associated pneumonia: an updated systematic review and meta-analysis of randomised controlled trials. Nutrients. 2022;14(8):1600.
- Dubberke ER, Orenstein R, Khanna S et al. Final results from a phase 2b randomized, placebo-controlled clinical trial of RBX2660: a microbiota-based drug for the prevention of recurrent Clostridioides difficile infection. Inect Dis Ther. 2023;12:703-9.
- DuPont HL, DuPont AW, Tillotson GS. Microbiota restoration therapies for recurrent Clostridioides difficile infection reach an important new milestone. Therap Adv Gastroenterol. 2024;17:17562848241253089.
- Feuerstadt P, Allegretti JR, Khanna S. Practical use of RBX2660 for the prevention of recurrent clostridioides difficile infection. Am J Gastroenterol. 2023;118:1303-6.
- Feuerstadt P, McGovern BH. SER-109 for recurrent clostridioides difficile infection. Reply. N Engl J Med. 2022;386:1957-8.

- Gweon TG, Kang SB, Na SY, Oh DJ, Kim SW, Seo GS et al. Five-day treatment with B. licheniformis along with classical vancomycin treatment was effective in preserving gut microbiota in patients with Clostridioides difficile infection. Nutrients. 2025;17(4):641.
- Johnstone J, Meade M, Lauzier F, Marshall J, Duan E, Dionne, J et al. Effect of probiotics on incident ventilator-associated pneumonia in critically ill patients. JAMA. 2021;326:1024-33.
- Khanna S, Assi M, Lee C et al. Efficacy and safety of RBX2660 in PUNCH CD3, a phase III, randomized, double-blind, placebo-controlled trial with a Bayesian primary analysis for the prevention of recurrent Clostridioides difficile infection. Drugs. 2022;82:1527-38.
- Konturek PC, Koziel J, Dieterich W, Haziri D, Wirtz S, Glowczyk I et al. Successful therapy of Clostridium difficile infection with fecal microbiota transplantation. J Physiol Pharmacol. 2016; 67:859-66.
- Lau CS, Chamberlain RS. Probiotics are effective at preventing Clostridium difficile-associated diarrhea: a systematic review and meta-analysis. J Gen Med. 2016;9:27-37.
- Li M, Xie Y. Front. Efficacy and safety of Saccharomyces boulardii as an adjuvant therapy for the eradication of helicobacter pylori: a meta-analysis. Cell Infect Microbiol. 2025;15:1441185.
- Niu Y, Li J, Qian H, Liang C, Shi X, Bu S. Evaluation of efficacy and safety of Lacticaseibacillus rhamnosus LRa05 in the eradication of Helicobacter pylori: a randomized, double-blind, placebo-controlled trial. Front Immunol. 2024;15:1450414.
- Saha SKS. Management of Clostridioides difficile colitis: insights for the gastroenterologist. Therap Adv Gastroenterol. 2019.6;12:1756284819847651.
- Service STaNH. VOWST (fecal microbiota spores, live-brpk) capsules, for oral administration. U.S. Food and Drug Administration: Rockville, MD, 2023.
- Shen NT, Maw A, Tmanova LL, Pino A, Ancy K, Crawford CV. Timely use of probiotics in hospitalized adults prevents clostridium difficile infection: a systematic review with meta-regression analysis. Gastroenterology. 2017;152:1889-900.e9.
- Sims MD, Khanna S, Feuerstadt P et al. Safety and tolerability of SER-109 as an investigational microbiome therapeutic in adults with recurrent Clostridioides difficile infection: a phase 3, open-label, single-arm trial. JAMA Netw Open. 2023;6:e2255758.
- Tariq R, Pardi DS, Bartlett MG, Khanna S. Low cure rates in controlled trials of fecal microbiota transplantation for recurrent clostridium difficile infection: a systematic review and meta-analysis. Clin Infect Dis. 2018;68:1351-8.
- Wang YH, Limaye A, Liu JR, Wu TN. Potential probiotics for regulation of the gut-lung axis to prevent or alleviate influenza in vulnerable populations. Tradit Complement Med. 2022;13(2):161-9.
- Zhao Y, Dong BR, Hao Q. Probiotics for preventing acute upper respiratory tract infections. Cochrane Database Syst Rev. 2022;8(8):CD006895.

5

Disbiose no Envelhecimento – Ligações com Doenças Crônicas, Distúrbios Neurodegenerativos e Câncer

Maria de Lourdes Teixeira da Silva

O envelhecimento da população é um importante problema de Saúde Pública global, com o número de pessoas acima de 60 anos previsto para dobrar até 2050. A China, por exemplo, com 18,1% da população atual composta por idosos, tem expectativa de que essa parcela chegue a 35% até 2050. A prevenção de doenças relacionadas à idade e a promoção de uma vida saudável são prioridades. O envelhecimento pode ser normal (saudável) ou patológico, e entender as características dos centenários pode fornecer *insights* sobre como promover um envelhecimento saudável.

O equilíbrio da microbiota intestinal (MI) é crucial para a saúde, influenciando o metabolismo, infecções, inflamações e o eixo cérebro-intestino. A microbiota tem se mostrado um alvo promissor para regular o processo de envelhecimento uma vez que evolui com alteração na sua composição. Nesse processo, as espécies benéficas estão reduzidas, e as nocivas, aumentadas, o que pode acelerar o processo de senescência. Estudos descobriram que bactérias como *Prevotella copri* e *Coprococcus eutactus* tornam-se menos abundantes com a idade, enquanto *Bacteroides fragilis* e *Clostridium hathewayi* aumentam. Além disso, a abundância de *Lactobacillus* é menor em idosos, e a presença de patógenos como *Shigella* e *Escherichia coli* é maior. Estudos com transferência de microbiota fecal de camundongos idosos para camundongos *germ-free* resultaram na redução da produção de ácidos graxos de cadeia curta (AGCC) e no declínio cognitivo, sugerindo que intervenções na MI podem influenciar o envelhecimento.

O padrão dietético do idoso, ao lado das alterações da função imune e da microbiota, está envolvido no desenvolvimento ou na prevenção de várias doenças crônico-degenerativas, como diabetes e obesidade, doenças cardiovasculares (DCV), neurodegenerativas e câncer. O mecanismo molecular de interação entre bactérias comensais e células do hospedeiro, bem como a forma de manter um equilíbrio ideal, tem sido exaustivamente estudado nos últimos anos.

Intervenções dietéticas, ao lado de prebióticos, probióticos e simbióticos podem favorecer uma MI saudável. Os probióticos são usualmente preparados com bactérias ácido láticas de quatro espécies: *Lactobacillus* spp.; *Bifidobacterium* spp.; *Enterococcus* spp.; e *Streptococcus* spp., embora o tipo de bactéria varie de produto para produto. Ainda assim, espera-se que uma nova geração de probióticos, contendo *Akkermansia muciniphila*, *Faecalibacterium prausnitzii*, *Prevotella copri*, *Christensenella minuta*, *Parabacteroides goldsteinii*, *Bacteroides thetaiotaomicron* e *Bacteroides fragilis*, possa favorecer ainda mais a prevenção e o tratamento de doenças associadas ao envelhecimento.

Doença cardiovascular

O microbioma intestinal desempenha um papel significativo na inflamação cardiovascular relacionada à idade. Estudos demonstraram a presença de DNA bacteriano em placas ateroscleróticas, além de alterações microbianas observadas em pacientes com DCV.

Choroszy *et al.* (2022), em recente metanálise de sete publicações focadas em doença arterial coronariana, revelaram diminuição significativa na alfa diversidade da microbiota. Os resultados mais consistentes destacaram uma redução na abundância de Bacteroidetes e Lachnospiraceae em pacientes com doença arterial coronariana, enquanto a abundância de Enterobacteriaceae, *Lactobacillus* e *Streptococcus* foi aumentada nessa população. Em pacientes hipertensos, uma revisão sistemática de oito artigos, publicada em 2022, concluiu que, de modo geral, houve um aumento na abundância de *Catabacter, Serratia,* Enterobacteriaceae, *Ruminococcus torques, Parasutterella, Escherichia/Shigella* e *Klebsiella*, enquanto foi observada uma diminuição na abundância de *Sporobacter, Roseburia hominis, Romboutsia* spp. e *Roseburia*.

Com relação à função da barreira intestinal, múltiplos estudos em humanos e animais relataram aumento na permeabilidade intestinal em DCV. A disfunção da barreira mucosa e o aumento da permeabilidade do intestino delgado e grosso foram observados em investigações iniciais de insuficiência cardíaca crônica, estabelecendo um papel específico para a função da barreira intestinal. Em pacientes com insuficiência cardíaca crônica, a espessura muscular no íleo terminal e no cólon foi significativamente aumentada, assim como a permeabilidade do intestino delgado, avaliada pela relação lactulose/manitol, e a permeabilidade do intestino grosso, avaliada pela excreção de sucralose, quando comparados a controles. Também foram encontradas concentrações mais altas de bactérias aderentes à mucosa na MI de pacientes com insuficiência cardíaca crônica, em comparação com os controles.

A hipertensão arterial sistêmica (HAS) é o fator de risco mais importante para DCV e doenças cerebrovasculares e, frequentemente, coexiste com outros fatores de risco, causando graves doenças cardíacas, cerebrais e renais. Nos últimos 30 anos, o número de pacientes hipertensos dobrou, com apenas 13% desses pacientes adequadamente controlados.

O trato gastrointestinal (TGI) desempenha um papel crucial na regulação da relação entre o ambiente externo, substâncias comensais e patogênicas. Estudos sugerem que a diminuição na abundância e diversidade da MI, junto com um aumento na razão Firmicutes/Bacteroidetes (F/B), aumenta o risco de hipertensão. Miao *et al.* (2024) forneceram evidências convincentes de uma relação causal entre a microbiota e a pressão arterial. Um desequilíbrio na MI pode contribuir para a hipertensão e está intimamente associado a desregulação de AGCC, N-óxido de trimetilamina (TMAO), sulfeto de hidrogênio (H_2S) e lipopolissacarídeos (LPS), metabólitos produzidos pela microbiota.

Pacientes hipertensos apresentam aumento em gêneros potencialmente prejudiciais, como *Klebsiella* e *Streptococcus*, que estão associados com respostas pró-inflamatórias e redução da imunidade intestinal. Em contrapartida, micro-organismos produtores de AGCC estão relativamente reduzidos. Uma análise subsequente, que incluiu 60 pacientes hipertensos e 60 controles pareados, corrobora esses achados, mostrando reduções em contagens de genes, diversidade e alterações na composição microbiana de hipertensos. Virwani *et al.* mostraram que a betadiversidade e a composição da MI eram significativamente diferentes apenas em pacientes hipertensos do sexo feminino, com aumento significativo nas abundâncias de *Ruminococcus gnavus, Clostridium bolteae* e *Bacteroides ovale* – fenômenos que não foram observados em homens hipertensos. Esse resultado pode estar relacionado a diferenças hormonais entre os sexos.

Dieta e probióticos nas doenças cardiovasculares

Uma metanálise envolvendo 2.037 participantes demonstrou que o consumo de probióticos reduziu a pressão arterial sistólica em 3,05 mmHg e a pressão arterial diastólica em 1,51 mmHg, indicando que os probióticos são eficazes na redução da pressão arterial. De acordo com Khalesi *et al.*, a ingestão de probióticos poderia melhorar moderadamente a pressão arterial, com efeito mais significativo quando os probióticos são consumidos por tempo prolongado.

Um probiótico engenheirado específico (CB-GPL-1) mostrou-se capaz de manter a homeostase intestinal regulando a abundância de *Lactobacillus* e diminuindo os níveis de *Porphyromonas*. Esse probiótico medeia seus efeitos por meio do peptídeo semelhante ao glucagon-1 (GLP-1) e ácido butírico de modo a regularizar o sistema renina-angiotensina-aldosterona (RAAS) e o GPR109A nos rins, iniciar o mecanismo anti-hipertensivo e ativar a via de sinalização AMPK. Isso resulta na regulação da proliferação e da apoptose miocárdicas, o que melhora a hipertrofia das células miocárdicas e a fibrose da parede ventricular. Kong *et al.* identificaram que o efeito anti-hipertensivo de um iogurte probiótico estava associado ao aumento da abundância fecal de bactérias produtora de AGCC, como *Blautia*, *Roseburia*, *Bacteroides* e *Alloprevotella*, além da elevação nos níveis desses AGCC, incluindo ácido acético, ácido propiônico e ácido butírico.

Em modelo experimental, os probióticos demonstraram capacidade de reduzir a pressão arterial sistólica em ratos, por meio da modulação da MI, com aumento dos níveis de mRNA dos receptores do tipo *toll 4* (TLR4), da atividade da nicotinamida adenina dinucleotídeo fosfato (NADPH) oxidase e da fosforilação do óxido nítrico (NO) sintase endotelial, além de promover melhoria nos estados vasculares pró-oxidativos e pró-inflamatórios.

Os probióticos também têm um papel na supressão de fatores de risco para a hipertensão de forma a melhorar os níveis de lipídios no sangue, controlar o peso corporal e reduzir os níveis de glicose no sangue.

Diabetes *mellitus* tipo 2 e obesidade

A idade avançada é um importante fator de risco independente para diabetes *mellitus* tipo 2 (DM2), e o microbioma intestinal pode estar envolvido em sua fisiopatologia.

De acordo com dados divulgados pela Federação Internacional de Diabetes em 2017, 425 milhões de pessoas (8,8%) entre 20 e 79 anos apresentam DM2 em todo o mundo. Essa condição frequentemente está acompanhada de hiperglicemia, hipertensão e alterações no perfil lipídico, condições que, em geral, ocorrem simultaneamente e afetam a saúde humana. Dessa forma, torna-se fundamental identificar abordagens eficazes para o tratamento conjunto dessas doenças.

Evidências crescentes evidenciam o papel de agentes anti-hiperglicemiantes, como as tiazolidinedionas (TZD), agonistas do receptor de peptídeo semelhante ao glucagon-1 (GLP-1 RA), inibidores da dipeptidil peptidase IV (DPP-4i) e inibidores do cotransportador de sódio-glicose tipo 2 (SGLT-2i) no manejo da hiperglicemia, hiperlipidemia e hipertensão. Embora esses medicamentos contribuam para o controle glicêmico em pacientes com DM2, diferentes classes de fármacos antidiabéticos apresentam eficácia glicêmica variável e podem ter impactos distintos no perfil lipídico dos pacientes.

Gurung *et al.* (2020) revisaram 42 estudos humanos sobre o tema e identificaram tendências microbianas associadas à doença. Entre os achados comuns, foi observada uma associação negativa entre DM2 e os gêneros *Bifidobacterium*, *Bacteroides*, *Faecalibacterium*, *Akkermansia* e *Roseburia*, e uma associação positiva da doença com *Ruminococcus*, *Fusobacterium* e *Blautia*.

Em recente revisão sistemática e metanálise de sete estudos investigando disbiose em DM2 (600 casos de DM2 e 543 controles, totalizando 1.143 amostras), os autores encontraram diferenças significativas na beta diversidade, mas não na alfadiversidade, entre indivíduos com DM2 e controles. As abundâncias taxonômicas mostraram tendências consistentes em pacientes com DM2: aumentos nas abundâncias relativas de Firmicutes (classe Negativicutes, ordem Selenomonadales, família Veillonellaceae) e Actinobacteria, e diminuição na abundância relativa de Bacteroidetes (classe Bacteroidia ou ordem Bacteroidales).

No contexto da obesidade, o aumento global de sua prevalência tem sido relacionado a um risco significativamente maior de morte precoce. Estudos indicam que a obesidade gera perda considerável de anos de vida, especialmente em indivíduos mais jovens e do sexo masculino. Por exemplo, adultos australianos com obesidade, entre 20 e 39 anos, podem perder de 5,6 a 10,3 anos de vida em comparação a pessoas com peso adequado, e os homens perdem, em média, 27,7% mais anos do que as mulheres. Além disso, a obesidade acelera o surgimento de doenças relacionadas à idade, como DM2, câncer e DCV. Fatores como um estilo de vida sedentário, hábitos alimentares ruins, predisposição genética e desregulação hormonal contribuem tanto para a obesidade como para o envelhecimento. Assim, a obesidade e o envelhecimento compartilham várias áreas de sobreposição. Um estilo de vida menos ativo, hábitos alimentares inadequados, predisposição genética e sinalização hormonal desregulada podem causar obesidade ou envelhecimento e favorecer sarcopenia e inflamação de baixo grau. Além disso, aspectos fisiológicos da obesidade se assemelham aos do envelhecimento, como a produção excessiva de espécies reativas de oxigênio (EROS) e disfunções mitocondriais.

A evidência sobre as alterações composicionais e funcionais do microbioma intestinal em indivíduos obesos e idosos é vasta, mas ainda não totalmente compreendida. Observa-se, entre as populações obesas e idosas, que maior abundância do filo Proteobacteria pode indicar um estado subjacente de endotoxemia metabólica. Além disso, reduções nas classes Clostridia ou na espécie *Akkermansia muciniphila* podem ser características de um fenótipo relacionado à obesidade ou ao envelhecimento acelerado. Metabólitos microbianos, como LPS séricos, AGCC e ácidos biliares (AB), podem atuar como biomarcadores na obesidade e envelhecimento. A mensuração desses micro-organismos e seus metabólitos, utilizando procedimentos minimamente invasivos e de baixo custo, pode auxiliar no diagnóstico e manejo clínico de obesidade, envelhecimento e distúrbios metabólicos relacionados. Avaliações adicionais em coortes regionais específicas são necessárias antes que esses biomarcadores possam ser utilizados clinicamente. O Quadro 5.1 descreve alterações na composição e função da MI na população de obesos e idosos.

Quadro 5.1. Alterações na composição e função da microbiota intestinal em população de obesos e idosos

Aumento da abundância microbiana	*Redução da abundância microbiana*	*Mudança funcional na microbiota*
Firmicutes Proteobacteria Enterobacteriaceae *Streptococcus* *Enterococcus* *Lactobacillus*	Alfadiversidade Bacteroidetes Clostridiaceae *Prevotella* *Akkermansia muciniphila* *Faecalibacterium prausnitzii* *Bifidobacterium*	Redução das *tight junctions* Redução da integridade de barreira Redução de AGCC Degradação de muco Aumento da permeabilidade intestinal Translocação bacteriana Cólon inflamado

Fonte: Desenvolvido pela autoria.

• Dieta, prebiótico, probióticos e pós-biótico no diabetes *mellitus* tipo 2 e obesidade

Evidências de ensaios controlados randomizados sugerem que os probióticos podem oferecer efeitos benéficos no controle glicêmico. Recente revisão sistemática e metanálise, que incluiu 33 estudos elegíveis, totalizando 1.927 participantes, foi realizada para quantificar o efeito da administração de probióticos na homeostase glicêmica em pacientes com DM2. Os resultados revelaram que, em comparação ao placebo, uma dose média de probióticos de aproximadamente 10^9 unidades formadoras de colônia (UFC)/dia reduziu significativamente os níveis de hemoglobina glicada (HbA1c) ($p= 0,003$), os níveis de glicose no sangue em jejum ($p < 0,0001$) e a resistência à insulina pelo índice HOMA (HOMA-IR) ($p < 0,00001$).

Chen *et al.* (2025) realizaram uma metanálise com o objetivo de avaliar os efeitos da suplementação de probióticos em biomarcadores-chave de estresse oxidativo (malondialdeído [MDA], capacidade antioxidante total [TAC], glutationa reduzida [GSH] e NO) e inflamação (interleucina-6 [IL-6], fator de necrose tumoral-alfa [TNF-α] e proteína C-reativa [PCR]) em indivíduos com diabetes. Os probióticos melhoraram significativamente os biomarcadores de inflamação e de estresse oxidativo nos pacientes com essa condição, com variações influenciadas pela população estudada e pela dosagem utilizada.

Liang *et al.* (2022) realizaram uma metanálise em pacientes com DM2 e propuseram recomendações relevantes para o uso de suplementação probiótica associada a medicamentos redutores de glicose. De acordo com o estudo, os agonistas do GLP-1 RA são apontados como a melhor opção para a redução da glicemia em jejum, seguidos pelos SGLT-2i e pelas TZD. A administração de SGLT-2i, TZD, DPP-4i e GLP-1 RA também pode ser eficaz na redução do nível de HbA1c. Quanto à suplementação probiótica, especialmente com formulações multiespécies, os autores destacaram seu potencial na redução de índices glicêmicos (glicose em jejum, HbA1c e HOMA-IR), de indicadores do perfil lipídico (colesterol total e triglicerídeos) e da pressão arterial (sistólica e diastólica). Embora o efeito dos probióticos sobre os parâmetros glicêmicos tenha sido consideravelmente mais modesto em comparação aos medicamentos hipoglicemiantes, sua eficácia na melhoria de outros índices metabólicos, como dislipidemia e hipertensão, foi significativamente maior. Dessa forma, os probióticos foram descritos como adequados para pacientes com DM2 menos severo, enquanto, para tratamento de pacientes com diabetes de alta gravidade, ainda se deve considerar medicamentos redutores de glicose como tratamento primário.

As terapias bióticas, incluindo prebióticos, probióticos, simbióticos e pós-bióticos, oferecem benefícios específicos para manejo do DM2 e da obesidade e podem ser utilizadas no desenvolvimento de novos tratamentos.

Câncer gastrointestinal

O câncer é, com frequência, considerado uma doença predominantemente associada ao envelhecimento. Com o avanço da idade, ocorrem mudanças na composição, diversidade e características funcionais da MI, influenciada por fatores internos e externos – como dieta, medicamentos ou condições crônicas de saúde, que podem culminar em disbiose, reconhecido como possível marcador da carcinogênese. Esse processo de envelhecimento também é acompanhado por alterações na imunidade inata e adaptativa, conhecidas como imunossenescência, e por inflamação crônica de baixo nível, denominada inflamação do envelhecimento (*inflammaging*).

O aumento da incidência e da mortalidade por câncer em idosos está relacionado a essas alterações na MI, que provocam modificações sistêmicas no metabolismo e resultam na desregulação imunológica com potenciais efeitos tumorigênicos. A microbiota e a imunossenescência também podem impactar a resposta ao tratamento oncológico.

Um entendimento profundo a respeito dessas alterações associadas à idade pode elucidar os riscos de desenvolvimento e a progressão do câncer em idosos. As estratégias de intervenção que visam a MI podem atenuar a inflamação do envelhecimento e regular a função imunológica, proporcionando benefícios antitumorais em pacientes idosos.

Câncer colorretal

O câncer colorretal (CCR), que inclui câncer nas regiões do cólon e reto, é o terceiro tipo de câncer mais comum em homens e mulheres, causando milhares de mortes por ano. A manifestação dos sintomas depende principalmente da localização do tumor, de seu estágio e do envolvimento de órgãos adjacentes. Enquanto o CCR é raro na África, sua ocorrência é bastante comum na Europa Ocidental e na América. A incidência de CCR é cerca de 30% maior em homens do que em mulheres, e a mortalidade é aproximadamente 40% maior nessa população. Essa disparidade de incidência e mortalidade é atribuída a diferenças na exposição a fatores de risco, como consumo de álcool, tabagismo e hormônios sexuais. Também foram observadas diferenças na localização do CCR entre os gêneros: em mulheres, a proporção de câncer de cólon em relação ao câncer retal é de 3:1, enquanto nos homens é de 2:1.

Um dos fatores de risco mais significativos para o desenvolvimento do CCR é a idade, com a incidência aumentando com o envelhecimento. Cerca de 91% dos novos casos de CCR e 94% das mortes atribuídas à doença ocorrem em pessoas com mais de 50 anos, enquanto a incidência é 15 vezes maior em indivíduos com mais de 50 anos em comparação aos de 20 a 49 anos. Acredita-se que, com o avanço da idade, ocorre uma diminuição na resistência imunobiológica do organismo, o que provoca acumulação de mutações que escapam aos mecanismos de controle e tornam-se focos de carcinogênese.

No entanto, nas últimas décadas, tem se observado um aumento na incidência de CCR entre indivíduos mais jovens, frequentemente associado a condições como colite ulcerativa persistente ou pólipos adenomatosos familiares. Embora a incidência geral de CCR, nos Estados Unidos, tenha diminuído em virtude do aumento da triagem por colonoscopia, os casos continuam a aumentar entre adolescentes e jovens adultos. O fator hereditário também desempenha papel importante nesses casos, embora represente apenas cerca de 8% do total de diagnósticos. Muitos especialistas acreditam que hábitos alimentares inadequados estejam entre os principais responsáveis por este aumento na população jovem.

A MI altera o microambiente metabólico do hospedeiro e pode, direta ou indiretamente, influenciar os processos de mutagênese e carcinogênese. Nesse contexto, é possível identificar bactérias com potencial participação no desenvolvimento do CCR:

- A espécie *Fusobacterium nucleatum* induz a ativação da β-catenina/Wnt via proliferação celular e estimula o desenvolvimento tumoral;
- A proteína de *Streptococcus gallolyticus* contribui para a hiperexpressão da ciclo-oxigenase 2 (COX-2), previne apoptose, promove angiogênese e inflamação;
- Cepas de *Enterococcus faecalis* têm capacidades diferentes de gerar EROS e superóxidos extracelulares, induzindo dano no DNA e instabilidade cromossômica;
- Toxinas de *Bacteroides fragilis* aumentam a sinalização da β-catenina/Wnt e do fator nuclear kappa β (NF-κβ) durante o CCR;

Numerosos estudos tentam estabelecer a carcinogenicidade de diversas bactérias, como o *Streptococcus bovis,* fortemente relacionada à endocardite e ao CCR após ocorrência de bacteremia – especialmente no subtipo *S. bovis* I (*S. galllotyticus*). Estudo retrospectivo, multicêntrico, realizado na Espanha, avaliou 503 pacientes com bacteremia por *S. bovis*, com média de idade de 68 anos e predominância do sexo masculino (66,2%). Endocardite foi encontrada em 39,6% e CCR: adenoma e câncer em 31,4% dos participantes. O câncer foi encontrado principalmente na região retossigmoide (70%). A CCR ocorreu mais no subtipo *S. bovis I* (*S. galllotyticus*), sobretudo por adenomas. Em contrapartida, o câncer avançado foi mais frequentemente associado ao subtipo *S. bovis II* (*S. infantarius*). Com base nesses e em outros achados descritos na literatura, a realização de colonoscopia é considerada mandatória em casos de endocardite ou bacteremia causadas por *S. bovis I* (*S. galllotyticus*).

O *Enterococcus faecalis* está associado à malignidade, sendo um dos achados microbianos mais frequentes. As espécies *Escherichia coli* e *Bacteroides fragilis* também estão envolvidas no CCR esporádico. Segundo revisão sistemática de 90 estudos, maior abundância de *Fusobacterium*, especialmente *Fusobacterium nucleatum*, está associada à presença de adenomas e ao desenvolvimento de CCR. *Fusobacterium* é um gênero microbiano invasivo, encontrado no interior do biofilme colônico, na camada de muco, nas criptas e dentro do epitélio colônico. Sua localização é predominante antes da flexura esplênica, ou seja, na porção proximal do cólon. Existem evidências de que dietas ricas em fibras podem reduzir o risco do CCR em casos de *F. nucleatum* DNA-positivo. Embora a fisiopatologia não esteja completamente esclarecida, sabe-se que, por ser invasivo, *Fusobacterium* ativa a inflamação e o caminho da carcinogênese, assim como modula a imunidade, favorecendo a progressão do câncer. Essas evidências necessitam ser mais bem estudadas e compreendidas.

Há também envolvimento da microbiota oral na carcinogênese do CCR. Bactérias orais que induzem periodontopatias, como *Fusobacterium nucleatum* e *Porphyromonas gingivalis,* podem translocar-se para o cólon e o reto e tornar-se parte da microbiota colônica potencialmente patogênica, o que favorece disbiose.

• Dieta, prebióticos e probióticos no câncer colorretal

As infecções de sítio cirúrgico (ISC) são complicações significativas em cirurgias de CCR, resultando em permanência hospitalar prolongada e em aumento da morbidade. Estudos recentes sugerem que probióticos orais podem ajudar a prevenir ISC. Metanálise de dez estudos analisou a relevância dos probióticos na cirurgia para tratamento de CCR e mostrou que o uso de probióticos reduziu significativamente a incidência de ISC e o tempo de internação hospitalar. Nessa área de estudo, intervenções com múltiplas cepas de probióticos mostraram-se mais eficazes em comparação àquelas com cepas únicas.

Estudo mostrou que o uso dos probióticos *Bifidobacterium longum*, *Lactobacillus acidophilus* e *Enterococcus faecalis* reduziu significativamente a presença de *Fusobacterium* – em aproximadamente cinco vezes – em pacientes cirúrgicos com CCR, quando comparados ao grupo placebo ($p = 0{,}03$). Dessa forma, pode-se abrir um caminho para a quimioprevenção e a terapêutica no CCR, por meio da associação entre fibras e probióticos.

Câncer de pâncreas

O câncer de pâncreas (CP), em especial o adenocarcinoma ductal pancreático (ACDP), é uma das doenças mais letais do mundo, sendo a terceira principal causa de morte relacionada ao câncer nos Estados Unidos, com uma taxa de sobrevida em 5 anos de apenas 12%. Estima-se que, até 2030, se tornará a segunda principal causa de morte por câncer no país. O ACDP é uma doença multifatorial, tendo seu início, progressão e metástase dependentes de alterações no microambiente tumoral (MAT). A microbiota, como parte do MAT, tem recebido atenção crescente, pois afeta o crescimento e a disseminação do ACDP. Os AGCCs, que são mais abundantes em indivíduos obesos, podem ativar a via de sinalização MAPK de modo a promover a proliferação celular cancerosa.

O ACDP pode ser dividido em câncer da cabeça do pâncreas (CCP) e câncer do corpo/caudal do pâncreas (CCCP). Evidências crescentes mostram que os tumores em diferentes locais apresentam manifestações clínicas, desfechos e diversidade genética ou molecular distintos. Pacientes com CCCP apresentaram menor taxa de cirurgia relacionada ao tumor (16% vs. 30%) e um tempo médio de sobrevida inferior (4 meses vs. 6 meses), em comparação com pacientes com CCP. Essa diferença de sobrevivência pode ser atribuída à apresentação clínica relativamente tardia do CCCP e à falta de sintomas evidentes, como a icterícia obstrutiva. Entretanto, há evidências que indicam que a menor sobrevida no CCCP não está relacionada ao estágio da doença, já que a frequência da mutação do gene SMAD4 foi maior no CCCP do que no CCP nos estágios iniciais.

Revisão de centenas de metanálises sobre CP revelaram que infecção de *Helicobacter pylori* é considerada fator de risco para o ACDP, assim como a pancreatite crônica e a pancreatite autoimune.

O *H. pylori* estimula a carcinogênese pancreática de diversas maneiras:

- Ativa o NF-κβ e o fator de resposta de junção (AP-1), promovendo a desregulação do processo celular.
- Aumenta o nível de IL-8, o que acelera a inflamação e, eventualmente, a carcinogênese pancreática.
- Hiperestimula a mutação do gene KRAS (ação da LPS).
- Ativa de forma persistente o transdutor de sinal e ativador da transcrição 3 (STAT3), promovendo a progressão do CP pela desregulação da expressão de proteínas antiapoptóticas e proliferativas, incluindo Bcl-xL, MCL-1, survivina, c-myc e ciclina D1.

Câncer gástrico

O câncer gástrico (CG) é o quinto tipo de câncer mais comum e representa a terceira principal causa de mortes relacionadas à doença em todo o mundo. As taxas de mortalidade permanecem muito altas no CG, apesar dos avanços nas estratégias terapêuticas, que vão desde cirurgia, quimioterapia e radioterapia até terapias moleculares direcionadas e imunoterapia. O desenvolvimento do CG envolve um processo dinâmico e multifatorial que resulta da interação de vários fatores genéticos e ambientais do hospedeiro. Trata-se de uma doença caracterizada por elevada heterogeneidade.

O CG do tipo intestinal apresenta uma série de alterações que se inicia a partir na mucosa gástrica normal, evoluindo para gastrite erosiva, gastrite atrófica e metaplasia epitelial intestinal, culminando em proliferação celular heterogênea e eventual progressão para CG *in situ* e carcinoma invasivo. Embora o desenvolvimento do CG do tipo difuso seja menos compreendido, acredita-se que *Helicobacter pylori* e a inflamação desempenham um papel relevante nesse processo.

O estômago costumava ser considerado um órgão estéril em razão da presença do ácido gástrico. No entanto, essa visão foi contestada a partir da descoberta do *Helicobacter pylori* em 1983. Posteriormente, em 2006, pesquisadores confirmaram, pela primeira vez, por meio de sequenciamento genético, que a microbiota gástrica tem uma comunidade diversa de 128 filótipos. Com a ampla aplicação da macrogenômica e das tecnologias de sequenciamento de alto rendimento na microbiologia, a diversidade e a complexidade das comunidades microbianas gastrointestinais associadas ao CG têm sido gradualmente reveladas.

Helicobacter pylori é uma bactéria que coloniza cerca de 50% da população mundial, com alta prevalência em países em desenvolvimento (atingindo até 80%) e está fortemente associada ao CG, desempenhando um papel importante em sua carcinogênese. A infecção por *H. pylori* provoca inflamação crônica que pode evoluir para gastrite atrófica, aumentando o risco de CG.

A carcinogenicidade de *H. pylori* é influenciada por fatores como a virulência da cepa, a carga bacteriana e os hábitos do hospedeiro. Evidências indicam que a erradicação precoce da bactéria pode reduzir a incidência de CG, sobretudo em indivíduos sem lesões precoces. Por esse motivo, especialistas recomendam que a erradicação ocorra preferencialmente antes da fase crônica da gastrite atrófica para. Curiosamente, o *H. pylori* tende a ser menos abundante em tecidos tumorais do que em tecidos saudáveis, e sua abundância diminui à medida que o CG avança, sugerindo uma relação complexa com os diferentes estágios de desenvolvimento do câncer.

• Dieta, probióticos e transplante de microbiota fecal no câncer gástrico

Xiong *et al.* (2024) demonstraram que a administração de probióticos no período pré-operatório em pacientes com CG pode reduzir os níveis de inflamação pós-operatória e preservar a diversidade e abundância de micro-organismos após a cirurgia. A suplementação com probióticos no pós-operatório também mostrou benefícios, como a redução de complicações, a promoção da recuperação nutricional e a melhora do prognóstico desses pacientes.

A combinação de *Bacillus, Butyricicoccus* e *Faecalibacterium* pode mitigar danos intestinais induzidos por oxaliplatina em pacientes com CG. Estudos clínicos mostraram que a associação de probióticos com antibiótico para tratamento de *H. pylori* pode potencializar os resultados da intervenção. Prebióticos, como inulina e oligofrutose, podem aumentar a abundância de *Bifidobacterium, Lactobacillus* e *Faecalibacterium*, auxiliando no tratamento do câncer. A inulina também demonstrou ter efeitos preventivos sobre a metástase do câncer ao promover a produção de AGCC. Simbióticos também se associaram com redução de sintomas pós-tratamento em pacientes com câncer, incluindo náuseas, vômitos, anorexia, diarreia e neutropenia febril.

O transplante de microbiota fecal (TMF) é outro método eficaz para restaurar o equilíbrio ecológico e favorecer uma microbiota saudável. Essa terapêutica foi aprovada pela Food and

Drug Administration (FDA) para o tratamento de infecções recorrentes e refratárias por *Clostridium difficile*.

No tratamento oncológico, o TMF pode reprogramar o MAT para superar a resistência ao tratamento com anticorpos anti-PD-1. Recentemente, Peng *et al.* (2023), em ensaio clínico de braço único e aberto, exploraram o potencial do TMF nas terapias anti-PD-1 em cânceres gastrointestinais. Dados preliminares desse ensaio sugeriram que a combinação do TMF com o imunoterápico nivolumab foi capaz de alterar a estrutura da MI e, potencialmente, superar a resistência às terapias anti-PD-1 no tratamento dos cânceres estudados.

Distúrbios neurodegenerativos

Doença de Alzheimer

A doença de Alzheimer (DA) é um transtorno neurodegenerativo relacionado à idade, que acomete principalmente adultos mais velhos. É a forma mais comum de demência e uma doença incurável até o momento. Estima-se que mais de 55 milhões de pessoas em todo o mundo sofram de DA e demência, com número de casos previsto para atingir 131 milhões até 2050.

Os sintomas clínicos da DA incluem deterioração cognitiva progressiva, comprometimento da memória de curto prazo, distúrbios emocionais e afasia, entre outros. À medida que a doença avança, aparecem sintomas neuropsiquiátricos, como perda evidente da linguagem, capacidade de resolver problemas e pensamento abstrato, desorientação e degradação física. Como resultado, os pacientes são incapazes de realizar suas tarefas diárias normais, perdem gradualmente a mobilidade, tornam-se acamados e, então, falecem.

A DA é considerada uma doença multifatorial de fisiopatologia complexa, caracterizada por alterações histopatológicas específicas no cérebro, como placas neuríticas (NP) compostas de beta-amiloide (Aβ) e emaranhados neurofibrilares intracelulares (NFTs) formados por proteína tau hiperfosforilada. Em condições normais, ambas as proteínas (Aβ e tau) são solúveis, mas, em condições patológicas, elas se agrupam em estruturas betaenoveladas, o que causa a morte neuronal. A disfunção de Aβ e tau pode desencadear o desenvolvimento da DA.

Entre as alternativas terapêuticas, a imunoterapia se destaca ao empregar anticorpos monoclonais para direcionar e eliminar especificamente proteínas tóxicas implicadas na DA. Além disso, o uso de plantas medicinais é examinado, pois os efeitos sinérgicos entre seus componentes podem conferir propriedades neuroprotetoras. A modulação da microbiota também é abordada como uma estratégia periférica que pode influenciar processos neuroinflamatórios e degenerativos no cérebro. Além disso, o potencial terapêutico de abordagens emergentes – como o uso de microRNAs, para regular processos celulares-chave, e nanoterapia, que possibilita a entrega precisa de medicamentos ao sistema nervoso central (SNC) – é analisado. Apesar dos avanços promissores nessas estratégias, a incidência da DA é crescente

As alterações mais específicas no microbioma intestinal de pacientes com DA incluem diminuição de bactérias anti-inflamatórias, como *Bifidobacterium breve*, e aumento de bactérias pró-inflamatórias pertencentes aos filos Firmicutes e Bacteroidetes. Esses desequilíbrios estão associados ao aumento de inflamação no plasma e, subsequentemente, no SNC. Esses dados sugerem que o microbioma intestinal tem forte conexão com a patogênese da

DA, bem como a diminuição da diversidade microbiana pode desencadear muitas patologias no cérebro, como degeneração cerebrovascular, agregação Aβ e doenças associadas à agregação patológica da proteína tau.

• Dieta, probióticos e transplante de microbiota fecal na doença de Alzheimer

Recentemente, os probióticos ganharam atenção na função cerebral por seu papel na melhora da microbiota gastrointestinal, influenciando positivamente o eixo microbiota-intestino-cérebro (EMIC). Os probióticos com essa função, conhecidos como "psicobióticos", podem liberar substâncias neuroativas e afetar diretamente o cérebro humano. Muitas dessas respostas surgem da regulação de vias de sinalização intracelular, como as quinases ativadas por mitógeno (MAPKs) e NF-κβ.

Vários estudos mostraram que a suplementação com probióticos pode restaurar a microbiota, melhorar a integridade da barreira intestinal, da barreira hematoencefálica e reduzir a neuroinflamação assim como o declínio cognitivo. Em modelos animais com DA, a administração de probióticos aumentou espécies de Actinobacteria e *Bacteroides*, impactando significativamente a memória de longo prazo, a inflamação e a plasticidade neural. Recentemente, um estudo em camundongos com DA demonstrou que a administração de uma formulação probiótica reduziu significativamente o estresse oxidativo ao induzir mecanismos dependentes de sirtuina-1. Além disso, combinação de *Lactobacillus e Bifidobacterium* modificou neurotransmissores específicos, como ácido gama-aminobutírico (GABA) e glutamato.

Assim, o objetivo de usar probióticos na DA é reverter a disbiose, restaurando um equilíbrio saudável dos micro-organismos intestinais. Isso pode melhorar a integridade da barreira intestinal, reduzir processos pró-inflamatórios e a translocação de metabólitos neuroativos patofisiológicos. Além disso, a restauração da homeostase da microbiota tem efeitos benéficos na função cognitiva e promove a produção de neurotransmissores e metabólitos, como AGCC, que têm propriedades anti-inflamatórias e neuroprotetoras.

Em um ensaio clínico não controlado, Ton *et al.* mostraram que pacientes com DA que receberam suplementação com leite fermentado contendo os probióticos *Acetobacter aceti, Acetobacter* spp., *Lactobacillus delbrueckii, Lactobacillus fermentum, Lactobacillus fructivorans, Enterococcus faecium, Leuconostoc* spp., *Lactobacillus kefiranofaciens, Debaryomyces hansenii* e *Candida krusei*, na dose de 2 mL/kg/dia, durante 90 dias, tiveram melhora em memória, funções visioespaciais/abstratas e funções executivas/linguísticas. Eles também apresentaram uma diminuição nos marcadores inflamatórios, estresse oxidativo e dano celular no sangue.

Tamtaji *et al.* mostraram, em ensaio clínico randomizado, duplo-cego e controlado, que a suplementação de *Lactobacillus acidophilus, Bifidobacterium bifidum* e *Bifidobacterium longum*, associada a selênio, durante 12 semanas, melhorou a função cognitiva de pacientes com doenças neurodegenerativas. Esses pacientes também mostraram aumento nos marcadores antioxidantes e diminuição dos níveis séricos de proteína C-reativa de alta sensibilidade.

O objetivo do TMF é restaurar um equilíbrio microbiano saudável no intestino de pacientes com Alzheimer, potencialmente melhorando o humor, a memória e a cognição. Antes, essa estratégia fora utilizada no tratamento de infecções gastrointestinais recorrentes causadas por *Clostridium difficile*, uma bactéria que pode causar diarreia e problemas digestivos graves, particularmente em casos de resistência a antibióticos.

Relato de casos de pacientes com DA e recorrente infecção por *Clostridium difficile* (ICD), tratados com uma única dose de TMF (300 mL), mostrou melhora cognitiva e de humor aos 2 e

6 meses após o TMF. Em outro relato semelhante, uma paciente com DA e ICD foi tratada com duas doses de TMF, administradas por colonoscopia com um intervalo de 3 meses. A análise da MI revelou um enriquecimento de Bacteroidales e Bacteroidia, associados à função cognitiva. Além disso, mudanças nos indicadores de AGCC foram observadas após o TMF, o que pode estar relacionado à melhora funcional. Cheng *et al.* (2023) também realizaram TMF, por meio da administração em cápsulas (1 g de mistura fecal por cápsula), em um ensaio clínico de rótulo aberto e de braço único. Pacientes com DA tomaram três doses de 40 cápsulas a cada 2 semanas. Seis meses após o TMF, não houve melhora na função cognitiva; no entanto, também não houve deterioração. O TMF alterou a composição da MI, com os indivíduos apresentando um aumento em Fusobacteriales, Fusobacteriaceae, Fusobacteria, Eggerthellaceae e *Prevotella*.

Doença de Parkinson

A doença de Parkinson (DP) é uma condição neurodegenerativa progressiva, caracterizada pela degeneração de neurônios dopaminérgicos na substância *nigra*, que provoca uma variedade de sintomas motores e não motores, como tremores, lentidão, rigidez muscular, desequilíbrio e alteração da fala. A DP está se tornando uma séria preocupação de Saúde Pública, com uma prevalência global de aproximadamente 6,1 milhões de pessoas em 2016, projetando-se que esse número duplique até 2040. A DP apresenta uma etiologia complexa, que inclui fatores hereditários e ambientais que contribuem para a patogênese da doença. Estudos relataram que mutações em genes como SNCA, LRRK2, PARK7, PINK1 e PRKN estão associadas às formas familiares de DP, enquanto estudos de associação em todo o genoma revelaram mais de 90 *loci* de risco para a DP idiopática.

As condições inflamatórias associadas ao envelhecimento, conhecidas como *inflammaging*, são fortemente influenciadas por alterações no microbioma gastrointestinal. Há uma estreita relação entre inflamação intestinal e DP, evidenciada pela alta expressão de citocinas inflamatórias em tecidos intestinais de pacientes com essa condição. Estudos mostraram que pacientes com DP apresentam níveis elevados de mediadores inflamatórios, como TNF-α, IL-1β, IL-6 e interferon gama (IFN-γ), indicando inflamação gastrointestinal. Além disso, observou-se uma redução significativa em gêneros bacterianos anti-inflamatórios, como *Blautia*, *Coprococcus*, *Roseburia* e *Faecalibacterium*, nas fezes e mucosa intestinal de pacientes com DP.

O estado subinflamatório sistêmico em pacientes com DP está relacionado a uma maior abundância de Verrucomicrobia e *Bacteroides*, que se correlaciona a níveis elevados de citocinas inflamatórias no plasma. Estudos em camundongos indicam uma interação significativa entre micro-organismos intestinais, inflamação intestinal e predisposição genética para a DP.

• Dieta, probióticos, prebióticos, pós-bióticos e TMF na doença de Parkinson

Está bem-documentado que dietas mediterrâneas e cetogênicas, juntamente com nutrientes como ácidos graxos ômega-3, vitamina D e fibra dietética, oferecem potenciais benefícios terapêuticos para o tratamento e melhora da qualidade de vida de pacientes com DP. A ingestão da dieta mediterrânea ajuda a desacelerar a progressão da DP, reduz a inflamação e promove a saúde intestinal ao aumentar a diversidade microbiana. Uma análise de pesquisa abrangente revelou que a dieta ocidental exacerba a progressão da DP por causa da baixa qualidade de fibra, enquanto a dieta mediterrânea, rica em fibras e polifenóis, alivia os sintomas da DP.

Muitas abordagens terapêuticas que visam o microbioma intestinal demonstraram grande promessa no manejo e tratamento da DP. A lógica para seu uso resulta das evidências crescentes de que a disbiose e a comunicação alterada do eixo intestino-cérebro contribuem para a patogênese da doença. O uso clínico de probióticos, prebióticos, simbióticos e pós-bióticos oferece uma solução potencial para restaurar o equilíbrio microbiano e melhorar a saúde intestinal. Algumas bactérias benéficas, como *Lactobacillus* e *Bifidobacterium*, são de grande importância para manter um ambiente intestinal saudável, reduzindo o estresse oxidativo e a inflamação.

O TMF é outro método bem-documentado para restaurar o ecossistema intestinal. Entretanto, com resultados inconclusivos, são necessárias mais pesquisas extensas para determinar seus efeitos a longo prazo em pacientes com DP.

Conclusões

O consumo adequado e regular de probióticos pode produzir benefícios à saúde, que inclui redução dos fatores de risco para doenças cardiometabólicas. Atualmente, os estudos não mostram apenas ações dos probióticos na função gastrointestinal, mas também em outros sistemas, como o cardiovascular. Desse modo, vemos os probióticos se mostrarem promissores em estudos que avaliam seu efeito no diabetes *mellitus*, hipertensão arterial sistêmica, obesidade, aterosclerose e doença renal crônica.

Existem muitas evidências de que a MI está envolvida não apenas na carcinogênese, mas também na modulação da atividade, eficácia e toxicidade das terapias antitumorais. Nesse contexto, a microbiota emerge como um alvo promissor para favorecer o tratamento do câncer. A modulação da MI, por meio do uso de probióticos ou simbióticos, pode representar uma estratégia benéfica na prevenção e inibição de agentes carcinogênicos, bem como no suporte ao tratamento oncológico.

A MI também atua na patogênese de doenças neurodegenerativas. Restaurar a diversidade da microbiota em idosos, usando probióticos ou TMF em pacientes com Alzheimer, pode representar uma nova arma terapêutica para manter a homeostase e reduzir a inflamação cerebral.

Bibliografia consultada

- Alam M, Abbas K, Mustafa M, Usmani N, Habib S. Microbiome-based therapies for Parkinson's disease. Front Nutr. 2024;11:1496616.
- Boyajian JL, Islam P, Abosalha A, Schaly S, Thareja R, Kassab A et al. Probiotics, prebiotics, synbiotics and other microbiome-based innovative therapeutics to mitigate obesity and enhance longevity via the gut-brain axis. Microbiome Res Rep. 2024;3(3):29.
- Chen X, Yan L, Yang J, Xu C, Yang L. The impact of probiotics on oxidative stress and inflammatory markers in patients with diabetes: a meta-research of meta-analysis studies. Front Nutr. 2025;12:1552358.
- Chen X, Zhang W, Lin Z, Zheng C, Chen S et al. Preliminary evidence for developing safe and efficient fecal microbiota transplantation as potential treatment for aged related cognitive impairments. Front. Cell. Infect. Microbiol. 2023;13:1103189.
- Choroszy M, Litwinowicz K, Bednarz R, Roleder T, Lerman A, Toya T et al. Human gut microbiota in coronary artery disease: a systematic review and metaanalysis. Metabolites. 2022;12:1165.
- Escalante J, Artaiz O, Diwakarla S, McQuade RM. Leaky gut in systemic inflammation: exploring the link between gastrointestinal disorders and age-related diseases. Geroscience. 2025;47(1):1-22.
- Franco GA, Interdonato L, Cordaro M, Cuzzocrea S, Di Paola R. Bioactive compounds of the Mediterranean diet as nutritional support to fight neurodegenerative disease. Int J Mol Sci. 2023;24:7318.
- Golshany H, Helmy SA, Morsy NFS, Kamal A, Yu Q, Fan L. The gut microbiome across the lifespan: how diet modulates our microbial ecosystem from infancy to the elderly. Int J Food Sci Nutr. 2025;76(2):95-121.
- Gurung M, Li Z, You H, Rodrigues R, Jump DB, Morgun A et al. Role of gut microbiota in type 2 diabetes pathophysiology. EBioMedicine; 2020;51.

- Kasubuchi M, Hasegawa S, Hiramatsu T, Ichimura A, Kimura I. Dietary gut microbial metabolites, short--chain fatty acids, and host metabolic regulation. Nutrients 2015;7:2839-49.
- Lange KW, Nakamura Y, Chen N, Guo J, Kanaya S, Lange KM et al. Diet and medical foods in Parkinson's disease. Food Sci Human Wellness. 2019;8:83-95.
- Liang T, Xie X, Wu L, Li L, Yang L, Gao H et al. Comparative analysis of the efficacies of probiotic supplementation and glucose-lowering drugs for the treatment of type 2 diabetes: a systematic review and meta-analysis. Front Nutr. 2022;9:825897.
- Lin CH, Chen CC, Chiang HL, Liou JM, Chang CM, Lu TP et al. Altered gut microbiota and inflammatory cytokine responses in patients with Parkinson's disease. J Neuroinflammation. 2019;16:1-9.
- Miao C, Xu X, Huang S, Kong L, He Z, Wang Y et al. The causality between gut microbiota and hypertension and hypertension-related complications: a bidirectional two-sample mendelian randomization analysis. Hellenic J Cardiol; 2024.
- Nguyen NM, Cho J, Lee C. Gut microbiota and Alzheimer's disease: how to study and apply their relationship. Int J Mol Sci. 2023;24(4):4047.
- Ortiz-Islas E, Montes P, Rodríguez-Pérez CE, Ruiz-Sánchez E, Sánchez-Barbosa T, Pichardo-Rojas D et al. Evolution of Alzheimer's disease therapeutics: from conventional drugs to medicinal plants, immunotherapy, microbiotherapy and nanotherapy. V. Pharmaceutics. 2025;17(1):128.
- Peng Z, Zhang X, Xie T, Cheng S, Han Z, Wang S et al. Efficacy of fecal microbiota transplantation in patients with anti-PD-1–resistant/refractory gastrointestinal cancers. J. Clin. Oncol. 2023;41:389.
- Que Y, Cao M, He J, Zhang Q, Chen Q, Yan C, Yang L et al. Gut bacterial characteristics of patients with type 2 diabetes mellitus and the application potential. Front Immunol. 2021;3218:722206.
- Scheperjans F, Levo R, Bosch B, Lääperi M, Pereira PAB, Smolander OP et al. Fecal microbiota transplantation for treatment of parkinson disease: a randomized clinical trial. JAMA Neurol. 2024;81(9):925-38.
- Ton AMM, Campagnaro BP, Alves GA, Aires R, Coco LZ, Arpini CM et al. Oxidative stress and dementia in Alzheimer's patients: effects of synbiotic supplementation. Oxidative Med. Cell. Longev. 2020;2020:2638703.
- Wu M, Tian C, Zou Z, Jin M, Liu H. Gastrointestinal microbiota in gastric cancer: potential mechanisms and clinical applications-a literature review. Cancers (Basel). 2024;16(20):3547.
- Xiong H, He Z, Wei Y, Li Q, Xiao Q, Yang L et al. Probiotic compounds enhanced recovery after surgery for patients with distal gastric cancer: a prospective, Controlled Clinical Trial. Ann Surg Oncol. 2024;31(8):5240-51.
- Xu Y, He C, Xi Y, Zhang Y, Bai Y. Gut microbiota and immunosenescence in cancer. Semin Cancer Biol. 2024;104-105:32-45.
- Yu H, Pardoll D, Jove R. STATs in cancer inflammation and immunity: a leading role for STAT3. Nat Rev Cancer. 2009;9:798-809.
- Zhang C, Jiang J, Wang C, Li S, Yu L, Tian F et al. Meta-analysis of randomized controlled trials of the effects of probiotics on type 2 diabetes in adults. Clin Nutr. 2022;41(2):365-73.
- Zheng C, Chen T, Lu J, Wei K, Tian H, Liu W et al. Adjuvant treatment and molecular mechanism of probiotic compounds in patients with gastric cancer after gastrectomy. Food Funct. 2021;12:6294-308.
- Zhu Y, Liang X, Zhang G, Li F, Xu J, Ma R et al. Microbiota and metabolite alterations in pancreatic head and body/tail cancer patients. Cancer Sci. 2024;115(8):2738-50.

PARTE 2

Aspectos da Fisiologia e Fisiopatologia da Microbiota Intestinal

6

Compreensão da Disbiose – Causas, Efeitos e Mecanismos

Danielle Cristina Fonseca Candian
Ilanna Marques
Dan L. Waitzberg

Introdução

"Disbiose" é a palavra-chave utilizada frequentemente em pesquisas sobre microbioma humano, sobretudo no que se refere a buscas de perfis de microbioma para distinguir estados de saúde e doença.

Não existe definição única e conclusiva de disbiose na literatura atual. A definição mais comumente utilizada para caracterizar disbiose é "desequilíbrio na comunidade microbiana intestinal, que pode estar associada ou não a doenças". Esse desequilíbrio pode ocorrer pela super-representação ou perda de membros da comunidade microbiana ou, ainda, por mudanças na abundância relativa dos micro-organismos que compõem a microbiota. O maior alvo de estudos, atualmente, é a microbiota intestinal (MI) que abriga cerca de 70% de toda a população de micro-organismos do corpo humano.[1,2]

A avaliação da disbiose na MI se baseia, principalmente, em alterações na composição taxonômica dos micro-organismos e em suas funções associadas a gêneros e espécies individuais, ou conjuntos específicos de membros da MI, como níveis excessivos de *Escherichia coli*.[3] A caracterização dessa composição taxonômica se alicerça em bases de dados de micro-organismos que, atualmente, são geradas a partir da análise de grupos de indivíduos em momentos únicos (saudáveis ou enfermos), ao se utilizar a técnica de sequenciamento 16S rRNA.[4]

Diversos estudos apontam diferenças significativas na composição taxonômica de bactérias, fungos e vírus entre pacientes doentes e controles saudáveis.[4-10] No entanto, essas diferenças taxonômicas microbianas variam significativamente de acordo com o delineamento dos estudos, região em que é realizado e variáveis consideradas em análises bioinformáticas e estatísticas, o que torna difícil uma definição exclusiva e definitiva da disbiose.[11]

Alguns critérios podem ser considerados, putativamente, para a indicação de disbiose. A MI humana pode apresentar mais de mil diferentes espécies bacterianas, sendo dominada principalmente pelos filos Firmicutes/Bacteroidetes (F/B), e acompanhada, em menor abundância, pelos filos Actinobacteria, Verrucomicrobia e Proteobacteria.[12,13] Quando existe super abundância de outros filos ou baixa presença de filos Firmicutes e Bacteroidetes, geralmente verifica-se associação com enfermidades, o que sugere, assim, um primeiro sinal de disbiose. No entanto, vale lembrar que disbiose é um conceito em evolução na pesquisa sobre o microbioma intestinal, e alguns entendimentos sobre o tema podem mudar à medida que novos dados se tornam disponíveis. Estudos mais recentes sugerem que a caracterização da disbiose pode ser mais complexa do que uma simples definição de desequilíbrio. A ênfase tem se deslocado para considerar a diversidade microbiana e a funcionalidade da microbiota, em vez de apenas focar em abundâncias relativas de filos, gêneros ou espécies.

A função adequada da MI depende de sua composição diversa e estável. Em um cenário ideal, o hospedeiro humano deve conviver em harmonia com sua complexa microbiota, em estado de resiliência fisiológica. Nessa condição de homeostase, a microbiota contribui com atividades de defesa, ao evitar a colonização por micro-organismos patógenos, e atua em diversas funções metabólicas, incluindo a fermentação de fibras alimentares e a produção de ácidos graxos de cadeia curta (AGCCs). No entanto, quando essa relação mútua de equilíbrio é comprometida, com alterações na função, diversidade e composição microbiana, esse cenário é identificado como disbiose e está associado ao estabelecimento de diversas condições, como obesidade, diabetes *mellitus* tipo 2 (DM2) e doenças inflamatórias intestinais, reforçando a importância do estudo desse tema para estratégias de prevenção e tratamento.[14]

Fatores de risco para disbiose

A composição da MI é altamente plástica e sensível a fatores internos e externos, como dieta, meio ambiente, atividade física, estresse, tipo de parto e exposição a medicamentos. Os fatores influenciadores da microbiota estão apresentados na Figura 6.1.

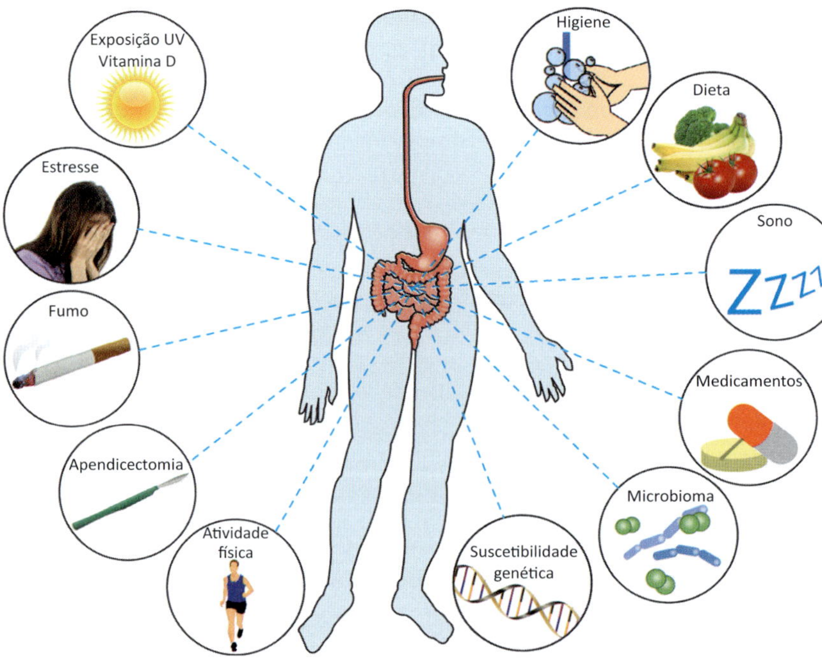

Figura 6.1. Disbiose da microbiota intestinal e suas influências.

Fonte: Adaptada de Ananthakrishnan AN. Epidemiology and risk factors for IBD. Nature Reviews Gastroenterology & Hepatology. 2015;12(4):205-17. doi: 10.1038/nrgastro.2015.34.[40]

Fatores genéticos e disbiose

No ambiente em que vivemos, marcado por constantes mudanças e pressões seletivas, o genoma humano precisa se adaptar, o que implica diretamente modificações que podem repercutir na MI. Por exemplo, alelos que promovem a retenção de calorias – benéficos em contextos de escassez alimentar, podem ser desfavoráveis em ambientes com abundância de alimentos. Do mesmo modo, alelos associados à promoção da inflamação, vantajosos no passado para a defesa contra patógenos, podem, atualmente, estar desregulados, favorecendo respostas inflamatórias exacerbadas e doenças crônicas. Além disso, a variabilidade genética nos receptores de sensores imunes pode influenciar a forma como a microbiota se adapta e interage com o sistema imunológico do hospedeiro. No intestino, as comunidades microbianas podem influenciar ativamente diversos aspectos da fisiologia do hospedeiro, que inclui o estado inflamatório. Desse modo, têm surgido estudos que investigam diretamente as correlações entre genética e microbiota.[15]

Fatores dietéticos e disbiose

A dieta é considerada um dos fatores ambientais mais críticos na modulação da MI, capaz de controlar a composição e diversidade microbiana por meio das variações naturais no consumo de alimentos, como escassez ou excesso de oferta.[16] O padrão de consumo alimentar das sociedades industrializadas mudou rapidamente de muitas maneiras, com aumento da disponibilidade de proteína, gordura e açúcar, além da inclusão de produtos químicos não alimentares, como conservantes, pesticidas, aditivos e emulsificantes, que podem ter impacto profundo nas interações entre hospedeiros e microbiota.[17]

Estudos recentes indicam que dietas ricas em carboidratos refinados e pobres em fibras afetam negativamente a diversidade microbiana, contribuindo para estados disbióticos. Em situações de ausência de nutrientes no intestino, como ocorre na terapia nutricional parenteral exclusiva, observa-se aumento nos níveis de Proteobacteria – filo bacteriano associado à inflamação da mucosa intestinal e, eventualmente, quebra da barreira epitelial.[18] Por outro lado, o excesso de nutrientes pode causar obesidade, condição associada com disbiose e distúrbios metabólicos inflamatórios. A obesidade é caracterizada pela diminuição da diversidade microbiana, maior prevalência do filo Firmicutes e maior liberação de lipopolissacarídeos (LPS) na circulação sistêmica. Níveis elevados de LPS contribuem para o estado de inflamação crônica de baixo grau observado na obesidade. Adicionalmente, uma alta ingestão de gordura induz mudanças notáveis na composição da MI. A diversidade global tende a diminuir, assim como a abundância relativa de Bacteroidetes, enquanto a abundância relativa de Firmicutes aumenta. Em contrapartida, dietas ricas em ácidos graxos ômega-3 podem modular positivamente a saúde intestinal ao favorecer a diversidade da microbiota e reduzir a inflamação local. Já as fibras não absorvíveis têm efeito direto sobre a microbiota: ao atingir o cólon, são fermentadas por micro-organismos, promovendo a produção de AGCCs, como acetato, propionato e butirato. De maneira distinta, dieta rica em polissacarídeos vegetais favorecem o crescimento de Bacteroidetes em relação aos Firmicutes.[19]

Estresse e disbiose

Distúrbios nos hábitos dietéticos e uma saúde intestinal desequilibrada podem refletir em sintomas e sinais relacionados ao estresse, depressão e ansiedade, catalisados por mudanças na MI. Na atualidade, no Ocidente, a ansiedade e a depressão estão entre os distúrbios psiquiátricos mais diagnosticados em termos de número e frequência. Esses transtornos são atribuídos, em parte, ao ritmo acelerado da vida moderna, ao estilo de vida sedentário, à dieta inadequada e aos níveis elevados de estresse.[20]

Para compreender o eixo bidirecional entre disbiose e estresse, é necessário entender o eixo microbiota-intestino-cérebro (EMIC). Inicialmente denominado apenas "eixo intestino-cérebro", esse sistema compreende uma rede comunicativa e regulatória bidirecional que envolve o cérebro, o sistema nervoso central (SNC) e o ambiente entérico do intestino. Dessa forma, inclui células humanas e microbianas, metabólitos, substâncias químicas neuroativas e substratos energéticos. Intestino e cérebro se comunicam por meio do sistema nervoso entérico (SNE), através de vias neurais – como o sistema simpático eferente e o nervo vago aferente – e por meio da corrente sanguínea.[21]

Ao se entender que bactérias e seus metabólitos atuam nesse processo, a MI passa a ser reconhecida como um componente do eixo intestino-cérebro em razão de sua capacidade de regular aspectos psicobiológicos.[22]

O SNC, em especial o eixo hipotálamo-hipófise-adrenal (HPA) (representado por linhas tracejadas), pode ser ativado em resposta a fatores ambientais, como emoções ou estresse, conforme ilustrado na Figura 6.2.

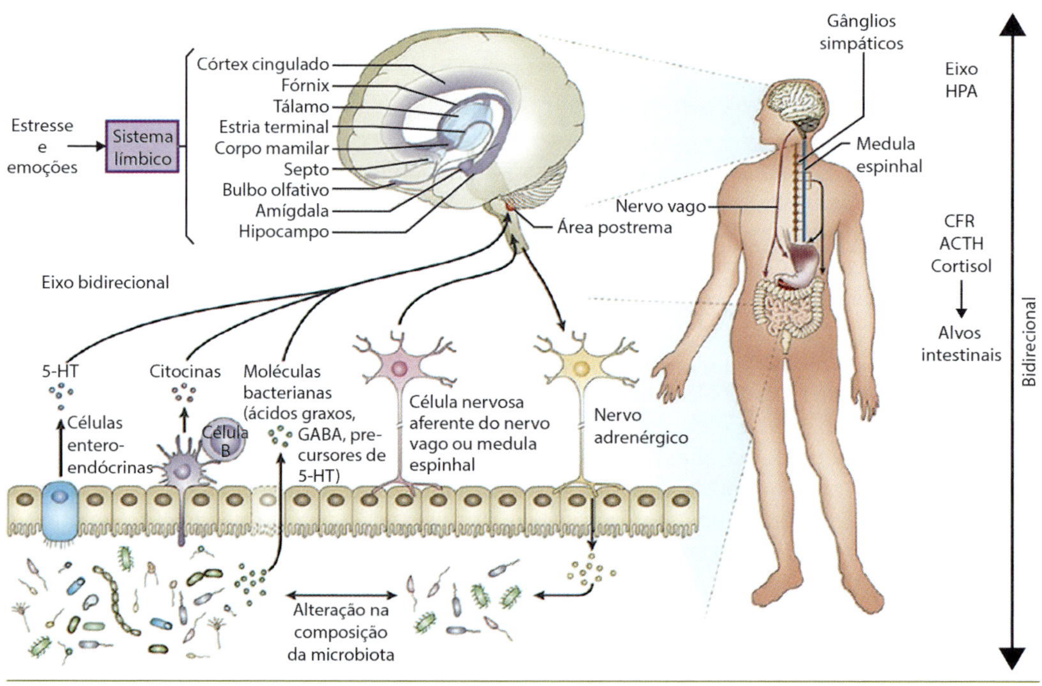

Figura 6.2. Estrutura do eixo microbiota-intestino-cérebro.

5-HT: serotonina; ACTH: hormônio adrenocorticotrófico; CFR: fator de liberação de corticotrofina; DC: células dendríticas.

Fonte: Adaptada de Collins SM, Surette M, Bercik P. The interplay between the intestinal microbiota and the brain. Nat Rev Microbiol. 2012;10(11):735-42.[41]

A liberação de cortisol pelo eixo HPA é impulsionada por uma complexa interação entre a amígdala, o hipocampo e o hipotálamo que, juntos, constituem o sistema límbico. A secreção do fator de liberação de corticotropina pelo hipotálamo estimula a liberação do hormônio adrenocorticotrófico (ACTH) pela glândula pituitária, o que, por sua vez, resulta na liberação de cortisol pelas glândulas suprarrenais.

Em paralelo, o SNC comunica-se ao longo das vias autonômicas aferentes e eferentes (sistema nervoso autônomo [SNA]), com diferentes alvos intestinais, como o SNE, as camadas musculares e a mucosa intestinal, modulando aspectos como motilidade, imunidade, permeabilidade e secreção de muco. Nesse cenário, as bactérias da MI, por meio de estímulos internos e externos, podem produzir metabólitos (p. ex., serotonina) capazes de alcançar o cérebro e influenciar o metabolismo e o comportamento humano. Esses metabólitos bacterianos podem chegar ao cérebro por diferentes vias:[23]

1. Através da corrente sanguínea, via liberação de citocinas pelas células da mucosa intestinal e de hormônios como a serotonina (5-HT) produzidos pelas células enteroendócrinas;
2. Por meio de vias neurais aferentes, como o nervo vago.

Estresse e emoções também podem influenciar a composição microbiana intestinal por meio da liberação de hormônios do estresse (corticosteroides) ou neurotransmissores simpáticos, que influenciam a fisiologia intestinal e alteram o hábitat e micronichos da microbiota. Alternativamente, os hormônios do estresse do hospedeiro, como a noradrenalina, podem influenciar a expressão gênica bacteriana ou a sinalização entre bactérias, impactando a composição microbiana e sua atividade.[24,25]

Essas observações são apoiadas por pesquisas com camundongos livres de germes (*germ-free*) que apresentam respostas exacerbadas ao estresse, além de alterações no neurodesenvolvimento e no comportamento. Ainda em estudos com modelos animais, a modulação da MI via administração de prebióticos demonstrou efeitos semelhantes aos de drogas ansiolíticas e antidepressivas, reforçando a forte interação entre estresse e micro-organismos que habitam a MI.[26]

Causas da disbiose na criança

As primeiras experiências da vida humana têm efeitos complexos e duradouros que podem persistir até a vida adulta. O mesmo pode ser dito da aquisição e sucessão da nossa microbiota durante os primeiros anos de vida. O intestino humano passa a ser predominantemente colonizado com micro-organismos logo ao nascimento, com diversidade microbiana desenvolvida gradualmente à medida que a alimentação e os padrões alimentares amadurecem. Com idade entre 3 e 5 anos, a microbiota de uma criança já se assemelha à do adulto.[27]

A MI infantil passa por grandes transformações nos primeiros anos de vida, sendo moldada, principalmente, pela oferta nutricional. À medida que a criança passa a consumir substratos dietéticos mais complexos, há mudanças na composição da microbiota, com enriquecimento das funções bacterianas relacionadas ao metabolismo de carboidratos e à biossíntese de aminoácidos e vitaminas.[27] Além disso, a interação com o ambiente – incluindo a exposição a animais, pessoas e à natureza – também desempenha um papel crucial no desenvolvimento da microbiota.

O uso de antimicrobianos, embora essencial em casos de infecções bacterianas graves, pode afetar a sucessão ecológica da microbiota infantil. Os antibióticos podem prejudicar a diversidade e a estabilidade da microbiota em desenvolvimento, assim como a abundância de algumas espécies pode permanecer reduzida por anos após o tratamento. O impacto dessa exposição precoce pode ter efeitos duradouros, sendo associado a um maior risco de doenças como asma, doença inflamatória intestinal e alergias na infância e na vida adulta.[28] Outros fatores, como o parto por cesariana e o uso de fórmulas infantis, também podem afetar a MI infantil. Estudos mostram que o aleitamento materno favorece a colonização por bactérias benéficas, promovendo uma microbiota mais diversa e saudável, enquanto as fórmulas infantis podem limitar essa diversidade.[29]

Diferenças expressivas na MI e na dieta entre crianças da zona rural de Burkina Faso, na África, e crianças italianas sugerem que a alimentação pode ser um dos fatores mais relevantes para justificar a variação observada entre os grupos.[30] Esses achados reforçam a importância das práticas dietéticas tradicionais, com ênfase em dietas ricas em fibras e alimentos fermentados, para a promoção de uma microbiota saudável.[31]

Abordagem na condição de doenças

Mudanças na composição microbiana e perfis de disbiose podem criar oportunidades para que outros fatores agravantes amplifiquem alterações em grupos bacterianos específicos, levando ao ponto de desequilíbrio.[32]

Diferentes distúrbios mórbidos agudos e crônicos podem ser consequência da perturbação de comunidades microbianas do intestino. Obesidade e DM2 estão associadas à disbiose intestinal, que, em alguns casos, pode contribuir para desenvolvimento ou agravamento dessas doenças.

A disbiose está bem-caracterizada em doenças inflamatórias intestinais (DII), como colite ulcerativa e a doença de Crohn,[33] mas também tem sido associada a distúrbios metabólicos,[34] doenças autoimunes[35] e distúrbios neurológicos.[36] Disbiose pode ainda desencadear doenças nas primeiras semanas de vida, como observado na enterocolite necrosante,[37] durante a idade adulta ao promover câncer colorretal,[38] ou em idosos, como a diarreia associada a *Clostridium difficile*.[39] Como mencionado anteriormente, alterações na composição da MI também têm sido associadas a condições de saúde mental, reforçando a importância do EMIC.

Conclusões

A contribuição da disbiose da MI para o desenvolvimento de doenças é indiscutível. No entanto, os mecanismos envolvidos, a identificação de micro-organismos verdadeiramente patogênicos e a distinção entre causa e consequência ainda permanecem, frequentemente, circunstanciais. Dessa forma, é importante que futuras pesquisas se concentrem em elucidar essas relações, para que intervenções terapêuticas e preventivas eficazes possam ser desenvolvidas.

À medida que avançam as técnicas de sequenciamento genético, bioinformática e metabolômica, o conceito de disbiose tende a se tornar mais refinado, incorporando aspectos funcionais e personalizados da microbiota. Compreender as interações entre fatores genéticos, ambientais e comportamentais será essencial para identificar perfis microbianos de risco, possibilitando estratégias direcionadas de modulação da MI. A integração desses conhecimentos poderá representar uma nova fronteira na prevenção e no tratamento de doenças crônicas associadas à disbiose.

Referências bibliográficas

1. Ley RE, Turnbaugh PJ, Klein S, Gordon JI. Microbial ecology: human gut microbes associated with obesity. Nature. 2006;21;444(7122):1022-3.
2. Zhang X et al. The role of gut microbiota in human health and diseases. Annual Review of Genetics. 2021;55:69-94.

3. Tamboli CP, Neut C, Desreumaux P, Colombel JF. Dysbiosis in inflammatory bowel disease. Gut 2004;53(1):1-4.
4. Frank DN, Amand AL, Feldman RA, Boedeker EC, Harpaz N, Pace NR. Molecular-phylogenetic characterization of microbial community imbalances in human inflammatory bowel diseases. Proc Natl Acad Sci. 2007;104(34):13780-5.
5. Nishida A, Inoue R, Inatomi O, Bamba S, Naito Y, Andoh A. Gut microbiota in the pathogenesis of inflammatory bowel disease. Clin J Gastroenterol. 2018;11(1):1-10.
6. Salonen A, de Vos WM, Palva A. Gastrointestinal microbiota in irritable bowel syndrome: present state and perspectives. Microbiology. 2010;156:3205-15.
7. Ley RE, Backhed F, Turnbaugh P, Lozupone CA, Knight RD, Gordon JI. Obesity alters gut microbial ecology. Proc Natl Acad Sci USA. 2005;102:11070-5.
8. Schwiertz A, Taras D, Schafer K et al. Microbiota and SCFA in lean and overweight healthy subjects. Obesity. 2010;18:190-5.
9. Linsheng Huang, Renyuan Gao, Ning Yu, Yefei Zhu, Yangfeng Ding, Huanlong Qin. Dysbiosis of gut microbiota was closely associated with psoriasis. Science China Life Sciences. 2019;62:807-15.
10. Harbison JE, Roth-Schulze AJ, Giles LC, Tran CD, Ngui KM, Penno MA et al. Gut microbiome dysbiosis and increased intestinal permeability in children with islet autoimmunity and type 1 diabetes: a prospective cohort study. Pediatr Diabetes. 2019;20(5):574-83.
11. Hooks KB, O'Malley MA. Dysbiosis and its discontents. mBio. 2017;8(5):e01492-17.
12. Human Microbiome Project C. Structure, function and diversity of the healthy human microbiome. Nature. 2012;13;486(7402):207-14.
13. Honda K, Littman DR. The microbiota in adaptive immune homeostasis and disease. Nature. 2016;535(7610):75-84.
14. Hollister EB, Gao C, Versalovic J. Compositional and functional features of the gastrointestinal microbiome and their effects on human health. Gastroenterology. 2014;146(6):1449-58.
15. Sonnenburg ED, Sonnenburg JL. The ancestral and industrialized gut microbiota and implications for human health. Nature Reviews Microbiology. 2019;17(6): 383-90.
16. David LA et al. Diet rapidly and reproducibly alters the human gut microbiome. Nature. 2014;505:559-63.
17. Suez J et al. Artificial sweeteners induce glucose intolerance by altering the gut microbiota. Nature. 2014;514:181-6.
18. Sonnenburg JL, Backhed F. Diet-microbiota interactions as moderators of human metabolism. Nature. 2016;535(7610):56-64.
19. Scott KP et al. The influence of diet on the gut microbiota. Pharmacol Res. 2013;69(1):52-60.
20. Schnorr LS, Bachner HA. Focus: microbiome integrative therapies in anxiety treatment with special emphasis on the gut microbiome. Yale J Biol Med. 2016;89(3):397-422.
21. Jesulola E, MicalosP, Baguley IJ. Understanding the pathophysiology of depression: from monoamines to the neurogenesis hypothesis model – are we there yet? Behavioural Brain Research. 2018;341:79-90.
22. Cryan JF, O'Riordan KJ, Cowan CSM et al. The Microbiota-Gut-Brain Axis. Physiol Rev. 2019;99(4):1877-2013.
23. Foster JA, Rinaman L, Cryan JF. Stress & the gut-brain axis: regulation by the microbiome. Neurobiol Stress. 2017;19;7:124-36.
24. Neufeld KM, Kang N, Bienenstock J, Foster JA. Reduced anxiety-like behavior and central neurochemical change in germ-free mice. Neurogastroenterol. Motil. 2011; 23:255-64.e119.
25. Costedio MM, Hyman N, Mawe GM. Serotonin and its role in colonic function and in gastrointestinal disorders. Dis. Colon Rectum. 2007;50:376-88.
26. Reigstad CS, Salmonson CE, Rainey JF, Szurszewski JH, Linden DR et al. Gut microbes promote colonic serotonin production through an effect of short-chain fatty acids on enterochromaffin cells. FASEB J. 2011;29:1395-403.
27. Tamburini S, Shen N, Wu HC, Clemente JC. The microbiome in early life: implications for health outcomes. Nat. Med. 2016;7;22(7):713-22.

28. Miyoshi J et al. Peripartum antibiotics promote gut dysbiosis, loss of immune tolerance, and inflammatory bowel disease in genetically prone offspring. Cell Rep. 2017;20:491-504.
29. Backhed F et al. Dynamics and stabilization of the human gut microbiome during the first year of life. Cell Host Microbe. 2015;17:690-703.
30. De Filippo C et al. Impact of diet in shaping gut microbiota revealed by a comparative study in children from Europe and rural Africa. Proc. Natl Acad. Sci. USA. 2010;107:14691-6.
31. Delzenne NM, Bindels LB, Neyrinck AM, Walter J. The gut microbiome and dietary fibres: implications in obesity, cardiometabolic diseases and cancer. Nat Rev Microbiol. 2025;23(4):225-38.
32. Weiss GA, Hennet T. Mechanisms and consequences of intestinal dysbiosis. Cell Mol Life Sci. 2017;74(16):2959-77.
33. Wlodarska M, Kostic AD, Xavier RJ. An integrative view of microbiome–host interactions in inflammatory bowel diseases. Cell Host Microbe. 2015;17(5):577-91.
34. Gerard P. Gut microbiota and obesity. Cell Mol Life. 2016;73(1):147-62.
35. Knip M, Siljander H. The role of the intestinal microbiota in type 1 diabetes mellitus. Nat Rev Endocrinol. 2016;12(3):154-67.
36. Tremlett H et al. The gut microbiome in human neurological disease: a review. Ann Neurol. 2017;81(3):369-82.
37. Neu J, Walker WA. Necrotizing enterocolitis. N Engl J Med. 2011;364(3):255-64.
38. Schwabe RF, Jobin C. The microbiome and cancer. Nat Rev Cancer. 2013;13(11):800-12.
39. Seekatz AM, Young VB. Clostridium difficile and the microbiota. J Clin Invest. 2014;124(10):4182-9.
40. Ananthakrishnan AN. Epidemiology and risk factors for IBD. Nature Reviews Gastroenterology & Hepatology. 2015;12(4):205-17. doi: 10.1038/nrgastro.2015.34.
41. Collins SM, Surette M, Bercik P. The interplay between the intestinal microbiota and the brain. Nat Rev Microbiol. 2012;10(11):735-42.

7

Respostas Imunes do Hospedeiro à Microbiota

Bruno Acatauassu Paes Barreto
Erica Gomes do Nascimento Cavalcante
Dan L. Waitzberg

"Nenhum homem é uma ilha", disse John Donne ao descrever as relações entre seres humanos e a sociedade. Essa afirmação pode ser aplicada também a nossa interação com os micro-organismos. Desde o nascimento, os humanos, assim como todos os outros animais, são colonizados por micróbios, especialmente na pele e nas superfícies mucosas, como o trato gastrointestinal (TGI). A microbiota intestinal (MI), longe de se comportar de forma estática, afeta dinamicamente diversas funções do hospedeiro, como metabolismo, resposta nutricional, ritmicidade circadiana e imunidade,[1] enquanto o hospedeiro fornece nichos e nutrientes para a sobrevivência dos micro-organismos.[2]

A MI contribui para o desenvolvimento de tecido linfoide associado ao intestino (GALT, do inglês *gut-associated lymphoid tissue*), polariza a resposta imune intestinal e previne a colonização por patógenos.[3] Por sua vez, a resposta imune intestinal, provocada por micro-organismos comensais, pode influenciar a composição da microbiota. Portanto, uma interação multifacetada entre o sistema imunológico do hospedeiro e a microbiota é essencial para a homeostase intestinal.

Normobiose ou eubiose refere-se ao equilíbrio interespécies da comunidade microbiana, que, quando perturbada – resultando em disbiose – pode causar doenças infecciosas e não infecciosas.[4] Para compreender a interação entre a MI e o sistema imunológico intestinal, é fundamental conhecer a composição e a funcionalidade desse sistema.

Células epiteliais intestinais

O TGI constitui a maior superfície de barreira que separa o hospedeiro do ambiente externo, sendo especialmente adaptado à colonização por bactérias comensais, as quais auxiliam na digestão e influenciam no desenvolvimento e na função do sistema imune da mucosa. No entanto, na presença de bactérias patogênicas, o epitélio intestinal atua como barreira física e bioquímica contra esses micro-organismos. Além disso, as células epiteliais intestinais (CEIs) podem sentir estímulos microbianos e responder a eles para reforçar sua função de barreira e participar na coordenação de respostas imunes apropriadas, variando de tolerância a imunidade antipatógeno.[5-7]

Esse epitélio é composto por uma única camada de diferentes subtipos de CEIs especializadas, incluindo os enterócitos, as células de Paneth, as células caliciformes, as células enteroendócrinas, as células Tufo (também conhecidas como células em escova) e as células microfenestradas (células M), todas elas originadas da diferenciação de células-tronco epiteliais. Esses tipos de CEI são funcionalmente diferentes e trabalham de modo sinérgico para manter a homeostase intestinal, regulando a absorção de nutrientes, a motilidade intestinal e a manutenção da barreira mucosa.[8] Os enterócitos são as células mais numerosas da mucosa intestinal, tendo como principais funções a absorção através das microvilosidades e o transporte de diversas substâncias para o meio intracelular, como aminoácidos, oligossacarídeos e lipídeos.[5,7]

As células de Paneth são células epiteliais altamente especializadas, localizadas nas criptas do intestino delgado, que contribuem para a defesa do hospedeiro sintetizando e secretando peptídeos e proteínas antimicrobianas que são diluídos no muco, melhorando a barreira antimicrobiana e moldando a população bacteriana comensal. Essas moléculas antimicrobianas são importantes mediadores na imunidade inata contra patógenos entéricos e na interação entre a microbiota colonizadora e o hospedeiro.[9]

As células caliciformes são as segundas mais numerosas entre as CEI e são especializadas na secreção de muco. As mucinas, moléculas glicosiladas que apresentam propriedades semelhantes a gel, formam uma barreira de muco que se torna mais densa à medida que se aproxima das CEIs, impedindo que as bactérias penetrem na barreira. Uma única camada de muco cobre o epitélio do intestino delgado, enquanto duas camadas cobrem o epitélio do cólon. Além disso, a camada de muco no compartimento intestinal contém peptídeos antimicrobianos, incluindo alfadefensinas, produzidas pelas células de Paneth nas criptas intestinais localizadas na base das vilosidades, moléculas de imunoglobulina A (IgA) secretora, que derivam da mucosa intestinal ou do ducto biliar, e polissacarídeos digestíveis, que servem como fonte estável de energia para o microbiota comensal.[5,10] Portanto, as barreiras químicas montadas pelas camadas de muco, cujos componentes são originários de células epiteliais e mediadas por sistemas secretórios, são necessárias tanto para a manutenção da homeostase intestinal como para a proteção contra infecções. Outro mecanismo de defesa das células caliciformes é sua capacidade de detectar material luminal e transportá-lo para as células dendríticas CD103 + CD11c +, presentes na lâmina própria.[5]

As células enteroendócrinas liberam uma variedade de mediadores humorais e parácrinos que podem induzir diferentes efeitos imunorreguladores, incluindo recrutamento celular, ativação de células imunológicas, fagocitose, apresentação de antígenos e secreção de citocinas.[5]

As células tufo intestinais caracterizam-se pela presença da borda em escova apical e corpo celular ovalado. As microvilosidades apicais ligam o ambiente extracelular do lúmen intestinal ao citoplasma intracelular por meio de um feixe filamentoso. São críticas no início das respostas imunes tipo 2, ativadas durante as infecções por protozoários intestinais ou parasitas helmínticos, eliminando patógenos gastrointestinais e aumentando a resistência do hospedeiro à infecção. Além disso, estimulam a cicatrização da mucosa após dano tecidual.[8]

As células M estão localizadas no GALT e são especializadas na fagocitose e transporte antígenos provenientes de bactérias, vírus, fungos, toxinas, partículas inertes e imunocomplexos. Esses antígenos são levados do lúmen intestinal até os centros germinativos, onde ocorre o processamento e início da resposta imunológica da mucosa. Estudos mostram associação entre essas células e respostas imunes intestinais dependentes de IgA.[11] Nesse contexto, as células M são importantes para manter a barreira intestinal saudável, bem como controlar a interação entre a microbiota luminal e as células do sistema imune.[5]

Receptores da imunidade inata

As CEIs atuam como sensores e integram sinais advindos de bactérias presentes na luz intestinal por de receptores que atuam diretamente no direcionamento das respostas imunológicas da mucosa. Esses receptores são capazes de identificar padrões moleculares associados a patógenos (PAMPs, do inglês *pathogen-associated molecular pattern*), sendo denominados "receptores de reconhecimento de padrão" (RRP), como os receptores do tipo *toll* (TLRs, do inglês *toll-like receptors*) e os receptores de tipo NOD (domínio oligomerização de ligação de nucleotídeos – *NOD receptors*), detalhados a seguir.

Receptores do tipo *toll* (*toll-like receptors*)

Os TLRs pertencem à família dos RRP e estão presentes, principalmente, em macrófagos (MF), neutrófilos e células dendríticas (CD), na superfície das membranas ou no interior das células.

A ativação de um TLR culmina na produção de citocinas inflamatórias, quimiocinas como fator de necrose tumoral (TNF), interleucinas-6 (IL-6), IL-8, e na transcrição de genes envolvidos na resposta imunológicas contra patógenos. Os diversos tipos de TLRs induzem diferentes respostas imunológicas, com produção de ILs distintas, mostrando um ajuste fino entre esses receptores e os antígenos presentes na mucosa intestinal. No entanto, esses receptores também desempenham importante papel na homeostase intestinal à medida que promovem a tolerância imunológica à microbiota, de modo a promover a colonização e limitar a resposta inflamatória contra bactérias comensais.[12]

Alguns estudos demonstram que o receptor *toll-like* 4 (TLR4) é ativado não somente por lipopolissacarídeos bacterianos, mas também por ácidos graxos saturados contidos na dieta, estando envolvido na patogênese da obesidade. Outros estudos apontam que o mau funcionamento dos receptores *toll-like* r2 (TLR2) esteja associado à progressão da aterosclerose em indivíduos portadores de diabetes *mellitus* tipo 2 (DM2).[13] Nesse sentido, existem evidências de que a perturbação na sinalização dos TLRs pode gerar estados inflamatórios crônicos intestinais e extraintestinais.[14,15]

Receptores do tipo NOD (NOD *receptors*)

Os receptores NOD estão localizados no citoplasma das células intestinais e são capazes de reconhecer produtos derivados de bactérias, do ambiente e de moléculas próprias do indivíduo. Atualmente, são conhecidos 22 tipos de NOD, alguns deles envolvidos na patogênese de doenças.[16]

A maioria desses receptores atua como RRP, ativando a resposta inflamatória do hospedeiro, porém alguns respondem à ação de ocitocinas inflamatórias. Após a ativação, eles desencadeiam diferentes respostas organizadas em quatro categorias: inflamação; sinalização; transcrição; e autofagia. Esse conjunto de reações inflamatórias é essencial para a regeneração celular e integridade do epitélio intestinal e ocorre por meio de uma série de mecanismos, como ativação da caspase 1, produção de óxido nítrico nas CDs e liberação de citocinas pró-inflamatórias. No entanto, a ativação exacerbada de NOD pode desencadear diversas condições de doenças, como as inflamatórias intestinais (DII).[17,18]

Função imunorregulatória das células intestinais

O sistema imune é constituído pelos sistemas imunes inato e adaptativo. O sistema imune inato contém a barreira física do intestino, os RRPs, neutrófilos e células linfoides inatas, enquanto o sistema imune adaptativo inclui MF, CD, linfócitos intraepiteliais e subgrupos de células T. Como vimos, os ligantes microbianos são reconhecidos especificamente por RRP, deflagrando respostas imunológicas e, assim, modulando o sistema imunológico local e/ou sistêmico.[19]

Nesse contexto, diversos estudos têm demonstrado que componentes microbianos de probióticos têm potencial de manter e melhorar o sistema imune, à medida que deflagram respostas inflamatórias, o que resulta na ativação de células T efetoras e reguladoras, além de respostas supressoras quando ativam as células T reguladoras (Tregs), as quais estimulam a liberação de citocinas anti-inflamatórias, como o fator transformador de crescimento beta (TGF-β) e IL-10. Além disso, probióticos podem estimular a produção de IgA secretora (IgAs), de poliaminoglicanos (importantes para manter a integridade da barreira intestinal) e têm efeitos antioxidantes, contribuindo para a eliminação de radicais livres mediante a secreção de enzimas antioxidantes. Todos esses processos resultam no desenvolvimento e na homeostase do sistema imunológico.[19]

Além dos mecanismos citados, a autofagia exerce importante papel na manutenção da homeostase intestinal, de modo a impedir a disseminação de bactérias invasoras e, desse modo, evitar infecção e inflamação.[7]

Sabemos que a capacidade metabólica microbiana é necessária para a síntese de vitaminas e produção de ácidos graxos de cadeia curta (AGCCs), importantes para manter a integridade epitelial e o desenvolvimento de Treg. Um exemplo disso é a produção de vitamina K, essencial para a síntese dos fatores de coagulação do hospedeiro, e vitaminas do complexo B, incluindo folato (vitamina B9) e vitamina B12. A síntese dessas vitaminas ocorre, principalmente, no intestino grosso, no qual a captação no hospedeiro é mais restrita que no intestino delgado.[20]

Os linfócitos B, presentes nos linfonodos mesentéricos, placas de Peyer e nos folículos linfoides da mucosa intestinal, atuam na resposta imunológica do hospedeiro, principalmente pela produção de IgAs. Essa imunoglobulina tem um importante papel na neutralização de patógenos luminais, evitando a invasão bacteriana, além de contribuir para a manutenção de uma microbiota saudável, com participação no estabelecimento, seleção e diversificação da MI comensal. Estudos mais recentes sugerem a participação de imunoglobulina G (IgG) e imunoglobulina M (IgM) na resposta imune do hospedeiro associada à microbiota, porém ainda não se sabe ao certo como ocorre esse mecanismo e qual a real consequência dessa participação na manutenção da integridade intestinal e na fisiopatologia de doenças inflamatórias.[21]

Imunoglobulina A: transcitose

A IgA é o isótipo que predomina na mucosa intestinal e constitui a primeira linha de defesa contra micro-organismos intestinais, com importante papel na manutenção da homeostase intestinal.

A IgA é produzida por células da lâmina própria, em sua forma polimérica ligada a uma cadeia J, que, então, é transportada para as secreções mucosas por meio de um receptor polimérico de imunoglobulina (RPIg), expresso na superfície do epitélio da mucosa. O complexo RPIg-IgA torna-se internalizado, transportado através da célula e secretado com uma porção do receptor (componente secretor) na superfície apical, já como IgAs.

Essa produção de IgAs no plasma é estimulada pela ação de citocinas produzidas pelas células T CD4-positivas e CD8-positivas. Além disso, diversas vias de sinalização intracelular induzidas por citocinas aumentam a expressão do RPIg, estimulando a formação do complexo RPIg-IgA.[22]

São diversas as funções da IgA na mucosa intestinal, como neutralização de toxinas e vírus, bloqueio da adesão e translocação bacteriana. No entanto, essa imunoglobulina não apresenta ação apenas relacionada a micro-organismos patogênicos. Estudos recentes demonstram que a deficiência seletiva de IgA provoca alterações na MI.[23] Além disso, anticorpos secretados no leite materno estimulam o sistema imunológico da mucosa de mamíferos, com efeito a longo prazo em sua microbiota. Ou seja, a IgA age em aspectos funcionais das interações do hospedeiro com a microbiota comensal.[20]

Apresentação de antígenos pelo intestino

O sistema imunológico intestinal mantém o equilíbrio por meio de uma "sintonia fina" entre a imunogenicidade contra micro-organismos patogênicos e a tolerância da microbiota comensal. Células intestinais apresentadoras de antígeno (iAPC, do inglês *intestinal antigen presentation cells*), sobretudo, MF e CD, são componentes fundamentais do sistema imune inato da mucosa que mantêm essa adequada coexistência com a MI. Assim, MF e DC integram sinais do microambiente para orquestrar respostas imunes inatas e adaptativas que, em última análise, promovem tolerância duradoura frente à microbiota. Essa tolerância não é uma resposta padrão visto que essas células também estão preparadas para responder vigorosamente a patógenos que violam a barreira epitelial.[24,25]

Para que essa adequada interface imunológica funcione bem, é fundamental a presença de RRP, principalmente receptores dos tipos *toll* e NOD (já detalhados anteriormente neste capítulo), os quais estão presentes em todos os tipos de iAPC. Qualquer falha de reconhecimento nesse processo pode resultar em resposta inflamatória inapropriada contra antígenos não patogênicos, como visto no mecanismo fisiopatológico das alergias alimentares e das DII, como a doença de Crohn e a colite ulcerativa.[25]

Nos próximos tópicos, discutiremos a importância e participação de cada uma dessas células apresentadoras de antígenos no contexto da interface microbiota-mucosa intestinal-sistema imunológico.

Células dendríticas

As CDs são células apresentadoras de antígenos, originárias da medula óssea, e que apresentam dois subtipos principais: a célula dendrítica clássica ou convencional (cCD); e a plasmacitoide (pCD). Ambas têm desenvolvimento distinto das linhagens monocíticas-macrofágicas teciduais, embora compartilhem muitos marcadores fenotípicos semelhantes. Estruturalmente, os MF teciduais podem ser identificados pela presença de grandes vacúolos fagocíticos citoplasmáticos, enquanto as CDs exibem suas projeções dendritiformes características (Figura 7.1).[25,26]

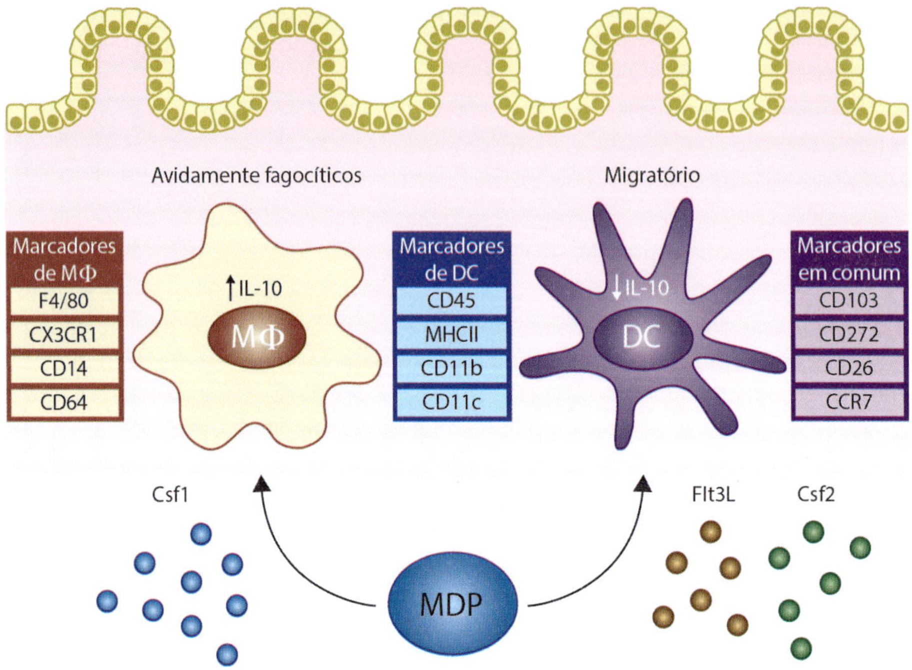

Figura 7.1. Diferenças e características morfofuncionais entre as principais células apresentadoras de antígenos intestinais: macrófagos teciduais; e células dendríticas.

Csf1: fator estimulador de colônia 1; Csf2: fator estimulador de colônia 2; CD: célula dendrítica; Flt3L: ligante de tirosinaquinase 3; IL-10: interleucina-10; MDPs: macrófagos e progenitores DC; MF: macrófagos.

Fonte: Adaptada de Flannigan K, Geem D, Harusato A, Denning TL. Am J Pathol. 2015;185:1809e-1819. doi: 10.1016/j.ajpath.2015.02.024.

As funções primordiais das CDs intestinais são o transporte e a apresentação de antígenos, os quais são verificados em amostragens contínuas, para o tecido linfoide secundário (linfonodos mesentéricos) e placas de Peyer, gerando resposta imunológica T-dependente específica, ou tolerogênica, para esses antígenos.[25]

Com o desenvolvimento de técnicas mais modernas de identificação celular (fenotipagem), pode-se ter um cenário mais claro sobre a participação das CDs no contexto imunológico intestinal. Nesse sentido, apresentam-se como importantes mediadoras no processo de tolerância para antígenos alimentares; limitam a reatividade para a microbiota comensal não patogênica, mantendo, no entanto, adequada resposta para patógenos intestinais. Sua heterogeneidade fenotípica determina sua capacidade efetora e reguladora balanceada, as quais são ativadas pelos estímulos oriundos do ambiente que as cerca.[26]

Evidências nesse sentido mostram que CDs que expressam marcadores de superfície, do tipo CD103$^+$, também expressam receptores tipo CCR7 que permitem tropismo para linfonodos mesentéricos em condições basais. Essa característica migratória é muito importante para a capacidade tolerogênica dessas células. Outro mecanismo associado às características fenotípicas dessas células seria a capacidade de promover a ativação/diferenciação de Treg, subtipo Foxp3, na presença de TGF-β e do ácido retinóico, o qual é produzido pelas próprias CDs e fundamental para a expressão de moléculas de adesão em linfócitos T, com direcionamento intestinal (*gut-*

-*homing markers*). A perda desse tropismo prejudica o fenômeno de tolerância oral e ratifica a importância das CDs nesse processo.[24]

No contexto efetor, as CEIs fornecem substrato para que as CDs exerçam esse papel, ativando subpopulações linfocitárias, Th1, Th2, Th17 ou Th22, na dependência dos estímulos oriundos do ambiente intestinal. Por exemplo, o aumento na exposição e no reconhecimento de PAMPs pelas CDs, quer seja pela quebra de barreira, quer seja pela penetração ativa desses patógenos, desencadeia respostas pró-inflamatórias e/ou anti-infecciosas, comandadas por determinados subtipos linfocitários específicos.[26]

A investigação desses mecanismos de sensibilização das iAPCa pelas bactérias intestinais ratificou a possibilidade de ativação celular por monossensibilizações, ou seja, determinadas espécies bacterianas produzem respostas específicas. Essas evidências se tornaram mais claras a partir dos estudos com animais do tipo *germ-free* que, ao serem colonizados com cepas específicas, promoveram respostas imunológicas também específicas. Por exemplo, polissacarídeo A (PSA) presente em cepas de *Bacteroides fragilis*, assim como AGCCs produzidos por outras bactérias comensais estimulam CD e MF a produzirem IL-10 e ácido retinoico, que são fundamentais para a diferenciação das Tregs. Por sua vez, bactérias filamentosas segmentadas (SFB) ativam programas de sinalização que direcionam a secreção de IL-6 e IL-23 por CD e MF, promovendo a diferenciação para subtipos linfocitários específicos (p. ex., Th17) (Figura 7.2).[24]

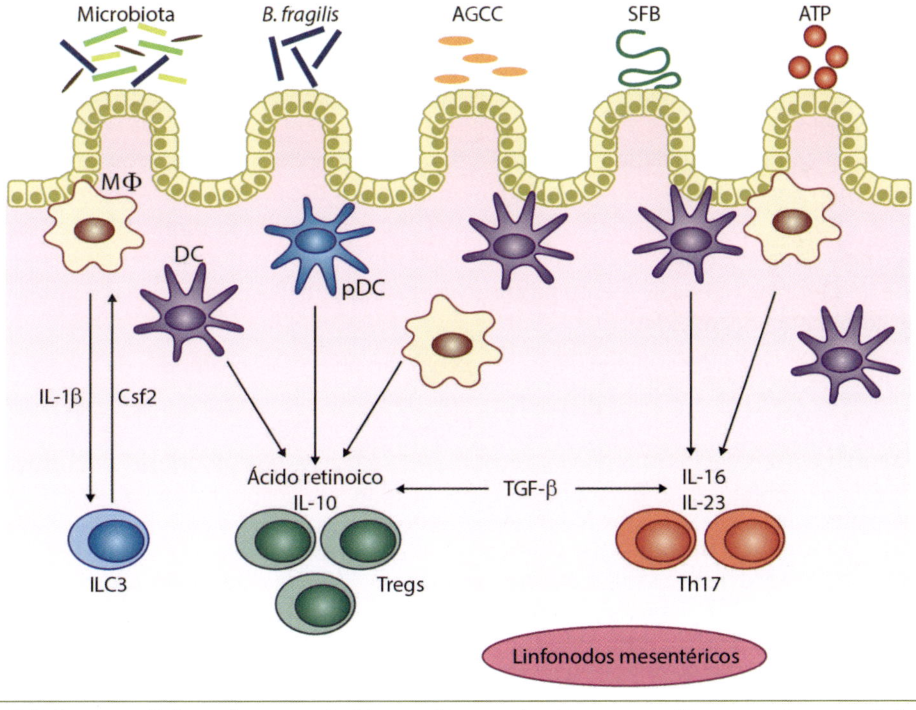

Figura 7.2. Respostas T-dependentes produzidas por fatores microbianos específicos que ativam as células apresentadoras de antígenos intestinais: macrófagos teciduais e células dendríticas.

AGCC: ácido graxo de cadeia curta; Csf2: fator estimulador de colônias 2; CD: célula dendrítica; ILC3: célula linfoide inata do tipo 3; MF: macrófagos; PSA: polissacarídeo A; SFB: bactéria filamentosa segmentada; Th17: célula T auxiliar tipo 17; Treg: célula T reguladora.

Fonte: Adaptada de Flannigan K, Geem D, Harusato A, Denning TL. Am J Pathol. 2015;185:1809e-1819. doi: 10.1016/j.ajpath.2015.02.024.

Macrófagos teciduais intestinais

Os macrófagos teciduais intestinais (iMF) se originam dos monócitos sanguíneos que, por sua vez, têm seus precursores na medula óssea derivados da linhagem monocítica-macrofágica. Apresentam várias funções importantes no contexto imunológico, tanto no processo de imunotolerância como na resposta imune específica. Embora tenham boa capacidade fagocítica e bactericida, diferem de seus pares situados em outras regiões do organismo humano por apresentarem menor capacidade oxidativa e menor expressão de receptores de reconhecimento padrão (tipo *toll*) em sua superfície e consequente menor mecanismo de sinalização, sobretudo para citocinas inflamatórias (IL-1, IL-6, IL-12, IL-23 e TNF). Estudos experimentais mostram que esse estado de hiporresponsividade pró-inflamatória resulta, em grade parte, da presença constitucional de IL-10, responsável pela resposta imunológica tolerogênica, em condição basal, mediada pela ativação de linfócitos reguladores (Foxp3), na presença de TGF-β. A perda dessa resposta regulatória exercida pelos iMFs parece ser um dos mecanismos relacionados à fisiopatologia das DIIs, que cursam com desvio linfocitário, em algumas situações, para o padrão Th17. Alguns subtipos dos iMFs, que estão em menor proporção, podem desenvolver intrinsecamente capacidade pró-inflamatória, mesmo em situação basal não patológica. Ambos os fenótipos, pró e anti-inflamatório, derivam do mesmo precursor, embora encontrem-se em diferentes fases de diferenciação celular.[24,25,27]

Os iMFs mostram dificuldade na migração para os linfonodos mesentéricos, determinando seu efeito imunológico regulatório *in situ* e diferenciando-os das CD que apresentam mecanismo migratório clássico. Por essa característica, os iMFs têm participação reduzida na ativação de células T *naïve* quando comparados com as CDs, e sua elevada expressão de moléculas MHC de classe II sugere maior envolvimento na apresentação de antígenos para células T previamente ativadas localmente no intestino.[27]

Outra característica dos iMFs é sua presença em camadas mais profundas da parede intestinal, como na submucosa, em que participa da manutenção da integridade vascular, e na camada muscular, em que seu papel parece estar intimamente associado ao sistema nervoso entérico e ao controle da musculatura lisa e da peristalse intestinal, a qual pode ser influenciada por variações da microbiota e uso de antibióticos, ratificando a relação microbiota – iMF – sistema nervoso entérico.[27]

Com relação à participação da microbiota no perfil populacional dos iMFs, várias evidências ratificam esse fato. Entre elas, destaca-se a baixa quantidade de iMFs na parede intestinal de animais de experimentação do tipo *germ-free*; já, em humanos, a rápida mudança no número de iMFs acontece em paralelo à estabilização na colonização microbiana durante o desmame, que também coincide com a estabilização da diferenciação da linhagem monocítica no nível medular. Além disso, observa-se diminuição na reposição automática (*turnover*) dos iMFs com o uso de antibióticos de amplo espectro.[27]

Células linfoides inatas

Estudos recentes em modelos experimentais, no contexto das alergias respiratórias, infecções parasitárias (helmínticas) e formação do microbioma, colocam as células linfoides inatas (CLIs), sobretudo os subtipos C2 e C3, como elementos centrais da imunidade inata, resposta inflamatória e reparação tecidual. Essas células têm caráter migratório para regiões ricas em substrato linfocitário, como o baço e os linfonodos.[28]

Assim como os basófilos, as CLIs do subtipo C2 parecem colaborar com as CDs na regulação da apresentação antigênica, sendo fonte importante de receptores para alguns tipos de citocinas, como o TNF (SF4, também conhecido como OX40). Além disso, células linfoides com depleção desses ligantes (OX40L) demonstram diminuição no reconhecimento de helmintos e alguns alérgenos, resultando em diminuição na resposta Th2-dependente para esses antígenos.[28]

Linfócitos B

Linfócitos B maduros são capazes de reconhecer antígenos por meio de seus receptores (BCRs) e, assim, passarem a ser células ativadas capazes de produzir anticorpos específicos. Essa função é clássica e com seus mecanismos bastante sedimentados. No entanto, essas mesmas células B, via complexo maior de histocompatibilidade do tipo II (MHCII), também são capazes de reconhecer e apresentar antígenos proteicos para células linfocitárias CD4+.[29]

Essa forma de apresentação antigênica necessita de mecanismos moleculares intracelulares complexos e é importante para ambos os tipos de linfócitos, os quais são fundamentais para a modulação imunológica. É basicamente dividida em quatro momentos distintos:

1. captura, reconhecimento e internalização do antígeno;
2. interface do antígeno/complexo BCR com MHCII em compartimentos peptídeos-dependentes;
3. formação e regulação do complexo MHCII/peptídeo;
4. exteriorização do complexo para apresentação do antígeno na superfície da célula B.[29]

Modulação microbiana do sistema imunológico

Tanto o intestino como a pele são locais onde existe um constante diálogo entre o sistema imunológico e os micro-organismos presentes nesses sítios. No entanto, os mecanismos moleculares que impedem uma resposta inflamatória deletéria e que permitem um processo de tolerância ainda são parcialmente desconhecidos. É muito provável que esse mecanismo de tolerância imunológica se desencadeie a partir do incremento na resposta linfocitária Th1-dependente após o nascimento, a qual resulta do início da estimulação antigênica, sobretudo da presença de micro-organismos não patogênicos encontrados no meio ambiente intra ou extra corporal. Uma redução nessa gradual resposta Th1-dependente, com consequente manutenção e incremento de outras formas polares de atividade inflamatória, como a resposta Th2 e Th17, é encontrada no substrato fisiopatológico de várias doenças imunomediadas, como nas crianças de risco para doenças atópicas, e naquelas com diminuição da resposta a antígenos vacinais e maior suscetibilidade a infecções respiratórias.[30,31]

Postula-se que produtos microbianos, como aqueles encontrados na microbiota normal, com PAMPs associados a receptores de reconhecimento padrão, como os NODs e TLRs, são elementos fundamentais para o início da resposta imune inata tolerogênica, com maturação e ativação de Tregs e/ou de perfil Th1, que, em conjunto, modulam a resposta imune por meio da síntese de citocinas, como a IL-10 e TGF-β, as quais estão inversamente relacionadas ao desenvolvimento de doenças atópicas e outras imunomediadas, assim como estão diretamente relacionadas à ativação de linfócitos T reguladores, responsáveis, em grande parte, pelos fenômenos de imunotolerância, tão necessários para o equilíbrio funcional do corpo humano.[30,31]

Assim, seria correto pressupor que a ausência da microbiota normal ou sua menor diversidade está diretamente relacionada à situação de disbiose e a todas suas consequências. Por isso, a utilização de bactérias probióticas específicas poderia reequilibrar a MI, restabelecendo suas funções, como as atividades imunomoduladoras e antibacterianas (competição de nutrientes, competição por sítio de ligação, redução do pH intestinal e secreção de substâncias bactericidas), o que culmina com o reforço das defesas naturais do indivíduo.[31]

Em outros capítulos deste livro, serão encontradas referências a fatores que modificam a MI. Aqui, julgamos oportuno fazer menção a interações particulares entre dieta, MI e sistema imunológico, assim como com antibióticos.

Interação entre microbiota intestinal, dieta e sistema imunológico

A interação entre MI e dieta está bem-estabelecida. Assim, hábitos alimentares podem moldar a composição dessa comunidade microbiana e, por consequência, influenciar a imunidade do hospedeiro. Dietas ocidentais, caracterizadas por altos níveis de gorduras saturadas e açúcares, alteram a composição da MI e prejudicam a resposta imunológica.[32] Por exemplo, uma dieta rica em gordura saturada está associada ao aumento do ácido biliar secundário taurocólico, que, por sua vez, favorece o crescimento da espécie *Bilophila wadsworthia*. Essa enterobactéria patogênica é conhecida por estimular a imunidade do tipo Th1, aumentando experimentalmente a suscetibilidade à colite.[33,34]

Além disso, a ingestão de ácidos graxos de cadeia longa também pode alterar o microbioma e o metaboloma intestinal, com piora de quadros autoimunes relacionados ao sistema nervoso central (SNC).[35,36]

A composição da microbiota varia com o tipo de alimento consumido, com a quantidade e os horários das refeições. Por exemplo, o nível sérico da citocina pró-inflamatória IL-6 caiu em indivíduos com maior quantidade fecal de *Dialister* e menor de *Coriobacteriaceae* após um curto período de consumo de grãos integrais.[37]

O jejum intermitente também se associou a equilíbrio na produção de IL-17 e de células T regulatórias induzido pela microbiota, o que poderia reduzir a gravidade da encefalomielite autoimune em modelos murinos e em pacientes com esclerose múltipla.[38] Experimentalmente, em modelo de colite em camundongos, a oferta de dieta simulando o jejum modificou a MI, com aumento de *Lactobacillus*.[39]

Ainda, a ingestão alimentar desregulada, especialmente associada ao consumo de álcool, pode acelerar o desenvolvimento de câncer colorretal ao reduzir a produção de butirato e da microbiota produtora de AGCCs, com alterações nos números de células Th17/Treg na mucosa.[40]

Essas interações ressaltam a importância de uma dieta equilibrada e adequada para a manutenção de uma microbiota saudável e, por consequência, para a promoção de um sistema imunológico robusto.

Interação entre antibióticos e microbiota intestinal

Não se pode duvidar da importância dos antibióticos para a saúde humana. Contudo, seu uso, em determinadas condições, pode alterar a composição da microbiota e causar distúrbios imunológicos. O uso intensivo de antibióticos durante a infância, por exemplo, pode estar associado a distúrbios mediados pelo sistema imunológico, como DII.[41] Estudos experimentais demonstraram que a administração de antibióticos via oral suprime a indução de mastócitos na mucosa intestinal e a absorção dietética de lipídios.[42]

A disbiose microbiana intestinal causada por antibióticos de amplo espectro reduz a produção de AGCCs derivados da microbiota. Essa alteração pode resultar na hiperativação de MFs intestinais, na expansão de células T auxiliares pró-inflamatórias e no aumento da suscetibilidade a infecções.[43] Além disso, o uso contínuo de antibióticos pode estar associado ao crescimento excessivo de fungos intestinais que têm o potencial de estimular a polarização de macrófagos M2 pulmonares, induzindo inflamação alérgica pulmonar.[44,45]

A alteração da microbiota causada por antibióticos de amplo espectro em humanos com lesões preexistentes no sistema imunológico pode reduzir a resposta de anticorpos à vacina contra a gripe sazonal, favorecer perfis inflamatórios circulatórios aumentados e modificar o perfil metabolômico plasmático.[46]

Conclusões

O corpo humano é colonizado por micro-organismos de todos os três domínios da vida, sendo o TGI aquele que exibe a maior diversidade e densidade microbianas. Sem surpresa, esse vasto ecossistema microbiano interage intimamente e, na maior parte, mutualisticamente com seu hospedeiro humano, desempenhando funções metabólicas essenciais, como fermentação de polissacarídeos e biossíntese de vitaminas que afetam múltiplos aspectos da fisiologia do hospedeiro, incluídos a ativação e o desenvolvimento do sistema imunológico.

Por isso, compreender essa complexa interface que envolve, por um lado, a microbiota (micro-organismos e seus subprodutos) e, por outro, receptores e células especializadas, é fundamental para o entendimento dos mecanismos de tolerância ou desequilíbrio imunológico, os quais estão, respectivamente, ligados ao estado fisiológico de saúde ou aos processos fisiopatológicos de diversas doenças, sobretudo aquelas de contexto imunomediado.

Assim sendo, a manutenção de um equilíbrio microbiano intestinal saudável é importante para prevenir ou reduzir o desenvolvimento de doenças relacionadas à disbiose, considerando que a perda dessa homeostase pode se associar com uma resposta imune inadequada ou exacerbada.

Referências bibliográficas

1. Lynch JB, Hsiao EY. Microbiomes as sources of emergent host phenotypes. Science. 2019;365:(6460):1405-9.
2. Stecher BH. Mechanisms controlling pathogen colonization of the gut. Curr. Opin. Microbiol. 2011;14 (1):82-91.
3. Renz H, Brandtzaeg P, Hornef M. The impact of perinatal immune development on mucosal homeostasis and chronic inflammation. Nature Rev. Immunol. 2012;12(1):9-23.
4. Clemente JC, Ursell LK, Parfrey LW, Knight R. The impact of the gut microbiota on human health: an integrative view. Cell. 2012;148 (6):1258-70.
5. Garcia-Carbonell R, Yao SJ, Das S, Guma M. Dysregulation of intestinal epithelial cell ripk pathhways promotes chronic inflammation in the IBD Gut. Front Immunolol. 2019;10:1094. doi: 10.3389/fimmu.2019.01094.
6. Poggi A, Benelli R, Venè R, Costa D, Ferrari N, Tosetti F et al. Human Gut-associated natural killer cells in health and disease. Front Immunol. 2019;10:961. doi: 10.3389/fimmu.2019.00961.

7. Peterson LW, Artis D. Intestinal epithelial cells: regulators of barrier function and immune homeostasis. Nat Rev Immunol. 2014;14(3):141-53. doi: 10.1038/nri3608.
8. Banerjee A, McKinley ET, von Moltke J, Coffey RJ, Lau KS. Interpreting heterogeneity in intestinal tuft cell structure and function. J Clin Invest. 2018;128(5);1711-9. doi: 10.1172/JCI120330.
9. Gassler N. Paneth cells in intestinal physiology and pathophysiology. Wold J Gastrointest Pathophysiol. 2017; 8(4):150-60. doi: 10.4291/wjgp.v8.i4.150.
10. Kurashima Y, Tokuhara D, Kamioka M, Inagaki Y, Kiyono H. Intrinsic control of surface immune and epithelial homeostasis by tissue-resident gut stromal cells. Front Immunol. 2019;10:1281. doi: 10.3389/fimmu.2019.01281.
11. Komban RJ, Strömberg A, Biram A, Cervin J, Lebrero-Fernández C, Mabbott N et al. Actibated Peyer's patch B cells sample antigen directly from M cells in the subepithelial dome. Nat Commun. 2019;10:2423. doi: 10.1038/s41467-019-10144-w.
12. Kamdar K, Nguyen V, DePaolo RW. Toll-like receptor signaling and regulation of intestinal immunity. Virulence. 2013; 4(3):207-12. doi: 10.4164/viru.23354.
13. Badr RE, Salama MI, Abd-Elmaogood AK, Eldeib AEM. Toll-like receptor 2 expression on monocytes and microvascular complications in type 2 diabetic patients. Diabetes Metab Syndr. 2019;13(2):1299-302.
14. Bahadur T, Chaudhry R, Bamola VD, Agrawal SK, Malhotra P, Chutani AM et al. Toll like receptors (TLRs) in response to human gut microbiota of Indian obese and lean individuals. J Family Med Prim Care. 2019;8(5):1567-70.
15. Scheithauer TP, Dallinga-Thie GM, de Vos WM, Nieuwdorp M, van Raalte DH. Causality of small and large intestinal microbiota in weight regulation and insulin resistance. Mol Metab. 2016;5(9):759-70.
16. Lei-Leston AC, Murphy AG, Maloy KJ. Epithelial cell inflammasomes in intestinal immunity and inflammation. Front Immunol. 2017;8:1168. doi: 10.3389/fimmu.2017.001168.
17. Kim YK, Shin J-S, Naham mh. NOD-Like receptors in infection, immunity, and diseases. Yonsei Med J. 2016;57(1):5-14. doi: 10.3349/ymj.2016.57.1.5.
18. De Zoete MR, Flavell RA. Interactions between nod-like receptors and intestinal bacteria. Front Immunol. 2013;4:462. doi: 10.3389/fimmu.2013.00462.
19. Tang C, Lu Z. Health promoting activities of probiotics. J Food Biochem. 2019;43(8):e12944. doi: 10.1111/jfbc.12944.
20. Macpherson AJ, de Agüero MG, Ganal-Vonarburg SC. How nutrition and the maternal microbiota shape the neonatal immune system. Nat Reb Immunol. 2017;17(8):508-17. doi: 10.1038/nri.2017.58 .
21. Sterlin D, Fadlallah J, Slack E, Gorochov G. The antibody/microbiota interface in health and disease. Mucosal Immunol; 2019. doi: 10.1038/s41385-109-0192-y.
22. Luck H, Khan S, Kim JH, Copeland JK, Revelo XS, Tsai S et al. Gut-associated IgA+ immune cells regulate obesity-related insulin resistence. Nat Commun. 2019;10(1):3650. doi: 10.1038/s41467-019-11370-y.
23. Macpherson AJ, Yilmaz B, Limenitakis JP, Ganal-Vonarburg SC et al. IgA Function in relation to the intestinal microbiota. Annu Rev Immunol. 2018;26(36):359-81.
24. Flannigan K, Geem D, Harusato A, Denning TL. Am J Pathol. 2015;185:1809e-1819. doi: 10.1016/j.ajpath.2015.02.024.
25. Mann ER, Li X. Intestinal antigen-presenting cells in mucosal imune homeostasis: crosstalk between dendritic cells, macrophages and B-cells. World J Gastroenterol. 2014;20(29): 9653-64.
26. Stagg AJ. Intestinal dendritic cells in health and gut inflammation. Front. Immunol. 2018;9:2883. doi: 10.3389/fimmu.2018.02883.
27. Bain CC, Schridde A. Origin, differentiation, and function of intestinal macrophages. Front. Immunol. 2018; 9:2733. doi: 10.3389/fimmu.2018.02733.
28. Schuijs MJ, Hammad H, Lambrecht BN. Trends Immunol. 2019;40(1):22-34. doi: 10.1016/j.it.2018.11.001.
29. Adler LN, Jiang W, Bhamidipati K, Millican M, Macaubas C, Hung S-C et al. The other function: class ii-restricted antigen presentation by b cells. Front. Immunol. 2017;8:319. doi: 10.3389/fimmu.2017.00319.
30. Holloway JW, Prescott SL. The origins of allergic disease. In: O'Hehir RE, Holgate ST, Sheikh A (eds.). Middleton's Allergy Essentials. New York: Elsevier: 29-50,2017.

31. Fiocchi A, Pawankar R, Cuello-Garcia C, Ahn K, Al-Hammadi S, Agarwal A et al. World Allergy Organization-McMaster University guidelines for allergic disease prevention (GLAD-P): probiotics. World Allergy Organization Journal. 2015;8:4.
32. Christ A, Lauterbach M, Latz E. Western diet and the immune system: an inflammatory connection. Immunity. 2019;51(5):794-811.
33. Devkota S, Wang Y, Musch MW, Leone V, Fehlner-Peach H, Nadimpalli A et al. Dietary-fat-induced taurocholic acid promotes pathobiont expansion and colitis in Il10 / mice. Nature. 2012;487(7405):104-8.
34. Cheng L, Jin H, Qiang Y, Wu S, Yan C, Han M et al. High fat diet exacerbates dextran sulfate sodium induced colitis through disturbing mucosal dendritic cell homeostasis. Int. Immunopharmacol. 2016;40:1-10.
35. Viennois E, Merlin D, Gewirtz AT, Chassaing B. Dietary emulsifier induced low-grade inflammation promotes colon carcinogenesis. Cancer Res. 2017;77(1):27-40.
36. Rodriguez-Palacios A, Harding A, Menghini P, Himmelman C, Retuerto M, Nickerson KP et al. The artificial sweetener splenda promotes gut Proteobacteria, dysbiosis, and myeloperoxidase reactivity in Crohn's disease like ileitis. Inflamm. Bowel Dis. 2018;24:1005-20.
37. Martinez I, Martínez I, Lattimer JM, Hubach KL, Case JA, Yang J et al. Gut microbiome composition is linked to whole grain-induced immunological improvements. ISME J. 2013;7:269-80.
38. Cignarella F, Cantoni C, Ghezzi L, Salter A, Dorsett Y, Chen L et al. Intermittent fasting confers protection in CNS autoimmunity by altering the gut microbiota. Cell Metab. 2018;27(6):1222-35.e6.
39. Rangan P, Choi I, Wei M, Navarrete G, Guen E, Brandhorst S et al. Fastingmimicking diet modulates microbiota and promotes intestinal regeneration to reduce inflammatory bowel disease pathology. Cell Rep. 2019;26(10):2704-19.e6.
40. Bishehsari F, Engen PA, Voigt RM, Swanson G, Shaikh M, Wilber S et al. Abnormal eating patterns cause circadian disruption and promote alcohol-associated colon carcinogenesis. Cell Mol. Gastroenterol. Hepatol. 2020;9(2):219-37.
41. Yamamoto-Hanada K, Yang L, Narita M, Saito H, Ohya Y. Influence of antibiotic use in early childhood on asthma and allergic diseases at age 5. Ann. Allergy Asthma Immunol. 2017;119 (1):54-8.
42. Sato H, Zhang LS, Martinez K, Chang EB, Yang Q, Wang F et al. Antibiotics suppress activation of intestinal mucosal mast cells and reduce dietary lipid absorption in Sprague-Dawley rats. Gastroenterology. 2016;151(5):923-32.
43. Scott NA, Andrusaite A, Anderse P, Lawson M, Alcon-Giner C, Leclaire C et al. Antibiotics induce sustained dysregulation of intestinal T cell immunity by perturbing macrophage homeostasis. Sci. Transl. Med. 2018;10:464.
44. Kim Y-G, Udayanga KGS, Totsuka N, Weinberg JB, Núñez G, Shibuya A. Gut dysbiosis promotes M2 macrophage polarization and allergic airway inflammation via fungi-induced PGE2. Cell Host Microbe. 2014;15(1):95-102.
45. Kim M, Galan C, Hill AA, Wu WJ, Fehlner-Peach H, Song HW et al. Critical role for the microbiota in CX3CR1+ intestinal mononuclear phagocyte regulation of intestinal T cell responses. Immunity. 2018;49:151-63.
46. Hagan T, Cortese M, Rouphael N, Boudreau C, Linde C, Maddur MS et al. Cervasi antibiotics-driven gut microbiome perturbation alters immunity to vaccines in humans; 2019.

8

Eixo Intestino-Cérebro – Interações entre a Microbiota Intestinal e o Sistema Nervoso

Marcus Vinicius Zanetti
Paulo Camiz
Lin Tchia Yeng
Manoel Jacobsen Teixeira
Daniel Ciampi de Andrade

Introdução

O conceito de "eixo microbiota-intestino-cérebro" (EMIC) é amplamente aceito.[a] A microbiota intestinal (MI) comunica-se bidirecionalmente com o sistema nervoso via vários órgãos e sistemas, incluindo-se o sistema imunitário, o sistema nervoso periférico (SNP) e a via da quinurenina. Anormalidades em sua fisiologia impactam marcadamente a atividade do sistema nervoso e vice-versa.

Principais vias de comunicação entre a microbiota, o intestino e o sistema nervoso central

O encéfalo comunica-se diretamente com o trato gastrointestinal (TGI) por meio do sistema nervoso neurovegetativo simpático e parassimpático, além do sistema nervoso entérico (SNE),[1] e, indiretamente, por meio do eixo neuroendócrino hipotálamo-hipófise-adrenal (HPA) e do sistema endocanabinoide, incluindo seus receptores intestinais.[2] A conexão recíproca intestino-cérebro possibilita que o cérebro influencie a composição da MI, como demonstrado em modelos de estresse em animais e, potencialmente, justifica a fisiopatologia da síndrome do intestino irritável, das doenças inflamatórias intestinais etc.[3,4] De forma recíproca, possibilita que a MI impacte o funcionamento do sistema nervoso via regulação da atividade inflamatória encefálica, a modulação da permeabilidade da barreira hematoencefálica (BHE), o tráfego de peptídeos neuroativos e de interleucinas (IL) para o sistema nervoso central (SNC) – através do nervo vago e circulação sistêmica –, mecanismos que influenciam a neurotransmissão encefálica via diferentes modos.[5-12] Algumas dessas vias de regulação de mecanismos sobrepõem-se entre si, como

---

[a] *Morais LH, Schreiber HL, Mazmanian SK. Nat Rev Microbiol. 2021;19(4):241-55.*

ocorre na atuação das citocinas inflamatórias na produção das monoaminas nos sistemas metabólicos encefálicos da quinurenina e da tetra-hidrobiopterina (BH4).[7,13]

O exercício bidirecional do EMIC, além de participar da autorregulação do SNC, atua como instrumento de comunicação entre o SNC e os ambientes intrínsecos ou extrínsecos ao organismo – via alimentação e disponibilidade de nutrientes – e exerce importante atividade adaptativa ao modular o comportamento alimentar e as reações metabólicas de acordo com o padrão alimentar.[2]

Sistema nervoso entérico e o nervo vago

O encéfalo comunica-se diretamente com o SNE via fibras do nervo vago, pertencentes ao sistema nervoso neurovegetativo parassimpático, e fibras oriundas dos gânglios simpáticos, pertencentes ao sistema nervoso neurovegetativo simpático.[1] O nervo vago, que emerge do tronco cerebral e projeta eferentes para o SNE e aferentes para o núcleo do trato solitário, constitui a principal via de conexão direta bidirecional entre o SNC e o SNE (Figura 8.1).[14] O SNE, por sua vez, é composto pelo plexo mioentérico (ou de Auerbach), responsável pelo controle da motilidade gastrointestinal e localizado entre as camadas muscular circular interna e longitudinal externa das paredes do tubo digestivo e pelo plexo submucoso (ou de Meissner), que inerva o epitélio gastrointestinal e encontra-se na camada submucosa. Ambos os plexos se interconectam por meio de uma rede de fibras nervosas que atravessam as paredes do tubo digestivo (Figura 8.2).[15] Existem células enteroendócrinas no epitélio gastrointestinal que estabelecem contatos sinápticos com as fibras no nervo vago pela transmissão de informações do lúmen intestinal para o encéfalo utilizando o glutamato como neurotransmissor.[16] Esse circuito neuroepitelial monossináptico, que conecta o lúmen intestinal com o tronco encefálico, constitui um canal físico direto para o encéfalo receber informações sobre os estímulos intestinais gerados por nutrientes no TGI, bem como pela MI e seus metabólitos.[15]

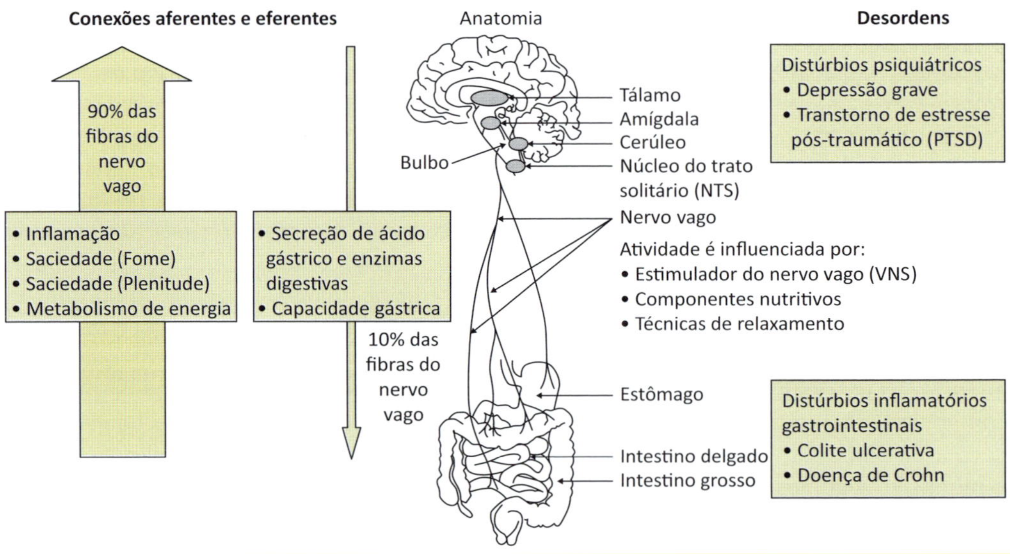

Figura 8.1. Anatomia do nervo vago e suas principais funções.

Fonte: Adaptada de Sun M, Ma K, Wen J et al. A review of the brain-gut-microbiome axis and the potential role of microbiota in Alzheimer's disease. J Alzheimers Dis. 2020;73(3):849-65. doi: 10.3233/JAD-190872.

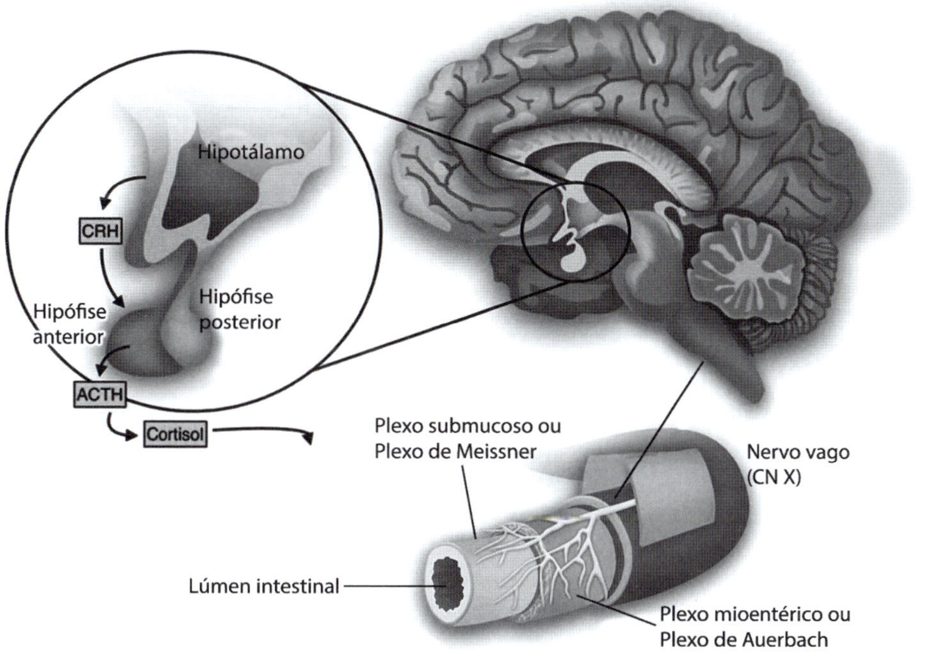

Figura 8.2. Plexos do sistema nervoso entérico.

ACTH: hormônio adrenocorticotrófico; CRH: corticotrofina.

Fonte: Adaptada de Breit S, Kupferberg A, Rogler G et al. Vagus nerve as modulator of the brain-gut axis in psychiatric and inflammatory disorders. Front Psychiatry. 2018;9:44. doi: 10.3389/fpsyt.2018.00044.

Segundo estudo em modelo experimental de doença de Parkinson, a alfassinucleína, proteína constituinte dos corpúsculos de Lewy, é transportada do intestino para o núcleo motor dorsal do vago, localizado no bulbo, através dos microtúbulos do nervo vago.[17] Esse achado sugere que proteínas patogênicas e moléculas com potencial neuroativo produzidas pela MI podem ser transportadas para o SNC diretamente pelo nervo vago, sem necessitar atravessar a BHE.

Comunicação cérebro-intestino-microbiota – o exemplo da resposta ao estresse

A atividade encefálica pode impactar a homeostase intestinal diretamente, via sistema nervoso neurovegetativo ou, indiretamente, via eixo HPA e sua influência no sistema endocanabinoide sistêmico.[1,2,18,19]

A atividade parassimpática estimula a motilidade intestinal e a secreção das glândulas digestivas, enquanto a atividade simpática promove efeito oposto ao liberar noradrenalina, inibir a produção do muco, aumentar a permeabilidade intestinal, promover vasoconstrição e reduzir a secreção de fluidos eletrolíticos para o lúmen intestinal.[1,19] A fisiologia gastrointestinal sofre influência do sistema endocanabinoide em razão da presença de receptores canabinoides em algumas células enteroendócrinas, especialmente o receptor canabinoide-1 (CB1), expresso predominantemente nos neurônios colinérgicos entéricos, cuja ativação inibe a atividade dos plexos nervosos intrínsecos da parede intestinal.[2]

Na fase aguda do estresse, ocorre aumento da liberação de noradrenalina pelo sistema nervoso neurovegetativo simpatoneuronal, resultando em elevação do tônus simpático periférico.[20] Concomitantemente, há aumento da secreção do hormônio liberador de corticotrofina (CRH) e da concentração de cortisol sistêmico via eixo HPA. Esses eventos, em conjunto, promovem – por meio de um mecanismo que envolve o aumento da degradação do endocanabinoide anandamida e da síntese do endocanabinoide 2-aracdonoil-glicerol (2-AG) – maior ativação dos CB1 sistêmicos, incluindo aqueles presentes no TGI.[2] Quando o estresse se torna crônico, observa-se redução persistente do tônus parassimpático, acompanhada de superestimulação da atividade simpática e do sistema endocanabinoide. Essas alterações impactam intensamente a homeostase local, incluindo a redução da motilidade intestinal, da secreção de muco, fluidos e enzimas digestivas, além da elevação do pH do lúmen intestinal e, potencialmente, do aumento da permeabilidade intestinal.[2,20,21]

De acordo com estudos pré-clínicos, o estresse crônico altera a composição da MI em roedores.[3,4] Apesar da variabilidade entre os resultados, observou-se redução no número de bactérias benéficas, como *Lactobacillus* spp. e membros da família Ruminococcaceae, como reação ao estresse crônico.[3,4] Essas alterações tornam plausível a hipótese de que a disfunção da homeostase intestinal e da própria microbiota induzida pelo estresse possa contribuir para o desenvolvimento de condições como a síndrome do intestino irritável e a doença inflamatória intestinal.[3,4] O impacto do estresse crônico sobre o EMIC também ajuda a explicar achados observados em indivíduos com distúrbios psiquiátricos.

Significado dos ácidos graxos de cadeia curta no eixo microbiota-intestino-cérebro

A fermentação de fibras por determinadas bactérias intestinais resulta na produção de ácidos graxos de cadeia curta (AGCCs), metabólitos que atuam localmente – contribuindo para a nutrição das células intestinais, regulação da permeabilidade intestinal, entre outros – e também exercem efeitos sistêmico. O acetato, o propionato e o butirato são os AGCCs mais abundantes no corpo humano, sendo o butirato o mais estudado quanto a seus efeitos sistêmicos e sobre o SNC. A quantidade e a proporção de cada AGCCs produzido dependem da disponibilidade de substratos fermentáveis (ou seja, da dieta), da composição da MI e do tempo de trânsito intestinal. Após sua produção no cólon, os AGCCs são rapidamente absorvidos pelos colonócitos por meio de transporte ativo mediado pelos transportadores de monocarboxilatos (MCTs, do inglês *monocarboxylate transporters*), representando a principal fonte de energia para essas células. Além disso, os AGCCs exercem funções importantes na manutenção da barreira intestinal e na modulação da inflamação local. O butirato, em particular, aumenta a expressão de proteínas de adesão epitelial (*tight junctions*), contribuindo para a redução da permeabilidade intestinal. O acetato e butirato também parecem estimular a secreção de muco no TGI.[11] O efeito protetor local dos AGCCs no intestino repercute positivamente no SNC, ao contribuir indiretamente para a regulação da atividade inflamatória sistêmica e cerebral.

Os AGCCs não metabolizados pelos colonócitos são transportados pela circulação porta para o fígado, onde são utilizados como fonte de energia pelos hepatócitos. Desse modo, a minoria dos AGCCs (36% do acetato, 9% do propionato e 2% do butirato) alcança a circulação sistêmica e os tecidos periféricos. Os AGCCs cruzam a BHE através dos mesmos MCTs presentes nas células endoteliais e atuam no SNC.[11,22] Diversos efeitos fisiológicos dos AGCCs, em especial do butirato, foram observados em modelos animais (Figura 8.3) e são expressos a seguir:

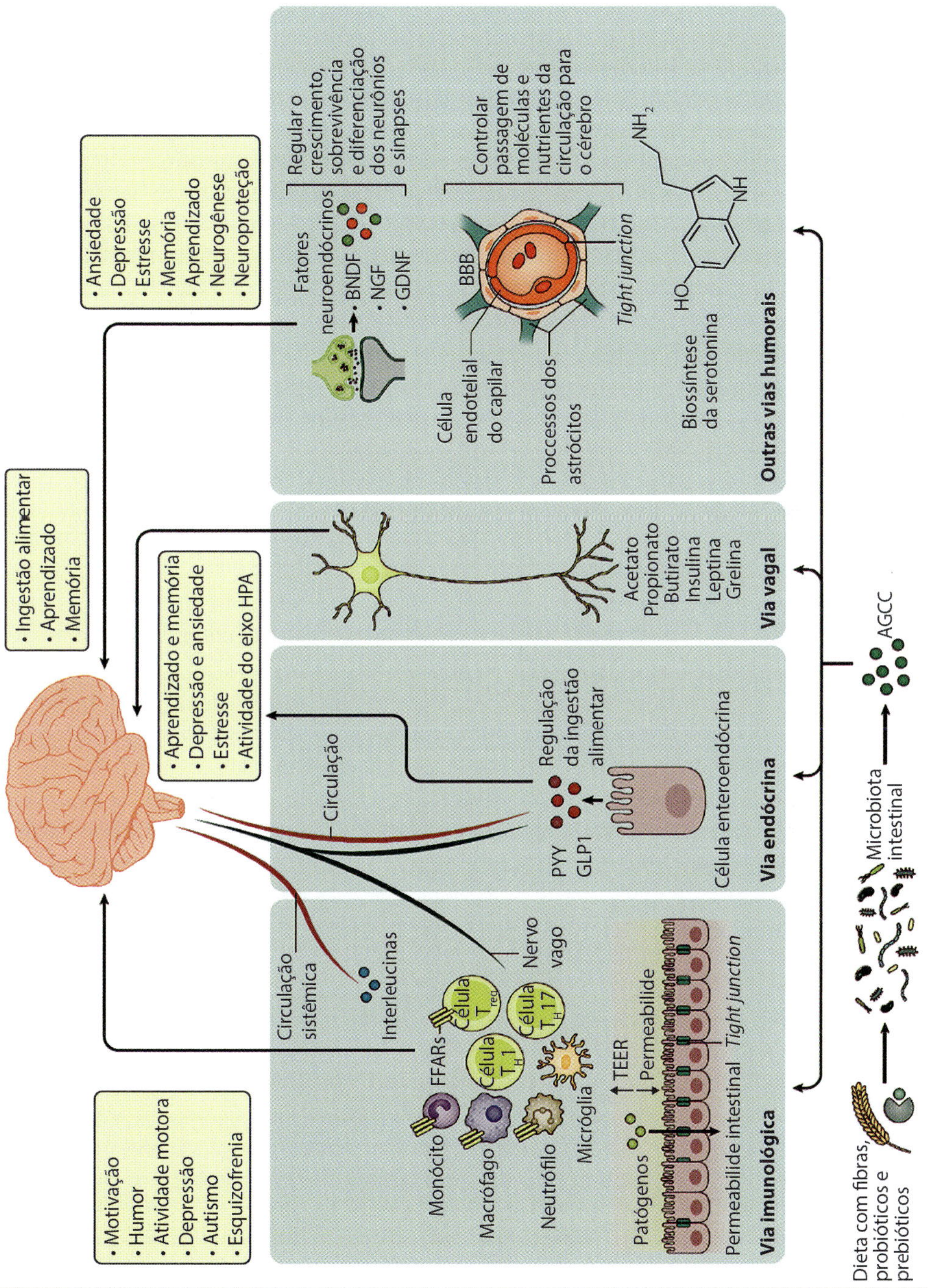

Figura 8.3 – Principais vias pelas quais os AGCCs podem influenciar o SNC.

AGCC: ácido graxo de cadeia curta; HPA: hipotálamo-hipófise-adrenal; SNC: sistema nervoso central; TEER: resistência elétrica transepitelial.

Fonte: Adaptada de Dalile B, Van Oudenhove L, Vervliet B et al. The role of short-chain fatty acids in microbiota-gut-brain communication. Nat Rev Gastroenterol Hepatol. 2019;16(8):461-78. doi: 10.1038/s41575-019-0157-3.

Os AGCCs atuam como ligantes endógenos de receptores acoplados à proteína-G (GPRs, do inglês *G-protein-coupled receptors*). Os receptores mais bem-estudados são: GPR43 (rebatizado de *Free Fatty Acid 2* [FFA2]); GPR41 (rebatizado de FFA3); GPR109a (rebatizado de *hydroxycarboxylic acid receptor 2* [HCAR2]); e GPR164 (rebatizado de *olfactory receptor 51E2* [OR51E1]). Esses receptores exercem diferentes funções fisiológicas a depender do órgão ou da célula em que estão localizados e sua ativação resulta na sinalização intracelular envolvendo diferentes cascatas (proteína quinase C, fosfolipase A2, proteína quinases ativadas por mitógeno etc.).[11,22]

A interação dos AGCCs com seus receptores nos colonócitos pode estimular a produção pelas células enteroendócrinas de hormônios intestinais, como o peptídeo semelhante ao glucagon 1 (GLP1, do inglês *glucagon like peptide 1*), o peptídeo YY (PYY), a leptina e a grelina que, por sua vez, comunicam-se com o SNC via circulação sistêmica ou nervos vagos, influenciando o aprendizado, a memória e o humor.[11]

O butirato e, em menor grau, o propionato inibem a atividade de histona desacetilases (HDACs), promovendo hiperacetilação de proteínas histonas. As HDACs atuam na sinalização intracelular, na regulação de expressão gênica/transcrição proteica e na produção energética celular mediante acetilação de diversas proteínas e enzimas. Acredita-se que esse efeito possa ocasionar o aumento da síntese de neurotrofinas no SNC, como o fator neurotrófico derivado do cérebro (BDNF, do inglês *brain-derived neurotrophic factor*), achado que justifica os efeitos pró-cognitivos e de potencialização da plasticidade sináptica observados com o butirato em estudos pré-clínicos.[11,22]

De acordo com um estudo em roedores desprovidos de microbiota (*germ-free*), o butirato reduz a permeabilidade da BHE ao aumentar a expressão das *tight junctions*.[23]

Via inibição do HDAC e modulação dos receptores FFA2, FFA3 e HCAR2, os AGCCs regulam a diferenciação, o recrutamento e a ativação dos neutrófilos, células dendríticas, macrófagos, monócitos e células T, exercendo atividade imunomoduladora sistêmica com atuação predominantemente anti-inflamatória.[11,22]

Há evidências de que o receptor HCAR2 – cujo único substrato é o butirato – é expresso nas células da micróglia,[22] e que o butirato tenha afinidade pelo receptor de hidrocarbonetos de arila (AhR, do inglês *aryl hydrocarbon receptor*), importante modulador da atividade microglial.[24] O butirato impediria a excessiva ativação da micróglia e, desse modo, evitaria a neurotoxicidade e a lesão neuronial. Potencialmente, a atividade imunomoduladora do EMIC e do butirato contribui para a fisiopatologia de diferentes transtornos neuropsiquiátricos.

As evidências sobre os mecanismos de ação dos AGCCs baseiam-se, geralmente, em modelos animais, ainda sendo limitadas nos estudos com seres humanos – com descrição de alguns achados conflitantes.[11] Há, entretanto, grande volume de evidências empíricas demonstrando, consistentemente, o significado dos AGCCs na manutenção da saúde e no adoecimento dos seres humanos.[10]

Diferentes bactérias intestinais podem produzir AGCCs, incluindo algumas espécies de *Lactobacillus* e *Bifidobacterium*, sendo que os membros das famílias Ruminococcaceae, Clostridiaceae e Lachnospiraceae – todos integrantes do filo Firmicutes – são considerados os mais potentes produtores de butirato.[10,25,26] Exemplos de bactérias dessas famílias são os gêneros *Faecalibacterium, Clostridium, Eubacterium, Roseburia* e *Coprococcus*.[10,26] A abundância desses grupos é estimulada principalmente pela ingestão de fibras na dieta – incluindo os prebióticos – que servem como substrato para a produção de AGCCs. Inversamente, o consumo de proteína animal e adoçantes tende a produzir o efeito contrário.[25] Além disso, o uso de probióticos também pode estimular a produção de AGCCs.

Valles-Colomer *et al.*[10] conduziram estudo avaliando a associação entre a composição da MI, medidas de qualidade de vida e sintomas depressivos em duas coortes populacionais, uma belga (n = 1.054) e outra holandesa (n = 1.063). O estudo também investigou o potencial das bactérias intestinais para produzir ou degradar moléculas com efeito neuroativo – incluindo os AGCCs – por meio do desenvolvimento de 56 "módulos intestino-cérebro" (GBMs, do inglês *gut-brain modules*), com base na metagenômica dos micro-organismos (Figura 8.4). Esses 56 GBMs foram inicialmente testados na base de dados genéticos *integrated microbial genomes* (IMG), composta por 532 genomas de micro-organismos isolados do trato digestivo humano. A partir

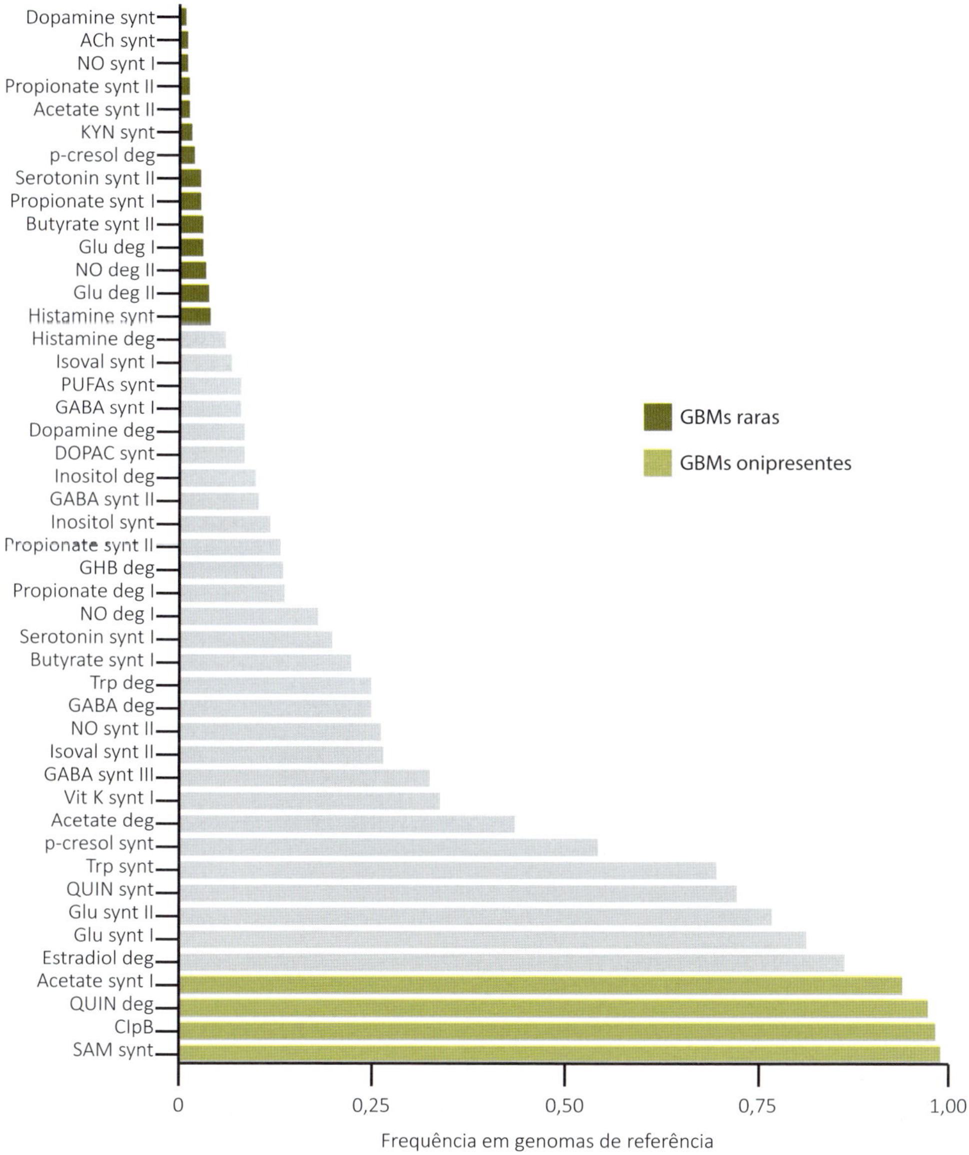

Figura 8.4. Frequência de detecção de "módulos intestino-cérebro" (GBMs, do inglês *gut-brain modules*) nos genomas microbianos do trato digestivo humano (n = 532).

Fonte: Adaptada de Valles-Colomer M, Falony G, Darzi Y et al. The neuroactive potential of the human gut microbiota in quality of life and depression. Nat Microbiol. 2019;4(4):623-32. doi: 10.1038/s41564-018-0337-x.

dessa base, identificou-se que o potencial de produção de butirato estava presente em aproximadamente 25% das bactérias intestinais, embora outros GBMs tenham se mostrado ainda mais frequentes, como será discutido adiante.[10] Em ambas as coortes populacionais, a presença das bactérias produtoras de butirato *Faecalibacterium* e *Coprococcus* foi consistentemente associada a indicadores de melhor qualidade de vida, enquanto indivíduos com diagnóstico de depressão demonstraram menor abundância de *Coprococcus* e *Dialister*. Esses resultados são consistentes com os estudos caso-controle de depressão, autismo e esquizofrenia, que demonstraram menor abundância de bactérias produtoras de butirato em pacientes, quando comparados a indivíduos controles.[10,27,28]

Produção e degradação de peptídeos neuroativos pela microbiota intestinal

Além dos AGCCs, as bactérias intestinais podem produzir e degradar moléculas neuroativas, incluindo os neurotransmissores idênticos aos produzidos pelo organismo humano.[5,10]

O estudo mais abrangente, até o momento, a mapear o potencial de produção e degradação de moléculas neuroativas pelos micro-organismos da MI humana foi o trabalho de Valles-Colomer *et al.*,[10] descrito anteriormente. O estudo revelou que alguns GBMs são onipresentes (presentes em mais de 90% dos genomas de micro-organismos avaliados) nas bactérias intestinais, enquanto outros são raros (presentes em menos de 5% dos genomas). Quatro GBMs foram detectados de forma onipresente nas amostras avaliadas:

- Síntese de S-adenosil-metionina (SAMe), que é o produto final do ciclo do SAMe (ou do carbono-1), sendo o principal doador de radical metil para as reações enzimáticas de metilação no organismo humano.[29] O SAMe exerce papel fundamental na reparação de DNA, regulação epigenética, metabolismo de fase II, síntese de glutationa (principal antioxidante endógeno), produção de monoaminas (por meio da síntese de BH4) e metabolismo de catecolaminas (regulando a atividade da enzima catecol-O-metiltransferase [COMT]). O fato de uma molécula tão central à fisiologia humana ser produzida de maneira tão ampla pela MI reforça o papel adaptativo e a capacidade de auto-organização do EMIC na manutenção da homeostase do organismo.
- Produção da proteína *caseinolytic protease B homologue protein* (ClpB), uma chaperona dependente de adenosina trifosfato (ATP) que, no intestino, mostrou ter ação mimética ao hormônio estimulante de α-melanócitos (α-MSH, do inglês α-melanocyte-stimulating hormone), estimulando a secreção de PYY pelas células enteroendocrinas. Assim, o ClpB tem o potencial de ativar os neurônios anorexígenos produtores de pró-opio-melanocortina (POMC) no hipotálamo, favorecendo a via da saciedade.[30]
- Degradação de quinolinato, metabólito final da via da quinurenina cerebral, que atua como agonista de receptores glutamatérgicos (NMDA) e tem potencial de induzir estresse oxidativo e neurotoxicidade.[13]

Neurotransmissores produzidos pela microbiota intestinal

Aproximadamente 20% das bactérias presentes na MI humana têm o potencial de produzir serotonina, entre outros neurotransmissores, cuja ação no organismo é questionável. O encéfalo é compartimentalizado em relação ao resto do organismo graças à presença da BHE, que impede a penetração dos principais neurotransmissores no sistema nervoso. Conforme já mencionado, o nervo vago conecta diretamente o ambiente intestinal ao SNC e, potencialmente, pode transportar moléculas para o encéfalo sem interposição da BHE. Porém, o transporte de outras proteínas que não a sinucleína-α ainda carece de comprovação.

Valles-Colomer *et al.*[10] observaram que a microbiota de indivíduos com depressão tem menor capacidade de degradar o glutamato (principal neurotransmissor excitatório) e aumento da capacidade de síntese do ácido gama-aminobutírico (GABA) (principal neurotransmissor inibitório). Observaram também haver correlação positiva entre o GBM relacionado à capacidade de síntese do ácido 3,4-di-hidroxifenilacético (DOPAC), metabólito da dopamina, e medidas de funcionamento social em ambas as coortes populacionais avaliadas.[10] Esses achados sugerem que a MI tem potencial de regular de forma refinada e complexa a neurotransmissão encefálica.

Microbiota intestinal, sistema imune e inflamação encefálica

O trato digestivo compreende a maior interface entre o corpo e o ambiente externo (aproximadamente 200 m^2 de superfície). Essa área de exposição é considerada crítica para digestão de alimentos e absorção de nutrientes, bem como para a modulação do sistema imune. O epitélio intestinal é uma barreira física dinâmica e que funciona como um elemento do sistema imune inato na prevenção de exposição a antígenos e patógenos. Componentes estruturais das bactérias, principalmente os lipopolissacarídeos (LPSs) – presentes nas bactérias Gram-negativas – promovem uma estimulação tônica do sistema imune inato. Além disso, proteínas bacterianas podem apresentar reação cruzada com antígenos humanos, gerando respostas disfuncionais do sistema imune adaptativo.[5,12]

Micro-organismos específicos da MI exercem diferentes efeitos no sistema imune do hospedeiro. Algumas espécies bacterianas regulam a diferenciação de linhagens de células mieloides na medula óssea e a atividade dos granulócitos maduros circulantes. Macrófagos detectam a colonização microbiana no lúmen intestinal por meio de receptores de reconhecimento de padrões, liberando citocinas que regulam as respostas imunes de células linfoides inatas do grupo 3 (ILC3) e células T regulatórias (Tregs). *Akkermansia muciniphila* e bactérias filamentosas segmentadas estimulam a produção de imunoglobulina IgA e IgG1 por células B por meio de mecanismos dependentes e independentes de células T *helper* foliculares. Já as bactérias filamentosas segmentadas, *Helicobacter*, *Bacteroides* e *Clostridia*, coletivamente, modulam o equilíbrio entre as respostas imunes pró-inflamatória Th17 e anti-inflamatória Treg, importante para proteção do organismo, cujo desequilíbrio está associado a diversas condições clínicas, incluindo doenças neurodegenerativas[12,14] (Figura 8.5).

O excesso da estimulação pela disbiose intestinal e/ou aumento da permeabilidade intestinal induzem as células imunes inatas e adaptativas a liberarem as citocinas pró-inflamatórias IL-1β, IL-6 e fator de necrose tumoral alfa (TNF-a) na circulação, gerando inflamação sistêmica e no SNC. Nesse sentido, conforme discutido anteriormente, os AGCCs desempenham um importante papel na manutenção da barreira intestinal, regulando a sua permeabilidade mediante o aumento de expressão de *tight junctions* (efeito documentado sobretudo com o butirato) e estimulando a secreção de muco.[11,14] Isso, juntamente com sua capacidade de regular a diferenciação e ativação de células imunes por meio da inibição de HDAC e ativação de receptores FFA2, FFA3 e HCAR2, contribui para o papel imunomodulador predominantemente anti-inflamatório que os AGCCs exercem no EMIC.[11,22]

Outro mecanismo de regulação imune mediado pelo EMIC, que vem recebendo crescente atenção na literatura, é a modulação do receptor AhR por metabólitos da degradação do triptofano produzidos pela MI, como índoles e triptamina.[9,31] O AhR é um fator de transcrição ativado por ligante, a princípio descrito por sua função de ligação a toxinas ambientais, favorecendo sua metabolização.

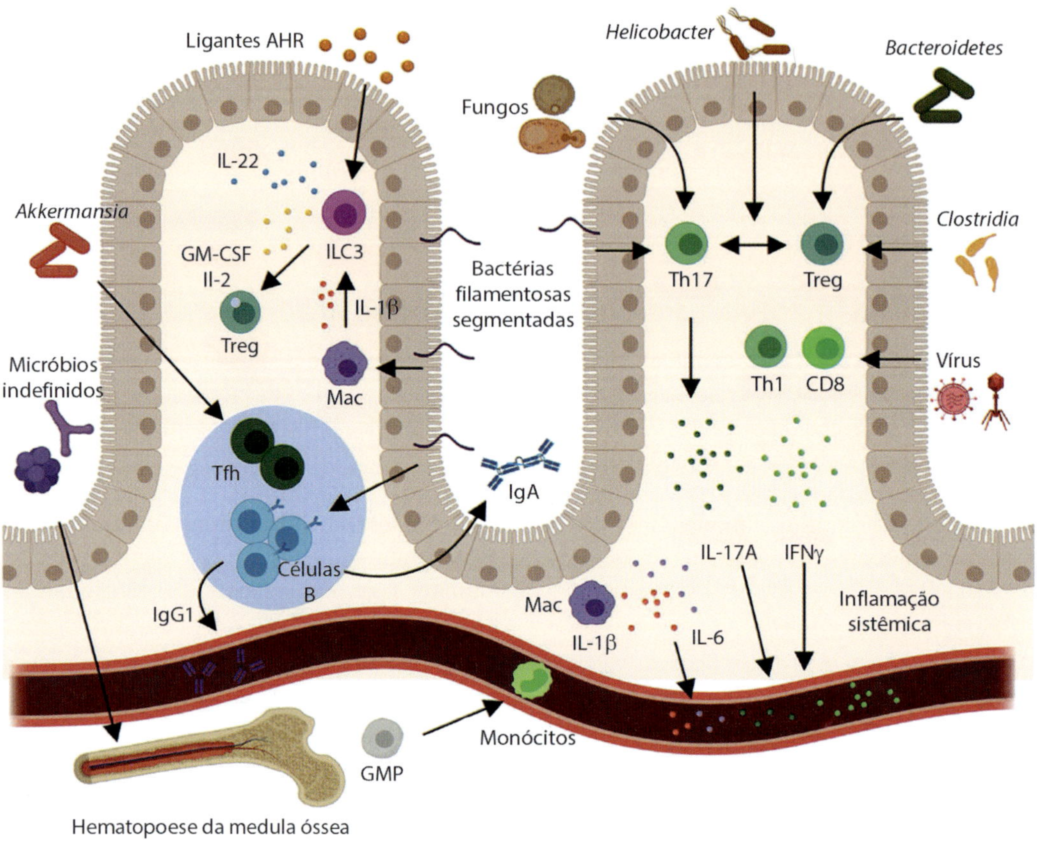

Figura 8.5. A microbiota intestinal como um potente regulador da resposta imune hospedeira.

Fonte: Adaptada de Fung TC. The microbiota-immune axis as a central mediator of gut-brain communication. Neurobiol Dis. 2020;136:104714. doi: 10.1016/j.nbd.2019.104714.

Atualmente, reconhece-se que o AhR também exerce importantes funções fisiológicas, incluindo regulação imunológica, da organogênese e do ciclo celular. Recentemente, documentou-se que o AhR é amplamente expresso no SNC, sobretudo na micróglia e nos astrócitos.[9,31,32] Em um modelo de encefalite autoimune em ratos, demonstrou-se que a ativação do AhR na micróglia por metabólitos do triptofano produzidos pela microbiota comensal promove a redução de inflamação no SNC por meio do aumento de expressão de fator transformador de crescimento alfa (TGF-a) e da inibição da expressão de fator de crescimento endotelial vascular B (VEGF-B).

Além disso, estudo sugere que o butirato também apresenta afinidade pelo receptor AhR,[24] além de se ligar ao receptor HCAR2, igualmente expresso na micróglia.[22] Dessa forma, seja por meio da produção de butirato, seja por meio da geração de metabólitos da degradação do triptofano no intestino, o EMIC parece exercer importante papel regulador da atividade de micróglia e redutor da neurotoxicidade no SNC. Essa ação do EMIC é de grande importância para a fisiopatologia dos transtornos neurodegenerativos, esclerose múltipla e transtornos psiquiátricos graves, como depressão, comportamento suicida e esquizofrenia, nos quais a ativação excessiva de micróglia foi consistentemente documentada.[9,14,33,34]

Influência do eixo microbiota-intestino-cérebro na neurotransmissão

O EMIC influencia a neurotransmissão em diferentes sistemas neuronial encefálicos por meio de ações, muitas vezes, pouco intuitivas. Os fatores inflamatórios impactam negativamente na produção das monoaminas (serotonina, dopamina e noradrenalina) no SNC ao atuar na atividade da via da quinurenina e do ciclo da BH4 encefálico. A via da quinurenina, essencial para a degradação do triptofano, regula sua disponibilidade para produção de serotonina e melatonina. Moléculas inflamatórias induzem a atividade da indoleamina 2,3-dioxigenase (IDO) e direcionam a via da quinurenina para a síntese de seu metabólito final, o quinolinato. O quinolinato é NMDA do glutamato e pode induzir estresse oxidativo e neurotoxicidade. Além disso, a superestimulação da via da quinurenina reduz a disponibilidade do triptofano para a produção da serotonina e da melatonina (Figura 8.6A).[13] Já a BH4 é um cofator essencial das enzimas sintase do óxido nítrico (NOS), hidroxilase da fenilalanina, hidroxilase da tirosina e hidroxilase do triptofano. Nas condições inflamatórias, a BH4 é direcionada preferencialmente para a produção do NOS, com consequente redução na síntese das monoaminas (Figura 8.6B).[13] Tanto a superativação do receptor NMDA como o déficit da produção das monoaminas podem induzir a liberação de neurotrofinas, comprometer a plasticidade sináptica e agravar os sintomas depressivos.[35] A atividade moduladora do EMIC na atividade inflamatória sistêmica e encefálica, portanto, contribui para regular a atividade da via da quinurenina e do ciclo da BH4 no encéfalo e para influenciar a produção das monoaminas e do quinolinato.[7]

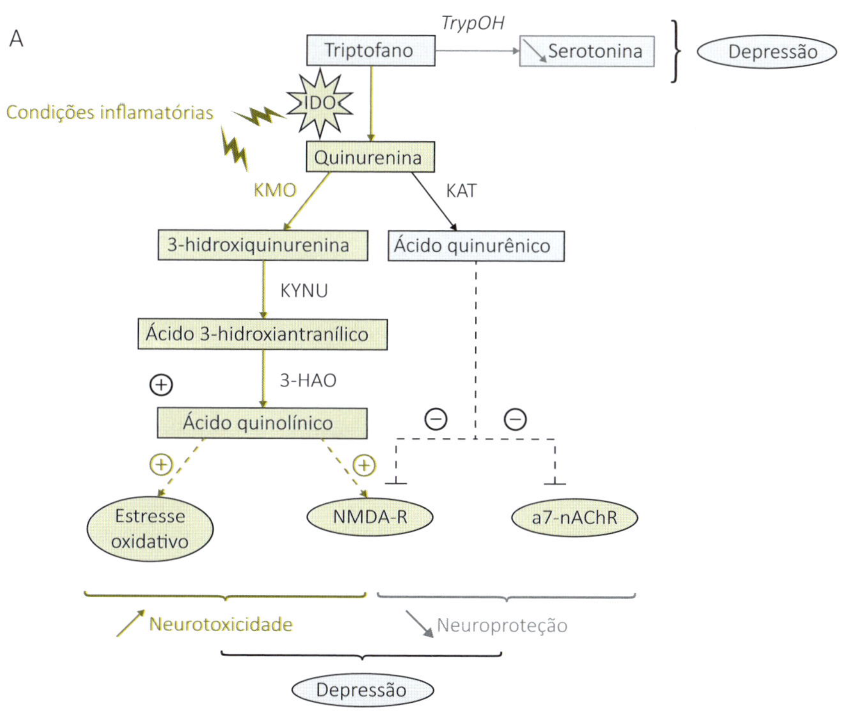

Figura 8.6 – A via da quinurenina encefálica (A) e o ciclo da tetra-hidrobiopterina (B) na condição inflamatória. IDO: indoleamina 2,3-dioxigenase; NOS: óxido nítrico.

(Continua)

(*Continuação*)

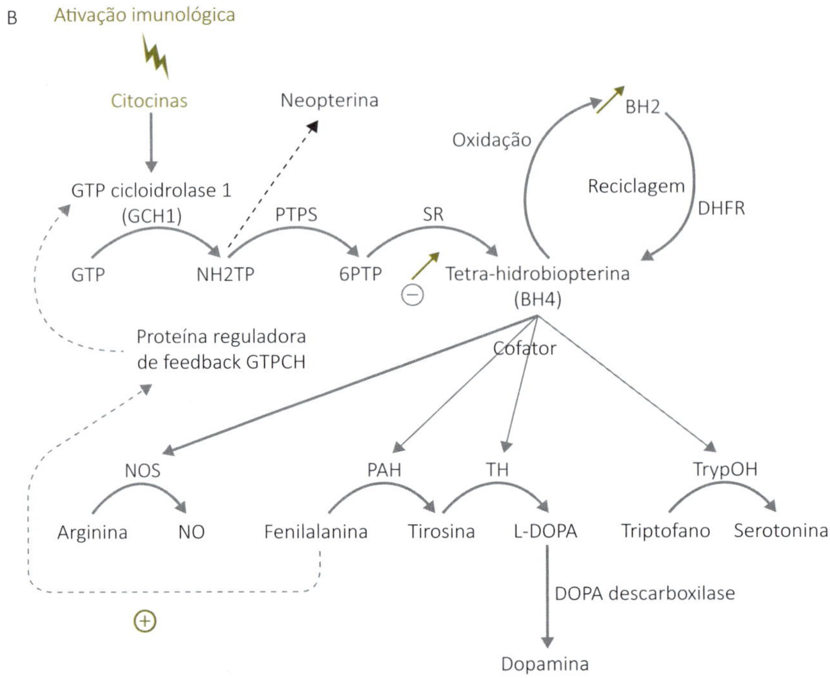

Figura 8.6 – A via da quinurenina encefálica (A) e o ciclo da tetra-hidrobiopterina (B) na condição inflamatória.
IDO: indoleamina 2,3-dioxigenase; NOS: óxido nítrico.

Fonte: Adaptada de Vancassel S, Capuron L, Castanon N. Brain kynurenine and BH4 pathways: relevance to the pathophysiology and treatment of inflammation-driven depressive symptoms. Front Neurosci. 2018;12:499. doi: 10.3389/fnins.2018.00499.

O EMIC também pode modular a neurotransmissão encefálica via atuação da MI na síntese da serotonina.[6,10] Aproximadamente 95% da serotonina do corpo é sintetizada nas células enterocromafins do TGI, a partir da conversão do triptofano em 5-hidroxitriptofano (5-HTP) pela enzima triptofano-hidroxilase 1 (TH1). Já o restante é sintetizado nos neurônios seroninérgicos dos núcleos da rafe, pela ação da enzima TH2 (única isoforma conhecida). A disponibilidade do triptofano no SNC depende da competição com aminoácidos de grande tamanho molecular por transporte através da BHE, mas a serotonina produzida no TGI não cruza a BHE em condições fisiológicas. Assim, há uma dependência relativa de 5-HTP produzido na periferia como substrato para síntese de serotonina no SNC.[36] Yano *et al.*[6] demonstraram que bactérias formadoras de esporo do intestino aumentam a expressão da TH1 nas células enterocromafins do intestino, influenciando a produção e disponibilidade de 5-HTP para produção de serotonina no cérebro. Esse efeito parece ser mediado pela ação de alguns metabólitos nas células enterocromafins, incluindo: deoxicolato, um ácido biliar secundário produzido a partir da biotransformação microbiana do colato; α-tocoferol; tiramina; e ácido para-aminobenzoico (PABA), um intermediário da síntese de ácido fólico e nutriente essencial para algumas bactérias.[6]

Por fim, evidências recentes vêm demonstrando a capacidade da MI em modular a relação GABA/glutamato no SNC. Um estudo conduzido por Olson *et al.*[8] concluiu que o efeito anticonvulsivante da dieta cetogênica é mediado por alterações rápidas (em cerca de 4 dias) na composição da MI. Essas alterações promovem, em última instância, um aumento da relação GABA/glutamato no hipocampo. Esse efeito, demonstrado em um modelo animal de epilepsia, parece ser mediado por uma redução na gamaglutaminação de aminoácidos, o que limitará a passagem desses compostos pela BHE, diminuindo a disponibilidade de nitrogênio para biossíntese de glutamato.[8] Como todo mecanismo recentemente descrito, estudos adicionais são desejáveis para confirmar os achados observados e documentar a existência dessas mesmas vias de sinalização em humanos.

Conclusões

Uma vasta e diversificada comunidade microbiana coloniza o TGI. A interface entre o microbioma intestinal e o sistema nervoso, conhecida como "EMIC", caracteriza-se como uma comunicação e é mediada por diferentes órgãos e vias de sinalização. A interações microbioma-hospedeiro possibilitam que a atividade do microbioma intestinal impacte em quase todos os aspectos da biologia humana, incluindo a preservação da saúde, o desenvolvimento de sistemas e órgãos, a aquisição das habilidades, o bem-estar físico e psíquico, o envelhecimento, a instalação, a progressão e o agravamento de muitas doenças.

O estresse crônico impacta a atividade encefálica, afetando diretamente a funcionalidade do SNE por meio da modulação do sistema nervoso autônomo e, indiretamente, via ativação do eixo HPA e do sistema endocanabinoide. Essas alterações promovem profundas alterações na homeostase local que resultam em redução da abundância das bactérias benéficas e em aumento dos estímulos imunes decorrentes do aumento na permeabilidade intestinal. A MI, por sua vez, comunica-se com o SNC diretamente, via nervo vago e, indiretamente, via diversos e complexos canais de sinalização que incluem a produção de AGCCs, sobretudo butirato, e metabólitos provenientes da degradação do triptofano. Essas moléculas podem atuar remotamente na micróglia e, desse modo, reduzir a atividade inflamatória no SNC e aumentar a expressão da *tight junctions* nas células endoteliais da BHE, modulando sua permeabilidade ao butirato.

Por meio desses mecanismos, a MI influencia de forma refinada a neurotransmissão cerebral, regulando, por exemplo, a disponibilidade de 5-HTP para a síntese de serotonina. As alterações observadas no EMIC têm implicações importantes na fisiopatologia de diversas doenças neurológicas e psiquiátricas, tornando essas vias potenciais alvos terapêuticos.

Evidências pré-clínicas e clínicas apontam que estratégias como o uso de fármacos, a administração de prebióticos, probióticos e o transplante de microbiota fecal podem modular positivamente a MI, a barreira intestinal e hematoencefálica, as meninges e o sistema imunológico periférico, além de neutralizar disfunções gliais. Essas abordagens despontam como promissoras no tratamento de doenças neurológicas e psiquiátricas, neurodegenerativas e não neurodegenerativas. O avanço na compreensão dos mecanismos que regem o EMIC certamente contribuirá para o desenvolvimento de intervenções terapêuticas mais eficazes para essas condições clínicas.[37]

Referências bibliográficas

1. Furness JB. Integrated neural and endocrine control of gastrointestinal function. Adv Exp Med Biol. 2016;891:159-73. doi:10.1007/978-3-319-27592-5_16.
2. Sharkey KA, Wiley JW. The role of the endocannabinoid system in the brain-gut axis. Gastroenterology. 2016;151(2):252-66. doi: 10.1053/j.gastro.2016.04.015.

3. Marin IA, Goertz JE, Ren T, Rich SS, Onengut-Gumuscu S, Farber E et al. Microbiota alteration is associated with the development of stress-induced despair behavior. Sci Rep. 2017;7:43859. doi:10.1038/srep43859.
4. van de Wouw M, Boehme M, Lyte JM et al. Short-chain fatty acids: microbial metabolites that alleviate stress-induced brain-gut axis alterations. J Physiol. 2018;596(20):4923-44. doi: 10.1113/JP276431.
5. Galland L. The gut microbiome and the brain. J Med Food. 2014;17(12):1261-72. doi: 10.1089/jmf.2014.7000.
6. Yano JM, Yu K, Donaldson GP et al. Indigenous bacteria from the gut microbiota regulate host serotonin biosynthesis. Cell. 2015;161(2):264-76. doi: 10.1016/j.cell.2015.02.047.
7. Kennedy PJ, Cryan JF, Dinan TG, Clarke G. Kynurenine pathway metabolism and the microbiota-gut--brain axis. Neuropharmacology. 2017;112(PtB):399-412. doi: 10.1016/j.neuropharm.2016.07.002.
8. Olson CA, Vuong HE, Yano JM et al. The gut microbiota mediates the anti-seizure effects of the ketogenic diet. Cell. 2018;173(7):1728-1741.e13. doi: 10.1016/j.cell.2018.04.027.
9. Wekerle H. Brain inflammatory cascade controlled by gut-derived molecules. Nature. 2018;557(7707):642-3. doi: 10.1038/d41586-018-05113-0.
10. Valles-Colomer M, Falony G, Darzi Y, Tigchelaar EF, Wang J, Tito RY et al. The neuroactive potential of the human gut microbiota in quality of life and depression. Nat Microbiol. 2019;4(4):623-632. doi: 10.1038/s41564-018-0337-x.
11. Dalile B, Van Oudenhove L, Vervliet B, Verbeke K. The role of short-chain fatty acids in microbiota--gut-brain communication. Nat Rev Gastroenterol Hepatol. 2019;16(8):461-78. doi: 10.1038/s41575-019-0157-3.
12. Fung TC. The microbiota-immune axis as a central mediator of gut-brain communication. Neurobiol Dis. 2020;136:104714. doi: 10.1016/j.nbd.2019.104714.
13. Vancassel S, Capuron L, Castanon N. Brain kynurenine and BH4 pathways: relevance to the pathophysiology and treatment of inflammation-driven depressive symptoms. Front Neurosci. 2018;12:499. doi: 10.3389/fnins.2018.00499.
14. Sun M, Ma K, Wen J et al. A review of the brain-gut-microbiome axis and the potential role of microbiota in Alzheimer's disease. J Alzheimers Dis. 2020;73(3):849-865. doi: 10.3233/JAD-190872.
15. Breit S, Kupferberg A, Rogler G, Hasler G. Vagus nerve as modulator of the brain-gut axis in psychiatric and inflammatory disorders. Front Psychiatry. 2018;9:44. doi: 10.3389/fpsyt.2018.00044.
16. Kaelberer MM, Buchanan KL, Klein ME et al. A gut-brain neural circuit for nutrient sensory transduction. Science. 2018;361(6408):eaat5236. doi: 10.1126/science.aat5236.
17. Holmqvist S, Chutna O, Bousset L et al. Direct evidence of Parkinson pathology spread from the gastrointestinal tract to the brain in rats. Acta Neuropathol. 2014;128(6):805-20. doi:10.1007/s00401-014-1343-6.
18. Wehrwein EA, Orer HS, Barman SM. Overview of the anatomy, physiology, and pharmacology of the autonomic nervous system. Compr Physiol. 2016;6(3):1239-78. doi: 10.1002/cphy.c150037.
19. Houlden A, Goldrick M, Brough D et al. Brain injury induces specific changes in the caecal microbiota of mice via altered autonomic activity and mucoprotein production. Brain Behav Immun. 2016;57:10-20. doi: 10.1016/j.bbi.2016.04.003.
20. Deussing JM, Chen A. The corticotropin-releasing factor family: physiology of the stress response. Physiol Rev. 2018;98(4):2225-2286. doi: 10.1152/physrev.00042.2017.
21. Morena M, Patel S, Bains JS, Hill MN. Neurobiological interactions between stress and the endocannabinoid system. Neuropsychopharmacology. 2016;41(1):80-102. doi: 10.1038/npp.2015.166.
22. Stilling RM, van de Wouw M, Clarke G et al. The neuropharmacology of butyrate: the bread and butter of the microbiota-gut-brain axis? Neurochem Int. 2016;99:110-32. doi: 10.1016/j.neuint.2016.06.011.
23. Braniste V, Al-Asmakh M, Kowal C, Anuar F, Abbaspour A, Tóth M et al. The gut microbiota influences blood-brain barrier permeability in mice. Sci Transl Med. 2014;6(263):263ra158. doi: 10.1126/scitranslmed.3009759.
24. Marinelli L, Martin-Gallausiaux C, Bourhis JM et al. Identification of the novel role of butyrate as AhR ligand in human intestinal epithelial cells. Sci Rep. 2019;9(1):643. doi: 10.1038/s41598-018-37019-2.

25. Singh RK, Chang HW, Yan D et al. Influence of diet on the gut microbiome and implications for human health. J Transl Med. 2017;15(1):73. doi: 10.1186/s12967-017-1175-y.
26. La Rosa F, Clerici M, Ratto D et al. The gut-brain axis in alzheimer's disease and omega-3: a critical overview of clinical trials. Nutrients. 2018;10(9):E1267. doi: 10.3390/nu10091267.
27. Liu S, Li E, Sun Z et al. Altered gut microbiota and short chain fatty acids in Chinese children with autism spectrum disorder. Sci Rep. 2019;9(1):287. doi: 10.1038/s41598-018-36430-z.
28. Zheng P, Zeng B, Liu M et al. The gut microbiome from patients with schizophrenia modulates the glutamate-glutamine-GABA cycle and schizophrenia-relevant behaviors in mice. Sci Adv. 2019;5(2):eaau8317. doi: 10.1126/sciadv.aau8317.
29. Kennedy DO. B Vitamins and the brain: mechanisms, dose and efficacy-a review. Nutrients. 2016;8(2):6-8. doi: 10.3390/nu8020068.
30. Fetissov SO, Hökfelt T. On the origin of eating disorders: altered signaling between gut microbiota, adaptive immunity and the brain melanocortin system regulating feeding behavior. Curr Opin Pharmacol. 2019;48:82-91. doi: 10.1016/j.coph.2019.07.004.
31. Rothhammer V, Quintana FJ. The aryl hydrocarbon receptor: an environmental sensor integrating immune responses in health and disease. Nat Rev Immunol. 2019;19(3):184-97. doi: 10.1038/s41577-019-0125-8.
32. Rothhammer V, Borucki DM, Tjon EC et al. Microglial control of astrocytes in response to microbial metabolites. Nature. 2018;557(7707):724-8. doi: 10.1038/s41586-018-0119-x
33. Holmes SE, Hinz R, Conen S et al. Elevated translocator protein in anterior cingulate in major depression and a role for inflammation in suicidal thinking: a positron emission tomography study. Biol Psychiatry. 2018;83(1):61-9. doi: 10.1016/j.biopsych.2017.08.005.
34. Marques TR, Ashok AH, Pillinger T et al. Neuroinflammation in schizophrenia: meta-analysis of in vivo microglial imaging studies. Psychol Med. 2019;49(13):2186-96. doi: 10.1017/S0033291718003057.
35. Gerhard DM, Ross DA. Reshaping the depressed brain: a focus on synaptic health. Biol Psychiatry. 2018;84(11):e73-e75. doi: 10.1016/j.biopsych.2018.09.028.
36. Fukuda K. Etiological classification of depression based on the enzymes of tryptophan metabolism. BMC Psychiatry. 2014;14:372. doi: 10.1186/s12888-014-0372-y.
37. Loh JS, Mak WQ, Tan LKS et al. Microbiota–gut–brain axis and its therapeutic applications in neurodegenerative diseases. Signal Transduction and Targeted Therapy 2024;9(1):37. doi: 10.1038/s41392-024-01743-1.

Para saber mais

- Morais LH, Schreiber HL, Mazmanian SK. The gut microbiota-brain axis in behaviour and brain disorders. Nat Rev Microbiol. 2021;19(4):241-55. doi: 10.1038/s41579-020-00460-0.

Metabolismo Energético, Obesidade e o Papel da Microbiota Intestinal

Jonathan Breton
Daniella Fernandes Camilo de Paiva
Pierre Dechelotte

Introdução

Estima-se que mais de 1 bilhão de pessoas encontram-se na faixa da obesidade no mundo; em média, 1 em cada 8 pessoas é obesa; e essa condição clínica só tende a aumentar a cada ano, de acordo com os dados publicados pela Organização Pan-Americana da Saúde (OPAS) e Organização Mundial de Saúde (OMS).[1] A obesidade favorece o aumento de fatores de risco cardiometabólicos, como diabetes *mellitus* tipo 2 (DM2), doenças cardiovasculares, deposições de gordura e inflamação de baixo grau. Além disso, está associada a um desequilíbrio energético, bem como à desregulação de sinalização de apetite central e recompensa alimentar em interação direta, com modificações biológicas, histológicas, imunológicas e metabólicas nos tecidos adiposo, hepático, muscular, cerebral e intestinal. Nas últimas décadas, o esforço intensivo de pesquisas sobre microbiota intestinal (MI) possibilitou elucidar diversas vias de sinalização bacteriana e sua influência sobre a fisiologia do hospedeiro. Bactérias intestinais são capazes de regular uma série de processos fisiológicos, como adiposidade, homeostase e balanço energético, por meio da produção de inúmeros metabólitos, peptídeos e proteínas microbianas. Além das bactérias, arqueas, vírus e fungos apresentam forte relação simbiótica com o hospedeiro e, no contexto fisiopatológico específico da obesidade, a microbiota disbiótica prejudica a captação de energia, a deposição de gordura, a inflamação e a resistência à insulina.[2,3]

Microbiota disbiótica do obeso

Alterações na composição da MI podem desempenhar um papel importante na fisiopatologia da obesidade. Estudos sugerem que alguns fatores epigenéticos – como tipo de parto, aleitamento materno, introdução alimentar, uso de antibióticos, ambiente e outros –, especialmente durante os primeiros 5 anos de vida, podem influenciar o desenvolvimento da obesidade na infância.[4] Esses fatores, associados com alterações hormonais, neuronais, sedentarismo, alimentação de má qualidade (dieta pobre em fibras e rica em gordura, sódio, açúcar e ultraprocessados) colaboram com a obesidade na fase adulta e com uma microbiota disbiótica.[5]

Foi observado que camundongos livres de germes são resistentes à obesidade induzida por dieta hiperlipídica (DHL) apesar do aumento da ingestão de alimentos. Embora a composição da MI seja relativamente diversa em indivíduos saudáveis, aqueles que exibem alta adiposidade, resistência à insulina e dislipidemia (que caracterizam pacientes obesos) apresentam uma baixa contagem de genes bacterianos,[6] o que significa uma microbiota relativamente pobre. Ley *et al.* identificaram, por meio do sequenciamento do gene 16SrRNA, menor abundância de filo Bacteroidetes e aumento significativo dos níveis de Firmicutes em um modelo de camundongo obeso com deficiência de leptina (ob/ob).[7] Poucos meses depois, Turnbaugh, da mesma equipe, confirmou o aumento da razão Firmicutes vs. Bacteroidetes no DNA bacteriano cecal de modelo murino obeso, em comparação com indivíduos magros, por meio da técnica de sequenciamento metagenômico de *shotgun*. Os camundongos ob/ob também exibiram níveis mais altos de arqueias na comunidade microbiana cecal, em comparação com indivíduos magros.[8] Essas modificações na abundância bacteriana propiciaram investigações microbianas intestinais mais profundas em outros modelos de obesidade.

Outros estudos relacionados com a obesidade demonstram MI com abundância de *Halomonas* ou *Sphingomonas* e diminuição dos níveis de *Bifidobacterium*. Até o momento, vários trabalhos (recentemente revisados por Abenavoli *et al.*)[9] investigaram a microbiota em coortes de indivíduos obesos, sem que se tenha identificado uma composição microbiana intestinal consistentemente associada à obesidade. No entanto, algumas bactérias, como espécies do gênero *Clostridium* e *Lactobacillus*, foram correlacionadas com resistência à insulina.[10] O primeiro grupo também foi associado negativamente aos níveis de glicose em jejum e à hemoglobina glicada (HbA1c), enquanto a abundância de *Lactobacillus* apresentou correlações positivas com esses parâmetros.[5] Em consonância com esses resultados, Million *et al.* analisaram a composição bacteriana intestinal de pacientes obesos, concentrando-se nas espécies de *Lactobacillus paracasei*, que estavam reduzidas em obesos em comparação aos indivíduos magros.[11] Por outro lado, *Lactobacillus reuteri* e *Lactobacillus gasseri* foram positivamente associadas à obesidade.[6] Juntos, esses resultados sugerem envolvimento específico de bactérias intestinais no início ou na manutenção da obesidade. No entanto, ainda não foi identificado um perfil bacteriano específico e reprodutível associado à obesidade, e os mecanismos subjacentes permanecem em debate.

Posteriormente, a MI passou a ser considerada um forte fator-chave na patogênese da obesidade, por meio de atividades metabólicas bacterianas potencialmente prejudiciais. Por exemplo, a depleção microbiana intestinal induzida por antibióticos induziu alterações no metabolismo de carboidratos e, especificamente, nos níveis de ácidos graxos de cadeia curta (AGCCs) em camundongos.

Produção de ácidos graxos de cadeia curta

No trato gastrointestinal humano, a maior densidade de bactérias está localizada no cólon. As principais fontes de carbono e energia são representadas por carboidratos e proteínas de componentes alimentares não digeridos na parte superior do intestino. A bioconversão desses diferentes substratos pela MI envolve a existência de uma série de atividades bacterianas metabólicas que promovem suprimento de energia e produção de metabólitos. Esses últimos, em contato direto com as células hospedeiras, podem influenciar os processos fisiológicos, localmente, no intestino, e em âmbito sistêmico, após a absorção dos metabólitos bacterianos e sua distribuição para outros órgãos. Assim, eles podem ter papel importante no fenótipo metabólico do hospedeiro e podem contribuir para os fatores de risco de diversas patologias, como a obesidade.

Os carboidratos que chegam ao cólon são representados principalmente por polissacarídeos provenientes de cereais, frutas e vegetais, em uma quantidade que varia de 10 g a 60 g/dia. As bactérias intestinais são responsáveis pela quebra desses polissacarídeos não digeríveis. Micro-organismos, predominantemente anaeróbios, presentes no trato gastrointestinal, realizam fermentação por meio de um conjunto de enzimas hidrolíticas, convertendo os carboidratos em metabólitos como os AGCCs.[12] A comunidade bacteriana fibrinolítica é composta por espécies pertencentes aos dois principais filos da MI: Firmicutes e Bacteroidetes. As principais espécies envolvidas pertencem aos gêneros *Bacteroides, Roseburia, Ruminococcus* e *Eubacterium*. A maioria das espécies bacterianas do cólon é caracterizada pela atividade fermentativa e, portanto, pela produção de AGCCs como acetato (produzido pelos gêneros bacterianos citados anteriormente), butirato (produzido por algumas espécies de Firmicutes, como *Faecalibacterium prausnitzii, Roseburia* spp. e *Eubacterium rectale)* e propionato (produzido principalmente por *Bacteroides, Prevotella* e *Veillonella).*

Sabe-se que a MI obesa apresenta uma quantidade maior de genes catabólicos, sugerindo maior capacidade de extrair energia da dieta (e, portanto, de produzir mais AGCCs) do que indivíduos não obesos.[13,14] Estudos realizados em humanos e animais obesos mostraram aumento na produção de AGCCs, fornecendo calorias adicionais ao hospedeiro e, assim, resultando em ganho de peso.[15] No entanto, Murphy *et al.* descobriram que os AGCCs cecais de camundongos ob/ob aumentaram significativamente apenas a partir das 7 semanas de idade, enquanto o nível de acetato fecal diminuiu progressivamente. Esses achados sugerem instabilidade dos AGCCs ao longo do tempo,[16] o que indica que a ligação entre a composição microbiana intestinal e os níveis de AGCCs parece ser bem mais complexa do que o esperado.[16]

Ácidos graxos de cadeia curta influenciam a saciedade

A maioria (~ 95%) dos AGCCs produzidos é rapidamente absorvida pelos colonócitos, enquanto apenas uma pequena quantidade desses metabólitos é excretada nas fezes. Os AGCCs diminuem o pH luminal e alteram a microbiota no cólon, favorecendo o crescimento de bactérias produtoras de butirato. Os AGCCs, em particular o butirato, representam uma grande fonte de energia para os colonócitos do hospedeiro. O butirato também é conhecido por estimular a apoptose por meio da inibição de enzimas como histonas desacetilases, atua na função da barreira intestinal, contribui para manter condições anaeróbicas no intestino, limitando a proliferação de bactérias associadas à inflamação intestinal, e participa da ativação do receptor nuclear PPARγ, que reduz a produção de óxido nítrico e nitratos, o que, consequentemente, reduz a disponibilidade de energia para patógenos específicos. Além disso, butirato e propionato podem estimular a gliconeogênese intestinal e, assim, regular a homeostase da glicose/energia.[18] Esses mecanismos mostram como os AGCCs são cruciais para a saúde intestinal e metabólica,[17] influenciando diretamente a função do intestino e a comunicação entre o intestino e outros órgãos.

O butirato e outros AGCCs, como o propionato, exercem papel importante no metabolismo lipídico mediado por receptores específicos. Esses metabólitos atuam como ligantes do receptor acoplado à proteína-G (GPRs, do inglês *G protein-coupled receptors*). 41 e 43, que são expressos nos tecidos intestinal, esquelético, hepático e pancreático. Curiosamente, esses receptores, também denominados "receptores de ácidos graxos livres 3 e 2" (FFA3 e FFA2), são expressos no tecido adiposo e medeiam a secreção de leptina estimulada por AGCCs. Essa presença de GPR no tecido adiposo sugere uma contribuição indireta da MI para a fisiologia do hospedeiro. Especificamente, o acetato liga-se, de preferência, ao GPR43 (FFA2); o butirato, ao GPR41 (FFA3); e o propionato é capaz de ativar ambos.[17] Os AGCCs atuam principalmente por meio de GPRs, como GPR41 e GPR43, que são expressos em células enteroendócrinas, adipócitos e células imunológicas. A ativação desses receptores aumenta a secreção de peptídeos intestinais como GLP-1 (peptídeo semelhante ao glucagon-1), GLP-2 e peptídeo YY (PYY), que ajudam a melhorar a sensibilidade à insulina, reduzir a ingestão de alimentos, diminuir os lipídios plasmáticos e prevenir a esteatose hepática.[18]

Além da leptina, os AGCCs também podem induzir saciedade por meio da liberação de outros hormônios anorexigênicos.[19-23] A liberação do GLP-1, uma incretina anorética produzida pelas células L enteroendócrinas – cuja concentração é menor em indivíduos obesos comparada àquela em indivíduos saudáveis – é estimulada pelo butirato.[13,14] A secreção de insulina, que é modulada pelos níveis de GLP-1, também é alterada em relação ao perfil da MI.[15] Assim como o GLP-1, os hormônios GLP-2 e PYY também são produzidos pelas células L intestinais por meio da ativação dos receptores GPR41 e 43 pelos AGCCs, sendo liberados principalmente na fase pós-prandial e contribuindo para o processo de saciedade.[16] Pacientes obesos, por sua vez, produzem menos PYY em comparação com indivíduos eutróficos.[18] O acetato, além disso, é usado como precursor da síntese de colesterol no fígado e pode alcançar o cérebro, atuando em circuitos hipotalâmicos e modulando mecanismos de regulação do apetite.[24] Finalmente, a liberação do hormônio orexigênico grelina foi negativamente correlacionada com a abundância de *Bifidobacterium* spp. e *Lactobacillus* spp. e positivamente correlacionada com os níveis de *Bacteroides* e *Prevotella*,[18] gêneros, com frequência, aumentados na microbiota de indivíduos com obesidade.[23]

Além de sua atuação na regulação do apetite e secreção hormonal, os AGCCs também desempenham papéis importantes na regulação de vias metabólicas, tanto no intestino como em órgãos distantes, como fígado, tecido adiposo, músculos e cérebro. Produzidos pela fermentação de carboidratos não digeríveis por bactérias intestinais, os AGCCs regulam homeostase energética, metabolismo de glicose e lipídios, resposta inflamatória e imunidade.

Nesse contexto, a ingestão de fibras dietéticas tem um impacto significativo uma vez que influencia a composição de MI e produção de AGCCs.[25] Dietas ricas em fibras aumentam a riqueza e a diversidade da MI, oferecendo substratos para fermentação por espécies específicas de micro-organismos. Sabe-se que dietas ricas em fibras estão associadas a uma maior abundância de Bacteroidetes, Actinobacteria e *Prevotella*, enquanto dietas pobres em fibras favorecem micro-organismos que metabolizam aminoácidos e lipídios.[25]

Contribuição da microbiota intestinal para a inflamação de baixo grau na obesidade

A inflamação de baixo grau tem sido associada à fisiopatologia da obesidade e a suas complicações relacionadas, como doença cardiovascular[26] e DM2.[27] Os lipopolissacarídeos (LPS) bacterianos podem atravessar o epitélio intestinal por meio de junções comunicantes ou dentro de quilomícrons.[22] Essas lipoproteínas, responsáveis pela absorção e pelo transporte de triglicerídeos, poderiam desencadear um processo de inflamação, resultando na resistência à insulina observada na obesidade.[28,29] Alterações na composição microbiana na obesidade, bem como o consumo de DHL, também alteram as estruturas das proteínas de junções comunicantes, o que resulta em maior passagem do LPS.

Na circulação sistêmica, o lipopolissacarídeo (LPS) liga-se à proteína de ligação ao LPS (LBP – *lipopolysaccharide-binding protein*), formando um complexo que ativa o receptor CD14, desencadeando a sinalização imune. Esse último, por sua vez, liga-se ao *toll-like* receptor 4 (TLR4) em macrófagos em diferentes órgãos, incluindo tecido adiposo e fígado. Como consequências dessa ativação microbiana do TLR4 intestinal, os genes que codificam os agentes pró-inflamatórios (fator nuclear Kappa β [NF-kβ]) são fortemente expressos, resultando em infiltração de macrófagos no tecido adiposo.[30] Em estudo com camundongos, a infusão de LPS resultou em efeitos metabólicos semelhantes aos observados em animais alimentados com DHL, incluindo ganho de peso, adiposidade visceral e subcutânea. Da mesma maneira, camundongos infundidos com LPS exibiram maiores níveis de glicemia em jejum, insulinemia em jejum, teor de triglicerídeos hepáticos e peso corporal, em comparação com camundongos infundidos com solução salina.[28]

Regulação da deposição de gordura pela microbiota intestinal: envolvimento das vias ANGPTL4 e AMPK no estoque de gordura

Sabe-se também que os AGCCs aumentam a expressão de receptores ativados por proliferador de peroxissomo (RAPP), um mediador chave da adipogênese.[31] No entanto, estudos mostraram que butirato e propionato, mas não acetato, aumentaram a taxa de lipólise *in vitro* por meio de uma atividade do inibidor da histona desacetilase (HDAC).[32] A MI parece ter forte influência na oxidação de ácidos graxos. Isso foi observado em estudo com camundongos *germ-free* alimentados com DHL, que apresentaram maiores níveis de adenosina monofosfatoquinase fosforilada (AMPK) no fígado e músculos esqueléticos em comparação com camundongos alimentados convencionalmente. A AMPK é uma enzima essencial na manutenção da homeostase energética. Níveis elevados de AMPK resultam em uma oxidação mais forte dos ácidos graxos,[33,34] enquanto sua inibição, promovida pela MI, favorece a síntese de colesterol e triglicerídeos, de modo a estimular a lipogênese e resultar em obesidade por excesso de armazenamento de gordura.[35] É tentador especular que uma MI com perfil pré-obeso específica possa ter efeito supressor mais forte sobre a atividade da AMPK, tornando o hospedeiro mais suscetível à obesidade.[36,37]

Estudo com transferência de MI de camundongos criados convencionalmente para camundongos receptores *germ-free* mostrou a inibição de outra proteína envolvida no processo de adiposidade: o fator adiposo induzido por jejum (FAIJ), também denominado "proteína 4 do tipo angiopoietina" (ANGPTL4), pelo qual a microbiota pode limitar acúmulo de triglicerídeos no tecido adiposo. O FAIJ/ANGPTL4, produzido pelo tecido adiposo, fígado, músculo esquelético e intestino em resposta ao jejum, tem como principal papel a inibição da lipoproteína lipase (LPL), diminuindo o acúmulo de triglicerídeos nos adipócitos.[40] Por outro lado, a inibição do FAIJ intestinal promove a captação de ácidos graxos, por meio do aumento da atividade da LPL (Figura 9.1). No entanto, os efeitos finais de diferentes perfis de microbiota sobre a regulação do FAIJ permanecem em debate[38] e precisam ser mais bem-investigados de modo a confirmar a relevância dessa via para a regulação do armazenamento de gordura pela MI.

Em estudo com camundongos, Virtue *et al.*[41] verificaram que os metabólitos derivados da síntese do triptofano a partir da MI controlam a expressão da família miRNAs-181 em adipócitos brancos, regulam o gasto energético e a sensibilidade à insulina. Nesse sentido, autores concluem que a microbiota também pode regular a função do tecido adiposo mediante modulação da expressão de miR-181 por meio desses metabólitos, impactando de forma significativa o metabolismo, a inflamação e a sensibilidade à insulina.

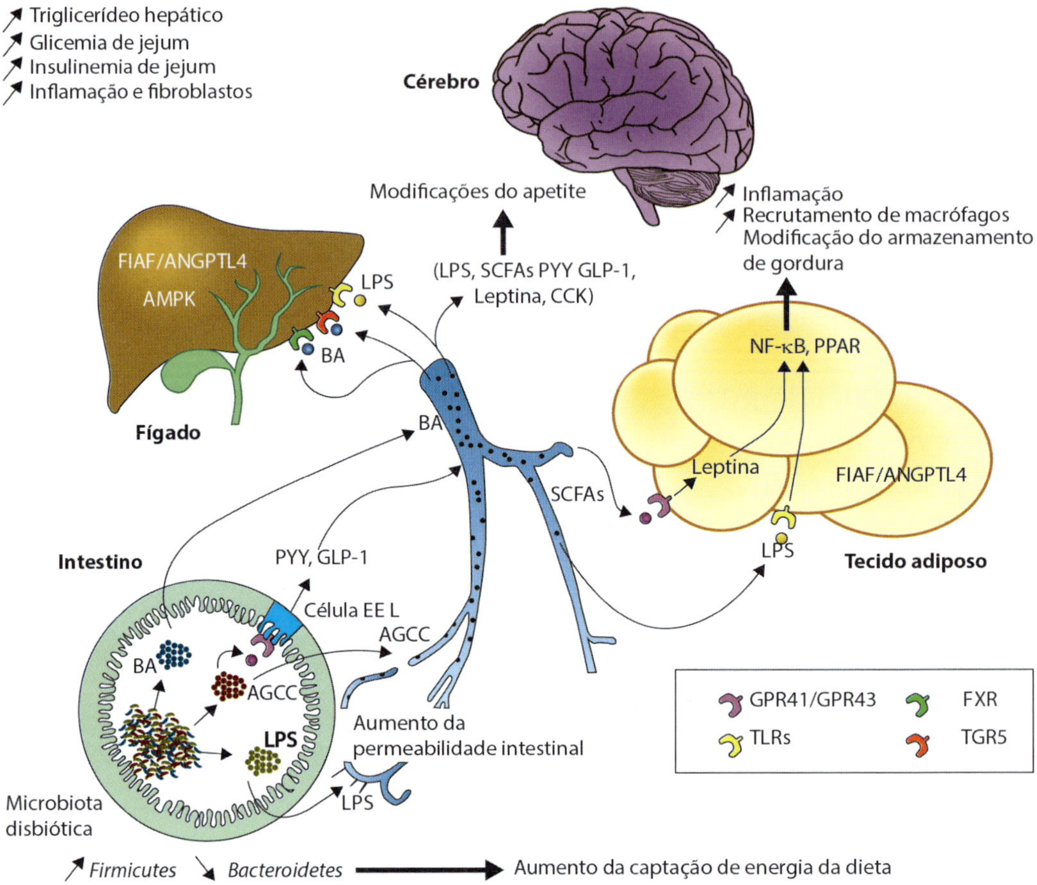

Figura 9.1. Contribuição da microbiota intestinal no desenvolvimento da obesidade. A microbiota intestinal se comunica com o tecido adiposo hospedeiro, hepático e cerebral, por meio de vários mecanismos com o envolvimento de BA, AGCCs e sinalização LPS. A microbiota intestinal disbiótica aumenta a permeabilidade intestinal, o que aumenta a inflamação, a fibrose e a lipogênese.

AGCC: ácido graxo de cadeia curta; AMPK: adenosina monofosfatoquinase; ANGPTL4: proteína 4 do tipo angiopoietina; AB: ácido biliar; CCK: colecistocinina; célula EEL: célula enteroendócrina tipo L; FIAF: fator adiposo induzido por jejum; FXR: receptor nuclear Farnesoid X; GLP-1: peptídeo semelhante ao glucagon-1; GPR41/GPR43: receptor 41 e 43 acoplado à proteína G; LPS: lipopolissacarídeo; NF-kβ: fator nuclear Kappa β; PPARs: receptores ativados por proliferadores de peroxissomo; PYY: peptídeo YY; TGR5 e GPBAR1: receptor 1 de ácido biliar acoplado à proteína G; TLRs: receptores Toll-Like.

Fonte: Adaptada de Breton J, Galmiche M, Déchelotte P. Dysbiotic Gut Bacteria in Obesity: An Overview of the Metabolic Mechanisms and Therapeutic Perspectives of Next-Generation Probiotics. Microorganisms. 2022;16(2):452. Disponível em: https://www.mdpi.com/2076-2607/10/2/452.[59]

Influência da microbiota intestinal no metabolismo dos ácidos biliares

Os ácidos biliares (ABs) secretados pelo fígado desempenham papel fundamental na digestão e absorção de ácidos graxos no intestino delgado. Os ácidos cólico (CA) e quenodesoxicólico (CDCA) são os dois principais ABs produzidos pelos hepatócitos a partir do metabolismo do colesterol, sendo excretados na bile como conjugados com taurina ou glicina. No lúmen intestinal, esses ABs são convertidos em ABs secundários por meio de processos como desconjugação, desidrogenação e di-hidroxilação realizados pela MI. Esses ABs secundários são, posteriormente, reabsorvidos no íleo por difusão ativa e passiva, recirculando para o fígado pela veia porta. Assim, é provável que a composição microbiana intestinal influencie o *pool* de ABs e a distribuição de seus diferentes tipos. Swann *et al.* confirmaram essa hipótese, mostrando que camundongos com uma MI distinta tinham um perfil específico de AB e, portanto, um metabolismo energético divergente.[39] A sinalização dos ABs reabsorvidos ocorre nos enterócitos do cólon, onde se ligam aos receptores nucleares Farnesoid X (FXR), estimulando a produção do fator de crescimento de fibroblasto-19 (FGF19) e reduzindo a síntese hepática de ABs.[40] Esses receptores também estão envolvidos no metabolismo hepático de lipídios e glicose,[41] podendo contribuir para a disfunção hepática metabólica associada à obesidade, resistência à insulina e doença hepática gordurosa não alcoólica (DHGNA). Em modelo experimental, a transferência de microbiota de camundongos alimentados com DHL para camundongos receptores *germ-free* promoveu o desenvolvimento de DHGNA, com níveis lipídicos hepáticos semelhantes aos dos camundongos doadores.[42]

Os ABs também são capazes de ativar outro receptor denominado "receptor 1 de ácido biliar" acoplado à proteína G (GPBAR1), também conhecido como "TGR5". Essa ativação do TGR5 está envolvida no controle da homeostase da glicose por meio da liberação de incretina intestinal GLP-1.[43]

Em suma, a MI pode influenciar o metabolismo dos ABs e, finalmente, o armazenamento de gordura por meio de vários mecanismos de sinalização.

Perspectivas terapêuticas na obesidade por modulação da microbiota intestinal

Probióticos são micro-organismos vivos que, quando administrados em quantidades adequadas, promovem benefício à saúde do hospedeiro.[44] Estudos sugerem que os probióticos, utilizados isoladamente ou combinados, são capazes de conferir efeitos antiobesidade. No entanto, a integração de abordagens ômicas e a validação em ensaios clínicos são passos importantes para avanço na pesquisa e ampliação do uso de probióticos na prática clínica.

Os principais probióticos propostos, até o momento, são espécies de *Lactobacillus*, como *L. casei, L. gasseri, L. plantarum, L. rhamnosus*, e *Bifidobacterium*, como *B. infantis e B. longum*. Essas espécies apresentam baixa patogenicidade e baixos níveis de resistência aos genes de antibióticos.[46] Basicamente, suplementos probióticos são usados para modular a MI disbiótica. O mecanismo potencial das ações probióticas envolve a redefinição das desregulações microbianas intestinais descritas anteriormente, como produção de compostos bioativos, redução do armazenamento de gordura, promoção da oxidação de ácidos graxos, interação de TLR, redução da inflamação de baixo grau e estimulação das vias de saciedade.[45-48] No entanto, a eficácia clínica dessas espécies em pacientes obesos ainda não foi demonstrada de maneira convincente. Outra maneira de modular o peso corporal pode depender da modulação de vias orexigênicas ou anorexigênicas. Até o momento, nenhuma abordagem probiótica com o objetivo de reduzir a sinalização da grelina foi proposta. Com relação à saciedade, a cepa probiótica *Hafnia alvei* 4597 parece auxiliar no tratamento da obesidade e no controle do peso corporal. Esse probiótico de nova geração produz a proteína caseinolítica da protease B (ClpB), identificada como um mimético conformacional do hormônio estimulante de α-melanócitos (α-MSH, do inglês α-melanocyte-stimulating hormone).[42] Além dessa cepa, um estudo demonstrou papel da *Escherichia coli*, alimentada com nutrientes, na produção de ClpB, o que se associou à redução da ingestão de alimentos e à ativação das vias anorexigênicas centrais em ratos normais.[49] Além disso, em camundongos alimentados com DHL e ob/ob hiperfágicos, o tratamento com *Hafnia alvei* diminuiu o ganho de peso corporal, a massa gorda e a ingestão de alimentos.[50,51] Esses efeitos foram associados à redução da hiperglicemia, do colesterol total plasmático e da alanina aminotransferase, sugerindo melhora nas consequências metabólicas dessas condições obesogênicas.[52-54] Espera-se que dados clínicos com essa cepa estejam disponíveis em breve. Outras abordagens mais direcionadas à resistência à insulina foram desenvolvidas restaurando a presença de *Akkermansia muciniphila* na microbiota de pacientes obesos e aguardam mais evidências clínicas de eficácia.[55]

O transplante de microbiota fecal (TMF) também abre caminho para uma abordagem terapêutica inovadora na patologia da obesidade. Alguns estudos com transplante de microbiota de doador magro para pacientes com síndrome metabólica demonstraram melhora na sensibilidade à insulina.[56] Porém, os resultados do TMF ainda são conflitantes quanto à melhora da inflamação, da sensibilidade à insulina e da perda de peso.[57] Acredita-se que modificações de estilo de vida e hábitos alimentares impactam de forma positiva a composição da MI, remodelando-a em direção a um perfil metabolicamente mais benéfico.[58]

Conclusões

A obesidade é uma preocupação mundial em saúde que continua aumentando rapidamente e é considerada uma doença multifatorial. Entre outros mecanismos, o microbioma intestinal emergiu recentemente como um forte fator na fisiopatologia da obesidade. A MI influencia a obesidade agindo sobre vários mecanismos cruciais na homeostase energética, incluindo inflamação estimulada por LPS, metabolismo dos ABs e de AGCCs, além da deposição de gordura. No entanto, até o momento, não se sabe qual comunidade bacteriana contribui de forma mais significativa para essa fisiopatologia.

Num futuro breve, as estratégias de modulação da MI para o tratamento e prevenção da obesidade incluirão suplementação com probióticos, prebióticos, simbióticos, TMF e abordagens de consórcios microbianos multiespécies (ecologia sintética); além do uso de ferramentas como bioinformática para prever riscos à saúde e resultados terapêuticos. A aplicação dessas tecnologias contribuirá para a estratificação dos pacientes e para intervenções personalizadas, com base na estrutura da microbiota. Estudos clínicos e mecanísticos adicionais são necessários para reforçar a utilidade clínica e a segurança da modulação da microbiota por probióticos, prebióticos ou TMF na obesidade. O microbioma intestinal é um componente crucial à saúde humana, e a aplicação de novas estratégias integradas poderá contribuir na prevenção e no tratamento de doenças como a obesidade.

Referências bibliográficas

1. World Health Oganization. Obesidade. WHO, 2024a. Disponível na Internet: https://www.who.int/health-topics/obesity#tab=tab_1 (26 maio 2025).
2. Hoergenauer C, Hammer HF, Mahnert A, Moissl-Eichinger C. Methanogenic archae in the human gastrointestinal tract. Review. 2022;19(12)805-13.
3. Amabebe E, Robert F, Agbalalah T, Orubu E. Microbial dysbiosis-induced obesity: role of gut microbiota in homoeostasis of energy metabolism. British Journal of Nutrition. 2020;123(10):1127-37. doi: 10.1017/S0007114520000380.
4. Gschwendtner S, Kang H, Thiering E et al. Early life determinants induce sustainable changes in the gut microbiome of six-year-old children. Sci Rep. 2019;9:12675. doi: 10.1038/s41598-019-49160-7.
5. K. Al-Assal et al. Gut microbiota and obesity. Clinical Nutrition Experimental. 2018;20:60-4.

6. Chatelier EL, Nielsen T, Qin J, Prifti E, Hildebrand F, Falony G et al. Richness of human gut microbiome correlates with metabolic markers. Nature. 2013;500(7464):541-6.
7. Ley RE, Bäckhed F, Turnbaugh P, Lozupone CA, Knight RD, Gordon JI. Obesity alters gut microbial ecology. Proc. Natl. Acad. Sci. USA. 2005;102(31):11070-5.
8. Turnbaugh PJ, Ley RE, Mahowald MA, Magrini V, Mardis ER, Gordon JI. An obesity-associated gut microbiome with increased capacity for energy harvest. Nature. 2006;444(7122):1027-31.
9. Abenavoli L, Scarpellini E, Colica C, Boccuto L, Salehi B, Sharifi-Rad J et al. Gut Microbiota and Obesity: A Role for Probiotics. Nutrients. 2019;11(11):2-7.
10. Karlsson FH, Tremaroli V, Nookaew I, Bergström G, Behre CJ, Fagerberg B et al. Gut metagenome in European women with normal, impaired and diabetic glucose control. Nature. 2013;498(7452):99-103.
11. Million M, Maraninchi M, Henry M, Armougom F, Richet H, Carrieri P et al. Obesity-associated gut microbiota is enriched in Lactobacillus reuteri and depleted in Bifidobacterium animalis and Methanobrevibacter smithii. Int. J. Obes. 2012;36(6): 817-25.
12. Flint HJ, Bayer EA, Rincon MT, Lamed R, White BA. Polysaccharide utilization by gut bacteria: potential for new insights from genomic analysis. Nat. Rev. Microbiol. 2008;6(2):121-31.
13. Cho I, Yamanishi S, Cox L, Methé BA, Zavadil J, Li K et al Antibiotics in early life alter the murine colonic microbiome and adiposity. Nature. 2012;488(7413):621-6.
14. Jumpertz, Le SD, Turnbaugh PJ, Trinidad C, Bogardus C, Gordon JI et al. Energy-balance studies reveal associations between gut microbes, caloric load, and nutrient absorption in humans. Am. J. Clin. Nutr. 2011;94(1):58-65.
15. Delzenne NM, Cani PD. Gut microbiota and the pathogenesis of insulin resistance. Curr. Diab. Rep. 2011;11(3):154-9.
16. Murphy EF, Cotter PD, Healy S, Marques TM, O'Sullivan O, Fouhy F et al. Composition and energy harvesting capacity of the gut microbiota: relationship to diet, obesity and time in mouse models. Gut. 2010;59(12):1635-42.
17. Al-Lahham SH, Peppelenbosch MP, Roelofsen H, Vonk RJ, Venema K. Biological effects of propionic acid in humans; metabolism, potential applications and underlying mechanisms. Biochim. Biophys. Acta. 2010;1801(11):1175-83.
18. de Vos WM, Tilg H, Van Hul M, Cani PD. Gut microbiome and health: mechanistic insights. Gut. 2022;71(5):1020-32. doi: 10.1136/gutjnl-2021-326789.
19. Vrieze A, Holleman F, Zoetendal EG, Vos WM, Hoekstra JBL, Nieuwdorp M. The environment within: how gut microbiota may influence metabolism and body composition. Diabetologia. 2010;53(4):606-13.
20. Qin J, Li Y, Cai Z, Li S, Zhu J, Zhang F et al. A metagenome-wide association study of gut microbiota in type 2 diabetes. Nature. 2012;490(7418):55-60.
21. Karlsson F, Tremaroli V, Nielsen J, Bäckhed F. Assessing the human gut microbiota in metabolic diseases. Diabetes. 2013;62(10):3341-9.
22. Grandt D, Schimiczek M, Beglinger C, Layer P, Goebell H, Eysselein VE et al. Two molecular forms of peptide YY (PYY) are abundant in human blood: characterization of a radioimmunoassay recognizing PYY 1-36 and PYY 3-36. Regul. Pept. 1994;51(2):151-9.
23. Frost G, Sleeth ML, Sahuri-Arisoylu M, Lizarbe, B, Cerdan S, Brody L et al The short-chain fatty acid acetate reduces appetite via a central homeostatic mechanism. Nat. Commun. 2014;5(3611):1-11.
24. Queipo-Ortuño MI, Seoane LM, Murri M, Pardo M, Gomez-Zumaquero JM et al. Gut microbiota composition in male rat models under different nutritional status and physical activity and its association with serum leptin and ghrelin levels. PloS One. 2013;8(5):65465-1-11.9.
25. Cronin P, Joyce SA, O'Toole PW, O'Connor EM. Dietary fibre modulates the gut microbiota. Nutrients. 2021;13(5):1655. doi: 10.3390/nu13051655.
26. Zhang H, Dibaise JK, Zuccolo A, Kudrna D, Braidotti M, Yu Y et al. Human gut microbiota in obesity and after gastric bypass. Proc. Natl. Acad. Sci. U. S. A. 2009;106(7):2365-70.
27. Emerging risk factors collaboration et al. C-reactive protein, fibrinogen, and cardiovascular disease prediction. N. Engl. J. Med. 2012;367(14):1310-20.

28. Spranger J, Krobe A, Möhlig M, Hoffmann K, bergmann MM, Ristow M et al. Inflammatory cytokines and the risk to develop type 2 diabetes: results of the prospective population-based European Prospective Investigation into Cancer and Nutrition (EPIC)-Potsdam Study. Diabetes. 2003;52(3):812-7.
29. Cani PD, Amar J, Iglesias MA, Poggi M, Knauf C, Bastelica D et al. Metabolic endotoxemia initiates obesity and insulin resistance. Diabetes. 2007;56(7):1761-72.
30. Neal MD, Leaphart C, Levy R, Prince J, Billiar TR, Watkins S et al. Enterocyte TLR4 mediates phagocytosis and translocation of bacteria across the intestinal barrier. J. Immunol. 2006;176(5):3070-9.
31. de La Serre CB, Ellis CL, Lee J, Hartman AL, Rutledge JC, Raybould H. Propensity to high-fat diet-induced obesity in rats is associated with changes in the gut microbiota and gut inflammation. Am. J. Physiol. Gastrointest. Liver Physiol. 2010;299(2):G440-8.
32. Hong Y-H, Nishimura N, Hishikawa D, Tsuzuki H, Miyahara H, Gotoh C et al. Acetate and propionate short chain fatty acids stimulate adipogenesis via GPCR43. Endocrinology. 2005;146(12): 5092-9.
33. Rumberger JM, Arch JRS, Green A. Butyrate and other short-chain fatty acids increase the rate of lipolysis in 3T3-L1 adipocytes. PeerJ. 2014;2:6-15.
34. Bäckhed F, Manchester JK, Semenkovich CF, Gordon JI. Mechanisms underlying the resistance to diet--induced obesity in germ-free mice. Proc. Natl. Acad. Sci. U. S. A. 2007;104(3):979-84.
35. Bäckhed F, Crawford PA, O'Donnell D, Gordon JI. Postnatal lymphatic partitioning from the blood vasculature in the small intestine requires fasting-induced adipose factor. Proc. Natl. Acad. Sci. U. S. A. 2007;104(2):606-11.
36. Boulangé CL, Neves AL, Chilloux J, Nicholson JK, Dumas ME. Impact of the gut microbiota on inflammation, obesity, and metabolic disease. Genome Med. 2016;8(42):1-12.
37. Dahiya DK, Renuka PM, Shandilya UK, Dhewa T, Kumar N et al. Gut microbiota modulation and its relationship with obesity using prebiotic fibers and probiotics: a review. Front. Microbiol. 2017;8:1-17.
38. Bäckhed F, Ding H, Wang T, Hooper LV, Kog GY, Nagy A et al. The gut microbiota as an environmental factor that regulates fat storage. Proc. Natl. Acad. Sci. USA. 2004;101(2):15718-23.
39. Fleissner CK, Huebel N, El-Bary MMA, Loh G, Klaus S, Blaut M. Absence of intestinal microbiota does not protect mice from diet-induced obesity. Br. J. Nutr. 2010;104(6):919-29.
40. Swann JR, Wat EJ, Geier FM, Spagou K, Wilson ID, Sidaway JE et al. Systemic gut microbial modulation of bile acid metabolism in host tissue compartments. Proc. Natl. Acad. Sci. USA. 2011;108(1):4523-30.
41. Virtue AT, McCright SJ, Wright JM, Jimenez MT, Mowel WK, Kotzin JJ et al. The gut microbiota regulates white adipose tissue inflammation and obesity via a family of microRNAs. Sci Transl Med. 2019;11(496):eaav1892. doi: 10.1126/scitranslmed.aav1892.
42. Li F, Jiang C, Krausz KW, Li Y, Albert I, Hao H et al. Microbiome remodelling leads to inhibition of intestinal farnesoid X receptor signalling and decreased obesity. Nat. Commun. 2013;4(2384):1-10.
43. Le Roy T, Llopis M, Lepage P, Bruneau A, Rabot S, Bevilacqua C et al. Intestinal microbiota determines development of non-alcoholic fatty liver disease in mice. Heptology. 2013;62(12):1787-94.
44. Thomas C, Gioiello A, Noriega L, Strehle A, Oury J, Rizzo G et al. TGR5-mediated bile acid sensing controls glucose homeostasis. Cell Metab. 2009;10(3):167-77.
45. Barone M, D'Amico F, Fabbrini M, Rampelli S, Brigidi P, Turroni S. Over-feeding the gut microbiome: a scoping review on health implications and therapeutic perspectives. World J Gastroenterol. 2021;27(41):7041-64. doi: 10.3748/wjg.v27.i41.7041.
46. Sanders ME. Probiotics: definition, sources, selection, and uses. Clin. Infect. Dis. Off. Publ. Infect. Dis. Soc. Am. 2008;46(s2):144-51.
47. Cerdó T, García-Santos JA, Bermúdez MG, Campoy C. The role of probiotics and prebiotics in the prevention and treatment of obesity. Nutrients. 2019;11(3):1-31.
48. Stanton C, Ross RP, Fitzgerald GF, Van Sinderen D. Fermented functional foods based on probiotics and their biogenic metabolites. Curr. Opin. Biotechnol. 2005;16(2):198-203.
49. Tsai YT, Cheng PC, Pan TM. Anti-obesity effects of gut microbiota are associated with lactic acid bacteria. Appl. Microbiol. Biotechnol. 2014;98(1):1-10.
50. Dahiya DK, Puniya AK. Isolation, molecular characterization and screening of indigenous lactobacilli for their abilities to produce bioactive conjugated linoleic acid (CLA). J. Food Sci. Technol. 2017;54(3):792-801.

51. Tennoune N, Chan P, Breton J, Legrand R, Chabane YN, Akkermann K et al. Bacterial ClpB heat-shock protein, an antigen-mimetic of the anorexigenic peptide α-MSH, at the origin of eating disorders. Transl. Psychiatry. 20144(10):1-11.
52. Breton J, Tennoune N, Lucas N, Francois M, Legrand R, Jacquemot J et al. Gut commensal E. coli proteins activate host satiety pathways following nutrient-induced bacterial growth. Cell Metab. 2016;23:324-34.
53. Lucas N, Legrand R, Deroissart C, Dominique M, Azhar S, Solliec MA et al. Hafnia alvei HA4597 strain reduces food intake and body weight gain and improves body composition, glucose, and lipid metabolism in a mouse model of hyperphagic obesity. Microorganisms. 2019;8(1):2-13.
54. Legrand R, Lucas N, Dominique M, Azhar S, Deroissart C, Solliec MAL et al. Commensal Hafnia alvei strain reduces food intake and fat mass in obese mice-a new potential probiotic for appetite and body weight management. Int. J. Obes. 2020;44:1041-51.
55. Depommier C, Everard A, Druart C, Plovier H, Hul MV, Silva SV et al. Supplementation with Akkermansia muciniphila in overweight and obese human volunteers: a proof-of-concept exploratory study. Nat. Med. 2019;25(7):1096-1103.47.
56. Vrieze A, Nood EV, Holleman F, Salojärvi J, Kootte R, Bartelsman JFWM et al. Transfer of intestinal microbiota from lean donors increases insulin sensitivity in individuals with metabolic syndrome. Gastroenterology. 2012;143(4):913-916.e7.
57. Yu EW, Gao L, Stastka P, Cheney MC, Mahabamunuge J, Soto MT et al. Fecal microbiota transplantation for the improvement of metabolism in obesity: The FMT-TRIM double-blind placebo-controlled pilot trial. PLOS Medicine. 2020;17(3):1-19.
58. Hiel S, Neyrinck AM, Rodriguez J, Pachikian BD, Bouzin C, Thissen JP et al. Inulin Improves Postprandial Hypertriglyceridemia by Modulating Gene Expression in the Small Intestine. Nutrients. 2018;10(5):1-13.
59. Breton J, Galmiche M, Déchelotte P. Dysbiotic Gut Bacteria in Obesity: An Overview of the Metabolic Mechanisms and Therapeutic Perspectives of Next-Generation Probiotics. Microorganisms. 2022;16(2):452.

10

Reprogramação Metabólica – O Papel da Microbiota na Resposta à Cirurgia Bariátrica

Raquel Susana Matos de Miranda Torrinhas
Dan L. Waitzberg

Introdução

A obesidade é uma doença crônica multifatorial, caracterizada pelo acúmulo excessivo de gordura corporal. O critério mais utilizado para seu diagnóstico é o índice de massa corporal (IMC) ≥ 30 kg/m^2, mas sua fisiopatologia vai além do peso corporal. O excesso de gordura, especialmente a gordura visceral, gera alterações metabólicas profundas, incluindo resistência à insulina, inflamação crônica e disfunção hormonal. Essas disfunções aumentam o risco de complicações graves, como diabetes *mellitus* tipo 2 (DM2), doenças cardiovasculares, hipertensão arterial sistêmica (HAS) e esteatose hepática. O DM2, em particular, está fortemente associado à obesidade. Estudos indicam que 80% a 90% dos pacientes diabéticos apresentam sobrepeso ou obesidade, evidenciando a relação direta entre o excesso de gordura corporal e a desregulação da glicose.[1]

A obesidade atingiu níveis epidêmicos em escala global, com consequências severas para a Saúde Pública. Em 2022, 1 em cada 8 pessoas no mundo vivia com obesidade, totalizando aproximadamente 890 milhões de adultos com a condição.[2] No Brasil, a prevalência da obesidade quase dobrou entre 2006 e 2019, atingindo 20,3% da população adulta. Se essa tendência de crescimento persistir, projeções indicam que, até 2044, 75% da população adulta brasileira estará acima do peso, resultando em 10,9 milhões de novos casos de doenças associadas e 1,2 milhões de mortes atribuíveis. O DM2, sozinho, responderá por mais de 51% dos casos incidentes.[3]

A cirurgia bariátrica tem se mostrado um dos tratamentos mais eficazes para a obesidade grave e para o DM2. Além de promover perda de peso sustentada, a cirurgia frequentemente restabelece a homeostase glicêmica antes mesmo da redução ponderal significativa. Esse efeito precoce sugere que os benefícios metabólicos da cirurgia não estão exclusivamente ligados à restrição calórica e à perda de peso, mas sim a mecanismos fisiológicos mais complexos, o que resultou no conceito de cirurgia metabólica.[4]

Entre os principais mecanismos envolvidos na remissão do DM2 após a cirurgia bariátrica, destacam-se:[4]

- Aumento na secreção de hormônios intestinais como peptídeo semelhante ao glucagon-1 (GLP-1) e peptídeo YY (PYY), que melhoram a sensibilidade à insulina e promovem saciedade;
- Redução da grelina, hormônio que estimula a fome e contribui para o balanço energético;
- Alterações no metabolismo dos ácidos biliares, que regulam a absorção de nutrientes e a homeostase glicêmica via receptores *farnesoide X* (FXR) e receptor Takeda acoplado à proteína G (TGR5).

Curiosamente, todos esses mecanismos são influenciados direta ou indiretamente pela microbiota intestinal (MI). Além disso, as mudanças metabólicas induzidas pela cirurgia ocorrem paralelamente a modificações significativas na composição microbiana e no perfil de seus metabólitos bioativos. Esse conjunto de alterações sugere que a microbiota pode ser um eixo central na reprogramação metabólica promovida pela cirurgia bariátrica.

Este capítulo analisa a relação entre MI, cirurgia bariátrica e DM2. Serão descritas as alterações na composição e função da MI na obesidade e no DM2, tanto antes como após a cirurgia bariátrica, explorando seus efeitos na modulação dos ácidos biliares, na secreção de hormônios gastrointestinais e na resposta metabólica pós-cirúrgica.

Indivíduos com obesidade e diabete *mellitus* tipo 2 apresentam disbiose intestinal

A MI comensal desempenha um papel essencial na homeostase do hospedeiro, regulando processos metabólicos, imunológicos e neurológicos. Sua composição e funcionalidade são moduladas por diversos fatores, como dieta, genética, ritmo circadiano e uso de medicamentos, os quais impactam diretamente o apetite, a regulação da glicose e a saúde metabólica.[4]

O desequilíbrio na composição microbiana, conhecido como "disbiose intestinal", pode comprometer a interação entre microbiota e hospedeiro. Esse estado tem sido associado a alterações no metabolismo orgânico e ao desenvolvimento de doenças metabólicas, especialmente quando ocorre desde as fases iniciais da vida.[5]

A relação entre disbiose intestinal, obesidade e DM2 está bem-estabelecida, embora ainda não esteja totalmente compreendido se a disbiose é a causa ou consequência dessas condições. Indivíduos obesos e diabéticos apresentam alterações consistentes na microbiota, incluindo redução da diversidade bacteriana, desequilíbrio entre grandes filos microbianos e aumento de micro-organismos associados à inflamação. Essas mudanças estão descritas no Quadro 10.1.[4]

Quadro 10.1. Alterações na composição da microbiota intestinal em indivíduos com obesidade e diabetes *mellitus* tipo 2

Alteração	*Descrição*
Redução da diversidade microbiana	Menor variedade de espécies bacterianas com comprometimento da resiliência da microbiota e de sua capacidade de manter o equilíbrio metabólico
Desequilíbrio entre Firmicutes e Bacteroidetes	Indivíduos obesos tendem a apresentar aumento do filo Firmicutes e uma redução dos Bacteroidetes, favorecendo maior eficiência na extração calórica dos alimentos, o que pode contribuir para o ganho de peso

(*Continua*)

Quadro 10.1. Alterações na composição da microbiota intestinal em indivíduos com obesidade e diabetes *mellitus* tipo 2 (*Continuação*)

Alteração	*Descrição*
Redução de bactérias benéficas	*Akkermansia muciniphila*: sua diminuição está associada à perda da integridade da barreira intestinal e ao aumento da inflamação. Níveis reduzidos dessa bactéria correlacionam-se com obesidade e resistência à insulina *Faecalibacterium prausnitzii*: importante produtor de butirato, esse micro-organismo tem propriedades anti-inflamatórias e exerce papel protetor contra o DM2. Sua redução é frequentemente observada em indivíduos obesos e diabéticos
Aumento de micro-organismos associados à inflamação	O DM2 e a obesidade estão relacionados a uma maior abundância de bactérias potencialmente patogênicas, incluindo algumas do filo Proteobacteria, que podem desencadear um estado inflamatório persistente

Fonte: Adaptado de Zhang L, Wang P, Huang J et al. Gut microbiota and therapy for obesity and type 2 diabetes. Front Endocrinol (Lausanne). 2024;15:1333778.

Pacientes com obesidade grave e candidatos à cirurgia bariátrica apresentam alterações na composição da MI e redução da diversidade bacteriana, um quadro que caracteriza disbiose intestinal. As principais alterações microbianas observadas nesses indivíduos incluem:[6]

- Aumento de bactérias produtoras de hidrogênio, especialmente da família Prevotellaceae.
- Maior proporção de Firmicutes em relação a Bacteroidetes, o que pode favorecer maior extração calórica da dieta.
- Crescimento de arqueias metanogênicas, como *Methanobrevibacter smithii*, que consomem hidrogênio e promovem maior eficiência energética, contribuindo para o ganho de peso.

Em indivíduos obesos com DM2, observam-se ainda:[7]

- Redução do grupo *Bacteroides/Prevotella*, gêneros relacionados à homeostase metabólica.
- Diminuição de *Faecalibacterium prausnitzii*, bactéria com propriedades anti-inflamatórias, cuja redução está associada ao aumento da inflamação sistêmica.

A baixa abundância de *Faecalibacterium prausnitzii* correlaciona-se negativamente com marcadores inflamatórios, como proteína C-reativa ultrassensível (hs-CRP), interleucina-6 (IL-6) e orosomucoide, independentemente do IMC.[7] Em conjunto, esses desequilíbrios reforçam a relevância da MI na fisiopatologia da obesidade e suas comorbidades metabólicas, sugerindo que modificações microbianas podem influenciar a inflamação e a homeostase glicêmica.

Disbiose intestinal pode influenciar a fisiopatologia da obesidade e do DM2

A MI desempenha papel fundamental na regulação do apetite e do metabolismo, influenciando processos como inflamação sistêmica e homeostase glicêmica. Desequilíbrios na composição microbiana podem aumentar a ingestão alimentar, favorecer a inflamação e contribuir para o desenvolvimento de distúrbios metabólicos. A seguir, são descritas as principais vias biológicas envolvidas nesse processo.

Modulação da inflamação sistêmica

Alterações na microbiota de indivíduos com obesidade estão associadas ao aumento da permeabilidade intestinal, um fenômeno que decorre da inflamação local e da ruptura de proteínas de adesão epitelial. Esse aumento da permeabilidade facilita a translocação de lipopolissacarídeos (LPS) para a circulação sistêmica, ativando receptores inflamatórios e desencadeando resistência à insulina.[4]

Esse estado de inflamação crônica de baixo grau envolve a produção de mediadores inflamatórios pelo tecido adiposo, agravando disfunções metabólicas e favorecendo a progressão do DM2.[4] Dessa forma, quanto mais grave a obesidade, maior o risco de inflamação sistêmica e resistência à insulina, reforçando o papel da microbiota como fator determinante na regulação metabólica.[8]

A Figura 10.1 ilustra a influência da MI no desenvolvimento da inflamação sistêmica.

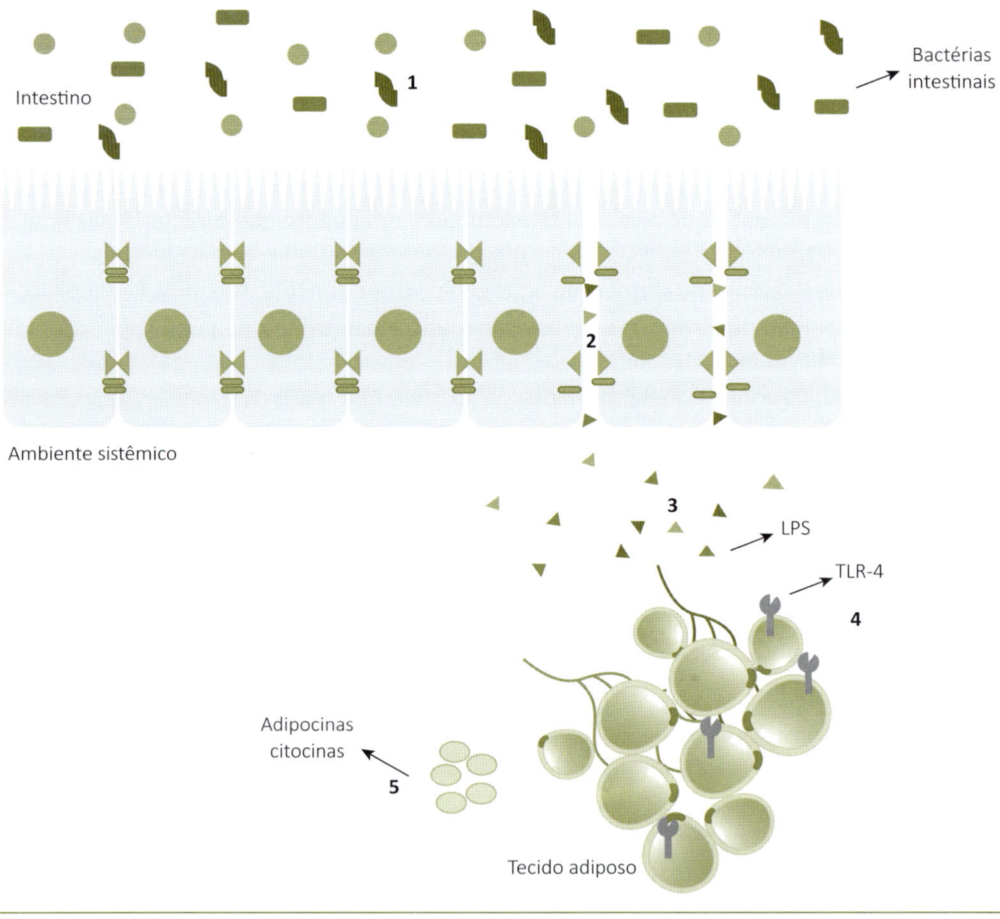

Figura 10.1. Contribuição da disbiose intestinal para a inflamação sistêmica e resistência à insulina. 1. A microbiota intestinal sofre alterações em sua composição, o que resulta em disbiose. 2. A disbiose ativa *toll-like receptor* 4 (TLR4) no intestino, de modo a desencadear inflamação local e degradação de proteínas de adesão da barreira epitelial. 3. A ruptura dessas proteínas aumenta a permeabilidade intestinal, o que permite a translocação de lipopolissacarídeos (LPS) bacterianos para a circulação sistêmica. 4. O LPS ativa TLR4 em adipócitos e células do sistema imunológico, promovendo a liberação de mediadores inflamatórios. 5. A produção exacerbada de mediadores inflamatórios contribui para um estado de inflamação crônica de baixo grau de modo a favorecer o desenvolvimento da resistência à insulina.

Fonte: Desenvolvida pela autoria.

Produção de metabólitos bioativos

Bactérias comensais da MI produzem metabólitos essenciais para a regulação da inflamação e do metabolismo. Entre eles, os ácidos graxos de cadeia curta (AGCCs) – acetato, propionato e butirato – são gerados pela fermentação de fibras dietéticas e desempenham papéis importantes na manutenção da barreira intestinal, na proteção contra patógenos e na modulação do sistema imunológico. Essas propriedades fazem dos AGCCs componentes relevantes para a saúde intestinal e metabólica.[9]

O butirato, em particular, é a principal fonte de energia para os colonócitos, promovendo a integridade do epitélio intestinal.[10] Além disso, os AGCCs exercem efeitos anti-inflamatórios por diferentes mecanismos. Um deles envolve a inibição do fator nuclear kappa B (NF-κb), regulador da expressão de diversas moléculas pró-inflamatórias. Outro mecanismo inclui a estimulação da produção de células T reguladoras (Tregs), que ajudam a suprimir respostas inflamatórias exacerbadas.[11]

Os AGCCs também atuam em tecidos periféricos por meio da ativação dos receptores acoplados à proteína-G (GPRs, do inglês *G protein-coupled receptors*), GPR41 e GPR43, atualmente denominados "FFAR2" e "FFAR3". Esses receptores são expressos em células epiteliais intestinais e imunológicas, onde desempenham papel fundamental na sinalização intracelular.[12] Dessa forma, os AGCCs influenciam a resposta inflamatória, o metabolismo energético e a homeostase glicêmica.

As propriedades anti-inflamatórias e de proteção da barreira intestinal dos AGCCs estão diretamente ligadas à regulação dos níveis de glicose no sangue.[13] Assim, a disbiose associada à obesidade e ao DM2 pode reduzir a produção de AGCCs e prejudicar a sinalização de seus receptores, agravando distúrbios metabólicos.[14]

Além dos AGCCs, a MI produz outros metabólitos bioativos que influenciam a sensibilidade à insulina e à inflamação, como fenóis, indóis e aminas biogênicas. Entre eles, o L-triptofano e seus derivados desempenham papel essencial na função da barreira epitelial intestinal e na regulação da resposta imunológica.[15] Experimentalmente, o aumento dos níveis plasmáticos de L-triptofano no DM2, intensificado pelo tratamento com dapagliflozina ou pelo transplante de microbiota fecal, estimula a secreção e regeneração de células β pancreáticas via ativação do receptor GPR142, o que sugere efeito protetor sobre o pâncreas.[16]

Estímulo da secreção de hormônios gastrointestinais

Os AGCCs produzidos pela MI comensal desempenham papel essencial na regulação da secreção de hormônios gastrointestinais, influenciando a homeostase metabólica. Dois hormônios particularmente afetados são o GLP-1 e o PYY. O GLP-1 estimula a secreção de insulina pancreática, promovendo melhora na sensibilidade à insulina e redução da glicemia. O PYY, por sua vez, induz saciedade ao atuar no sistema nervoso central (SNC), reduzindo a ingestão alimentar.[17,18]

A ativação dos GPRs FFAR2 e FFAR3 (antigos GPR41 e GPR43) desempenha papel importante na sinalização intracelular desses hormônios, contribuindo para o controle do apetite e da homeostase glicêmica. No entanto, em indivíduos com obesidade e DM2, a produção de AGCC está reduzida, comprometendo essa via de sinalização. Esse desequilíbrio prejudica a secreção de GLP-1 e PYY, agravando a resistência à insulina e favorecendo o aumento da ingestão alimentar.[19]

Além do GLP-1 e do PYY, a MI também modula a secreção de grelina, um hormônio orexígeno que estimula a fome e regula a homeostase energética. Estudos experimentais sugerem que alterações nos níveis de grelina podem ocorrer após o uso de antibióticos, reforçando a influência da microbiota sobre esse hormônio. Os mecanismos propostos incluem a ação dos AGCCs sobre receptores intestinais, modulando sua secreção, além de efeitos sobre a motilidade gastrointestinal.[20]

Influência no metabolismo dos ácidos biliares

Os ácidos biliares são moléculas esteroides anfipáticas derivadas do colesterol, essenciais para a absorção, emulsificação e transporte de lipídios no trato gastrointestinal.[21] Além de sua função digestiva, eles atuam como moléculas sinalizadoras, regulando o metabolismo energético e a homeostase glicêmica. A MI desempenha papel ativo no metabolismo entero-hepático dos ácidos biliares, de modo a promover sua transformação e influenciar a sinalização de seus receptores.[22,23]

No fígado, o colesterol dietético é convertido em ácidos biliares primários, que são, posteriormente, conjugados com taurina ou glicina, formando ácidos biliares conjugados.[24] No intestino delgado, enzimas bacterianas, como as hidrolases de sais biliares (BSH), catalisam a desconjugação desses ácidos, o que facilita sua modificação metabólica. Os ácidos biliares desconjugados que não são reabsorvidos alcançam o cólon, onde sofrem ação da 7-desidroxilase bacteriana, sendo convertidos em ácidos biliares secundários.[25,26]

Principais conversões bacterianas de ácidos biliares:

- Ácido quenodesoxicólico (CDCA) → Ácido litocólico (LCA).
- Ácido cólico (CA) → Ácido desoxicólico (DCA).

Além de atuar na digestão, os ácidos biliares modulam a composição da microbiota, influenciando bactérias sensíveis a esses compostos e promovendo o crescimento de micro-organismos metabolizadores de ácidos biliares.[27,28] Os principais receptores ativados pelos ácidos biliares são:[29]

- ***FXR:*** regula a síntese de ácidos biliares e o metabolismo de triglicerídeos. Ligantes principais: CDCA, CA, DCA e LCA.
- ***TGR5:*** estimula a termogênese do tecido adiposo branco, o gasto energético do tecido adiposo marrom e a secreção de GLP-1. Ligantes principais: LCA e DCA.

O equilíbrio no metabolismo dos ácidos biliares é importante para a regulação metabólica. No entanto, desequilíbrios na composição da MI podem comprometer a conversão de ácidos biliares primários em secundários, prejudicando a ativação dos receptores FXR e TGR5. Esse desajuste contribui para resistência à insulina, maior armazenamento de lipídios e inflamação crônica de baixo grau, aumentando o risco de obesidade e DM2.[30]

Influência no metabolismo dos aminoácidos de cadeia ramificada

Os aminoácidos de cadeia ramificada (BCAAs, do inglês *branched-chain amino acids*), compostos por leucina, isoleucina e valina, desempenham papel essencial no metabolismo energético e na síntese proteica. No entanto, seu acúmulo em indivíduos com resistência à insulina tem sido associado à disfunção mitocondrial e a alterações no metabolismo da glicose.[31] Há evidências de que cirurgia bariátrica melhore a sensibilidade à insulina reduzindo os níveis circulantes de BCAAs e seus metabólitos associados, como acilcarnitinas C3 e C5.[32]

A MI influencia ativamente o metabolismo dos BCAAs de modo a regular sua síntese e degradação. Estudos indicam que certas bactérias intestinais, como *Prevotella copri* e *Bacteroides ovatus*, estão associadas ao aumento dos níveis circulantes de BCAAs, o que pode impactar negativamente a sensibilidade à insulina.[33,34] Por outro lado, a redução dessas bactérias e a promoção de espécies benéficas podem contribuir para a restauração da homeostase metabólica.

Modulação dos eixos intestino-cérebro e intestino-fígado

A MI pode influenciar a fisiopatologia da obesidade e do DM2 ao modular a comunicação entre o trato gastrointestinal, o SNC e o fígado. Essa interação ocorre principalmente por meio dos eixos intestino-cérebro e intestino-fígado, que desempenham um papel na regulação do metabolismo da glicose e do equilíbrio energético.

- **Eixo intestino-cérebro:** além da ação de GLP-1, PYY e grelina no hipotálamo, a MI influencia o SNC por meio da produção de neurotransmissores e neuromoduladores, como ácido gama-aminobutírico (GABA), serotonina e dopamina. Esses compostos podem modular a resposta glicêmica e o controle do apetite, afetando a ingestão alimentar e o gasto energético. Estudos indicam que alterações na microbiota podem modificar a sensibilidade hipotalâmica à insulina, interferindo na regulação da glicose sistêmica.[35]
- **Eixo intestino-fígado:** a MI regula a glicemia por meio da interação entre neurônios CART+, ácidos biliares e metabólitos microbianos, que influenciam a secreção de insulina e a gliconeogênese hepática.[36,37] Algumas bactérias comensais, do gênero *Bifidobacterium* e família Barnesiellaceae, favorecem o metabolismo da glicose com o estímulo à a secreção de GLP-1 e a inibição de produção hepática de glicose. Além disso, os AGCC contribuem para esse processo de modo a promover a secreção de insulina e melhorar a sensibilidade glicêmica.[38-40]

A Figura 10.2 ilustra as principais vias moduladas pela MI que podem influenciar a inflamação e o metabolismo do hospedeiro.

A cirurgia bariátrica melhora a disbiose intestinal associada à obesidade e DM2

A cirurgia bariátrica é indicada para:

- Pacientes com obesidade grau III (IMC ≥ 40 kg/m²).
- Pacientes com obesidade grau II (IMC entre 35 e 39,9 kg/m²) que apresentam comorbidades graves, como DM2, hipertensão arterial, apneia obstrutiva do sono e esteatose hepática avançada.
- Pacientes com IMC entre 30 e 34,9 kg/m², quando apresentam DM2 de difícil controle, conforme diretrizes de sociedades médicas internacionais.

A escolha do procedimento cirúrgico deve considerar o perfil metabólico do paciente, seus hábitos alimentares, impacto da técnica na absorção de nutrientes e riscos cirúrgicos, devendo ser avaliada por uma equipe multidisciplinar. As principais técnicas incluem procedimentos restritivos, disabsortivos e mistos, cada um com diferentes impactos metabólicos:[41]

- **Gastrectomia vertical (GV):** procedimento restritivo, reduz o volume gástrico e promove saciedade precoce;
- **Derivação gástrica em Y de Roux (DGYR):** procedimento misto (restritivo e disabsortivo), desvia o trânsito alimentar do duodeno, alterando a absorção de nutrientes;
- ***Switch* duodenal (SD):** combina gastrectomia com derivação intestinal extensa, promovendo intensa disabsorção de nutrientes e impacto significativo no metabolismo dos ácidos biliares.

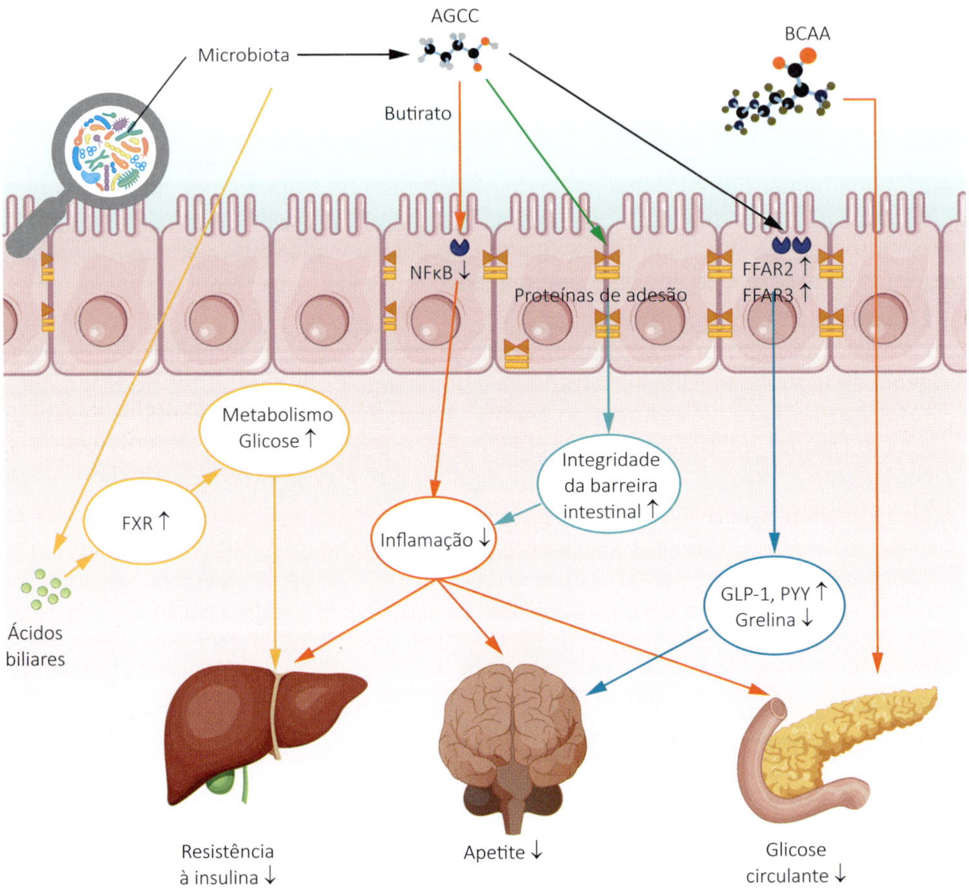

Figura 10.2. Mecanismos da microbiota intestinal na regulação do metabolismo orgânico. A microbiota intestinal (MI) participa da regulação metabólica do hospedeiro por meio de diversos mecanismos que influenciam órgãos-chave como fígado, cérebro e pâncreas. Em condições de disbiose, esses benefícios podem ser comprometidos, favorecendo o desenvolvimento de obesidade e diabetes *mellitus* tipo 2. Influência no metabolismo dos ácidos biliares (setas amarelas): a microbiota intestinal participa da conversão de ácidos biliares primários em secundários, modulando a ativação dos receptores FXR e TGR5. Essa interação impacta o metabolismo lipídico e a homeostase glicêmica. Efeitos anti-inflamatórios via NF-κB por ácidos graxos de cadeia curta (AGCCs) (setas laranjas): metabólitos microbianos, como o butirato, inibem a ativação do NF-κB, reduzindo a inflamação sistêmica e melhorando a sensibilidade à insulina. Em contrapartida, a disbiose pode favorecer um ambiente inflamatório crônico com o aumento do risco de resistência insulínica. Fornecimento de energia para os enterócitos por AGCCs (seta verde): os AGCCs, produzidos pela fermentação bacteriana de fibras dietéticas, são absorvidos pelos enterócitos e utilizados como fonte de energia, o que promove a integridade da barreira intestinal e reduz a translocação bacteriana. Estímulo da secreção de hormônios gastrointestinais (setas azuis): a microbiota intestinal regula a secreção de hormônios intestinais como GLP-1 e PYY, ativando os receptores FFAR2 e FFAR3. Essa via modula o apetite e a homeostase energética, e sua disfunção pode resultar em aumento da ingestão calórica e obesidade. Modulação aminoácidos de cadeia ramificada (seta vermelha): a microbiota participa da regulação da síntese de aminoácidos de cadeia ramificada (BCAA), cuja elevação se relaciona com resistência à insulina.

NF-κB: fator nuclear Kappa B.

Fonte: Desenvolvida pela autoria.

A GV tem mostrado bons resultados na perda de peso e no controle metabólico, com menor risco de complicações nutricionais do que a DGYR e o SD.[42] A DGYR, por sua vez, é frequentemente recomendada para pacientes com DM2 de longa duração em razão de seu efeito precoce e robusto na melhora glicêmica. O SD, embora altamente eficaz, é reservado para casos mais graves por causa de seu perfil de efeitos adversos.[43]

O rearranjo anatômico das cirurgias metabólicas modifica fatores gastrointestinais, como:[44]

- Fluxo biliar e pH colônico;
- Modulação vagal e secreção de hormônios intestinais e adiposos;
- Trânsito de nutrientes e quantidade de alimento que chega ao cólon.

Essas modificações influenciam a MI, contribuindo para sua remodelação. A remodelação da microbiota se caracteriza por uma reaproximação ao perfil de indivíduos eutróficos. No estudo de Furet *et al.* (2010), observou-se que o grupo Bacteroides e Prevotella, inicialmente reduzido em indivíduos obesos, aumentou após a cirurgia bariátrica e apresentou correlação negativa com a obesidade. Essas modificações ocorreram independentemente das mudanças na ingestão alimentar.[7]

Entretanto, os resultados são relativamente heterogêneos entre estudos. Algumas modificações são mais recorrentemente relatadas:[7,45-52]

- Maior diversidade e riqueza microbiana;
- Diminuição da razão Firmicutes/Bacteroidetes (F/B);
- Aumento do filo Proteobacteria;
- Aumento de bactérias benéficas, como *Akkermansia muciniphila* e *Bifidobacterium* spp.

Os padrões de modificação da MI podem variar conforme a técnica cirúrgica utilizada. Em pacientes submetidos à DGYR, um aumento em Bacteroidetes, Actinobacteria, Proteobacteria e diversidade é frequentemente observado, enquanto um aumento na proporção de Bacteroidetes, Proteobacteria e diversidade é reportado após SG, sem relatos sobre Actinobacteria. Em ambos os procedimentos cirúrgicos, é comum a diminuição na abundância de Firmicutes, sem consenso sobre alterações na proporção F/B. Para gêneros específicos de bactérias, a literatura disponível não é necessariamente a mesma que para filos. A magnitude das modificações na abundância de bactérias também é desconhecida até o momento.[52]

A melhora da disbiose após cirurgia bariátrica pode influenciar a remissão do DM2

As alterações na MI induzidas pela cirurgia bariátrica estão diretamente associadas à melhora da homeostase glicêmica, em grande parte consequente à redução da inflamação e do aumento da produção de metabólitos benéficos, como os AGCC. Além disso, a microbiota pode exercer efeitos indiretos por meio da modulação de hormônios gastrointestinais e do metabolismo dos ácidos biliares. Nesse contexto, sua remodelação tem sido apontada como um dos fatores que explicam os efeitos metabólicos da cirurgia bariátrica independentes da perda de peso.

A cirurgia bariátrica promove um aumento de bactérias benéficas, como *Akkermansia muciniphila* e espécies de *Bifidobacterium*, que fortalecem a barreira intestinal, reduzem a inflamação e melhoram a sensibilidade à insulina. Essas modificações microbianas favorecem a produção de AGCCs, como o butirato, que contribui para a saúde intestinal, atenua a inflamação sistêmica e auxilia na regulação da glicose. Além disso, a microbiota influencia o eixo intestino-cérebro, afetando o apetite, a secreção hormonal e a resposta glicêmica, independentemente da perda de peso.[41]

Mecanismos envolvidos na remissão do DM2 após a cirurgia metabólica incluem um aumento dos níveis de GLP-1 e PYY, que melhoram a sensibilidade à insulina e promovem saciedade, bem como uma redução da grelina, hormônio orexígeno associado ao controle da ingestão alimentar.[53,54] Essas alterações hormonais ocorrem rapidamente, com frequência, antes de uma perda de peso significativa, evidenciando que os efeitos metabólicos da cirurgia não são exclusivamente atribuídos à restrição calórica.

Há evidências de que a MI influencia essas mudanças hormonais. Após a DGYR, observa-se redução nos níveis de zonulina (uma proteína de adesão de enterócitos) e aumento expressivo na secreção de GLP-1 e GLP-2. Além disso, a abundância de Streptococaceae, Akkermansiaceae e Rikenellaceae apresenta correlação positiva com GLP-1 e GLP-2, enquanto glicose, HbA1c e triglicerídeos apresentam correlação negativa.[55]

A cirurgia bariátrica também altera significativamente o metabolismo dos ácidos biliares, com a promoção do aumento da circulação de ácidos biliares secundários e ativação de seus receptores no trato gastrointestinal. Esse efeito é relevante para a regulação da glicose e dos lipídios, pois os ácidos biliares modulam a sinalização do FXR e do TGR5. Enquanto FXR regula genes relacionados ao metabolismo hepático da glicose e lipídios, TGR5 estimula a secreção de GLP-1, de modo a intensificar a resposta insulínica.[56]

Alterações de ácidos biliares secundários após cirurgia bariátrica são seletivas. Observa-se redução do LCA, um ácido biliar secundário associado à piora da tolerância à glicose e à disfunção metabólica, mas aumento de ácido taurodesoxicólico (TDCA) no intestino delgado, o qual inibe a produção de LCA e melhora o metabolismo glicêmico via interação microbiota-dependente.[57]

A diminuição dos níveis de BCAAs também tem sido observada após a cirurgia bariátrica, mas não com a restrição calórica isolada.[58] Essa diferença sugere que a modulação microbiana específica promovida pela cirurgia reduz a abundância de bactérias produtoras de BCAAs, podendo contribuir para melhorias metabólicas. No entanto, essa hipótese ainda precisa ser confirmada, pois estudos indicam que a redução dos BCAAs pode não ser essencial para a manutenção dos benefícios na perda de peso e no controle glicêmico.

O estudo brasileiro SurMetaGit demonstrou que a composição bacteriana intestinal antes da cirurgia pode prever a remissão do DM2 após DGYR. Maior abundância do gênero *Desulfovibrio* foi um dos fatores associados à remissão.[59] Curiosamente, esse achado contradiz os resultados de Murphy *et al.* (2017), que identificaram maior abundância de *Desulfovibrio* como preditor da ausência de remissão do DM2 após DGYR.[60] Essa divergência sugere que a composição microbiana global pode ser mais relevante para os benefícios metabólicos pós-cirúrgicos do que a presença isolada de um único gênero bacteriano.

Influências geográficas e dietéticas podem explicar parte dessa discrepância. O SurMetaGit revelou que a ingestão alimentar pré-operatória, especialmente a quantidade de fibras e gorduras, estava associada à composição da MI. No pós-operatório, a combinação de mudanças na ingestão de carne vermelha, níveis de indole-3-acetato e abundância de *Dorea longicatena* foram associadas à melhora da resistência à insulina após DGYR.[61] Além disso, alterações nos ácidos biliares fecais foram relatadas 3 e 12 meses após a cirurgia, correlacionando-se à homeostase glicêmica. Em particular, níveis elevados de ácido tauroursodeoxicólico e a razão entre ácido cólico/quenodesoxicólico foram associados à remissão completa do DM2 após 1 ano da cirurgia.[62]

Por outro lado, pacientes submetidos à cirurgia bariátrica frequentemente apresentam aumento nos níveis plasmáticos de trimetilamina (TMA), um metabólito derivado da degradação da colina e carnitina pela MI.[63] Sua forma oxidada, o N-óxido de trimetilamina (TMAO), pode modular a síntese hepática de ácidos biliares via ativação do receptor FXR, mas tem sido associada a maior risco cardiovascular.[63,64] No estudo SurMetaGit, a elevação dos níveis plasmáticos de TMAO foi um marcador expressivo da DGYR, independentemente da remissão completa do DM2 após a cirurgia. No entanto, os níveis urinários desse metabólito microbiano estavam aumentados apenas nos pacientes que alcançaram remissão do DM2.[65] Esse achado sugere que a eliminação de TMAO pode desempenhar papel relevante nos benefícios metabólicos da cirurgia bariátrica.

Conclusões

A cirurgia bariátrica promove alterações na composição da MI, influenciadas por mudanças no pH intestinal, na secreção de bile, na motilidade gastrointestinal e na dieta pós-operatória. Essas modificações favorecem o crescimento de determinadas populações bacterianas, impactando a produção de metabólitos bioativos, como os AGCCs, que parecem estar diretamente relacionados à homeostase glicêmica e ao metabolismo energético. Esse efeito pode contribuir para os benefícios metabólicos observados após a cirurgia.

Evidências também sugerem que o perfil microbiano intestinal pré-operatório pode influenciar a resposta metabólica à cirurgia. Como esse perfil pode ser modificado por fatores como a dieta, é possível que intervenções nutricionais antes do procedimento possam otimizar os desfechos pós-operatórios. Nessa perspectiva, aprofundar a compreensão da interação entre cirurgia metabólica, MI e metabolismo do hospedeiro pode potencializar os benefícios metabólicos da cirurgia e ampliá-los para maior número de pacientes. Além disso, esse conhecimento pode abrir caminho para o desenvolvimento de estratégias terapêuticas não invasivas para o tratamento da obesidade e do DM2.

Referências bibliográficas

1. Escobar F de A. Relação entre obesidade e diabete mellitus tipo II em adultos. CadUniFOA. 2017;4(11):69-72. Disponível na Internet: https://revistas.unifoa.edu.br/cadernos/article/view/1004 (26 maio 2025).
2. World Health Organization. Report on obesity and overweight. 2024a. Disponível na Internet: https://www.who.int/news-room/fact-sheets/detail/obesity-and-overweight (26 maio 2025).
3. World Obesity Federation. Associação Brasileira para o Estudo da Obesidade. Comunicado de Imprensa do Congresso Internacional sobre Obesidade – ICO 2024. 2024a. Disponível na Internet: https://www.fiocruzbrasilia.fiocruz.br/quase-metade-dos-adultos-brasileiros-viverao-com-obesidade-em-20-anos/.
4. Zhang L, Wang P, Huang J, Xing Y, Wong FS, Suo J et al. Gut microbiota and therapy for obesity and type 2 diabetes. Front Endocrinol (Lausanne). 2024;15:1333778.
5. Hou K, Wu ZX, Chen XY, Wang JQ, Zhang D, Xiao C et al. Microbiota in health and diseases. Signal Transduct Target Ther. 2022;7:135.
6. Zhang H, DiBaise JK, Zuccolo A, Kudrna D, Braidotti M, Yu Y et al. Human gut microbiota in obesity and after gastric bypass. Proc Natl Acad Sci U S A. 2009;106:2365-70.
7. Furet JP, Kong LC, Tap J, Poitou C, Basdevant A, Bouillot JL et al. Differential adaptation of human gut microbiota to bariatric surgery-induced weight loss: links with metabolic and low-grade inflammation markers. Diabetes. 2010;59:3049-57.
8. Cani PD, Amar J, Iglesias MA, Poggi M, Knauf C, Bastelica D et al. Metabolic endotoxemia initiates obesity and insulin resistance. Diabetes. 2007;56:1761-72.

9. Canfora EE, Jocken JW, Blaak EE. Short-chain fatty acids in control of body weight and insulin sensitivity. Nat Rev Endocrinol. 2015;11:577-91.
10. Clausen MR, Mortensen PB. Kinetic studies on colonocyte metabolism of short chain fatty acids and glucose in ulcerative colitis. Gut. 1995;37(5):684-9.
11. Kespohl M, Vachharajani N, Luu M, Harb H, Pautz S, Wolff S et al. The microbial metabolite butyrate induces expression of Th1-associated factors in CD4+ T cells. Front Immunol. 2017;8:1036.
12. Brown AJ, Goldsworthy SM, Barnes AA, Eilert MM, Tcheang L, Daniels D et al. The orphan G protein--coupled receptors GPR41 and GPR43 are activated by propionate and other short chain carboxylic acids. J Biol Chem. 2003;278(13):11312-9.
13. McNabney SM, Henagan TM. Short chain fatty acids in the colon and peripheral tissues: a focus on butyrate, colon cancer, obesity and insulin resistance. Nutrients. 2017;9(12):1348.
14. Yarahmadi A, Afkhami H, Javadi A, Kashfi M. Understanding the complex function of gut microbiota: its impact on the pathogenesis of obesity and beyond: a comprehensive review. Diabetol Metab Syndr. 2024;16(1):308.
15. Agus A, Planchais J, Sokol H. Gut microbiota regulation of tryptophan metabolism in health and disease. Cell Host Microbe. 2018;23(6):716-24.
16. Jiang Y, Yang J, Xia L, Wei T, Cui X, Wang D et al. Gut microbiota-tryptophan metabolism-GLP-1 axis participates in β-cell regeneration induced by dapagliflozin. Diabetes. 2024;73(6):926-40.
17. Drucker DJ. Glucagon-like peptide-1 receptor agonists and the treatment of obesity. Nat Rev Endocrinol. 2022;18(5):261-75.
18. Pittner RA, Albrandt K, Beaumont K, Gaeta LS, Koda JE, Moore CX et al. Molecular physiology of PYY and implications for metabolic disease. Int J Obes (Lond). 2004;28(8):938-50.
19. Zhang X, Coker OO, Chu ES, Fu K, Lau HC, Wang YX et al. The impact of gut microbiota on obesity, metabolic disorders, and gastrointestinal diseases. Nat Rev Gastroenterol Hepatol. 2024;21(1):55-73.
20. Sirohi S, Richardson BD, Lugo JM, Rossi DJ, Davis JF. Impact of Roux-en-Y gastric bypass surgery on appetite, alcohol intake behaviors, and midbrain ghrelin signaling in the rat. Obesity (Silver Spring). 2017;25(7):1228-36.
21. McGlone ER, Bloom SR. Bile acids and the metabolic syndrome. Ann Clin Biochem. 2019;56(3):326-37.
22. Huang F, Zheng X, Ma X, Jiang R, Zhou W, Zhou S et al. Theabrownin from Pu-erh tea attenuates hypercholesterolemia via modulation of gut microbiota and bile acid metabolism. Nat Commun. 2019;10(1):4971.
23. Ma H, Patti ME, Mande SS. Bile acids and the gut microbiome in diabetes. Curr Opin Endocrinol Diabetes Obes. 2018;25(3):166-74.
24. Wahlström A, Sayin SI, Marschall HU, Bäckhed F. Intestinal crosstalk between bile acids and microbiota and its impact on host metabolism. Cell Metab. 2017;25(3):522-34.
25. Ridlon JM, Kang DJ, Hylemon PB. Bile salt biotransformations by human intestinal bacteria. J Lipid Res. 2016;57(2):241-59.
26. Turroni S, Milani C, Duranti S, Mahony J, van Sinderen D, Ventura M et al. Bifidobacteria and the gut--liver axis: an emerging link with therapeutic potential. Trends Microbiol. 2018;26(6):463-73.
27. Li T, Francl JM, Boehme S, Ochoa A, Zhang Y, Klaassen CD et al. Glucose and insulin induction of bile acid synthesis: mechanisms and implication in diabetes and obesity. J Biol Chem. 2014;289(30):21028-41.
28. Tremaroli V, Bäckhed F. Functional interactions between the gut microbiota and host metabolism. Nature. 2012;489(7415):242-9.
29. Gonzalez FJ, Jiang C, Patterson AD. An intestinal microbiota–farnesoid X receptor axis modulates metabolic disease. Gastroenterology. 2016;151(5):845-59.
30. Agus A, Clément K, Sokol H. Gut microbiota-derived metabolites as central regulators in metabolic disorders. Gut. 2021;70(6):1174-82.
31. Newgard CB, An J, Bain JR, Muehlbauer MJ, Stevens RD, Lien LF et al. A branched-chain amino acid--related metabolic signature that differentiates obese and lean humans and contributes to insulin resistance. Cell Metab. 2009;9(4):311-26.

32. Laferrère B, Teixeira J, McGinty J, Tran H, Egger JR, Colarusso A et al. Effect of weight loss by gastric bypass surgery on inflammatory and endothelial markers in obese subjects. Obesity (Silver Spring). 2011;19(3):463-8.
33. Ridaura VK, Faith JJ, Rey FE, Cheng J, Duncan AE, Kau AL et al. Gut microbiota from twins discordant for obesity modulate metabolism in mice. Science. 2013;341(6150):1241214.
34. Zeng C, Yang Z, Wang Y, Xie Y, Zhu M, Xu X et al. Metabolic modulation of human gut microbiota in obesity: evidence from bariatric surgery. Front Microbiol. 2020;11:530.
35. Asadi A, Shadab Mehr N, Mohamadi MH, Shokri F, Heidary M, Sadeghifard N et al. Obesity and gut--microbiota-brain axis: a narrative review. J Clin Lab Anal. 2022;36(5):e24420.
36. Muller PA, Matheis F, Schneeberger M, Kerner Z, Jové V, Mucida D. Microbiota-modulated CART(+) enteric neurons autonomously regulate blood glucose. Science. 2020;370:314-21.
37. Campbell C, McKenney PT, Konstantinovsky D, Isaeva OI, Schizas M, Verter J et al. Bacterial metabolism of bile acids promotes generation of peripheral regulatory T cells. Nature. 2020;581:475-9.
38. Zhuang P, Li H, Jia W, Shou Q, Zhu Y, Mao L et al. Eicosapentaenoic and docosahexaenoic acids attenuate hyperglycemia through the microbiome-gut-organs axis in db/db mice. Microbiome. 2021;9:185.
39. Sanna S, van Zuydam NR, Mahajan A, Kurilshikov A, Vich Vila A, Võsa U et al. Causal relationships among the gut microbiome, short-chain fatty acids and metabolic diseases. Nat Genet. 2019;51:600-5.
40. Zhou YD, Liang FX, Tian HR, Luo D, Wang YY, Yang SR. Mechanisms of gut microbiota-immune-host interaction on glucose regulation in type 2 diabetes. Front Microbiol. 2023;14:1121695.
41. Ghusn W, Zeineddine J, Betancourt RS, Gajjar A, Yang W, Robertson AG et al. Advances in metabolic bariatric surgeries and endoscopic therapies: a comprehensive narrative review of diabetes remission outcomes. Medicina (Kaunas). 2025;61(2):350.
42. Lee WJ, Almulaifi A, Tsou JJ, Ser KH, Lee YC, Chen SC. Laparoscopic sleeve gastrectomy for diabetes treatment in nonmorbidly obese patients: efficacy and change of insulin secretion. Surg Obes Relat Dis. 2016;12(3):561-8.
43. Buchwald H, Avidor Y, Braunwald E, Jensen MD, Pories W, Fahrbach K et al. Bariatric surgery: a systematic review and meta-analysis. JAMA. 2004;292(14):1724-37.
44. Ulker İ, Yildiran H. The effects of bariatric surgery on gut microbiota in patients with obesity: a review of the literature. Biosci. Microbiota Food Health. 2019;38:3-9.
45. Özdemir A, Yozgat A, Işgın-Atıcı K, Avcı E, Yıldız BD, Gündoğdu A et al. Potential associations between alterations in gut microbiome and obesity-related traits after the bariatric surgery. J Hum Nutr Diet. 2023;36:981-96.
46. Stefura T, Zapała B, Gosiewski T, Skomarovska O, Pędziwiatr M, Major P. Changes in the composition of oral and intestinal microbiota after sleeve gastrectomy and Roux-En-Y gastric bypass and their impact on outcomes of bariatric surgery. Obes Surg. 2022;32:1439-50.
47. Farin W, Oñate FP, Plassais J, Bonny C, Beglinger C, Woelnerhanssen B et al. Impact of laparoscopic Roux-en-Y gastric bypass and sleeve gastrectomy on gut microbiota: a metagenomic comparative analysis. Surg Obes Relat Dis. 2020;16:852-62.
48. Zhang H, DiBaise JK, Zuccolo A, Kudrna D, Braidotti M, Yu Y et al. Human gut microbiota in obesity and after gastric bypass. Proc Natl Acad Sci U S A. 2009;106:2365-70.
49. Kong L-C, Tap J, Aron-Wisnewsky J, Pelloux V, Basdevant A, Bouillot J- L et al. Gut microbiota after gastric bypass in human obesity: increased richness and associations of bacterial genera with adipose tissue genes. Am J Clin Nutr. 2013;98:16-24.
50. Palleja A, Kashani A, Allin KH, Nielsen T, Zhang C, Li Y et al. Roux-en-Y gastric bypass surgery of morbidly obese patients induces swift and persistent changes of the individual gut microbiota. Genome Med. 2016;8:67.
51. Aron-Wisnewsky J, Dore J, Clement K. The importance of the gut microbiota after bariatric surgery. Nat Rev Gastroenterol Hepatol. 2012;9:590-8.
52. Coimbra VOR, Crovesy L, Ribeiro-Alves M, Faller ALK, Mattos F, Rosado EL. Gut Microbiota profile in adults undergoing bariatric surgery: a systematic review. Nutrients. 2022;14(23):4979.
53. Cummings DE, Weigle DS, Frayo RS, Breen PA, Ma MK, Dellinger EP et al. Plasma ghrelin levels after diet-induced weight loss or gastric bypass surgery. N Engl J Med. 2002;346(21):1623-30.

54. Madsbad S, Holst JJ. GLP-1 as a mediator in the remission of type 2 diabetes after gastric bypass and sleeve gastrectomy surgery. Diabetes. 2014;63(10):3172-4.
55. Hernández-Montoliu L, Rodríguez-Peña MM, Puig R, Astiarraga B, Guerrero-Pérez F, Virgili N et al. A specific gut microbiota signature is associated with an enhanced GLP-1 and GLP-2 secretion and improved metabolic control in patients with type 2 diabetes after metabolic Roux-en-Y gastric bypass. Front Endocrinol (Lausanne). 2023;14:1181744.
56. Wahlström A, Aydin Ö, Olsson LM, Sjöland W, Henricsson M, Lundqvist A et al. Alterations in bile acid kinetics after bariatric surgery in patients with obesity with or without type 2 diabetes. EBioMedicine. 2024;106:105265.
57. Chen Y, Chaudhari SN, Harris DA, Roberts CF, Moscalu A, Mathur V et al. A small intestinal bile acid modulates the gut microbiome to improve host metabolic phenotypes following bariatric surgery. Cell Host Microbe. 2024;32(8):1315-30.e5.
58. Laferrère B, Reilly D, Arias S, Swerdlow N, Gorroochurn P, Bawa B et al. Differential metabolic impact of gastric bypass surgery versus dietary intervention in obese diabetic subjects despite identical weight loss. Sci Transl Med. 2011;3(80):80re2.
59. Al Assal K, Prifti E, Belda E, Sala P, Clément K, Dao MC et al. Gut microbiota profile of obese diabetic women submitted to Roux-en-y gastric bypass and its association with food intake and postoperative diabetes remission. Nutrients. 2020;12(2):278.
60. Murphy R, Tsai P, Jullig M, Liu A, Plank L, Booth M. Differential changes in gut microbiota after gastric bypass and sleeve gastrectomy bariatric surgery vary according to diabetes remission. Obes. Surg. 2017;27:917-25.
61. Prudêncio APA, Fonseca DC, Machado NM, Alves JTM, Sala P, Fernandes GR et al. Red meat intake, indole-3-acetate, and Dorea longicatena together affect insulin resistance after gastric bypass. Nutrients. 2023;15(5):1185.
62. de Siqueira CC, Torrinhas RS, Sala P, Pudenzi MA, Fernando F, Angolini C et al. Fecal bile acid profile after Roux-en-Y gastric bypass and its association with the remission of type 2 diabetes in obese women: A preliminary study. Clin Nutr. 2019;38(6):2906-12.
63. Janeiro MH, Ramírez MJ, Milagro FI, Martínez JÁ, Solas M. Implication of trimethylamine N-oxide (TMAO) in disease: potential biomarker or new therapeutic target. Nutrients. 2018;10:1398.
64. Ding L, Chang M, Guo Y, Zhang L, Xue C, Yanagita T et al. Trimethylamine-N-oxide (TMAO)-induced atherosclerosis is associated with bile acid metabolism. Lipids Health Dis. 2018;17:286.
65. Machado NM. Impacto da derivação gástrica em Y de Roux no perfil metabolômico global de mulheres obesas portadoras de diabetes tipo 2. [Tese de doutorado]. São Paulo, Faculdade de Medicina da Universidade de São Paulo (FMUSP); 2018.

11

Microbiota e Desempenho Atlético – *Insights* e Implicações

Geovana Silva Fogaça Leite
Edgar Tavares da Silva
Ronaldo Vagner Thomatieli dos Santos
Antonio Herbert Lancha Junior

Introdução

Embora os estudos sobre a relação entre a prática do exercício físico e possíveis alterações na microbiota intestinal (MI) tenham sido iniciados em 2008, os trabalhos com atletas surgiram a partir de 2014, com o estudo de Clarke *et al.* realizado com jogadores profissionais de rúgbi. Desde então, diversos trabalhos associam a prática regular da atividade física às modificações na MI, evidenciando essa modificação associada ao metabolismo energético.[1,2]

Quando aprofundamos as investigações em atletas de modalidades de longa duração (*endurance)*, é bem-descrito na literatura que, durante sessões de exercício prolongado e em competições, é comum o aparecimento de sintomas como náusea, flatulência, eructação, diarreia e cólicas.[3,4] A principal hipótese relacionada a essas ocorrências contempla a redistribuição do fluxo sanguíneo e a alteração de temperatura corporal que ocorrem durante a realização do exercício físico.[5]

Desse modo, estratégias nutricionais têm sido utilizadas na tentativa de minimizar a ocorrência desses sintomas uma vez que eles podem impactar negativamente o desempenho do atleta. Uma das estratégias utilizadas têm sido a ingestão diária de probióticos, e alguns estudos têm demonstrado resultados positivos nesse sentido.[6,7]

Neste capítulo, abordaremos as evidências científicas disponíveis a respeito de possíveis alterações na MI em atletas de modalidades coletivas e de *endurance.* Além disso, discorreremos sobre os sintomas gastrointestinais comumente apresentados por atletas de *endurance* e as estratégias nutricionais utilizadas na tentativa de minimizar essas ocorrências.

Diferenças na microbiota intestinal no atleta

Apesar do crescimento no número de estudos sobre essa temática na última década, sabemos que o estudo da microbiota de atletas[a] e de suas funcionalidades é uma área de co-

[a] *Morita E et al. 2019.*

nhecimento recente. Tendo em vista a complexidade de variáveis como intensidade, duração e frequência do exercício, ainda há muitas perguntas a serem respondidas.

Embora o caminho a ser trilhado ainda seja longo, atualmente já há evidências de que a prática regular do exercício físico prolongado é capaz de causar alterações na MI, em termos de aumento de riqueza e diversidade, bem como o aumento de bactérias produtoras de butirato.

A maior parte dessas evidências se refere ao exercício com característica de *endurance*, porém sabe-se que as mudanças induzidas pelo treinamento contra resistência não são iguais às induzidas pelo treinamento de *endurance*. Uma das espécies mais citadas por seu aumento em estudos sobre exercício é o *Faecalibacterium prausnitzii*. Além disso, outros grupos de bactérias consideradas promotoras de saúde, como Lachnospiraceae, *Eubacterium rectale* e *Akkermansia muciniphila*, têm suas populações aumentadas quando indivíduos são incluídos em programas de exercício físico.[8] Essas alterações positivas parecem estar diretamente correlacionadas com a capacidade física (volume de oxigênio pico [VO_2 pico]) e a composição corporal dos indivíduos.[9]

Um dos primeiros estudos a explorar essa relação foi conduzido por Clack *et al.* (2014), que analisou a microbiota de atletas profissionais de rúgbi. Nesse acompanhamento, foi verificado que os jogadores tinham melhor saúde e maior riqueza microbiana, quando comparados com indivíduos sedentários.[10]

A análise fecal, realizada por meio do sequenciamento do 16S rRNA, revelou que o grupo de atletas apresentou maior diversidade bacteriana, sendo 22 filos, 68 famílias e 113 gêneros, contra 11 filos, 33 famílias e 65 gêneros do grupo-controle com menor índice de massa corporal (IMC) e 9 filos, 33 famílias e 61 gêneros no grupo-controle com maior IMC.[10]

Em ciclistas, a comparação foi realizada entre atletas profissionais (n = 22) e amadores (n = 11). Não foram detectadas diferenças entre os grupos no que se refere à diversidade microbiana. Porém, os atletas foram classificados em diferentes *clusters* de bactérias, sendo o cluster 3 o que apresentou maior diversidade bacteriana (*Bacteroides, Prevotella, Eubacterium, Ruminococcus* e *Akkermansia*). Curiosamente, a maioria dos atletas pertencentes a esse *cluster* era de elite (11 ciclistas de elite versus 3 amadores). Esse estudo também demonstrou que a maior abundância do gênero *Prevotella* está positivamente correlacionada ao volume de treinamento: quanto maior o volume, maior a quantidade de bactérias desse gênero. Além disso, de acordo com os autores, esse gênero bacteriano está relacionado ao metabolismo energético, incluindo o metabolismo da glicose, glutamina e vitaminas, além da síntese de alanina, aspartato e glutamato.[11]

Além dos resultados citados anteriormente, Barton *et al.* (2018) publicaram outro estudo com atletas profissionais de rúgbi. Como resultado, foi verificado aumento da diversidade microbiana nos atletas (n = 40) quando comparados aos sedentários (n = 46), além de diferenças significativas no enriquecimento do gênero *Akkermansia* que, segundo os pesquisadores, está relacionado a uma maior funcionalidade das vias metabólicas desses atletas. Outra diferença detectada entre os grupos refere-se a maior quantidade de ácidos graxos de cadeia curta (AGCCs) – acetato, propionato, butirato e valerato – encontrada nos atletas em comparação ao grupo sedentário. Nesse sentido, os autores concluíram que a MI impacta diretamente no metabolismo e na saúde desses atletas.[1]

Mais recentemente, Scheiman *et al.* (2019) investigaram a influência da MI no metabolismo de atletas de elite, especificamente corredores de maratona. Para isso, foram recrutados 15 atletas que participaram da Maratona Internacional de Boston, em 2015, e comparados ao grupo-controle de indivíduos sedentários (n = 10). Após a análise do RNA ribossomal 16s, foi detectada uma diferença na abundância do gênero bacteriano *Veillonella* depois da prova de maratona. Esse gênero está mais presente em corredores do que em outros indivíduos e, de acordo com os autores, tem função metabólica associada ao metabolismo do lactato. Os autores descrevem que esse gênero utiliza como fonte energética o lactato, convertendo-o em propionato (Figura 11.1). Esse metabólito, por sua vez, está relacionado ao aumento no tempo de exercício em esteira em modelos animais, sugerindo que o treinamento físico parece induzir mudanças na MI que favorecem maior eficiência na produção de energia (ATP) principalmente no que diz respeito ao metabolismo oxidativo.[2]

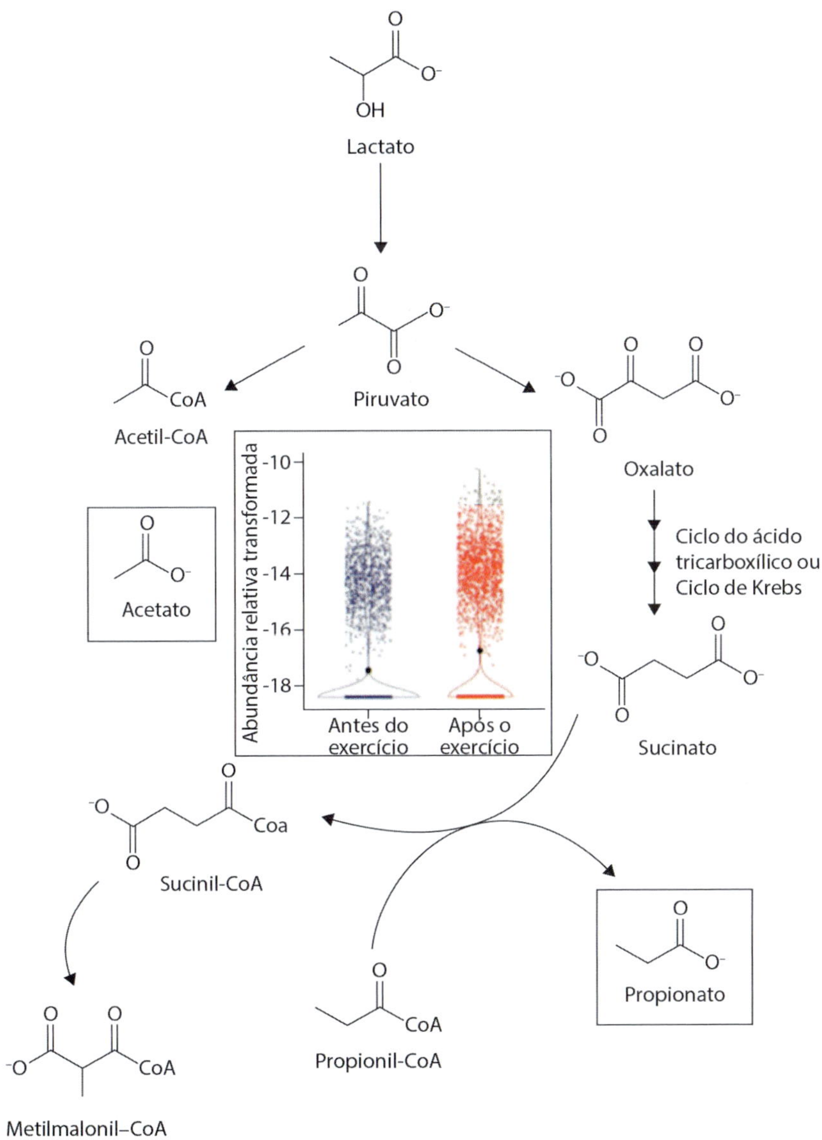

Figura 11.1. Tomados em conjunto, os estudos realizados sugerem que atletas têm microbiota intestinal distinta da dos indivíduos sedentários. Foi identificado aumento na abundância de Veillonellaceae, *Bacteroides, Prevotella, Methanobrevibacter* e *Akkermansia* em comparação ao grupo-controle. De acordo com os trabalhos, esses gêneros de bactérias desempenham importante papel no metabolismo energético durante e após o exercício físico e, aparentemente, o aumento desses grupos está associado à característica do exercício levando-se em consideração o volume e a intensidade da modalidade praticada pelo atleta.

Fonte: Adaptada de Scheiman J et al. Meta-omics analysis of elite athletes identifies a performance-enhancing microbe that functions via lactate metabolism. Nature. 2019;25:1104-9.

Disbiose do atleta

Sintomas gastrointestinais

Durante a realização de exercícios prolongados (p. ex., corrida, ciclismo e *triathlon*), é comum o aparecimento de sintomas gastrointestinais, como náusea, flatulência, eructação, diarreia e cólicas, além da possibilidade de sangue nas fezes no dia após a sessão de treino/competição.[3,4]

A frequência desses sintomas é maior durante a corrida quando comparada com outros esportes de *endurance*, como ciclismo e natação.[12,13] Esse tipo de ocorrência parece estar relacionado com a vibração mecânica que ocorre durante a corrida, que é duas vezes maior que no ciclismo. Esse movimento de *up and down* decorrente da corrida pode facilitar o aparecimento dos sintomas.[14]

O estudo realizado por Pugh *et al.* (2018) com corredores amadores demonstrou que 42% dos participantes apresentaram sintomas moderados 7 dias antes de uma competição de maratona, 70% relataram sintomas durante a prova e 27% apresentaram sintomas de moderados a severos. Nesse estudo, os sintomas mais frequentes foram flatulência durante os treinos e náusea durante a realização da prova.[15] Outros estudos sobre a presença desses sintomas durante corridas de maratona relataram prevalências entre 52% e 71%.[16]

Alguns trabalhos sugerem que a ocorrência desses sintomas esteja relacionada com o aumento da permeabilidade intestinal (PI)[b] induzida pelo exercício físico.[12,13,17] Durante a realização do exercício, com o aumento da atividade simpática e a liberação das catecolaminas, ocorrem aumento da vasoconstrição e resistência vascular esplâncnica, com consequente diminuição do aporte sanguíneo para a região gastrointestinal (GI). O fluxo sanguíneo aumenta no coração, na musculatura ativa, nos pulmões e na pele[17] e, com isso, ocorre uma restrição na circulação esplênica, sendo esta dependente da intensidade do esforço realizado. De acordo com Rowel, Blackmon & Bruce (1964), 60% a 70% do fluxo sanguíneo fica restrito para a região GI durante exercício realizado a 70% do VO_2 pico e, num exercício realizado em intensidade máxima, pode ocorrer até 80% de restrição para a região GI.[12,17] A diminuição do aporte sanguíneo e nutricional ocasionada por esse tipo de isquemia pode gerar erosão no epitélio intestinal, induzindo morte celular e rompimento das junções de oclusão, resultando no aumento da PI. O aumento da PI favorece a passagem de antígenos, bactérias e endotoxinas para a circulação sistêmica.[18]

O aumento da PI[18] favorece que endotoxinas, como os lipopolissacarídeos (LPS), presentes na membrana de bactérias Gram-negativas, alcancem a circulação sistêmica e gerem endotoxemia. Trabalhos apontam que a endotoxemia induzida pelo exercício aconteça após provas de maratona,[19] *triathlon* de longa duração[3] e ultramaratonas.[20]

Os dados presentes na literatura apontam que a endotoxemia induzida pelo exercício e alterações significantes ocorrem principalmente nos esforços com característica de *endurance* (com duração superior a 120 minutos) ou em exercícios realizados em temperaturas ambiente elevadas (≥ 33 °C) até a exaustão.[13] Considera-se que ocorreu endotoxemia induzida pelo esforço quando são vistos aumentos superiores a 5 pg/mL nas concentrações plasmáticas/séricas de LPS após a realização de exercício, associados à redução dos anticorpos antitoxinas IgG e IgM.[3] Os estudos com *ultra-endurace* são os que apresentam os maiores valores de endotoxemia induzida pelo exercício, variando de 40 pg/mL[20] a 122 pg/mL.[21]

[b] *Motiani KK et al. 2020.*

O LPS é capaz de induzir o aumento na produção de citocinas pró-inflamatórias pelas células do sistema imune a partir de sua ligação com receptores de reconhecimento padrão (RRP) do tipo *toll-like* receptor 4 (TLR4), presentes na membrana celular.[22]

Quando há liberação do LPS, após sua ligação com o receptor TLR4, ocorre ativação da cascata inflamatória local (ambiente intestinal) mediada pelo aumento da expressão do fator nuclear kappa B (NF-κb). O NF-κb estimula o aumento da produção de citocinas pró-inflamatórias, como o fator de necrose tumoral alfa (TNF-a) e a interleucina-1 (IL-1), que, por sua vez, induzem a quebra das junções de oclusão paracelular, o que resulta em aumento da PI e facilita a passagem de mais endotoxinas para a circulação sistêmica (endotoxemia).[23]

Pensando na recuperação dessas alterações recorrentes do esforço prolongado, Wang *et al.* (2012) descreveram que a recuperação do epitélio intestinal tem início 3 horas após o término do período de isquemia e alcança seu reestabelecimento total em aproximadamente 24 horas. Com relação à MI, nas primeiras 6 horas de reperfusão, há aumento significativo de grupos de bactérias Gram-positivas de características pró-inflamatórias, com grande potencial de translocação, como *Escherichia coli* e *Prevotella oralis,* e, mesmo após 72 horas de reperfusão, ainda não há o reestabelecimento total da microbiota residente.[24]

Os efeitos sobre a saúde dos praticantes de modalidades esportivas de longa duração podem ser negativos quando pensamos que, durante suas sessões de treinamento e competições, ocorrem consecutivos estímulos estressantes para a região intestinal, sem períodos adequados de recuperação. Esse impacto é agravado pela hipoperfusão entérica induzida pelo exercício, alterações na atividade do sistema nervoso entérico, mudanças na motilidade intestinal, tempo de trânsito, indução da resposta inflamatória local e sistêmica, aumento da PI e indução da endotoxemia. Esse conjunto de fatores pode contribuir para o aparecimento de infecções, hipersensibilidades e, até mesmo, doenças intestinais crônicas ao longo dos anos.[13]

Visto que o aparecimento desses sintomas gastrointestinais pode prejudicar o desempenho do atleta em suas sessões de exercício e facilitar o acometimento por infecções, uma das estratégias nutricionais estudadas e utilizadas na tentativa de mitigar essa condição é a suplementação com probióticos. A combinação entre a periodização nutricional e a periodização do treinamento, com ênfase em estratégias alimentares para maior cuidado com a saúde intestinal nos momentos em que a intensidade/volume de treino estão diminuídos, pode contribuir para melhores resultados durante o período de competições, especialmente quando associada à suplementação de probióticos.

Intervenções utilizadas na disbiose do atleta

Probióticos

Probióticos são micro-organismos vivos que, quando administrados em quantidades adequadas, conferem benefícios à saúde do hospedeiro.[25] Seus efeitos são dependentes da dose, do período de utilização e da espécie prescrita.[26]

Trabalhos realizados com atletas têm apresentado resultados positivos relacionados à diminuição da severidade dos sintomas gastrointestinais,[27] melhora da PI[4] e diminuição da endotoxemia induzida pelo exercício.[7,28] No Quadro 11.1, são apresentados os estudos com seus respectivos resultados, bem como a combinação de probióticos e os períodos de utilização.

Quadro 11.1. Estudos referentes à utilização de probióticos e à saúde intestinal de atletas

Autores	*Probiótico*	*Período de utilização*	*Resultado*
West et al. (2011)[6]	Cápsulas com *L. fermentum* VRI-003 (PCC) 1×10^9 UFC/dia	11 semanas	Diminuição da severidade de sintomas gastrointestinais em atletas do sexo masculino
Lamprecht et al. (2012)[4]	Sachês com uma matriz* associada a 1×10^{10} UFC/dia de composto multiespécies (*B. bifidum* W23 + *B. lactis* W51 + *E. faecium* W54 + *L. acidophilus* W22 + *L. brevis* W63 + *Lactoc. lactis* W58)	14 semanas	Possível melhora da permeabilidade intestinal
Haywood et al. (2014)[27]	Cápsulas com *L. gasseri* $2{,}6\times10^9$ + *B. bifidum* $2{,}6\times10^9$ + *B. longum* 2×10^8 UFC/dia	4 semanas	Diminuição da ocorrência de sintomas gastrointestinais
Shing et al. (2014)[28]	Cápsulas com composto multiespécies 45×10^9 UFC/dia (*L. acidophilus* + *L. rhamnosus* + *L. casei* + *L. plantarum* + *L. fermentum* + *B. lactis* + *B. breve* + *B. bifidum* + *S. thermophilus*)	4 semanas	Diminuição da endotoxemia e moderada melhora da permeabilidade intestinal
Roberts et al. (2016)[7]	Cápsulas com 2×10^{10} UFCs/dia *L. acidophilus* + $9{,}5\times10^9$ UFC/dia de *B. bifidum* $0{,}5\times10^9$+ *B. animalis* subsp. *lactis* + 55,8 mg/dia FOS	12 semanas	Diminuição da ocorrência de sintomas gastrointestinais
Batatinha et al., (2020) Tavares-Silva et al., (2024) [32]	Sachês com 10×10^6 *Lactobacillus acidophilus* e 10×10^6 *Bifidobacterium bifidum* subsp. *lactis*	4 semanas	Diminuição do perfil inflamatório, melhora da capacidade fagocítica de monócitos e função de linfócitos TCD8+
La Monica et al. (2024)[33]	*Sachês com* AG1® suplemento (mistura de vitaminas, minerais, prebióticos, probióticos e fitonutrientes*)* + *Lactobacillus acidophilus* + *Bifidobacterium bifidum*	4 semanas	Melhora na qualidade da digestão

*matriz: composta de amido de milho, maltodextrina, proteína vegetal, sulfato de magnésio, sulfato de manganês e cloreto de potássio.

B: *Bifidobacterium*; E: *Enterococcus*; FOS: fruto-oligossacarídeo; L: *Lactobacillus*; Lacto: *Lactococcus*; S: *Streptococcus*; UFCs: unidades formadoras de colônia.

Fonte: Desenvolvido pela autoria.

Embora a ação dos probióticos seja dependente da espécie ou combinação utilizada, seus benefícios sobre os sintomas gastrointestinais parecem estar relacionados a sua capacidade de fortalecer a função de barreira intestinal. Esse efeito decorre, principalmente, do aumento na expressão de proteínas como claudinas, ocludinas e zonulinas (classes de proteínas pertencentes às junções de oclusão que fazem parte da adesão paracelular), ou do aumento da produção de muco.[4,29]

O momento em que a suplementação com probióticos é iniciada também pode influenciar os resultados da intervenção.[c] O exercício de longa duração tem o potencial de aumentar a PI e, conforme o calendário competitivo dos atletas, o planejamento do treinamento envolve uma progressão gradual no volume das sessões. À medida que a competição se aproxima, a frequência dos treinos prolongados tende a aumentar. Considerando-se que, nesse período, a PI pode já estar elevada, iniciar a suplementação probiótica nesse estágio pode não ser a estratégia mais eficaz.

Os estudos que apresentaram resultados positivos em relação à melhora da função de barreira intestinal e à diminuição da endotoxemia após o exercício de longa duração adotaram como protocolo a utilização dos probióticos iniciado de 3 a 4 meses antes do reteste (competição).[4,7]

No estudo de Roberts *et al.* (2016), os participantes eram atletas que participaram pela primeira vez de uma competição de *triathlon* de longa duração (competição de *Ironman*).[7] Os autores acompanharam os atletas durante 6 meses antes da competição, dentro de um programa de treinamento progressivo com duração de 9 meses, sendo a utilização dos probióticos iniciada 3 meses antes da competição. Embora os autores tenham encontrado resultados positivos com a utilização dos probióticos, é possível que, se essa intervenção fosse realizada no início do programa de treinamento (quando os volumes das sessões de treinamento estivessem menores), possivelmente o efeito positivo da utilização dos probióticos poderia ser potencializado.

Nos últimos anos, o uso de probióticos no esporte tem ganhado novas aplicações. Estudos indicam que algumas combinações podem contribuir para a redução do estresse, a melhora da qualidade do sono e da percepção de fadiga pré-competição. Além disso, nos últimos anos, algumas outras linhas de uso referente aos probióticos no esporte vêm crescendo e trabalhos demonstram que algumas combinações podem ser utilizadas para diminuir estresse, melhorar qualidade de sono e percepção de fadiga pré-competição. Além disso, alguns trabalhos relacionados ao exercício de força demonstram que os probióticos podem ser utilizados para melhorar a absorção proteica e, assim, melhorar a capacidade de força.[34]

Low FODMAPS

A utilização de dietas com limitado teor de lactose e fibras é uma das estratégias utilizadas na tentativa de diminuir os sintomas gastrointestinais apresentados pelos atletas, assim como treinar o intestino para suportar elevado teor de carboidratos e diminuir a ingestão de alimentos que contêm glúten. Mais recentemente, estudos apontaram que outra possível estratégia para minimizar esses sintomas é a restrição da ingestão de oligossacarídeos, dissacarídeos, monossacarídeos e polióis, conhecidos pela sigla FODMAPs (*fermentable Oligosaccharides, disaccharides, monosaccharides and polyols*).[2,30]

FODMAPs são carboidratos não digeríveis que servem de substrato para a fermentação por espécies bacterianas específicas que residem na região do cólon. Esse processo desencadeia a produção de gases, o que pode favorecer o aparecimento de sintomas gastrointestinais em indivíduos hipersensíveis.[30]

A dieta *low* FODMAP consiste na restrição de alimentos com lactose (p. ex., leite de vaca), frutas ricas em frutose, produtos ricos em farinha de trigo, cebola, alho, galacto-oligossacarídeos, frutas como pêssego, abacate, manga, ameixa) e alimentos com adição de polióis.[31]

[c] *Murtaza N et al. 2019.*

Porém, os atletas não devem manter esse tipo de prática por períodos longos. Estudos avaliaram o efeito da dieta *low* FODMAP por períodos de 6 a 7 semanas, com ingestão inferior a 0,5 g de FODMAP por refeição (limitado o consumo total a menos de 20 g/dia), sendo o consumo de lactose o mais restrito.[30,31]

É possível que esse tipo de estratégia seja benéfica para os atletas hipersensíveis aos sintomas gastrointestinais, porém os estudos nessa temática foram iniciados recentemente e ainda não há muitas evidências que comprovem a efetividade da utilização desse tipo de conduta.

É válido ressaltar que, em pessoas não sensíveis, os FODMAPs são importantes constituintes da alimentação uma vez que atuam como prebióticos, servindo como substrato para a fermentação de bactérias comensais. Dessa forma, para aqueles sem sintomas gastrointestinais relacionados, a restrição desses alimentos não traria benefícios.[30]

Conclusões

A MI de atletas é mais diversa que a composição vista em indivíduos sedentários e é possível que essas modificações sejam adaptações relacionadas às demandas metabólicas promovidas pelo treinamento. Essas variações estão diretamente relacionadas a fatores como intensidade, duração, frequência e modalidade praticada.

Em atletas de *endurance*, é comum o aparecimento de sintomas gastrointestinais durante a realização de sessões de exercício prolongado ou mesmo durante competições. Esse tipo de ocorrência pode influenciar de maneira negativa o desempenho do atleta. Assim, a utilização de probióticos e a adoção em períodos curtos da dieta *low* FODMAP têm sido estratégias nutricionais utilizadas na tentativa de mitigar esses sintomas.

Referências bibliográficas

1. Barton W et al. The microbiome of professional athletes differs from that of more sedentary subjects in composition and particularly at the functional metabolic level. Gut. 2018;67:625-33.
2. Scheiman, J et al. Meta-omics analysis of elite athletes identifies a performance-enhancing microbe that functions via lactate metabolism. Nature. 2019;25:1104-9.
3. Jeukendrup AE et al. Relationship between gastrintestinal complaints and endotoxaemia, cytokine release and the acute-phase reaction during and after a long-distance triathlon in highly trained men. Clinical Science, 2000;98(1):47-55.
4. Lamprecht M et al. Probiotic supplementation affects markers of intestinal barrier, oxidation, and inflammation in trained men; a randomized, double-blinded, placebo-controlled trial. Journal of the International Society of Sports Nutrition. 2012;9(45):1-13.
5. Macardle WD. Fisiologia do exercício – nutrição, energia e desempenho humano. 7. ed. São Paulo: Guanabara Koogan; 2011.
6. West NP et al. Lactobacillus fermentum (PCC®) supplementation and gastrintestinal and respiratory-tract illness symptoms: a randomized control trial in athletes. Nutrition Journal. 2011;10(30).
7. Roberts JD et al. An exploratory investigation of endotoxin levels in novice long distance triathletes, and the effects of a multi-strain probiotic/prebiotic, antioxidant intervention. Nutrients. 2016;8(11):E733.
8. Resende AS, Leite GSF, Lancha Jr AH. Microbiota intestinal in nutrição do exercício físico ao esporte. Barueri: Manole; 2019.
9. Cao L, Guo M, Zhou Y, Zhang J, Tie S, Li X et al. Weizmannia coagulans BC99 improves strength performance by enhancing protein digestion and regulating skeletal muscle quality in college students of physical education major. Nutrients. 2024;16(23):3990. doi: 10.3390/nu16233990.
10. Clarke SF et al. Exercise and associated dietary extremes impact on gut microbial diversity. Gut. 2014;63:1913-20.

11. Petersen LM et al. Community characteristics of the gut microbiomes of competitive cyclists. Microbiome. 2017;98:1-13.
12. Peters HP et, al. Potential benefits and hazards of physical activity and exercise on the gastrintestinal tract. Gut. 2001;48(3):435-9.
13. Costa RJS et al. Systematic review: exercise-induced gastrintestinal syndrome-implications for health and intestinal disease. Alimentary Pharmacology and Therapeutics. 2017;46(3):246-65.
14. Rehrer NJ, Meijer GA. Biomechanical vibration of the abdominal region during running and bicycling. The journal of Sports Medicine and Physiology Fitness. 1991;31(2):231-4.
15. Pugh JN et al. Gastrintestinal symptoms in elite athletes: time to recognise the problem? Brithish Journal of Sports Medicine. 2018;52(8):487-8.
16. Peters HP et al. Gastrintestinal symptoms in long-distance runners, cyclists, and triathletes: prevalence, medication, and etiology. American Journal of Gastroenterology. 1999;94(6):1570-81.
17. De Oliveira EP, Burini RC, Jeukendrup A. Gastrintestinal complaints during exercise: prevalence, etiology, and nutritional recommendations. Sports Medicine. 2014;44(1):79-85.
18. Lambert CP et al. Fluid restriction during running increases GI permeability. Internacional Journal of Sports Medicine. 2008;29(3):194-8.
19. Camus G et al. Mild endotoxaemia and the inflammatory response induced by a marathon race. Clinical Science. 1997;92(4):415-22.
20. Gill SK. Circulatory endotoxin concentration and cytokine profile in response to exertional-heat stress during a multi-stage ultra-marathon competition. Exercise Immunology Review. 2015;21:114-28.
21. Gill SK et al. The impact of a 24-h ultra-marathon on circulatory endotoxin and cytokine profile. Internacional Jounal of Sports Medicine. 2015;36(8):688-95.
22. Clark A, Mach N. Exercise-induced stress behavior, gut-microbiota-brain axis and diet: a systematic review for athletes. Journal of Internacional Society Sports Nutrition. 2016;24:13:43.
23. Capaldo CT, Nusrat A. Cytokine regulation of tight junctions. Biochimica Biophysica Acta. 2009;4:864-71.
24. Wang F et al. Dynamic alteration of the colonic microbiota in intestinal ischemia-reperfusion injury. Plos One. 2012;7(7):e42027.
25. Hill C et al. Expert consensus document: the international scientific association for probiotics and prebiotics consensus statement on the scope and appropriate use of the term probiotic. National Review. Gastroenterology & Hepatology. 2014;11:506-14.
26. Leite GSF et al. Probiotics and sports: a new magic bullet? Nutrition. 2019;60:152-60.
27. Haywood BA et al. Probiotic supplementation reduces the duration and incidence of infections but not severity in elite rugby union players. Journal of Science and Medicine in Sports. 2014;17(4):356-60.
28. Shing CM et al. Effects of probiotics supplementation on gastrintestinal permeability, inflammation and exercise performance in the heat. European Journal of Applied Physiology. 2014;114(1):93-103.
29. Sánchez B et al. Probiotics, gut microbiota, and their influence on host health and disease. Molecular Nutrition of Food Research. 2017;61(1).
30. Lis DM et al. Low FODMAP: a preliminary strategy to reduce gastrintestinal distress in athletes. Medicine Science Sports and Exercise. 2018;50(1):116-23.
31. Lis D et al. Food avoidance in athletes: FODMAP foods on the list. Applied Physiology Nutrition and Metabolism. 2016;41(9):1002-4.
32. Allen JM, Mailing LJ, Niemiro GM, Moore R, Cook MD, White BA et al. Exercise alters gut microbiota composition and function in lean and obese humans. Med Sci Sports Exerc. 2018;50(4):747-57. doi: 10.1249/MSS.0000000000001495.
33. Tavares-Silva E, Leite GSF, Batatinha H, Resende A, Lemos VA, Marques CG et al. Thirty days of double--strain probiotic supplementation increases monocyte phagocytosis in marathon runners. Br J Nutr. 2024;132(3):298-308. doi: 10.1017/S0007114524001259.
34. La Monica MB, Raub B, Hartshorn S, Gustat AL, Grdic J, Kirby TO et al. The effects of AG1® supplementation on the gut microbiome of healthy adults: a randomized, double-blind, placebo-controlled clinical trial. J Int Soc Sports Nutr. 2024;21(1):2409682. doi: 10.1080/15502783.2024.2409682.

Para saber mais

- Morita E, Yokoyama H, Imai D, Takeda R, Ota A, Kawai E et al. Aerobic exercise training with brisk walking increases intestinal bacteroides in healthy elderly women. Nutrients. 2019;11(4):868.
- Motiani KK, Collado MC, Eskelinen JJ, Virtanen KA, Löyttyniemi E, Salminen S et al. Exercise training modulates gut microbiota profile and improves endotoxemia. Med Sci Sports Exerc. 2020;52(1):94-104.
- Murtaza N, Burke LM, Vlahovich N, Charlesson B, O' Neill H, Ross ML et al. The effects of dietary pattern during intensified training on stool microbiota of elite race walkers. Nutrients. 2019;11(2):261.

PARTE 3

Alterações em Saúde, Disbiose e Terapia com Prebióticos, Probióticos e Simbióticos

12

PreProSim – Definições e Aspectos Regulatórios no Brasil

Franco M. Lajolo

Introdução

O capítulo apresenta e discute evolutivamente os conceitos científicos de prebiótico, probiótico e simbiótico e as definições existentes, hoje, para efeito regulatório. Trata da legislação estabelecida recentemente no Brasil, pela Agência Nacional de Vigilância Sanitária (Anvisa), relativa à necessidade de comprovação de sua identidade, demonstração da segurança e eficácia, e o nível esperado das evidências científicas. Discute como o claro entendimento de conceitos e definições e a regulamentação atualizada são importantes para a pesquisa e o desenvolvimento de produtos e para a comunicação correta com o consumidor.

Prebióticos

Definição

Apesar de os fundamentos não serem totalmente novos, de se saber que certos carboidratos promoviam o enriquecimento de lactobacilos no intestino e que alguns oligossacarídeos já vinham sendo usados na Ásia há longo tempo em razão de seu efeito na saúde, o conceito de prebiótico foi inicialmente estabelecido em 1995, por Gibson & Roberfroid (1995),[1] como sendo "um ingrediente alimentar não digerível que afeta de forma benéfica o indivíduo pela estimulação seletiva do crescimento e/ou atividade de uma ou de um número limitado de bactérias já residentes no cólon".

Em termos oficiais, 10 anos depois, a Organização das Nações Unidas para Alimentação e Agricultura (FAO/ONU), buscando atualizar e harmonizar diversas visões existentes, propôs nova definição para prebióticos: "componentes alimentares não viáveis que conferem benefícios ao hospedeiro associados à modulação da microbiota".[2]

Ao longo do tempo, os conceitos de prebióticos se expandiram e definições foram produzidas refletindo as diversas visões então existentes. Pelo menos oito são referidas até 2014.[3] Isso foi e continua sendo motivado pelo reconhecimento cada vez maior da importância do microbioma humano na saúde, por suas relações com a dieta, por avanços metodológicos em sua caracterização, suas interações com prebióticos, por facilidades para estudos genéticos, pelo uso da proteômica e da metabolômica e pela descoberta de novos compostos químicos, fruto dessa interação. Ainda, pela possibilidade da sua ação extraintestinal e pela expansão do uso de prebióticos para animais.

Pode-se falar, hoje, numa verdadeira ciência dos probióticos e dos prebióticos. Essas tendências mostraram a necessidade de atualização e de adequação dos conceitos existentes aos avanços feitos e aos novos cenários. Esse processo foi conduzido por um painel de especialistas, recentemente reunido pela International Scientific Association for Probiotics and Prebiotics (ISAPP). Publicado em 2017 como *Consensus Statement on the Definition and Scope of Prebiotics*, o documento se constitui num excelente trabalho de revisão e estudo da evolução das definições ao longo dos anos.[4]

Com base nos últimos desenvolvimentos científicos e na finalidade prevista, a definição de prebiótico proposta foi a seguinte: "substrato que é seletivamente utilizado por micro-organismos do indivíduo, conferindo benefícios à saúde".[4]

A proposta tem várias implicações. Expande o conceito de prebiótico, que passa a incluir outras substâncias ou "substratos" que não são carboidratos. Por exemplo, substâncias como polifenóis e ácidos graxos conjugados podem vir a ser incluídas. Os polifenóis, como se sabe, são modificados por bactérias intestinais com produção de metabólitos que são responsáveis pelo efeito benéfico, cabendo, portanto, na definição. Ao mesmo tempo, ela exclui (corretamente) agentes antimicrobianos porque estes não funcionam como "substratos metabolizáveis". É preciso dizer que as evidências científicas mais consolidadas são relativas aos fruto-oligossacarídeos (FOSs) e galacto-oligossacarídeos (GOSs) que já vêm sendo estudados há muito tempo, sendo que as novas substâncias precisam ainda de mais estudos.

A definição inova ao estabelecer que os alvos dos prebióticos vão além de lactobacilos e bifidobactérias, como originalmente estabelecido, podendo, portanto, ter ação ampla em outros componentes da microbiota. Abre-se, assim, espaço para novos produtos, tendo como alvo específico micro-organismos diversos.

Segundo a definição, o prebiótico deve ser utilizado "seletivamente" por micro-organismos do hospedeiro, participando do metabolismo, advindo daí seu efeito benéfico. Porém, esse efeito pode também ser mediado por metabólitos produzidos indiretamente pela ação sobre o microbioma de forma mais ampla. Alguns elementos da definição, como a necessidade de seletividade e especificidade, têm sido temas de debate.[5]

A Figura 12.1 mostra a articulação entre essas possibilidades.

A definição também inclui a possibilidade de prebióticos com aplicações e efeitos benéficos fora do intestino, por exemplo, na pele, boca e trato vaginal, em virtude da interação possível desses compostos com a microbiota local que deve, porém, ser demonstrada localmente com evidências científicas.

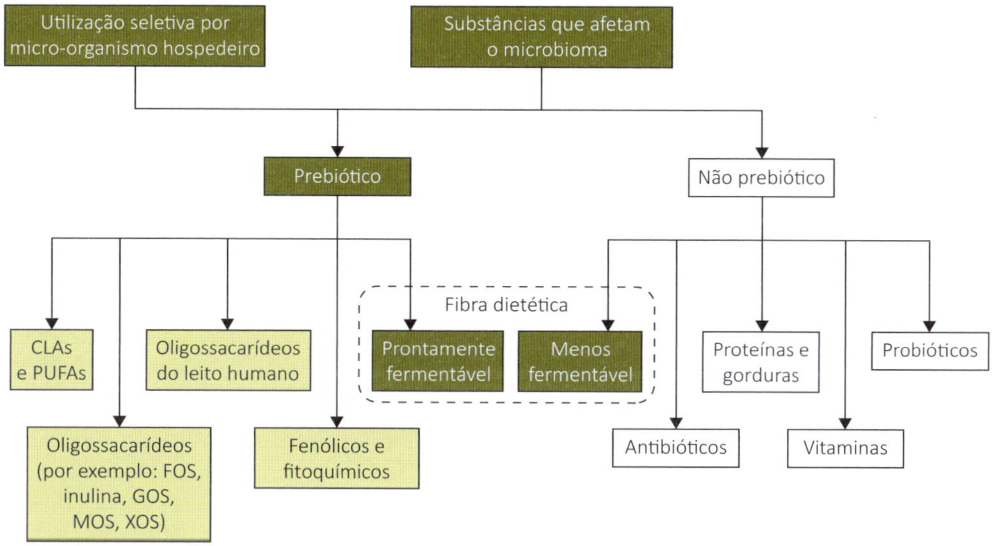

Figura 12.1. Distinção entre compostos que podem ser considerados prebióticos segundo a definição proposta (Consenso da ISAPP).[4]

CLAs: ácidos linoleicos conjugados; FOS: frutoligossacarídeo; GOS: galacto-oligossacarídeo; MOS: mano-oligossacarídeo; PUFAs: ácidos graxos poli-insaturados; XOS: xilo-oligossacarídeo.

Fonte: Adaptada de Gibson GR, Hutkins R, Sanders ME et al. The international scientific association for probiotics and prebiotics (ISAPP) consensus statement on the definition and scope of prebiotics. Nat Rev Gatroenterol Hepatol. 2017;14:491-502. doi: 10.1038nrgastro.2017.75

A relação com as fibras alimentares é complexa e ainda não muito clara no contexto da definição. Certos tipos de fibras, como as solúveis fermentáveis, podem ser considerados prebióticos se forem efetivamente utilizadas pela microbiota produzindo "demonstrados" efeitos na saúde. Assim, os efeitos não microbianos que as fibras apresentam não se enquadram na classificação.

Com base nos efeitos benéficos das fibras alimentares na saúde e no fato de que as definições de fibra, para efeitos científicos ou regulatórios em alguns países, incluem, hoje, alegações fisiológicas e não só menção à sua composição química, alguns autores propõem o uso do termo "fibra dietética prebiótica" na tentativa de manter uma integração entre fibra e prebióticos.[3]

Os efeitos estudados e/ou reconhecidos dos prebióticos à saúde são múltiplos,[5] incluindo benefícios gastrointestinais como: aumento de bifidobactérias e lactobacilos; inibição de patógenos; fortalecimento da barreira intestinal; melhora da resposta imune; efeitos cardiometabólicos, com redução nos lipídeos séricos e da resistência à insulina; e, nos ossos, pelo aumento da biodisponibilidade de cálcio. Todos cabem na definição, desde que demonstrados *in vivo*, por ensaios adequados em humanos ou no animal específico para qual o produto se destina, dadas as diferenças nas espécies animais. Portanto, está clara, na definição, a essencialidade da demonstração da eficácia com base em ensaios clínicos.

O estabelecimento de uma definição de consenso é importante para todos os envolvidos com a área de prebióticos e seus produtos, ajuda na informação e compreensão pelos consumidores e profissionais de Saúde, facilita uma abordagem regulatória adequada e dá direção para os pesquisadores e indústria.[6]

Aspectos regulatórios

Até o momento, não há, no Brasil, uma regulamentação para prebióticos. A comunidade científica entre nós usa termos da literatura científica internacional, não havendo conceitos e definições estabelecidos oficialmente por entidades da área ou pela legislação, mesmo se o termo é usado em documentos oficiais.

A inclusão de alguns compostos que fazem parte da categoria de prebióticos em razão de suas propriedades fisiológicas, como FOSs e GOSs, é permitida em alimentos na forma de ingrediente, mas registra-se nos rótulos sob a rubrica de fibra, sem alegações funcionais ou de saúde, permitida apenas a menção "prebiótico". Isso deriva da convergência de propriedades químico-estruturais e prebióticas reconhecidas para alguns tipos de fibras (não todas). Algumas fibras, por outro lado, têm efeito funcionais que podem ser alegados na rotulagem, mas não são considerados seus efeitos prebióticos.

Inulina, FOSs e GOSs também fazem parte da lista de constituintes autorizados para uso em suplementos, segundo a legislação recentemente aprovada. Por sua vez, a fibra alimentar pode ter a seguinte alegação no rótulo: "as fibras alimentares ajudam no funcionamento do intestino".[7] A alegação abrange os prebióticos, mas, diante das diversas propriedades já demonstradas para essas substâncias, é muito reducionista e não informa corretamente a população.

No mundo, as definições regulatórias de fibra alimentar são similares. A palavra "prebiótico", porém, tem definições variáveis. Há variação de benefícios aceitos e alegações possíveis conforme o país e a agência regulatória, deixando lacunas científicas e normativas.[3,7]

Acredito que, no Brasil, seja necessário discutir, em conjunto, as bases científicas da questão, os conceitos e alegações sobre fibras e prebióticos, bem como sua regulamentação, a exemplo do que foi feito recentemente pela Anvisa para os probióticos.

Probióticos

Definição

A primeira observação sobre a existência de "bactérias benéficas" ao organismo foi feita por Metchnikoff, em 1905, ao propor que a longevidade da população da Bulgária era devida aos lactobacilos presente no iogurte consumido na região.[8] No entanto, foi a partir das últimas décadas que as pesquisas se multiplicaram velozmente para identificar novas bactérias, descobrir e explicar suas ações benéficas e usar o conhecimento para o desenvolvimento de produtos com benefício à saúde das pessoas, e os conceitos foram evoluindo progressivamente.

Em 2001, um grupo de consultores da FAO discutiu o então campo emergente dos probióticos e estabeleceu uma definição que se tornou a mais aceita e utilizada em todo o mundo: "probióticos são micro-organismos vivos que, quando administrados em quantidades adequadas, conferem benefícios à saúde do indivíduo".[9]

Em 2002, seguiu-se outro documento de orientação da FAO, com explicações para o perfeito entendimento dos conceitos do documento anterior, e estabeleceu-se, claramente, a necessidade de avaliação da segurança e de eficácia dos probióticos.[10]

Nos anos seguintes, a partir da perspectiva desses documentos, seguiu-se um avanço muito grande nas pesquisas sobre as evidências clínicas e efeitos dos probióticos à saúde, com milhares de trabalhos publicados, de modo a usar e consolidar o termo "probióticos".

Ao longo do tempo, porém, o termo foi usado de forma indevida, refletindo interesses diversos e incluindo produtos que não respeitavam a definição. Isso originou dificuldades para os setores de pesquisa e desenvolvimento, para o entendimento e segurança do público e para a regulamentação.

Em 2013, na tentativa de harmonização, a questão foi discutida por um painel de especialistas organizado pela ISAPP, o que resultou em um documento de consenso nomeado *Consensus Statement on the Scope and Appropriate Use of the Term "Probiotic"*.[11]

O painel manteve a definição da FAO, estabelecendo de forma clara o que é um probiótico, os balizamentos para inclusão de micro-organismos na definição e a necessidade de "demonstrados efeitos benéficos à saúde por meio de estudos adequadamente controlados". Indica categorias de alegações funcionais e de saúde, segundo hierarquias de evidências científicas, que, idealmente, devem ser obtidas no nível de cepas, claramente caracterizadas. Considera que a definição é abrangente o bastante para abrigar os conhecimentos científicos atuais e permitir ou embasar a regulamentação e a informação correta do consumidor. Traz, ao mesmo tempo, uma explicação detalhada de diversos condicionantes da definição, orientando o seu uso. Estabelece, também, discussão sobre a especificidade de efeitos e sua necessária demonstração no nível de cepa; mas, ao mesmo tempo, considera a existência de mecanismos comuns a diversas cepas de uma espécie ou gênero, possibilitando a generalização de alguns efeitos para um nível taxonômico superior.

Isso permitiria o agrupamento em diferentes categorias: a dos probióticos com propriedades mais genéricas no intestino, comuns a várias espécies; e a daqueles com efeito sistêmico observado apenas em cepas específicas.

A Figura 12.2 mostra a visão global colocada.

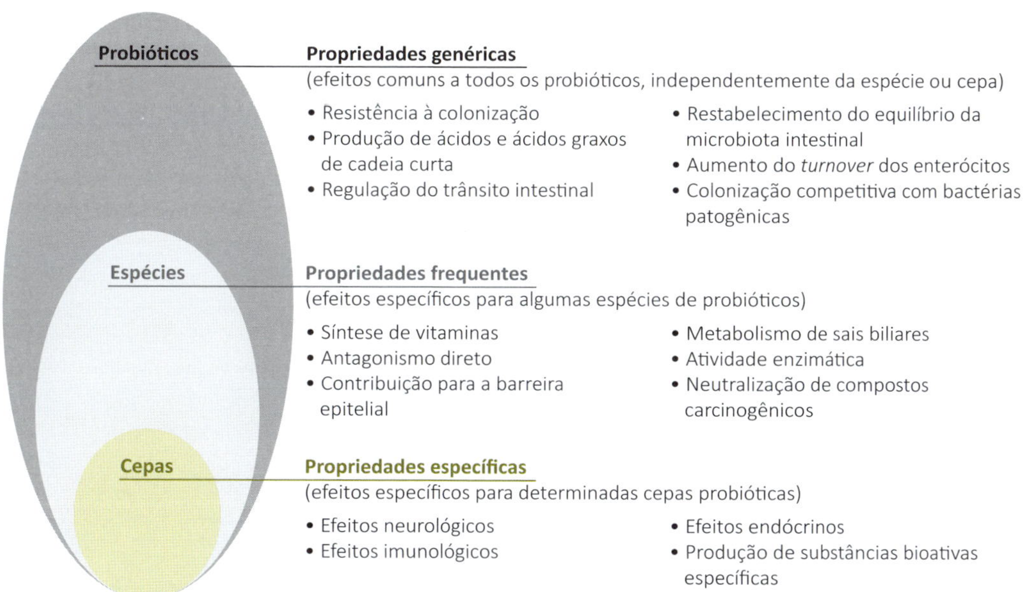

Figura 12.2. Distribuição das propriedades probióticas em três categorias. Por um lado, algumas propriedades probióticas e mecanismos de ação são identificados em todos os micro-organismos probióticos (preto), enquanto outros são frequentemente observados entre a maioria das cepas de uma mesma espécie probiótica (cinza). Por outro lado, algumas propriedades e efeitos probióticos são mais raros, estando presentes apenas em algumas cepas específicas de determinadas espécies (amarelo). Conjuntamente, por espécies, seria possível fazer algumas generalizações dos efeitos para demais probióticos.[12]

Fonte: Adaptada de Sanders ME, Benson A, Lebeer S et al. Shared mechanis among probiotic taxa: implications for general probiotic claims. Cur. Opin. Bitechnol. 2018;49:207-216. doi: 10.1016/j.copbio.2017.09.007.

O assunto tem relevância para a discussão de critérios de avaliação dos efeitos dos probióticos na saúde, para a construção de alegações e no estabelecimento de aspectos regulatórios.

O Quadro 12.1, a seguir, permite visualizar a questão no âmbito mecanístico, mostrando alguns mecanismos específicos conhecidos para diferentes cepas e em diferentes órgãos, mas que podem, em conjunto, ser responsáveis por um ou mais dos efeitos na saúde.[13] O esclarecimento desses mecanismos e a sua possível sinergia é tema central para compreensão da ação dos probióticos, para estabelecimento de sua eficácia múltipla no nível de espécie, em situações diversas ou em misturas e doses diferentes, e para orientar o desenvolvimento de novos produtos.

Quadro 12.1. Mecanismos probióticos compartilhados e sua distribuição taxonômica[13]

Mecanismo	*Gram +*	*Gênero Bifidobacterium (geral)*	*Bifidobacterium – algumas espécies*	*Gênero Lactobacillus (geral)*	*Lactobacillus – algumas espécies*
Via de derivação de *Bifidobacterium*, com a geração de acetato e lactato		X			
Lactato (não via derivação de *Bifidobacterium*)				X	
Proteínas associadas à camada superficial					X
Proteína de ligação ao muco		X		X	
Ácido lipoteicoico	X				
Receptores *toll-like* (TLR)	X				
Proteínas de pilina sortase-dependentes			X		X
Proteínas de ligação à fibronectina					X
Lactocepina					X
CpG DNA			X		X
Vitaminas			X		X

Fonte: Adaptado de Reid G, Gadir AA, Dhir R. Probiotics: reiterating what they are and what they are not. Frontiers in Microbiology. 2019;10(424):1-8. doi: 10.3389/fmicb.2019.00424.

Mesmo com a existência de uma definição, o termo é usado indevidamente para qualquer micro-organismo com aplicabilidade terapêutica plausível. Isso se vê comumente em produtos anunciados. É essencial que seja seguida uma estrita observância dos requerimentos da definição, evitando-se generalizações das propriedades de um produto para todo o campo dos probióticos. O uso liberal do termo gera confusão e ceticismo na área e não permite saber o que é e o que, na verdade, não é um probiótico.[14]

• Bióticos emergentes

Tema que merece ser mencionado neste capítulo, é relativo ao surgimento de novas categorias dos assim denominados "bióticos emergentes", que colocam os probióticos como parte de um grupo mais amplo de produtos destinados a vários aspectos da saúde.

O rápido desenvolvimento científico e as evidências que os probióticos podem ser úteis em situações terapêuticas diversas resultaram em ideias como "probióticos de nova geração" e "produtos bioterapêuticos vivos", o que gerou novas nomenclaturas ou subdivisões dentro da categoria de probióticos de modo a expandir e cobrir os campos de alimento, suplemento e até medicamento. São exemplos: psicobióticos; farmabióticos; pós-bióticos; oncobióticos; probióticos inativados; entre outros.

A Figura 12.3 mostra a abrangência e a relação dessas categorias.

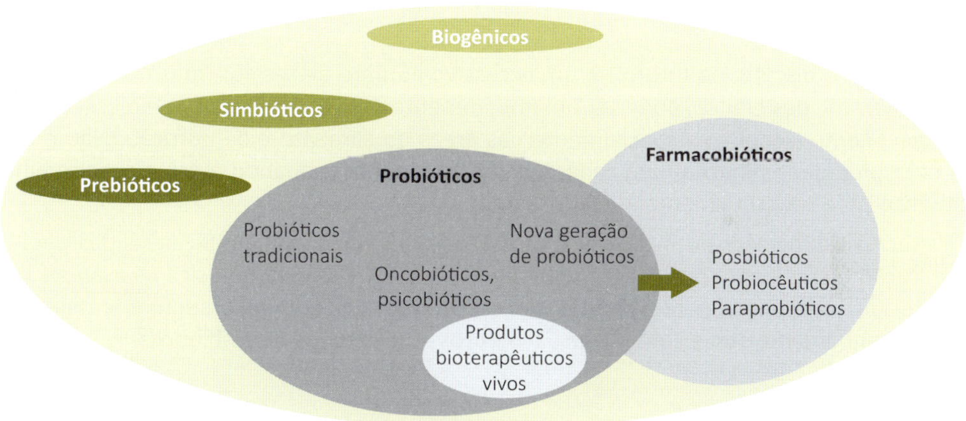

Figura 12.3. Evolução e abrangência atual dos termos principais e categorias relativas ao campo dos probióticos.[15]

Fonte: Adaptada de Sanders ME. Defining emerging "biotics", 2021a. Disponível na Internet: https://isappscience.org/category/isapp-science-blog/page/3/ (26 maio 2025).

Entre os novos termos e definições relacionadas ao campo dos probióticos, pode-se mencionar:

- **Produto bioterapêutico vivo (LBP, do inglês *live biotherapeutic product*):** produto biológico com micro-organismos vivos destinado à prevenção e/ou ao tratamento de doenças;
- **Nova geração de probióticos (NGP):** micro-organismos vivos que, se ingeridos em quantidades adequadas, conferem benefícios ao indivíduo identificados a partir da avaliação comparativa de sua microbiota;
- **Farmabióticos:** células bacterianas de origem humana ou seus produtos com comprovado papel farmacológico na saúde ou na doença;

- **Pós-bióticos:** produtos bacterianos não viáveis ou produtos metabólicos que contêm micro-organismos com atividade biológica;
- **Paraprobiótico/probióticos inativados:** células microbianas não viáveis (intactas ou rompidas) ou seus extratos brutos que, por uso tópico ou oral, conferem benefícios à saúde humana ou animal;
- **Probiocêuticos/protobiocêuticos:** fatores derivados de probióticos;
- **Produtos biogênicos:** produtos produzidos por ou obtidos de formas vivas, incluindo secreções e metabólitos;
- Probióticos, prebióticos, sinbióticos (definidos no texto).

Para parte dos casos, ainda não há uma base científica consistente para uma definição. Alguns termos estão ligados a aspectos regulatórios (farmabióticos e produtos bioterapêuticos vivos); outros são definidos em razão de sua natureza (células vivas, componentes celulares); alguns são associados à ação biológica (psicobióticos, imunobióticos, oncobióticos); outros, ainda, em razão da tecnologia e do caráter inovador (tradicionais × probióticos de nova geração).

As denominações pretendem capturar toda a gama de efeitos específicos observados em diversos probióticos e agrupá-los em categorias homogêneas quando, na verdade, a maioria das cepas existentes geralmente exibe mais do que um mecanismo responsável por seu efeito benéfico no indivíduo.

Será preciso discutir, no futuro, se um excessivo número de termos, mesmo se decorrente da multiplicidade dos efeitos, pode ser um impedimento para a disseminação e o entendimento do conhecimento científico, especialmente nas áreas do alimento e da nutrição. Não é necessário criar uma denominação para cada descoberta científica, quando mesmo a denominação "probiótico" não está totalmente assimilada pelo público.

É preciso estabelecer distinção clara com base em evidências científicas sólidas para uma comunicação eficaz e para possibilitar uma regulamentação correta que siga os avanços científicos e seja aceita mundialmente. A ISAPP tem se pronunciado sobre o assunto e tem grupos de estudo em andamento sobre simbióticos, alimentos fermentados e pós-bióticos.[16]

Aspectos regulatórios

É oportuno iniciar o tópico com um breve histórico.

As propriedades benéficas dos assim denominados "alimentos funcionais", em geral, e a dos probióticos em particular são expressas em alegações a serem veiculadas nos rótulos dos alimentos.

No Brasil, as Resoluções da Diretoria Colegiada (RDC) n. 18/1999[17] e n. 19/1999[18] da Anvisa eram as normas que regulavam o registro e as submissões relativas à segurança e aos pedidos de aprovação de propriedades funcionais ou de saúde para probióticos em alimentos. Com o intuito de facilitar o entendimento dos consumidores, bem como de simplificar a análise dos novos pedidos de avaliação, a Gerência Geral de Alimentos (GGALI) optou por padronizar o texto da alegação de propriedade funcional permitida. Assim, até 14 de março de 2016, o texto padronizado para a alegação de propriedade funcional de micro-organismos probióticos mencionava: "O (indicar a espécie do micro-organismo) (probiótico) contribui para o equilíbrio da microbiota intestinal. Seu consumo deve estar associado a uma alimentação equilibrada e hábitos de vida saudáveis".

Além disso, à época, também havia uma lista positiva das principais espécies e cepas consideradas probióticas, abrangendo aquelas que haviam sido estudadas e aprovadas, até então, em vários países. Essa lista incluía:

- *Lactobacillus acidophilus;*
- *Lactobacillus casei Shirota*;
- *Lactobacillus casei Defensis*;
- *Lactobacillus rhamnosus;*
- *Lactobacillus paracasei;*
- *Bifidobacterium bifidum;*
- *Bifidobacterium animalis* (incluindo a subsp. *B. lactis*);
- *Bifidobacterium longum;*
- *Enterococcus faecium.*

Em março de 2016, a Anvisa deixou de indicar a lista positiva ou qualquer texto padronizado para a alegação de propriedades funcionais ou de saúde para probióticos, que passaram a ser avaliados individualmente em cada submissão, com base nas definições e princípios de nova legislação.

Após isso, seguiu-se uma extensa revisão do tema submetido a consultas públicas em 2017/2018 que, finalmente, resultou na aprovação de nova legislação.

Novas normas

Atualmente, os probióticos estão submetidos à RDC n. 241, de 26 de julho de 2018, que dispõe sobre os requisitos para a comprovação da segurança e dos benefícios à saúde dos probióticos para uso em alimentos.[19]

Em seus princípios gerais, o documento estabelece definições importantes, como a de probióticos e a de linhagem:

> ***"Probiótico: micro-organismo vivo que, quando administrado em quantidades adequadas, confere um benefício à saúde do indivíduo";***
>
> ***"Linhagem: subpopulação de células de uma mesma espécie que apresentam as mesmas características e são identificadas por números, letras ou nomes que seguem o epíteto específico".***

A Resolução estabelece vários princípios que podem ser expressos nos seguintes pontos:

- O uso de probióticos em alimentos requer sua comprovação de segurança e benefícios à saúde.
- A comprovação da segurança requer identificação inequívoca da linhagem do micro-organismo por meio de documentos técnicos e estudos científicos no nível de espécie e linhagem.
- O benefício à saúde deve estar claramente identificado, de forma a refletir o conjunto de evidências apresentadas.
- Nos produtos adicionados de probióticos, o benefício deve ser comunicado por meio de propriedade funcional ou de saúde aprovada para linhagem.
- O benefício alegado pode ter caráter geral ou específico levando em conta a totalidade e o nível das evidências disponíveis.

- A demonstração dos benefícios dos probióticos à saúde deve ser realizada por meio da comprovação de uma propriedade funcional geral ou de propriedade funcional específica.
- A comprovação requer a demonstração do efeito em ensaios clínicos controlados conduzidos com a linhagem específica.
- Para alegação de propriedade funcional para misturas de probióticos, os estudos demonstrativos devem ser feitos com a mesma mistura.

Além da Resolução RDC n. 241 de 2018,[19] disposições aplicáveis a probióticos, especificamente em suplementos alimentares, são expressas na RDC n. 243 de 2018,[20] que dispõe sobre "requisitos de composição, qualidade, segurança e rotulagem de suplementos"; e, ainda, na antiga Resolução n. 18, de 30 de abril de 1999,[17] que aprova o regulamento técnico que estabelece as diretrizes básicas para análise e comprovação de propriedades funcionais e ou de saúde alegadas em rotulagem de alimentos.[16,17]

Em 2019, após discussões sobre a resolução em consultas públicas, a Anvisa publicou novo documento, o *Guia para Instrução Processual de Petição de Avaliação de Probióticos em Alimentos*", destinado a "orientar os interessados em petições para aprovação de probióticos, considerando sua identidade, segurança e eficácia, com base nos princípios e bases legais nas resoluções aprovadas". Trata-se de um importante documento de orientação.

Para encaminhar à Agência um pedido de avaliação de uma linhagem probiótica, o documento recomenda estruturar um dossiê técnico-científico ordenado contendo diversos elementos, mostrados resumidamente no Quadro 12.2.

Quadro 12.2. Componentes do dossiê técnico-científico para avaliação de uma linhagem de probiótico[12]

Apresentação do dossiê Identificar a linhagem do micro-organismo e a alegação pretendida, informar o produto em que será utilizado, o público-alvo, a dose recomendada, as condições ou restrições de uso, as advertências e os potenciais efeitos adversos			
Comprovação da Identidade • Nomenclatura • Depósito em coleção de cultura • Origem da linhagem • Identificação	Comprovação da Segurança • Identificação da classe de risco • Histórico de uso • Revisão de literatura • Ensaios *in vitro* • Ensaios em animais • Ensaios em humanos • Vigilância pós-mercado	Comprovação do Benefício • Alegações de propriedade funcional ou saúde • Estudos para caracterização da linhagem probiótica • Estudos par comprovação do benefício de uma alegação • Busca da totalidade de evidências • Avaliação da qualidade dos estudos • Avaliação da totalidade das evidências • Comprovação de uma alegação em mistura de probióticos	Conclusão do Dossiê Técnico Científico

Fonte: Adaptado de Reid G, Gadir AA, Dhir R. Probiotics: reiterating what they are and what they are not. Frontiers in Microbiology. 2019;10(424):1-8. doi: 10.3389/fmicb.2019.00424.

O guia tem caráter técnico-científico e descreve a abrangência e o nível de exigências necessárias para alegações de propriedade funcional ou de saúde, ambas passíveis de veiculação no rótulo. O documento inclui o uso de critérios e de informações detalhadas sobre a avaliação dos estudos individuais, revisões sistemáticas e metanálises. Além disso, enfatiza a necessidade da avaliação da "totalidade das evidências" e propõe critérios para decidir, a partir dos estudos individuais e revisões, sobre a existência – com base na análise de risco – de eventual risco à saúde a ser considerado, bem como critérios para decidir sobre a força das evidências considerando o efeito funcional ou o efeito à saúde alegado.

O documento é importante para orientar pesquisadores e técnicos que planejam o desenvolvimento de novos produtos para o setor industrial, deixando claro o que é necessário para registro de produtos e para a segurança, eficácia e informação do consumidor.

Os probióticos existentes no mercado atualmente prazo de 5 anos para adequação às exigências do guia e, à medida que forem avaliados, passarão a constituir nova lista positiva. O guia, por sua vez, será objeto de reavaliação para aperfeiçoamentos e correções após o prazo de 1 ano.

A questão das alegações de propriedade funcional ou saúde

A possibilidade da veiculação e os tipos de alegações permitidas nos rótulos têm sido um tema amplamente discutido no mundo, refletindo o grande interesse para os setores de pesquisa, industrial e regulatório.

No Brasil, dois tipos de alegação são definidos e permitidos:[8]

- **Alegação de propriedade funcional:** relativa ao papel metabólico ou fisiológico que o nutriente ou não nutriente exerce no crescimento, no desenvolvimento, na manutenção e em outras funções normais do organismo humano.
- **Alegação de saúde:** afirma, sugere ou implica a existência de relação entre o alimento ou ingrediente com doença ou condição relacionada à saúde.

O guia também esclarece os conceitos adotados para diversas possibilidades de alegações, que devem ser demonstradas em cada caso, não havendo lista de alegações ou termos previstos *a priori*.

Uma alegação funcional pode ter caráter geral ou específico. A de caráter geral é aquela cujo benefício está relacionado a uma função geral do probiótico em algum sistema do organismo (p. ex., contribui com a saúde do trato gastrointestinal). Caso a alegação de propriedade funcional esteja relacionada a um papel fisiológico ou metabólico específico no organismo (p. ex., contribui para aumentar o tempo de trânsito intestinal; contribui para a digestão da lactose), o benefício alegado é considerado de caráter específico.[21] Por sua vez, uma alegação de saúde terá sempre caráter específico, pois está relacionada à redução de risco de doenças ou à condição relacionada à saúde (p. ex., redução do risco de infecções do trato urinário; redução do risco de diarreia do viajante).

Adverte-se que a legislação brasileira impede a atribuição de efeitos medicamentosos e terapêuticos a alimentos, portanto as alegações não podem estar associadas à prevenção, ao tratamento ou à cura de doenças. O efeito benéfico de um probiótico deve, necessariamente, ser traduzido em uma alegação de propriedade funcional ou de saúde, relacionada ao benefício comprovado para a linhagem e expressa no rótulo do alimento ou suplemento.

O guia sugere que alegações específicas são desejáveis, uma vez que comunicam mais claramente o benefício alegado ao consumidor. Esse tipo de alegação não deve ser demasiadamente genérico, sob risco de não ser possível obter evidências capazes de comprovar o efeito e de comunicar adequadamente sobre o benefício alegado.

O documento inclui anexos que orientam, por conjunto de tabelas a serem preenchidas, sobre as informações necessárias na composição do dossiê para suportar as alegações e os benefícios descritos, entre eles: descrição do processo de seleção dos estudos apresentados; lista de estudos excluídos com a respectiva motivação; lista de estudos incluídos e sua avaliação; e tabela com critérios usados para avaliação individual da qualidade dos estudos observacionais randomizados e revisões sistemáticas conduzidos. Finalmente, deve ser apresentada, no dossiê, a conclusão final que suporta a alegação, com base na avaliação da consistência e na força das evidências em cada domínio avaliado, justificando a decisão. O processo em conjunto observa os mais rígidos cânones científicos da área da nutrição e da pesquisa biomédica.

Estudos clínicos na área da nutrição envolvendo microbioma, probióticos/prebióticos/simbióticos são complexos, demorados e onerosos. Pesquisas para avançar o conhecimento sobre os mecanismos envolvidos, o estabelecimento de biomarcadores validados e a estratificação ou a personalização dos estudos são essenciais para ajudar no desenvolvimento de novos produtos, na identificação dos seus efeitos na saúde e na demonstração de alegações, especialmente para os simbióticos.[22]

Simbióticos

Definição

O termo "simbiótico" foi introduzido por Gibson e Roberfroid, em 1995, para descrever a combinação de probióticos com prebióticos. A combinação é idealizada e formulada para auxiliar a sobrevivência do probiótico no trato gastrointestinal e, assim, proporcionar um efeito maior do que o de cada componente isolado.[23,24]

Os simbióticos podem agir por pelo menos dois mecanismos de ação:[23,24] pelo aumento da viabilidade gerada pela maior tolerância do probiótico associado ao prebiótico a condições adversas do intestino (acidez, oxigenação e temperatura); e pela ação na saúde associada a um efeito específico decorrente da ação da substância prebiótica no metabolismo do micro-organismo probiótico e na microbiota intestinal. No primeiro caso, inclui-se o que seriam simbióticos (associações) complementares, escolhidos separadamente e combinados num produto, sendo cada probiótico e prebiótico responsável por um efeito já conhecido. Nesse contexto, o prebiótico pode não ser fermentado especificamente pelo micro-organismo associado. Não se confere vantagem competitiva ao probiótico associado.

Ao contrário, a associação sinérgica simbiótica consiste numa cepa probiótica e um prebiótico concebido especialmente para suportar o crescimento do probiótico em questão.[23,24] Existe a vantagem de a associação ser autossuficiente e não depender do tipo de microbiota presente no intestino (ser capaz ou não de fermentar o prebiótico), pois existem a cepa e o seu substrato gerando uma vantagem competitiva.[24,25]

O desenvolvimento de simbióticos encontra muitos desafios científicos, como o estabelecimento da dose de cada componente, os controles experimentais, o conhecimento dos mecanismos envolvidos, a demonstração de causalidade, a escolha de modelos experimentais e a avaliação das mudanças no nível da microbiota. Ainda há poucos estudos em humanos, principalmente em pessoas saudáveis, sobre as ações simbióticas já observadas em modelos animais.

O entendimento claro dos conceitos sobre simbióticos e a criação de um consenso – assim como se busca com prebióticos e probióticos – é importante para a formulação e desenvolvimento desses produtos e para o estabelecimento de normas regulatórias.

Aspectos regulatórios

No Brasil, não há uma definição oficial estabelecida para simbióticos, nem regulamentação definida sobre o tema. Atualmente, esses produtos podem ser enquadrados na regulamentação de probióticos e suplementos. A discussão do tema seria, portanto, oportuna.

Alguns aspectos adicionais

A dieta influencia na composição e função da microbiota intestinal, mas pouco se sabe, ainda, como influencia a eficácia e por quais mecanismos em humanos. Coloca-se, portanto, o desafio de considerar a dieta como variável nos ensaios clínicos de avaliação, apresentando sua descrição completa e detalhada. Isso é essencial para entender os efeitos na saúde e fazer alegações pertinentes.[26]

Outro tema é que esses produtos, alimentos ou suplementos, não servem para curar doenças. Destinam-se no máximo, em geral, a reestabelecer desequilíbrios momentâneos, em pessoas saudáveis. A pergunta sobre efeitos e recomendações (ou possíveis alegações) para pessoas saudáveis ainda não tem resposta consensual, sendo um campo que precisa de mais estudos em populações.

Associados a isso, apresentam-se os desafios da heterogeneidade existente e variações dos efeitos na saúde como: existência de diferentes produtos, alimentos e/ou suplementos; células vivas e/ou micro-organismos mortos; diversas tecnologias de produção e formas de uso; variabilidade da eficácia com o indivíduo e pelo tipo de dieta usada; forma de avaliação clínica. Ainda, há que considerar, face à complexidade de conceitos associados a cada categoria, a possibilidade de compreensão pelo consumidor.[26]

Essas questões têm sido ativamente discutidas pela ISAPP (<www.isappscience.org>) e pela Global Prebiotic Association (GPA)[27] numa revisão recente sobre definições e avanços científicos relativos aos efeitos dos prebióticos na saúde e no desempenho do indivíduo.

Referências bibliográficas

1. Gibson GR, Roberfroid MB. Dietary modulation of the human colonic microbiota: introducing the concepto of prebiotics. J. Nutr. 1995;125:1401-12. doi: 10.1093/jn/125.6.1401.
2. Pineiro M, Asp NG, Reid G, Macfarlane S, Morelli L, Brunser O et al. FAO Tecnichal meeting on prebiotics. J Clin Gastroenterol. 2008;42(3):S156-S159. doi: 10.1097/MCG.0b013e31817f184e.
3. Carlson JL, Ericson JM, Loyd BB, Slavin J. Health effects and sources of prebiotic dietary fibers. Curr Dev Nutr. 2018;2(3):1-8. doi: 10.1093/cdn/nzy005.
4. Gibson GR, Hutkins R, Sanders ME, Prescott SL, Reimer RA, Salminen SJ et al. The International Scientific Association for Probiotics and Prebiotics (ISAPP) consensus statement on the definition and scope of prebiotics. Nat Rev Gatroenterol Hepatol. 2017;14:491-502, doi: 10:1038nrgastro.2017.75.
5. Bindels LB, Delzenne NM, Cani PD, Walter J. Toward a more comprehensive concept of prebiotics. Nat Rev Gastroenterol Hepatol. 2015;12(5):303-310. doi: 10.1038 nrgsatro/2015.47.
6. Hutkins RW, Krumbeck JA, Bindels LB, Cani PD, Fahey Jr G, Goh YJ et al. Prebiotics: why definition matter. Curr Opin Biotech. 2016;37:1-7. doi: 10.1016.jcobiot.2015.09.01.
7. ANVISA – Agência Nacional de Vigilância Sanitária. Instrução Normativa – IN n. 28, de 26 de julho de 2018. Publicada no Diário Oficial da União de 27/07/2018.
8. Kaufmann SHE. Immunology's foundation: the 100–year anniversary of the Nobel Prize to Paul Erlich and Elie Metchnikoff. Nat Immunol 2008; 9(7)705-712. doi: 10.1038/ni0708-705.
9. FAO/WHO – Food and Agricultural Organization of the United Nations and World Health Organization. Health and nutritional properties of probiotics in food including powder milk with live lactic acid bacté-

ria. World Health Organization, 2001a. Disponível na Internet: https://openknowledge.fao.org/server/api/core/bitstreams/382476b3-4d54-4175-803f-2f26f3526256/content (26 maio 2025).

10. FAO/WHO – Food and Agricultural Organization of the United Nations and World Health Organization. Joint FAO/WHO working group report drafiting guidelines for the evaluation of probiotics in food. Food and Agricultural Organization of the United Nations 2002a. Disponível na Internet: https://isappscience.org/wp-content/uploads/2019/04/probiotic_guidelines.pdf (26 maio 2025).
11. Hill C, Guarner F, Reid G, Gibson GR, Merenstein DJ, Pot B et al. Expert consensus document. The International Scientific Associaton for Probiotcs and Prebiotcs (ISAPP) consensus statement on the definition and scope of probiotics. Nat Rev Gastroenterol Hepatol. 2014;11(8):506-14 doi: 10.1038/nrgastro.2014.66.
12. Sanders ME, Benson A, Lebeer S, Merenstein DJ, Klaenhammer TR. Shared mechanis among probiotic taxa: implications for general probiotic claims. Cur. Opin. Bitechnol. 2018;49:207-216. doi: 10.1016/j.copbio.2017.09.007.
13. Reid G, Gadir AA, Dhir R. Probiotics: reiterating what they are and what they are not. Frontiers in Microbiology. 2019;10(424):1-8. doi: 10.3389/fmicb.2019.00424.
14. Martin R, Langella P. Emerging health concepts in the probiotics field: streamlining the definitions. Frontiers in Microbiology. 2019;10:1-5. doi: 10.3389/fmicb.2019.01047.
15. Sanders ME. Defining emerging "biotics", 2021a. Disponível na Internet: https://isappscience.org/category/isapp-science-blog/page/3/ (26 maio 2025).
16. ANVISA – Agência Nacional de Vigilância Sanitária. Resolução da Diretoria Colegiada – RDC no 18, de 19 de novembro de 1999, publicada no Diário Oficial da União de 22/11/1999.
17. ANVISA – Agência Nacional de Vigilância Sanitária. Resolução da Diretoria Colegiada – RDC no 19, de 30 de abril de 1999, publicada no Diário Oficial da União de 03/05/1999.
18. ANVISA – Agência Nacional de Vigilância Sanitária. Resolução da Diretoria Colegiada – RDC no 241, de 26 de julho de 2018, publicada no Diário Oficial de 27/07/2018.
19. ANVISA – Agência Nacional de Vigilância Sanitária. Resolução da Diretoria Colegiada – RDC no 243, de 26 de julho de 2018, publicada no Diário Oficial de 27/07/2018.
20. ANVISA – Agência Nacional de Vigilância Sanitária. Guia no 21/2019 – Guia para instrução processual de petição de avaliação de probióticos para uso em alimentos.
21. Sanders ME, Wijinkoop IL, Salminen S, Merenstein DJ, Gibson GR, Petschow BW et al. Probiotics and prebiotics: prospects for public health and nutritional recommendations. Ann N Y Acad Sci. 2014;1309:19-29. doi: 10.1111/nyas.12377.
22. Krumbeck JA, Walter J, Hutkins RW. Synbiotics for improved human health: recent developments, challenges, and opportunities. Annu Rev Food Sci Technol. 2018;9:451-79. doi: 10.1146/annurev-food-030117-012757.
23. Markowiak P, Slizewska K. Effects of probiotics, prebiotics, and synbiotics on human health. Nutrients. 2017;9(9):1021. doi:10.3390/nu9091021.
24. Jog P. The world of synbiotics: a review of literature and clinical evidence in diarrhoea from the lens of a paediactrician. Int J Contemp Pediatr. 2019;6(1):233-242. doi: 10.18203/2349-3291.ijcp20185219.
25. Spacova I, Binda SS, Anne ter Haar J, Henoud S, Legrain-Raspaud S, Dekker J et al. Comparing technology and regulatory landscape of probiotics as food, dietary supplements and live biotherapeutics PUBLISHED; 2023. doi: 10.3389/fmicb.2023.1272754.
26. Whelan K, Alexander M, Gaiani C, Lunken G, Holmes A, Staudacher HM et al. Design and reporting of prebiotic and probiotic clinical trials in the context of diet and the gut microbiome. Nature Microbiology. 2024; 9:2785-94.
27. Deehan EC, Santa Al, Witwer RS, Guerra P, John T, Monheit L. Revisiting the concepts of prebiotic and prebiotic effect in light of scientific and regulatory progress – a consensus paper from the global prebiotic association advances in nutrition. 2024;15(12). doi: 10.1016/advnut.2024.100329.

Para saber mais

- Swanson KS, Gibson GR, Hutkins R et al. The International Scientific Association for Probiotics and Prebiotics (ISAPP) consensus statement on the definition and scope of synbiotics. Nat Rev Gastroenterol Hepatol. 2020;17:687-701. doi: 10.1038/s41575-020-0344-2.

13

Prebióticos – Tipos, Mecanismos de Ação e Disponibilidade no Mercado no Brasil

Dan L. Waitzberg
Paula Rodrigues Anjo
Alan Hiltner Almeida
Michelle Grillo Barone
Maria Izabel Lamounier de Vasconcelos

Introdução

Evolução do conceito de prebióticos

Em 1921, Rettger e Cheplin[1] descreveram experimentos com humanos nos quais a microbiota intestinal (MI) foi enriquecida com lactobacilos após o consumo de carboidratos. A constatação de que o cólon era dominado por bactérias anaeróbias, muitas das quais obtinham energia fermentando substratos da dieta,[2,3] deu início às pesquisas que desempenharam importante papel em muitos projetos de microbioma.

Embora os oligossacarídeos da dieta tenham sido utilizados para gerar benefícios à saúde, principalmente na Ásia, o conceito de prebiótico foi definido pela primeira vez em 1995 como um "ingrediente alimentar não digerível que afeta beneficamente o hospedeiro, estimulando seletivamente o crescimento e/ou atividade de um ou de um número limitado de bactérias já residentes no cólon".[4] Considerando que os probióticos são micro-organismos vivos, os prebióticos são substratos não digeríveis que servem como nutrientes para os micro-organismos benéficos do hospedeiro, incluindo a administração de cepas probióticas e micro-organismos residentes. Assim, prebióticos diferem da maioria das fibras alimentares, como pectinas, celulose e xilanas, que estimulam o crescimento de uma ampla variedade de micro-organismos intestinais. O significado aqui é que um prebiótico não deve ser amplamente metabolizado, mas provocar um metabolismo tendencioso para a promoção da saúde dos micro-organismos dentro do ecossistema humano. A revisão de Simpson e Campbell[5] fornece uma visão geral das interações da microbiota e compara os estudos sobre fibras prebióticas, concluindo que os prebióticos (particularmente fruto-oligossacarídeos [FOSs] e galacto-oligossacarídeos [GOSs]) parecem promover maior abundância de bifidobactérias dentro da MI. A maioria dos primeiros prebióticos avaliados em humanos e utilizados comercialmente foi designada para estimular *Lactobacillus* e *Bifidobacterium* especificamente, mas não patógenos como certos membros da classe Clostridia e da espécie *Escherichia coli*.[6-8] Uma vez que esses gêneros eram comumente usados como probióticos, essa abordagem proporcionou uma semelhança entre probióticos e prebióticos.

Em 2004, a definição de prebióticos foi alterada para "ingredientes seletivamente fermentados que permitem mudanças específicas na composição e/ou atividade da microbiota no trato gastrointestinal e conferem benefícios à saúde e ao bem-estar do hospedeiro".[9]

De acordo com essa definição, três critérios foram necessários para determinar um prebiótico: a capacidade de resistir à digestão do hospedeiro (p. ex., acidez gástrica, hidrólise por enzimas digestivas e absorção gastrointestinal); a fermentação por micro-organismos intestinais; e a capacidade de estimular seletivamente o crescimento e/ou atividade de bactérias intestinais associadas à saúde e ao bem-estar. Assim, ficou implícito que os trabalhos para demonstrar os efeitos dos prebióticos deveriam ser realizados no organismo humano.

A Organização das Nações Unidas para Alimentação e Agricultura (FAO/ONU) organizou uma reunião técnica para atualizar a definição de prebióticos em 2008. Esse painel propôs que prebióticos seriam redefinidos como "um componente alimentar não viável que confere um benefício à saúde do hospedeiro associado com modulação da microbiota".[10] Aqui, a fermentação seletiva foi removida como um critério, o que motivou críticas à definição por não excluir antibióticos. Gibson *et al.*,[11] 2 anos mais tarde, definiram um conceito mais restrito, de "prebióticos dietéticos" como "um ingrediente de fermentação seletiva que resulta em mudanças específicas na composição e/ou atividade da microbiota gastrointestinal, conferindo, assim, benefício(s) à saúde do hospedeiro". Em 2015, Bindels *et al.*[12] propuseram que os requisitos de especificidade deveriam ser removidos com base em relatórios mostrando que várias espécies, em vez de espécies específicas, foram enriquecidas por prebióticos.[13] Essa proposta propiciou outra definição de prebiótico como "um composto não digestível que, através da sua metabolização por micro-organismos no intestino, modula a composição e/ou atividade da MI, conferindo, assim, um benefício fisiológico sobre o hospedeiro".[12] Essa definição limitou as interações dos prebióticos com a MI (excluindo locais extraintestinais, como vagina e pele) e retirou a exigência da fermentação seletiva. A seletividade em relação à fermentação microbiana é vista pelos autores do grupo que faz parte do consenso atual como a chave para o conceito de prebiótico.[14] No entanto, vale ressaltar que essa definição enfatizou os efeitos funcionais dos prebióticos na microbiota. Dadas as definições propostas já descritas, bem como outras, a necessidade de uma definição de consenso ficou evidente.[15]

Essa necessidade foi ampliada por pontos de vista segundo os quais o conceito de prebiótico exigia mais esclarecimentos sobre a especificidade, os mecanismos de atuação, os atributos à saúde e a relevância. Assim, o grupo formado pelo painel de consenso da International Scientific Association for Probiotics and Prebiotics (ISAPP), em 2017, propõe a seguinte definição de prebiótico: um substrato utilizado seletivamente por micro-organismos do hospedeiro de modo a conferir benefícios para a saúde.[14]

Prebióticos e candidatos a prebióticos

Os prebióticos são, geralmente, compostos ligados por açúcares, como oligossacarídeos e polissacarídeos (Figura 13.1). Essas moléculas têm a característica química de serem indigeríveis pelas enzimas presentes no trato gastrointestinal. Assim, poderão servir como substratos para micro-organismos considerados "benéficos", como *Bifidobacterium* e *Bacteroides*, ou em contato direto com as células circundantes. Frutanos, a exemplo dos FOSs e inulina, e galactanos, a exemplo dos GOSs, são os prebióticos mais estudados para a modulação da microbiota. Os principais prebióticos comprovados e assumidos são descritos no Quadro 13.1.[16] Os prebióticos que mais comumente compõem de forma natural nossos alimentos são os FOSs e a inulina. Eles são encontrados em alimentos à base de plantas, como alguns vegetais (alho-poró, cebola, alho, alcachofra, chicória e aspargo), frutas (banana) e cereais (centeio, milho). Com uma dieta de característica mediterrânea e equilibrada, 3 g a 11 g de prebióticos naturais podem ser consumidos/dia. Em comparação, apenas 1 g a 4 g de prebióticos naturais é, geralmente, consumido todos os dias nos

Estados Unidos. Os prebióticos também são produzidos comercialmente como suplementos, por meio da hidrólise de polissacarídeos ou reações enzimáticas de açúcares de menor peso molecular. Embora muitos alimentos e ingredientes alimentares sejam comercialmente como se fossem prebióticos, apenas lactulose, FOSs e GOSs têm efeito e *status* de prebióticos comprovados.[16]

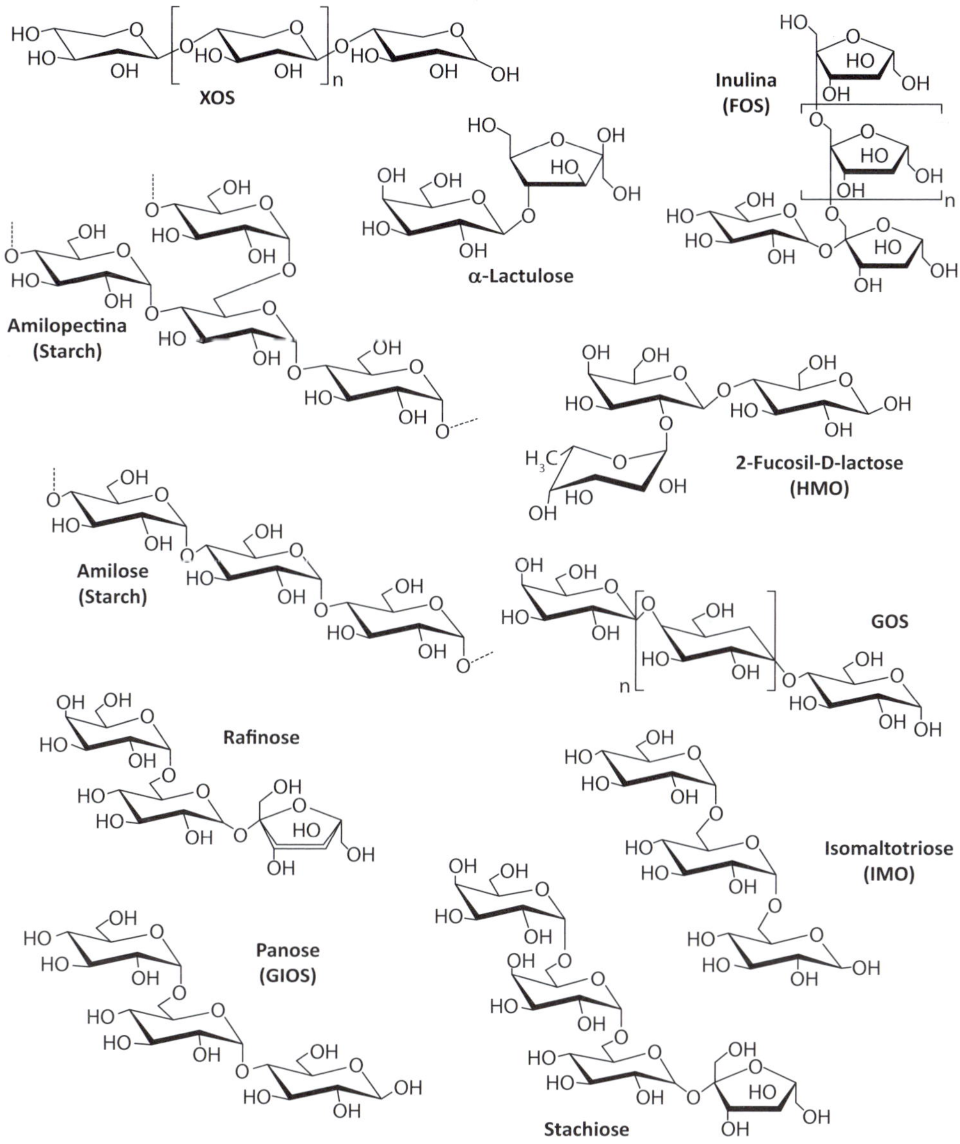

Figura 13.1. Estrutura química dos prebióticos.

FOS: fruto-oligossacarídeo; GlOS: gluco-oligossacarídeo; GOS: galacto-oligossacarídeo; HMO: oligossacarídeo do leite humano; IMO:iIsomalto-oligossacarídeo.

Fonte: Adaptada de Brosseau C, Selle A, Palmer DJ et al. Prebiotics: mechanisms and preventive effects in allergy. Nutrients. 2019;11:1841.

Tabela 13.1. Lista de prebióticos comprovados e assumidos

Substância	*Composição*	*Grau de polimerização*	*Processo de obtenção*
Frutanos 1. Linear Inulina *Fruto-oligossacarídeo (FOS) e oligofrutose (OF)* Levan 2. Conectado	Glicose, frutose ligações β-2,1 ligações β-2,1 ligações β-2,6 β-2,6 & β-2,1 ligações	10 a 60 2 a 9 20 a 30 (do vegetal)* Desconhecido	Extração Síntese, hidrólise Enzimático Biossíntese enzimática
Lactulose	Galactose e frutose ligações β-1,4	2	Síntese química
(Trans) galacto-oligossacarídeo (TOS)	Glicose, galactose, ligações β-1,6	2 a 5	Biossíntese enzimática
Galacto-oligossacarídeo (GOS)	Glicose, galactose, ligações β-1,6	2 a 5	Biossíntese enzimática
Xilo-oligossacarídeo (XOS)	Xilose, ligações β-1,4	2 a 9	Hidrólise enzimática
Oligosídeos de soja ou α-galactosídeos (rafinose, estaquiose e verbascose)	Galactose, frutose, glicose, ligações β-1,6 e β-1,2	3 a 5	Extração
Isomalto-oligossacarídeo	Glicose, ligações α-1,6	2 a 5	Hidrólise enzimática Bioconversão enzimática
Oligolaminaranos (β-glucana)	Glicose (± manitol), ligações β-1,3 e β-1,6	5 a 25	Hidrólise enzimática
Polidextrose	Poli-D-glicose (glicose 89%, sorbitol 10% e ácido fosfórico 0,1%)	12 (média de DP)	Síntese química
D-tagatose	Tagatose	1	Extração
Amido resistente	Glicose, ligações α-1,4 e 1,6	> 1.000	Extração

Em *itálico:* prebióticos comprovados; *Levans produzidos por micro-organismos têm geralmente pesos moleculares superiores a 10^6.

Fonte: Adaptada de Brosseau C, Selle A, Palmer DJ et al. Prebiotics: Mechanisms and Preventive Effects in Allergy. Nutrients. 2019;11:1841.

Mecanismo de ação dos prebióticos

Os prebióticos podem influenciar a saúde do hospedeiro por dois mecanismos distintos, indireto ou direto. Indiretamente, os prebióticos atuam como substrato fermentável para algumas bactérias comensais específicas. Essa fonte de nutrientes permite o crescimento de determinadas espécies e promove a modulação da MI. Os ácidos graxos de cadeia curta (AGCCs) liberados no trato intestinal influenciam muitos processos moleculares e celulares. Recentemente, novas pesquisas exploraram o efeito direto dos prebióticos em vários compartimentos e, especificamente, em diferentes padrões de células (células epiteliais e imunológicas).[16]

Todos os prebióticos devem ser capazes de resistir à digestão enzimática do hospedeiro, o que garante sua disponibilidade para fermentação microbiana por grupos microbianos promotores de saúde. Esse recurso promove a expansão e estimula a implantação de algumas bactérias benéficas e bifidogênicas. De fato, foi demonstrado que o consumo de inulina aumenta específica e significativamente a abundância de *Bifidobacterium* e *Lactobacillus*.[4,17,18] Essas modificações da MI melhoram a saúde do hospedeiro, principalmente inibindo a implantação de patógenos no intestino. O aumento de *Bifidobacterium* após o consumo de prebióticos foi correlacionado a aumento da produção de acetato por esse gênero, uma diminuição da população do patógeno *Clostridium difficile* no trato intestinal e inibição da translocação de patógenos do lúmen intestinal para o sangue.[19,20] Os benefícios das bifidobactérias estão bem-descritos na literatura; estudos recentes relataram que novos prebióticos (pectina de maçã) estimulam eficientemente a proliferação de *Faecalibacterium prausnitzii,* espécie bacteriana com efeito anti-inflamatório.[21] De fato, a pectina promove a expansão de *Faecalibacterium prausnitzii,* mas também de *Eubacterium elege* DSM3376, associada a forte melhora *in vitro* da secreção da citocina anti-inflamatória interleucina-10 (IL-10).[22]

Os prebióticos, uma vez que são passíveis de fermentação por bactérias, induzem a produção de AGCCs se, portanto, agem indiretamente sobre a saúde. Os AGCCs podem ser usados no trato intestinal pela microbiota para seu próprio metabolismo ou liberados no lúmen. No lúmen, os AGCCs podem interagir especificamente com diferentes células, como células epiteliais intestinais (IEC) ou células imunes inatas/adaptativas, para modificar vários processos celulares, bem como expressão, diferenciação, proliferação e apoptose de genes. Os AGCCs podem ativar os receptores acoplados à proteína-G (GPRs, do inglês *G-protein-coupled receptors*), como GPR41 ou o receptor de ácido graxo livre (Ffar)3 (acetato = propionato > butirato), GPR43 ou Ffar2 (butirato = propionato > acetato), GPR109a (butirato) e receptor olfativo (Olfr)-78 (propionato = acetato), para modular o desenvolvimento, função e sobrevivência celular.[23]

Fontes alimentares de prebióticos

Compostos com atividade prebiótica ocorrem naturalmente em muitos alimentos, incluindo alho-poró, aspargo, alho, cebola, trigo e banana (Quadro 13.1).[24] A inulina pode ser extraída de diversos alimentos, principalmente de vegetais e tubérculos de raiz; por exemplo, raiz de chicória e alcachofra-de-jerusalém. Outras fontes de carboidratos de origem vegetal com potencial prebiótico incluem polissacarídeos de paredes de células vegetais, como xilana e pectinas. Esses componentes estão ganhando popularidade como candidatos a prebióticos em virtude de sua indigestibilidade no trato gastrointestinal superior e da fermentação pela microbiota colônica.[25]

Plantas relacionadas como boas fontes de carboidratos indigeríveis, com possíveis propriedades prebióticas, incluem dente-de-leão verde, tubérculo de dália, alho, cebola, yacon, quiabo, vegetais do tipo abóbora, cogumelos e cevada. Além disso, as leguminosas são ricas em fibras dietéticas, algumas das quais têm potencial prebiótico. A fibra da lentilha e o núcleo do grão-de-bico estimulam o crescimento das bifidobactérias e contribuem para a saúde do cólon, enquanto o grão-de-bico também é uma boa fonte de α-galacto-oligossacarídeo (α-GOS).[26]

Quadro 13.1. Fontes alimentares de prebióticos

Prebióticos confirmados	*Fonte alimentar* *Conteúdo de fibra prebiótica (%)*
Galacto-oligossacarídeo	β-GOS produzido enzimaticamente a partir da lactose
Fruto-oligossacarídeo Inulina	Aspargos (5%), alho-poró (11,7%), alho (17,5%), chicória (64,4%), cebola (8,6%), alcachofra-de-jerusalém (31,5%), trigo (2%), banana (1%)
Lactulose	Dissacarídeo sintético

(*Continua*)

Quadro 13.1. Fontes alimentares de prebióticos (*Continuação*)

Candidatos a Prebióticos	
Soja, oligossacarídeos de soja	Soja (2,3 estaquiose, 7 rafinose)
Pectina	Componente da parede celular de muitas frutas
Celulose	Componente geral da parede de células vegetais
Amido resistente	Múltiplas fontes alimentares (milho, batata, tapioca, banana verde etc.)
Xilano, Xilo-oligossacarídeo, Arabinoxilo-oligossacarídeo	Farelo de trigo
Manose	Muitas frutas e vegetais
Maltose, malto-oligossacarídeo	Produtos de degradação do amido
Isomaltose	Mel, suco da cana de açúcar, sacarose
Palatinose	Forma patenteada de isomaltose, feita a partir de beterraba
Polidextrose	Fibra sintética
Oligossacarídeos de rafinose	Lentilhas (0,16%), ervilhas (0,5%), feijão (0,33%), grão-de-bico (0,4%)
β-glucanos	Fibra solúvel encontrada em cereais de aveia e cevada (3% a 6%)

β-GOS: beta-galacto-oligossacarídeo.

Fonte: Adaptado de Joshi D, Somdatta R, Sugato B. Prebiotics: a functional food in health and disease. In: Mandal SC, Mandal V, Konishi T (Eds). Natural products and drug discovery, an integrated approach. Elsevier; 2018:507-23.

Componentes prebióticos não carboidratos em plantas

Atualmente, os prebióticos mais aceitos são os carboidratos utilizados por bactérias para seu crescimento, com efeitos diretos ou indiretos na saúde do hospedeiro. No entanto, outros compostos presentes nas plantas também podem ser metabolizados por bactérias, liberando componentes que podem ser benéficos para a saúde e, assim, "caber" na definição atual de prebióticos.[25]

Os polifenóis são compostos naturais encontrados em plantas; disponíveis em frutas, legumes, cereais, chá, café e vinho. A maioria dos polifenóis apresenta baixa biodisponibilidade, e sua influência na saúde pode ser pela absorção ou interação com a microbiota colônica, dependendo de sua complexidade estrutural e polimerização. Cerca de 5% a 10% da ingestão total de polifenóis é absorvida no intestino delgado (especialmente polifenóis de baixo peso molecular, estruturas monoméricas e diméricas). Os polifenóis remanescentes (polifenóis de estrutura oligoméricas e poliméricas) podem acumular-se no intestino grosso, onde estão sujeitos às atividades enzimáticas da MI.[27]

A região asiática oferece abundante ervas ricas em polifenóis e especiarias que têm sido utilizadas como medicamentos tradicionais desde os tempos antigos. Um estudo observou o aumento de Bacteroidetes em comparação com Firmicutes por meio do uso de polifenóis do chá preto (*Camellia sinensis*) em ecossistemas microbianos intestinais.[28] A raiz da cúrcuma (*Curcuma longa*) é amplamente utilizada como condimento na alimentação asiática e como remédio tradicional na medicina chinesa e na indiana ayurvédica. Os curcuminoides são metabolizados pela MI, modulando as populações bacterianas e sua atividade metabólica.[29] A pimenta preta (*Piper nigrum* L.) é bem-conhecida por seu alto teor de compostos bioativos, como a piperina, que apresenta propriedades anti-inflamatórias, antioxidantes e antibacterianas. Além disso, a pimenta preta contém até 40% de fibra dietética, tornando-a uma candidata interessante a prebiótico.[29]

Componentes da MI, como *Escherichia coli*, *Bifidobacterium* spp., *Lactobacillus* spp., *Bacteroides* spp. e *Eubacterium* spp., podem catalisar o metabolismo dos compostos fenólicos, convertendo-os em metabólitos fenólicos de menor peso molecular que podem exercer efeitos sobre a saúde do hospedeiro.[30] Propriedades atribuídas à saúde incluem proteção contra distúrbios gastrointestinais, metabolismo de nutrientes, redução do colesterol sérico, reforço das junções epiteliais intestinais e modulação da resposta imune intestinal por meio da estimulação de citocinas.[27] No entanto, o efeito dos polifenóis na modulação do ambiente intestinal e seus mecanismos subjacentes ainda são pouco compreendidos; assim, mais pesquisas são necessárias, particularmente *in vivo*.[25]

Um benefício conferido à saúde

O objetivo final de qualquer intervenção, incluindo o uso de prebióticos, é melhorar a saúde e, portanto, reduzir o risco ou a gravidade de doenças. As abordagens mais eficazes são aquelas que focam na prevenção e reconhecem que estratégias, no início da vida que promovam uma microbiota resiliente, diversificada e saudável, têm maior potencial a longo prazo para o benefício à saúde.[31,32] Evidências sobre a importante relação entre a composição e a função da microbiota, o uso de prebióticos e a saúde do hospedeiro têm se acumulado rapidamente nas últimas décadas.[11,15,33] Para que um prebiótico atenda ao critério de conferir benefícios à saúde, os estudos controlados devem estabelecer ligações diretas entre seu uso e os efeitos no organismo do hospedeiro.

O nível de evidência deve ser proporcional à força do benefício para reivindicar a saúde. Até o momento, numerosos estudos controlados randomizados demonstraram os efeitos benéficos de diferentes prebióticos na saúde de indivíduos saudáveis e de populações com doenças agudas ou crônicas. Alguns estudos realizados em humanos estão resumidos e listados no Quadro 13.2.[14]

Quadro 13.2. Tipos de prebióticos utilizados oralmente com resultados para a saúde

Resultado	*Prebiótico utilizado*
Melhora em saúde metabólica: sobrepeso e obesidade; diabetes *mellitus* tipo 2; síndrome metabólica e dislipidemia; inflamação	Inulina, GOS, FOS
Saciedade	FOS
Estimulação de bactérias produtoras de neuroquímicos no intestino	GOS
Melhora da absorção de cálcio e outros minerais, saúde óssea	Inulina, FOS
Saúde da pele, melhora na retenção de água e eritema reduzido	GOS
Alergia	FOS, GOS
Doença inflamatória intestinal	Inulina, lactulose
Saúde urogenital	GOS
Hábito intestinal e saúde intestinal geral em lactentes	GOS, FOS
Infecções e resposta vacinal	FOS, GOS, polidextrose

(*Continua*)

Quadro 13.2. Tipos de prebióticos utilizados oralmente com resultados para a saúde (*Continuação*)

Resultado	*Prebiótico utilizado*
Enterocolite necrosante em recém-nascidos prematuros	GOS, FOS
Síndrome do intestino irritável	GOS
Diarreia do viajante	GOS
Constipação	Inulina
Função imune em indivíduos idosos	GOS

FOS: fruto-oligossacarídeo; GOS: galacto-oligossacarídeo.

Fonte: Adaptado de Gibson GR, Hutkins R, Sanders ME et al. The International Scientific Association for Probiotics and Prebiotics (ISAPP) consensus statement on the definition and scope of prebiotics. Gastroenterol. Hepatol. 2017;14(8):491-502.

Mecanismos pelos quais os prebióticos podem gerar benefícios à saúde

- **Defesa contra patógenos:** a produção de ácidos e a propagação de bactérias benéficas mediante administração prebiótica resultam em uma redução no pH luminal, o que inibe o crescimento de patógenos. O estabelecimento de uma população estável de micro-organismos reduz a disponibilidade de nutrientes para micro-organismos invasores, de modo a inibir a colonização.[34] Em estudos com indivíduos idosos, a utilização diária de GOSs por 10 semanas acarretou aumento da função imune, bem como aumento notável da atividade fagocítica e da atividade das células *natural killers* (NK).[35,36]
- **Aumento na absorção de mineral:** como já discutido, a fermentação de prebióticos resulta na produção de AGCCs, que reduz o pH luminal. Essa queda do pH pode aumentar a solubilidade do cálcio, proporcionando, assim, maior força motriz para a captação passiva. Estudos têm mostrado que o consumo de uma mistura de FOSs e inulina ou GOSs por adolescentes pode aumentar significativamente a absorção de cálcio mineralizado nos ossos. Essa intervenção precoce poderia reduzir a incidência de osteoporose mais tarde na vida.[34,37-39]
- **Função intestinal melhorada:** a melhora na função intestinal é frequentemente atribuída ao aumento do volume fecal decorrente do consumo de fibra dietética. Estudos em modelos animais mostraram que os AGCCs, produzidos pela fermentação de prebióticos, podem regular os hormônios intestinais, os quais, por sua vez, modulam as respostas motoras do intestino. Além disso, a capacidade umectante dos carboidratos prebióticos, ao favorecer a retenção de água, contribui para o amolecimento das fezes, facilitando a evacuação.[34,40,41]
- Os prebióticos vêm sendo considerados parte do tratamento de pacientes com síndrome do intestino irritável (SII) e outros distúrbios gastrointestinais funcionais. Por exemplo, a suplementação com GOSs aumenta especificamente a abundância de bifidobactérias em adultos saudáveis, embora com variação considerável entre os indivíduos.[42] Estudos *in vitro* verificaram que FOSs e arabinogalactana derivada da acácia têm ação favorável no desenvolvimento de espécies específicas, como o *Faecalibacterium prausnitzii*, que pode beneficiar a barreira intestinal e reduzir inflamação.[43] A oferta de fibra de acácia promoveu melhora significativa na frequência de evacuações em pacientes com SII.[44] Contudo, ainda são necessários mais ensaios clínicos randomizados (ECR) para comprovar que prebióticos são uma estratégia nutricional eficaz para o alívio dos sintomas da SII.[45]

- **Efeitos imunológicos:** os prebióticos exercem suas ações no intestino, que contêm entre 70% e 80% das células imunológicas humanas.[46] Assim, o intestino é um local central para interações imunológicas e treinamento do sistema imunológico em termos de tolerância e defesa, em que a nutrição tem grande importância. A capacidade de detecção do sistema imunológico se manifesta por meio de receptores, entre os quais os do tipo *toll* (TLRs, do inglês *toll-like receptors*) desempenham papel central como mediadores das vias imunológicas e inflamatórias no intestino. Nesse sentido, a fibra solúvel pectina pode modular diretamente o sistema imunológico ao se ligar aos TLRs[47] – mas trata-se de efeito não prebiótico, pois não é impulsionado por mudanças na microbiota. Estudos experimentais indicam que a inibição do TLR-2 pela pectina poderia prevenir a inflamação intestinal induzida pela quimioterapia.[48] Adicionalmente, pesquisas *in vivo* com frutanos do tipo inulina apontaram a possibilidade de um efeito imunomodulador, com ou sem envolvimento da microbiota, dependendo do comprimento da cadeia do frutanos.[49]
- Outra área de estudo envolve a resposta imunológica a viroses comuns e resposta a vacinas. Assim, o rhamnogalacturonano-I derivado da cenoura mostrou efeito protetor contra sintomas de resfriado comum. O mecanismo proposto inclui interação direta com TLRs e fermentação microbiana.[50] Em adultos saudáveis, a suplementação com frutanos do tipo inulina demonstrou ter uma influência modesta na resposta de anticorpos à vacina da gripe sazonal[51] e à vacina contra hepatite B.[52]
- **Efeitos metabólicos:** a intervenção prebiótica que promove a formação de AGCCs pode contribuir para a melhora da função de barreira no intestino. Especificamente, a suplementação com GOSs demonstrou-se eficaz na melhoria da função de barreira *in vivo*. Sabemos que a função de barreira prejudicada pode permitir a translocação de mediadores inflamatórios, como os lipopolissacarídeos (LPSs) bacterianos, do intestino para a circulação sistêmica, culminando em uma condição denominada "endotoxina metabólica", sugerida como possível fator causador de diabetes e obesidade, embora essas evidências se baseiem em estudos com modelos animais. Os efeitos metabólicos dos prebióticos têm sido tema de diversas metanálises e, embora os resultados entre os estudos não sejam homogêneos, o consenso é que a intervenção prebiótica tem efeito positivo sobre a glicemia, a inflamação e o perfil de lipídios em humanos.[34,53,54]
- **Efeitos sobre a saciedade:** os AGCCs produzidos pela fermentação de prebióticos no intestino podem interagir com receptores específicos de ácidos graxos, como FFAR2 e FFAR3, regulando a lipólise e a liberação da incretinas, incluído o peptídeo semelhante ao glucagon-1 (GLP-1). Esses receptores são encontrados em muitos tecidos e podem ser a principal ligação mecanicista entre fermentação prebiótica e benefícios sistêmicos para a saúde. Os AGCCs podem regular o apetite por vários mecanismos, com estudos mostrando que a interação entre as células colônicas e os AGCC pode resultar na produção dos hormônios anorexígenos peptídeo YY (PYY) e GLP-1. Os AGCCs também podem sobreviver ao metabolismo das células colônicas epiteliais, alcançar o fígado através da veia hepática portal e estimular, especialmente via propionato, a gliconeogênese, que atua como um sinal de saciedade. Ao entrar na circulação, os AGCCs também poderiam interagir com FFAR2 e FFAR3 localizados em tecido adiposo e estimular a liberação da leptina. De acordo com estudos em camundongos, o acetato, AGCC proveniente de fermentação prebiótica, pode atravessar a barreira hematoencefálica e entrar no hipotálamo, promovendo sinais anoréticos.[34, 55-57]

- **Efeitos na saúde cognitiva:** estudos experimentais com prebióticos exploraram diversos aspectos da função cognitiva. Em modelo animal, uma intervenção de 10 semanas com pó de tupinambor (alcachofra-de-jerusalém) e inulina da raiz de chicória demonstrou reduzir efeitos negativos do estresse leve e melhorar aspectos da cognição e MI.[58] A ingestão pós-natal de GOSs reduziu comportamentos ansiosos em ratos, possivelmente pela redução de bactérias intestinais relacionadas ao estresse.[59] Em um modelo de Alzheimer em camundongos, os mananoligossacarídeos reduziram déficits cognitivos e comportamentais, atribuídos à modificação da microbiota e ao aumento de AGCCs no intestino.[60]

Estudos em humanos sugerem que o consumo de GOSs pode trazer benefícios cognitivos, como observado em pacientes com psicose em uso de medicação.[61] Ainda que reduzidos, estudos clínicos com prebióticos e função cognitiva mostraram que consumir uma dieta rica em alimentos fermentados e prebióticos pode reduzir o estresse percebido em adultos saudáveis.[62] Em outro estudo, o consumo de oligofrutose e 2'-fucosilactose melhorou o humor e aumentou a colonização de *Bifidobacterium*, *Roseburia*, *Faecalibacterium* e *Prevotella*.[63]

Idosos constituem um grupo vulnerável ao declínio cognitivo e com maior variabilidade na MI. Nessa população, observou-se que a ingestão prebiótica com inulina e FOSs durante 12 semanas melhorou a função cognitiva, especialmente na aprendizagem associativa e memória, de gêmeos saudáveis com 60 anos ou mais.[64]

Para a obtenção dos benefícios supradescritos, é preciso que profissionais e pacientes tenham acesso a esses suplementos para consumo. No Quadro 13.3, são descritos os produtos prebióticos atualmente disponíveis no Brasil.

Quadro 13.3. Produtos prebióticos comercialmente disponíveis no Brasil[14]

Produtos Prebióticos	*Fabricante*	*Composição*	*Forma Farmacêutica*	*Status Anvisa*	*Status no Brasil*
Benefiber	Novartis	Dextrina resistente de trigo	Sachê	Aprovada	Não comercializado
Fiber Mais	Nestlé	Fibras 100% solúveis: goma guar parcialmente hidrolisada e inulina	Pó (latas) e sachês	Aprovada	Comercializado
Fiber Mais Colágeno	Nestlé	Fibras 100% solúveis: goma guar parcialmente hidrolisada e inulina + colágeno	Pó (latas) e sachês	Aprovada	Comercializado
Fiberfos	FQM	FOS	Sachês	Aprovada	Não comercializado
Fibernorm	Takeda	Polidextrose, inulina, goma arábica, fibra de maça, celulose, fibra de aveia	pó (latas) e sachês	Aprovada	Comercializado
Novafibra	Eurofarma	Inulina + FOS + polidextrose	Pó (potes) e sachês	Aprovada	Não comercializado
Regulare	Momenta	Inulina + FOS + polidextrose	Pó (potes) e sachês	Aprovada	Não comercializado
Regulare Six	Momenta	Inulina, amido resistente, celulose, oligofrutose, fibra de soja e polidextrose	Pó (potes) e sachês	Sem registro (não há registro de fibra de soja)	Não comercializado

(*Continua*)

Quadro 13.3. Produtos prebióticos comercialmente disponíveis no Brasil[14] (*Continuação*)

Produtos Prebióticos	*Fabricante*	*Composição*	*Forma Farmacêutica*	*Status Anvisa*	*Status no Brasil*
Stimulance Multi Fiber	Danone	Polissacarídeo de soja, celulose, amido resistente, FOS, inulina e goma arábica	Pó (pote) e sachês	Sem registro (não há registro de polissacarídeo de soja)	Não comercializado
Tamarine Fibra Kids	Hypera	Polidextrose + FOS	Frasco (líquido)	Aprovada	Comercializado
Tamarine Fibras	Hypera	Inulina + FOS + polidextrose	Pó (pote), sachês e goma	Aprovada	Comercializado

Fonte: Adaptado de IQVIA_PMB MAT, jun/2019. Atualização: Nutriconnection Nov 2024.

- Análise da Anvisa vista nas aprovações de ingredientes autorizados contidas no PowerBI e IN 28/2018 e suas atualizações.
- Realizada análise da comercialização no Brasil por consultas aos catálogos de produtos da empresa.

Conclusões

Os prebióticos têm o potencial de melhorar a saúde humana e reduzir o risco de doenças mediadas por alterações da microbiota. O campo das investigações está focado na elucidação dos mecanismos de ação, caracterizando indivíduos respondedores ou não respondedores, e na compreensão da relação entre a estrutura e a função das substâncias prebióticas, correlacionando esses aspectos a seus efeitos na saúde.

O uso de prebióticos, preventivamente para promoção da saúde ou para o tratamento de determinadas condições, não pode e não deve ser visto isoladamente. Pelo contrário, deve fazer parte de uma abordagem mais ampla para uma nutrição equilibrada e um estilo de vida saudável.

Referências bibliográficas

1. Rettger LF, Cheplin HAA. Treatise on the transformation of the intestinal flora: with special reference to the implantation of bacillus acidophilus. Yale Univ. Press; 1921;13.
2. Dubos R, Schaedler Rw, Costello R, Hoet P. Indigenous, normal, and autochthonous flora of the gastrointestinal tract. J. Exp. Med. 1965;122:67-76.
3. Savage DC. Microbial ecology of the gastrointestinal tract. Ann. Rev. Microbiol. 1977;31:107-33.
4. Gibson GR, Roberfroid MB. Dietary modulation of the human colonic microbiota: introducing the concept of prebiotics. J. Nutr. 1995;125:1401-12.
5. Simpson HL, Campbell BJ. Review article: dietary fibre-microbiota interactions. Aliment. Pharmacol. Ther. 2015;42:158-79.
6. Depeint F, Tzortzis G, Vulevic J, l'Anson K, Gibson GR. Prebiotic evaluation of a novel galacto-oligosaccharide mixture produced by the enzymatic activity of Bifidobacterium bifidum NCIMB 41171, in healthy humans: a randomized, double-blind, crossover, placebo-controlled intervention study. Am. J. Clin. Nutr. 2008;87:785-91.
7. Costabile A, Kolida S, Klinder A, Gietl E, Bäuerlein M, Frohberg C et al. A double-blind, placebo-controlled, cross-over study to establish the bifidogenic effect of a very-long-chain inulin extracted from globe artichoke (Cynara scolymus) in healthy human subjects. Br. J. Nutr. 2010;104:1007-11.

8. Roberfroid M, Gibson GR, Hoyles L, McCartney AL, Rastall R, Rowland I et al. Prebiotic effects: metabolic and health benefits. Br. J. Nutr. 2010;104:(2):S1-S63.
9. Gibson GR, Probert HM, Loo JV, Rastall RA, Roberfroid MB. Dietary modulation of the human colonic microbiota: updating the concept of prebiotics. Nutr. Res. Rev. 2004;17:259-275.
10. Pineiro M, Asp NG, Reid G, Macfarlane S, Morelli L, Brunser O et al. FAO technical meeting on prebiotics. J. Clin. Gastroenterol. 2008;42:S156-S159.
11. Gibson GR, Scott KP, Rastall RA, Tuohy KM, Hotchkiss AT, Dubert-Ferrandon A et al. Dietary prebiotics: current status and new definition. Food Sci. Tech. Bull. Funct. Food. 2010;7:1-19.
12. Bindels LB, Delzenne NM, Cani PD, Walter J. Towards a more comprehensive concept for prebiotics. Nat. Rev. Gastroenterol. Hepatol. 2015;12:303-10.
13. Dewulf EM, Cani PD, Claus SP, Fuentes S, Puylaert PG, Neyrinck AM et al. Insight into the prebiotic concept: lessons from an exploratory, double blind intervention study with inulin-type fructans in obese women. Gut. 2013;62:1112-21.
14. Gibson GR, Hutkins R, Sanders ME, Prescott SL, Reimer RA, Salminen SJ et al. The International Scientific Association for Probiotics and Prebiotics (ISAPP) consensus statement on the definition and scope of prebiotics. Gastroenterol. Hepatol. 2017;14(8):491-502.
15. Hutkins RW, Krumbeck JA, Bindels LB, Cani PD, Fahey G Jr, Goh YJ et al. Prebiotics: why definitions matter. Curr. Opin. Biotechnol. 2016;37:1-7.
16. Brosseau C, Selle A, Palmer DJ, Prescott SL, Barbarot S, Bodinier M. Prebiotics: mechanisms and preventive effects in allergy. Nutrients. 2019;11:1841.
17. Slavin J. Fiber and prebiotics: mechanisms and health benefits. Nutrients. 2013;5:1417-35.
18. Vandeputte D, Falony G, Vieira-Silva S, Wang J, Sailer M, Theis S et al. Prebiotic inulin-type fructans induce specific changes in the human gut microbiota. Gut. 2017;66:1968-74.
19. Hopkins MJ, Macfarlane GT. Nondigestible oligosaccharides enhance bacterial colonization resistance against Clostridium difficile in vitro. Appl. Environ. Microbiol. 2003;69:1920-7.
20. Fukuda S, Toh H, Hase K, Oshima K, Nakanishi Y, Yoshimura K et al. Bifidobacteria can protect from enteropathogenic infection through production of acetate. Nature. 2011;469:543-9.
21. Tochio T, Kadota Y, Tanaka T, Koga Y. 1-Kestose, the smallest fructooligosaccharide component, which efficiently stimulates Faecalibacterium prausnitzii as well as bifidobacteria in humans. Foods. 2018;7:140.
22. Chung WSF, Meijerink M, Zeuner B, Holck J, Louis P, Meyer AS et al. Prebiotic potential of pectin and pectic oligosaccharides to promote anti-inflammatory commensal bacteria in the human colon. FEMS Microbiol. Ecol. 2017;93:1-9.
23. Corrêa-Oliveira R, Fachi JL, Vieira A, Sato FT, Vinolo MAR. Regulation of immune cell function by short-chain fatty acids. Clin. Transl. Immunol. 2016;5:1-8.
24. Joshi D, Somdatta R, Sugato B. Prebiotics: a functional food in health and disease. In: Mandal SC, Mandal V, Konishi T (eds.). Natural products and drug discovery, an integrated approach. Elsevier; 2018:507-23.
25. Scott KP, Grimaldi R, Cunningham M, Sarbini SR, Wijeyesekera A, Tang MLK et al. Developments in understanding and applying prebiotics in research and practice – an ISAPP conference paper. J Appl Microbiol. 2020;128(4):934-49.
26. Smith SC, Choy R, Johnson SK, Hall RS, Wildeboer-Veloo ACM, Welling GW. Lupin kernel fiber consumption modifies faecal microbiota in healthy men as determined by rRNA gene fluorescent in situ hybridization. Eur J Nutr. 2006;45(6):335-41.
27. Cardona F, Andrés-Lacueva C, Tulipani S, Tinahones FJ, Queipo-Ortuño MI. Benefits of polyphenols on gut microbiota and implications in human health. J Nutr Biochem. 2013;24(8):1415-22.
28. Kemperman RA, Gross G, Mondot S, Possemiers S, Marzorati M, Van de Wiele T et al. Impact of polyphenols from black tea and red wine/grape juice on a gut model microbiome. Food Res Int. 2013;53(2):659-69.
29. Lu Q, Summanen PH, Lee RP, Huang J, Henning SM, Heber D et al. Prebiotic potential and chemical composition of seven culinary spice extracts. J Food Sci. 2017;82(8):1807-13.
30. Duncan SH, Russell WR, Quartieri A, Rossi M, Parkhill J, Walker AW et al. Wheat bran promotes enrichment within the human colonic microbiota of butyrate-producing bacteria that release ferulic acid. Env Icrobiol. 2016;18(7):2214-25.

31. Lozupone CA, Stombaugh JI, Gordon JI, Jansson JK, Knight R. Diversity, stability and resilience of the human gut microbiota. Nature. 2012;489:220-30.
32. Reid G, Kumar H, Khan AI, Rautava S, Tobin J, Salminen S. The case in favour of probiotics before, during and after pregnancy: insights from the first 1,500 days. Benef. Microbes. 2016;7:353-62.
33. Rastall RA, Gibson GR. Recent developments in prebiotics to selectively impact beneficial microbes and promote intestinal health. Curr. Opin. Biotechnol. 2015;32:42-6.
34. Sanders ME, Merenstein DJ, Reid G, Gibson GR, Rastall RA. Probiotics and prebiotics in intestinal health and disease: from biology to the clinic. Gastroenterol. Hepatol. 2019;16:605-16.
35. Vulevic J, Drakoularakou A, Yaqoob P, Tzortzis G, Gibson GR. Modulation of the fecal microflora profile and immune function by a novel transgalactooligosaccharide mixture (B-GOS) in healthy elderly volunteers. Am. J. Clin. Nutr. 2008;88:1438-46.
36. Vulevic J, Juric A, Walton GE, Claus SP, Tzortzis G, Toward RE et al. Influence of galactooligosaccharide mixture (B-GOS) on gut microbiota, imune parameters and metabonomics in elderly persons. Br. J. Nutr. 2015;114:586-95.
37. Goss SL, Lemons KA, Kerstetter JE, Bogner RH. Determination of calcium salt solubility with changes in pH and P(CO(2)), simulating varying gastrointestinal environments. J. Pharm. Pharmacol. 2007;59:1485-92.
38. Abrams SA, Griffin IJ, Hawthorne KM. Young adolescents who respond to an inulin-type fructan substantially increase total absorbed calcium anddaily calcium accretion to the skeleton. J. Nutr. 2007;137:2524S-6S.
39. Whisner CM, Martin BR, Schoterman MH, Nakatsu CH, McCabe LD, McCabe GP et al. Galactooligosaccharides increase calcium absorption and gut bifidobacteria in Young girls: a double-blind cross-over trial. Br. J. Nutr. 2013;110:1292-303.
40. Kanauchi O, Andoh A, Mitsuyama K. Effects of the modulation of microbiota on the gastrointestinal immune system and bowel function. J. Agric. Food Chem. 2013;61:9977-83.
41. Hurst NR, Kendig DM, Murthy KS, Grider JR. The short chain fatty acids, butyrate and propionate, have differential effects on the motility of the guinea pig colon. Neurogastroenterol. Motil. 2014;26:1586-96.
42. Davis LMI, Martínez J, Walter C, Goin RWH. Barcoded pyrosequencing reveals that consumption of galactooligosaccharides results in a highly specific bifidogenic response in humans. PLoS One. 2011;6(9):e25200. doi: 10.1371/journal.pone.0025200.
43. Daguet D, Pinheiro I, An Verhelst, Sam P, Massimo M. Arabinogalactan and fructooligosaccharides improve the gut barrier function in distinct areas of the colon in the Simulator of the Human Intestinal Microbial Ecosystem. Journal of Functional Foods. 2016;20:369-79. Disponível na Internet: https://www.sciencedirect.com/science/article/pii/S1756464615005423 (26 maio 2025). doi: 10.1016/j.jff.2015.11.005.
44. JanssenDuijghuijsen LM, van den Belt I, Rijnaarts P Vos D, Guillemet B, Witteman N. Acacia fiber or probiotic supplements to relieve gastrointestinal complaints in patients with constipation-predominant IBS: a 4-week randomized double-blinded placebo-controlled intervention trial. Eur J Nutr; 2024. doi: 10.1007/s00394-024-03398-8.
45. Wilson BM, Rossi E, Dimidi KW. Prebiotics in irritable bowel syndrome and other functional bowel disorders in adults: a systematic review and meta-analysis of randomized controlled trials. Am J Clin Nutr. 2019;109(4):1098-111. doi: 10.1093/ajcn/nqy376.
46. Wiertsema SPJ, van Bergenhenegouwen J, Garssen LMJK. The Interplay between the gut microbiome and the immune system in the context of infectious diseases throughout life and the role of nutrition in optimizing treatment strategies. Nutrients. 2021;13(3). doi: 10.3390/nu13030886.
47. Beukema M, É Jermendi T, Koster K, Kitaguchi BJ, de Haan MA, van den Berg MM, Faas HA. Attenuation of doxorubicin-induced small intestinal mucositis by pectins is dependent on pectin's methyl-ester number and distribution. Mol Nutr Food Res. 2021;65(18):e2100222. doi: 10.1002/mnfr.202100222.
48. Beukema MÉ, Jermendi MA, van den Berg MM, Faas HA. The impact of the level and distribution of methyl-esters of pectins on TLR2-1 dependent anti-inflammatory responses. Carbohydrate Polymers. 2021;251:117093. Disponível na Internet: https://www.sciencedirect.com/science/article/pii/S0144861720312662 (23 maio 2025). doi: 10.1016/j.carbpol.2020.117093.

49. Fransen FNM, Sahasrabudhe ME, Margaret BS et al. β2→1-Fructans modulate the immune system in vivo in a microbiota-dependent and -independent fashion. Frontiers in Immunology 8nd ed. 2017;00154. Disponível na Internet: https://www.frontiersin.org/journals/immunology/articles/10.3389/fimmu.2017.00154. doi: 10.3389/fimmu.
50. Lutter RA, Teitsma-Jansen E, Floris S, Lone-Latif A, Ravi YS, Sabogal Pineros T et al. The dietary intake of carrot-derived rhamnogalacturonan-i accelerates and augments the innate immune and anti-viral interferon response to rhinovirus infection and reduces duration and severity of symptoms in humans in a randomized trial. Nutrients. 2021;13(12). doi: 10.3390/nu13124395.
51. Lomax ARLV, Cheung OS, Noakes EA, Miles, PC. Inulin-type β2-1fructans have some effect on the antibody response to seasonal influenza vaccination in healthy middle-aged humans. Front Immunol. 2015;6:490. doi: 10.3389/fimmu.2015.00490.
52. Vogt LMME, Elderman T. Borghuis BJ, de Haan MM, Faas P de Vos. Chain length-dependent effects of inulin-type fructan dietary fiber on human systemic immune responses against hepatitis-B. Mol Nutr Food Res. 2017;61(10). doi: 10.1002/mnfr.201700171.
53. Krumbeck JA, Rasmussen HE, Hutkins RW, Clarke J, Shawron K, Keshavarzian A et al. Probiotic bifidobacterium strains and galactooligosaccharides improve intestinal barrier function in obese adults but show no synergism when used together as synbiotics. Microbiome. 2018;6:121.
54. Cani PD, Amar J, Iglesias MA, Poggi M, Knauf C, Bastelica D et al. Metabolic endotoxemia initiates obesity and insulin resistance. Diabetes. 2007;56:1761-72.
55. Bolognini D, Barki N, Butcher AJ, Hudson BD, Sergeev E, Molloy C et al. Chemogenetics defines receptormediated functions of short chain free fatty acids. Nat. Chem. Biol. 2019;15:489-98.
56. Chambers ES, Morrison DJ, Frost G. Control of appetite and energy intake by SCFA: what are the potential underlying mechanisms? Proc. Nutr. Soc. 2015;74:328-36.
57. Mithieux G. Metabolic effects of portal vein sensing. Diabetes Obes. Metab. 2014;16(1):56-60.
58. Szala-Rycaj JÁ, Szewczyk M, Zagaja A, Kaczmarczyk-Ziemba M, Maj M, Andres-Mach. The influence of topinambur and inulin preventive supplementation on microbiota, anxious behavior, cognitive functions and neurogenesis in mice exposed to the chronic unpredictable mild stress. Nutrients. 2023;15(9). doi: 10.3390/nu15092041.
59. Spitzer SOA, Tkacz HM, Savignac M, Cooper N, Giallourou EO, Mann DM et al. Postnatal prebiotic supplementation in rats affects adult anxious behaviour, hippocampus, electrophysiology, metabolomics, and gut microbiota. iScience. 2021;24(10):103113. doi: 10.1016/j.isci.2021.103113.
60. Liu QY, Xi Q, Wang J, Liu P, Li X, Meng K et al. Mannan oligosaccharide attenuates cognitive and behavioral disorders in the 5xFAD Alzheimer's disease mouse model via regulating the gut microbiota-brain axis. Brain Behav Immun. 2021;95:330-43. doi: 10.1016/j.bbi.2021.04.005.
61. Kao ACJ, Safarikova T, Marquardt B, Mullins BR, Lennox PWJ. Burnet. Pro-cognitive effect of a prebiotic in psychosis: a double blind placebo controlled cross-over study. Schizophr Res. 2019;208:460-1.
62. Berding KTFS, Bastiaanssen GM, Moloney S, Boscaini CR, Strain A, Anesi C et al. Feed your microbes to deal with stress: a psychobiotic diet impacts microbial stability and perceived stress in a healthy adult population. Mol Psychiatry. 2023;28(2):601-10. doi: 10.1038/s41380-022-01817-y.
63. Wijeyesekera J, Theis W, van Harsselaar R. Inulin-type fructans and 2'fucosyllactose alter both microbial composition and appear to alleviate stress-induced mood state in a working population compared to placebo (maltodextrin): the EFFICAD trial, a randomized, controlled trial. Am J Clin Nutr. 2023;118 (5):938-55.
64. Ni Lochlainn MRCE, Bowyer JM, Moll MP, García S, Wadge AF, Baleanu A et al. Effect of gut microbiome modulation on muscle function and cognition: the PROMOTe randomised controlled trial. Nat Commun. 2024;15(1):1859. doi: 10.1038/s41467-024-46116-y.

14

Probióticos e Simbióticos – Tipos, Mecanismos de Ação e Disponibilidade no Mercado no Brasil

Dan L. Waitzberg
Paula Rodrigues Anjo
Alan Hiltner Almeida
Michelle Grillo Barone
Maria Izabel Lamounier de Vasconcelos

Introdução

Probióticos – da teoria da longevidade por Metchnikoff à nova era do interactoma

Desde o início do século XX, Elie Metchnikoff, Prêmio Nobel de Medicina em 1908, já relacionava o consumo regular de lactobacilos ao aumento da longevidade. Entretanto, somente muitos anos mais tarde, com o advento de robustos projetos como o projeto Microbioma Humano (PMH), o tema atingiria novo patamar científico. Em sua primeira fase (2008-2013), por meio de técnicas de sequenciamento genético, como 16S rRNA e *Shotgun*, foi possível avançar notavelmente no entendimento do complexo ecossistema que habita o corpo humano em seus sítios mais abundantes como cavidade oral, nasal, trato gastrointestinal (TGI) e urogenital, bem como seu impacto na condição de saúde e doença. Essa fase inicial caracterizou as populações bacterianas responsáveis por desempenhar importantes funções no metabolismo dos nutrientes do hospedeiro, manutenção da integridade estrutural da barreira mucosa intestinal, imunomodulação e proteção contra patógenos.[1,2]

Em sua segunda fase, iniciada em 2014, o PMH integrou múltiplas tecnologias ômicas – genômica, epigenômica, transcriptmômica, metabolômica e proteômica – que possibilitaram compreensão mais profunda de complexas doenças de etiologias multifatoriais,[2,3] como a doença de Crohn (DC), explorando novas abordagens de personalização de tratamentos.[4] Estudos recentes também destacam a importância de ácidos graxos de cadeia curta (AGCCs), derivados da fermentação microbiana, na saúde intestinal, reforçando o potencial terapêutico de intervenções nutricionais com base em simbióticos e prebióticos.[5]

Composição da microbiota

A microbiota intestinal (MI) é composta por vários micro-organismos, que incluem bactérias, archeas, leveduras e vírus. Taxonomicamente, as bactérias, reino predominante no microbioma, são classificadas de acordo com filos, classes, ordens, famílias, gêneros e espécies. Apenas alguns filos são representados por mais de 160 espécies. Os filos microbianos intestinais dominantes são Firmicutes, Bacteroidetes, Actinobacteria, Proteobacteria, Fusobacteria e Verrucomicrobia, sendo os Firmicutes e os Bacteroidetes responsáveis por cerca de 90% da MI com mais de 200 gêneros diferentes.[1,6]

O filo Firmicutes é bastante diversificado e contempla os *Lactobacillus* e *Clostridium*. Recentemente, o gênero *Lactobacillus* passou por uma significativa reclassificação, resultando em 23 novos gêneros, como *Lacticaseibacillus* e *Limosilactobacillus*, para refletir melhor a diversidade das espécies incluídas. Essa mudança é fundamental para a identificação e aplicação precisa de cepas probióticas com benefícios clínicos.[7]

Já o filo Bacteroidetes apresenta como gêneros predominantes *Bacteroides* e *Prevotella*. O filo Actinobacteria, predominante no recém-nascido, é representado principalmente pelo gênero *Bifidobacterium* e, no decorrer do período de formação da microbiota nativa, torna-se proporcionalmente menos abundante.[6] Os filos Spirochaetota, Tenericutes e Cyanobacteria são contribuintes menores para a microbiota em geral.[1]

Variações individuais do microbioma e enterótipos

A estratificação de populações é uma estratégia frequentemente utilizada para o entendimento de problemas biológicos complexos. Com esse intuito, Arumugam *et al.* propuseram, em 2011, uma classificação da MI em três grupos distintos, denominados "enterótipos": microbiotas com prevalência de *Bacteroides* (enterótipo 1); microbiotas com prevalência de *Prevotella* (enterótipo 2); e microbiotas com prevalência de *Ruminococcus* (enterótipo 3).[6,8-9] Os estudos mais recentes, entretanto, têm demonstrado que a classificação de todos os indivíduos em apenas três grupos força um reducionismo muito grande da enorme diversidade microbiana. O conceito de enterótipos persiste, mas os critérios para agrupar as microbiotas em padrões gerais predefinidos geram controvérsias. Por esse motivo, a maioria dos estudos contemporâneos tem preferido buscar correlações clínicas a partir da identificação de biomarcadores ou de assinaturas microbianas a fazê-lo a partir dos enterótipos.

Feita essa ressalva, sabe-se que a microbiota nativa é moldada no início da vida (4 a 36 meses) pela maturação intestinal desenvolvida a partir do enterótipo, idade gestacional do nascimento, tipo de parto, métodos de aleitamento materno, período de desmame, hábitos alimentares e culturais. Após a criança atingir 2 a 3 anos de idade, a microbiota se torna mais estável, mas continua a evoluir até o início da adolescência.

Normobiose e disbiose

A composição da MI é altamente variável, e esse fato é considerado fisiológico em um contexto saudável de acordo com idade, etnia, estilo de vida e hábitos alimentares. Contudo, essas variações fisiológicas da MI têm enormes implicações nas condições intestinais e extraintestinais. Essa constatação pode explicar as diferentes respostas interindividuais às intervenções probióticas e prebióticas. Curiosamente, apesar da enorme variação na composição taxonômica entre indivíduos saudáveis, suas funções metabólicas coletivas permaneceram notavelmente estáveis dentro de cada parte do organismo.[1,6,8-9]

A condição de equilíbrio pode ser caracterizada por abundância, estabilidade, diversidade e homeostase, estabelecendo, assim, uma condição de normobiose que possibilita à microbiota exercer suas funções metabólicas e estruturais.[6]

A disbiose é uma condição frequentemente definida como uma alteração na composição da MI que pode estar correlacionada à causa, consequência ou progressão de vários distúrbios em diferentes órgãos e sistemas. Disbiose é qualquer desordem na composição da microbiota residente comensal em relação à comunidade encontrada em indivíduos saudáveis[10] e, geralmente, refere-se a um desequilíbrio de bactérias intestinais, comparado aos padrões de microbioma que já foram associados à doença, seja quanto a seu desenvolvimento, seja quanto à progressão.[10,11]

Tipos de disbiose

Vários fatores são considerados desencadeantes da condição de disbiose, a exemplo do nascimento por parto cesárea, dieta pobre em fibras, rica em açúcares e em alimentos industrializados, uso de antibióticos, inibidores de bomba de prótons, excessiva presença de glifosato, edulcorantes, tabagismo, sedentarismo, estresse, entre outros fatores.[12] Adiciona-se que o consumo regular de emulsificantes em alimentos ultraprocessados pode alterar a composição da MI e contribuir para disbiose por meio da redução de bactérias benéficas e aumento de patobiontes.

Essas condições podem ter seu risco identificado por meio de anamnese específica e direcionada para essa finalidade[13] e, principalmente, de forma mais objetiva, por exames diagnósticos de sequenciamento genético do microbioma realizados a partir da coleta de amostra fecal do paciente, a qual é submetida à técnica 16sRNA já disponível comercialmente no Brasil.[14]

Os achados dessa técnica de investigação por 16S trazem informações precisas que permitem identificar os tipos de disbiose para possível intervenção personalizada. A disbiose pode se apresentar de várias formas, sendo caracterizada pela expansão dos micro-organismos patobiontes, redução de diversidade ou redução de bactérias benéficas protetoras (Figura 14.1). Essas condições podem estar presentes de forma exclusiva ou simultaneamente na mesma microbiota.[11,12]

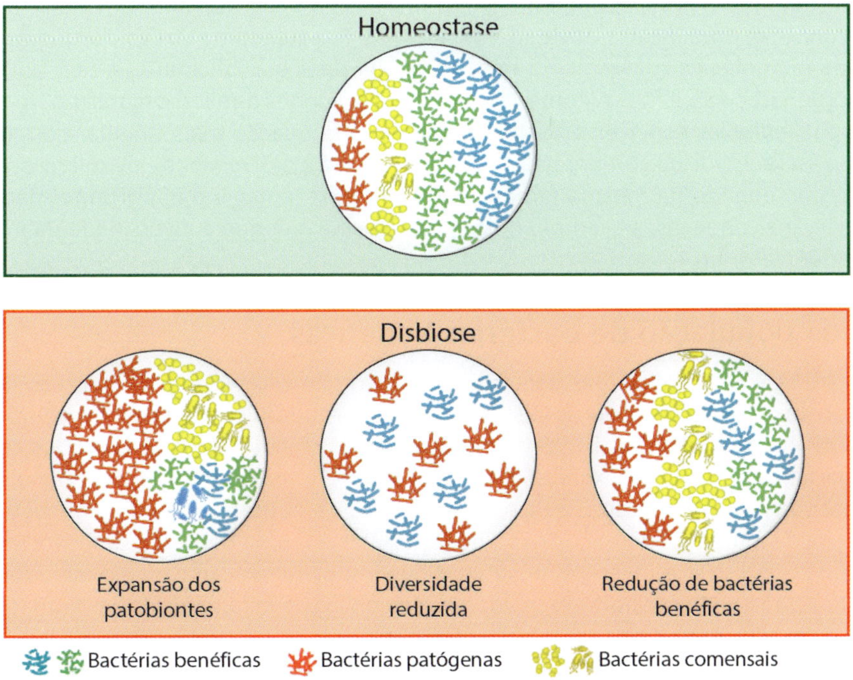

Figura 14.1. Ilustração esquemática da homeostase e tipos de disbiose.

Fonte: Adaptada de Petersen C, Round JL. Defining dysbiosis and its influence on host immunity and disease. cellular microbiology. Dysbiosis frequent questions management. 2014;16(7):1024-33.

Expansão dos patobiontes

A MI contém membros com a capacidade de causar danos ao hospedeiro. Patobiontes são, normalmente, mantidos em níveis baixos em um intestino saudável e não causam problemas em hospedeiros imunocompetentes. No entanto, existem várias situações nas quais a presença desbalanceada desses micro-organismos pode contribuir para condições de doença. Um exemplo habitualmente relatado da expansão de patobiontes é o aumento do filo Proteobacteria, em particular da família Enterobacteriaceae, que contém membros como *Escherichia coli*, *Shigella* e *Klebsiella*. Essa expansão parece estar relacionada à redução de TLR5, um tipo de *toll-like receptor*, responsável pelo reconhecimento de proteínas, e está associada à condição de inflamação de baixo grau associada, por sua vez, a doenças.[12] Chama a atenção que a expansão de Proteobacteria, incluindo *Escherichia coli* e *Klebsiella pneumoniae*, está associada à inflamação crônica de baixo grau e à doença hepática gordurosa não alcoólica.[13]

Diversidade reduzida

Geralmente, quanto mais diversificada a microbiota, melhor. Há evidências de que membros da microbiota têm contribuições diversas e não redundantes para a saúde do hospedeiro. Por exemplo, alguns micro-organismos promovem o desenvolvimento de redes anti-inflamatórias, enquanto outros induzem respostas inflamatórias protetivas. Menor diversidade microbiana foi encontrada em depressão grave, e estudos recentes sugerem que intervenções probióticas podem ajudar a restaurar a homeostase e melhorar os sintomas dessa doença.[14]

As evidências científicas sugerem que uma maior diversidade de micro-organismos, mesmo dentro da mesma família, pode induzir, o máximo, o desenvolvimento celular do hospedeiro e, com isso, amplificar a atividade das células T reguladoras (Tregs), o que aumenta a capacidade imunológica e favorece a modulação da resposta inflamatória com aumento da expressão de citocinas IL-10. Algumas interações "hospedeiro-micro-organismo" podem ser iniciadas por múltiplas espécies e outras envolvem uma relação mais singular com membros específicos e exclusivos da comunidade. Assim, a riqueza e a diversidade de micro-organismos da MI, mesmo quando da mesma família, parecem representar um importante marcador de saúde para várias doenças, a exemplo de alergias e asma, em que a diversidade da microbiota parece ser um fator protetor.[12]

Reduzida população de bactérias benéficas

A presença e o equilíbrio das bactérias benéficas são essenciais para que funções como erradicação de patógenos, produção de bacteriocinas, produção de muco e manutenção da permeabilidade intestinal se realizem de forma fisiológica. Muitas cepas de bactérias comensais têm a capacidade de induzir a expressão de Tregs e conferir proteção contra a inflamação. Essas células, por sua vez, são marcadas pela expressão de fator de transcrição, denominado "Foxp3". A ocorrência de mutações no gene Foxp3 pode resultar em uma perda de desenvolvimento de Tregs. Além disso, estudos recentes mostraram que a suplementação com *Akkermansia muciniphila* pasteurizada pode melhorar marcadores metabólicos e inflamatórios em humanos, sugerindo um novo alvo terapêutico em microbiotas disbióticas.[15]

Espécies como *Lactobacillus acidophilus* e várias cepas de *Bifidobacterium*, incluindo *B. breve,* bem como a presença de AGCCs, particularmente o butirato, demonstram aumentar a expressão de Foxp3. Provavelmente, isso ocorre por mecanismos de desacetilação de histonas, regulando a expressão genética e tornando a indução de Tregs um mecanismo comum empregado por bactérias para induzir tolerância no intestino e promover homeostase. A perda dos benefícios proporcionados pelos micro-organismos benéficos parece influenciar diretamente o equilíbrio da microbiota, sendo sua abundância associada à condição de normobiose.[12]

Tipos de probióticos

Os probióticos são micro-organismos que pertencem a diferentes gêneros e espécies, tanto de bactérias como de leveduras, e têm sido associados a diversos efeitos benéficos. Segundo a Organização das Nações Unidas para Alimentação e Agricultura (FAO/ONU) e World Health Organization (WHO), os probióticos são micro-organismos vivos que, quando administrados em quantidades adequadas, conferem algum benefício para a saúde do hospedeiro. Por definição, a viabilidade é uma propriedade inerente a todos os tipos de probióticos e é considerada um pré-requisito para proporcionar os benefícios à saúde demonstrados na grande maioria dos estudos. No entanto, avanços no estudo de cepas inativadas (paraprobióticos) têm ganhado destaque, como *Lactobacillus plantarum* K8, que demonstrou benefícios imunológicos em modelos experimentais, mesmo sem viabilidade.[16]

Recentemente, alguns estudos têm demonstrado também que mecanismos ligados à sinalização celular envolvendo MAMPs (do inglês *microbial-associated molecular patterns*) independem da condição de viabilidade para exercer algum papel benéfico na microbiota. Para esses casos, nos quais micro-organismos inativados iniciam mecanismos de ação, foi criado o termo "paraprobiótico". Entretanto, conforme revisão da ISAPP (International Scientific Association for Probiotics and Prebiotics), o conceito atual de probióticos permanece adequado, consistente, relevante e atende ao escopo do termo na pesquisa atual.[19,20,21]

Probióticos no Brasil

Entre 2023 e 2024, as vendas de probióticos no Brasil registraram aumento de 22%, conforme dados da IQVIA PMB (Pharmaceutical Market Brazil). Esse crescimento foi impulsionado pela introdução de novas formulações que ampliam os benefícios dos probióticos além do tradicional equilíbrio intestinal, com mais de 80 produtos atualmente disponíveis no mercado.

Projeções da Mordor Intelligence indicam que o setor continuará a apresentar crescimento, com uma taxa de crescimento anual composta (CAGR) de 11% entre 2024 e 2029.

No contexto do setor de alimentos para fins especiais, tem-se observado uma busca por soluções inovadoras que incorporam probióticos, com ênfase em ampliar seus benefícios além do equilíbrio intestinal. A colaboração entre pesquisadores, empresas e autoridades regulatórias tem resultado no desenvolvimento de cepas e combinações novas e inovadoras, aprovadas pela Agência Nacional de Vigilância (Anvisa), que atendem à crescente demanda dos consumidores por produtos voltados ao bem-estar e à saúde.

Probióticos nos alimentos

Os probióticos podem ser encontrados em alimentos industrializados, como produtos lácteos e leites fermentados, e estão sujeitos à legislação específica de abrangência do Ministério da Agricultura e da Anvisa, como a Resolução nº 18, de 30 de abril de 1999, que aprova o regulamento técnico que estabelece as diretrizes básicas para análise e comprovação de propriedades funcionais e ou de saúde alegadas em rotulagem de alimentos.[22]

Além disso, há uma tendência crescente no mercado brasileiro de incorporar probióticos em alimentos veganos e à base de plantas, como bebidas fermentadas feitas de coco e aveia, oferecendo alternativas para públicos específicos.[23]

Probióticos industrializados

No Brasil, o uso de probióticos em alimentos requer prévia avaliação e aprovação da Anvisa, segundo requisitos da Resolução da Diretoria Colegiada (RDC) Anvisa n. 241, de 27 de julho de 2018, que dispõe sobre os requisitos para comprovação da segurança e dos benefícios à saúde dos probióticos para uso em alimentos, e a RDC n. 243, de 26 de julho de 2018, que dispõe sobre os requisitos sanitários dos suplementos alimentares.[22]

Entre as avaliações efetuadas, são contemplados vários aspectos, como comprovação inequívoca da identidade da linhagem do micro-organismo (denominação e origem da linhagem, depósito em coleção de cultura), comprovação de segurança (identificação da classe de risco, histórico de uso, revisão de literatura, ensaios em humanos, vigilância pós-mercado), comprovação do benefício (alegação do benefício à saúde informado mediante conjunto de evidências e estudos publicados com as formulações das cepas específicas e das combinações propostas em revistas de reconhecida reputação científica). Adicionalmente, a resistência de algumas cepas a antibióticos específicos tem sido avaliada de forma rigorosa para garantir que o uso clínico não contribua para o aumento da resistência microbiana.[24]

Esses estudos devem também comprovar perfil de resistência bacteriana, sensibilidade a antibióticos, ausência de fatores de virulência, produção de toxinas, não mutagenicidade, capacidade de sobrevivência ao ácido e à bile, entre outros, a fim de garantir a segurança e seu efeito benéfico.[25,26]

Atualmente, existe ampla oferta de produtos comercialmente disponíveis no Brasil, que podem variar em sua composição, seja de forma isolada, seja em combinações de cepas de bactérias, em sua associação com prebióticos (simbióticos), ou misturados com vitaminas, minerais ou leveduras. Entre os produtos aprovados recentemente pela Anvisa, estão os probióticos contendo *Bifidobacterium longum* BB536 e *Lactobacillus rhamnosus* GG (LGG), com bons resultados em condições gastrointestinais e imunológicas.

Podem se diferenciar nas quantidades expressas em unidades formadoras de colônia (UFCs), forma farmacêutica (pó, cápsulas, gotas, comprimidos), em apresentações variadas como sachê, pote, flaconete, *blister*, entre outras, permitindo, assim, a prescrição de acordo com a necessidade e a melhor forma de adesão, por parte do paciente, ao tratamento.

Probióticos em fórmulas magistrais

No Brasil, é possível obter cepas não disponíveis em compostos industrializados por meio de formulações magistrais. As farmácias de manipulação estão sujeitas à regulamentação própria, não específica para probióticos, que dispõe sobre o atendimento aos padrões de Boas Práticas de Manipulação em Farmácia (BPMF), definidas na RDC n. 67/2007. Como as formulações probióticas das farmácias magistrais não estão sujeitas aos mesmos requisitos de qualidade estabelecidos para a indústria, é importante que o prescritor tome alguns cuidados adicionais, além da exigência de comprovação de regularidade legal da farmácia junto à Coordenadoria de Vigilância em Saúde (Covisa). Esses cuidados devem incluir:

a. **Solicitação de informações detalhadas sobre os processos de transporte e armazenamento das cepas, garantindo condições ideais de temperatura e umidade, conforme especificações técnicas do fabricante.**

b. Obtenção de informação quanto ao fabricante dos probióticos utilizados na fórmula, priorizando aquelas supridas pelos fabricantes de melhor renome na indústria.

c. Solicitação da identificação das linhagens utilizadas, e não apenas das espécies.

d. Acesso ao farmacêutico responsável, para definição criteriosa da formulação, dosagem em UFCs, posologia e forma de administração.

Classificação taxonômica

Ao se identificar a necessidade de intervenção de probióticos e simbióticos de qualquer tipo, é importante notar a classificação taxonômica do produto, como ilustrado na Figura 14.2, desde o nível de reino (p. ex., bactérias ou leveduras) até o nível de cepas (p. ex., *Lactobacillus acidophilus* NCFM*)* tendo em vista a diversidade existente de micro-organismos e os respectivos mecanismos de ação para que estejam alinhados aos objetivos terapêuticos esperados.[8] É de grande importância especificar o nível da cepa, pois os efeitos benéficos podem variar significativamente mesmo entre probióticos da mesma espécie. Por exemplo, *Lactobacillus reuteri* DSM 17938 e *Lactobacillus reuteri* ATCC PTA 6475 demonstram propriedades distintas em estudos clínicos.[27]

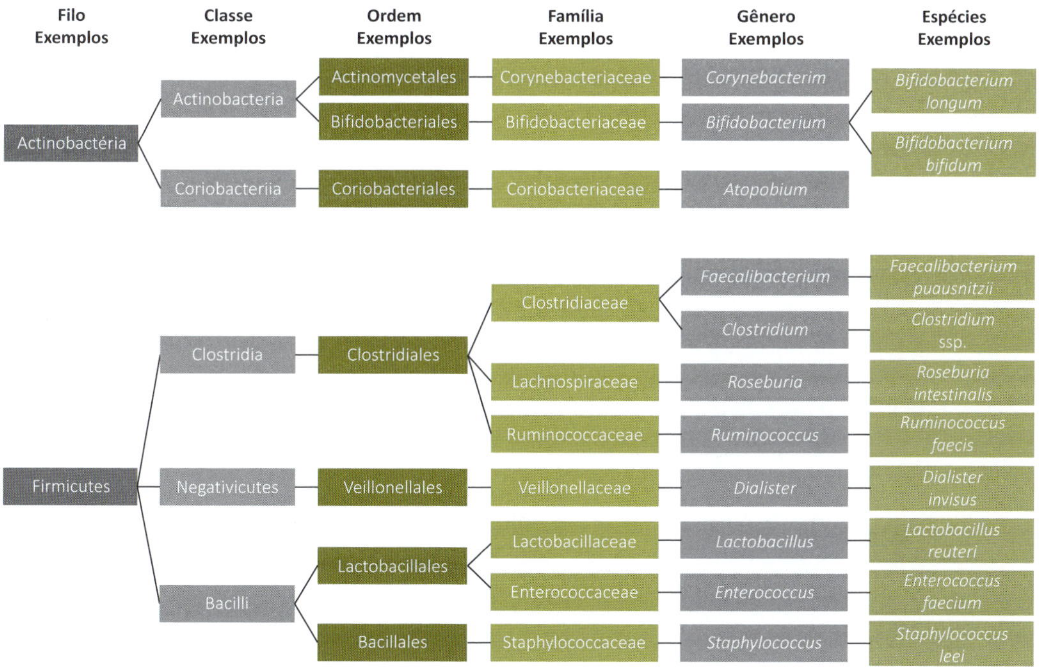

Figura 14.2. Exemplo de composição taxonômica da microbioma intestinal.

(Continua)

(*Continuação*)

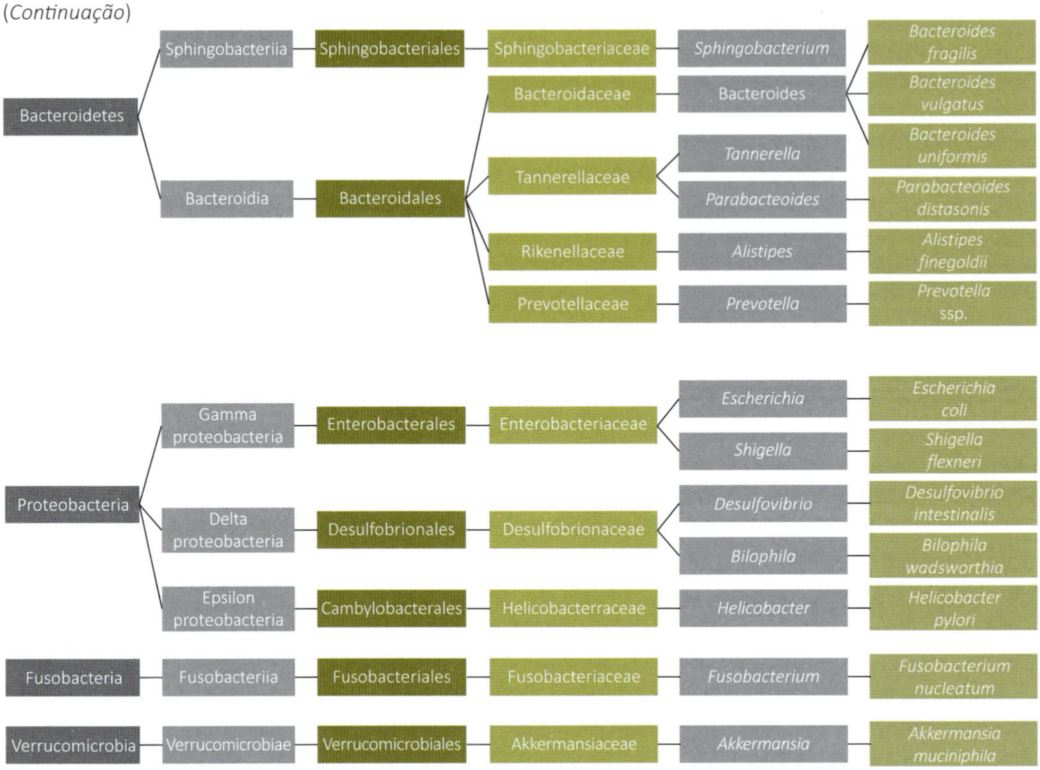

Figura 14.2. Exemplo de composição taxonômica da microbioma intestinal.

Fonte: Adaptada de Rinninella E, Raoul P, Cintoni M et al. What is the healthy gut microbiota composition? a changing ecosystem across age, environment, diet, and diseases. Microorganisms. 2019;7(1).

Mecanismos de ação dos probióticos

Mecanismos gerais

A MI desempenha várias funções atribuídas a gêneros, espécies e cepas, com benefícios de impacto geral em quadros de disbiose caracterizada por baixa diversidade, elevada quantidade de patobiontes e/ou reduzida presença de bactérias benéficas, como demonstrado anteriormente.[10] Entre os mecanismos gerais, destaca-se a função imunológica envolvendo o sistema GALT (tecido linfoide associado ao intestino, do inglês *gut-associated lymphoid tissue*) situado na mucosa do intestino e responsável pela manutenção da homeostase no indivíduo. Essa interação é comumente denominada *cross-talk* (Figura 14.3).[28-30]

Estudos recentes identificaram que as interações entre a microbiota e o sistema GALT também afetam respostas a imunoterapias oncológicas. Pacientes com microbiota rica em *Faecalibacterium prausnitzii* e *Bifidobacterium* demonstraram melhores taxas de resposta a inibidores de *checkpoint* imunológicos, sugerindo que a modulação da microbiota pode otimizar tratamentos anticâncer.[31]

A interação dos micro-organismos comensais e simbiontes com o sistema imune inclui mecanismos que auxiliam na manutenção da integridade da barreira mucosa, envolvendo a produção

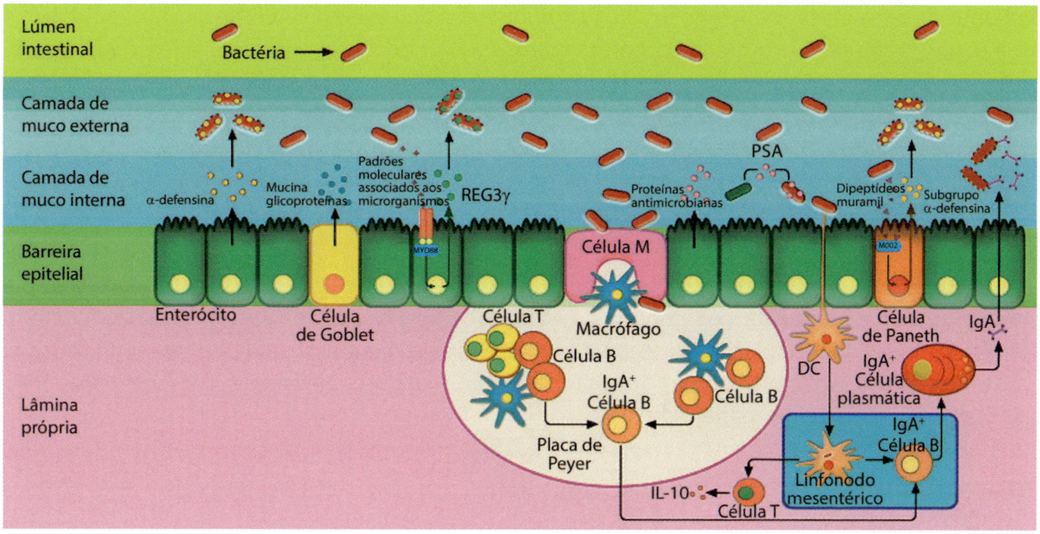

Figura 14.3. Interação da microbiota intestinal com o sistema imunológico.

Fonte: Adaptada de Zhang M, Sun K, Wu Y et al. Interactions between Intestinal microbiota and host immune response in inflammatory bowel disease. Frontiers in Immunology. 2017;8(8):1-13.

de mucina pelas células caliciformes, o fortalecimento das *tight junctions,* o aumento da expressão de claudinas e ocludinas e a manutenção de níveis adequados de zonulina. A microbiota também apresenta função nutricional, sintetizando vitaminas K e B, e AGCCs, como ácido acético, butírico e propiônico, a partir da fermentação de substratos prebióticos.[10]

A interação ocorre também por mecanismos de competição com micro-organismos patogênicos no lúmen, de modo a impedir sua entrada pelo epitélio e promover a redução de bactérias potencialmente patógenas e o aumento da população de comensais. Por exemplo, *Escherichia coli Nissle* 1917 tem mostrado eficácia na competição com patógenos, demonstrando benefícios em casos de colite ulcerativa leve a moderada.[32]

Essa competição ocorre pela produção dos AGCCs e consequente acidificação do meio, pela liberação de bacteriocinas, pelo estímulo à produção de defensinas pelas células de Paneth e de imunoglobulina A (IgA) pelos enterócitos, entre outras ações voltadas à resposta inata dos indivíduos.[28,29]

A resposta imune específica ou adquirida é determinada pela natureza e interação do antígeno e tem início na adesão ao epitélio intestinal e na ativação dos receptores de reconhecimento de padrões (PRRs, do inglês *pattern recognition receptors*), como os receptores do tipo *toll* (TLRs, do inglês *toll-like receptors*) e os *Nod-like* (NODs), que são capazes de identificar, reconhecer e diferenciar os antígenos e as bactérias comensais do ambiente intestinal por meio da ligação com os MAMPs, lipopolissacarídeos (LPS) e peptidoglicanos, presentes nas membranas celulares dos micro-organismos.[1,6,28,29] O *toll-like* receptor 4 (TLR4), específico para LPS de bactérias Gram-negativas, participa da modulação inflamatória em doenças metabólicas, como obesidade e diabetes tipo 2.[33]

Os micro-organismos são direcionados pelas células apresentadoras de antígenos (APCs, do inglês *antigen-presenting cells*), como macrófagos e células dendríticas, à lâmina própria, onde encontram-se as placas de Peyer, um dos componentes do sistema GALT. Nesse ambiente, ocorre a resposta imunológica mediada por linfócitos, que pode ser expressa de diferentes formas: pró-inflamatória, com diferenciação dos linfócitos T *naïve* em Th1 ou Th17, acompanhada de liberação de citocinas como IL-6, fator de necrose tumoral alfa (TNF-a); reguladora, mediada pelos linfócitos Treg, com a presença de citocinas como IL-10; ou anti-inflamatória, associada aos linfócitos Th2, com liberação de citocinas como IL-4 e IL-5, auxiliando na modulação da resposta inflamatória desempenhada pela MI, bem como na memória imunológica e na tolerância às bactérias comensais da microbiota.[1,6,28,29]

As bactérias probióticas caracterizam-se predominantemente como Gram-positivas, cuja parede celular é composta por peptidoglicanos, estrutura capaz de reestabelecer o equilíbrio da MI por meio da modulação da resposta inflamatória e diminuição da endotoxemia causada por LPS presente na parede celular de bactérias Gram-negativas patógenas, caracterizando uma estratégia importante no manejo da disbiose.[1,28]

Mecanismos específicos

Indiscutivelmente, a ciência avança no sentido da elucidação de mecanismos vinculados às linhagens específicas relacionados a várias doenças, visando maior individualização no manejo de vários tipos de disbiose ocasionada por alterações de abundância, diversidade ou predominância de gêneros e espécies patógenas que atuam de forma simultânea aos mecanismos gerais, conforme exemplos a seguir.

• Probióticos na oncologia

É crescente o interesse científico na relação entre microbioma e carcinogênese, bem como na possível interferência dos probióticos na otimização do tratamento medicamentoso. Por exemplo, a ciclofosfamida (CTX), quimioterápico amplamente utilizado no tratamento oncológico, prejudica a barreira epitelial do intestino, de forma a ocasionar mucosite, translocação e disbiose. Certas bactérias Gram-positivas, como *Lactobacillus johnsonii, Enterococcus hirae* e *Barnesiella intestinihominis*, aumentam a razão de Th1/Th17 e Tregs, o que provoca a regressão do tumor imunomediada, como demonstrado por Daillere *et al.*[28] Além disso, o uso de *Akkermansia muciniphila* como adjuvante em terapias imunológicas melhora a resposta antitumoral, sugerindo um papel promissor na oncologia.[34]

Em outra perspectiva, no contexto dos modernos tratamentos oncológicos com drogas imunoterápicas inibidoras de *check points* (PDL1 e CTLA-4), determinados mecanismos dependentes da maturação de células dendríticas conduzidas por micro-organismos comensais, como espécies de *Bifidobacterium, Bacteroides fragilis* e *Burkholderia cepacia,* parecem influenciar positivamente a eficácia dessa terapia, que age por intermédio da mobilização do sistema imunológico do paciente, do reconhecimento de células tumorais e da destruição imunomediada. Além disso, *Bifidobacterium* spp. foram associadas à melhora da resposta antitumoral. [28,29]

• Probióticos nas doenças cardiovasculares

Nas doenças cardiovasculares, evidências experimentais e observações clínicas comprovam o vínculo funcional entre MI e aterosclerose. Esse vínculo está relacionado ao consumo de alimentos ricos em carnitina e colina, os quais, quando metabolizados pela MI, produzem trimetilamina (TMA). No fígado, a TMA é oxidada pela enzima flavina mono-oxigenase (FMO), resultando na formação de trimetilamina N-óxido (TMAO), um metabólito que inibe o transporte reverso do colesterol, o que favorece o desenvolvimento da aterosclerose.[35,36] Cepas específicas de probióticos, como *Lactobacillus plantarum* 299v, demonstraram reduzir os níveis séricos de TMAO em modelos animais e humanos, indicando seu potencial terapêutico.[37]

A composição da microbiota de indivíduos com uma dieta rica em fibras, assim como a utilização de algumas cepas probióticas específicas, pode interferir nesse mecanismo, reduzindo a conversão de TMA em TMAO e, consequentemente, minimizando o risco cardiovascular.[38]

Em um estudo recente de Ma *et al.* (2022),[39] a cepa *Bifidobacterium animalis* subsp. *lactis* LKM512 reduziu a concentração de TMA fecal, enquanto a cepa *Enterobacter aerogenes* ZDY01 atenuou os níveis de TMAO induzidos pela colina por meio da remodelação da MI. Já a suplementação com *Lactobacillus casei* Shirota em pacientes com síndrome metabólica e o uso de VSL#3 em homens não obesos durante o consumo de uma dieta hipercalórica e hiperlipídica não foram capazes de reduzir a produção de TMAO, o que sugere que os mecanismos de ação são cepa-específicos.[40,41]

Poderão ser encontrados na literatura resultados positivos com a utilização de outros probióticos isolados ou combinações de espécies ou cepas nas condições clínicas supracitadas ou em outras, com mecanismos semelhantes ou diversos. Contudo, efeitos específicos associados a determinada espécie não podem ser extrapolados de forma generalizada para outras cepas e espécies visando benefício específico, ainda que possa haver benefícios gerais próprios dos probióticos. Além disso, a segurança de cada cepa é um aspecto relevante, haja vista a necessidade de identificação e o controle de risco de transferência de genes de resistência bacteriana.

Simbióticos – uma combinação sinérgica

Os simbióticos são caracterizados pela combinação de prebióticos como fruto-oligossacarídeos (FOSs), galacto-oligossacarídeos (GOSs), inulina, entre outros, com probióticos isolados ou combinados, proporcionando a proliferação seletiva de cepas bacterianas nativas específicas presentes no TGI. Estudos indicam que simbióticos podem melhorar a biodisponibilidade de cálcio e magnésio em adolescentes, mostrando benefícios adicionais além da saúde gastrointestinal.[42]

Em termos de sítio de ação, um probiótico é essencialmente ativo no intestino delgado e grosso, enquanto o efeito de um prebiótico é observado principalmente no intestino grosso, e a combinação de ambos pode ter um efeito sinérgico.[42] A determinação de propriedades específicas inerentes a determinado tipo de fibra prebiótica, bem como às cepas separadamente, parece ser uma abordagem apropriada a fim de determinar combinações simbióticas adequadas para exercer um efeito positivo sobre a saúde do hospedeiro. Há indicações na literatura de que, em decorrência do uso de prebióticos, os micro-organismos probióticos adquirem maior tolerância às condições ambientais, incluindo oxigenação, pH e temperatura no intestino. A estimulação de probióticos com prebióticos resulta na modulação da atividade metabólica no intestino, com a manutenção da bioestrutura intestinal, desenvolvimento de microbiota benéfica e inibição de potenciais patógenos presentes no TGI. Os simbióticos resultam em concentrações reduzidas de metabólitos indesejáveis, bem como na inativação de nitrosaminas e substâncias cancerígenas. Seu uso provoca aumento significativo dos níveis de AGCCs, cetonas, dissulfeto de carbono e metil-acetatos, o que potencialmente resulta em um efeito positivo na saúde do hospedeiro.[42]

Quanto à eficácia terapêutica, estudos demonstram resultados positivos dos simbióticos em diversas indicações. Por exemplo, quando administrado *mix* de *Lactobacillus paracasei* Lpc-37,

Lactobacillus rhamnosus HN001, *Lactobacillus acidophilus* NCFM e *Bifidobacterium lactis* HN019 com fruto-oligossacarídeo por 30 dias em mulheres com constipação funcional, observaram-se o aumento significativo na frequência de evacuação e a melhora na consistência das fezes.[43]

A mesma combinação simbiótica, quando administrada a pacientes pré-cirúrgicos com câncer colorretal durante a semana que antecedeu o procedimento, demonstrou melhora significativa nos parâmetros inflamatórios, incluindo:

- Redução de 15% dos níveis de IL-6 e 28% nos níveis de proteína C-reativa (PCR);
- Redução de complicações pós-operatórias no grupo simbiótico quando comparado ao grupo placebo.[44]

Estudo envolvendo 4.556 recém-nascidos em comunidade rural na Índia demonstrou benefícios do uso de *Lactobacillus plantarum* ATCC-202195 combinado com FOS, com redução significativa no desfecho primário de sepse e morte no grupo simbiótico, sugerindo seu uso como uma importante estratégia para prevenção dessa grave condição em países em desenvolvimento.[45]

Aspectos relevantes na seleção do probiótico ideal

A popularidade dos probióticos resultou em exponencial crescimento dos produtos disponíveis no mercado, tornando-se complexa a tarefa de escolher o probiótico ideal para cada paciente.[46] Assim, alguns aspectos devem ser observados no processo decisório conforme ilustrado no algoritmo (Figura 14.4).[44]

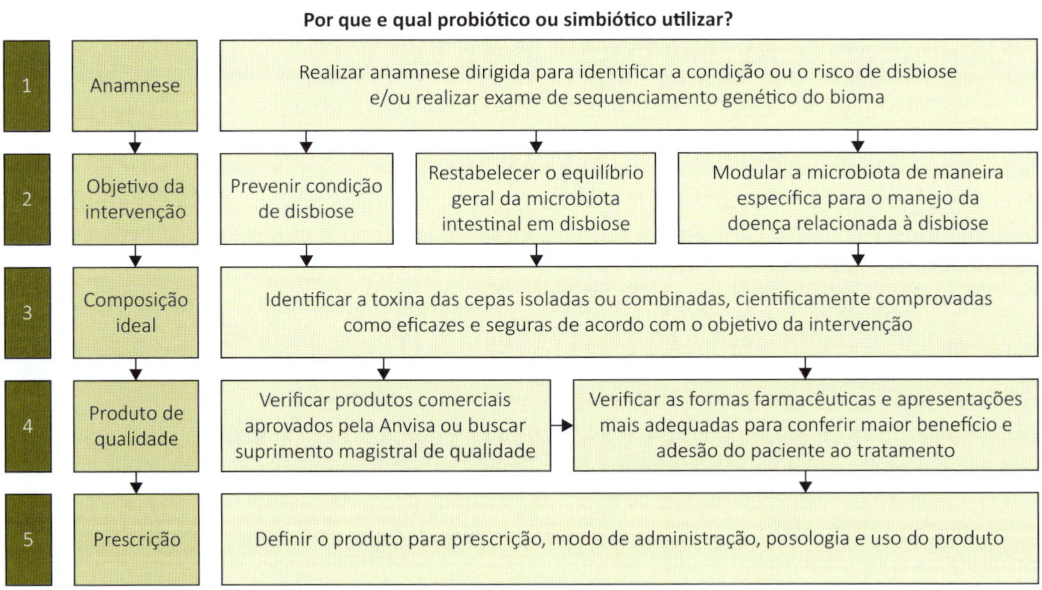

Figura 14.4. Algoritmo para seleção do probiótico ideal.

Fonte: Adaptada de Sniffen JC, McFarland LV, Evans CT et al. Choosing an appropriate probiotic product for your patient: an evidence-based practical guide. PLoS One. 2018;13(12):e0209205.

Inicialmente, na etapa 1 (anamnese), identifique a condição do paciente sob a ótica da microbiota. Nessa etapa, sugere-se a realização de anamnese específica para disbiose para verificar aspectos relacionados à formação da microbiota nativa, bem como os fatores de risco aos quais o paciente está ou esteve sujeito que possam impactar sua estabilidade e seu equilíbrio. Inclua na anamnese informações sobre o uso prévio de antibióticos, consumo de alimentos ultraprocessados e histórico de doenças metabólicas, como obesidade e diabetes tipo 2 em razão de sua potencial influência na composição da microbiota. Quando indicado, de forma complementar, proceda à realização de sequenciamento genético do microbioma para identificação da composição do microbioma do paciente e para diagnóstico do respectivo tipo de disbiose.

A seguir, na etapa 2 (objetivo da intervenção), determine o objetivo esperado da conduta, seja prevenção (p. ex., uso associado à antibioticoterapia para prevenção de diarreia aguda), seja para intervenção, visando contribuir com o restabelecimento geral da MI prejudicada por condição reconhecidamente relacionada à disbiose (p. ex., constipação, diarreia etc.) ou, ainda, visando objetivo específico (p. ex., tratamento da cólica infantil).

Na etapa 3 (composição ideal), identifique as cepas comprovadamente eficazes e seguras para a condição estabelecida.

Em seguida, na etapa 4 (produto de qualidade), verifique os produtos comercialmente disponíveis no mercado, registrados na Anvisa para a finalidade desejada, ou busque suprimento magistral de qualidade, conforme mencionado acima. A estabilidade das cepas e a garantia de viabilidade até a data de validade do produto são critérios essenciais para essa etapa, conforme orientação da Anvisa. O probiótico escolhido deve conter a composição e a apresentação mais adequadas para a condição em questão, além de proporcionar maior benefício e adesão do paciente ao tratamento.

Por fim, na etapa 5 (prescrição), defina o produto para prescrição, forma de preparo (se houver), modo de administração, posologia e tempo de uso do produto. A recomendação deve ser acompanhada de orientações claras ao paciente, como a possível necessidade de armazenamento refrigerado ou o consumo durante as refeições, a depender da cepa. Reavalie o paciente após o período recomendado para uso.

Produtos probióticos e simbióticos comercialmente disponíveis no Brasil (Tabelas 14.1 a 14.4)

Tabela 14.1. Probiótico (cepa única)

Produtos	*Fabricantes*	*Composição (gênero, espécie e cepa)*	*Dose (UFC/mg/FCC)*	*Forma farmacêutica*	*Status no Brasil*
Biovicerin	Megalabs	*Bacillus cereus*	5×10^6 UFCs	Flaconete	Comercializado
COLIDIS	Aché	*Lactobacllius reuteri* DSM 17938	1×10^8 UFCs	Gotas	Comercializado
Culturelle Junior	Cellera Farma	*Lactobacillus rhamnosus* GG/ ATCC 53103	5 bilhões de UFCs	Sachês e comprimidos Mastigáveis	Comercializado
Culturelle Saúde Digestiva	Cellera Farma	*Lactobacillus rhamnosus* GG/ DSM 33156	10 bilhões de UFCs	Cápsulas	Comercializado

(*Continua*)

Tabela 14.1. Probiótico (cepa única) (*Continuação*)

Produtos	*Fabricantes*	*Composição (gênero, espécie e cepa)*	*Dose (UFC/mg/FCC)*	*Forma farmacêutica*	*Status no Brasil*
Culturelle Maxx	Cellera Farma	*Lactobacillus rhamnosus* GG/ DSM 33156	20 bilhões de UFCs	Cápsulas	Comercializado
Enterogermina	Sanofi	*Bacillus Clausii*	$2{\times}10^9$	Suspensão	Comercializado
Enterogermina Plus	Sanofi	*Bacillus Clausii*	4 bilhões/ 5 mL	Suspensão	Comercializado
Enterogermina Adulto Max		*Bacillus Clausii*	5 bilhões/ 5 mL	Suspensão	Comercializado
Flora B	Cifarma Farmacêutica	Lactobacillus acidophilus NCFM	1 bilhão	Gotas	Comercializado
Florastor	União Química	*Lactobacillus acidophilus* NCFM	1 bilhão	Cápsulas e sachês	Comercializado
Lactosil Flora	Apsen	*Lactobacillus acidophilus* NCFM	$1{\times}10^9$	Cápsulas	Não comercializado
Leiba	União Química	*Lactobacillus acidophilus* NCFM	1 bilhão	Cápsulas, saches, comprimidos mastigáveis	Comercializado
Prolive	Aché	Lactobacillus acidophilus NCFM	1 bilhão	Cápsulas	Comercializado
Provance	Aché	*Limosilactobacillus reuteri* DSM 17938	$1{\times}10^8$ UFCs	Comprimido	Comercializado
Zincopro	Marja Farma	*Lactobacillus acidophilus* NCFM® (ATCC SD5221	$2{\times}10^9$ UFCs	Cápsulas	Comercializado
Bifilac MIND	Mantecorp	*Lactobacillus plantarum* DR7	2 bilhões UFCs	Cápsulas	Comercializado

Fonte: Desenvolvida pela autoria.

Tabela 14.2. Probiótico (mix de cepas)

Produtos	*Fabricantes*	*Composição (gênero, espécie e cepa)*	*Dose (UFC/mg/FCC)*	*Forma farmacêutica*	*Status no Brasil*
20 BI	Momenta	*Lactobacillus acidophillus* NCFM, *Lactobacillus paracasei* Lpc-37, *Bifidobacterium lactis* Bl-04, *Bifidobacterium lactis* Bl-07, *Bifidobacterium bifidum* Bb-02	$2{\times}10^{10}$ (20 bilhões)	Cápsula	Comercializado

(*Continua*)

Tabela 14.2. Probiótico (mix de cepas) (*Continuação*)

Produtos	*Fabricantes*	*Composição (gênero, espécie e cepa)*	*Dose (UFC/mg/ FCC)*	*Forma farmacêutica*	*Status no Brasil*
Atillus Caps	Myralis	*Lactobacillus acidophilus Bifidobacterium lactis*	2×10^9	Cápsulas	Comercializado
Atillus Multi	Myralis	*L. acidophilus* SD 5221 *L. rhamnosus* SD 5217 *B. bifidum* SD 657	3×10^9	Cápsulas	Comercializado
Bidrilac	Megalabs	*Lactobacillus acidophilus* + *Bifidobacterium lactis*	10^9	Sachê	Comercializado
Bifilac	Mantecorp	*Lactobacillus acidophilus* e *Bifidobacterium lactis*	2 bilhões	Cápsulas	Comercializado
Bifilac Geflora	Mantecorp	*Bifidobacterium lactis* HN019, *Lactobacilus acidophilus* NCFM	5 bilhões	*Sticks* pó	Comercializado
Bifilac LÍPID	Mantecorp	*Lactobacillus plantarum* CECT7527, *Lactobacillus plantarum* CECT7528 e *Lactobacillus plantarum* CECT7529	2 bilhões	Cápsulas	Comercializado
Bifilac SII	Mantecorp	*Lactobacillus plantarum* CECT 7484, *Lactobacillus plantarum* CECT 7485 e *Pediococcus acidilactici* CECT 7483 *Lactobacillus plantarum* CECT 7485 *Pediococcus acidilactici* 7483	3×10^9	Cápsulas	Comercializado
Eximia Probiac	FQM	*L. acidophilus* NCFM e *B. animalis* subespécie *lactis* HN019	2×10^9	Comprimidos	Comercializado
Flora 5	Cifarma	*Lactobacillus acidophilus, Lactobacillus casei, Lactococcus lactis, Bifidobacterium lactis, Bifidobacterium bifidum*	5×10^9 UFCs	Sachê	Comercializado
Floraliv Probiótico	Sanavita	*Lactobacillus acidophillus* NCFM, *Lactobacillus paracasei* Lpc-37TM, *Bifidobacterium lactis* Bi-07TM e *Bifidobacterium lactis* Bl-04	6 bilhões	Cápsulas	Comercializado

(*Continua*)

Tabela 14.2. Probiótico (mix de cepas) (*Continuação*)

Produtos	*Fabricantes*	*Composição (gênero, espécie e cepa)*	*Dose (UFC/mg/FCC)*	*Forma farmacêutica*	*Status no Brasil*
Probiatop	FQM	*Lactobacillus paracasei* LPC-37 *Lactobacillus rhamnosus* HN001 *Lactobacillus acidophilus* NCFM *Bifidobacterium lactis* HN019	10^9 UFCs	Sachê	Comercializado
Probians	Apsen	*Lactobacillus helveticus* R0052 *Bifidobacterium longum* R0175	10^9 UFCs	Cápsulas	Comercializado
Probid	Apsen	*Lactobacillus helveticus* R0052 *Bifidobacterium longum* R0175	10^9 UFCs	Cápsulas	Comercializado
Purabiotics	Puravida	*Lactobacillus acidophilus* NCFM (ATCC SD5221), *Lactobacillus paracasei* Lpc-37 (ATCC SD5275), *Bifidobacterium animalis* subsp. *lactis* Bl-04 (ATCC SD5219), *Bifidobacterium animalis* subsp. *lactis* Bl-07 (ATCC SD5220)	18 bilhões	Cápsulas	Comercializado
Simbioflora	FQM	*Lactobacillus acidophilus* SD 5221 NCFM *Lactobacillus rhamnosus* SD 5675 HN001 *Lactobacillus para casei* SD 5275 LPC-37 *Bifidobacterium lactis* SD5674 HN0019	10^9 UFCs	Sachê	Comercializado
Simfort Femme	Vitafor	*Lacticaseibacillus rhamnosus* GG (ATCC 53103) e *Lactobacillus acidophilus* NCFM (ATCC SD5221)	1×10^9 – 1×10^{10}	Cápsulas	Comercializado
Simcaps	Vitafor	*Bifidobacterium animalis* subsp. *lactis* HN019 (ATCC SD5674) e o *Lactobacillus acidophilus* NCFM (ATCC SD5221)	3×10^9	Cápsulas	Comercializado

(*Continua*)

Tabela 14.2. Probiótico (mix de cepas) (*Continuação*)

Produtos	*Fabricantes*	*Composição (gênero, espécie e cepa)*	*Dose (UFC/mg/FCC)*	*Forma farmacêutica*	*Status no Brasil*
Simfort Plus	Vitafor	*Bifidobacterium animalis* subsp. *lactis* HN019 (ATCC SD5674) e o *Lactobacillus acidophilus* NCFM (ATCC SD5221)	$1{,}7\times10^{10}$	Cápsulas	Comercializado
Simfort	Vitafor	*Lactobacillus acidophilus, Lactobacillus casei, Lactococcus lactis, Bifidobacterium bifidum* e *Bifidobacterium lactis*	5×10^{9} UFCs	Cápsulas	Comercializado
Tamarine Probium	Hypera	*Lactobacillus acidophilus* NCFM + *Bifidobacterium lactis* HN-019	2 bilhões	Cápsulas	Comercializado

Fonte: Desenvolvida pela autoria.

Tabela 14.3. Simbiótico (prebiótico + probiótico)

Produtos	*Fabricantes*	*Composição (gênero, espécie e cepa)*	*Dose (UFC/mg/FCC)*	*Forma farmacêutica*	*Status no Brasil*
FLORENCE PRO	Biolab	*Lactobacillus acidophilus* e fruto-oligossacarideo	5×10^{9}	Sachês	Comercializado
SimbioFlora	FQM	*Lactobacillus acidophilus* SD 5221 NCFM, *Lactobacillus rhamnosus* SD 5675 HN001, *Lactobacillus para casei* SD 5275 LPC-37, *Bifidobacterium lactis* SD5674 HN0019, fruto-oligossacarídeo (FOS)	10^{9} UFCs	Pó	Comercializado

Fonte: Desenvolvida pela autoria.

Tabela 14.4. Leveduras

Produtos	*Fabricantes*	*Composição (gênero, espécie e cepa)*	*Dose (UFC/mg/FCC)*	*Forma farmacêutica*	*Status no Brasil*
Floratil	FQM	*Saccharomyces boulardii CNCM* I-745 liofilizado	100 mg a 200 mg	Cápsula e sachê	Comercializado
Florent	Cifarma	*Saccharomyces boulardii*	100 mg a 200 mg	Cápsulas e pó	Comercializado

(*Continua*)

Tabela 14.4. Leveduras (*Continuação*)

Produtos	*Fabricantes*	*Composição (gênero, espécie e cepa)*	*Dose (UFC/mg/FCC)*	*Forma farmacêutica*	*Status no Brasil*
Florax (adulto e pediátrico)	Hebron	*Saccharomyces cerevisiae*	2,5×10^8 – 5×108	Flaconete	Comercializado
Floratil AT	FQM	*Saccharomyces boulardii* CNCM I-745 liofilizado	250 mg	Cápsula e sachê	Comercializado
Repoflor	Legrand	*Saccharomyces boulardii, Saccharomyces boulardii*17	100 mg a 200 mg	Cápsula e pó	Comercializado
Repoflor 250	Legrand	*Saccharomyces boulardii, Saccharomyces boulardii*-17	250 mg	Cápsulas	Comercializado

Fonte: Desenvolvida pela autoria.

Conclusões

No futuro, as abordagens terapêuticas possivelmente evoluirão dentro do moderno conceito da Medicina de Precisão, que considera as múltiplas variáveis individuais, como o perfil genético do hospedeiro, para definir estratégias terapêuticas personalizadas para cada paciente. Essa tendência já é visível na integração de ferramentas ômicas, como transcriptômica e metabolômica, que permitem identificar biomarcadores microbiológicos específicos, orientando intervenções clínicas mais precisas. Os avanços no estudo do microbioma possivelmente serão integrados a essa visão, já que o conhecimento se avoluma em diferentes especialidades, de forma a demonstrar a complexidade e a interface com vários órgãos e sistemas, bem como relacionado a diversas doenças associadas a causalidade, influência na progressão ou reversão de condições clínicas agudas ou crônicas. Além disso, o uso de sequenciamento do microbioma para prever respostas a terapias probióticas específicas está se tornando uma realidade, o que amplia as possibilidades de personalização.

O emprego de intervenções com prebióticos, probióticos e simbióticos tem se tornado prática cada vez mais frequente e indiscutivelmente útil na modulação do microbioma, favorecendo o resgate da normobiose e consequente melhora na saúde geral do indivíduo. Esse fato tem trazido uma enorme expansão da indústria nesse segmento, bem como o aprimoramento da regulamentação junto aos órgãos de Saúde, permitindo várias possiblidades de tratamento. A escolha entre formulações com cepas únicas, misturas de cepas ou consórcios de probióticos representa um aspecto relevante nas decisões terapêuticas. Formulações de cepas únicas, como LGG, demonstram eficácia em indicações específicas, como diarreia associada a antibióticos, enquanto misturas de cepas podem oferecer benefícios mais abrangentes. Consórcios de probióticos, desenvolvidos para replicar interações simbióticas naturais, estão emergindo como uma abordagem inovadora, especialmente em condições multifatoriais, como a síndrome metabólica.[47-51]

Os estudos indicam que, além das fórmulas já existentes, deve-se evoluir para novas formulações, isoladas ou em combinações, que possibilitem condutas customizadas à medida que funções e mecanismos de ação específicos vinculados às linhagens de cepas probióticas são elucidados.

Nesse contexto, cabe destacar que a disbiose é uma condição multifatorial e seu manejo requer uma abordagem ampla, que também deve envolver medidas que se iniciam no cuidado com a formação da microbiota nativa. Estratégias como a promoção do parto vaginal, o incentivo ao aleitamento materno e dietas ricas em fibras desde a infância são importantes para estabelecer uma microbiota abundante, diversificada e protetora. Além disso, é essencial o manejo das variáveis que contribuem na manutenção e estabilidade do microbioma a fim de manter suas funções fisiológicas estruturais, imunológicas e nutricionais preservadas. O uso dos prebióticos, probióticos e simbióticos é uma conduta fundamental, associada a um estilo de vida saudável. As intervenções devem ser acompanhadas de educação em saúde para que os pacientes compreendam a importância do microbioma na saúde geral e adiram às estratégias propostas.

Referências bibliográficas

1. Suchodolski JS, Jergens AE. Recent advances and understanding of using probiotic-based interventions to restore homeostasis of the microbiome for the prevention/therapy of bacterial diseases. Microbiology Spectrum. 2016;4(2):1-14.
2. Integrative HMP (iHMP) Research Network Consortium. The integrative human microbiome project: dynamic analysis of microbiome-host omics profiles during periods of human health and disease cell host microbe. 2014;16(3):276-89.
3. Gilbert JA, Blaser MJ, Caporaso JG, Jansson JK, Lynch SV, Knight R. Current understanding of the human microbiome. Nat Med. 2018;24(4):392-400.
4. de Souza HSP, Fiocchi C, Iliopoulos D. The IBD interactome: an integrated view of etiology, pathogenesis and therapy. Nat Rev Gastroenterol Hepatol. 2017;14(12):739-49.
5. Cavicchia LOA, Almeida MEF. Possíveis aplicações dos probióticos e simbióticos na modulação da fisiopatologia da obesidade e seus desfechos: Uma revisão narrativa. Revista Brasileira Multidisciplinar. 2024;27(1).
6. Rinninella E, Raoul P, Cintoni M, Franceschi F, Miggiano GAD, Gasbarrini A et al. What is the healthy gut microbiota composition? A changing ecosystem across age, environment, diet, and diseases. Microorganisms. 2019;7(1).
7. Zheng J et al. A taxonomic note on the genus lactobacillus: description of 23 novel genera, emended description of the genus Lactobacillus Beijerinck 1901, and union of Lactobacillaceae and Leuconostocaceae. International Journal of Systematic and Evolutionary Microbiology. 2020;70(4):2782-858.
8. Lozupone CA, Stombaugh JI, Gordon JI, Jansson JK, Knight R. Diversity, stability and resilience of the human gut microbiota. Nature. 2012;489(7415):220-30.
9. Costea PI, Hildebrand F, Arumugam M, Bäckhed F, Blaser MJ, Bushman FD et al. Enterotypes in the landscape of gut microbial community composition. Nat Microbiol. 2018;3(1):8-16.
10. Vitetta L, Vitetta G, Hall S. Immunological tolerance and function: associations between intestinal bacteria, probiotics, prebiotics, and phages. Frontiers in Immunology. 2018;9(10):1-15.
11. Hooks KB, O'Malley MA. Dysbiosis and Its discontents. mBio. 2017;8(5):e01492-17.
12. Petersen C, Round JL. Defining dysbiosis and its influence on host immunity and disease. cellular microbiology. Dysbiosis frequent questions management. 2014;16(7):1024-33. Disponível na Internet: http://www.dysfqm.com.br/ (13 jun. 2025).
13. Exame de sequenciamento genético Bioma4me. 2019a. Disponível na Internet: https://bioma4me.com.br/ (13 jun. 2025).
14. Lahtinen SJ. Probiotic viability – does it matter? Microbial Ecology in Health & Disease. 2012;23(0):10-4.
15. Quesada-Vázquez S, Bone C, Saha S, Triguero I, Colom-Pellicer M, Aragonès G et al. Microbiota dysbiosis and gut barrier dysfunction associated with non-alcoholic fatty liver disease are modulated by a specific metabolic cofactors' combination. Int J Mol Sci. 2022;23(22):13675. doi: 10.3390/ijms232213675.
16. Merkouris et al. Probiotics' effects in the treatment of anxiety and depression: a comprehensive review of 2014–2023 clinical trials. Microorganisms. 2024;12(2):411. doi: 10.3390/microorganisms12020411.

17. Zhao Y, Yang H, Wu P, Yang S, Xue W, Xu B et al. Akkermansia muciniphila: A promising probiotic against inflammation and metabolic disorders. Virulence. 2024;15(1). doi: 10.1080/21505594.2024.2375555.
18. Monteiro et al. Paraprobiotics and postbiotics-current state of scientific research and future trends toward the development of functional foods. Foods. 2023;12(12):2394. doi: 10.3390/foods12122394.
19. Hill C, Guarner F, Reid G, Gibson GR, Merenstein DJ, Pot B et al. Expert consensus document. The International Scientific Association for Probiotics and Prebiotics consensus statement on the scope and appropriate use of the term probiotic. Nat Rev Gastroenterol Hepatol. 2014;11(8):506-14.
20. Brasil. Ministério da Saúde. Agência Nacional de Vigilância Sanitária. RDC no. 241, de 26 de julho de 2018. Dispõe sobre os requisitos para comprovação da segurança e dos benefícios à saúde dos probióticos para uso em alimentos. Diário Oficial da União 27. Agência Nacional de Vigilância Sanitária, 2018a. Disponível na Internet: http://portal.anvisa.gov.br/ (13 jun. 2025).
21. ISAPP Consensus. Revisiting the definition and scope of probiotics in modern research. Nature Reviews Gastroenterology & Hepatology; 2023a. Disponível na Internet: https://isappscience.org/2023-in-review-highlights-in-the-field-of-biotic-science/ (13 jun. 2025).
22. Agência Nacional de Vigilância Sanitária. Disponível na Internet: http://portal.anvisa.gov.br/.(13 jun. 2025).
23. D'Almeida et al. Plant-based probiotic foods: current state and future trends. Food Sci Biotechnol. 2024;33(15):3401-22. doi: 10.1007/s10068-024-01674-1.
24. Merenstein et al. Emerging issues in probiotic safety: 2023 perspectives. Gut Microbes. 2023;15(1):2185034. doi: 10.1080/19490976.2023.2185034.
25. Agência Nacional de Vigilância Sanitária. Guia para Comprovação da Segurança de Alimentos e Ingredientes. Disponível na Internet: http://portal.anvisa.gov.br/documents/33916/395734/Guia+para+Comprovação+da+Segurança+de+Alimentos+e+Ingredientes/f3429948-03db-4c02-ae9c-ee60a593ad9c (13 jun. 2025).
26. Conselho Federal de Farmácia. Guia prático do farmacêutico magistral. Disponível na Internet: http://www.cff.org.br/userfiles/file/guia prático do farmacêutico magistral_08dez2017_WEB.pdf (13 jun. 2025).
27. Dore MP, Bibbò S, Pes GM, Francavilla R, Graham DY. Role of Probiotics in Helicobacter pylori Eradication: Lessons from a Study of Lactobacillus reuteri Strains DSM 17938 and ATCC PTA 6475 (Gastrus®) and a Proton-Pump Inhibitor. Can J Infect Dis Med Microbiol. 2019:1;2019:3409820.
28. Daillère R, Vétizou M, Waldschmitt N, Yamazaki T, Isnard C, Poirier-Colame V et al. Enterococcus hirae and Barnesiella intestinihominis Facilitate Cyclophosphamide-Induced Therapeutic Immunomodulatory Effects. Immunity. 2016;45(4):931-43.
29. Bashiardes S, Tuganbaev T, Federici S, Elinav E. The microbiome in anti-cancer therapy. Semin Immunol. 2017;32:74-81.
30. Zhang M, Sun K, Wu Y, Yang Y, Tso P, Wu Z. Interactions between Intestinal microbiota and host immune response in inflammatory bowel disease. Frontiers in Immunology. 2017;8(8):1-13.
31. Huang J, Gong C, Zhou A. Modulation of gut microbiota: a novel approach to enhancing the effects of immune checkpoint inhibitors. Ther Adv Med Oncol. 2023;15:17588359231204854. doi: 10.1177/17588359231204854.
32. Kruis W, Fric P, Pokrotnieks J, Lukás M, Fixa B, Kascák M et al. Maintaining remission of ulcerative colitis with the probiotic Escherichia coli Nissle 1917 is as effective as with standard mesalazine. Gut. 2004;53(11):1617-23. doi: 10.1136/gut.2003.037747.
33. Jialal et al. The Journal of Clinical Endocrinology & Metabolism. 2014;99(1):39-48. doi: 10.1210/jc.2013-3092.
34. Koeth RA, Wang Z, Levison BS, Buffa JA, Org E, Sheehy BT et al. Intestinal microbiota metabolism of L--carnitine, a nutrient in red meat, promotes atherosclerosis. Nat Med. 2013;19(5):576-85.
35. Pellegrino et al. Role of Akkermansia in human diseases: from causation to therapeutic properties. Nutrients. 2023;15(8):1815. doi: 10.3390/nu15081815.
36. Jonsson AL, Bäckhed F. Role of gut microbiota in atherosclerosis. Nat Rev Cardiol. 2017;14(2):79-87.

37. Zhao et al. Therapeutic and improving function of lactobacilli in the prevention and treatment of cardiovascular-related diseases: a novel perspective from gut microbiota. Front Nutr. 2021;8:693412. doi: 10.3389/fnut.2021.693412.
38. Bu J, Wang Z. Cross-talk between gut microbiota and heart via the routes of metabolite and immunity. Gastroenterol Res Pract. 2018;2018:6458094.
39. Ma L, Zheng A, Ni L, Wu L, Hu L, Zhao Y et al. Bifidobacterium animalis subsp. lactis lkm512 Attenuates obesity-associated inflammation and insulin resistance through the modification of gut microbiota in high-fat diet-induced obese mice. Mol Nutr Food Res. 2022;66(3):e2100639.
40. Tripolt NJ, Leber B, Triebl A, Köfeler H, Stadlbauer V, Sourij H. Effect of lactobacillus casei shirota supplementation on trimethylamine-n-oxide levels in patients with metabolic syndrome: an open-label, randomized study. Atherosclerosis. 2015;242(1):141-4.
41. Boutagy NE, Neilson AP, Osterberg KL, Smithson AT, Englund TR, Davy BM et al. Probiotic supplementation and trimethylamine-N-oxide production following a high-fat diet. Obesity (Silver Spring). 2015;23(12):2357-63. doi: 10.1002/oby.21212.
42. Costa et al. Changes in nutrient absorption in children and adolescents caused by fructans, especially fructooligosaccharides and inulin. Archives de Pediatrie. 2020;27:166-9.
43. Waitzberg DL, Logullo LC, Bittencourt AF, Torrinhas RS, Shiroma GM, Paulino NP et al. Effect of synbiotic in constipated adult women – a randomized, double-blind, placebo-controlled study of clinical response. Clinical Nutrition. 2013;32(1):27-33.
44. Polakowski CB, Kato M, Preti VB, Schieferdecker MEM, Ligocki Campos AC. Impact of the preoperative use of synbiotics in colorectal cancer patients: a prospective, randomized, double-blind, placebo-controlled study. Nutrition. 2019;58:40-6.
45. Panigrahi P, Parida S, Nanda NC, Satpathy R, Pradhan L, Chandel DS et al. Corrigendum: a randomized synbiotic trial to prevent sepsis among infants in rural India. Nature. 2018;553(7687):238.
46. Sniffen JC, McFarland LV, Evans CT, Goldstein EJC. Choosing an appropriate probiotic product for your patient: an evidence-based practical guide. PLoS One. 2018;13(12):e0209205.
47. Young VB. The role of the microbiome in human health and disease: an introduction for clinicians. BMJ. 2017;356:j831.
48. Arumugam M, Raes J, Pelletier E, Le Paslier D, Yamada T, Mende DR et al. Enterotypes of the human gut microbiome. Nature. 2011;473(7346):174-80.
49. Shi et al. Gut microbiome modulation by probiotics, prebiotics, synbiotics and postbiotics: a novel strategy in food allergy prevention and treatment. Critical Reviews in Food Science and Nutrition. 2022;64:1-17. doi: 10.1080/10408398.2022.2160962.
50. Wang et al. The emerging role of the gut microbiota and its application in inflammatory bowel disease. Biomedicine & Pharmacotherapy. 2024;179:117302.
51. Lee C, Kim SW, Verma R, Noh J, Park JC, Park S et al. Probiotic consortium confers synergistic anti-inflammatory effects in inflammatory disorders. Nutrients. 2024;16(6):790. doi: 10.3390/nu16060790.

15

PreProSim, Parabióticos e Pós-bióticos – Benefícios, Riscos e Futuras Direções

Ilanna Marques
Beatriz de Azevedo Muner Ferreira
Dan L. Waitzberg

A microbiota intestinal (MI) é reconhecida por impactar a fisiologia humana ao participar da digestão, resposta imune, absorção e síntese de compostos potencialmente bioativos, que podem desempenhar papel importante na manutenção de saúde e prevenção de doenças. A MI pode ser influenciada por vários fatores, que incluem genética, idade, condições de saúde e doença, estresse, estilo de vida e uso de medicamentos. Sua composição é plástica e passível de modulação, com capacidade de afetar sua composição e função metabólica, além de sua interação com o organismo.[1]

O desejo de modular o mundo microbiano promoveu o desenvolvimento de compostos direcionados a um grupo cada vez maior de micro-organismos, resultando na produção de prebióticos, probióticos, simbióticos, paraprobióticos e pós-bióticos, reconhecidos por seus efeitos metabólicos e fisiológicos, associados à melhora de condições de saúde, com impactos intestinais e extraintestinais.[2]

Prebióticos

O termo "prebiótico" foi definido, pela primeira vez, em 1995 como "ingrediente alimentar não digerível que afeta beneficamente o hospedeiro ao estimular seletivamente o crescimento e/ou a atividade de um ou mais de um número limitado de bactérias já residentes no cólon". Neste período, a classe dos prebióticos, representada pelos frutanos (fruto-oligossacarídeos [FOSs] e inulina) e galactanos (galacto-oligossacarídeos [GOSs]), foi reconhecida por sua capacidade de promover benefícios à MI ao estimular o enriquecimento dos gêneros *Lactobacillus* e *Bifidobacterium*.[3]

Com os avanços das técnicas de sequenciamento genético e pesquisas em microbiota, foi possível identificar compostos que promovessem o enriquecimento de outras classes de micro-organismos, ampliando o conhecimento sobre espécies benéficas afetadas por prebióticos, com efeitos intestinais e extraintestinais. Essa ampliação de conhecimentos culminou na necessidade de revisão do termo "prebióticos" e de seus benefícios, realizada por painel de especialistas da área e consensuada no ano de 2017.[4]

Por consenso, atualmente, define-se "prebiótico" como "substrato que é utilizado seletivamente por microrganismos hospedeiros que conferem um benefício à saúde". Essa definição difere os prebióticos da maioria das fibras alimentares, como pectinas, celulose e xilanos, que estimulam o crescimento de uma grande variedade de micro-organismos intestinais. O consenso também trouxe outros apontamentos sobre definição e utilização de prebióticos.[3]

Conceito

Considera-se prebiótico todo composto passível de utilização seletiva por micro-organismos, conferindo benefícios à saúde. Assim, substratos que modulem a MI, mas não envolvam esse uso seletivo – como antibióticos, minerais e vitaminas, entre outros – não são classificados como prebióticos.

No que diz respeito à utilização seletiva, o consenso destaca a necessidade de abandonar a linguagem restrita aos gêneros *Bifidobacterium* e *Lactobacillus*. Com os avanços dos estudos na área, observa-se uma ampliação da seletividade prebiótica para outras espécies benéficas, como *Faecalibacterium prausnitzii,* produtora de butirato, e *Akkermansia muciniphila,* bactéria degradadora de mucina. Essas espécies estão associadas a efeitos benéficos à saúde, incluindo, respectivamente, redução dos níveis inflamatórios e melhora da função de barreira intestinal.[5]

O consenso também apresenta outros pontos que contribuem para a atualização do conceito de prebióticos:[5]

- O uso do termo "substrato" foi adotado por se referir a qualquer substância da qual um organismo pode obter nutrientes.
- Embora diferentes micro-organismos possam metabolizar um mesmo substrato, é o benefício à saúde do hospedeiro, oriundo dessa utilização seletiva, que caracteriza o composto como prebiótico.
- Além dos prebióticos já bem-estabelecidos na literatura, geralmente constituídos por carboidratos não digeríveis, o painel reconhece o potencial de compostos emergentes. Entre eles, destacam-se os polifenóis, dos quais cerca de 90 a 95% não são absorvidos no intestino delgado e são metabolizados pela microbiota colônica, originando metabólitos bioativos.

Administração

Embora a via oral seja a forma mais comum de administração, prebióticos também podem ser aplicados por outros locais do corpo, como a microbiota da pele e microbiota vaginal. O consenso também reforça a importância da dose adequada de administração – que pode variar conforme o tipo de prebiótico – para que os efeitos benéficos sejam efetivamente alcançados.[5]

Composição

Os prebióticos atualmente estabelecidos se baseiam, em sua maioria, em carboidratos. No entanto, outras substâncias, como polifenóis e ácidos graxos poli-insaturados convertidos em seus respectivos ácidos graxos conjugados, também apresentam propriedades reconhecidas como prebióticos. Para ser classificado assim, um composto deve ser capaz de suportar condições de processamento de alimentos e permanecer inalterado – ou seja, não se degradar nem se alterar quimicamente –, além de estar disponível para o metabolismo bacteriano no intestino.[5]

Os termos "fibras prebióticas" e "fibras dietéticas" são, por vezes, utilizados de forma equivocada como sinônimos para componentes alimentares não digeríveis no trato gastrointestinal (TGI). Uma diferença significativa entre esses dois termos é que os prebióticos são fermentados por grupos específicos de micro-organismos, enquanto a fibra alimentar pode ser utilizada por uma ampla variedade de micro-organismos do cólon, sem seletividade definida. Portanto, considerando-se um dos critérios básicos de classificação – a seletividade –, torna-se claro que o uso intercambiável desses termos é inadequado. Um prebiótico pode ser uma fibra alimentar, mas nem toda fibra alimentar pode ser considerada um prebiótico.[6]

Benefícios e perspectivas dos prebióticos

O consumo de prebióticos é uma estratégia eficaz para modulação da microbiota gastrointestinal visando a promoção da saúde. Esse benefício decorre de critérios básicos que diferem os prebióticos de outros compostos alimentares, como as fibras. Entre as características exclusivas aos prebióticos, elencam-se:

- não são digeridos (ou apenas parcialmente digeridos) nos segmentos superiores do TGI, alcançando o cólon, onde são fermentados seletivamente por bactérias potencialmente benéficas, como espécies do gênero *Bifidobacterium*;
- alteram a composição da MI e sua atividade metabólica;
- promovem aumento na produção de ácidos graxos de cadeia curta (AGCCs);
- reduzem moderadamente o pH do cólon;
- diminuem a formação de compostos nitrosos e enzimas fecais;
- exercem efeitos positivos sobre o sistema imunológico.[6]

Os AGCC, produzidos por determinadas bactérias a partir da fermentação de prebióticos, exercem papel essencial na saúde intestinal. Sua atividade pode se estender a regiões distais do intestino, influenciando funções como a modulação do metabolismo, a homeostase intestinal, o aproveitamento energético e a regulação do apetite.[3] Os prebióticos também podem apresentar efeito anticarcinogênico, especialmente mediado pelo butirato – que apresenta propriedades anti-inflamatórias e imunomoduladoras – e favorecer a absorção de minerais ao regular o pH luminal.[6]

Os primeiros prebióticos com efeitos reconhecidos sobre a saúde gastrointestinal humana foram os oligossacarídeos do leite humano (HMOs), particularmente importantes para o desenvolvimento da MI e do sistema imunológico do lactente. Os HMOs agem enriquecendo a população de Bacteroidaceae e Bifidobacteriaceae, especialmente *Bifidobacterium longum*, além de impedir a adesão de patógenos ao epitélio intestinal por meio de mecanismos competitivos, protegendo o neonato contra infecções.[7] Em função da presença de HMOs, compreendem-se as diferenças na composição da MI entre lactentes em aleitamento materno e aqueles alimentados com fórmula infantil. Lactentes em aleitamento materno, porque consomem HMOs, apresentam vantagem seletiva para a colonização por bactérias favoráveis e inibem o crescimento de espécies patogênicas.[8]

Os polifenóis vegetais também constituem uma classe de compostos que podem atender aos critérios dos prebióticos. Estima-se que 90% a 95% dos polifenóis da dieta não sejam absorvidos no intestino delgado, atingindo o cólon, onde sofrem biotransformação mediadas pela microbiota colônica. As evidências crescentes indicam que os benefícios à saúde associados ao consumo de polifenóis dependem da utilização microbiana e dos metabólitos produzidos.[9] Os benefícios descritos até o momento incluem melhorias na saúde gastrointestinal e óssea (p. ex., aumento da biodisponibilidade de minerais), com perspectiva de ensaios clínicos e ampliação de estudos comprobatórios em outras áreas.[3]

Todavia, os compostos prebióticos mais estudados em relação à saúde humana são os frutanos, como os FOSs e a inulina, e os galactanos, como os GOSs. Esses compostos são encontrados em alimentos à base de plantas, como alguns vegetais (alho-poró, cebola, alho, alcachofra, chicória e aspargo), frutas (banana) e cereais (centeio, milho);[5] e metabolizados preferencialmente por bifidobactérias, por meio das enzimas β-frutanosidase e β-galactosidase.[3] Os benefícios da suplementação de FOSs, GOSs e inulina já são bem-documentados. Uma vasta literatura de ensaios clínicos randomizados apontou benefícios à saúde com a suplementação desses prebióticos em indivíduos saudáveis ou em situações de doenças, conforme mostra o Quadro 15.1.

Quadro 15.1. Resultados de ensaios clínicos que demonstraram eficácia com suplementação oral de prebióticos

Saúde metabólica: sobrepeso e obesidade, síndrome metabólica	*Inulina, FOS e GOS*
Saciedade	FOS
Melhor absorção de cálcio e outros minerais, saúde óssea	Inulina, FOS
Saúde da pele, redução de eritema	GOS
Alergias	FOS, GOS
Doenças inflamatórias intestinais	Inulina
Enterocolite necrosante em prematuros	FOS, GOS
Síndrome do intestino irritável	GOS

FOS: fruto-oligossacarídeo; GOS: galacto-oligossacarídeo.

Fonte: Adaptado de Gibson GR, Hutkins R, Sanders ME et al. The International Scientific Association for Probiotics and Prebiotics (ISAPP) consensus statement on the definition and scope of prebiotics. Nature Reviews Gastroenterology and Hepatology. 2017;14(8):491-502.

Probióticos

Define-se probióticos como "linhagens vivas de micro-organismos estritamente selecionados que, quando administrados em quantidades adequadas, conferem benefício à saúde do hospedeiro".[10] Esses micro-organismos podem atuar por diversos mecanismos, que incluem modulação da função imune, produção de ácidos orgânicos e compostos antimicrobianos, interação com a microbiota residente, melhora da integridade da barreira intestinal e produção de enzimas.[11]

Por envolver a administração de organismos vivos, a suplementação com probióticos exige o cumprimento de critérios rigorosos de seleção das cepas, a fim de evitar efeitos adversos. Esses critérios abrangem desde a origem das linhagens – que devem estar isentas de associação com culturas patogênicas – até o perfil de resistência a antibióticos e sua viabilidade comercial.[6] Os principais critérios de seleção estão descritos no Quadro 15.2.

Os micro-organismos com eficácia comprovada em estudos clínicos e comumente utilizados como probióticos em humanos pertencem aos gêneros *Lactobacillus*, *Bifidobacterium*,

Lactococcus, *Streptococcus*, *Enterococcus*, *Bacillus* e *Saccharomyces*, sendo administrados em cepas isoladas ou de modo combinado.[6]

Quadro 15.2. Critérios para seleção das cepas probióticas

Critérios	*Requisitos necessários*
Segurança	• Origem humana ou animal • Isolado do trato gastrointestinal de indivíduos saudáveis • História de uso seguro • Identificação diagnóstica precisa • Ausência de dados sobre associação com doença infecciosa • Ausência da capacidade de clivar sais de ácidos biliares • Sem efeitos adversos • Ausência de genes responsáveis pela resistência a antibióticos
Funcionalidade	• Competitividade em relação à microbiota que habita o ecossistema intestinal • Capacidade de sobreviver e manter a atividade metabólica no local de destino • Resistência a sais biliares, enzimas e baixo pH • Atividade antagônica contra patógenos • Resistência à bactericidas e ácidos produzidos pela microbiota intestinal endógena • Adesão e capacidade de colonizar locais específicos no hospedeiro • Taxa de sobrevivência apropriada no sistema gastrointestinal
Utilidade tecnológica	• Fácil produção de grandes quantidades de biomassa e alta produtividade de culturas • Viabilidade e estabilidade das propriedades desejadas das bactérias probióticas durante o processo de fixação (congelamento, liofilização), preparação e distribuição • Alta taxa de sobrevivência de armazenamento em produtos acabados (em condições aeróbias e microaerofílicas) • Garantia das propriedades sensoriais desejadas nos produtos finais (no caso da indústria de alimentos) • Estabilidade genética • Resistência a bacteriófagos

Fonte: Adaptado de Hill C, Guarner F, Reid G et al. Expert consensus document: The International Scientific Association for Probiotics and Prebiotics consensus statement on the scope and appropriate use of the term probiotic. Nat. Rev. Gastroenterol. Hepatol. 2014;11:506-14.

Benefícios e perspectivas dos probióticos

Os probióticos podem apresentar efeitos benéficos na restauração da MI após antibioticoterapia ou intoxicação decorrente de alimentos e exposição a contaminantes ambientais, além de inibir o desenvolvimento de espécies patogênicas como *Salmonella enteritidis* e *Escherichia coli*.[6] Em particular, espécies do gênero *Lactobacillus* têm fortes efeitos bactericidas frente a esses patógenos, por meio de mecanismos como: inibição de atividade bacteriana via produção de substâncias antimicrobianas; competição com patógenos pela adesão ao epitélio e por nutrientes; imunomodulação do hospedeiro; e inibição da produção de toxinas bacterianas.[6,12]

Além do efeito bacteriostático, micro-organismos probióticos como *Lactobacillus plantarum*, *Lactobacillus reuteri* e *Bifidobacterium adolescentis* foram associados com produção de vitaminas do complexo B, estímulo à síntese de aminoácidos e produção de enzimas, como esterases e lipases.[13,14]

Os benefícios da suplementação probiótica em condições de doença foram comprovados em diversos ensaios clínicos, com eficácia comprovada em doenças gastrointestinais e extragastrointestinais. Há evidências de sua eficácia em doenças ósseas,[15] eczemas,[16] doenças inflamatórias intestinais,[2] síndrome do intestino irritável (SII), dermatite atópica e processos alérgicos em geral. Além disso, estudos clínicos comprovaram a eficácia dos probióticos em doenças metabólicas, como obesidade, síndrome de resistência à insulina, diabetes *mellitus* tipo 2 (DM2) e doença hepática gordurosa não alcoólica.[2]

Apesar da ampla utilização e dos benefícios relatados, o uso de probióticos deve ser cuidadosamente avaliado em decorrência da grande variação na composição, dosagem e interação dos probióticos com o hospedeiro, o que requer uma análise criteriosa antes de sua recomendação, visando evitar possíveis eventos adversos.[17] Além disso, muitos probióticos comercialmente disponíveis não foram avaliados clinicamente perante suas alegações de eficácia em diversas condições clínicas. Os probióticos, de modo geral, são bem-tolerados e seguros; no entanto, existe uma preocupação teórica quanto a seu uso em pacientes imunossuprimidos com barreira mucosa intestinal alterada, o que reforça a necessidade de estudos adicionais nessa área.

Simbióticos

O termo "simbiótico" refere-se a produtos que contêm combinações apropriadas de prebióticos e probióticos. Estritamente falando, essa denominação deve ser reservada a formulações nas quais o componente prebiótico favorece, de modo seletivo, o crescimento ou a atividade do componente probiótico.[18-21]

Os simbióticos combinam prebióticos e probióticos de forma funcional, favorecendo a sobrevivência dos micro-organismos probióticos ao longo do trato digestório, já que o substrato prebiótico está disponível para fermentação.[18-23] Conforme ilustrado na Figura 15.1, os simbióticos podem ser classificados em dois tipos: complementares e sinérgicos.[22]

Nos simbióticos complementares, prebióticos e probióticos atuam de forma independente, sem competição. O probiótico coloniza o hospedeiro e promove benefícios, enquanto o prebiótico serve de substrato para micro-organismos residentes (autóctones). Já os simbióticos sinérgicos envolvem uma ação coordenada: o prebiótico é utilizado preferencialmente pelo probiótico coadministrado (alóctone), estimulando sua colonização e atividade. Esse substrato também pode beneficiar diretamente o hospedeiro. Nessa modalidade, há uma leve competição pelo substrato, sendo o foco principal favorecer os efeitos do probiótico.[22]

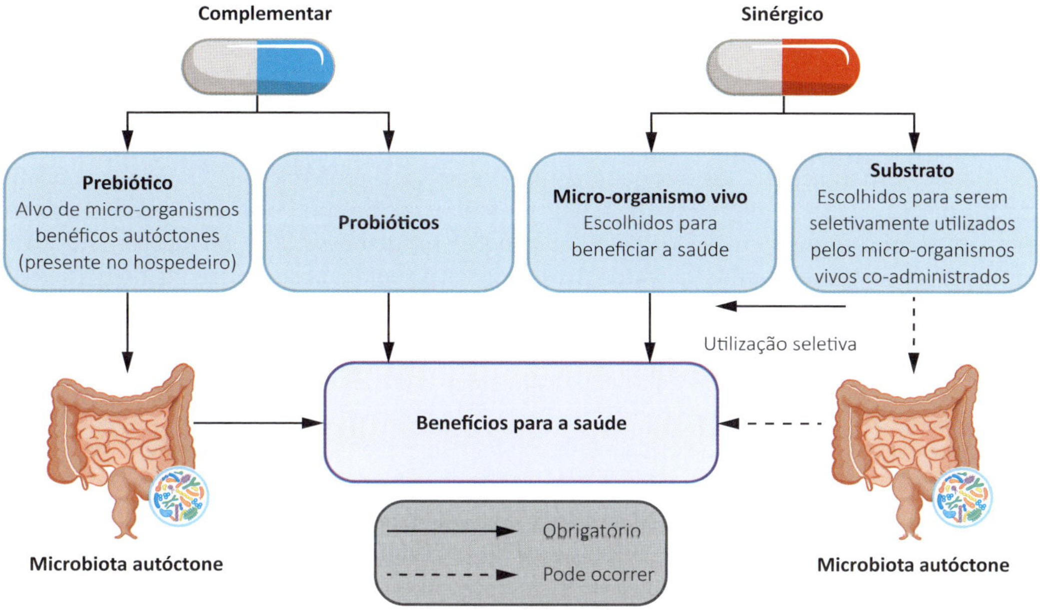

Figura 15.1. Tipos de simbióticos e mecanismos de ação.

Fonte: Adaptada de Swanson KS, Gibson GR, Hutkins R et al. The International Scientific Association for Probiotics and Prebiotics (ISAPP) consensus statement on the definition and scope of synbiotics. Nat Rev Gastroenterol Hepatol. 2020;17(11):687-701.

Benefícios e perspectivas dos simbióticos

Entre os efeitos mais bem-caracterizados dos simbióticos, destaca-se o aumento da resistência contra micro-organismos patogênicos. As culturas probióticas competem com esses patógenos, inibindo seu crescimento por meio da produção de ácidos orgânicos (p. ex., lactato, propionato, butirato e acetato) e bacteriocinas, além de reforçarem os mecanismos naturais de defesa do organismo.[24] Além disso, o uso de simbióticos está associado ao aumento da população de bifidobactérias, melhora do controle glicêmico, redução do colesterol sanguíneo, equilíbrio da MI, melhora da permeabilidade intestinal e regulação do sistema imunológico.[25]

A ação sinérgica dos simbióticos na imunidade intestinal deve-se, em parte, à atuação dos probióticos no aumento de linfócitos circulantes e citocinas que estimulam a fagocitose. Os prebióticos, por sua vez, favorecem a produção de ácido láctico e a redução do pH colônico, o que contribui para o ambiente ideal à proliferação de micro-organismos benéficos.[26,27] Outro benefício importante do uso de simbióticos é o aumento da absorção de minerais, como cálcio, fósforo e magnésio. O estímulo à absorção de cálcio ocorre quando substâncias prebióticas são fermentadas no cólon pela microbiota local, especialmente por bifidobactérias, resultando na produção de gases, ácidos orgânicos e AGCCs. Esses metabólitos regulam o pH intestinal, aumentam a solubilidade dos minerais e favorecem sua absorção, tanto passiva como ativa.[28]

O aumento da biodisponibilidade de ferro parece ser explicado pela acidificação do ambiente intestinal pelos AGCCs provenientes da fermentação das bifidobactérias, que solubilizam os minerais e facilitam sua absorção na borda em escova dos enterócitos. Outras hipóteses para a melhora na absorção de ferro podem ser levantadas, como a presença do lactato de ferro, derivado do ácido lático produzido pelos probióticos, que é mais bem-absorvido pelas membranas celulares do que o ferro ionizado. Adiciona-se, ainda, que o aumento da biodisponibilidade do ferro pode estar correlacionado a aumento da absorção de cálcio, fator que diminui a formação de complexos insolúveis entre cálcio e ferro.[29]

Estudos experimentais sugerem que certos prebióticos, probióticos e simbióticos podem reduzir o risco de câncer de cólon. Em estudo aleatório, controlado por placebo, com o uso de simbióticos (oligofrutose + inulina [SYN1] + *Lactobacillus rhamnosus* GG e *Bifidobacterium lactis* Bb12) em pacientes submetidos à ressecção de pólipos do cólon, observou-se melhora da composição da microbiota e de vários biomarcadores genéticos, celulares, inflamatórios e imunológicos, com potencial redução do risco de câncer de cólon.[18,30]

Em pacientes cirróticos com encefalopatia mínima, o uso de probióticos, prebióticos e simbióticos foi associado à melhora na composição da MI e nos níveis de amônia. De forma distinta, na encefalopatia hepática estabelecida, nenhum efeito foi observado com uso isolado de probióticos.[31] Em pacientes submetidos a transplante de fígado, metanálise incluiu quatro estudos prospectivos com uso de simbióticos (geralmente *Lactobacillus plantarum* 299 e 10 g de fibra da aveia) *versus* apenas fibra prebiótica. No grupo com simbiótico, em relação ao grupo em uso apenas da fibra prebiótica, a incidência de infecções bacterianas pós-operatórias foi significativamente reduzida (7% vs. 35%). Além disso, os dias de internação em unidade de terapia intensiva (UTI) e a duração do tratamento com antibióticos diminuíram com a utilização de simbióticos. Esses resultados promissores necessitam de confirmação em outros trabalhos.[32]

Diferentes estudos randomizados foram realizados em pacientes submetidos a cirurgias abdominais de grande porte (que incluem politrauma, câncer, operações no estômago, cólon etc.). Os estudos, em geral, comparam simbióticos adicionados à nutrição enteral (o mais utilizado, Symbiotic 2000 ou *Lactobacillus plantarum* + fibra da aveia) contra fibra prebiótica e grupo-controle – com nutrição parenteral ou enteral (padrão com fibra, peptídica ou com glutamina). Em alguns estudos, mas não em todos, as preparações simbióticas reduziram a incidência de infecções bacterianas em relação à nutrição parenteral total ou em relação a outras formulações de nutrição, com resultados intermediários quanto à fibra prebiótica.[18]

A partir de 2005, foram publicados trabalhos do grupo Oláh, conduzidos em pacientes com pancreatite aguda grave. Nesses trabalhos, avaliou-se o uso de simbióticos (*Lactobacillus plantarum* ou formulação Symbiotic 2000) em comparação ao uso exclusivo de prebióticos (fibra de aveia), ambos administrados por sonda nasojejunal. No primeiro estudo, a incidência de necrose ou abscesso infectado foi significativamente menor com o uso de simbióticos (4,5% vs. 30%). Já no segundo, observou-se uma redução significativa na ocorrência de falência de múltiplos órgãos e de síndrome da resposta inflamatória sistêmica no grupo suplementado com simbióticos.[33]

Avaliou-se o efeito do consumo prolongado de leite fermentado com *Bifidobacterium* spp., com ou sem inulina (18 g/dia), na contagem de bifidobactérias fecais de homens saudáveis. Os resultados indicaram que o leite fermentado esteve associado a aumento significativo da proporção de bifidobactérias na microbiota colônica. No entanto, a administração concomitante de inulina não intensificou esse efeito. Curiosamente, após 2 semanas de interrupção do consumo desses produtos, os voluntários que haviam recebido inulina apresentaram uma contagem significativamente maior de bifidobactérias comparados aos que não receberam.[34] Para indivíduos com síndrome do intestino curto, a terapia simbiótica com *Bifidobacterium brevis, Lactobacillus casei* e GOS, administrada por 2 anos, resultou em melhora satisfatória da motilidade e da função absortiva intestinal.[35]

Somados, os estudos apontam que o uso de simbióticos configura-se como uma abordagem terapêutica promissora e, de modo geral, segura em diversos contextos clínicos, demonstrando efeitos positivos nas mais variadas condições, conforme discutido nesta seção.

Paraprobióticos

Paraprobióticos, também denominados "probióticos não viáveis", inativados ou tindalizados, são definidos como células microbianas inativas (intactas ou fragmentadas) ou extratos celulares brutos que, quando administrados em quantidades adequadas, conferem benefícios à saúde.[36] Esses compostos podem incluir fragmentos de parede celular, membranas, lisados ou outros componentes bacterianos sem a capacidade de replicação. Porque apresentam maior estabilidade térmica e resistência ao pH, os paraprobióticos despertam grande interesse da indústria alimentícia já que podem ser incorporados a produtos processados sem perder funcionalidade.[37]

Os paraprobióticos são obtidos por meio da inativação de cepas probióticas, geralmente por meio de tratamento térmico. Outros métodos incluem desidratação, radiação, ultrassonografia e pressão hidrostática.[38,39] A ausência de micro-organismos vivos torna o uso de paraprobióticos mais seguro quando comparado ao de probióticos e simbióticos, especialmente em populações vulneráveis, como crianças, idosos e imunocomprometidos. Essa característica também permite sua aplicação em diversos tipos de alimentos, medicamentos e suplementos, inclusive em etapas industriais que envolvem calor ou acidez elevada.[37]

Benefícios e perspectivas dos paraprobióticos

Estudos têm demonstrado que os paraprobióticos podem exercer ações anti-inflamatórias, antioxidantes, imunomoduladoras, antiadesivas e antibiofilme.[40] Esses efeitos ocorrem mesmo sem a presença de micro-organismos vivos, sendo atribuídos a seus componentes estruturais e metabólicos. Evidências indicam benefícios em quadros como alergias, infecções respiratórias, distúrbios gastrointestinais e dermatites.[41,42] Além disso, paraprobióticos como *Lactobacillus gasseri* CP2305 e *Lactobacillus paracasei* MCC1849 têm sido estudados por seus efeitos positivos no estresse, qualidade do sono e reforço à imunidade.[43,44]

Até o momento, os paraprobióticos demonstram um perfil de segurança favorável, especialmente porque não apresentam risco de colonização, translocação ou infecção sistêmica, o que os torna uma opção viável para populações de maior risco.[40,45] No entanto, assim como para outros bióticos, recomenda-se avaliação criteriosa de segurança para cada cepa inativada, considerando-se o método de produção e o público-alvo.

Embora os resultados iniciais sejam promissores, os paraprobióticos ainda são considerados uma fronteira emergente no campo dos bióticos. A ausência de regulamentações específicas e a necessidade de padronização nos métodos de produção e de avaliação de eficácia representam desafios importantes. Futuras pesquisas devem priorizar ensaios clínicos bem-delineados, estudos mecanísticos e análises metabolômicas para esclarecer os compostos ativos responsáveis pelos efeitos terapêuticos. A definição de diretrizes claras por parte de agências reguladoras também será fundamental para garantir a segurança, eficácia e qualidade dos produtos contendo paraprobióticos.[40]

Pós-bióticos

Pós-bióticos são definidos como preparações compostas por micro-organismos inativos e/ou seus componentes, que conferem benefícios à saúde do hospedeiro.[46] Diferenciam-se dos probióticos por não conter micro-organismos viáveis; e, dos paraprobióticos, por englobar uma gama mais ampla de derivados bacterianos, como metabólitos, componentes estruturais e substâncias secretadas durante a fermentação.[47,48]

De acordo com a definição da International Scientific Association for Probiotics and Prebiotics (ISAPP), os pós-bióticos devem ser obtidos a partir de cepas identificadas e caracterizadas, com segurança comprovada para o uso pretendido.[46] Dessa forma, alimentos fermentados por culturas mistas e indefinidas não são considerados pós-bióticos se a origem microbiana não for determinada.

Benefícios e perspectivas dos pós-bióticos

A administração de pós-bióticos tem ganhado destaque por sua estabilidade frente a condições adversas, como calor e oxigênio, comuns no processamento de alimentos. Porque não contêm micro-organismos vivos, apresentam vantagens tecnológicas, como maior vida útil, facilidade de armazenamento e menor risco de contaminação.[47]

Entre os compostos mais utilizados como pós-bióticos, estão os AGCCs, enzimas, exopolissacarídeos, fragmentos da parede celular, metabólitos e sobrenadantes livres de células.[49] Esses compostos exercem efeitos locais e sistêmicos por meio de propriedades imunomoduladoras, anti-inflamatórias e antimicrobianas. Seus mecanismos de ação incluem fortalecimento da barreira epitelial, modulação da MI, estímulo à produção de IgA, interação com linfócitos e sinalização via sistema nervoso.[46]

Benefícios clínicos têm sido demonstrados com o uso de pós-bióticos. Na infância, pós-bióticos mostram potencial para apoiar a maturação do sistema imunológico, atuar em alergias alimentares, prevenir episódios de sibilos e melhorar a tolerância à proteína do leite de vaca.[50,51] Em adultos e idosos, destacam-se os efeitos positivos em distúrbios metabólicos e doenças intestinais crônicas.[52-54]

Por se tratar de micro-organismos inativados, os pós-bióticos são considerados mais seguros que os probióticos, especialmente em populações vulneráveis, como pacientes imunocomprometidos, já que não apresentam risco de replicação ou translocação bacteriana.[46] Ainda assim, há relatos isolados de efeitos adversos leves, como vômitos e distensão abdominal, em crianças menores de 5 anos.[55] Por isso, a avaliação de segurança, considerando a composição, a via de administração e o público-alvo, é essencial antes da comercialização de pós-bióticos.

O crescente interesse por pós-bióticos acompanha a demanda por terapias microbiológicas mais seguras e estáveis. Embora os estudos iniciais sejam promissores, grande parte das evidências ainda é experimental. Ensaios clínicos bem-delineados são necessários para estabelecer doses, tempo de uso e indicações específicas, tanto em adultos como em crianças.[52] Com a padronização de conceitos e processos, os pós-bióticos têm potencial para se consolidar como ferramentas terapêuticas e preventivas na nutrição e medicina integrativa.

Conclusões

A eficácia do uso de prebióticos, probióticos, simbióticos, paraprobióticos e pós-bióticos depende fortemente da composição individual da MI, além de fatores como predisposição genética, presença de polimorfismos, estado de saúde, uso de medicamentos (especialmente antibióticos), alimentação e forma de administração dos compostos. Essa complexidade contribui para a variabilidade observada nos resultados de estudos clínicos e na resposta individual ao uso desses agentes.

Embora os benefícios dos bióticos estejam bem-documentados em diversas condições clínicas – como distúrbios gastrointestinais, metabólicos, imunológicos e alérgicos –, ainda são necessários estudos mais robustos que esclareçam as melhores indicações, dosagens, tempo de uso e combinações de cepas e compostos. A caracterização precisa das cepas utilizadas e a avaliação rigorosa de segurança e eficácia são essenciais para avanços consistentes na prática clínica.

Assim, à medida que evoluímos no entendimento das interações entre micro-organismos e hospedeiro, estratégias com base em bióticos despontam como alternativas seguras e promissoras. No entanto, seu uso deve ser sempre respaldado por evidências científicas atualizadas considerando as particularidades de cada paciente e o contexto clínico.

Referências bibliográficas

1. Kolodziejczyk AA, Zheng D, Elinav E. Diet-microbiota interactions and personalized nutrition. Nat Rev Microbiol. 2019;17:742-53. doi: 10.1038/s41579-019-0256-8.
2. Sanders ME, Merenstein DJ, Reid G, Gibson GR, Rastall RA. Probiotics and prebiotics in intestinal health and disease: from biology to the clinic. Nat Rev Gastroenterol Hepatol. 2019;16(10):605-16.
3. Gibson GR, Hutkins R, Sanders ME, Prescott SL, Reimer RA, Salminen SJ et al. The International Scientific Association for Probiotics and Prebiotics (ISAPP) consensus statement on the definition and scope of prebiotics. Nature Reviews Gastroenterology and Hepatology. 2017;14(8):491-502.
4. Collins S, Reid G. Distant site effects of ingested prebiotics. Nutrients. 2016;8(9):E523.
5. Holscher HD. Dietary fiber and prebiotics and the gastrointestinal microbiota. Gut Microbes. 2017;(8)2:172 84.
6. Markowiak P, Slizewska K. Effects of probiotics, prebiotics, and synbiotics on human health. Nutrients 2017;9(1021):2-30.
7. Oozeer R et al. Intestinal microbiology in early life:specific prebiotics can have similar functionalities as human-milk oligosaccharides. Am. J. Clin. Nutr. 2013;98:561S-71S.
8. Brosseau C, Selle A, Palmer DJ, Prescott SL, Barbarot L, Bodinier M. Prebiotics: mechanisms and preventive effects in allergy. Nutrients. 2019;11(1841): 2-26.
9. Dueñas M, Muñoz-González I, Cueva C, Jiménez-Girón A, Sánchez-Patán F, Santos-Buelga C ,et al. A survey of modulation of gut microbiota by dietary polyphenols. Biomed. Res. Int. 2015:850902.
10. Hill C, Guarner F, Reid G, Gibson GR, Merenstein DJ et al. Expert consensus document: the international scientific association for probiotics and prebiotics consensus statement on the scope and appropriate use of the term probiotic. Nat. Rev. Gastroenterol. Hepatol. 2014;11:506-14.
11. Reid G, Gadir A, Dhir R. Probiotics: reiterating what they are and what they are not. Front. Microbiol. 2019;10:424.
12. Mishima Y, Sartor RB. Manipulating resident microbiota to enhance regulatory imune function to treat inflammatory bowel diseases. J Gastroenterol. 2020;55(1):4-14.
13. Liu X, Zhao W, Yu D, Cheng JG, Luo Y, Wang Y. Effects of compound probiotics on the weight, immunity performance and fecal microbiota of forest musk deer. Sci Rep. 2019;9(1):19146.
14. Basso PJ, Câmara NOS, Sales-Campos H. Microbial-based therapies in the treatment of inflammatory bowel disease – an overview of human studies. Front Pharmacol. 2018;9:1571.
15. McCabe L, Britton RA, Parameswaran N. Prebiotic and probiotic regulation of bone health: role of the intestine and its microbiome. Curr. Osteoporos. Res. 2015;13:363-71.
16. Dang D, Zhou W, Lun ZJ, Mu X, Wang DX, Wu H. Meta-analysis of probiotics and/or prebiotics for the prevention of eczema. J Int Med Res. 2013;41(5):1426-36.
17. Abraham B, Quigley EMM. Antibiotics and probiotics in inflammatory bowel disease: when to use them? Frontline Gastroenterol. 2020;11(1):62-69.

18. Olveira G, González-Molero I. Actualización de probióticos, prebióticos y simbióticos en nutrición clínica. Endocrinol Nutr. 2016;63(9):482-94.
19. Stefe CA, Alves MAR, Ribeiro RL. Probióticos, prebióticos e simbióticos. Saúde & Ambiente em Revista. 2008;3(1):16-33.
20. Raizel R, Santini E, Kopper AM, Domingos A. Efeitos do consumo de probióticos, prebióticos e simbióticos para o organismo humano. Revista Ciência & Saúde. 2011;4(2):66-74.
21. World Gastroenterology Organistation. Diretrizes mundiais da Organização Mundial de Gastroenterologia. Probióticos e Prebióticos. 2017;1-35.
22. Swanson KS, Gibson GR, Hutkins R, Reimer RA, Reid G, Verbeke K et al. The International Scientific Association for Probiotics and Prebiotics (ISAPP) consensus statement on the definition and scope of synbiotics. Nat Rev Gastroenterol Hepatol. 2020;17(11):687-701.
23. Bengmark S, Urbina JJ. Simbióticos: uma nueva estratégia em el tratamiento de pacientes críticos. Nutrición Hospitalaria. 2005;20(2):147-56.
24. Flesch AGT, Poziomyck AK, Damin DC. O uso terapêutico dos simbióticos. Arq Bras Cir Dig. 2014;27(3):206-9.
25. Willian M, Mabel A, Alberto B. Probióticos, prebióticos y simbióticos en pacientes críticos. Revista Brasileira de Nutrição Clínica. 2006;21:155-62.
26. Fooks LJ, Gibson GR. Probiotics as modulators of the gut flora. Br J Nutr. 2002;88(1):39-49.
27. Saavedra JM. Clinical applications of probiotic agents. Am J Clin Nutr. 2001;73:1147S-51S.
28. Saad SMI. Probiótico e prebiótico: o estado da arte. Rev. Brasileira de Ciências Farmacêuticas. 2006;42:01-16.
29. Santos FL et al. Utilização de probióticos na redução da anemia ferropriva. Diálogos & Ciências: Revista de Rede de Ensino da FTC. 2008;7(2):13-22.
30. Rafter J, Bennett M, Caderni G, Clune Y, Hughes R, Karlsson PC et al. Dietary symbiotics reduce cancer risk factorsin polypectomized and colon cancer patients. Am J Clin Nutr. 2007;85 (2):488-96.
31. Sharma V, Garg S, Aggarwal S. Probiotics and liver disease. Perm J. 2013;17:62-7.
32. Sawas T, Al Halabi S, Hernaez R, Carey WD, Cho WK. Patients receiving prebiotics and probiotics before liver transplantation develop fewer infections than controls: a systematic review and meta-analysis. Clin Gastroenterol Hepatol. 2015;13:1567.e3-1574.e3.
33. Oláh A, Belágyi T, Pótó L, Romics L Jr, Bengmark S. Synbiotic control of inflammation and infection in severe acute pancreatitis: a prospective, randomized, double blind study. Hepatogastroenterology. 2007;54(74):590-4.
34. Capriles VD, Silva KEA, Fisberg M. Prebióticos, probióticos e simbióticos: nova tendência no mercado de alimentos funcionais. Nutrição Brasil. 2005;4(6):327-35.
35. Kanamori Y, Hashizume K, Sugiyama M, Morotomi M, Yuki N. Combination therapy with Bifidobacterium breve, Lactobacillus casei and galactooligosaccharides dramatically improved the intestinal functional in a girl with Short Bowel Sindrome. Digestive Diseases and Sciences. 2001;46(9):2010-6.
36. Nataraj BH, Ali SA, Behare PV, Yadav H. Postbiotics-parabiotics: the new horizons in microbial biotherapy and functional foods. Microbial Cell Factories. 2020;19(1):168.
37. Siciliano RA, Reale A, Mazzeo MF, Morandi S, Silvetti T, Brasca M. Paraprobiotics: a new perspective for functional foods and nutraceuticals. Nutrients. 2021;13(4).
38. Tanzer JM, Thompson A, Lang C, Cooper B, Hareng L, Gamer A et al. Caries inhibition by and safety of Lactobacillus paracasei DSMZ16671. Journal of Dental Research. 2010;89(9):921-6.
39. Ananta E, Knorr D. Comparison of inactivation pathways of thermal or high pressure inactivated Lactobacillus rhamnosus ATCC 53103 by flow cytometry analysis. Food Microbiology. 2009;26(5):542-6.
40. Kumar H, Schütz F, Bhardwaj K, Sharma R, Nepovimova E, Dhanjal DS et al. Recent advances in the concept of paraprobiotics: nutraceutical/functional properties for promoting children health. Critical Reviews in Food Science and Nutrition. 2021:1-16.
41. Murata M, Kondo J, Iwabuchi N, Takahashi S, Yamauchi K, Abe F et al. Effects of paraprobiotic Lactobacillus paracasei MCC1849 supplementation on symptoms of the common cold and mood states in healthy adults. Beneficial Microbes. 2018;9(6):855-64.

42. Moroi M, Uchi S, Nakamura K, Sato S, Shimizu N, Fujii et al. Beneficial effect of a diet containing heat-killed Lactobacillus paracasei K71 on adult type atopic dermatitis. The Journal of Dermatology. 2011;38(2):131-9.
43. Nishida K, Sawada D, Kawai T, Kuwano Y, Fujiwara S, Rokutan K. Para-psychobiotic Lactobacillus gasseri CP2305 ameliorates stress-related symptoms and sleep quality. Journal of Applied Microbiology. 2017;123(6):1561-70.
44. Miyazawa K, Kawase M, Kubota A, Yoda K, Harata G, Hosoda M et al. Heat-killed Lactobacillus gasseri can enhance immunity in the elderly in a double-blind, placebo-controlled clinical study. Beneficial Microbes. 2015;6(4):441-9.
45. Deshpande G, Athalye-Jape G, Patole S. Para-probiotics for Preterm Neonates-The Next Frontier. Nutrients. 2018(7):10.
46. Salminen S, Collado MC, Endo A, Hill C, Lebeer S, Quigley EMM et al. The international scientific association of probiotics and prebiotics (ISAPP) consensus statement on the definition and scope of postbiotics. Nat Rev Gastroenterol Hepatol. 2021;18(9):649-67.
47. Cuevas-González PF, Liceaga AM, Aguilar-Toalá JE. Postbiotics and paraprobiotics: from concepts to applications. Food Res Int. 2020;136:109502.
48. Zendeboodi F, Khorshidian N, Mortazavian AM, da Cruz AG. Probiotic: conceptualization from a new approach. Curr. Opin. Food Sci. 2020;32:103-23.
49. Żółkiewicz J, Marzec A, Ruszczyński M, Feleszko W. Postbiotics-A step beyond pre- and probiotics. Nutrients. 2020;12(8):2189.
50. Morniroli D, Vizzari G, Consales A, Mosca F, Giannì ML. Postbiotic supplementation for children and newborn's health. Nutrients. 2021;13(3):781.
51. Bunyavanich S, Shen N, Grishin A, Wood R, Burks W, Dawson P et al. Early-life gut microbiome composition and milk allergy resolution. J Allergy Clin Immunol. 2016;138(4):1122-30.
52. Park M, Joung M, Park JH, Ha SK, Park HY. Role of postbiotics in diet-induced metabolic disorders. Nutrients. 2022;14(18):3701.
53. Martyniak A, Medyńska-Przęczek A, Wędrychowicz A, Skoczeń S, Tomasik PJ. Prebiotics, probiotics, synbiotics, paraprobiotics and postbiotic compounds in IBD. Biomolecules. 2021;11(12):1903.
54. Vallianou N, Stratigou T, Christodoulatos GS, Tsigalou C, Dalamaga M. Probiotics, prebiotics, synbiotics, postbiotics, and obesity: current evidence, controversies, and perspectives. Curr Obes Rep. 2020;9(3):179-92.
55. Malagón-Rojas JN, Mantziari A, Salminen S, Szajewska H. Postbiotics for preventing and treating common infectious diseases in children: a systemati

16

Microbiota Intestinal em Alergias e Distúrbios Imunes

Bruno Acatauassu Paes Barreto
Danielle Cristina Fonseca Candian

Introdução

Desde o final do século XIX e início do século XX, tem se tornado mais evidente o aumento na prevalência das doenças alérgicas no mundo inteiro, ocorrendo em uma velocidade de crescimento superior ao aritmético aumento populacional. Nesse sentido, muitos estudos apontam para a relação do homem com seu ambiente, intra ou extracorporal, como um dos principais fatores envolvidos nessa situação epidêmica. Mudanças ambientais e climáticas, estilo de vida e dieta, qualidade da água e consolidação da higiene, automatização do processo agrícola e migração populacional para zona urbana podem ser a base para os fatores transformadores da prevalência das doenças atópicas nos últimos 150 anos.[1]

Essas mudanças influenciariam diretamente a composição e a diversidade da microbiota intestinal (MI), a qual é a principal interface entre o meio ambiente externo e o sistema imunológico subjacente ao intestino. Por isso, nas últimas duas décadas, avanços no sequenciamento tecnológico e de bioinformática propiciaram melhor entendimento sobre o microbioma humano, suas diversas funções e suas modificações ao longo do tempo.[2]

Estudos demonstram que a maturação do microbioma, nos primeiros anos de vida, está diretamente ligada ao desenvolvimento de uma resposta imunológica equilibrada e à indução de tolerância imunológica. Alterações precoces na composição microbiana por fatores ambientais, dietéticos ou por uso excessivo de antibióticos podem predispor ao desenvolvimento de doenças alérgicas, como dermatite atópica (DA), asma e alergias alimentares.[2]

Desenvolvimento do sistema imunológico e tolerância oral

Papel da microbiota no equilíbrio Th1/Th2

A maturação do sistema imunológico ocorre paralelamente ao desenvolvimento da MI. Durante os primeiros anos de vida, o sistema imune precisa aprender a distinguir entre antígenos inofensivos (p. ex., alimentos e micro-organismos comensais) e patógenos, de modo a garantir uma resposta imune eficiente sem gerar inflamação desnecessária.

A diferenciação de células T-helper (Th) em subtipos específicos (Th1, Th2, Th17, T reguladoras e outras) é essencial para a homeostase imunológica visto que todos os subtipos participam ativamente da resposta imunológica, inexistindo um protagonismo permanente de um ou outro subtipo, mas sim um balanço orquestrado entre eles. Nesse sentido, a MI tem um papel de regência fundamental nesse processo, especialmente na regulação do equilíbrio Th1/Th2. De maneira geral, as células Th1 são responsáveis por respostas imunes contra patógenos intracelulares, enquanto as células Th2 estão envolvidas na resposta a parasitas e alérgenos. Uma microbiota disfuncional (disbiose) pode tirar do compasso esse equilíbrio imunológico, favorecendo um ou outro subtipo linfocitário. Assim, o predomínio de uma resposta Th2 hiperativa estaria associado ao desenvolvimento de doenças alérgicas. Estudos demonstram que a colonização intestinal por micro-organismos específicos, como bactérias do gênero *Bacteroides,* promove um perfil Th1, enquanto a redução da diversidade microbiana favorece um viés Th2, o que contribui para a suscetibilidade a doenças alérgicas. Em crianças com microbiota menos diversa, observou-se maior predisposição à inflamação alérgica, o que evidencia a importância da diversidade bacteriana na imunomodulação.[3]

Indução de células T reguladoras e tolerância imunológica

Primeiramente, a indução da tolerância oral requer a apresentação de antígenos por células apresentadoras de antígeno (APCs) profissionais, que são capazes de captar, transportar e apresentar o antígeno, além de fornecer sinais que determinam se as células T serão ativadas, inativadas ou direcionadas para se tornarem células T reguladoras (Treg).[3]

Um grande conjunto de evidências indica que as células dendríticas convencionais (cDCs) são essenciais para a indução de respostas tolerogênicas a antígenos alimentares por meio da produção de ácido retinóico (RA, do inglês *retinoic acid*) e ativação do fator transformador de crescimento beta (TGF-β). As cDCs dos linfonodos mesentéricos (MLNs) e da mucosa intestinal são altamente eficazes na indução da diferenciação *de novo* de células Treg a partir de células T *naïve*. Essas células Tregs desempenham papel essencial na manutenção da tolerância imunológica, de modo a inibir respostas imunes exageradas e prevenir o desenvolvimento de alergias. A MI influencia diretamente a diferenciação dessas células, sobretudo por meio da produção de metabólitos, como os ácidos graxos de cadeia curta (AGCCs) derivados da fermentação de fibras alimentares. O butirato, um dos principais AGCCs, mostrou-se um potente indutor de Tregs no cólon, de forma a promover um ambiente anti-inflamatório e prevenir a sensibilização a alérgenos alimentares. A administração de butirato em modelos experimentais resultou em maior expressão do fator de transcrição Foxp3, essencial para a diferenciação das Tregs, sugerindo que dietas ricas em fibras podem ter um efeito protetor contra doenças alérgicas.[3,4]

A importância e a especificidade dessas células foram demonstradas anteriormente em estudo que mostrou que a transferência adotiva de células T $CD4^+$ de camundongos alimentados com ovalbumina pode transferir tolerância específica ao antígeno para animais *naïve*, assim como a depleção *in vivo* das células Tregs $FOXP3^+$ aboliu a tolerância oral específica ao antígeno.

Curiosamente, as células Tregs intestinais direcionadas contra proteínas dietéticas parecem ter uma rápida renovação, o que contrasta com o fato de que a tolerância oral é duradoura mesmo após uma única exposição ao antígeno. Isso pode refletir a presença de células Tregs de longa duração, com características de memória, em órgãos linfoides secundários, que podem fornecer um suprimento contínuo de células Tregs "efetoras" na mucosa, além de impedir a geração de novas respostas de células T efetoras contra antígenos orais.[3,4]

Alergias alimentares

A disbiose no início da vida, influenciada por fatores genéticos, ambientais e dietéticos, pode perturbar o equilíbrio imunitário e aumentar o risco de alergia alimentar. A modulação da microbiota por meio de bióticos (pre, pro, sim e pós-bióticos) representa uma estratégia promissora para prevenir e tratar alergias alimentares, embora mais pesquisas sejam necessárias para identificar as intervenções mais eficazes e compreender os mecanismos subjacentes.[5]

Estudos experimentais demonstram que as alergias alimentares podem estar associadas a uma assinatura específica da MI. Camundongos propensos a alergias alimentares apresentam comunidades microbianas distintas (menor quantidade de Firmicutes e maior taxa de Proteobacteria) em comparação a camundongos de controle resistentes a alergias. Além disso, essa assinatura parece ser transferível visto que a microbiota de camundongos alérgicos, quando transferida para camundongos livres de germes, induz sensibilização alérgica e anafilaxia, demonstrando o papel causal da microbiota na suscetibilidade à alergia alimentar. No sentido inverso, o restabelecimento da tolerância por meio de células Tregs específicas para alérgenos reprograma a microbiota, resultando em uma assinatura microbiana distinta associada à tolerância.[5]

Clinicamente, em 2012, Canani *et al.* mostraram que a utilização de cepas probióticas (*Lactobacillus rhamnosus* GG) associadas à fórmula extensamente hidrolisada em crianças com diagnóstico de alergia à proteína do leite de vaca, imunoglobulina E (IgE) mediada e não IgE mediada, promoveu tolerância oral mais precocemente, quando comparadas ao grupo que fez apenas a dieta de restrição com a fórmula extensamente hidrolisada, sem uso de probióticos.[6]

Mais recentemente, em 2023, um estudo avaliou quatro doenças alérgicas distintas (DA, asma, rinite alérgica e alergia alimentar), diagnosticadas aos 5 anos de idade, e descobriu que o atraso na maturação da microbiota infantil no primeiro ano de vida foi compartilhado entre cada diagnóstico alérgico aos 5 anos. O estudo identificou nove espécies sobrepostas relacionadas à idade prevista derivada da microbiota e que apresentaram abundância diferencial em bebês diagnosticados com doenças alérgicas. Os lactentes que desenvolveram alergias aos 5 anos de idade apresentavam, já no primeiro ano de vida, uma diminuição na abundância de *Anaerostipes hadrus, Fusicatenibacter saccharivorans, Eubacterium hallii* e *Blautia wexlerae*, associado a aumento da concentração de *Eggerthella lenta, Escherichia coli, Enterococcus faecalis, Clostridium innocuum* e *Tyzzerella nexilis*. Não menos importante, o estudo trouxe conclusões sobre o perfil de risco para o atraso na maturação da microbiota e desenvolvimento de alergias aos 5 anos, mostrando que lactentes do sexo masculino, caucasianos, com história familiar de atopia e que utilizaram antibióticos no primeiro ano de vida estavam mais susceptíveis a este desfecho clínico.[7]

Alergias respiratórias

O microbioma humano é reconhecido como um regulador-chave da saúde do hospedeiro, com as interações microbianas e imunes desempenhando um papel importante na patologia da asma, principalmente por intermédio do eixo intestino-pulmão.

Eixo intestino-pulmão

O eixo intestino-pulmão representa uma via bidirecional de comunicação entre os tratos gastrointestinal e respiratório, capaz de influenciar as funções e respostas sistêmicas. Essa comunicação é essencial para a manutenção da homeostase imunológica e pode ser modulada por diversos fatores, como dieta e exposição a patógenos. O intestino é um ecossistema complexo, que abriga milhares de espécies, predominantemente pertencentes aos filos Actinobacteria, Bacteroidetes, Firmicutes e Proteobacteria. A diversidade e a composição dessa microbiota são essenciais para a saúde do hospedeiro, influenciando desde a digestão e absorção de nutrientes até a modulação do sistema imunológico.[8-10]

O pulmão, por sua vez, contém uma microbiota distinta, composta principalmente pelos gêneros *Prevotella*, *Veillonella* e *Streptococcus*. Embora menos diverso que o microbioma intestinal, o microbioma pulmonar desempenha papel importante na imunidade local e na resposta a infecções respiratórias. A comunicação entre o intestino e o pulmão é facilitada por sinais moleculares, como os AGCCs produzidos por *Bifidobacterium*, *Lactobacillus*, *Faecalibacterium* e *Ruminococcus*. Esses metabólitos, resultantes da fermentação de fibras dietéticas, exercem efeitos imunomoduladores, influenciando a diferenciação e a função de células imunes, como as células Tregs. Estudos têm demonstrado que a ingestão oral de *Lactobacillus rhamnosus* e *Lactobacillus murinus* promove a migração de células Tregs para os pulmões e bloqueia a resposta Th2, reduzindo, assim, a inflamação respiratória. Esses achados reforçam a importância do microbioma intestinal na modulação da resposta imune pulmonar e na proteção contra doenças alérgicas.[8-10]

Disbiose e asma – desequilíbrio microbiano e suas consequências

A disbiose respiratória e intestinal pode modificar as respostas do sistema imunológico, de modo a influenciar a inflamação pulmonar e desempenhar um papel potencial na fisiopatologia, fenótipos e resultados clínicos da asma. Esse desequilíbrio microbiano, caracterizado pela perda de diversidade e pela alteração na abundância relativa de diferentes espécies, pode comprometer a homeostase imunológica e aumentar a suscetibilidade a doenças alérgicas. Perfil de disbiose intestinal caracterizado por menor abundância do filo Firmicutes pode estar relacionado com o aumento do risco de asma. A redução desse filo, importante para a produção de AGCCs, pode comprometer a função de barreira intestinal e a modulação da resposta imune, favorecendo o desenvolvimento de alergias. A disbiose das vias aéreas superiores, especialmente a colonização precoce por *Moraxella* spp., está associada a infecções virais recorrentes e ao desenvolvimento de asma. A presença de *Moraxella* spp. nas vias aéreas superiores pode desencadear uma resposta inflamatória exacerbada durante infecções virais, aumentando o risco de desenvolvimento de asma em crianças. O microbioma pulmonar em pacientes asmáticos apresenta carga bacteriana aumentada e predominância de proteobactérias, especialmente *Haemophilus* spp. e *Moraxella catarrhalis*. Esse perfil microbiano, associado à inflamação das vias aéreas e à hiperreatividade brônquica, sugere um papel importante do microbioma pulmonar na patogênese da asma.[8-10]

Fatores que influenciam o microbioma: uma teia de interações complexas

A composição e a diversidade do microbioma são influenciadas por uma variedade de fatores, incluindo genética, sistema imunológico, gravidez, condições de nascimento, idade, hábitos alimentares, exposição à poluição, uso de antibióticos e estilo de vida. Esses fatores, em atuação conjunta, moldam o microbioma desde o nascimento, influenciando o desenvolvimento do sistema imunológico e a suscetibilidade a doenças. O parto cesariano, a lactação com fórmulas infantis e a antibioticoterapia são fatores associados à disbiose precoce e ao aumento do risco de asma. O parto cesariano, por exemplo, impede a colonização do recém-nascido pelas bactérias vaginais da mãe, enquanto o uso de fórmulas infantis pode alterar a composição do microbioma intestinal. O uso de antibióticos, especialmente em idade precoce, pode causar disbiose e comprometer o desenvolvimento do sistema imunológico. Por outro lado, exposição prévia a situações ambientais com elevada carga bacteriana (creches, presença de cães em casa, quintais) está associada à diminuição do desenvolvimento de asma e alergias. Essa exposição precoce a uma variedade de micro-organismos pode promover o desenvolvimento de um sistema imunológico mais tolerante e reduzir o risco de doenças alérgicas.[8-10]

Microbiota e desenvolvimento imunológico – uma parceria fundamental

O microbioma desempenha um papel significativo no desenvolvimento e na modulação imunológica precoce. A colonização do intestino por bactérias comensais nos primeiros meses de vida é essencial para o "treinamento" do sistema imunológico, influenciando a maturação das células imunes e a produção de anticorpos. Certos gêneros do microbioma intestinal, como *Bifidobacterium*, *Lactobacillus*, *Faecalibacterium* e *Bacteroides*, desempenham papel protetor contra a asma. Esses gêneros, conhecidos por seus efeitos imunomoduladores, podem promover a tolerância imunológica e reduzir a inflamação das vias aéreas. A microbiota materna pré-natal influencia a função imune fetal e precoce, em parte, por intermédio da impressão digital epigenética. A composição do microbioma materno durante a gravidez pode afetar o desenvolvimento do sistema imunológico do feto, influenciando a suscetibilidade a doenças alérgicas. Os produtos microbianos ambientais, como o lipopolissacarídeo (LPS), e a queda nas concentrações de esfingolipídios associados a variantes do gene 17q21 alteram a suscetibilidade à asma. O LPS, um componente da parede celular de bactérias Gram-negativas, pode ativar o sistema imunológico e influenciar a resposta inflamatória nas vias aéreas. Os esfingolipídios, por sua vez, desempenham papel importante na modulação da resposta imune, e sua deficiência pode aumentar o risco de asma.[8-10]

Metabólitos microbianos – os mensageiros do microbioma

Os metabólitos e produtos secretados pelas bactérias modulam a função adaptativa. Esses compostos, resultantes do metabolismo bacteriano, podem influenciar a diferenciação e a função de células imunes, bem como a produção de citocinas e outros mediadores inflamatórios.

Os AGCCs, produtos da fermentação das fibras dietéticas, estimulam a expansão e as propriedades imunossupressoras das células Tregs, controlando, assim, respostas pró-inflamatórias no intestino. Os AGCCs, como o butirato, o propionato e o acetato, exercem efeitos benéficos na saúde do hospedeiro, promovendo a integridade da barreira intestinal, a modulação da resposta imune e a proteção contra doenças inflamatórias. Outros metabólitos, como o p-cresol sulfato, um derivado da L-tirosina, protegem contra a inflamação alérgica das vias aéreas. Esse metabólito, em especial, é produzido por bactérias intestinais e pode modular a resposta imune nas vias aéreas, o que reduz a inflamação e a hiperreatividade brônquica.[8-10]

Estudos em ratos livres de germes (*germ-free*) apoiam o papel do microbioma no desenvolvimento da inflamação alérgica das vias aéreas e da asma. Esses modelos, privados de microbiota desde o nascimento, apresentam resposta imune exacerbada a alérgenos e maior suscetibilidade ao desenvolvimento de asma. A colonização com micro-organismos comensais pode reduzir os níveis de inflamação alérgica. A introdução de bactérias comensais no intestino de ratos livres de germes pode restaurar a homeostase imunológica e proteger contra o desenvolvimento de asma.[8-10]

Por isso, considerando o papel da MI no desenvolvimento da asma e de alergias respiratórias, estratégias para sua manipulação, mediante probióticos, prebióticos, pós-bióticos (p. ex., lisados bacterianos e AGCC) e transplante de microbiota fecal (TMF), podem ser terapêuticas promissoras para prevenir ou tratar essas condições. No entanto, mais pesquisas são necessárias para determinar a melhor abordagem para modular o microbioma e obter benefícios clínicos significativos na prevenção e no tratamento da asma. É importante ressaltar que a resposta ao tratamento pode variar de indivíduo para indivíduo, a depender de fatores como genética, estilo de vida e gravidade da doença. Portanto, uma abordagem personalizada, levando em consideração as características individuais de cada paciente, pode ser a chave para o sucesso na modulação do microbioma com vistas à prevenção e ao tratamento da asma.[8-10]

Dermatite atópica

O microbioma cutâneo

Estruturalmente, a pele é composta por duas camadas distintas: a epiderme; e a derme. A camada mais externa (epiderme) é composta por camadas de queratinócitos diferenciados, sendo a sua porção superior, ou estrato córneo, composta por queratinócitos enucleados, terminalmente diferenciados. Além dessa estrutura em camadas, os locais do corpo fornecem diversos microambientes que variam em exposição à luz ultravioleta, pH, temperatura, umidade, conteúdo de sebo e topografia. Com base nessas características, as regiões cutâneas podem ser agrupadas em grandes categorias: sebáceas ou oleosas (face, peito e costas); úmidas (dobras antecubitais, poplíteas e virilha) e secas (superfície volar do antebraço e palma da mão). O ambiente desses locais é influenciado por apêndices, como glândulas sudoríparas, folículos capilares e glândulas sebáceas. Mais abundantes em locais úmidos, as glândulas sudoríparas são importantes para a termorregulação por meio da evaporação da água, que também acidifica a pele, tornando as condições desfavoráveis ao crescimento e à colonização de determinados micro-organismos. Além disso, o suor contém moléculas antimicrobianas, como ácidos graxos livres e peptídeos antimicrobianos, que inibem a colonização microbiana. Conectadas ao folículo piloso e mais densas nos locais oleosos, as glândulas sebáceas secretam sebo rico em lipídios, um revestimento hidrofóbico que lubrifica e fornece um escudo antibacteriano ao cabelo e à pele.[11]

Nesse contexto, a eubiose cutânea é fundamental para o desenvolvimento morfofuncional das camadas da pele, as quais exercem função de barreira, essencial para a redução da perda transepitelial de água, manutenção do pH cutâneo, prevenção de infecções e atividade glandular. Essas características, por meio de um "ciclo virtuoso", mantêm o equilíbrio da microbiota.[12,13]

A microbiota cutânea disfuncional

O complexo ecossistema microbiano que ocupa diversos sítios na pele pode sofrer perturbações e resultar em doenças de pele ou infecções. Essas alterações, que afetam a relação hospedeiro-micro-organismo, podem ser de causa endógena (p. ex., situação hormonal ou variações genéticas, que selecionam para uma comunidade microbiana específica) ou exógena (p. ex., tipo de parto e lavagem das mãos). Para melhor entendimento sobre o trinômio saúde/doença/colonização cutânea, microbiologistas, imunologistas e dermatologistas fazem parcerias com cientistas genômicos para desenvolver um mapeamento mais completo da microbiota da pele e buscar compreender como ela interage com o hospedeiro (Figura 16.1).[14,15]

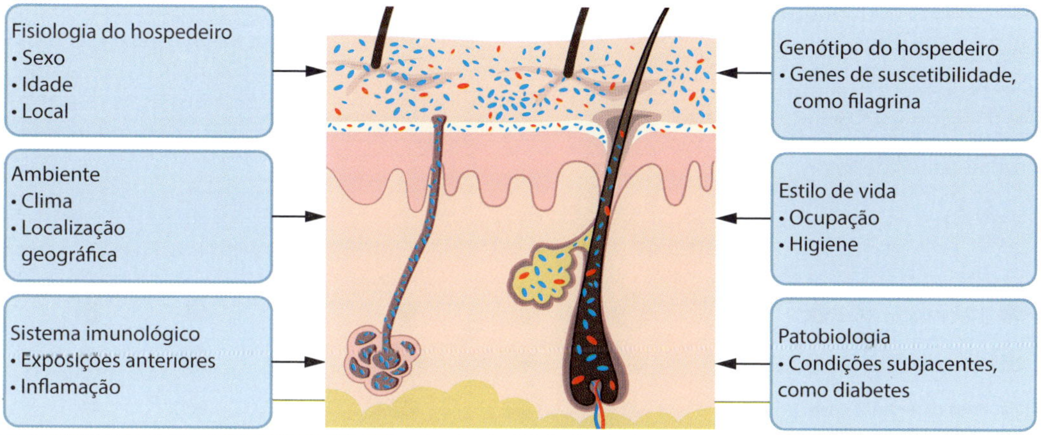

Figura 16.1. Fatores que contribuem para a variação individual do microbioma cutâneo ao longo do tempo.
Fonte: Adaptada de Grice E, Segre J. The skin microbiome. Nat Rev Microbiol. 2011;9:244-53.

Fortes variações temporais na composição da comunidade bacteriana da pele foram encontradas, sobretudo no primeiro ano de vida, confirmando a hipótese de que a diminuição na diversidade da comunidade bacteriana da pele no primeiro ano de vida pode estar associada com alteração da barreira cutânea, maior perda transepitelial de água e aparecimento subsequente de patologias cutâneas, como dermatites. O tipo de parto (cesariano ou por via vaginal) tem um forte impacto na composição do microbioma no nascimento, com cada tipo levando a padrões distintos de colonização. Outros possíveis determinantes do microbioma da pele foram identificados, incluindo fatores ambientais e parentais, bem como o aleitamento materno exclusivo ou não.[16]

Nesse sentido, recente estudo de coorte, realizado na Noruega e Suécia, observou marcantes diferenças na composição da comunidade bacteriana da pele no primeiro dia de vida, e que se mantiveram até 6 meses, entre bebês nascidos por parto vaginal (PV), PV na água (PVA), cesariana de emergência (CEM) ou cesariana eletiva (CEL). No primeiro dia de vida, observou-se menor escore de diversidade bacteriana em bebês nascidos por meio de CEM e CEL, em comparação com PV e PVA. Cento e oitenta e sete sequências microbianas foram associadas a diferentes tipos de parto no primeiro dia de vida, incluindo *Lactobacillus*, *Staphylococcus* e *Pseudomonas*, os quais encontravam-se subrepresentados na CEL, bem como espécies de estreptococos encontradas em maior abundância em CEL e PVA, em comparação com PV. Variações interindividuais foram observadas no padrão de colonização nessa idade e aos 3 meses de vida, com maior perda transepitelial de água nos bebês nascidos por meio de CEM, em comparação com bebês nascidos por meio de CEL.[16]

Existe, portanto, uma preocupação a respeito da disbiose que o parto cesariano pode causar ao microbioma intestinal e cutâneo dos recém-nascidos, especialmente ao observarmos que as taxas de realização do parto cesárea estão aumentando em todo o mundo e, em alguns países, incluindo o Brasil, excedem 50% do total de nascimentos, um percentual bem acima dos estimados 15% de nascimentos que requerem parto cesariano para proteger a saúde da mãe ou do recém-nascido.[17]

A partir da terceira semana de vida, as crianças começam a expressar um perfil de microbiota sítio-específico, à semelhança do que se tornará o padrão do adulto, mas que só vai, efetivamente, amadurecer na adolescência, provavelmente pelos fatores hormonais associados (Figura 16.2). Nesse contexto, a topografia da pele do ser humano varia em níveis microscópicos e macroscópicos. Espessura da pele, presença de dobras, densidades dos folículos pilosos e glândulas variam de região para região e por faixa etária, culminando em hábitats distintos. Por exemplo, áreas com mais pelos e úmidas, como as axilas, embora fiquem a uma curta distância dos antebraços, lisos e secos, têm nichos ecologicamente distintos, assim como suas comunidades microbianas residentes.[15,18]

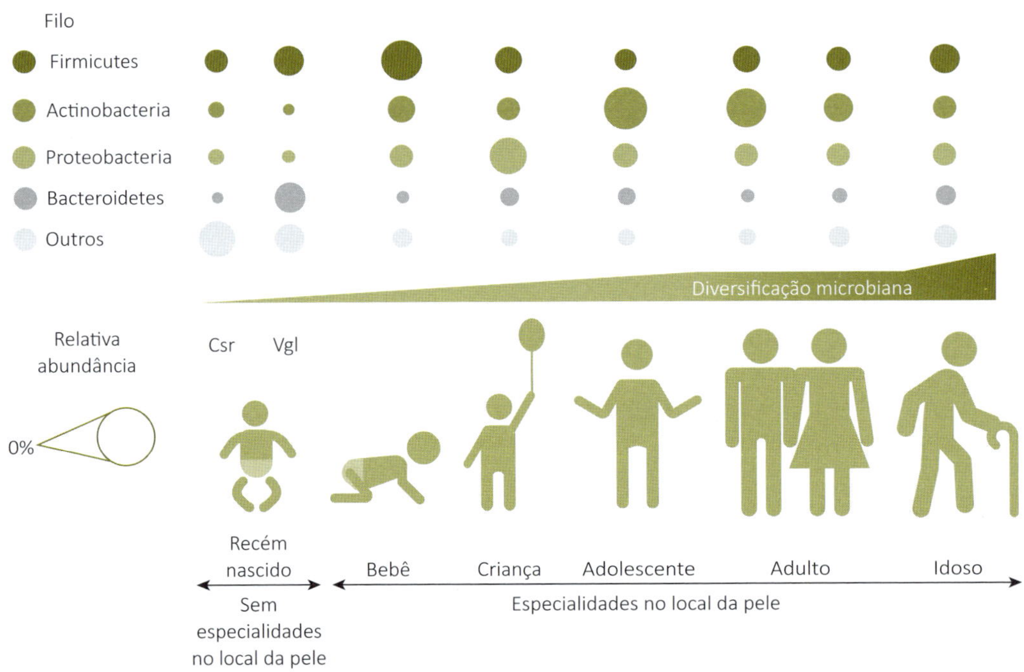

Figura 16.2. Diversidade do microbioma cutâneo em indivíduos saudáveis ao longo do tempo.

Fonte: Adaptada de Luna PC. Skin Microbiome as Years Go By. Am J Clin Dermatol. 2020;21(1):12-7.

Bióticos e dermatite atópica

A DA é uma doença inflamatória crônica da pele, caracterizada por disfunção da barreira cutânea e inflamação mediada por células Th2. Estudos recentes indicam que a MI desempenha um papel fundamental no desenvolvimento e na gravidade da DA, de forma a mediar a resposta imunológica sistêmica e afetar o microbioma da pele.

A melhora na resposta imunológica inata e adaptativa da barreira cutânea, por meio de um equilíbrio da microbiota da pele, serve de base teórica para a utilização de pre, pro e simbióticos no tratamento da DA. No entanto, até o momento, os guias brasileiro e latino-americano para o manejo da DA não ratificam essa utilização por conta da escassez de resultados consistentes. Embora ainda faltem dados na literatura, sobretudo de estudos mais homogêneos (desenho metodológico e tipo de cepa semelhantes), a utilização de probióticos direcionados ao processo de disbiose cutânea parece estar associada aos melhores resultados, sendo uma estratégia promissora para diminuição dos escores de gravidade da doença, sobretudo quando utilizados por um período superior a 8 semanas.[19-21]

Para o tratamento, os simbióticos, assim como os pre e probióticos, ainda precisam de melhores evidências científicas para ratificar seu uso. No entanto, estudos de metanálise mostram redução no SCORAD (*SCORing Atopic Dermatitis*) de pacientes maiores de 1 ano de idade que utilizaram simbióticos, do tipo multicepa, quando comparados ao placebo, por período não inferior a 8 semanas.[22] No entanto, nessa revisão sistemática, questiona-se a grande heterogeneidade das cepas estudadas.[24]

Em conclusão, a manutenção do equilíbrio do microbioma cutâneo e das forças que interagem nesse complexo ecossistema, onde residem bactérias, fungos e vírus, é tarefa bastante difícil, visto que a pele é o maior órgão do corpo humano e sofre influências de diversos fatores, quer sejam intrínsecos, quer sejam extrínsecos, como genética/raça, clima, idade, fatores hormonais, uso de medicações tópicas ou sistêmicas. Vale ainda ressaltar que, embora o maior conhecimento do microbioma cutâneo resida no cenário bacteriano e fúngico, vírus e bacteriófagos podem ter importância grande nesse equilíbrio; no entanto, desafios no isolamento e sequenciamento desses micro-organismos dificultam sua avaliação.

Microbiota intestinal em distúrbios Imunes

Diabetes tipo 1

O diabetes *mellitus* tipo 1 (DM1) é uma doença autoimune caracterizada pela destruição das células betapancreáticas, essenciais para a produção de insulina. Fatores genéticos e ambientais podem desencadear uma resposta imunológica agressiva contra essas células, resultando na progressão da doença.[23]

Embora uma possível ligação causal entre as alterações do microbioma e o DM1 tenha sido sugerida em modelos experimentais, sua relação continua sendo um desafio em humanos. Isso decorre de diversos fatores, incluindo a complexa interação entre a MI e o sistema imunológico, somado à falta de estudos controlados por placebo capazes de acompanhar alterações de longo prazo na MI e resposta imunológica associada ao DM1. Além disso, tanto o início do DM1 como a soroconversão ocorre tipicamente nos primeiros anos de vida, um período durante o qual a MI passa por mudanças significativas, impulsionadas pelos hábitos de vida (p. ex. dieta, modo de nascimento, infecções e tratamentos com antibióticos).[24,25]

Ainda que não haja consenso, estudos vêm demonstrando que a MI de indivíduos com DM1 apresentam menor diversidade e estabilidade microbiana em comparação a indivíduos saudáveis. Essas alterações são frequentemente relatadas em associação a maior permeabilidade da barreira intestinal[a] e aumento de LPSs circulantes, os quais são identificados como prováveis desreguladores da tolerância imunológica em DM1.[26,27]

---

[a] *A barreira intestinal é uma estrutura complexa que compreende microbiota intestinal, muco, enterócitos, proteínas de junção estreita (em inglês tight junctions – TJ) e células imunes inatas e adaptativas.*

Particularmente, foi demonstrado que o LPS, componente estrutural da membrana externa das bactérias Gram-negativas, pode se ligar ao *toll-like receptor 4* (TLR4) em células imunes, de modo a promover a produção de citocinas pró-inflamatórias (p. ex., interleucina-6 [IL-6] e fator de necrose tumoral-alfa [TNF-α]) e desencadear a ativação imune. A inflamação crônica pode, portanto, contribuir para o dano das células betapancreáticas e o desenvolvimento da autoimunidade.[28]

Alterações na MI e na barreira intestinal estão relacionadas à ativação de células do sistema imunológico, que interagem com micro-organismos intestinais e seus metabólitos. Certos gêneros bacterianos, como *Fusobacterium*, parecem acelerar a progressão da doença ao estimular essas células imunológicas. Essa ruptura de barreira intestinal pode resultar na passagem de fatores infecciosos, antígenos alimentares, antígenos microbianos e produtos dos próprios micro-organismos, como endotoxina bacteriana, da mucosa intestinal para os linfonodos pancreáticos, onde podem desencadear ou exacerbar o DM1.[29]

A MI também pode impactar o DM1 por vias bidirecionais, ao produzir AGCCs que interagem com o sistema imunológico. Estudos sugerem que alimentos e/ou suplementos que promovem a produção de ácido acético e butírico pela MI podem ser positivos para o controle glicêmico em indivíduos com DM1. Esses metabólitos também podem influenciar a integridade da barreira intestinal e a resposta inflamatória, provavelmente impactando na progressão da doença.[27,30]

O entendimento aprofundado da interação entre microbiota e sistema imunológico pode contribuir significativamente para o desenvolvimento de novas abordagens úteis para o manejo na DM1.

Artrite reumatoide

A artrite reumatoide (AR) é uma doença autoimune crônica, caracterizada por poliartrite progressiva com danos na cartilagem e nos ossos. A AR tem uma fase pré-clínica (estado prolongado antes do desenvolvimento da artrite clínica), na qual autoanticorpos podem estar presentes em virtude da quebra da autotolerância imunológica. Essa fase parece ser uma janela de oportunidade importante para o tratamento e lentificação da progressão da AR.[31]

Evidências crescentes mostram o papel da MI na indução de inflamação sistêmica e poliartrite por meio de múltiplos mecanismos, que podem envolver mimetismo molecular, função de barreira intestinal prejudicada, regulação imunológica mediada por metabólitos microbianos e modulação do efeito da MI nas células imunológicas (Figura 16.3).[31,32]

Alguns peptídeos microbianos expressos por bactérias intestinais são semelhantes aos autoepítopos[b] comprovados da AR, o que promove a produção de autoanticorpos por meio de reação cruzada e subsequente dano à cartilagem articular. Em uma análise multiômica do microbioma e da metabolômica, descobriu-se que metabólitos derivados da MI atuam como compostos imunomoduladores que atuam na diferenciação e na função das células imunológicas. Além disso, as alterações mediadas pela MI na função da barreira intestinal no estágio pré-clínico da AR causam, segundo relatos, a subsequente transmigração de células imunes do intestino para as articulações.[32,33]

É relatado na literatura que há diferenças significativas na MI entre indivíduos com AR e indivíduos saudáveis (Quadro 16.1). Alterações significativas da MI podem aparecer antes dos sintomas da artrite e continuaram a evoluir no curso da doença, representando diferentes composições da MI a depender dos estágios da doença. Particularmente, existem relatos sobre uma maior abundância de *Prevotella copri* em casos de AR inicial. A presença dessa espécie foi correlacionada a uma redução na abundância de outros grupos bacterianos, incluindo micro-organismos benéficos. A MI pode, ainda, ser parcialmente recuperada após o tratamento da AR, indicando um potencial alvo de manejo para a doença.[34-36]

---

[b] *Antígenos do próprio corpo que podem ser reconhecidos por células T periféricas.*

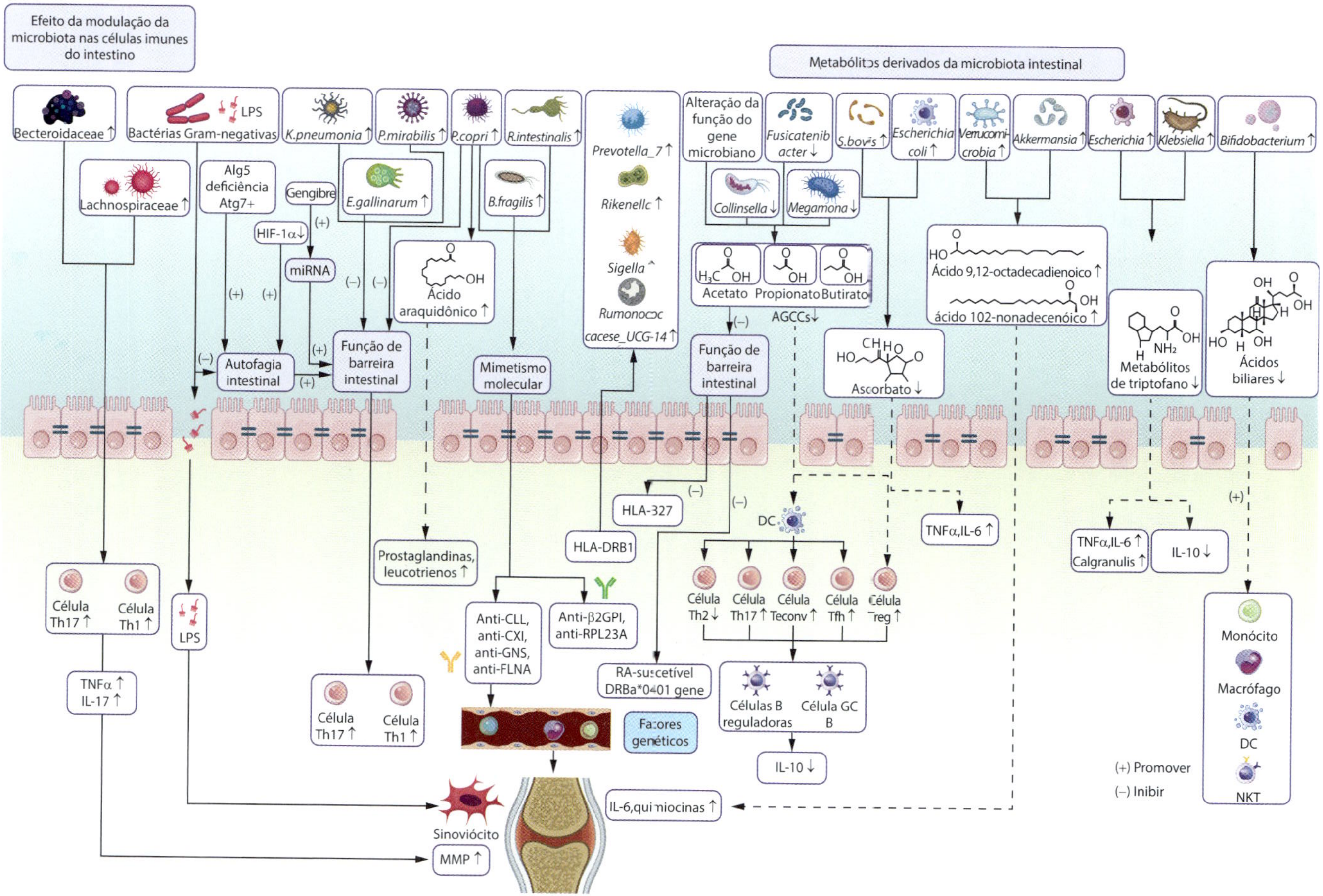

Figura 16.3. Potencial implicação da microbiota intestinal na etiologia da artrite reumatoide.

AGCC: ácido graxo de cadeia curta; GC: ; HIF-1a: Fator Induzível por Hipóxia 1 alfa; HLA: antígeno leucocitário humano; IL: interleucina; LPS: lipopolissacarídeo; MMP: metaloproteinase de matriz; Th: célula T auxiliar; TNF-a: fator de necrose tumoral alfa.

Fonte: Adaptada de Lin L, Zhang K, Xiong Q, et al. Gut microbiota in pre-clinical rheumatoid arthritis: from pathogenesis to preventing progression. J Autoimmun. 2023;141:103001. doi: 10.1016/j.jaut.2023.103001.

Quadro 16.1. Micro-organismos identificados em indivíduos com artrite reumatoide em comparação a indivíduos saudáveis

Micro-organismos							*Observação no grupo AR*
Reino	*Filo*	*Classe*	*Ordem*	*Família*	*Gênero*	*Espécie*	
	Actinobacteria		Actinomycetales	Actinomycetaceae	*Actinomyces*		↑
				Nocardiaceae	*Rhodococcus*		↓
				Corynebacteriaceae	*Corynebacterium*		↑
				Micrococcaceae	*Rothia*		↑
			Bifidobacteriales	Bifidobacteriaceae	*Bifidobacterium*		↓
						B. bifidum	↓
						B. dentium	↑
						B. adolescentis	↓
					Gardnerella	*G. vaginalis*	↑
			Coriobacteriales	Coriobacteriaceae	*Gordonibacter*	*G. pamelaeae*	↑
					Eggerthella	*E. lenta*	↑
					Collinsella	*C. aerofaciens*	↑
					Adlercreutzia		↑
		Bacilli	Lactobacillales	Lactobacillaceae	*Lactobacillus*	*L. salivarius*	↑
						L. iners	↑
						L. ruminis	↑
					Roseburia		↓
				Leuconostocaceae	*Weissella*		↑

Bacteria				Streptococcaceae	*Streptococcus*		↑
				Enterococcaceae	*Enterococcus*		↓
			Bacillales		*Gemella*		↑
				Staphylococcaceae	*Staphylococcus*		↓
				Thermoactinomycetaceae	*Kroppenstedtia*		↓
	Firmicutes		Negativicutes	Selenomonadaceae			↓
				Veillonellaceae	*Veillonella*		↑
						V. seminalis	↓
					Megamonas	*M. hypermegale*	↓
					Dialister	*D. invisus*	↓
				Acidaminococcaceae	*Phascolarctobacterium*		↓
							↓
		Erysipelotrichia	Erysipelotrichales	Erysipelotrichaceae			↓
					Catenibacterium		↑
					Turicibacter		↑
		Clostridia	Clostridiales				↑
					Blautia		↓
						B. gnavus	↑
					Gallicola		↓
				Clostridiaceae			↓
					Clostridium	*C. asparagiforme*	↑
						C.leptum	↓
					Butyricicoccus		↓

(*Continua*)

Quadro 16.1. Micro-organismos identificados em indivíduos com artrite reumatoide em comparação a indivíduos sadios *(Continuação)*

Micro-organismos							*Observação no grupo AR*
Reino	*Filo*	*Classe*	*Ordem*	*Família*	*Gênero*	*Espécie*	
	Firmicutes			Lachnospiraceae			
					Lachnospira		↓
					Roseburia		↓
						R. faecis	↓
					Dorea		
						D. formicigenerans	↓
					Coprococcus		↓
					Anaerostipes		↓
							↑
				Ruminococcaceae			↓
					Ruminococcus		↑
						R. lactaris	↑
					Faecalibacterium		↑
					Sporobacter		↓
					Subdoligranulum		↓
					Anaerotruncus	*A. colihominis*	↓
					Acetivibrio		↓
					Acetanaerobacterium	*A. elongatum*	↓

Bacteria							
							↑
				Eubacteriaceae	*Eubacterium*		↑
					Anaerofustis		↓
				Christensenellaceae	*Christensenella*		
						C. minuta	↓
						C. massiliensis	↓
				Peptostreptococcaceae			↓
					Fusobacterium		↓
				Oscillospiraceae			↑
				Gracilibacteraceae	*Gracilibacter*	*G. thermotolerans*	↓
		Alphaproteobacteria	Caulobacterales	Caulobacteraceae	*Caulobacter*	*Caulobacter* spp.	Detectado
			Rhizobiales	Hyphomicrobiaceae	*Gemmiger*		↓
		Gammaproteobacteria	Enterobacteriales				↑
					Enterobacter		↓
				Enterobacteriaceae	*Serratia*		
					Shigella		
	Proteobacteria				*Escherichia*		↑
					Klebsiella		↑
						K. pneumoniae	↓
					Erwinia		↑
					Citrobacter		↓
			Pseudomonadales	Pseudomonadaceae	*Pseudomonas*		↑
				Moraxellaceae	*Acinetobacter*		Detectado

(*Continua*)

Quadro 16.1. Micro-organismos identificados em indivíduos com artrite reumatoide em comparação a indivíduos sadios (*Continuação*)

Micro-organismos							*Observação no grupo AR*
Reino	*Filo*	*Classe*	*Ordem*	*Família*	*Gênero*	*Espécie*	
Bacteria	Proteobacteria		Pasteurellales	Pasteurellaceae	*Haemophilus*		↓
			Aeromonadales	Succinivibrionaceae			↑
		Betaproteobacteria	Burkholderiales	Alcaligenaceae	*Alcaligenes*	*A. faecalis*	↓
				Sutterellaceae	*Sutterella*	*S. wadsworthensis*	↓
					Parasutterella		↓
		Deltaproteobacteria	Desulfovibrionales	Desulfovibrionaceae	*Desulfovibrio*		↓
					Bilophila		↑
		Epsilonproteobacteria	Campylobacterales	Helicobacteraceae	*Helicobacter*		↓
	Bacteroidetes	Bacteroidia	Bacteroidales	Prevotellaceae	*Odoribacter*		↓
					Butyricimonas		↓
					Bacteroides		↓
					Sphingobacterium		Detectado
					Rikenella		↓
					Porphyromonas		Detectado
					Flavobacterium		↑
					Alistipes		↓
					Prevotella	*P. copri*	↑
						P. marshii	↑
						P. marshii	↑
						P. disiens	↑

				Bacteroidaceae		*P. corporis*	↑
						P. amnii	↑
						B. faecichinchillae	↓
						B. acidifaciens	↓
						B. sartorii	↑
				Rikenellaceae			↓
				Porphyromonadaceae		*P. somerae*	↑
		Flavobacteriia	Flavobacteriales	Flavobacteriaceae			↑
	Verrucomicrobia	Verrucomicrobiae	Verrucomicrobiales	Akkermansiaceae	*Akkermansia*		↓
	Tenericutes		Mycoplasmatales	Mycoplasmataceae	*Mycoplasma*		↓
	Synergistetes	Synergistia	Synergistales	Synergistaceae			↓
	Fusobacteria	Fusobacteriia	Fusobacteriales	Fusobacteriaceae			↓
Fungi	Ascomycota	Dothideomycetes	Pleosporales	Pleosporaceae	*Alternaria*		↓
			Capnodiales		*Scolecostigmina*		↑
		Saccharomycetes	Saccharomycetales		*Aciculoconidium*		↓
				Dipodascaceae	*Dipodascus*		↓
		Leotiomycetes	Erysiphales	Erysiphaceae	*Podosphaera*		↓
		Sordariomycetes	Hypocreales		*Sarocladium*		↑
				Ophiocordycipitaceae	*Tolypocladium*		↑
	Basidiomycota	Agaricomycetes	Polyporales	Ganodermataceae	*Ganoderma*		↓
				Phanerochaetaceae	*Phanerochaete*		↑
			Auriculariales	Auriculariaceae	*Auricularia*		↓
			Agaricales	Strophariaceae	*Pholiota*		↓
				Pleurotaceae	*Pleurotus*		↓
		Wallemiomycetes	Wallemiales	Wallemiaceae	*Wallemia*		↑

Fonte: Adaptado de Dong Y, Yao J, Deng Q et al. Relationship between gut microbiota and rheumatoid arthritis: a bibliometric analysis. Front Immunol. 2023;14:1131933. doi: 10.3389/fimmu.2023.1131933.

Lúpus eritematoso sistêmico

O lúpus eritematoso sistêmico (LES) é uma doença autoimune crônica que afeta múltiplos órgãos e está associada à desregulação imunológica, envolvendo a imunidade inata e adaptativa. Sua patogênese inclui a perda de tolerância a autoantígenos e a produção de autoanticorpos, o que resulta em inflamação e formação de complexos imunes. Fatores genéticos e ambientais, como tabagismo e infecções, contribuem para seu desenvolvimento. Além disso, recentemente, alterações na composição da MI têm sido associadas à progressão do LES, sugerindo que sua modulação pode representar uma abordagem terapêutica promissora para complementar os tratamentos atuais.[37,38]

Indivíduos com LES apresentam alterações significativas na MI, com menor relação entre os filos Firmicutes e Bacteroidetes, em comparação com indivíduos saudáveis. Além disso, similar a outras condições adversas de saúde, a diversidade bacteriana reduzida é uma característica nessa doença, principalmente em casos de maior gravidade.[39] Em contrapartida, mulheres com LES inativo tiveram alteração em apenas um gênero – *Megamonas* – evidenciado como potencial marcador da doença.[40]

Estratégias terapêuticas com bióticos nas doenças imunomediadas

Probióticos, prebióticos e simbióticos têm sido investigados como intervenções terapêuticas promissoras na prevenção e manejo de doenças imunomediadas. Essas substâncias atuam modulando a MI e influenciando respostas imunológicas, o que pode ser benéfico no contexto dessas condições. Probióticos e prebióticos específicos podem melhorar as alterações da MI associadas ao declínio na resposta autoimune, o que promove maior integridade intestinal (por meio do aumento da expressão de proteínas de junção estreita no epitélio intestinal).[41] Ademais, algumas cepas probióticas parecem regular as vias de sinalização pró-inflamatórias, suprimir a sinalização TLR e reduzir níveis de citocinas pró-inflamatórias, incluindo IL-6, IL-1β e TNF-α, enquanto aumentam o de citocinas anti-inflamatórias, como o TGF-β e IL-10.[42]

No contexto de DM1, os estudos controlados com probióticos ainda precisam de maiores validações e delineamentos com tamanhos amostrais mais significativos; no entanto, algumas evidências já têm se mostrado promissoras no manejo dessa condição, com melhora de marcadores como hemoglobina glicada.[42]

Em casos de AR, várias cepas de *Lactobacillus* foram testadas em estudos pré-clínicos, com eficácia comprovada para redução do inchaço articular, escores de artrite e níveis séricos de citocinas inflamatórias, destacando o potencial dos probióticos na remissão e manejo da AR.[32] Similar ao caso da AR, revisão sistemática indica que os probióticos podem ser eficazes contra a inflamação, melhorar as respostas imunológicas e os perfis metabólicos em pacientes com LES.[43]

Embora os estudos mencionados sejam promissores, é importante notar que grande parte das evidências provém de modelos animais ou de estudos clínicos de pequena escala. Portanto, são necessárias mais pesquisas robustas para confirmar a eficácia e a especificidade do uso de probióticos no manejo de cada uma das doenças imunomediadas.

Terapias futuras: transplante de microbiota fecal

O TMF é uma abordagem terapêutica pela qual a microbiota das fezes do doador é transplantada para o trato gastrointestinal de outro indivíduo com o objetivo de alterar e remodelar sua MI. Na literatura moderna, o TMF foi inicialmente relatado por sua eficácia no tratamento de infecção por *Clostridium difficile* (ICD). Desde então, novos ensaios clínicos em humanos têm buscado estudar processos de padronização do TMF, sua segurança e indicações de uso para condições extraintestinais.[44]

Dada a clara interação entre a MI e a imunidade do hospedeiro, o TMF se apresenta como uma importante estratégia para manipular o microbioma e "recalibrar" o sistema imunológico. O TMF parece ser capaz de restaurar o equilíbrio do microbioma intestinal e reconstruir sua interação com o sistema imunológico, aliviando, assim, doenças autoimunes. Os mecanismos para suprimir distúrbios autoimunes, embora necessitem de comprovações, parecem envolver a melhora da barreira intestinal, redução da inflamação da mucosa e regulação das interações entre as células imunes inatas e adaptativas. Adicionalmente, considera-se a introdução de componentes das fezes do doador, como bacteriófagos e produtos antimicrobianos, como promotores da remodelação da microbiota, produção de novos metabólitos e restauração da homeostase imunológica.[44]

Desse modo, as pesquisas atuais têm sugerido o potencial promissor do TMF para modular a MI do hospedeiro em doenças imunomediadas, ainda que mais evidências sejam necessárias para estabelecer consensos sobre cada condição clínica.

Conclusões

A MI humana compreende um imenso conjunto de micro-organismos com capacidade de impactar o sistema imunológico do hospedeiro. Vários micro-organismos, de forma individual ou coletivamente, têm sido relatados como moduladores da saúde do hospedeiro.

A relação entre MI, doenças alérgicas e imunomediadas tem se tornado cada vez mais evidente, destacando o impacto de fatores ambientais e do estilo de vida na regulação imunológica. A diversidade microbiana nos primeiros anos de vida influencia a tolerância imunológica, podendo reduzir a predisposição a alergias. Além disso, a comunicação entre intestino e os demais órgãos (pulmão, pele, pâncreas e articulações) reforça a importância de um microbioma equilibrado para a imunidade.

No contexto das doenças imunomediadas, estratégias terapêuticas com base na modulação da microbiota, como o uso de probióticos e o TMF, surgem como abordagens promissoras e aparentemente seguras, mas estudos adicionais se fazem necessários para indicações bem-direcionadas.

Referências bibliográficas

1. Platts-Mills TAE. The allergy epidemics: 1870-2010. J Allergy Clin Immunol. 2015;136:3-13.
2. Dong TS, Gupta A. Influence the early life, diet, and the environment on the microbiome. Clin Gastr Hepatol. 2019;17: 231-42.
3. Cerovic V, Pabst O, Mowat AM. The renaissance of oral tolerance: merging tradition and new insights. Nat Rev Immunol. 2025;25:42-56. doi: 10.1038/s41577-024-01077-7.
4. Donald K, Finlay BB. Early-life interactions between the microbiota and immune system: impact on immune system development and atopic disease. Nat Rev Immunol. 2023;23:735-48. doi: 10.1038/s41577-023-00874-w.
5. Noval-Rivas M, et al. A microbiota signature associated with experimental food allergy promotes allergic sensitization and anaphylaxis. J Allergy Clin Immunol. 2013;131(1): 201-12.
6. Canani RB, Di Costanzo M, Pezzella V, Cosenza L, Granata V, Terrin G, et al. The potential therapeutic efficacy of lactobacillus gg in children with food allergies. Pharmaceuticals. 2012;5:655-64. doi:10.3390/ph5060655.

7. Hoskinson C, Dai DLY, Del Bel KL, et al. Delayed gut microbiota maturation in the first year of life is a hallmark of pediatric allergic disease. Nat Commun. 2023;14:4785.
8. Galeana-Cadena D, et al. Winds of change a tale of: asthma and microbiome. Front. Microbiol. 2023;14:1295215.
9. Valverde-Molina J, García-Marcos L. Microbiome and Asthma: microbial dysbiosis and the origins, phenotypes, persistence, and severity of asthma. Nutrients. 2023;15:486.
10. Huang YJ, Porsche C, Kozik AJ, Lynch SV. Microbiome-immune interactions in allergy and asthma. J Allergy Clin Immunol Pract. 2022;10(9): 2244-51.
11. Byrd AL, Belkaid Y, Segre JA. The human skin microbiome. Nature Rev Microbiol. 2018;16:143-55.
12. Schoch JJ, Monir RL, Satcher KG, Harris J, Triplett E, Neu J. The infantile cutaneous microbiome: A review. Pediatric Dermatology. 2019;00:1-7.
13. Dominguez-Bello MG, Costello EK, Contreras M, Magris M, Hidalgo G, Fierer N, et al. Delivery mode shapes the acquisition and structure of the initial microbiota across multiple body habitats in newborns. Proc Natl Acad Sci USA. 2010;107(26):11971-5.
14. Grice E, Segre J. The skin microbiome. Nat Rev Microbiol. 2011;9:244-53.
15. Luna PC. Skin Microbiome as Years Go By. Am J Clin Dermatol. 2020;21(1):12-7.
16. Rapin A, Rehbinder EM, Macowan M, et al. The skin microbiome in the first year of life and its association with atopic dermatitis. Allergy. 2023;78(7):1949-63.
17. Finger C. Caesarean section rates skyrocket in Brazil. Many women are opting for caesareans in the belief that it is a practical solution. Lancet. 2003;362:628.
18. Kong HH, Segre JA. Skin microbiome: looking back to move forward. Journal of Investigative Dermatology. 2012;132:933-9.
19. Chang YS, et al. Synbiotics for prevention and treatment of atopic dermatitis: a meta-analysis of randomized clinical trials. JAMA Pediatr. 2016;170(3):236-42. doi: 10.1001/jamapediatrics.2015.3943.
20. Carvalho VO, Solé D, Rubini N, et al. Guia prático de atualização em dermatite atópica – Parte II: abordagem terapêutica. Posicionamento conjunto da Associação Brasileira de Alergia e Imunologia e da Sociedade Brasileira de Pediatria. Arq Asma Alerg Imunol. 2017;1(2):157-82.
21. Sánchez J, Paes Barreto BA, Macías A, Olmos C, de Falco A. Atopic dermatitis guideline. Position paper from the Latin American Society of Allergy, Asthma and Immunology. Revista Alergia México. 2014;61:178-211.
22. Chang YS, Trivedi MK, Jha A, Lin YF, Dimaano L, Garcia-Romero MT. Synbiotics for Prevention and treatment of atopic dermatitis: a meta-analysis of randomized clinical trials. [published correction appears in JAMA Pediatr. 2016;170(3): 236-99. doi: 10.1001/jamapediatrics.2015.3943.
23. Sidharth M, Shaohua W, Ravinder N, Brandi M, Ria S, Subhash T, et al. Probiotics and prebiotics for the amelioration of type 1 diabetes: present and future perspectives. Microorganisms. 2019;7(3):67.
24. Sorini C, Cosorich I, Lo Conte M, et al. Loss of gut barrier integrity triggers activation of islet-reactive T cells and autoimmune diabetes. Proc Natl Acad Sci USA. 2019;116(30):15140-9. doi: 10.1073/pnas.1814558116.
25. Antonini M, Lo Conte M, Sorini C, Falcone M. How the interplay between the commensal microbiota, gut barrier integrity, and mucosal immunity regulates brain autoimmunity. Front. Immunol. 2019;10:1937.
26. Maffeis C, Martina A, Corradi M, Quarella S, Nori N, Torriani S, et al. Association between Intestinal permeability and faecal microbiota composition in Italian children with beta cell autoimmunity at risk for type 1 diabetes. Diabetes Metab. Res. Rev. 2016;32:700-9.
27. Gavin PG, Mullaney JA, Loo D, Cao K-AL, Gottlieb PA, Hill MM, et al. Intestinal metaproteomics reveals host-microbiota interactions in subjects at risk for type 1 diabetes. Diabetes Care. 2018;41:2178-86.
28. Hildebrand D, Sahr A, Wölfle SJ, Heeg K, Kubatzky KF. Regulation of toll-like receptor 4-mediated immune responses through pasteurella multocida toxin-induced g protein signalling. Cell Commun. Signal. 2012;10:22.
29. Sun J, Furio L, Mecheri R, et al. Pancreatic β-cells limit autoimmune diabetes via an immunoregulatory antimicrobial peptide expressed under the influence of the gut microbiota. Immunity. 2015;43(2):304-17. doi:10.1016/j.immuni.2015.07.013.
30. Nikola L, Iva L. Gut microbiota as a modulator of type 1 diabetes: a molecular perspective. Life Sci. 2024;359:123187. doi: 10.1016/j.lfs.2024.123187.

31. Lin L, Zhang K, Xiong Q, Zhang J, Cai B, Huang Z, et al. Gut microbiota in pre-clinical rheumatoid arthritis: from pathogenesis to preventing progression. J Autoimmun. 2023;141:103001. doi: 10.1016/j.jaut.2023.103001.
32. Longo UG, Lalli A, Bandini B, de Sire R, Angeletti S, Lustig S, et al. Role of the gut microbiota in osteoarthritis, rheumatoid arthritis, and spondylarthritis: an update on the gut-joint axis. Int J Mol Sci. 2024;25(6):3242. doi: 10.3390/ijms25063242.
33. Schulthess J, Pandey S, Capitani M, Rue-Albrecht KC, Arnold I, Franchini F, et al. The short chain fatty acid butyrate imprints an antimicrobial program in macrophages. Immunity. 2019;50(2):432-45.e7. doi: 10.1016/j.immuni.2018.12.018.
34. Dong Y, Yao J, Deng Q, Li X, He Y, Ren X, et al. Relationship between gut microbiota and rheumatoid arthritis: a bibliometric analysis. Front Immunol. 2023;14:1131933. doi: 10.3389/fimmu.2023.1131933.
35. Horta-Baas G, Romero-Figueroa MD, Montiel-Jarquin AJ, Pizano-Zarate ML, Garcia-Mena J, Ramirez--Duran N. Intestinal dysbiosis and rheumatoid arthritis: a link between gut microbiota and the pathogenesis of rheumatoid arthritis. J Immunol Res; 2017:13. doi: 10.1155/2017/4835189.
36. Scher JU, Sczesnak A, Longman RS, Segata N, Ubeda C, Bielski C, et al. Expansion of intestinal prevotella copri correlates with enhanced susceptibility to arthritis. Elife, 2013;2:e01202. doi: 10.7554/eLife.01202.
37. Yao K, Xie Y, Wang J, Lin Y, Chen X, Zhou T. Gut microbiota: a newly identified environmental factor in systemic lupus erythematosus. Front Immunol. 2023;14:1202850. doi: 10.3389/fimmu.2023.1202850.
38. Azzouz D, Omarbekova A, Heguy A, Schwudke D, Gisch N, Rovin BH, et al. Lupus nephritis is linked to disease-activity associated expansions and immunity to a gut commensal; Ann Rheum Dis. 2019;78:947-56. doi: 10.1136/annrheumdis-2018-214856.
39. Li Y, Wang HF, Li X, Li HX, Zhang Q, Zhou HW, et al. Disordered intestinal microbes are associated with the activity of systemic lupus erythematosus. Clin Sci (Lond). 2019;133:821-38. doi: 10.1042/CS20180841.
40. Balmant BD, Fonseca DC, Prudencio APA, et al. Megamonas funiformis, plasma zonulin, and sodium intake affect C3 complement levels in inactive systemic lupus erythematosus. Nutrients. 2023;15(8):1999.
41. De Oliveira GLV, Leite AZ, Higuchi BS, Gonzaga MI, Mariano VS. Intestinal dysbiosis and probiotic applications in autoimmune diseases. Immunology. 2017;152:1-12.
42. Kumar S, Kumar R, Rohilla L, Jacob N, Yadav J, Sachdeva N. A high potency multi-strain probiotic improves glycemic control in children with new-onset type 1 diabetes mellitus: a randomized, double-blind, and placebo-controlled pilot study. Pediatr Diabetes. 2021;22(7):1014-22. doi: 10.1111/pedi.13244.
43. Mirfeizi Z, Mahmoudi M, Faridzadeh A. Probiotics as a complementary treatment in systemic lupus erythematosus: a systematic review. Health Sci Rep. 2023;6(10):e1640. doi: 10.1002/hsr2.1640.
44. Yang R, Chen Z, Cai J. Fecal microbiota transplantation: emerging applications in autoimmune diseases. J Autoimmun. 2023;141:103038. doi: 10.1016/j.jaut.2023.103038.

17

Disbiose Gastroesofágica

Amanda Mandarino Alves
Gisela Bandeira de Melo Lins de Albuquerque
Sabrina Rodrigues de Figueiredo
Thaís Cabral de Melo Viana
Tomas Navarro-Rodriguez

Introdução

A microbiota é adquirida desde o nascimento e sofre interferências ao longo da vida decorrentes da interação com o meio por meio da alimentação, hábitos de vida, uso de medicações, entre outros. Cada vez mais, somam-se evidências de que a microbiota tem importante papel na fisiologia humana. Os micro-organismos são benéficos em diversos aspectos como auxiliar a digestão, intermediar a síntese de vitaminas, promover o desenvolvimento do sistema imune, regular o metabolismo e prevenir a invasão de patógenos. Em contraste, diversas doenças, principalmente as localizadas no trato gastrointestinal (TGI), estão associadas a alterações na composição e diversidade dessas comunidades microbianas, sendo a disbiose um componente importante no mecanismo fisiopatológico de doenças inflamatórias e do câncer.

Microbiota do esôfago saudável e suas modificações nas doenças esofágicas

A microbiota esofágica é formada por bactérias provenientes tanto da cavidade oral/orofaringe como do estômago por causa do refluxo gástrico, sofrendo influências de condições que acometem essas duas regiões. Fatores que afetam a composição da microbiota esofágica incluem idade, consumo de fibras alimentares, uso de inibidores de bomba de prótons (IBP), doenças relacionadas à motilidade, doenças gástricas, entre outros. Em decorrência de o esôfago ser um órgão tubular de cavidade virtual colapsada, com papel principal na transferência do alimento da boca ao estômago, inicialmente acreditava-se que não havia colonização microbiana nesse sítio. Mais tarde, porém, com o avanço dos métodos diagnósticos, verificou-se a presença de bactérias na superfície da mucosa esofágica, demonstrando a existência de uma microbiota residente – com mais cem espécies isoladas.

Ao contrário de outros sítios anatômicos, a pesquisa do microbioma esofágico não é um processo simples e demanda custos elevados por ser dependente de técnicas invasivas, como endoscopia e estudo anatomopatológico. Apesar de a minoria das bactérias que compõem a microbiota humana ser cultivável, métodos diagnósticos por reação de polimerase em cadeia (PCR) vêm permitindo o sequenciamento do metagenoma a partir da amplificação do gene 16S rDNA.

Pode-se dizer que a composição da microbiota ao longo do trato esofágico normal é uniforme, sofrendo pequenas variações ao longo de sua extensão de acordo com a proximidade da cavidade oral ou do estômago. Essa população foi denominada "microbiota tipo 1", composta predominantemente por cinco filos: Firmicutes; Bacteroidetes; Actinobacteria; Proteobacteria; e Fusobacteria.

Estudo demonstrou que a microbiota do esôfago distal de pacientes saudáveis se diferenciava significativamente em relação à dos pacientes com doença esofágica como esofagite e esôfago de Barrett. Essa população alterada foi denominada "microbiota tipo 2". Os indivíduos com essas condições apresentam maior diversidade de micro-organismos, menor porcentagem de estreptococos e taxas acima de 50% de bactérias Gram-negativas, apresentando taxas elevadas de *Prevotella* e *Fusobacterium*, além de alterações nos filos Firmicutes, com aumento do gênero *Veillonella*, e Proteobacteria.

Ainda não estão completamente claros os mecanismos fisiopatológicos envolvidos na ativação inflamatória, mas aventa-se que a presença de refluxo gástrico provoque alterações de pH no esôfago distal, o que causa variações microambientais e modifica a composição da microbiota do tipo 1 para tipo 2. Os micro-organismos Gram-negativos, por conter lipopolissacarídeos (LPS) em suas membranas externas, ativam a resposta imune inata por meio da estimulação do *toll-like receptor 4* (TLR4) no epitélio e nas células inflamatórias, de modo a promover a ativação do fator nuclear kappa B (NF-κb) e o aumento das citocinas inflamatórias IL-6, IL-8, IL-1 beta e fator de necrose tumoral alfa (TNF-a). Assim, na esofagite e no esôfago de Barrett, a alteração da microbiota atua como gatilho para uma cascata que pode culminar no desenvolvimento de adenocarcinoma, induzindo inflamação crônica, lesão do DNA, ativação de oncogênese e supressão da resposta imune antitumoral.

Outro grupo de doenças relacionadas a modificações da microbiota esofágica compreende os distúrbios de motilidade. A acalasia é um distúrbio de motilidade esofágica que provoca estase esofágica, criando um ambiente favorável para a proliferação e fermentação bacteriana. Foi relatado, em pesquisa por meio de cultura de fluidos, que os gêneros *Streptococcus* e *Veillonella* eram predominantes em pacientes com acalasia, com microbiota composta principalmente de bactérias Gram-positivas aeróbicas. Já a presença de bactérias anaeróbicas variava de acordo com o grau de dilatação esofágica.

Em outro estudo que avaliou microbiota no tecido esofágico, foi identificado os gêneros *Lactobacillus*, *Enterococcus*, *Bacillus*, *Propionibacterium*, *Pseudomonas*, *Chryseobacterium*, *Sphingomonas* e representantes da família Enterobacteriaceae. *Lactobacillus* e Enterobacteriaceae, que são abundantes no adenocarcinoma esofágico, estavam elevados nas amostras de tecido esofágico dos pacientes com acalasia. Na análise do fluido esofágico, o gênero *Veillonella* foi identificado abundante – achado semelhante ao observado na doença do refluxo gastroesofágico (DRGE) e no esôfago de Barrett e que pode ser explicado por uma sobreposição entre acalasia e DRGE. A presença de conteúdo gástrico refluído e o baixo *clearance* esofágico, característico de um esôfago disfuncional em pacientes com acalasia, poderiam estar relacionados a esse achado.

Outra análise realizada em pacientes com acalasia investigou a composição da comunidade da microbiota esofágica antes e após a miotomia endoscópica peroral (POEM), procedimento endoscópico utilizado como opção para o tratamento da acalasia. Não houve diferenças significativas na microbiota quanto ao procedimento, nem entre os diferentes tipos de acalasia, o que levanta a hipótese que essa condição pode estar associada a alterações na microbiota esofágica a longo prazo.

O Quadro 17.1 resume alguns dados sobre a composição e modificações da microbiota esofágica relacionada a doenças esofágicas.

Quadro 17.1. Dados sobre microbiota esofágica em diagnósticos de doenças esofágicas

Diagnóstico	*Dados relevantes sobre a microbiota*
Esôfago saudável/normal	Filos mais representativos: Firmicutes (70% a 87%), Bacteroidetes (5% a 20%), Proteobacteria (2% a 5%), Actinobacteria (2% a 4%) e Fusobacteria (1% a 2%)
Esofagite de refluxo	*Pasteurella*, *Haemophilus*, *Fusobacterium*, *Prevotella* e *Neisseria* foram mais abundantes no grupo de esofagite de refluxo quando comparado ao grupo-controle
Esôfago de Barrett	Filos mais representativos: Firmicutes (50% a 55%), Proteobacteria (20% a 22%), Bacteroidetes (14% a 19%), Fusobacteria (2% a 9%) e Actinobacteria (2% a 7%)
Uso de inibidores da bomba de prótons (IBPs)	Após a administração dos IBPs, as famílias Lachnospiraceae, Comamonadaceae e Clostridiaceae aumentaram significativamente no esôfago distal
Acalasia	Filos mais representativos no estudo do fluido esofágico: Firmicutes (60%), Bacteroidetes (19%), Actinobacteria (10%), Proteobacteria (7%) e Fusobacteria (3%) Filos mais representativos no estudo do tecido esofágico: Firmicutes (63%), Bacteroidetes (15%), Actinobacteria (8%), Proteobacteria (9%) e Fusobacteria (3%)
Acalasia pós-miotomia endoscópica peroral (POEM)	Sem alterações significativas da microbiota esofágica pré e pós-POEM
Adenocarcinoma esofágico	Proporção do filo Firmicutes diminuiu, enquanto a proporção da família Enterobacteriaceae e dos gêneros *Lactobacillus* e *Akkermansia* aumentou em pacientes com adenocarcinoma esofágico

Fonte: Adaptado de Jung DH, Youn YH, Kim DH et al. Esophageal microbiota and nutritional intakes in patients with achalasia before and after peroral endoscopic myotomy. J Neurogastroenterol Motil. 2022;28(2):237-46.

Efeito da infecção por Helicobacter pylori no esôfago

Se, por um lado, há associação das doenças esofágicas a alterações na microbiota do esôfago distal, por outro, estudos vêm investigando a possível capacidade protetora de alguns micro-organismos nessas condições, como é o caso da *Helicobacter pylori* (*H. pylori*).

A *H. pylori* é uma bactéria Gram-negativa que, em geral, coloniza a mucosa gástrica e é sabidamente envolvida na patogênese do câncer gástrico e linfoma MALT (do inglês *mucosa-associated lymphoid tissue*) no estômago. Ela é capaz de induzir a inflamação por meio da ativação de citocinas pró-inflamatórias. Essas citocinas promovem perda progressiva de glândulas gástricas, o que resulta em atrofia, e reduzem os níveis de somatostatina. Como a somatostatina regula negativamente a gastrina, sua diminuição resulta em hipergastrinemia. A elevação da gastrina atua como fator de crescimento para a própria *H. pylori*, estabelecendo um mecanismo de retroalimentação positiva.

A baixa produção ácida decorrente das alterações atróficas da mucosa protege contra úlceras duodenais e, ainda que controverso, provavelmente contra as complicações esofágicas secundárias ao refluxo ácido gástrico uma vez que a secreção ácida é fator-chave no desenvolvimento da DRGE.

Diversos estudos mostraram uma relação inversa entre a ocorrência de DRGE e a infecção por *H. pylori*, particularmente evidenciando maior severidade da doença após a erradicação da bactéria. Um estudo coreano, realizado em uma população com alta prevalência de gastrite atrófica, mostrou associação entre a soropositividade para a *H. pylori* e o risco reduzido para esofagite erosiva. No entanto, outros estudos caso-controle, apesar de também sugerirem que *H. pylori* seja fator protetor na DRGE e esofagite, demonstraram que a erradicação não levou a novos casos de DRGE, tampouco à piora dos sintomas. Essas divergências podem ser justificadas por se tratar de doenças multifatoriais, influenciadas por variáveis como sexo, idade, obesidade, tabagismo, entre outras. Assim, questiona-se a interpretação isolada dessas associações, já que ainda faltam estudos que combinem todos esses fatores para definir de forma mais precisa os efeitos da *H. pylori* sobre as doenças esofágicas, principalmente a DRGE.

Microbiota gástrica

No passado, o estômago era tido como órgão estéril, sobretudo em virtude da barreira ácida. A descoberta da *H. pylori* em 1983, uma bactéria Gram-negativa que infecta mais de 50% da população mundial, quebrou esse paradigma.

Atualmente, sabe-se que ela não é o único micro-organismo que coloniza o estômago e que a interação entre *H. pylori* e microbiota gástrica é relevante no desenvolvimento de doenças como o câncer gástrico, gastrite crônica atrófica, úlcera péptica e tumores linfoides associados à mucosa.

Com o desenvolvimento da Biologia Molecular e avanços tecnológicos, tornou-se possível analisar geneticamente as populações microbianas sem a necessidade de cultivo. Estudos prévios com base em cultura, entretanto, já haviam caracterizado, na mucosa gástrica, alguns membros dos filos Firmicutes, Proteobacteria, Actinobacteria e Fusobacteria. Com os métodos moleculares recentes, novos filos foram descobertos, o que indica que o estômago abriga um ecossistema microbiano com diferenças significativas em relação ao da cavidade oral e do esôfago, acrescentando Bacteroidetes como parte dos filos predominantes anteriormente citados.

Mudanças da microbiota gástrica foram observadas entre indivíduos *H. pylori* positivos e negativos. Ainda, diferentes doenças associadas ao *H. pylori* mostram diferentes composições da microbiota, o que evidencia a importância da microbiota não *Helicobacter pylori* nas desordens do estômago. Estudos feitos em modelos animais, por exemplo, detectaram, após 12 semanas de infecção por *H. pylori,* marcantes alterações na microbiota, incluindo o aparecimento de *Enterococcus* e *Staphylococcus aureus* e a diminuição do número de *Lactobacillus*. Em contrapartida, outros estudos não evidenciaram diferenças drásticas na microbiota gástrica entre aqueles infectados e não infectados por *H. pylori*. Essas divergências podem ser justificadas por limitações metodológicas, como a utilização de diferentes técnicas para análise da microbiota, tamanho reduzido das amostras e fatores ambientais, incluindo dieta, estilo de vida, etnia e variações geográficas. Somado a isso, os resultados falso-positivos e falso-negativos nos métodos de detecção da *H. pylori* também podem contribuir para os resultados contraditórios.

O Quadro 17.2 resume alguns dados sobre a composição e modificações da microbiota esofágica relacionada a doenças esofágicas, enquanto o Quadro 17.3 apresenta, por classificação taxonômica, as bactérias mais prevalentes da microbiota gástrica.

Quadro 17.2. Composição e modificações da microbiota esofágica relacionada a doenças esofágicas

Diagnóstico	*População*	*Resultados*
Microbiota gástrica		Filos bacterianos mais dominantes: Proteobacteria, Firmicutes, Bacteroidetes e Fusobacteria
Úlcera gástrica/duodenal	China	Gêneros encontrados: *Helicobacter, Prevotella, Neisseria* e *Streptococcus*. A proporção de *Helicobacter* na mucosa de pacientes com úlcera de antro gástrico foi significativamente maior do que a de pacientes com úlcera duodenal
Gastrite atrófica autoimune	Reino Unido	Diversidade bacteriana semelhante, porém com maior número de *Streptococcus* em pacientes com gastrite atrófica autoimune
Dispepsia	Itália	Presença de *H. pylori* não influenciou a diversidade da microbiota gástrica, enquanto a quantidade de vários gêneros foi afetada. Verificado enriquecimento de *Streptococcus* com o uso de inibidor de bomba de prótons
	Espanha	*Propionibacterium, Lactobacillus, Streptococcus* e *Staphylococcus* foram os gêneros bacterianos predominantes
Suspeita de infecção por *Helicobacter pylori*	Índia	Impacto geográfico na microbiota. A abundância de *H. pylori* afetou negativamente a diversidade. Maior abundância de *Lactobacillus, Halomonas* e *Prevotella*
Doença do refluxo gastroesofágico, metaplasia e displasia	Estados Unidos	Sobreposição entre os grupos bacterianas do estômago e esôfago Na coorte de esôfago de Barrett, houve predominância de espécies de *Streptococcus* e *Prevotella*

Fonte: Adaptado de Rajilic-Stojanovic M, Figueiredo C, Smet A et al. Systematic review: gastric microbiota in health and disease. Aliment Pharmacol Ther. 2020;51(6):582-602.

Quadro 17.3. Bactérias gástricas prevalentes por classificação taxonômica

Filo	*Classe*	*Ordem*	*Família*	*Gênero*
Actinobacteria	Actinobacteria	Actinomycetales	Actinomycetaceae	*Actinomyces*
		Bifidobacteriales	Bifidobacteriaceae	*Bifidobacterium*
		Corynebacteriales	Corynebacteriaceae	*Corynebacterium*
		Micrococcales	Micrococcaceae	*Micrococcus* *Rothia*
		Propionibacteriales	Propionibacteriaceae	*Propionibacterium*
	Coriobacteriia	Coriobacteriales	Atopobiaceae	*Atopobium*
Bacteroidetes	Bacteroidia	Bacteroidales	Bacteroidaceae	*Bacteroides*
			Porphyromonadaceae	*Porphyromonas*
			Prevotellaceae	*Prevotella*
			Tannerellaceae	*Tannerella*
	Flavobacteria	Flavobacteriales	Flavobacteriaceae	*Capnocytophaga*
				Flavobacterium
Firmicutes	Bacilli	Bacillales	Bacillaceae	*Bacillus*
			Bacillales Family XI. Incertae Sedis	*Gemella*
			Staphylococcaceae	*Staphylococcus*
		Lactobacillales	Aerococcaceae	*Abiotrophia*
			Carnobacteriaceae	*Granulicatella*
			Lactobacillaceae	*Lactobacillus*
			Streptococcaceae	*Enterococcus*
				Streptococcus
	Clostridia	Clostridiales	Clostridiaceae	*Clostridium*
			Clostridiales Family XIII. Incertae Sedis	*Mogibacterium*
			Eubacteriaceae	*Eubacterium*
			Lachnospiraceae	*Catonella*
				Moryella
				Oribacterium
			Peptostreptococcaceae	*Peptostreptococcus*
			Ruminococcaceae	*Faecalibacterium*
	Negativicutes	Selenomonadales	Selenomonadaceae	*Selenomonas*
		Veillonellales	Veillonellaceae	*Dialister*
				Megasphaera
				Veillonella

(*Continua*)

Quadro 17.3. Bactérias gástricas prevalentes por classificação taxonômica (*Continuação*)

Filo	*Classe*	*Ordem*	*Família*	*Gênero*
Firmicutes	Tissierellaia	Tissierellales	Peptoniphilaceae	*Parvimonas*
				Peptoniphilus
Fusobacteria	Fusobacteria	Fusobacteriales	Fusobacteraceae	*Fusobacterium*
			Leptotrichiaceae	*Leptotrichia*
Proteobacteria	Alphaproteobacteria	Caulobacterales	Caulobacteraceae	*Brevundimonas*
		Rhizobiales	Bradyrhizobiaceae	*Bradyrhizobium*
		Sphingomonadales	Sphingomonadaceae	*Sphingomonas*
	Betaproteobacteria	Burkholderiales	Burkholderiaceae	*Burkholderia*
				Ralstonia
		Neisseriales	Neisseriaceae	*Kingella*
				Neisseria
	Epsilonproteobacteria	Campylobacterales	Campylobacteraceae	*Campylobacter*
			Helicobacteraceae	*Helicobacter*
	Gammaproteobacteria	Enterobacterales	Enterobacteriaceae	*Escherichia*
				Klebsiella
		Pasteurellales	Pasteurellaceae	*Actinobacillus*
				Haemophilus
		Pseudomonadales	Moraxellaceae	*Acinetobacter*
				Moraxella
			Pseudomonadaceae	*Pseudomonas*
		Xanthomonadales	Xanthomonadaceae	*Stenotrophomonas*
Spirochaetes	Spirochaetia	Spirochaetales	Spirochaetaceae	*Treponema*
Tenericutes	Mollicutes	Mycoplasmatales	Mycoplasmataceae	*Mycoplasma*

Fonte: Adaptado de Rajilic-Stojanovic M, Figueiredo C, Smet A et al. Systematic review: gastric microbiota in health and disease. Aliment Pharmacol Ther. 2020;51(6):582-602.

Impacto da *Helicobacter pylori* na composição da microbiota gástrica e associação com câncer

Em 1994, a *H. pylori* foi categorizada como agente carcinogênico definitivo pela Organização Mundial da Saúde (OMS), sendo atualmente considerado o agente etiológico mais relevante no desenvolvimento do adenocarcinoma gástrico.

O adenocarcinoma associado com *H. pylori* está relacionado com a colonização proximal do estômago (pangastrite), o que resulta na atrofia gástrica e na evolução para metaplasia intestinal, seguidas de displasia e, então, adenocarcinoma, processo que ocorre ao longo de décadas em cerca de 1% a 3% dos indivíduos infectados.

Diversos fatores estão bem-estabelecidos como contribuintes para a carcinogênese relacionada à *H. pylori*, como a virulência de determinadas cepas, a duração da infecção, características genéticas do hospedeiro e aspectos ambientais, como a dieta. Com a descoberta mais atual da existência de uma microbiota gástrica, seu desbalanço também passou a ser associado ao câncer gástrico *H. pylori*-positivo.

Estudo feito por Eun *et al.* comparou a composição da mucosa gástrica em pacientes em diferentes estágios de doença e notou menor abundância da família Helicobacteraceae e maior prevalência de Streptococcaceae naqueles portadores de câncer gástrico, em comparação com casos de gastrite crônica e metaplasia intestinal. Em contrapartida, estudo realizado por Yu *et al.*, com 720 participantes chineses, sugeriu que uma redução da diversidade da microbiota estaria relacionada ao desenvolvimento do câncer gástrico.

Apesar das divergências quanto à diversidade da microbiota no câncer gástrico, ainda não se estabeleceu qual conjunto de micro-organismos estaria mais relacionado ao desenvolvimento dessa doença. No entanto, os estudos em conjunto demonstram diferenças significativas na composição da microbiota gástrica nos diferentes estágios da cascata da carcinogênese: gastrite; metaplasia intestinal; e câncer gástrico.

Os dados sugerem que o desenvolvimento do câncer está associado muito mais à mudança da microbiota comensal do que a um micro-organismo específico, mudança essa que teria a infecção pela *H. pylori* como gatilho. Esse fato pode ser corroborado por estudo de Lofgren *et al.*, realizado em modelos de rato, que evidenciou que a severidade da lesão gástrica e o tempo para surgimento de neoplasia intraepitelial foram diferentes de acordo com as diferenças na composição da microbiota. Em metanálise realizada por Dias-Jácome *et al.*, notou-se que, no câncer gástrico, há uma diminuição de bactérias pertencentes aos filos Proteobacteria (*Neisseria* spp.*, Haemophilus* spp.*, Bergeriella denitrificans, Epsilonproteobacteria* e *Helicobacteriaceae*) e Bacteroidetes (*Porphyromonas* spp. e *Prevotella pallens*), enquanto grupos pertencentes ao filo Firmicutes estão em maior (*Streptococcaceae, Lachnospiraceae e Lactobacillus coleohominis*) ou menor número (*Streptococcus sinensis*). *Klebsiella pneumoniae* e *Acinetobacter baumannii* são duas exceções, pois pertencem ao filo Proteobacteria, mas tendem a aumentar com a carcinogênese gástrica.

O mecanismo pelo qual *H. pylori* e sua interação com a microbiota induzem o aparecimento do câncer gástrico ainda não está completamente esclarecido. A conversão da *H. pylori* para a forma cocoide, induzida pela microbiota gástrica, é um dos fatos que pode contribuir para a carcinogênese: a forma cocoide favorece a proliferação das células epiteliais gástricas e a diminuição da apoptose. Além disso, a diminuição da secreção ácida causada pela *H. pylori* poderia justificar a sobrevivência e colonização de outras espécies de bactérias provindas da cavidade oral, do trato respiratório superior e, até mesmo, do intestino. O supercrescimento dessa população ocasiona maior conversão do nitrato da dieta em carcinógenos, como N-nitrosaminas, além da liberação de outros potentes mutagênicos. Por outro lado, independentemente do pH, a *H. pylori* poderia favorecer o crescimento de outras bactérias não residentes por meio da produção de amônia e bicarbonato a partir da ureia. Todos esses mecanismos contribuem para o aumento da resposta inflamatória, acelerando os processos de atrofia, metaplasia e, eventualmente, o desenvolvimento de câncer gástrico.

Cofatores no desenvolvimento do adenocarcinoma gástrico associado a *H. pylori*

As variações genômicas das cepas de *H. pylori* são responsáveis por determinar diferentes padrões de virulência. De todos os fatores de virulência conhecidos, CagA (citotoxina associada ao gene A), sua ilha de patogenicidade cag (cagPAI) e vacA (citotoxina A vacuolizante) são considerados os principais determinantes patogênicos da bactéria. Esses fatores estão associados a maior inflamação e graus de atrofia, bem como maior possibilidade de evolução para adenocarcinoma, quando comparados com cepas CagA negativas.

O CagA marca a presença da cagPAI, componente do genoma da *H. pylori* que codifica mecanismos de injeção de moléculas efetoras da bactéria na célula hospedeira, permitindo que *H. pylori* module vias do metabolismo celular, como expressão de proto-oncogenes, produção de espécies reativas de oxigênio (EROS) e dano oxidativo ao DNA.

CagA é uma proteína de 120 KDa a 140 KDa que atua como antígeno altamente imunogênico, induz níveis mais altos de expressão de citocinas, como IL-1b e IL-8, e está fortemente associado ao risco de desenvolver câncer gástrico. Essa proteína transloca-se para o interior da célula do hospedeiro quando a bactéria se liga à membrana. Dentro da célula, CagA é fosforilada após interação com outras proteínas, o que resulta em mudanças morfológicas na célula do hospedeiro.

Outro cofator da carcinogênese influenciado pela *H. pylori* é a redução da E- caderina, por meio da metilação do gene que a codifica induzida pela bactéria. E caderina é uma molécula de adesão de tecidos epiteliais, responsável por manter a arquitetura celular. Sua porção intracelular se liga à betacatenina. Aliado a isso, o CagA do *H. pylori*, translocado para o interior da célula do hospedeiro após a infecção, é capaz de se ligar à porção intracelular da E-caderina, o que gera acúmulo de betacatenina no citoplasma e no núcleo, estimulando a transcrição de genes dependentes da betacatenina envolvidos na carcinogênese.

Entre os fatores relacionados ao hospedeiro, destacam-se os polimorfismos genéticos. O polimorfismo do gene da IL-1, por exemplo, associa-se a uma resposta inflamatória mais intensa, resultando em hipocloridria e, consequentemente, maior predisposição ao câncer gástrico. Polimorfismos nos genes do TNF-α e da IL-10 também foram relacionados a maior risco de adenocarcinoma gástrico em indivíduos infectados por *H. pylori*. Além da inflamação, a gastrite induzida por *H. pylori* afeta a secreção de hormônios como leptina e grelina, que podem influenciar o microambiente gástrico ao modular a secreção ácida e resposta imune.

Entre os fatores ambientais, o elevado consumo de sal é um fator conhecido como potencializador do adenocarcinoma gástrico relacionado à *H. pylori*. Apesar de o mecanismo não ser inteiramente conhecido, acredita-se que o sal cause dano à mucosa, de modo a favorecer inflamação e permitir a entrada de carcinógenos no estômago. Além disso, o sal pode atuar indiretamente na produção de citocinas e enzimas pró-inflamatórias, como a ciclo-oxigenase 2 (COX-2), e modular fatores de virulência da *H. pylori*, como a expressão do CagA.

Tratamento do *Helicobacter pylori* e o microbioma gástrico

A microbiota parece ter uma relação direta com algumas doenças do TGI. Sua composição pode ser modificada pela presença da *H. pylori*, que altera o pH fisiológico gástrico, inibe a colonização de bactérias responsáveis pela homeostase gástrica e ativa vias inflamatórias que podem resultar em quadros patológicos. Assim, foram realizados alguns estudos para investigar o efeito da erradicação da *H. pylori* no ambiente gástrico.

O impacto do tratamento de erradicação da *H. pylori* foi alvo de questionamentos quanto ao provável desequilíbrio no microbioma gástrico e aventou-se a possibilidade de interação negativa sobre os micro-organismos presentes na microbiota do indivíduo virgem de tratamento.

Em um estudo publicado em 2016, Li *et al*. evidenciaram uma diferença significativa na colonização de *Prevotella* e *Clostridium leptum* entre o corpo e o antro gástrico antes da erradicação da *H. pylori*. Após a erradicação da bactéria, observou-se recolonização do antro por essas espécies, além de aumento nas populações de *Lactobacillus, Clostridium leptum* e *Enterobacter* e redução de *Clostridium coccoides*. Esses achados sugerem que a *H. pylori* pode impactar consideravelmente na distribuição desses micro-organismos e que, após sua erradicação, a microbiota gástrica tende a se redistribuir, alterando sua composição e tornando-se mais equilibrada.

Em um estudo chinês publicado em 2019, um grupo de dez pacientes jovens assintomáticos que recebeu esquema quádruplo com bismuto por 14 dias apresentou importante modificação no padrão da microbiota gástrica, com aumento dos gêneros *Lactobacillus* e *Bifidobacterium* ao término do tratamento.

Inibidores de bomba de prótons e microbiota gástrica

O uso de IBP tem influência na composição da microbiota gástrica. O principal mecanismo pode estar associado ao aumento do pH gástrico promovido por essa classe medi camentosa, o que resulta em maior diversidade de bactérias ou em variedade na composição de qual tipo é mais prevalente. Em um estudo italiano, os usuários de IBP apresentaram aumento significativo de Firmicutes, particularmente *Streptococcaceae*, em comparação aos não usuários. Em outro estudo, foi observado redução de *Faecalibacterium*, gênero com propriedades anti-inflamatórias para o organismo, nas fezes de indivíduos que faziam uso de IBP.

Por meio da modificação da microbiota, os IBPs também interferem na modulação da resposta imune. A maioria dos estudos foi realizada *in vitro* e evidenciou, por exemplo, que os IBP podem inibir a ativação das Janus-quinases 1 e 3, além de suprimir funções biológicas dos leucócitos polimorfonucleares, como a quimiotaxia e a produção de citocinas pró-inflamatórias. Em pacientes com cirrose, os IBPs podem representar um fator de risco para encefalopatia hepática e peritonite bacteriana espontânea em decorrência de maior translocação bacteriana.

No entanto, os estudos ainda são heterogêneos e envolvem populações pequenas. São necessários ensaios clínicos mais bem-elaborados e com maior número de participantes para definir com maior precisão a relação entre o uso de IBP e a microbiota gástrica.

Conclusões

Já é bem-estabelecido que a microbiota tem papel importante na fisiologia humana. Atualmente, novas pesquisas buscam relacionar e identificar o papel desses agentes na patogênese de doenças. Alterações ambientais são capazes de gerar modificações na microbiota local, como observado no esôfago distal e no estômago. Essas modificações podem provocar impactos negativos uma vez que algumas populações microbianas funcionam como gatilho para ativação de fatores pró-inflamatórios e carcinogênicos.

A melhor caracterização da microbiota nos indivíduos infectados e não infectados pela bactéria *H. pylori*, bem como a avaliação da progressão para o câncer, poderia fornecer maior substrato para profilaxia e tratamento das doenças do estômago. Alguns micro-

-organismos com potencial atividade anti-*H. pylori*, como *Lactobacillus* ou *Saccharomyces boulardii*, já vêm sendo estudados como probióticos na erradicação dessa bactéria. Além disso, caso as mudanças na microbiota durante os estágios da carcinogênese venham a ser bem-estabelecidas, abre-se uma perspectiva para rastreio de lesões pré-malignas com base na microbiota.

Bibliografia consultada

- Baba Y, Iwatsuki M, Yoshida N, Watanabe M, Baba H. Review of the gut microbiome and esophageal cancer: pathogenesis and potential clinical implications. Ann Gastroenterol Surg. 2017;1(2):99-104.
- Cornejo-Pareja I, Martín-Núñez GM, Roca-Rodríguez MM, Cardona F, Coin-Aragüez L et al. H. pylori eradication treatment alters gut microbiota and GLP-1 Secretion in Humans. J Clin Med. 2019;8(4).
- Corning B, Copland AP, Frye JW. The esophageal microbiome in health and disease. Curr Gastroenterol Rep. 2018;20(8):39.
- Dias-Jácome E, Libânio D, Borges-Canha M, Galaghar A, Pimentel-Nunes P. Gastric microbiota and carcinogenesis: the role of non-Helicobacter pylori bacteria – a systematic review. Rev Esp Enferm Dig. 2016;108(9):530-40. doi: 10.17235/reed.2016.4261/2016.
- Eun CS, Kim BK, Han DS, Kim SY, Kim KM, Choi BY et al. Differences in gastric mucosal microbiota profiling in patients with chronic gastritis, intestinal metaplasia, and gastric cancer using pyrosequencing methods. Helicobacter. 2014;19(6):407-16. doi: 10.1111/hel.12145.
- Gorkiewicz G, Moschen A. Gut microbiome: a new player in gastrointestinal disease. Virchows Arch. 2018;472(1):159-72.
- He C, Peng C, Wang H, Ouyang Y, Zhu Z, Shu X et al. The eradication of Helicobacter pylori restores rather than disturbs the gastrointestinal microbiota in asymptomatic young adults. Helicobacter. 2019;24(4):e12590.
- He C, Yang Z, Lu N. Imbalance of gstrointestinal microbiota in the pathogenesis of helicobacter pylori -associated diseases. Helicobacter. 2016;21(5):337-48. doi: 10.1111/hel.12297.
- Hyo JA, Dong SL. Helicobacter pylori in gastric carcinogenesis. World J Gastrointest Oncol. 2015;7(12):455-65. doi: 10.4251/wjgo.v7.i12.455.
- Jung DH, Youn YH, Kim DH, Lim CH, Lim HS, Moon HS et al. Esophageal microbiota and nutritional intakes in patients with achalasia before and after peroral endoscopic myotomy. J Neurogastroenterol Motil. 2022;28(2):237-46. doi: 10.5056/jnm21057.
- Ladeira MSP, Salvadori DMF, Rodrigues MAM. Biopatologia do helicobacter pylori. J. Bras. Patol. Med. Lab. 2003;39(4).
- Li L, Zhou X, Xiao S, Ye F, Zhang G. The effect of helicobacter pylori eradication on the gastrointestinal microbiota in patients with duodenal ulcer. J Gastrointestin Liver Dis. 2016;25(2):139-46.
- Li TH, Qin Y, Sham PC, Lau KS, Chu KM, Leung WK. Alterations in gastric microbiota after H. Pylori Eradication and in Different Histological Stages of Gastric Carcinogenesis. Sci Rep. 2017;7:44935.
- Lofgren JL, Whary MT, Ge Z, Muthupalani S, Taylor NS, Mobley M et al. Lack of commensal flora in Helicobacter pylori-infected INS-GAS mice reduces gastritis and delays intraepithelial neoplasia. Gastroenterology. 2011;140(1):210-20. doi: 10.1053/j.gastro.2010.09.048.
- Lv J, Guo L, Liu JJ, Zhao HP, Zhang J, Wang JH. Alteration of the esophageal microbiota in Barrett's esophagus and esophageal adenocarcinoma. World J Gastroenterol. 2019;25(18):2149-61.
- Noto JM, Peek RM J. The gastric microbiome, its interaction with Helicobacter pylori, and its potential role in the progression to stomach cancer. PLoS Pathog. 2017;13(10):e1006573. doi: 10.1371/journal.ppat.1006573.
- Rajilic-Stojanovic M, Figueiredo C, Smet A, Hansen R, Kupcinskas J, Rokkas T et al. Systematic review: gastric microbiota in health and disease. Aliment Pharmacol Ther. 2020;51(6):582-602. doi: 10.1111/apt.15650.
- Scida S, Russo M, Miraglia C, Leandro G, Franzoni L, Meschi T et al. Relationship between helicobacter pylori infection and GERD. Acta Biomed. 2018;89(8-S):40-43.

- Sjomina O, Heluwaert F, Moussata D, Leja M. Helicobacter pylori infection and nonmalignant diseases. Helicobacter. 2017;22(1).
- Suerbaum S. Microbiome analysis in the esophagus. Gastroenterology. 2009;137(2):419-21.
- Walker MM, Talley NJ. Review article: bacteria and pathogenesis of disease in the upper gastrointestinal tract – beyond the era of Helicobacter pylori. Aliment Pharmacol Ther. 2014;39(8):767-79. doi: 10.1111/apt.12666.
- Yang L, Chaudhary N, Baghdadi J, Pei Z. Microbiome in reflux disorders and esophageal adenocarcinoma. Cancer J. 2014;20(3):207-10.
- Zhang XY, Zhang PY, Aboul-Soud MA. From inflammation to gastric cancer: Role of Helicobacter pylori. Oncol Lett. 2017;13(2): 543-8. doi: 10.3892/ol.2016.5506.

18

Disbiose Gástrica e *H. pylori* – Tratamento e Consequências

Maria do Carmo Friche Passos

Microbiota gastrointestinal

A microbiota gastrointestinal humana consiste em um complexo ecossistema metabolicamente ativo constituído por centenas de milhares de micro-organismos (bactérias, vírus e alguns eucariotas) que colonizam o tubo digestivo.[1] Essa microbiota estabelece uma relação dinâmica de benefícios mútuos com o organismo humano (simbiose) da qual resulta a manutenção da normalidade das funções imunológicas, metabólicas, motoras e a correta digestão e absorção de nutrientes. Na verdade, uma microbiota saudável é capaz de funcionar como uma barreira, pois mais de 10^{14} micro-organismos recobrem toda a superfície do tubo digestivo, competindo com os patógenos por nutrientes e sítios de ligação, produzindo substâncias inibidoras e impedindo sua penetração na mucosa intestinal.[1,2] Atualmente, a microbiota do estômago tem merecido destaque por sua importância na manutenção da saúde humana e, em casos de disbiose, pode se associar a diversas doenças gástricas.[3]

Microbiota gástrica

O estômago humano foi considerado "estéril" por muitos anos, pois se acreditava que o ambiente ácido e o rápido peristaltismo eram condições inadequadas e pouco propícias para a colonização microbiana.[3] Em 1982, Warren e Marshal anunciaram a descoberta de uma bactéria Gram-negativa e espiralada, nomeada *Helicobacter pylori* (*H. pylori*), que viria a ser alvo de incontáveis pesquisas e constantes descobertas.[3-6] Assim, o ambiente gástrico passou a ser território exclusivo dessa bactéria. Os estudos demonstraram que a resistência desse micro-organismo ao ambiente gástrico resultava de uma série de estratégias que asseguravam a neutralização do pH e sua fuga do lúmen gástrico.[3,4] Essa descoberta revolucionou os conceitos fisiopatológicos em relação às doenças gastroduodenais, como a gastrite crônica, a doença ulcerosa péptica, o adenocarcinoma gástrica e o linfoma MALT (do inglês *mucosa-associated lymphoid tissue*), classificando o *H. pylori* como carcinógeno do tipo I pela Organização Mundial de Saúde (OMS).[3-5]

Na última década, no entanto, novos e revolucionários conhecimentos acerca da microbiota gástrica mudaram radicalmente alguns conceitos, ficando evidente que o *H. pylori*, de fato, não era o único micro-organismo capaz de colonizar o estômago humano. Uma importante questão é determinar se as mudanças no pH gástrico ou o tratamento com antimicrobianos seriam capazes de provocar modificações significativas na microbiota comensal gástrica que poderiam estar envolvidas no desenvolvimento das doenças gastroduodenais, como o câncer gástrico.[3-6]

Reconhece-se, atualmente, que cerca de 10^3 micro-organismos sobrevivem no estômago humano e fazem parte da imensa população de bactérias, vírus e eucariotas que constituem a microbiota gastrointestinal humana.[5,6] Pesquisas recentes demonstraram que microbiota gástrica desempenha papel fundamental no estabelecimento e na manutenção da estrutura normal do estômago e de suas principais funções.[5] Os produtos finais do metabolismo bacteriano também apresentam uma variedade de efeitos sobre a fisiologia do hospedeiro.[6]

Apesar das diferenças entre os indivíduos, a microbiota gástrica humana saudável é composta por cinco filos bacterianos dominantes: Bacteroidetes, Firmicutes, Proteobacteria, Actinobacteria e Fusobacteria, além de leveduras. Nos últimos anos, diversos estudos moleculares permitiram obter um quadro muito mais amplo da microbiota gástrica, já tendo sido isoladas comunidades de 128 filotipos.[6]

Delgado *et al.* (2013) estudaram o ecossistema gástrico de 12 voluntários humanos e observaram uma grande variabilidade de micro-organismos entre os indivíduos. *Streptococcus*, *Propionibacterium* e *Lactobacillus* foram os gêneros predominantes,[7] como mostra a Figura 18.1.

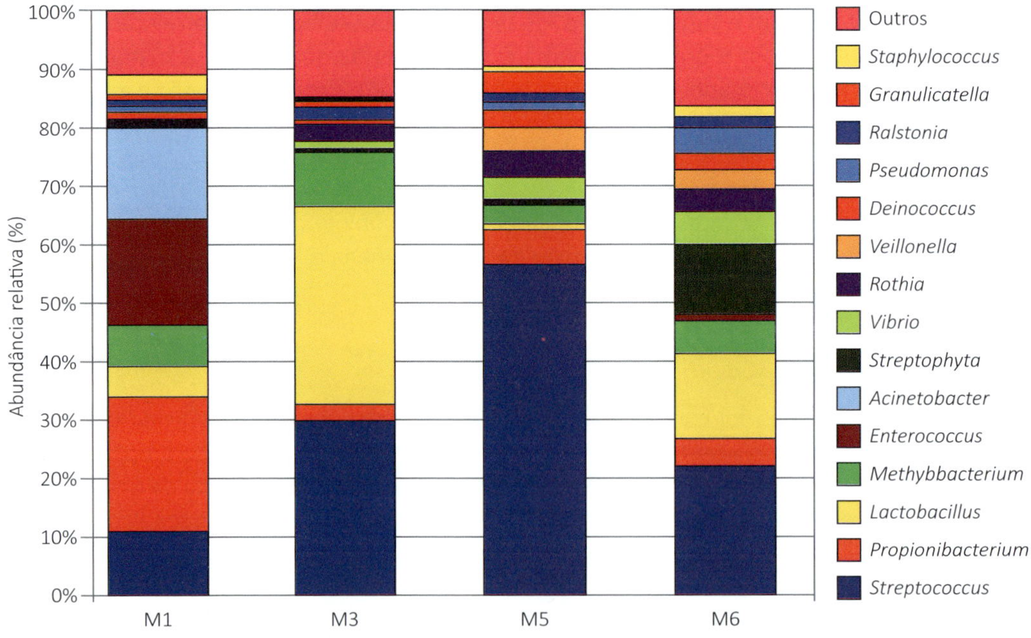

Figura 18.1. Gêneros predominantes da microbiota gástrica: *Streptococcus, Propionibacterium* e *Lactobacillus.*

Fonte: Adaptada de Delgado S, Cabrera-Rubio R, Mira A et al. Microbiological survey of the human gastric ecosystem using culturing and pyrosequencing methods. Microb Ecol. 2013;65:763-72.

A microbiota gástrica é dinamicamente equilibrada, mas pode ser afetada por diversos fatores, como infecção por *H. pylori*, uso de probióticos, microbiota intestinal, medicamentos, dieta e idade. Embora a relação causal entre eles não seja clara, os desequilíbrios microecológicos gástricos (disbiose) parecem associados ao aparecimento de diversas doenças gástrica,[8] como mostra a Figura 18.2.

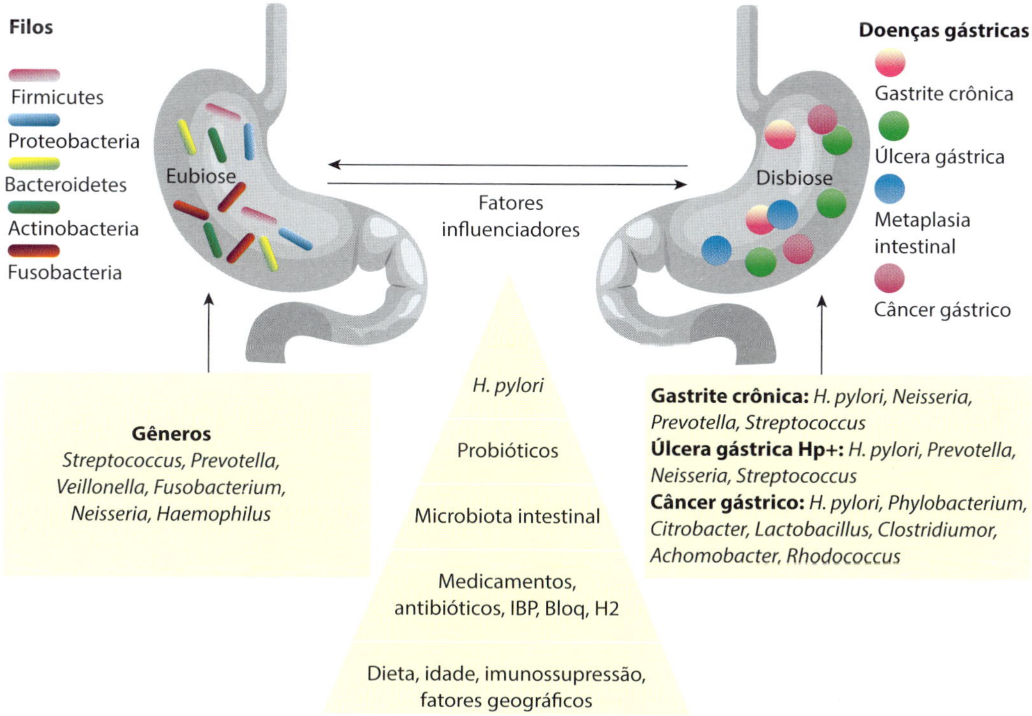

Figura 18.2. Representação dos filos e gêneros bacterianos predominantes no estômago saudável. A microbiota gástrica é influenciada por diversos fatores, como infecção por *H. pylori*, probióticos, microbiota intestinal, medicamentos, dieta e idade. A disbiose gástrica tem sido diretamente associada à fisiopatologia de diversas doenças gástricas.

Fonte: Adaptada de Elghannam MT, Hassanien MH, Ameen YA et al. Helicobacter pylori and oral-gut microbiome: clinical implications. Infection. 2024;52(2):289-300.

Helicobacter pylori e microbiota gástrica

Entre as espécies presentes no estômago humano, destacam-se *Lactobacillus* spp., *Bifidobacterium* spp., espécies não patogênicas de *Streptococcus* e *Staphylococcus*, fungos como *Candida*, além do *H. pylori*.[5-7] Como podemos observar na Figura 18.3, a microbiota gástrica, na ausência de colonização por *H. pylori*, apresenta maior diversidade, com maior abundância relativa de Firmicutes e Actinobacteria.[9] Por outro lado, na presença do *H. pylori*, nota-se redução da prevalência de Actinobacteria, Bacteroidetes e Firmicutes, enquanto aumenta Proteobacteria. Os pesquisadores tentam agora compreender a verdadeira inter-relação entre os micro-organismos normalmente presentes no estômago, na presença ou ausência do *H. pylori*.[9]

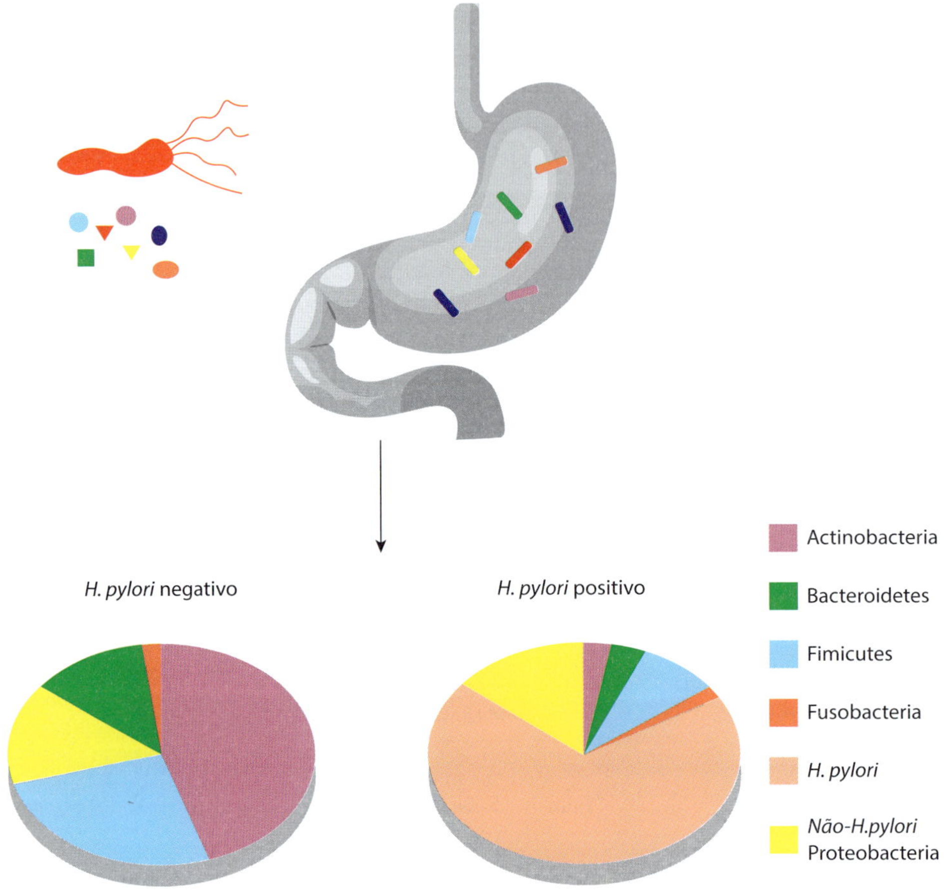

Figura 18.3. Efeito da infecção pelo *H. pylori* na composição da microbiota gástrica.

Fonte: Adaptada de Zhou S, Li C, Liu L et al. Gastric microbiota: an emerging player in gastric cancer. Front Microbiol. 2023;14:1130001.

Estudos atuais procuram enumerar e catalogar *os* "membros não *H. pylori*" do ecossistema microbiano gástrico e têm comprovado sua importância na manutenção das funções do estômago. Tem sido demonstrada uma nítida diminuição da diversidade da microbiota gástrica na evolução da gastrite para lesões pré-neoplásicas (atrofia e metaplasia gástrica) e neoplasia gástrica.[9-11]

Várias pesquisas em animais de experimentação demonstram que as inter-relações entre o *H. pylori* e a microbiota gástrica *não H. pylori* representam um novo desafio ao dogma da carcinogênese gástrica.[9-13] Em contraste com o modelo atual da carcinogênese gástrica, que foca na interação entre diferentes cepas de *H. pylori* e fatores genéticos do hospedeiro, pesquisas atuais sugerem uma nova hipótese segundo a qual precoces interações entre esse micro-organismo e a mucosa gástrica determinam alterações da estrutura da microbiota gástrica, o que poderia promover a atrofia gástrica.[10,11]

Após a infecção, o *H. pylori* se torna, inicialmente, o micro-organismo dominante no estômago e, então, sua abundância começa a diminuir durante a carcinogênese. A concentração gástrica dessa bactéria reduz-se drasticamente a partir do advento da atrofia e da metaplasia gástricas, situação na qual a elevação do pH proporciona o aumento de bactérias "não *H. pylori*", resultando em uma relação inversa entre a presença de *H. pylori* e a ocorrência de câncer gástrico: quanto maior a presença de *H. pylori*, menor o risco de câncer gástrico e, ao contrário, sua diminuição reduz o risco da neoplasia.[12-14] Acredita-se que patógenos oportunistas, como comensais intestinais e orais, podem, gradualmente, começar a desempenhar papéis oncogênicos nos estágios posteriores do desenvolvimento do câncer gástrico.[7,10,11,14] Bactérias gástricas e seus metabólitos contribuem para a carcinogênese gástrica por meio de inflamação, imunossupressão, estresse oxidativo e outros mecanismos. Dessa forma, a nova microbiota que se estabelece no estômago possivelmente participa, de modo efetivo, da carcinogênese gástrica.[12,13]

Alguns autores demonstraram alterações na composição e ecologia fúngicas em casos de neoplasia gástrica, sugerindo que o microbioma também possa desempenhar um papel fundamental na carcinogênese gástrica.[15,16]

Diante dessas novas constatações, a clássica cascata da carcinogênese gástrica, descrita por Pelayo Correa, deverá ser readaptada, restringindo-se o papel do *H. pylori* às etapas iniciais da carcinogênese e atribuindo-se à nova microbiota o potencial para a transformação maligna. Os principais mecanismos para o desenvolvimento do câncer incluem indução de resposta inflamatória, modulação da resposta imune e indução de danos ao DNA (Figura 18.4).[12]

Alteração da microbiota gastrointestinal durante tratamento do *Helicobacter pylori*

Outro aspecto a ser considerado é a mudança na microbiota intestinal durante e após o tratamento de erradicação do *H. pylori*.[17,18] A diversidade microbiana diminui no seguimento de curto prazo, contudo ainda não existem dados para confirmar alterações subsequentes.[17] Os resultados forneceram uma base para a seleção racional de probióticos no processo de erradicação. No entanto, mais estudos são necessários para conclusões definitivas.[18]

Tratamento do *Helicobacter pylori* e probióticos

O tratamento mais utilizado para a erradicação do *H. pylori* consiste na associação de claritromicina, amoxicilina e um inibidor de bomba de prótons (IBP) durante 14 dias.[19,20] Muitos trabalhos mostram claras alterações na microbiota intestinal durante e após o tratamento de erradicação dessa bactéria.[17.18]

Numerosos estudos demonstram que a utilização de probióticos durante o tratamento anti *H. pylori* (antibióticos e IBP) pode aumentar as taxas de erradicação.[21-24] Pacífico *et al.* (2014) observaram que a utilização de probióticos é capaz de suprimir a infecção provocada pelo *H. pylori*, impedindo o aumento da carga bacteriana, o que poderia, a longo prazo, evitar as consequências dessa infecção.[25]

Acredita-se que os probióticos sejam capazes de restabelecer a microbiota gastrointestinal, competindo pelos nutrientes com bactérias capazes de induzir infecção.[22,23] Teoricamente, eles podem, ainda, inibir toxinas e desempenhar funções imunomoduladora.[21,24] Wang sugere que os probióticos são capazes de produzir algumas substâncias que inibem o crescimento de diversos micro-organismos, impedindo, assim, a colonização do *H.* pylori.[26] Por todas essas razões, muitos pesquisadores sugerem que os probióticos apresentam efeitos anti-*H.pylori*, representando uma alternativa nos esquemas de erradicação. O exato mecanismo de ação dos probióticos, nesses casos, ainda não está elucidado, mas alguns mecanismos têm sido sugeridos por diversos autores, como mostra a Figura 18.5.[27]

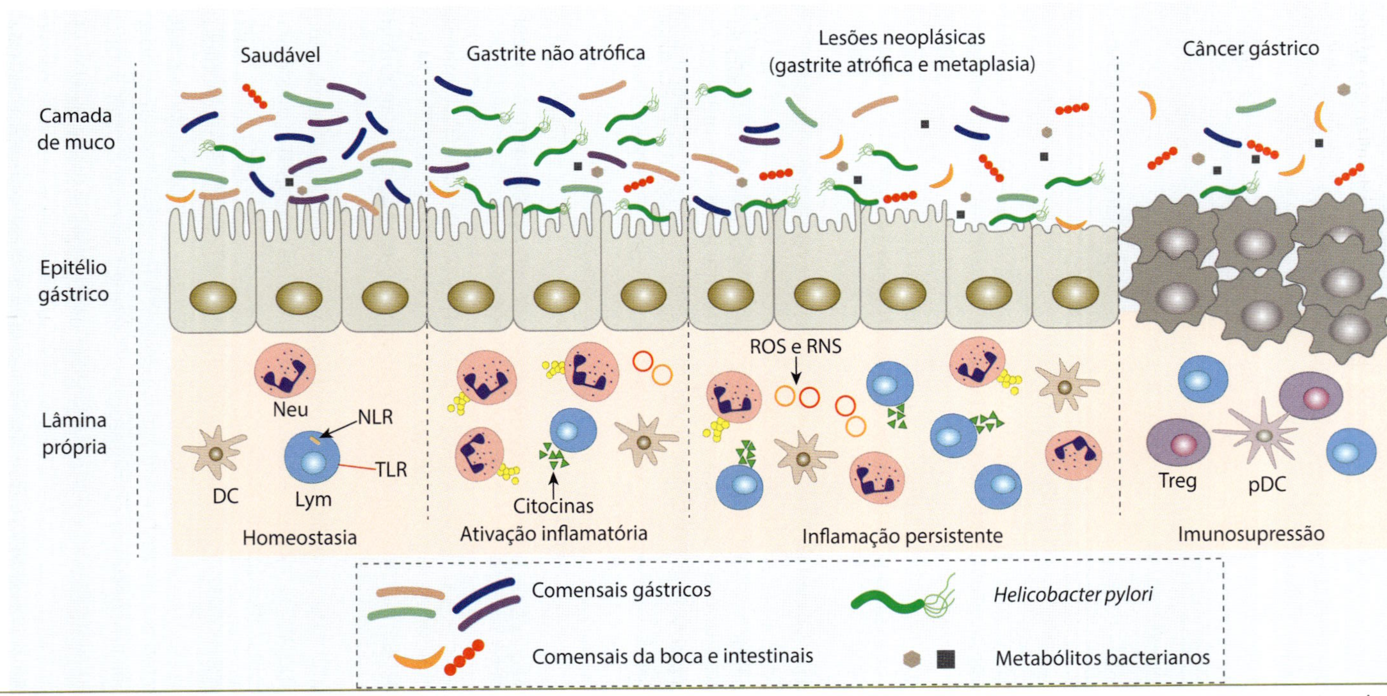

Figura 18.4. Diagrama de alterações microbianas gástricas na carcinogênese gástrica. A abundância e a diversidade total da microbiota gástrica são reduzidas na carcinogênese gástrica: A) a infecção pelo *H. pylori* causa e mantém uma resposta inflamatória na mucosa gástrica, o que provoca a perda de células parietais e, consequentemente, a elevação do pH gástrico; B) a colonização pelo *H. pylori* diminui, nesse ambiente alterado, e outros micro-organismos colonizam o nicho gástrico (disbiose gástrica); C) a nova microbiota promove a carcinogênese gástrica por meio de características próprias e de metabólitos microbianos, como compostos N-nitroso e lactato.

DC: célula dendrítica; Lym: linfócito; Neu: neutrófilo; NLR: receptor NOD-like; pDC: célula dendrítica plasmocitoide; RNS: espécie reativa de nitrogênio; EROS: espécie reativa de oxigênio; TLR: receptor *toll-like*; Treg: célula T reguladora.

Fonte: Adaptada de Liao O, Ye G, Du Q et al. Gastric microbiota in gastric cancer and precancerous stages: mechanisms of carcinogenesis and clinical value. Helicobacter. 2023;28(3):e12964.

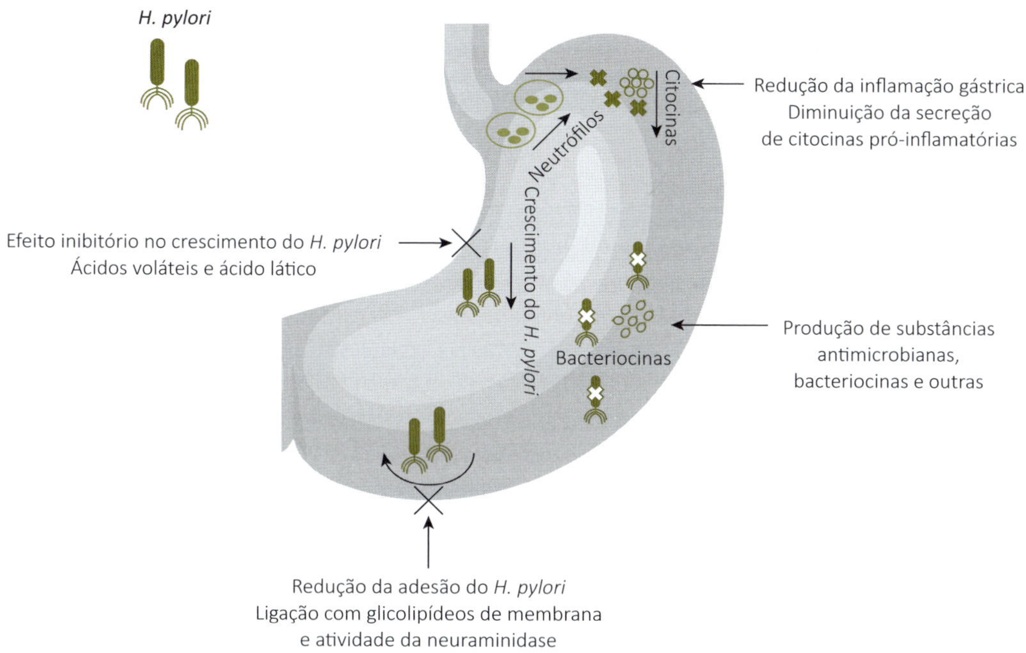

Figura 18.5. Mecanismos propostos para ação dos probióticos como coadjuvante no tratamento do *H. pylori*: efeito inibitório no crescimento da bactéria, produção de substâncias antimicrobianas, redução da adesão do *H. pylori* à mucosa gástrica e redução da inflamação crônica no estômago.

Fonte: Adaptada de Bruno G, Rocco G, Zaccari P et al. Helicobacter pylori infection and gastric dysbiosis: can probiotics administration be useful to treat this condition? Can J Infect Dis Med Microbiol. 2018;2018:6237239.

Além do possível efeito inibitório sobre o *H. pylori*, alguns probióticos também parecem ser benéficos por reduzirem os efeitos colaterais (diarreia, náuseas, vômitos, dor abdominal e cefaleia) das terapias de erradicação, que classicamente utilizam dois antibióticos.[21-23]

Kruasse *et al.* demonstraram que a presença de diferentes espécies bacterianas (comensais e oportunistas) pode alterar o crescimento do *H. pylori in vitro* por antagonismo direto.[28] Esse efeito observado com diferentes cepas de probióticos sustenta o efeito anti-inflamatório demonstrado pela produção de diversas citocinas.

Algumas pesquisas evidenciaram que os probióticos também podem diminuir a aderência do *H. pylori* à mucosa gástrica, reduzindo, desse modo, as taxas de recidiva da infecção.[25-27]

Em estudos experimentais, diversos probióticos apresentam propriedades anti-*H. pylori* e/ou eficácia em reduzir os efeitos colaterais do tratamento de erradicação, como espécies de *Lactobacillus (L. acidophilus L. brevis, L. casei, L. johnsonii, L. plantarum, L. rhamnosus, L. reuteri* e *L. salivarius) Bacillus clausii, Saccharomyces boulardii, Enterococcus faecalis* e bactérias do gênero *Bifidobacterium*.[21-24]

Embora os resultados sejam ainda controversos, diversas pesquisas nessa área têm demonstrado os benefícios do emprego de probióticos como adjuvante no esquema de erradicação do *H. pylori*. Os probióticos testados também se mostraram capazes de diminuir a inflamação provocada pela infecção pelo *H. pylori*, atuando por meio da inativação de mecanismos inflamatórios.[6-7,12] Outros estudos não encontram os mesmos resultados e não confirmaram os efeitos benéficos supradescritos.[6,7,15] A discrepância dos dados encontrados na literatura pode ser justificada pela enorme variabilidade dos probióticos empregados nos diversos estudos (diferentes espécies e concentrações), duração do tratamento e esquema de erradicação anti-*H. pylori* utilizado.

Estudo recentemente publicado por um grupo de pesquisadores europeus concluiu que o uso de probióticos se associa a maiores eficácia e segurança da terapia anti-*H. pylori*. O probiótico *Lactobacillus* melhorou a eficácia do tratamento, enquanto cepas de *Bifidobacterium* e de *Saccharomyces* foram associadas a um melhor perfil de segurança.[29]

Novos estudos se fazem necessários para que possamos determinar se, de fato, os probióticos são capazes de interferir favoravelmente nas taxas de erradicação e/ou na redução dos efeitos adversos da terapia anti-*H. pylori*.[23,24] Novas pesquisas serão fundamentais para a definição das cepas probióticas mais eficazes, bem como da dose ideal e da duração do tratamento adjuvante com probióticos nos esquemas de erradicação do *H. pylori*.[29]

Referências bibliográficas

1. Kuziel GA, Rakoff-Nahoum S. The gut microbiome. Curr Biol. 2022;32(6):257-64.
2. Ross FC, Patangia D, Grimaud G, Lavelle A, Dempsey EM et al. The interplay between diet and the gut microbiome: implications for health and disease. Nat Rev Microbiol. 2024;22(11):671-86.
3. Nardone G, Compare D. The human gastric microbiota: is it time to rethink the pathogenesis of stomach diseases? United European Gastroenterology Journal 2015;3:255-60.
4. Guevara B, Cogdill AG. Helicobacter pylori: a review of current diagnostic and management strategies. Dig Dis Sci. 2020;65:1917-31.
5. Santacroce L, Topi S, Bottalico L, Charitos IA, Jirillo E. Current knowledge about gastric microbiota with special emphasis on helicobacter pylori-related gastric conditions. Curr Issues Mol Biol. 2024;46(5):4991-5009.
6. Schulz C, Schütte K, Malfertheiner P. Helicobacter pylori and other gastric microbiota in gastroduodenal pathologies. Dig Dis. 2016;34:210-6.
7. Delgado S, Cabrera-Rubio R, Mira A, Suárez A, Mayo B. Microbiological survey of the human gastric ecosystem using culturing and pyrosequencing methods. Microb Ecol. 2013;65:763-72.
8. Elghannam MT, Hassanien MH, Ameen YA, Turky EA, ELattar GM, ELRay AA et al. Helicobacter pylori and oral-gut microbiome: clinical implications. Infection. 2024;52(2):289-300.
9. Zhou S, Li C, Liu L, Yuan Q, Miao J, Wang H et al. Gastric microbiota: an emerging player in gastric cancer. Front Microbiol. 2023;14:1130001.
10. Mendes-Rocha M, Pereira-Marques J, Ferreira RM, Figueiredo C. Gastric cancer: the microbiome beyond helicobacter pylori. Curr Top Microbiol Immunol. 2023;444:157-84.
11. de Assumpção PP, Araújo TMT, de Assumpção PB, Barra WF, Khayat AS, Assumpção CB et al. Suicide journey of H. pylori through gastric carcinogenesis: the role of non-H. pylori microbiome and potential consequences for clinical practice. Eur J Clin Microbiol Infect Dis. 2019;38(9):1591-7.
12. Liao O, Ye G, Du Q, Ye J. Gastric microbiota in gastric cancer and precancerous stages: mechanisms of carcinogenesis and clinical value. Helicobacter. 2023;28(3):e12964.
13. Liu Z, Zhang D, Chen S. Unveiling the gastric microbiota: implications for gastric carcinogenesis, immune responses, and clinical prospects. J Exp Clin Cancer Res. 2024;43(1):118.
14. Wong CC, Yu J. Redefining the gastric microbes in promoting gastric tumorigenesis: the rise of the non-H. pylori Microbiome. Cancer Discov. 2024;14(11):2051-4.
15. Yang P, Zhang X, Xu R, Adeel K, Lu X, Chen M et al. Fungal microbiota dysbiosis and ecological alterations in gastric cancer. Front Microbiol. 2022;13:889694.
16. Zhang Z, Feng H, Qiu Y, Xu Z, Xie Q, Ding W et al. Dysbiosis of gastric mucosal fungal microbiota in the gastric cancer microenvironment. J Immunol Res. 2022;2022:6011632.

17. Chen CC, Liou JM, Lee YC, Hong TC, El-Omar EM, Wu MS. The interplay between helicobacter pylori and gastrointestinal microbiota. Gut Microbes. 2021;13(1):1-22.
18. Guo Y, Cao XS, Guo GY, Zhou MG, Yu B. Effect of helicobacter pylori eradication on human gastric microbiota: a systematic review and meta-analysis. Front Cell Infect Microbiol. 2022;12:899248.
19. Malfertheiner P, Megraud F, O'Morain CA, Atherton J, Axon AT et al. Management of Helicobacter pylori infection- the maastricht iv/ florence consensus report. Gut. 2012;61:646-64.
20. Coelho LG, Maguinilk I, Zaterka S, Parente JM, Passos MCF, Moraes-Filho JP. 3rd Brazilian Consensus on Helicobacter pylori. Arq Gastroenterol. 2013; 50:81-96.
21. Homan M, Orel R. Are probiotics useful in Helicobacter pylori eradication? World J Gastroenterol. 2015;21:10644-53.
22. Koga Y. Microbiota in the stomach and application of probiotics to gastroduodenal diseases. World J Gastroenterol. 2022;28(47):6702-15.
23. Zhang MM, Qian W, Qin YY, He J, Zhou YH. Probiotics in helicobacter pylori eradication therapy: a systematic review and meta-analysis. World J Gastroenterol. 2015;21:4345-57.
24. Yang Z, Zhou Y, Han Z, He K, Zhang Y, Wu D et al. The effects of probiotics supplementation on Helicobacter pylori standard treatment: an umbrella review of systematic reviews with meta-analyses. Sci Rep. 2024;14(1):10069.
25. Pacifico L, Osborn J, Bonci E, Romaggioli S, Baldini R, Chiesa C. Probiotics for the treatment of Helicobacter pylori infection in children. World Journal of Gastroenterology. 2014;20:673-83.
26. Wang Y, Huang Y. Effect of Lactobacillus acidophilus and Bifidobacterium bifidum supplementation to standard triple therapy on Helicobacter pylori eradication and dynamic changes in intestinal flora. World Journal of Microbiology and Biotechnology. 2014;30:847-53.
27. Bruno G, Rocco G, Zaccari P, Porowska B, Mascellino MT, Severi C. Helicobacter pylori infection and gastric dysbiosis: can probiotics administration be useful to treat this condition? Can J Infect Dis Med Microbiol. 2018;2018:6237239.
28. Krausse R, Piening K, Ullmann U. Inhibitory effects of various micro-organisms on the growth of Helicobacter pylori. Lett Appl Microbiol. 2005;40:81-6.
29. Deza DC, Alcedo J, Lafuente M, López FJ, Perez-Aisa Á, Pavoni M et al. Probiotics prescribed with Helicobacter pylori eradication therapy in Europe: usage pattern, effectiveness, and safety: results from the European registry on Helicobacter pylori management (Hp-EuReg). Am J Gastroenterol; 2025.

19

Intolerância à Histamina, Supercrescimento Bacteriano e Metanogênico

Ricardo C. Barbuti

Intolerância à histamina

A histamina é um composto biogênico amplamente distribuído no corpo humano, com papéis críticos em processos fisiológicos e patológicos. Sua relação com alergias e intolerâncias alimentares tem sido um tópico de crescente interesse científico e clínico. A intolerância à histamina (HIT, do inglês *histamine intolerance*) é caracterizada por uma incapacidade de metabolizar eficientemente a histamina ingerida, resultando em uma série de manifestações clínicas variadas que, frequentemente, mimetizam reações alérgicas.[1,2]

Histamina e seu metabolismo

A histamina é sintetizada a partir da descarboxilação da L-histidina pela enzima histidina descarboxilase. Ela é armazenada principalmente em mastócitos, basófilos e células enterocromafins, sendo liberada em resposta a diversos estímulos. Os efeitos da histamina são mediados por quatro receptores (H1, H2, H3 e H4), distribuídos em vários tecidos, regulando funções como vasodilatação, secreção ácida gástrica, modulação neurológica e imuno regulação (Figura 19.1).[1]

O metabolismo da histamina ocorre principalmente por duas vias:

- **Diamina oxidase (DAO):** atua no espaço extracelular, degradando a histamina ingerida e prevenindo seu acúmulo excessivo.
- **Histamina N-metiltransferase (HNMT):** atua intracelularmente, promovendo a metilação da histamina e sua subsequente inativação.

Deficiências em DAO por fatores genéticos, patológicos ou farmacológicos podem gerar acúmulo de histamina, desencadeando sintomas clínicos de intolerância. Estudos indicam que a atividade da DAO é especialmente alta no intestino delgado e no cólon proximal, locais onde ocorre a principal degradação da histamina ingerida.[1,2]

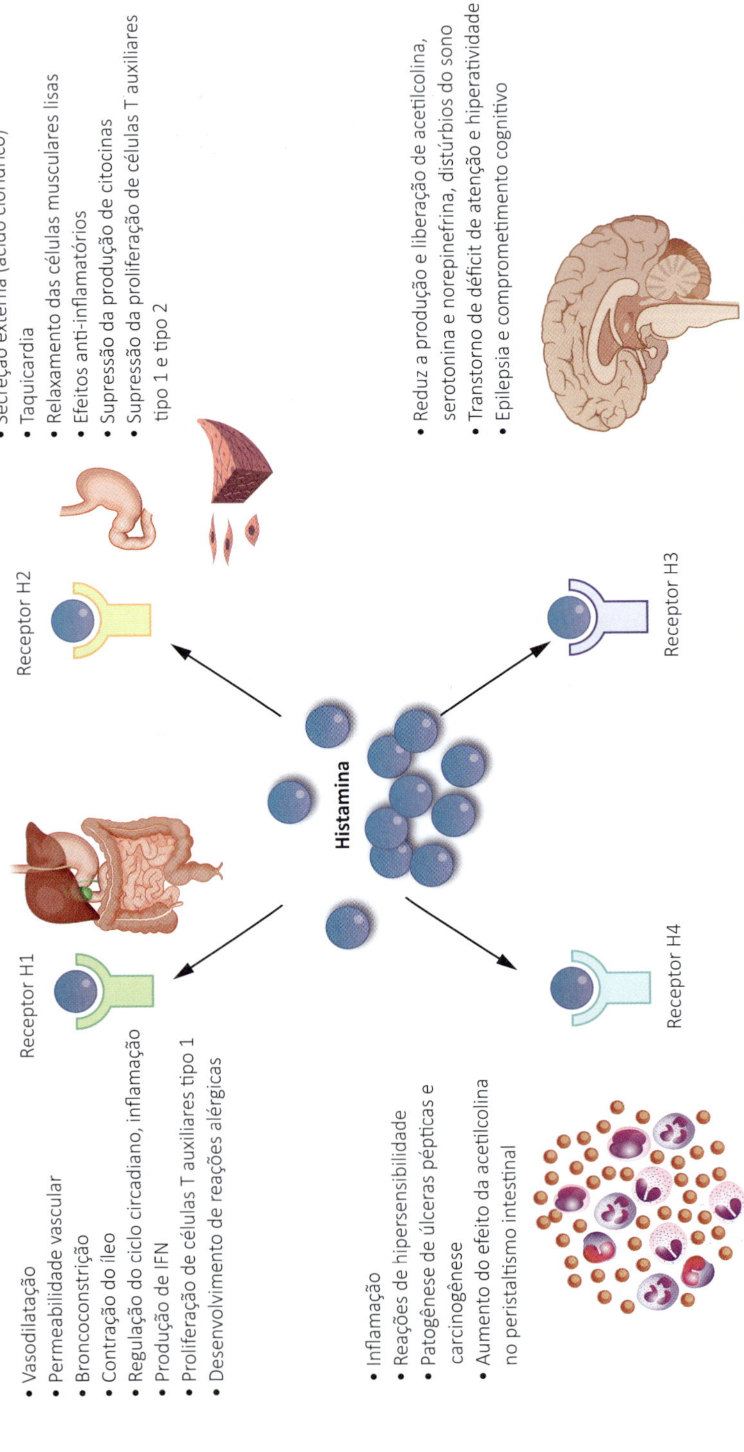

Figura 19.1. Receptores de histamina e suas funções fisiológicas.

Fonte: Adaptada de Shulpekova YO, Nechaev VM, Popova IR et al. Food intolerance: the role of histamine. Nutrients. 2021;13(9).

A histamina também desempenha um papel fundamental na regulação imunológica, influenciando a resposta inflamatória. Sua interação com diferentes subtipos de receptores resulta em efeitos diversos, como estimulação da secreção ácida gástrica pelo receptor H2 e contração de músculos lisos mediada pelo receptor H1 (Figura 19.1).[1]

Etiopatogênese da Intolerância à histamina

A HIT resulta de um desequilíbrio entre a histamina ingerida e a capacidade do organismo de metabolizá-la eficientemente. Diversos fatores podem contribuir para essa condição:

- **Fatores genéticos**: polimorfismos nos genes que codificam a DAO e a HNMT podem reduzir a atividade dessas enzimas.
- **Condições intestinais**: doenças inflamatórias intestinais, como colite ulcerativa (CU) e doença de Crohn (DC), estão associadas à redução da produção de DAO.
- **Fatores dietéticos**: alimentos ricos em histamina, como peixes fermentados, queijos maturados e vinhos, podem exacerbar os sintomas.
- **Uso de medicamentos**: fármacos, como antidepressivos tricíclicos, anti-inflamatórios não esteroidais (AINEs) e isoniazida, são conhecidos por inibir a atividade da DAO (Quadro 19.1).[1,2]

Quadro 19.1. Medicamentos associados à redução da atividade da diamina oxidase (DAO)

Medicamentos	*Nome genérico*
Analgésicos	Ácido acetilsalicílico, metamizol, morfina, anti-inflamatórios não esteroidais, petidina
Antiarrítmicos	Propafenona
Antibióticos	Cefuroxima, cefotiam, isoniazida, pentamidina, ácido clavulanico, cloroquina
Antidepressivos	Amitriptilina
Antifúngicos	Pentamidina
Anti-hipertensivos	Verapamil, alprenolol, di-hidralazina
Anti-hipotensivos	Dobutamina
Antimaláricos	Cloroquina
Broncodilatadores	Aminofilina
Citostáticos	Ciclofosfamida
Diuréticos	Amilorida
Antagonistas do receptor H2	Cimetidina
Anestésicos locais	Prilocaína
Agentes de motilidade	Metoclopramida
Mucolíticos	Acetilcisteína, ambroxol
Relaxantes musculares	Pancurônio, alcurônio, D-tubocurarina
Narcóticos	Tiopental

(*Continua*)

Quadro 19.1. Medicamentos associados à redução da atividade da diamina oxidase (DAO) (*Continuação*)

Medicamentos	*Nome genérico*
Meios de contraste radiológico	
Vitaminas	Ácido ascórbico, tiamina

Fonte: Adaptado de Schnedl WJ, Enko D. Histamine intolerance originates in the gut. Nutrients. 2021;13(4).[3]

A interação entre histamina endógena e exógena também desempenha um papel importante. Além disso, a degradação incompleta da histamina por bactérias intestinais ou a produção de histamina, por também bactérias, pode contribuir para o acúmulo desse composto no trato gastrointestinal.[2]

Manifestações clínicas da intolerância à histamina

Os sintomas da HIT são amplamente diversos em virtude de presença ubíqua dos receptores de histamina no organismo. Entre as manifestações mais comuns, estão:

- **Gastrointestinais**: diarreia, dor abdominal, flatulência e sensação de plenitude pós-prandial.
- **Cutâneos**: prurido, urticária e rubor facial.
- **Respiratórios**: congestão nasal, rinorreia e dificuldade respiratória.
- **Neurológicos**: cefaleia, tontura e insônia.
- **Cardiovasculares**: taquicardia, hipotensão e palpitações.

As manifestações clínicas podem variar em intensidade e são frequentemente desencadeadas pela ingestão de alimentos ricos em histamina ou pelo uso de medicamentos que inibem a DAO[2] (Quadro 19,2).

Quadro 19.2. Resumo das manifestações clínicas e efeitos fisiológicos observados na intolerância à histamina

Categoria	*Sintomas ou funções*
Sistema nervoso central	Tontura, cefaleia, náusea, vômitos, ritmo circadiano, excitação, regulação da temperatura corporal, ingestão alimentar, locomoção, aprendizado, memória
Medula óssea	Regulação da hematopoiese, secreção de mastócitos, cGMP↑, CAMP↑
Leucócitos	Aumento na secreção de mastócitos
Trato gastrointestinal	Secreção ácida gástrica, contração do músculo liso, diarreia, dor abdominal, cólicas, meteorismo
Útero	Contração do músculo liso (mediada por estrogênio), dismenorreia
Trato respiratório	Broncoespasmo, dispneia, congestão nasal, rinorreia, espirros
Pele	Urticária, prurido, rubor, aumento da permeabilidade endotelial
Sistema Cardiovascular	Hipotensão, hipertensão, anafilaxia, arritmia, taquicardia (via H2), vasodilatação, estímulo de fibras nociceptivas
Outras conexões	Secreção de neurotransmissores (sistema nervoso central), mucosa (secreção), contração de músculos lisos

cGMP: monofosfato de guanosina cíclico, do inglês *cyclic guanosine monophosphate*; cAMP: monofosfato de adenosina cíclico, do inglês *cyclic adenosine monophosphate*.

Fonte: Adaptado de Maintz L, Novak N. Histamine and histamine intolerance. Am J Clin Nutr. 2007;85(5):1185-96.

Estudos indicam que 80% dos pacientes com HIT são mulheres, possivelmente por causa da influência hormonal sobre os níveis de DAO. Além disso, mulheres em fases específicas do ciclo menstrual podem apresentar maior susceptibilidade aos sintomas.

Diagnóstico da intolerância à histamina

O diagnóstico de HIT é desafiador em virtude da ausência de testes laboratoriais padronizados. Ele, geralmente, envolve:[2]

a. **Análise detalhada da história clínica**: Inclui a associação de sintomas com a ingestão de alimentos ricos em histamina.

b. **Medição dos níveis de DAO**: valores reduzidos são indicativos, mas não definitivos.

c. **Testes de provocação controlada**: para avaliar a relação entre sintomas e consumo de histamina.

d. **Dieta de exclusão**: a melhora dos sintomas após a eliminação de alimentos ricos em histamina reforça o diagnóstico.

e. **Testes de alergia alimentar**: as alergias alimentares podem apresentar quadros muito parecidos e, portanto, o diagnóstico diferencial deve ser feito com cuidado. Para isso, recomenda-se o uso do diário alimentar, testes de IgE sérico para alimentos e testes cutâneos, como o *prick test*, *prick-to-prick test* e, eventualmente, o *patch-test*.

f. **Polimorfismos genéticos**: a quantidade de histamina endógena é controlada em nível genético. Existem genes que codificam as enzimas responsáveis pela síntese e degradação da histamina. De maneira semelhante, genes que codificam receptores de histamina também apresentam polimorfismos genéticos identificados. Polimorfismos genéticos nos receptores de histamina e na DAO são, provavelmente, associados a vários sintomas específicos e suas combinações. Em certos polimorfismos do gene que codifica a DAO (e, similarmente, o receptor H3), foi relatada uma atividade diminuída dessa enzima, o que aumenta o risco de enxaquecas. No entanto, atividade reduzida de DAO também foi observada em indivíduos saudáveis. Além da predisposição genética, vários fatores (p. ex., variabilidade do conteúdo de histamina em alimentos, uso concomitante de medicamentos, fatores psicoemocionais etc.) parecem ser responsáveis pela manifestação de sintomas; portanto, o significado funcional e clínico dos polimorfismos genéticos ainda não está totalmente definido.

Tratamento da intolerância à histamina

O manejo da HIT é centrado em uma combinação de intervenções dietéticas e farmacológicas que incluem:[2]

a. **Dieta com baixa histamina**: evitar alimentos ricos em histamina, como queijos maturados, vinhos e embutidos – conforme descrito no Quadro 19.3.[4]

b. **Suplementação com DAO**: uso de enzimas DAO orais para auxiliar na degradação de histamina ingerida.

c. **Uso de anti-histamínicos**: bloqueadores dos receptores H1 e H2 para alívio de sintomas.

d. **Probióticos:** algumas cepas probióticas podem melhorar a barreira intestinal e reduzir a produção de histamina por bactérias intestinais.

Quadro 19.3. Alimentos normalmente excluídos em diferentes dietas para pacientes com intolerância à histamina

< 20%*	**20% a 60%***	**> 60%***
Leite	Frutos do mar	Queijos curados e semicurados
Lentilhas	Ovos	Queijo ralado
Grão-de-bico	Derivados de soja fermentada	Peixes gordurosos
Soja	Berinjela	Peixes gordurosos enlatados ou semipreservados
Cogumelos	Abacate	Produtos de carne seca fermentada
	Banana	Espinafre
	Kiwi	Tomates
	Abacaxi	Repolho fermentado
	Ameixa	Cítricos
	Oleaginosas	Morangos
	Chocolate	Vinho
		Cerveja

*Percentual de dietas com baixo teor de histamina, baseado na literatura, que excluem cada alimento. Obs.: Os percentuais descritos estão relacionados com a frequência que determinado alimento tem sua retirada sugerida por diferentes publicações.

Fonte: Adaptado de Comas-basté o, Sánchez-Pérez s, Veciana-Nogués MT et al. Histamine intolerance: the current state of the art. Biomolecules. 2020;10(8).

Diagnóstico diferencial entre mastocitose, síndrome de ativação mastocítica e intolerância à histamina

Um tópico bastante relevante na HIT é seu diagnóstico diferencial em relação à mastocitose e à síndrome de ativação mastocitária (MCAS, do inglês *mast cell activation syndrome*) uma vez que há clara sobreposição de sintomas, como reações cutâneas, sintomas gastrointestinais, anafilaxia idiopática e manifestações cardiovasculares. No entanto, essas condições têm mecanismos fisiopatológicos distintos que requerem uma abordagem diagnóstica detalhada e tratamentos direcionados. A seguir, é apresentada uma abordagem com base nas evidências fornecidas pelas referências listadas.

• Mastocitose

Fisiopatologia

A mastocitose é uma doença clonal caracterizada por proliferação e acúmulo anormal de mastócitos nos tecidos. Pode ser dividida em mastocitose cutânea, geralmente limitada à pele, e mastocitose sistêmica, que envolve múltiplos órgãos.[5]

Diagnóstico

- **Critérios principais**: biópsia mostrando acúmulo denso de mastócitos no tecido, com características morfológicas aberrantes.
- **Critérios menores**: presença de mutação no gene *KIT* (frequentemente D816V), aumento na expressão de CD25 em mastócitos e níveis elevados de triptase sérica (> 20 ng/mL).

- **Exames complementares**: avaliação medular em mastocitose sistêmica, exame de pele para lesões cutâneas típicas, como urticária pigmentosa, e exames de imagem para acometimento visceral.

Tratamento

- **Sintomático**: anti-histamínicos H1 e H2, estabilizadores de mastócitos (cromoglicato dissódico) e antagonistas de leucotrienos.
- **Específico**: uso de midostaurina (inibidor de *KIT*) em casos avançados. Corticosteroides sistêmicos e imunossupressores podem ser usados em casos graves de acometimento sistêmico.

• Síndrome de ativação mastocitária

Fisiopatologia

MCAS é caracterizada pela ativação episódica de mastócitos sem a proliferação ou o acúmulo clonal observado na mastocitose. Pode ser subdividida em formas monoclonais e idiopáticas.[6,7]

Diagnóstico

Com base nos critérios diagnósticos da American Academy of Allergy, Asthma and Immunology (AAAAI, 2019) (<https://www.aaaai.org/conditions-treatments/related-conditions/mcas>), que considera:

- Episódios esporádicos e recorrentes de sintomas relacionados à ativação mastocitária (anafilaxia, hipotensão, urticária, sintomas gastrointestinais).
- Evidência laboratorial de ativação mastocitária: aumento transitório dos níveis de triptase sérica (> 20% + 2 ng/mL em relação ao basal) durante crises.
- Resposta clínica aos bloqueadores de mediadores mastocitários, como anti-histamínicos e estabilizadores de mastócitos.[6,7]
- *Exclusão de outras condições:* avaliação detalhada para excluir mastocitose e outras causas de anafilaxia.[6,7]

Tratamento

- Terapia de controle: anti-histamínicos H1 e H2, estabilizadores de mastócitos, antagonistas de leucotrienos.
- Adrenalina para anafilaxia, imunomoduladores ou corticosteroides em casos refratários.
- Abordagem personalizada: avaliação de gatilhos específicos e educação sobre evitar desencadeantes.[6,7]

A diferenciação entre mastocitose, síndrome de ativação mastocitária e intolerância à histamina são apresentadas no Quadro 19.4.

Quadro 19.4. Diferenciação entre mastocitose, síndrome de ativação mastocitária e intolerância à histamina[5-7]

Característica	*Mastocitose*	*MCAS*	*Intolerância à Histamina*
Triptase sérica	Elevada (> 20 ng/mL)	Normal ou aumento transitório	Normal
Presença de mutação KIT	Frequente (KIT D816V)	Possível nas formas monoclonais	Ausente

(*Continua*)

Quadro 19.4. Diferenciação entre mastocitose, síndrome de ativação mastocitária e intolerância à histamina[5-7] *(Continuação)*

Característica	*Mastocitose*	*MCAS*	*Intolerância à Histamina*
Relação com alimentos	Não específica	Episódica e relacionada a gatilhos	Frequente (alimentos ricos em histamina)
Biópsia	Infiltrado denso de mastócitos	Normal ou com mastócitos ativados	Normal
Resposta a antihistamínicos	Boa, mas frequentemente insuficiente	Geralmente boa	Geralmente moderada

MCAS: síndrome de ativação mastocitária.

Fonte: Adaptado de Valent P, Akin C. Doctor, I think I am suffering from MCAS: differential diagnosis and separating facts from fiction. J Allergy Clin Immunol Pract. 2019;7(4):1109-14; Valent P. Mast cell activation syndromes: definition and classification. Allergy. 2013;68(4):417-24; Weiler CR, Austen KF, Akin C et al. AAAAI Mast Cell Disorders Committee Work Group Report: mast cell activation syndrome (MCAS) diagnosis and management. J Allergy Clin Immunol. 2019;144(4):883-96.

Intoxicação escombroide

A intoxicação escombroide, também conhecida como envenenamento por histamina de peixes, é uma forma de toxicidade alimentar causada pelo consumo de peixes inadequadamente armazenados e ricos em histidina. Apesar de comumente confundida com alergias alimentares, a intoxicação escombroide é uma reação tóxica não mediada pelo sistema imunológico.[8,9]

• Causas

A intoxicação escombroide decorre da proliferação bacteriana em peixes ricos em histidina, como atum, cavala, sardinha e bonito. Essas bactérias convertem histidina em histamina, por meio da ação de enzimas histidina descarboxilases, sobretudo quando os peixes não são refrigerados adequadamente após a captura. A histamina acumulada não é destruída pelo cozimento, enlatamento ou outros métodos culinários. Fatores associados a essa contaminação incluem:[8,9]

- Estocagem inadequada, com exposição a temperaturas acima de 4 °C por longos períodos.
- Baixa fiscalização ao longo da cadeia produtiva.

• Quadro clínico

Sintomas da intoxicação escombroide aparecem rapidamente, em geral, em minutos a 2 horas após o consumo do peixe contaminado, e são semelhantes a uma reação alérgica, embora não envolvam mecanismos imunológicos.

Principais manifestações clínicas:[8]

- **Sintomas cutâneos**: rubor facial, prurido, urticária.
- **Sintomas gastrointestinais**: náusea, vômitos, diarreia, dor abdominal.
- **Sintomas respiratórios**: congestão nasal, broncoespasmo (menos comum).
- **Sintomas cardiovasculares**: taquicardia, hipotensão ou hipertensão.
- **Outros**: cefaleia, sensação de calor, tontura.

- Tratamento

O manejo da intoxicação se baseia no controle sintomático, uma vez que os sintomas são autolimitados em geral, resolvem-se em até 12 horas.[8,9]

a. Medidas iniciais:
   - Identificação e interrupção do consumo do alimento contaminado.
   - Garantia de suporte básico, incluindo hidratação oral ou intravenosa em casos graves.

b. Tratamento farmacológico:
   - **Anti-histamínicos H1 (p. ex., difenidramina):** para alívio de sintomas cutâneos e respiratórios;
   - **Anti-histamínicos H2 (p. ex., ranitidina)**: para alívio de sintomas gastrointestinais;
   - **Broncodilatadores**: em casos de broncoespasmo significativo.

c. Casos graves:
   - O monitoramento hospitalar pode ser necessário em raras ocasiões, como na presença de sintomas cardiovasculares importantes;

d. Prevenção secundária:
   - Educação do paciente sobre a importância do correto armazenamento e refrigeração de peixes.

De modo geral, a intoxicação escombroide tem uma etiologia tóxica distinta e responde bem ao tratamento sintomático. Prevenção por meio de armazenamento adequado de peixes é a principal medida para evitar surtos. Além disso, educação pública e controle rigoroso na cadeia alimentar são essenciais para mitigar esse problema.

Considerações finais sobre intolerância à histamina

A intolerância à histamina é uma condição multifacetada que pode afetar diversos sistemas do organismo, resultando em sintomas variados e, muitas vezes, incapacitantes. Apesar dos avanços no entendimento da fisiopatologia da HIT, o diagnóstico ainda é subestimado por causa da falta de testes padronizados e da semelhança com outras condições clínicas.

O tratamento eficaz depende de uma abordagem multidisciplinar que considere características individuais do paciente, fatores ambientais e dietéticos envolvidos. Intervenções como dietas personalizadas e suplementação com DAO têm mostrado benefícios significativos na redução dos sintomas.

Pesquisas futuras devem se concentrar na padronização de métodos diagnósticos e no desenvolvimento de novas estratégias terapêuticas que possam melhorar a qualidade de vida dos pacientes com HIT. A conscientização sobre a HIT entre profissionais de Saúde e população geral também é essencial para o manejo adequado dessa condição.

O diagnóstico diferencial entre mastocitose, MCAS e intolerância à histamina exige uma abordagem sistemática que inclua história clínica detalhada, exames laboratoriais direcionados e exclusão de diagnósticos alternativos. A mastocitose se distingue pelas alterações clonais e infiltração tecidual de mastócitos, enquanto a MCAS envolve ativação funcional e episódica. Já a intolerância à histamina é predominantemente mediada por fatores dietéticos e deficiência enzimática.

Os tratamentos devem ser individualizados considerando a gravidade dos sintomas e a condição subjacente (Figura 19.2). A colaboração multidisciplinar é essencial para otimizar o manejo dessas condições complexas de forma a melhorar a qualidade de vida dos pacientes.

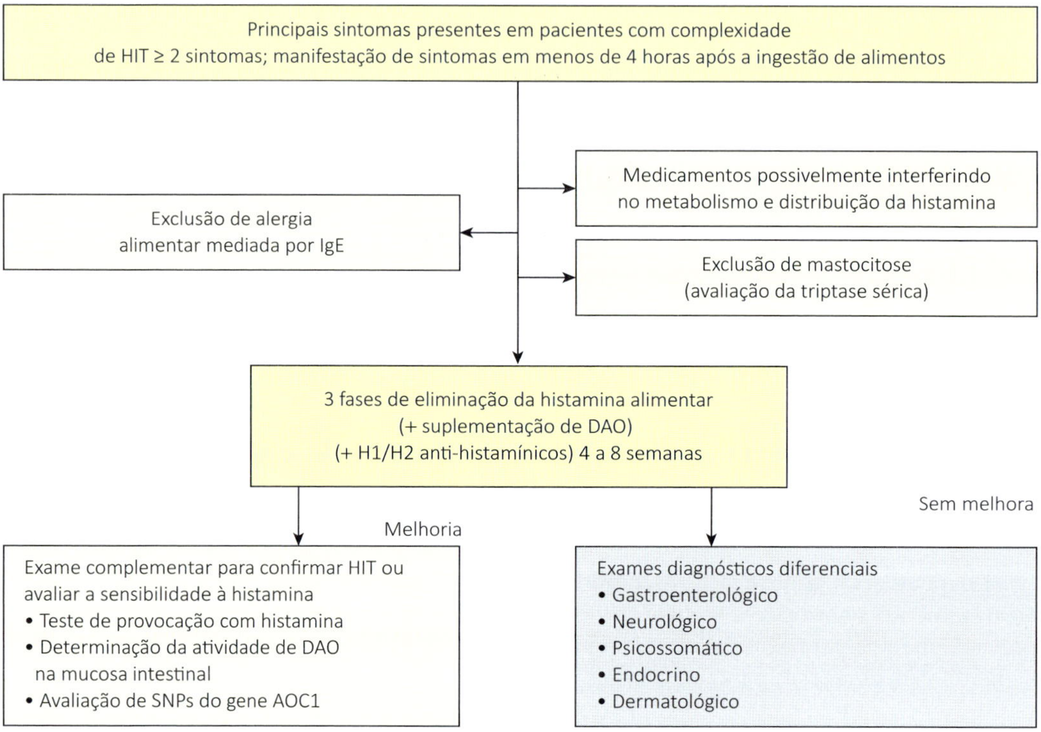

Figura 19.2. Organograma da abordagem mais específica para pacientes com suspeita de HIT.

Fonte: Adaptada de Hrubisko M, Danis R, Huorka M et al. Histamine intolerance-the more we know the less we know. A Review. Nutrients. 2021;13(7).[10]

Síndrome do supercrescimento bacteriano de intestino delgado e similares

O supercrescimento bacteriano do intestino delgado (SIBO, do inglês *small intestinal bacterial overgrowth*) é uma condição que tem se mostrado cada vez mais comum, cuja fisiopatologia parece ser bastante complexa. Nos últimos anos, avanços no diagnóstico e compreensão da patogênese têm ampliado as possibilidades de tratamento e manejo dessa condição multifacetada.[11-14]

Definição e patogênese

Embora várias definições tenham sido estabelecidas, o SIBO é caracterizado pelo aumento anormal no número de bactérias no intestino delgado, ultrapassando 10^5 unidades formadoras de colônias (UFCs) por mililitro de aspirado jejunal. Essa definição se consolidou especialmente a partir de estudos que mostraram relação entre o número de bactérias no jejuno proximal e a síndrome de má absorção. Entretanto, esse método diagnóstico apresenta limitações, incluindo sua natureza invasiva, o risco de contaminação durante a coleta das amostras e dificuldade para cultivo das cepas. O advento dos testes respiratórios revolucionou o diagnóstico do SIBO, permitindo uma abordagem menos invasiva e mais acessível.

O SIBO resulta em uma disbiose que compromete as funções digestivas e absortivas, além de causar sintomas intestinais e sistêmicos. Estudos com base em sequenciamento de alta profundidade mostram que o microbioma do intestino delgado de pacientes com SIBO apresenta uma alteração significativa na diversidade microbiana, com predomínio de enterobactérias e outras bactérias anaeróbias facultativas.[15,16]

Qualquer fator que comprometa o fluxo das secreções intestinais pelo intestino delgado – incluindo as secreções gástricas, biliares e pancreáticas – ou que afete o funcionamento do sistema imunológico – pode resultar no aumento do número de micro-organismos nessa região. Fatores que contribuem para o desenvolvimento do SIBO são apresentados a seguir e no Quadro 19.5.

- **Alterações anatômicas**: estenoses, aderências e divertículos do intestino delgado.
- **Alterações na motilidade**: disfunção do complexo motor migratório (CMM) em condições como esclerodermia e diabetes *mellitus*.
- **Baixa acidez gástrica**: uso prolongado de inibidores de bomba de prótons (IBPs) e inibidores competitivos dos canais de potássio (pCABs), ou hipocloridria associada à atrofia gástrica de qualquer etiologia.
- **Alterações imunológicas**: hipogamaglobulinemia e outras imunodeficiências.

Quadro 19.5. Causas de supercrescimento bacteriano do intestino delgado (SIBO)

Categoria	*Condição especifica*
Causas mecânicas	Tumor do intestino delgado Vólvulo Intussuscepção Causas pós-cirúrgicas
Doenças sistêmicas	Diabetes Esclerodermia Amiloidose
Motilidade	Síndrome do intestino irritável (SII) Pseudo-obstrução Miopatias viscerais Doenças mitocondriais
Medicações	Opiáceos Agentes antissecretórios potentes
Condições de má absorção	Insuficiência pancreática Cirrose (alteração na composição dos ácidos biliares) Outras condições de má absorção
Relacionadas ao sistema imunológico	Vírus da imunodeficiência humana (HIV) Imunodeficiência comum variável Deficiência de imunoglobulina A (IgA)
Outras	Envelhecimento (idosos) Diverticulose do intestino delgado

Fonte: Adaptado de Pimentel M, Saad RJ, Long MD et al. ACG clinical guideline: small intestinal bacterial overgrowth. Am J Gastroenterol. 2020;115(2):165-78.[16]

Epidemiologia do supercrescimento bacteriano do intestino delgado

A prevalência do SIBO varia amplamente dependendo da população estudada e dos critérios diagnósticos utilizados. Estudos sugerem que a condição é mais comum em:[14-16]

- **Pacientes idosos**: maior prevalência consequente à hipocloridria e alterações na motilidade intestinal.
- **Pacientes com síndrome do intestino irritável (SII)**: estudos indicam que 30% a 85% dos pacientes com SII podem apresentar SIBO.
- **Condições associadas**: DC, cirurgias intestinais prévias e insuficiência pancreática crônica.

Fatores ambientais, como dieta pobre em fibras e uso de antibióticos também desempenham um papel importante na patogênese do SIBO.

Quadro clínico do supercrescimento bacteriano do intestino delgado

Os sintomas do SIBO são variáveis e normalmente resultam de má absorção, alteração da permeabilidade intestinal, inflamação e/ou ativação imune, secundários ao aumento do poder fermentativo. Parece haver direta relação da gravidade do SIBO com maiores efeitos disabsortivos. Os sintomas mais comuns incluem:[15,16]

- **Gastrointestinais**: distensão abdominal, diarreia, flatulência, desconforto pós-prandial e dor abdominal difusa.
- **Nutricionais**: deficiência de vitaminas lipossolúveis, ferro e vitamina B12 consequente à competição bacteriana e má absorção.
- **Manifestações sistêmicas**: fadiga crônica, perda de peso e neuropatia periférica associada à deficiência de vitamina B12 e ferro.

Diagnóstico do supercrescimento bacteriano do intestino delgado

O diagnóstico do SIBO se baseia em uma combinação de história clínica, exame físico, testes laboratoriais, contagem de colônias, testes respiratórios e exames de imagem, que incluem:[15,16]

• Testes de aspiração e cultura do jejuno e do duodeno

- Considerado o padrão-ouro (especialmente jejunal).
- Uma contagem bacteriana superior a 10^5 UFC/mL no jejuno ou acima de 10^3 UFC/mL no duodeno são diagnósticas.
- Limitado pelo custo, invasividade e dificuldade técnica, não tem sido utilizado em nosso meio. Mesmo em centros avançados, sua disponibilidade é bastante limitada.

• Testes respiratórios[15,16]

Medem a produção de hidrogênio e metano após a administração de glicose ou lactulose.

O teste é considerado positivo quando há um incremento superior a 20 ppm de hidrogênio (H_2) expirado nos primeiros 90 minutos após a ingestão de 10 g de lactulose ou 75 g de glicose. Há algum tempo, no teste com lactulose, era necessário observar a presença do chamado "duplo-pico", caracterizado por um pico precoce de hidrogênio expirado, consequente da fermentação no intestino delgado, seguido por um segundo pico, resultado da fermentação colônica. As diretrizes mais recentes dispensam essa necessidade.

Cerca de 20% da população não apresenta microbiota produtora de H_2, o que limita a sensibilidade do teste. Isso é especialmente verdadeiro para pacientes que se apresentam com queixa de constipação intestinal. Existe clara associação de microbiota produtora de metano e constipação intestinal. Aqui, o termo "SIBO" não deve ser empregado, já que os micro-organismos produtores de metano são arqueias, especialmente o *Methanobrevibacter smithii*, sendo recomendado, nessa situação, o uso do termo "supercrescimento de microbiota metanogênica" (IMO, do inglês *intestinal methanogen overgrowth*). Os testes que avaliam a concentração de íon de amônio (NH_4) no ar expirado consideram como critério de positividade um aumento superior a 10 ppm de NH_4 nos primeiros 90 minutos. Além disso, alguns autores sugerem que a presença de mais de 10 ppm de NH4 em qualquer momento do teste, inclusive na fase basal, pode ser diagnóstico de IMO.

Os testes respiratórios, especialmente os que usam lactulose como substrato, apresentam boa sensibilidade, mas menor especificidade em virtude de resultados falso-positivos em outras condições, como trânsito intestinal acelerado.

Existe ainda grande dúvida sobre qual substrato deve ser utilizado. A lactulose, um açúcar não absorvível, se distribui por toda a extensão do intestino delgado e tem a vantagem de poder identificar presença de supercrescimento de intestino delgado proximal e distal, sendo, portanto, um pouco mais sensível que o teste com glicose. Por outro lado, por ser um laxante, a lactulose pode acelerar o trânsito do delgado e promover aparecimento de falso-positivos em razão da chegada precoce ao cólon e consequente fermentação. Os testes com glicose têm sensibilidade e especificidade maiores para supercrescimento mais proximal, razão pela qual, de maneira geral, trabalhos mais recentes recomendem esse monossacarídeo como o substrato ideal.

Alguns pacientes, especialmente aqueles com quadros de diarreia mais grave, podem apresentar microbiota produtora de sulfeto de hidrogênio (H_2S), o que também pode interferir na especificidade e na sensibilidade dos testes respiratórios com H_2 ou NH_4 expirados. É provável que, no futuro próximo, a avaliação dos três gases seja necessária para uma melhor acurácia diagnóstica, preferencialmente associada à avaliação do tempo do trânsito orocecal. Outros testes moleculares respiratórios e urinários, bem como cápsulas adsorventes de gases, vêm sendo desenvolvidos para diagnóstico de SIBO e IMO, mas ainda sem utilização na prática clínica.

• Testes de microbioma

Estudos de sequenciamento genético do microbioma mostraram alterações profundas no microbioma do intestino delgado em pacientes com SIBO, destacando o papel de bactérias como *Klebsiella* e *Escherichia coli*. Entretanto, há necessidade de mais estudos para poderem ganhar a prática clínica, especialmente em decorrência da variabilidade da microbiota encontrada em diferentes populações, bem como da variação sazonal e circadiana que podemos observar em um mesmo paciente.[15,16]

Tratamento do supercrescimento bacteriano do intestino delgado

O manejo do SIBO inclui uma combinação de intervenções dietéticas, farmacológicas e modificações de estilo de vida descritas a seguir.[15,16]

• Terapia com antibióticos

- **Rifaximina**: agente de 1ª linha para SIBO produtor de hidrogênio, tem a vantagem de ser de amplo espectro, apresentar ação exclusivamente intestinal, com mínima absorção, além de pouca evidência de risco de colite pseudomembranosa.
- **Neomicina**: usada em combinação com rifaximina para IMO.
- **Outros antibióticos**: metronidazol e ciprofloxacina podem ser considerados em casos refratários.

Terapia cíclica é, com frequência, necessária para evitar recidivas, normalmente evitando-se o uso do mesmo antibiótico, quando houver necessidade de nova terapia em intervalos inferiores a 90 dias. Usualmente, os tratamentos são feitos com duração de 7 a 14 dias, dependendo da experiência de diferentes centros. O Quadro 19.6 traz algumas opções de antibioticoterapia de acordo com as diretrizes mais recentes.[15]

Quadro 19.6. Opções de antibióticos para tratamento do supercrescimento bacteriano do intestino delgado (SIBO)

Antibiótico	*Esquema*
Amoxicilina-ácido clavulânico	500/125 mg 3 vezes/dia (tid)
Ciprofloxacino	250 mg 2 vezes/dia (bid)
Doxiciclina	100 mg 2 vezes/dia (bid)
Metronidazol	250 mg 3 vezes/dia (tid)
Neomicina	500 mg 2 vezes/dia (bid)
Norfloxacino	800 mg 1 vez/dia
Rifaximina	800 mg a 1.200 mg/dia em doses divididas
Tetraciclina	250 mg 4 vezes/dia (qid)
Trimetoprima-sulfametoxazol	1 comprimido 2 vezes/dia (bid)

Fonte: Adaptado de Quigley EMM, Murray JA, Pimentel M. AGA clinical practice update on small intestinal bacterial overgrowth: expert review. Gastroenterology. 2020;159(4):1526-32.

• Intervenções dietéticas

Dietas pobres em FODMAPs (*fermentable oligosaccharides, disaccharides, monosaccharides and polyols*) têm demonstrado eficácia na redução da produção de gases e melhora dos sintomas. Em casos graves, dietas elementares podem ser utilizadas para recompor o microbioma intestinal.[15,16]

• Probióticos e prebóticos

Evidências sobre a eficácia do uso de probióticos e de prebióticos são conflitantes, mas alguns estudos mostram benefícios em modular a disbiose associada ao SIBO. Atenta-se ao fato de que o uso de cepas probióticas pode interferir no supercrescimento de bactérias não desejáveis de modo a competir por nutrientes, consumir seus substratos, produzir ácidos graxos de cadeia curta, exercer efeito imunomodulador, alterar motilidade intestinal ou, ainda, produzir bacteriocinas ou colicinas, substâncias que funcionam como verdadeiros antibióticos naturais. Cabe salientar que o efeito probiótico é cepa-específico, do mesmo jeito que a associação de diferentes cepas não necessariamente é melhor do que cepas isoladas. O uso de pré e simbióticos também deve ser avaliado com cautela já que o SIBO está relacionado com aumento do poder fermentativo da microbiota, o que pode resultar no aumento dos sintomas em decorrência da suplementação.[15-17]

- Tratamento de fatores subjacentes

A correção da hipocloridria e de alterações anatômicas, a melhora da motilidade intestinal com agentes procinéticos e o manejo de condições associadas, como diabetes e esclerodermia, são essenciais para tentar reduzir a chance de recidivas. Alguns ensaios envolvendo o uso de substâncias bactericidas, como sais biliares, cúrcuma, alicina, berberina e estatinas, têm sido publicados. No entanto, ainda são necessárias mais evidências para recomendar seu uso na prática clínica.[13,15,16]

Prognóstico e considerações finais sobre supercrescimento bacteriano do intestino delgado

O SIBO é uma condição crônica com alta taxa de recidiva, especialmente quando fatores subjacentes não são corrigidos. A colaboração entre gastroenterologistas, nutricionistas e outros especialistas é essencial para que possamos conduzir o paciente, de modo a proporcionar controle adequado dos sintomas e melhorar sobremaneira sua qualidade de vida.

A grande maioria dos pacientes com essa afecção vai apresentar evolução crônica, já que os mecanismos fisiopatológicos, muitas vezes, não podem ser resolvidos. A orientação sobre a fisiopatologia da afecção e sobre a necessidade de tratamento a longo prazo devem ser feitas da melhor maneira possível para que o paciente entenda a história natural da doença.

Referências bibliográficas

1. Shulpekova YO, Nechaev VM, Popova IR, Deeva TA, Kopylov AT, Malsagova KA et al. Food intolerance: the role of histamine. Nutrients. 2021;13(9).
2. Maintz L, Novak N. Histamine and histamine intolerance. Am J Clin Nutr. 2007;85(5):1185-96.
3. Schnedl WJ, Enko D. Histamine intolerance originates in the gut. Nutrients. 2021;13(4).
4. Comas-basté o, Sánchez-Pérez s, Veciana-Nogués MT, Latorre-Moratalla M, Vidal-Carou MDC. Histamine intolerance: the current state of the art. Biomolecules. 2020;10(8).
5. Valent P, Akin C. Doctor, I Think I Am Suffering from MCAS: Differential Diagnosis and Separating Facts from Fiction. J Allergy Clin Immunol Pract. 2019;7(4):1109-14.
6. Valent P. Mast cell activation syndromes: definition and classification. Allergy. 2013;68(4):417-24.
7. Weiler CR, Austen KF, Akin C, Barkoff MS, Bernstein JA, Bonadonna P et al. AAAAI Mast Cell Disorders Committee Work Group Report: mast cell activation syndrome (MCAS) diagnosis and management. J Allergy Clin Immunol. 2019;144(4):883-96.
8. Feng C, Teuber S, Gershwin ME. Histamine (scombroid) fish poisoning: a comprehensive review. Clin Rev Allergy Immunol. 2016;50(1):64-9.
9. Zhernov YV, Simanduyev MY, Zaostrovtseva OK, Semeniako EE, Kolykhalova KI, Fadeeva IA et al. Molecular mechanisms of scombroid food poisoning. Int J Mol Sci. 2023;24(1).
10. Hrubisko M, Danis R, Huorka M, Wawruch M. Histamine intolerance-the more we know the less we know. A Review. Nutrients. 2021;13(7).

11. Shah A, Talley NJ, Jones M, Kendall BJ, Koloski N, Walker MM et al. Small intestinal bacterial overgrowth in irritable bowel syndrome: a systematic review and meta-analysis of case-control studies. Am J Gastroenterol. 2020;115(2):190-201.
12. Takakura W, Pimentel M. Small intestinal bacterial overgrowth and irritable bowel syndrome – an update. Front Psychiatry. 2020;11:664.
13. Nickles MA, Hasan A, Shakhbazova A, Wright S, Chambers CJ, Sivamani RK. Alternative treatment approaches to small intestinal bacterial overgrowth: a systematic review. J Altern Complement Med. 2021;27(2):108-19.
14. Zafar H, Jimenez B, Schneider A. Small intestinal bacterial overgrowth: current update. Curr Opin Gastroenterol. 2023;39(6):522-8.
15. Quigley EMM, Murray JA, Pimentel M. AGA clinical practice update on small intestinal bacterial overgrowth: expert review. Gastroenterology. 2020;159(4):1526-32.
16. Pimentel M, Saad RJ, Long MD, Rao SSC. ACG clinical guideline: small intestinal bacterial overgrowth. Am J Gastroenterol. 2020;115(2):165-78.
17. Zhong C, Qu C, Wang B, Liang S, Zeng B. Probiotics for preventing and treating small intestinal bacterial overgrowth: a meta-analysis and systematic review of current evidence. J Clin Gastroenterol. 2017;51(4):300-11.

20

Gerenciamento de Diarreia Infecciosa e Associada a Antibióticos com Probióticos

Daniel Machado Baptista
Sabrina Rodrigues de Figueiredo
Ricardo C. Barbuti

Introdução

Diarreia é uma manifestação comum de várias doenças gastrointestinais. Definida como redução da consistência das fezes e/ou aumento da frequência evacuatória, ela ocorre pelo desbalanço entre a absorção e a secreção intestinal de água e eletrólitos. É um dos principais problemas de saúde nos países em desenvolvimento e uma das principais causas de hospitalização em crianças. O tratamento consiste na reposição de fluidos por via oral de preferência, o que reduz a morbimortalidade, porém não reduz a duração e a intensidade da diarreia. Frente ao reconhecimento da importância do microbioma humano em processos fisiológicos e patológicos, tem aumentado o interesse no uso de bactérias e leveduras não patogênicas, assim como de nutrientes que favorecem seu crescimento e colonização, como estratégia de tratamento ou prevenção das diarreias.

Os probióticos são micro-organismos vivos que, quando administrados em quantidades adequadas, são capazes de alterar a microbiota do hospedeiro para promover efeitos benéficos. Já os prebióticos são alimentos não digeríveis que sofrem fermentação no cólon e estimulam bactérias ditas promotoras de saúde, principalmente bifidobactérias e lactobacilos. A combinação de probióticos com prebióticos forma os simbióticos. Os probióticos devem ter a capacidade de sobreviver à passagem pelo trato gastrointestinal (TGI) e de aderir e colonizar o intestino, sendo viáveis em preparações orais e estáveis em ácido e bile. Eles, em geral, são compostos por micro-organismos comensais e, por isso, usualmente são considerados seguros. Podem estar na forma de alimentos, suplementos, drogas, alimentos medicinais, dispositivos médicos ou cosméticos.

Seu mecanismo de ação envolve a modulação da microbiota intestinal (MI) por meio de exclusão competitiva, manutenção da integridade da barreira mucosa, prevenção de adesão e translocação bacteriana e modulação de resposta imune local pelo tecido linfoide associado ao intestino (GALT, do inglês *gut-associated lymphoid tissue*). Os efeitos são dependentes de cepas e doses específicas. Há estudos em diversas áreas, como intolerância à lactose, hipercolesterolemia, diarreia do viajante, diarreias infecciosas por rotavírus, diarreia induzida por radioterapia e síndrome do intestino irritável (SII), havendo evidências mais robustas nas diarreias associadas a antibióticos (DAA) e na colite pseudomembranosa (CP), que serão comentadas ao longo deste capítulo.

Diarreias associadas a antibióticos

Epidemiologia e definição

As DAAs são definidas como a ocorrência de três ou mais episódios de evacuação com redução da consistência das fezes (líquidas ou pastosas) em um período de 24 a 48 horas, durante o uso de antibióticos ou até 6 a 8 semanas após sua descontinuação. Para o diagnóstico, é necessário excluir outras etiologias, principalmente causas infecciosas. As DAA são uma complicação comum na infância nos pacientes tratados em ambulatório ou em ambiente hospitalar. Os antibióticos estão entre as drogas mais prescritas nessa população, sendo que mais de 50% das pessoas receberão esses fármacos entre o nascimento e os 18 anos de idade. Quase todo antibiótico oral ou parenteral já foi associado às DAAs; no entanto, o risco parece ser maior quando há cobertura de anaeróbios. Cerca de um terço das crianças que receberam antibióticos desenvolverá essa complicação, taxa aumentada para 80% quando se considera o uso intra-hospitalar. Os principais antibióticos prescritos são a amoxicilina, azitromicina e a amoxicilina com clavulanato, sendo esse último um dos principais antibióticos associados a essa complicação. Dominique Tuck *et al*. verificaram a idade abaixo de 2 anos, com aumento da incidência de 11% para 18%, e o uso de amoxicilina-clavulanato, com aumento da incidência de 11% para 23%, como principais fatores de risco para DAA. Em adultos, a incidência de DAAs varia de 5% a 39%, enquanto, em idosos acima de 65 anos, a taxa oscila entre 15% e 20%, sendo ainda mais elevada em hospitalizados, nos quais pode alcançar 39% (Tabela 20.1).

Tabela 20.1. Antibióticos e risco das diarreias associadas a antibióticos (DAAs) em crianças

Antibiótico	*Incidência de DAAs (%)*
Penicilina G e V	1,2 a 3
Penicilina A e M	11
Amoxicilina	1,2
Amoxicilina com clavulanato	19,8 a 23
Cefalosporinas	9
Macrolídeos	8
Sulfametoxazol com trimetoprima	6
Eritromicina	16

Fonte: Adaptada de Jafarnejad S, Shab-Bidar S, Speakman JR et al. Probiotics reduce the risk of antibiotic-associated diarrhea in adults (18-64 years) but not the elderly (> 65 years): a meta-analysis. Nutr Clin Pract. 2016;31(4):502-13. doi: 10.1177/0884533616639399.

Fisiopatologia

Os mecanismos envolvidos nas DAAs parecem ser o efeito tóxico direto dos antibióticos no intestino associado à alteração da função digestiva, tanto de motilidade como de secreção, secundária à disbiose e ao supercrescimento bacteriano de micro-organismos patogênicos. A maioria dos casos é leve e autolimitada e melhora após a suspensão do fármaco, porém pode haver efeitos prolongados na MI, o que aumenta a suscetibilidade a infecções e a outras doenças. Além disso, as DAAs podem resultar em hospitalização prolongada, aumento dos custos de saúde e outras complicações.

Uso de probióticos

Estudos com probióticos em adultos demonstram um número necessário para tratar (NNT) de 6 a 7 pacientes para prevenir DAAs. Metanálise com 30 ensaios clínicos randomizados e controlados de DAAs em adultos demonstra redução de risco em adultos entre 18 e 64 anos, com risco relativo de 0,58, porém, não em idosos acima de 65 anos. Em uma metanálise que avaliou o efeito protetor do probiótico na população acima de 65 anos, a administração de probiótico até 48 horas da primeira dose de antibiótico reduziu significativamente a prevalência de DAAs, o que não ocorreu quando o probiótico foi iniciado após esse período de 48 horas. Metanálise holandesa com 32 ensaios clínicos randomizados e controlados mostra evidência para uso de sete cepas ou formulações de múltiplas cepas, sendo o probiótico *Lactobacillus rhamnosus* GG (LGG), na dose mínima de 2×10 unidades formadoras de colônias (UFCs)/dia, o mais efetivo para tratamento de DAAs (risco relativo 0,3 e intervalo de confiança 95% 0,16 a 05). Com relação à duração da intervenção com probióticos, esta varia, nos estudos, entre 5 e 28 dias, mas cerca de um terço deles aponta que a duração de 2 semanas pode ser apropriada. A Tabela 20.2 resume uma série de evidências relacionadas às cepas probióticas estudadas nas DAAs.

Tabela 20.2. Indicações com base em ensaios controlados randomizados para uso de probióticos em diarreia associada a antibióticos (DAAs) na população adulta

Cepa/combinação de cepas probióticas	*Dose recomendada*	*Nível de evidência*
Iogurte com *Lactobacillus casei* DN114, *Lactobacillus bulgaricus* e *Streptococcus thermophilus*	≥ 10 UFCs, 2 vezes/dia	2
Lactobacillus acidophilus CL1285 e *Lactobacillus casei* (Bio-K+ CL1285)	≥ 10 UFCs, 1 vez/dia	2
Lactobacillus rhamnosus GG	10 UFCs, 2 vezes/dia	1
Saccharomyces boulardii CNCM I-745	5×10 UFCs ou 250 mg, 2 vezes/dia	1
Lactobacillus reuteri DSM 17938	10 UFCs, 2 vezes/dia	3
Lactobacillus acidophilus NCFM, *Lactobacillus paracasei* Lpc-37, *Bifidobacterium lactis* Bi-07, *Bifidobacterium lactis* Bl-04	1,7×10 UFCs, 1 vez/dia	3
Bifidobacterium bifidum W23, *Bifidobacterium lactis* W18, *Bifidobacterium longum* W51, *Enterococcus faecium* W54, *Lactobacillus acidophilus* W37 e W55, *Lactobacillus paracasei* W72, *Lactobacillus plantarum* W62, *Lactobacillus rhamnosus* W71 e *Lactobacillus salivarius* W24	5 g da mistura contendo 10 UFCs/g, 2 vezes/dia	3
Lactobacillus rhamnosus GG, *Lactobacillus acidophilus* La5 e *Bifidobacterium animalis* subsp. *lactis* BB-12	2,5×10, 2,5×10, 2,5 × 10 UFCs, respectivamente, 1 vez/dia	3

(*Continua*)

Tabela 20.2. Indicações com base em ensaios controlados randomizados para uso de probióticos em diarreia associada a antibióticos (DAA) na população adulta (*Continuação*)

Cepa/combinação de cepas probióticas	*Dose recomendada*	*Nível de evidência*
Lactobacillus acidophilus, Lactobacillus plantarum, Lactobacillus casei, Lactobacillus delbrueckii subsp. bulgaricus, *Bifidobacterium breve, Bifidobacterium longum, Bifidobacterium infantis, Streptococcus salivarius* subsp. *Thermophilus*	4,5×10 UFCs, 2 vezes/dia	3

UFCs: unidades formadoras de colônias.

Fonte: Adaptada de World Gastroenterology Organisation. Diretrizes Mundiais da Organização Mundial de Gastroenterologia. Probióticos e prebióticos; 2023.

Já de acordo com uma revisão da Cochrane, publicada em 2019, com 6.352 indivíduos com idade até 18 anos, o NNT para prevenção parece ser de 9. Parece haver maior efeito dos probióticos em altas doses, acima de 5 bilhões de UFCs/dia, com queda do NNT para 6. A qualidade de evidência foi moderada. Apenas duas cepas, LGG e *Saccharomyces boulardii* (Sb), foram recomendadas por essa revisão em razão da baixa taxa de eventos adversos (EA) associados. Essa informação é corroborada pelo consenso da Sociedade de Gastroenterologia, Hepatologia e Nutrição Pediátrica (ESPGHAN) para prevenção de DAAs em crianças (Tabela 20.3). Com relação ao tratamento das DAAs já instaladas, há evidências positivas sobre o uso de probióticos que podem reduzir o tempo médio dos episódios diarreicos em 18 a 24 horas. No entanto, esses benefícios não impactam significativamente o número de evacuações diárias.

Tabela 20.3. Probióticos com mais evidências na prevenção de DAAs e de tratamento de gastroenterites agudas em crianças

Probiótico	*Dose de prevenção*	*Dose de tratamento (5 a 7 dias)*
Lactobacillus rhamnosus GG	5x10 a 40x10 UFCs/dia	> 10 UFCs/dia
Saccharomyces boulardii	250 a 500 mg/dia	250 a 750 mg/dia

UFCs: unidades formadoras de colônias.

Fonte: Adaptada de Kamdeu Fansi AA, Guertin JR, LeLorier J. Savings from the use of a probiotic formula in the prophylaxis of antibiotic-associated diarrhea. J Med Econ. 2012;15(1):53-60. doi: 10.3111/13696998.2011.629015; Guo Q, Goldenberg JZ, Humphrey C et al. Probiotics for the prevention of pediatric antibiotic-associated diarrhea. Cochrane Database Syst Rev. 2019;4:CD004827. doi: 10.1002/14651858.CD004827.pub5; Johnston BC, Goldenberg JZ, Parkin PC. Probiotics and the prevention of antibiotic-associated diarrhea in infants and children. JAMA. 2016;316(14):1484-5. doi: 10.1001/jama.2016.11838; Szajewska H, Canani RB, Guarino A, Hojsak I, Indrio F, Kolacek S et al. Probiotics for the prevention of antibiotic-associated diarrhea in children. J Pediatr Gastroenterol Nutr. 2016;62(3):495-506. doi: 10.1097/MPG.0000000000001081.

Alguns estudos consideraram as DAAs oriundas da terapia antibiótica para erradicação do *Helicobacter pylori* (*H. pylori*), cuja incidência é de aproximadamente 23% na terapia sequencial e 46% na terapia concomitante. Esses efeitos adversos podem comprometer a adesão ao tratamento, resultando em maiores taxas de falha terapêutica. McFarland *et al.* demonstraram, em revisão sistemática, que alguns probióticos aumentam a taxa de erradicação do *H. pylori* e previnem efeitos adversos, reduzindo as DAAs em 4,5% ou 12% a depender de terapia tríplice ou terapia sequencial quádrupla, respectivamente. Os probióticos com resultados positivos foram o *Lactobacillus acidophilus/Bifidobacterium animalis* e uma mistura com oito cepas.

Segurança

Com relação aos EAs, há longo histórico de relatos de segurança no uso de probióticos. Revisão de Cochrane de 2019, com 4.415 pacientes, não demonstrou EAs graves, apontando uma baixa taxa geral de EAs graves, inclusive com maior número de eventos no grupo-controle. Além disso, não foi observada diferença significativa entre as duas cepas avaliadas. Embora os probióticos sejam considerados seguros, pequenos estudos em unidades de terapia intensiva (UTIs) e unidades neonatais mostraram EAs graves em crianças ou idosos gravemente debilitados ou imunocomprometidos, sobretudo na presença de fatores de risco, como prematuridade, doença cardíaca estrutural, pós-operatório e uso cateter venoso central, havendo risco de translocação bacteriana ou fúngica, com relatos de pneumonia, meningite e endocardite por lactobacilos e abscessos hepáticos por LGG. Também se discute se o uso de probióticos em vigência do uso de antibióticos ou na presença de infecções é capaz de disseminar genes de resistência antibiótica para espécies patogênicas, porém, no momento, não há evidências conclusivas sobre esse efeito.

• *Lactobacillus rhamnosus* GG

Efeitos benéficos da cepa LGG na prevenção e tratamento de queixas gastrointestinais já foram amplamente demonstrados. Esse probiótico é capaz de colonizar o intestino por conta de suas fímbrias e da produção de proteínas solúveis que aumentam sua aderência na célula epitelial intestinal, o que resulta na produção de biofilme que protege mecanicamente a mucosa. LGG também atua na produção de diferentes fatores solúveis, como as proteínas p75 e p40, que aumentam a sobrevida das criptas intestinais de modo a diminuir a apoptose do epitélio e preservar a integridade do citoesqueleto. Outra proteína relevante é a lectina tipos 1 e 2 que inibe a formação de biofilmes de outros patógenos, como *Salmonella* spp. A consequência principal é o estímulo de uma resposta imune tipo Th1, com aumento da produção das interleucinas-10 (IL-10) e IL-12, além do fator de necrose tumoral alfa (TNF-a), contribuindo para a modulação imunológica e proteção da mucosa intestinal. Questiona-se sua capacidade de colonização intestinal na vigência do uso de antibióticos, já que essa cepa é sensível à penicilina, mas estudos em adultos e crianças já demonstram isolamento de LGG em cerca de 50% das amostras fecais de indivíduos adultos expostos à penicilina. Revisão de 2019 de Cochrane sugere essa cepa como a mais apropriada para prevenção das DAAs por conta de seu NNT e da baixa taxa de EAs. Revisão sistemática com metanálise de 2015, com 445 crianças, mostra redução do risco de 23% para 9,6%, com NNT de 8.

• *Saccharomyces boulardii*

Usada há mais de 50 anos, *Saccharomyces boulardii* (Sb) é representada por cepa de levedura unicelular da espécie *Saccharomyces cerevisiae* com propriedades fisiológicas únicas, como resistência a variações de pH e de temperatura, além de enzimas do trato digestivo, sais biliares e ácidos orgânicos. É capaz de inibir alguns patógenos por meio de proteínas que se ligam a eles e impedem sua capacidade de adesão, inativação de toxinas por lise enzimática e modulação do sistema imune, induzindo liberação de imunoglobulina A e citocinas como TNF-a, IL-1β, IL-12, IL-6 e IL-10. Isso resulta no maior *clearance* de bactérias enteropatogênicas, como *Escherichia coli*, *Clostridium difficile*, *Vibrio cholerae* e *H. pylori*. Como se trata de uma levedura, é naturalmente resistente a todos os antibióticos, ao contrário do LGG. Revisão de 2019 de Cochrane também sugere essa cepa como uma das mais apropriadas para prevenção das DAAs por conta de seu NNT e baixa taxa de EAs. Revisão sistemática com metanálise de 2015, com 4.780 participantes (crianças e adultos), mostra redução de risco de 18,7% para 8,5%, além de demonstrar que Sb foi bem-tolerada e com baixa taxa de EAs.

- *Lactobacillus reuteri* DSM 17938

Bactéria Gram-positiva fermentativa, comensal em mamíferos, usada como probiótico desde sua descrição na década de 1980. Produz a reuterina, um composto que induz estresse oxidativo e inibe diversas bactérias, fungos e protozoários. Apresenta, ainda, capacidade agregativa de adesão à mucosa e capacidade imunomoduladora. A cepa *L. reuteri* DSM 17938 demonstrou ser efetiva no tratamento de diarreia aguda na dose de 1 a 4×10 UFCs/dia por 5 a 7 dias, reduzindo a duração dos episódios diarreicos, porém sem estudos com resultados positivos para DAAs.

- Combinação de *Clostridium butyricum* e *Bifidobacterium*

Usado há alguns anos na China para tratar disbiose, esse probiótico destaca-se por sua capacidade de produção de butirato e, especialmente, pela ação de *Bifidobacterium infantis*, reduzir a permeabilidade intestinal, reforçando os componentes de defesa da barreira mucosa do cólon. Ensaio clínico chinês randomizado e controlado com 371 crianças hospitalizadas por pneumonia demonstrou redução do risco de 53,6% das DAAs com uso dessa combinação probiótica ($p = 0{,}008$).

- *Lactobacillus plantarum* DSM 9843 (LP299V)

Cepa que reduz a inflamação mucosa por reduzir colonização por bactérias Gram-negativas, além de aumentar a síntese de IL-10. Um ensaio clínico randomizado e controlado em 438 crianças de 1 a 11 anos não demonstrou benefício na prevenção das DAAs.

- *Lactobacillus acidophilus, Lactobacillus rhamnosus, Lactobacillus bulgaricus, Lactobacillus casei, Streptococcus thermophilus, Bifidobacterium infantis, Bifidobacterium breve*

Um ensaio clínico randomizado e duplo-cego, que contemplou 66 crianças de 3 a 14 anos com infecção pelo *H. pylori* recebendo terapia tríplice padrão, demonstrou redução de DAAs com significância estatística.

- *Bifidobacterium lactis* e *Streptococcus thermophilus*

Um ensaio clínico randomizado e controlado em 169 pacientes hospitalizados, com faixa etária entre 6 e 36 meses, demonstrou eficácia em prevenir DAAs em 47,7% com risco relativo de 0,52.

- Iogurte

Forma de leite fermentado que contém *Streptococcus thermophilus* e *Lactobacillus delbrueckii* subsp *bulgaricus*. Metanálise de 2015 concluiu que não há dados suficientes para apoiar o uso de iogurte na prevenção das DAAs (com relato apenas de dois estudos caso-controle). Ensaio clínico randomizado e controlado de 2018 também mostrou resultados negativos em adultos.

• Kefir

Bebida composta por produto lácteo fermentado único, encontrado habitualmente no Brasil, com potenciais ações probióticas decorrente da presença de *Lactobacillus kefiri, Lactobacillus kefiranofaciens, Lactobacillus acidophilus* e *Lactobacillus plantarum*, leveduras fermentadoras de lactose (*Kluyveromyces marxianus*) e não fermentadoras de lactose (*Saccharomyces unisporus, Saccharomyces cerevisiae* e *Saccharomyces exiguus*). Um ensaio clínico randomizado e controlado em 125 crianças entre 1 e 5 anos mostrou resultados negativos para utilização desse composto.

O Quadro 20.1 descreve os probióticos estudados em prevenção e/ou tratamento das DAAs.

Quadro 20.1. Probióticos estudados em prevenção e/ou tratamento das diarreias associadas a antibióticos

Lactobacillus rhamnosus GG
Saccharomyces boulardii
Lactobacillus reuteri DSM 17938
Clostridium butyricum e *Bifidobacterium* (combinação)
Lactobacillus plantarum DSM 9843 (LP299V)
Lactobacillus acidophilus, Lactobacillus rhamnosus, Lactobacillus bulgaricus, Lactobacillus casei, Streptococcus thermophilus, Bifidobacterium infantis, Bifidobacterium breve
Bifidobacterium lactis e *Streptococcus thermophilus*
Lactobacillus rhamnosus (E/N, oxy, pen)
Iogurt/Kefir

Fonte: Adaptado de Guo Q, Goldenberg JZ, Humphrey C et al. Probiotics for the prevention of pediatric antibiotic-associated diarrhea. Cochrane Database Syst Rev. 2019;4:CD004827. doi: 10.1002/14651858.CD004827.pub5.

• Diarreias infecciosas

O consenso de 2017 da Infectious Diseases Society of America (IDSA) para diagnóstico e manejo da diarreia aguda afirma que probióticos podem ser oferecidos para reduzir a gravidade de sintomas e a duração da diarreia em adultos e crianças imunocompetentes acometidos por diarreia infecciosa, com recomendação fraca e moderado nível de evidência. A maioria dos estudos reporta redução da duração da diarreia e frequência de evacuação, sem EAs significativos em pessoas saudáveis e relatos de casos de bacteremia ou fungemia em pacientes críticos ou imunocomprometidos. Apesar das limitações das metanálises, notam-se evidências de uso de probióticos na população pediátrica, com redução da duração média da diarreia em 25 horas em 455 pessoas em 35 estudos; redução do risco de diarreia acima de 4 dias em 2.850 pessoas em 29 estudos e redução da frequência evacuatória no segundo dia em 2.751 pessoas em 20 estudos. De maneira geral, a eficácia dos probióticos foi maior quando um agente viral foi identificado, havendo estudos que avaliam o efeito de probióticos especialmente nas infecções por rotavírus.

Já o consenso de 2016 do American College of Gastroenterology (ACG) para diagnóstico, tratamento e prevenção de diarreia infecciosa aguda em adultos não recomenda o uso de probióticos ou prebióticos no tratamento da diarreia aguda nessa população, exceto em casos de DAAs, com recomendação forte e moderado nível de evidência. Com relação à prevenção, o mesmo consenso não recomenda o uso de probióticos, prebióticos e simbióticos, com recomendação condicional e baixo nível de evidência. Revisão sistemática da Cochrane de 2010 levantou cerca de 63 estudos controlados e randomizados comparando probióticos específicos com placebo ou ausência de tratamento, e apenas seis deles avaliavam adultos. Esses estudos incluíram dois probióticos diferentes: cinco estudos com *Enterococcus* LAB SF68; e um estudo com Sb. Os estudos foram conduzidos em países diferentes, em diferentes contextos clínicos, com critérios de inclusão, regimes de tratamento e objetivos primários diversos. Apenas quatro estudos avaliaram a redução da diarreia para menos de 4 dias, havendo eficácia de cerca de 79%, com redução de 62% para 12,5% no uso de *Enterococcus* LAB SF68 (risco relativo 0,21, intervalo de confiança 0,08-0,52). Contudo, a preocupação quanto à segurança limita o uso desse probiótico já que ele pode carrear genes de resistência à vancomicina. O único estudo com *S. boulardii* não teve resultados positivos.

Já o consenso 2014 da ESPGHAN para tratamento de gastroenterites agudas em crianças considera o uso de LGG e *S. boulardii,* com baixo nível de evidência e recomendação forte, havendo alguma evidência para uso de *Lactobacillus reuteri* DSM 17938, porém com recomendação fraca.

Diarreia do viajante

A prevenção da diarreia do viajante com uso de probióticos, prebióticos e simbióticos tem sido bastante estudada uma vez que essa entidade é responsável por cerca de 12 milhões de casos anuais e medidas tradicionais, como lavagem de mãos, evitar alimentos e água de alto risco e ingerir salicilato de bismuto, mostram apenas proteção moderada contra essa condição. Os resultados obtidos quanto ao uso de probióticos na diarreia do viajante são variáveis em razão da heterogeneidade dos estudos, sendo a maioria deles de curto seguimento e sem análise pessoa-tempo, havendo diferenças nas doses, frequências e formulações probióticas usadas. Duas metanálises sugerem benefício marginal de probióticos na prevenção da diarreia do viajante, porém com evidência insuficiente para recomendação de seu uso global. Estudo com 3 mil viajantes austríacos utilizando suplementação de Sb vs. placebo mostrou benefício modesto e dose-dependente do probiótico, principalmente quando os destinos eram a região do norte da África e Turquia. Em estudo utilizando LGG em 756 finlandeses que viajaram para a Turquia, houve diferença de resultados entre os dois destinos no mesmo país, com redução de 39,5% de diarreia em apenas um dos locais. Em outro estudo com suplementação de LGG, em 245 americanos que viajaram para diferentes destinos, notou-se taxa de proteção de 47% com a intervenção. Estudos com *L. bulgaricus, L. fermentum* e *L. acidophilus* apresentaram resultados negativos. Revisão sistemática sugere o uso de *S. boulardii* na dose de 250 a 1.000 mg/dia, iniciados 5 dias antes da viagem e continuados por até 3 semanas, na prevenção de diarreia do viajante.

• Colite pseudomembranosa

Condição causada pelo *Clostridioides difficile* (CD), seu agente etiológico, podendo se apresentar de forma leve a fulminante, com casos mais graves ocorrendo principalmente em pacientes com condições crônicas. Uma revisão sistemática e metanálise da Cochrane de 2017, com 31 ensaios clínicos controlados e randomizados com 8.672 pacientes, demonstrou evidência moderada da eficácia de probióticos na prevenção de CP, com NNT de 42 pacientes, principalmente quando o risco de base é maior que 5%, o que reduz o NNT para 12. O uso dos probióticos para essa indicação parece ser seguro em pacientes não imunocomprometidos ou gravemente debilitados, com maior número de EAs no grupo-controle. Revisão sistemática com metanálise de 2015 analisou dois ensaios clínicos controlados e randomizados e demonstrou redução de risco de CP (risco relativo = 0,25) no grupo suplementado com *S. boulardii.*

Isso é corroborado pelo consenso de 2016 da ESPGHAN para prevenção de DAAs em crianças, que considera o uso dessa cepa na prevenção de CP. Ensaio clínico randomizado e controlado de 2019 e revisão sistemática de 2016 não demonstraram redução de risco de CP nos usuários de *L. reuteri* DSM 17938. Também não houve redução de risco de CP no ensaio clínico controlado e randomizado PLACIDE, que avaliou o uso de combinação de lactobacilos e bifidobactérias na prevenção de colite em pacientes idosos com mais de 65 anos.

Diretriz de 2021 da ACG para prevenção, diagnóstico e tratamento de infecção por *Clostridioides* não recomenda o uso de probióticos na prevenção ou recorrência dessa infecção por considerar que não há evidência suficiente para essa recomendação. De modo discordante, a diretriz da ACG de 2020 sugere o uso de probióticos para prevenção de infecção por *Clostridioides difficile* em crianças e adultos em tratamento com antibióticos, sendo essa indicação dispensável nos pacientes com doenças graves de base ou nos pacientes com baixo risco de CP. As cepas indicadas para essa finalidade são: Sb; combinação de *Lactobacillus acidophilus* CL1285 e *Lactobacillus casei* LBC80R; combinação de *Lactobacillus acidophilus, Lactobacillus delbrueckii* subsp. *bulgaricus* e *Bifidobacterium bifidum*; ou a combinação de *Lactobacillus acidophilus, Lactobacillus delbrueckii* subsp. *bulgaricus, Bifidobacterium bifidum e Streptococcus salivarius* subsp. *thermophilus*.

Conclusões

Em virtude de reconhecimento da importante relação entre a MI e a resposta imunológica, o uso de probióticos parece promissor no tratamento e na prevenção das diarreias infecciosas e daquelas associadas ao uso de antibióticos. É difícil fazer uma recomendação para uso de um probiótico específico com as evidências atuais já que a interpretação dos estudos disponíveis é limitada por fatores como heterogeneidade da análise estatística, múltiplas definições de diarreia, diferentes objetivos primários e secundários, cepas ou misturas probióticas, regimes de tratamento, populações e contextos clínicos. A maioria dos estudos envolve a população pediátrica, com poucos ensaios em adultos e especialmente raros em idosos. Apesar disso, LGG e *Sb* parecem ser as duas cepas probióticas com maior volume e qualidade de evidência para uso, principalmente nas DAAs e, no caso de *S. boulardii*, com alguma evidência na prevenção de CP e de diarreia do viajante. Outro aspecto relevante é o patrocínio da maioria dos estudos pela indústria farmacêutica. A pressão em demonstrar que uma droga ou produto causa um impacto favorável poderia gerar um viés. Todavia, para sanar essa questão, Saa *et al.* avaliaram o efeito desse viés nos estudos de diarreia aguda, por meio de revisão sistemática, e não encontraram associação entre financiamento de pesquisa e resultados positivos.

Para saber mais:

Quadro 20.2 – Probióticos comerciais mais utilizados no Brasil.

Quadro 20.2. Principais probióticos comercializados no Brasil

Nome comercial	*Composição (cepas probióticas)*
Bifilac	*Bifidobacterium lactis* HN019, *Lactobacillus acidophilus* NCFM
Culturelle	*Lactobacillus rhamnosus* GG (LGG®)
Enterogermina	*Bacillus clausii*

(*Continua*)

Quadro 20.2. Principais probióticos comercializados no Brasil (*Continuação*)

Nome comercial	*Composição (cepas probióticas)*
Floratil	*Saccharomyces boulardii* CNCM I-745
Probiac	*Lactobacillus acidophilus* NCFM® + *Bifidobacterium lactis* HN019
Probiatop	*Lactobacillus acidophilus, Lactobacillus rhamnosus, Lactobacillus paracasei, Bifidobacterium lactis*
Probid	*Lactobacillus helveticus R0052* e *Bifidobacterium longum R0175*
ProHN	*Bifidobacterium lactis* HN019
Prolive	*Lactobacillus acidophilus* LA 14
ProVance	*Lactobacillus reuteri* DSM 17938
Repoflor	*Saccharomyces boulardii-17*
Simbioflora	*Lactobacillus acidophilus* SD 5221 NCFM, *Lactobacillus rhamnosus* SD 5675 HN001, *Lactobacillus paracasei* SD 5275 LPC-37, *Bifidobacterium lactis* SD5674 HN0019
Simfort	*Lactobacillus acidophilus, Lactobacillus casei, Lactococcus lactis, Bifidobacterium lactis* e *Bifidobacterium bifidum*
20 Bi	*Lactobacillus acidophilus* NCFM®, *Lactobacillus paracasei* Lpc-37 ™, *Bifidobacterium lactis* Bi-04™, *Bifidobacterium lactis* Bi-07™, *Bifidobacterium bifidum* Bb-02™

Fonte: Adaptado de https://consultaremedios.com.br.

Bibliografia consultada

- Agamennone V, Krul CAM, Rijkers G, Kort R. A practical guide for probiotics applied to the case of antibiotic-associated diarrhea in The Netherlands. BMC Gastroenterol. 2018;18(1):103. doi: 10.1186/s12876-018-0831-x.
- Ahmad K, Fatemeh F, Mehri N, Maryam S. Probiotics for the treatment of pediatric helicobacter pylori infection: a randomized double blind clinical trial. Iran J Pediatr. 2013;23(1):79-84.
- Allen SJ, Martinez EG, Gregorio GV, Dans LF. Probiotics for treating acute infectious diarrhoea. Cochrane Database Syst Rev. 2010(11):CD003048. doi: 10.1002/14651858.CD003048.pub3.
- Allen SJ, Wareham K, Wang D, Bradley C, Hutchings H, Harris W et al. Lactobacilli and bifidobacteria in the prevention of antibiotic-associated diarrhoea and clostridium difficile diarrhoea in older inpatients (PLACIDE): a randomised, double-blind, placebo-controlled, multicentre trial. Lancet. 2013;382(9900):1249-57. doi: 10.1016/S0140-6736(13)61218-0.
- Barbut F, Meynard JL. Managing antibiotic associated diarrhoea. BMJ. 2002;324(7350):1345-6. doi: 10.1136/bmj.324.7350.1345.
- Beaugerie L, Petit JC. Microbial-gut interactions in health and disease. Antibiotic-associated diarrhoea. Best Pract Res Clin Gastroenterol. 2004;18(2):337-52. doi: 10.1016/j.bpg.2003.10.002.
- Bifidobacterium IGfPoAiCwPbCBa. Multicenter, randomized, controlled clinical trial on preventing antibiotic-associated diarrhea in children with pneumonia using the live Clostridium butyricum and Bifidobacterium combined Powder. Zhonghua Er Ke Za Zhi. 2012;50(10):732-6.
- Briand V, Buffet P, Genty S, Lacombe K, Godineau N, Salomon J et al. Absence of efficacy of nonviable Lactobacillus acidophilus for the prevention of traveler's diarrhea: a randomized, double-blind, controlled study. Clin Infect Dis. 2006;43(9):1170-5. doi: 10.1086/508178.
- Corrêa NB, Péret Filho LA, Penna FJ, Lima FM, Nicoli JR. A randomized formula controlled trial of bifidobacterium lactis and streptococcus thermophilus for prevention of antibiotic-associated diarrhea in infants. J Clin Gastroenterol. 2005;39(5):385-9. doi: 10.1097/01.mcg.0000159217.47419.5b.

- Croswell A, Amir E, Teggatz P, Barman M, Salzman NH. Prolonged impact of antibiotics on intestinal microbial ecology and susceptibility to enteric Salmonella infection. Infect Immun. 2009;77(7):2741-53. doi: 10.1128/IAI.00006-09.
- Dalgic N, Sancar M, Bayraktar B, Pullu M, Hasim O. Probiotic, zinc and lactose-free formula in children with rotavirus diarrhea: are they effective? Pediatr Int. 2011;53(5):677-82. doi: 10.1111/j.1442--200X.2011.03325.x.
- de Dios Pozo-Olano J, Warram JH, Gómez RG, Cavazos MG. Effect of a lactobacilli preparation on traveler's diarrhea. A randomized, double blind clinical trial. Gastroenterology. 1978;74(5 P-1):829-30.
- Goldenberg JZ, Yap C, Lytvyn L, Lo CK, Beardsley J, Mertz D et al. Probiotics for the prevention of Clostridium difficile-associated diarrhea in adults and children. Cochrane Database Syst Rev. 2017;12:CD006095. doi: 10.1002/14651858.CD006095.pub4.
- Guo Q, Goldenberg JZ, Humphrey C, El Dib R, Johnston BC. Probiotics for the prevention of pediatric antibiotic-associated diarrhea. Cochrane Database Syst Rev. 2019;4:CD004827. doi: 10.1002/14651858.CD004827.pub5.
- Hempel S, Newberry S, Ruelaz A, Wang Z, Miles JN, Suttorp MJ et al. Safety of probiotics used to reduce risk and prevent or treat disease. Evid Rep Technol Assess (Full Rep). 2011(200):1-645.
- Hilton E, Kolakowski P, Singer C, Smith M. Efficacy of Lactobacillus GG as a diarrheal preventive in travelers. J Travel Med. 1997;4(1):41-3. doi: 10.1111/j.1708-8305.1997.tb00772.x.
- Jafarnejad S, Shab-Bidar S, Speakman JR, Parastui K, Daneshi-Maskooni M, Djafarian K. Probiotics reduce the risk of antibiotic-associated diarrhea in adults (18-64 years) but not the elderly (> 65 years): a meta-analysis. Nutr Clin Pract. 2016;31(4):502-13. doi: 10.1177/0884533616639399.
- Jernberg C, Löfmark S, Edlund C, Jansson JK. Long-term ecological impacts of antibiotic administration on the human intestinal microbiota. ISME J. 2007;1(1):56-66. doi: 10.1038/ismej.2007.3.
- Johnston BC, Goldenberg JZ, Parkin PC. Probiotics and the prevention of antibiotic-associated diarrhea in infants and children. JAMA. 2016;316(14):1484-5. doi: 10.1001/jama.2016.11838.
- Kamdeu Fansi AA, Guertin JR, LeLorier J. Savings from the use of a probiotic formula in the prophylaxis of antibiotic-associated diarrhea. J Med Econ. 2012;15(1):53-60. doi: 10.3111/13696998.2011.629015.
- Katelaris PH, Salam I, Farthing MJ. Lactobacilli to prevent traveler's diarrhea? N Engl J Med. 1995;333(20):1360-1. doi: 10.1056/NEJM199511163332016.
- Kelly CR, Fischer M, Allegretti JR, LaPlante K, Stewart DB, Limketkai BN et al. ACG Clinical guidelines: prevention, diagnosis, and treatment of clostridioides difficile infections. Am J Gastroenterol. 2021;116(6):1124-47. doi: 10.14309/ajg.0000000000001278.
- Kollaritsch H, Holst H, Grobara P, Wiedermann G. Prevention of traveler's diarrhea with Saccharomyces boulardii. Results of a placebo controlled double-blind study. Fortschr Med. 1993;111(9):152-6.
- Kołodziej M, Szajewska H. Lactobacillus reuteri DSM 17938 in the prevention of antibiotic-associated diarrhoea in children: a randomized clinical trial. Clin Microbiol Infect. 2019;25(6):699-704. doi: 10.1016/j.cmi.2018.08.017.
- Kuehn J, Ismael Z, Long PF, Barker CI, Sharland M. Reported rates of diarrhea following oral penicillin therapy in pediatric clinical trials. J Pediatr Pharmacol Ther. 2015;20(2):90-104. doi: 10.5863/1551-6776-20.2.90.
- Lee DK, Park JE, Kim MJ, Seo JG, Lee JH, Ha NJ. Probiotic bacteria, B. longum and L. acidophilus inhibit infection by rotavirus in vitro and decrease the duration of diarrhea in pediatric patients. Clin Res Hepatol Gastroenterol. 2015;39(2):237-44. doi: 10.1016/j.clinre.2014.09.006.
- Lund B, Edlund C. Probiotic enterococcus faecium strain is a possible recipient of the vanA gene cluster. Clin Infect Dis. 2001;32(9):1384-5. doi: 10.1086/319994.
- Mantegazza C, Molinari P, D'Auria E, Sonnino M, Morelli L, Zuccotti GV. Probiotics and antibiotic--associated diarrhea in children: a review and new evidence on Lactobacillus rhamnosus GG during and after antibiotic treatment. Pharmacol Res. 2018;128:63-72. doi: 10.1016/j.phrs.2017.08.001.
- McFarland LV, Huang Y, Wang L, Malfertheiner P. Systematic review and meta-analysis: multi-strain probiotics as adjunct therapy for Helicobacter pylori eradication and prevention of adverse events. United European Gastroenterol J. 2016;4(4):546-61. doi: 10.1177/2050640615617358.

- McFarland LV. Meta-analysis of probiotics for the prevention of traveler's diarrhea. Travel Med Infect Dis. 2007;5(2):97-105. doi: 10.1016/j.tmaid.2005.10.003.
- McFarland LV. Systematic review and meta-analysis of Saccharomyces boulardii in adult patients. World J Gastroenterol. 2010;16(18):2202-22. doi: 10.3748/wjg.v16.i18.2202.
- Merenstein DJ, Foster J, D'Amico F. A randomized clinical trial measuring the influence of kefir on antibiotic-associated diarrhea: the measuring the influence of Kefir (MILK) Study. Arch Pediatr Adolesc Med. 2009;163(8):750-4. doi: 10.1001/archpediatrics.2009.119.
- Oksanen PJ, Salminen S, Saxelin M, Hämäläinen P, Ihantola-Vormisto A, Muurasniemi-Isoviita L et al. Prevention of travellers' diarrhoea by Lactobacillus GG. Ann Med. 1990;22(1):53-6. doi: 10.3109/07853899009147242.
- Olek A, Woynarowski M, Ahrén IL, Kierkuś J, Socha P, Larsson N et al. Efficacy and safety of Lactobacillus plantarum DSM 9843 (LP299V) in the prevention of antibiotic-associated gastrointestinal symptoms in children-randomized, double-blind, placebo-controlled study. J Pediatr. 2017;186:82-6. doi: 10.1016/j.jpeds.2017.03.047.
- Patro-Golab B, Shamir R, Szajewska H. Yogurt for treating antibiotic-associated diarrhea: systematic review and meta-analysis. Nutrition. 2015;31(6):796-800. doi: 10.1016/j.nut.2014.11.013.
- Riddle MS, DuPont HL, Connor BA. ACG clinical guideline: diagnosis, treatment, and prevention of acute diarrheal infections in adults. Am J Gastroenterol. 2016;111(5):602-22. doi: 10.1038/ajg.2016.126.
- Saa C, Bunout D, Hirsch S. Industry funding effect on positive results of probiotic use in the management of acute diarrhea: a systematized review. Eur J Gastroenterol Hepatol. 2019;31(3):289-302. doi: 10.1097/MEG.0000000000001322.
- Sazawal S, Hiremath G, Dhingra U, Malik P, Deb S, Black RE. Efficacy of probiotics in prevention of acute diarrhoea: a meta-analysis of masked, randomised, placebo-controlled trials. Lancet Infect Dis. 2006;6(6):374-382. doi: 10.1016/S1473-3099(06)70495-9.
- Shane AL, Mody RK, Crump JA, Tarr PI, Steiner TS, Kotloff K et al. 2017 Infectious diseases society of america clinical practice guidelines for the diagnosis and management of infectious diarrhea. Clin Infect Dis. 2017;65(12):1963-73. doi: 10.1093/cid/cix959.
- Sharif MR, Kashani HH, Ardakani AT, Kheirkhah D, Tabatabaei F, Sharif A. The effect of a yeast probiotic on acute diarrhea in children. Probiotics Antimicrob Proteins. 2016;8(4):211-4. doi:10.1007/s12602-016-9221-2.
- Snydman DR. The safety of probiotics. Clin Infect Dis. 2008;46(2):S104-111. doi: 10.1086/523331.
- Stadlbauer V. Immunosuppression and probiotics: are they effective and safe? Benef Microbes. 2015;6(6):823-828. doi:10.3920/BM2015.0065.
- Stier H, Bischoff SC. Influence of. Clin Exp Gastroenterol. 2016;9:269-279. doi: 10.2147/CEG.S111003.
- Su GL, Ko CW, Bercik P, Falck-Ytter Y, Sultan S, Weizman AV et al. AGA Clinical practice guidelines on the role of probiotics in the management of gastrointestinal disorders. Gastroenterology. 2020;159(2):697-705.
- Szajewska H, Canani RB, Guarino A, Hojsak I, Indrio F, Kolacek S et al. Probiotics for the prevention of antibiotic-associated diarrhea in children. J Pediatr Gastroenterol Nutr. 2016;62(3):495-506. doi: 10.1097/MPG.0000000000001081.
- Szajewska H, Guarino A, Hojsak I, Indrio F, Kolacek S, Shamir R et al. Use of probiotics for management of acute gastroenteritis: a position paper by the ESPGHAN Working Group for Probiotics and Prebiotics. J Pediatr Gastroenterol Nutr. 2014;58(4):531-39. doi: 10.1097/MPG.0000000000000320.
- Szajewska H, Kołodziej M. Systematic review with meta-analysis: lactobacillus rhamnosus GG in the prevention of antibiotic-associated diarrhoea in children and adults. Aliment Pharmacol Ther. 2015;42(10):1149-57. doi: 10.1111/apt.13404.
- Szajewska H, Kołodziej M. Systematic review with meta-analysis: saccharomyces boulardii in the prevention of antibiotic-associated diarrhoea. Aliment Pharmacol Ther. 2015;42(7):793-801. doi: 10.1111/apt.13344.

- Turck D, Bernet JP, Marx J, Kempf H, Giard P, Walbaum O et al. Incidence and risk factors of oral antibiotic-associated diarrhea in an outpatient pediatric population. J Pediatr Gastroenterol Nutr. 2003;37(1):22-6. doi: 10.1097/00005176-200307000-00004.
- Urbańska M, Gieruszczak-Białek D, Szajewska H. Systematic review with meta-analysis: Lactobacillus reuteri DSM 17938 for diarrhoeal diseases in children. Aliment Pharmacol Ther. 2016;43(10):1025-34. doi: 10.1111/apt.13590.
- Velasco M, Requena T, Delgado-Iribarren A, Peláez C, Guijarro C. Probiotic yogurt for the prevention of antibiotic-associated diarrhea in adults: a randomized double-blind placebo-controlled trial. J Clin Gastroenterol. 2019;53(10):717-23. doi: 10.1097/MCG.0000000000001131.
- Wong A, Ngu DY, Dan LA, Ooi A, Lim RL. Detection of antibiotic resistance in probiotics of dietary supplements. Nutr J. 2015;14:95. doi: 10.1186/s12937-015-0084-2.
- World Gastroenterology Organisation. Diretrizes Mundiais da Organização Mundial de Gastroenterologia. Probióticos e prebióticos; 2023.
- Yang X, Twitchell E, Li G, Wen K, Weiss M, Kocher J et al. High protective efficacy of rice bran against human rotavirus diarrhea via enhancing probiotic growth, gut barrier function, and innate immunity. Sci Rep. 2015;5:15004. doi: 10.1038/srep15004.
- Zhang L, Zeng X, Guo D, Zou Y, Gan H, Huang X. Early use of probiotics might prevent antibiotic-associated diarrhea in elderly (> 65 years): a systematic review and meta-analysis. BMC Geriatr. 2022;22(1):562.
- Zheng M, Zhang R, Tian X, Zhou X, Pan X, Wong A. Assessing the risk of probiotic dietary supplements in the context of antibiotic resistance. Front Microbiol. 2017;8:908. doi: 10.3389/fmicb.2017.00908.

21

Transplante de Microbiota Fecal para Infecção por *Clostridium difficile*

Flávio Antonio Quilici
Lisandra Carolina M. Quilici

Infecção por Clostridium difficile

A infecção causada por *Clostridium difficile* (ICD) tem alta prevalência e epidemiologia global. Nos Estados Unidos, estima-se que ocorra ICD em aproximadamente 453 mil pacientes todo ano, resultando em cerca de 29.300 óbitos.[1] Sua incidência varia consideravelmente e está relacionada ao uso crescente e indiscriminado de antimicrobianos de amplo espectro. A presença de megacólon tóxico pode ocorrer durante a evolução da doença, aumentando significativamente a morbimortalidade. Episódios de intensidade leve a moderada podem dificultar a diferenciação da ICD de outras doenças inflamatórias intestinais, porém a história do uso prévio de antibióticos e a presença de toxinas nas fezes são critérios importantes para o seu diagnóstico.[1-3]

Etiofisiopatologia da *Infecção por Clostridium difficile*

O *Clostridium difficile* (CD) é responsável por mais de 90% dos casos da colite pseudomembranosa. Trata-se de um bacilo Gram-positivo, anaeróbio, produtor de esporos e toxinas, descrito por Hall e O'Toole, em 1935, como um organismo comensal da flora fecal de recém-nascidos saudáveis. A denominação *Clostridium difficile* lhe foi atribuída em razão de seu lento e difícil crescimento nos meios de cultura. Após sua descoberta, o CD permaneceu relativamente obscuro até a década de 1970, quando a ICD associada ao uso de antibióticos começou a apresentar prevalência importante, com aumento expressivo de sua incidência.[2,3]

Calcula-se que o CD esteja presente no trato digestivo de 3% a 8% dos adultos saudáveis. Em pacientes hospitalizados, estima-se sua presença em até 20%, principalmente entre aqueles que usam antimicrobianos.[1]

Os mecanismos básicos da patogênese da doença pelo CD (Quadro 21.1) se iniciam pela disbiose da microbiota intestinal (MI), seja pelo uso de antimicrobianos ou antineoplásicos, seja pela redução da motilidade intestinal (causada por cirurgias ou uso de drogas antiperistálticas).[2]

Quadro 21.1. Fatores de risco associados ao *Clostridium difficile*

- Uso de drogas que alteram a microbiota intestinal
- Idade avançada
- Doenças sistêmicas graves
- Alteração da motilidade intestinal normal: enemas, estimulantes gastrointestinais
- Cirurgias gastrointestinais
- Uremia
- Queimaduras graves
- Neoplasias hematológicas
- Infecção pelo HIV

HIV: vírus da imunodeficiência humana.

Fonte: Adaptado de Quilici FA, Cordeiro F, D'Assunção MA, D'Assunção VD. Enterocolite pseudomembranosa. In: Coelho JCU (eds.). Aparelho digestivo, 3. ed. São Paulo: Atheneu, 2011:976-81.

Após a colonização por CD, a bactéria produz as seguintes toxinas:[1-3]

- **Toxina A ou enterotoxina:** induz inflamação intestinal e alterações no transporte de água através da mucosa;
- **Toxina B ou citotoxina:** provoca efeito citopático na mucosa intestinal, resultando em morte celular;
- **Outras duas toxinas:** interferem na atividade mioelétrica e na peristalse intestinal.

A ICD se instala, provavelmente, pela interação dessas toxinas, com consequente lesão da mucosa intestinal, sem invasão direta pelo CD.

Além dos antibióticos, outras drogas e situações clínicas já foram implicadas como gatilhos para a doença. As mais importantes estão descritas no Quadro 21.2.[1-3]

Quadro 21.2. Outros fatores relacionados à infecção por *Clostridium difficile*

Drogas
• Quimioterápicos: metotrexato, fluorouracil • Agentes antiperistálticos • Corticosteroides
Outras situações
• Diabetes *mellitus* insulinodependente • Insuficiência hepática • Desnutrição • Fibrose cística • Cirurgia gastrointestinal • Isquemia intestinal • Preparo mecânico do cólon

Fonte: Adaptado de Lessa FC, Mu Y, Bamberg WM et al. Burden of Clostridium difficile Infection in the United States. New Engl J Med. 2015;372:825-34; Quilici FA, Cordeiro F, D'Assunção MA et al. Enterocolite pseudomembranosa. In: Coelho JCU (eds.). Aparelho digestivo. 3. ed. São Paulo: Atheneu, 2011:976-81; Quilici FA, Quilici LCM. Colite pseudomembranosa. In: Alves JG (eds.). Temas de atualização em gastroenterologia. Grafitto ed; 2015;287-96.

A fisiopatologia da ICD envolve graus variados de destruição da mucosa, desde edema e infiltrado inflamatório, nos casos mais leves, à morte celular com formação de pseudomembranas, nos mais graves. O grau da lesão parietal depende não apenas da virulência do CD, muito variável entre suas diferentes cepas, mas também da imunidade geral do hospedeiro e da imunidade específica adquirida por exposição prévia a agentes modificadores da MI.

Quadro clínico da infecção por *Clostridium difficile*[3]

A localização da ICD, na maioria dos enfermos, é no reto e no cólon esquerdo. Em cerca de 10% dos pacientes, a infecção se restringe ao cólon direito.

Seu principal sintoma é a diarreia, presente em 90% a 95% dos afetados. O quadro inicia-se, em geral, entre o 5º e o 10º dia de uso do antibiótico. A diarreia é aquosa, normalmente acompanhada de muco.

Outros sintomas podem ocorrer, como: dor abdominal, presente em 20% a 33% dos pacientes; febre, em 30% a 50%, que não ultrapassa os 40 °C; e leucocitose, com valores entre 10 mil e 20 mil/mm^3, em 50% a 60% deles.

As manifestações clínicas variam desde portadores assintomáticos e quadros diarreicos moderados até formas extremamente graves, com alta mortalidade. Nestes, ascite e hipoalbuminemia são frequentes. Os casos mais graves podem evoluir com complicações como sepse, distúrbios hidroeletrolíticos decorrentes da diarreia profusa, isquemia intestinal, megacólon tóxico e perfuração intestinal.

Na maioria dos enfermos, a diarreia ocorre com 10 a 20 evacuações aquosas em 24 horas.

É comum, em um terço dos pacientes, o intervalo de 4 a 6 semanas até o aparecimento dos sintomas, após a parada do uso da droga desencadeante. Os enfermos que apresentam sintomas precoces, durante o uso do antibiótico, e aqueles com os sintomas tardios (após parar o uso do antibiótico) apresentam evoluções distintas quanto à gravidade e ao prognóstico da doença. Os primeiros costumam responder prontamente ao tratamento da ICD com antibióticos, enquanto os com sintomas tardios tendem a apresentar um curso de doença arrastado, com perdas eletrolíticas e proteicas importantes, podendo tornar-se refratários ao uso de antibióticos (Quadro 21.3).

Quadro 21.3. Classificação da infecção por *Clostridium difficile* (ICD) de acordo com o quadro clínico

- ICD leve
- ICD moderada
- ICD grave
- ICD fulminante
- ICD com megacólon tóxico

Fonte: Desenvolvido pela autoria.

Diagnóstico da infecção por *Clostridium difficile*

O diagnóstico da ICD é clínico e feito pela presença de seu principal sintoma, a diarreia. Outros sintomas podem estar associados, porém não são fundamentais para o diagnóstico.

Os pacientes que apresentam sintomas precoces, durante o uso do antibiótico, são os de diagnóstico mais fácil. Aqueles com os sintomas tardios (após a suspensão do antibiótico) apresentam maior dificuldade diagnóstica.[2-4]

Para a confirmação do diagnóstico, utilizam-se os seguintes métodos:

1. Detecção de toxina do *Clostridium difficile* nas fezes

A toxina A pode ser detectada pelo enzimaimunoensaio (teste do tipo ELISA), com sensibilidade entre 85% e 95%, e especificidade entre 99% e 100%. As vantagens desse teste, em relação ao exame da toxina B, são: menor custo; maior rapidez; e o fato de não exigir equipe especializada em laboratório.

A toxina B pode ser identificada pela demonstração de seu efeito citopático em culturas de tecido. Esse método apresenta sensibilidade entre 94% e 100% e especificidade de 99%.

Os *swabs* retais não são adequados para a realização desses testes, devendo ser sempre colhidas as fezes líquidas. Resultados falso-negativos estão relacionados à grande presença de muco no material colhido. Nesses casos, está indicada a repetição do exame com a finalidade de aumento de sua sensibilidade diagnóstica.

2. Coprocultura do *Clostridium difficile*

Em decorrência do período necessário para o resultado, de seu maior custo e do fato de a presença do CD não significar, necessariamente, que haja produção de toxinas, além de a cultura não ser capaz de diferenciar as cepas enteropatogênicas das não patogênicas, esse método é mais utilizado em pesquisas epidemiológicas que na prática clínica.

3. Endoscopia

A visão direta da mucosa colorretal constitui bom método de diagnóstico para a ICD, sempre associada à realização de biópsias de sua mucosa. Nas fases precoces, pode-se observar, à videocolonoscopia, pequenas lesões aftosas que, às vezes, são confundidas com doença de Crohn.

Como na maior parte dos pacientes, o reto e o cólon esquerdo estão afetados, a retossigmoidoscopia flexível pode ajudar no diagnóstico. No entanto, a videocolonoscopia completa (até o íleo terminal) aumenta a sensibilidade do método, sobretudo para os casos nos quais há lesões apenas no cólon direito.

Os achados endoscópicos, em geral, são bem característicos, identificando-se elevações da mucosa, as pseudomembranas, arredondadas, amareladas, de 2 mm a 5 mm, com áreas subjacentes de mucosa intestinal normal (Figura 21.1).

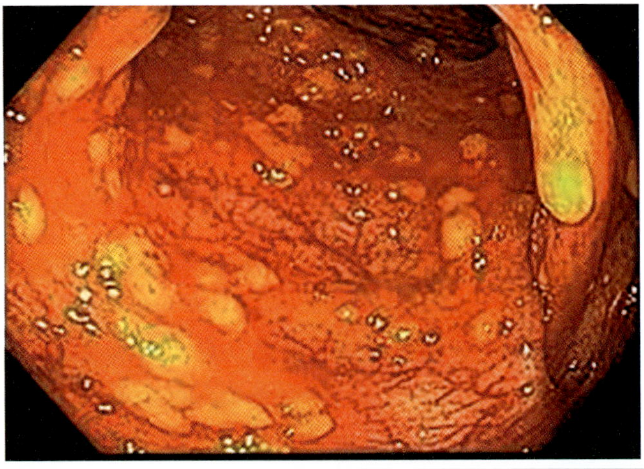

Figura 21.1. Visão à videocolonoscopia de pseudomembranas na Infecção por *Clostridium difficile*.

Fonte: Acervo da autoria.

Com a progressão da doença, as placas pseudomembranosas aumentam de número e de tamanho, tornando-se confluentes e distribuindo-se de forma homogênea por todo o cólon.

Como em alguns pacientes as pseudomembranas podem não estar presentes, recomenda-se a realização de biópsias em todos os casos suspeitos da doença.

A videocolonoscopia está contraindicada somente nos casos suspeitos de megacólon tóxico e de perfuração intestinal.

4. Métodos de imagem

A radiografia simples do abdome poderá ser normal ou evidenciar sinais inespecíficos da infecção, como dilatação do cólon e/ou intestino delgado. Seu achado mais específico é o espessamento nodular das haustrações colônicas.

A ultrassonografia e a tomografia computadorizada podem mostrar espessamento da parede intestinal e, eventualmente, ascite. A presença de estrias de contraste que penetram entre as áreas de espessamento parietal do cólon, denominadas "sinal do acordeom", é o achado tomográfico mais sugestivo da ICD; no entanto, observado apenas nos casos mais graves.

No Quadro 21.4, estão resumidos os principais métodos diagnósticos da doença.

Quadro 21.4 Métodos diagnósticos da Infecção por *Clostridium difficile*

Teste diagnóstico	*Sensibilidade (%)*	*Especificidade (%)*	*Observações*
ELISA	63 a 69	75 a 100	É o mais usado. Faz o diagnóstico associado ao quadro clínico
Retossigmoidoscopia e/ou colonoscopia	51	100	Importantes nos casos duvidosos pela presença das placas amarelo esbranquiçadas
Cultura para o *Clostridium difficile*	89 a 100	84 a 99	Indicada para a detecção de surtos
Cultura de células (teste de citotoxicidade)	67 a 100	85 a 100	Custo elevado
Detecção do gene produtor de toxina	Não avaliada	Não avaliada	Utilizada somente em pesquisa

ELISA: do inglês, *Enzyme-Linked Immunosorbent Assay*, em português é Ensaio de Imunoabsorção Enzimática. Método laboratorial utilizado para detectar e quantificar substâncias.

Fonte: Desenvolvida pela autoria.

O diagnóstico diferencial da ICD deve ser feito com outras enterocolites infecciosas, em especial as salmoneloses, doença inflamatória intestinal, colite isquêmica e abdome agudo inflamatório (sepse abdominal).

Tratamento da *Infecção por Clostridium difficile*

O tratamento da ICD varia conforme a apresentação clínica. Nos pacientes com quadro clínico de leve a moderado, medidas gerais, como a suspensão ou, pelo menos, substituição do agente causal (antibiótico) e suporte clínico, como hidratação, podem ser eficazes, sem a necessidade de tratamento específico.[2-4]

O uso de probióticos capazes de restabelecer o equilíbrio (simbiose) da MI é aconselhável. Vários micro-organismos têm sido usados no tratamento ou mesmo na sua profilaxia, como *Lactobacilllus acidophilus*, *Lactobacillus bulgaricus*, *Bifidobacterium longum*, *Enterococcus faecium* e *Saccharomyces boulardii*.

Na presença de quadro clínico moderado a grave, a terapia específica se baseia em três fases que se complementam:[2,3]

- Uso de antibióticos específicos contra o CD.
- Eliminação da sua toxina da luz intestinal com resinas de troca aniônica.
- Restabelecimento da MI normal (eubiose).

O tratamento de escolha utiliza o metronidazol, na dose de 400 mg a cada 6 horas, por 10 a 14 dias, para formas leves e moderadas. Essa medida visa, principalmente, evitar o uso da vancomicina, de modo a prevenir a resistência de enterococcus (VRE) e estafilococos (GISA) associada a seu uso indiscriminado.

Nos casos graves, a vancomicina é a droga de escolha por apresentar resposta mais rápida e índice superior de cura. A vancomicina também deve ser utilizada nos enfermos que não respondem ao metronidazol, são resistentes ao medicamento, não o toleram ou em situações em que seu uso deve ser evitado, como a gravidez.

Uma vez que a vancomicina administrada por via intravenosa (IV) não atinge concentrações terapêuticas no intestino, essa via não deve ser utilizada no tratamento da ICD. Por não existir apresentação oral de vancomicina no Brasil, habitualmente utiliza-se a apresentação injetável por via oral (VO), na dose de 500 mg a cada 12 horas. Nos pacientes em que a administração oral não é possível, como nos casos de íleo adinâmico ou obstrução intestinal, opta-se pela administração via enema retal de retenção associada ao metronidazol por IV.

Nos enfermos em que não se pode utilizar a VO, outros esquemas alternativos devem ser empregados:

- Vancomicina ou metronidazol por sonda nasogástrica.
- Vancomicina por enema de retenção: vancomicina 500 mg diluídos em 1 L de solução salina, administrados 3 vezes/dia.
- Metronidazol 500 mg por via endovenosa (VE), 3 vezes/dia.

Um novo antibiótico, a teicoplanina, de uso endovenoso (frasco com 400 mg), tem se mostrado mais efetivo que a vancomicina para a cura bacteriológica e de seus sintomas.

Com o tratamento adequado, observa-se melhora do quadro em até 78 a 92 horas. A refratariedade aos antibióticos ocorre em cerca de 10% a 20% dos pacientes tratados, enquanto a recorrência dos sintomas pode ocorrer em 1 a 4 semanas após o tratamento, afetando até 50% dos pacientes.

Nos pacientes com ICD que evoluem para quadro de megacólon tóxico, não responsivo ao tratamento clínico, ou na presença de perfuração intestinal, está indicada a cirurgia, sendo a colectomia total com ileostomia e fechamento do reto, ao nível da reflexão peritoneal, a técnica recomendada.

Transplante de microbiota fecal

Embora o transplante de microbiota fecal (TMF) tenha se tornado, recentemente, uma opção de tratamento para algumas enfermidades, sobretudo a ICD, seu emprego é muito antigo, remontando à China do século II. O médico e oficial do exército chinês Ge Hong (283-343 d.C.) foi o primeiro a descrever a utilização de uma suspensão de fezes humanas de indivíduos saudáveis para o tratamento de soldados com diarreia aguda durante as campanhas militares. As fezes, ditas "boas", eram diluídas em água quente e ingeridas pelo enfermo como um medicamento, denominado por ele de "sopa amarela". Também vem da China, tempos depois, a descrição que Li Shizhen (1518-1593), médico do imperador da dinastia Ming, fez quando o tratou de uma grave diarreia com essa sopa amarela.[5]

No entanto, foram Eisenman *et al.*,[6] no artigo publicado na Surgery, em 1958, que primeiramente realizaram o TMF de modo científico, para o tratamento de pacientes críticos com ICD refratária a antibióticos. Os pesquisadores diluíram fezes de indivíduos saudáveis e infundiram-nas, por meio de enemas retais, nos pacientes refratários, obtendo alta taxa de cura (82%). Esse artigo foi pioneiro na indicação do TMF como alternativa para o tratamento da ICD e, depois dele, várias outros se seguiram, contribuindo para identificar seu real papel na abordagem da ICD.[5,7-15]

Racional da utilização do transplante de microbiota fecal na infecção por *Clostridium difficile*

Um estudo multicêntrico e randomizado, publicado em 2012 por de Van Nood *et al.* (2013),[16] foi crucial para entender e comprovar a ação do TMF em pacientes com ICD refratária ou recorrente. No estudo, os pesquisadores compararam dois grupos de enfermos, um tratado somente com o antibiótico vancomicina, uso oral, 500 mg, 2 vezes/dia, durante 15 dias, denominado "grupo V", com outro, tratado com a vancomicina, uso oral, 500 mg, 2 vezes/dia, durante 4 dias, associada ao TMF utilizando fezes de indivíduos saudáveis, infundidas no duodeno dos pacientes por sonda nasogástrica, o grupo V+TMF.

O grupo V+TMF apresentou uma taxa de cura de 90%, enquanto o grupo tratado apenas com vancomicina obteve só 34% de cura. Os resultados foram tão expressivos que o comitê de ética em pesquisa da Holanda interrompeu o estudo precocemente em razão da superioridade do TMF. Em virtude desses achados, concluiu-se pela indicação do TMF como o tratamento de escolha para a ICD refratária aos antibióticos.

O racional para a utilização do TMF é que ele promove a modificação da MI alterada (disbiose) do paciente com ICD, pela infusão de fezes de um doador saudável, ou seja, pela MI considerada normal, em eubiose.[11] Essa microbiota saudável do doador restaura a microbiota em disbiose, promovendo a eubiose no receptor (enfermo). Desde então, o TMF é amplamente utilizado para o tratamento da ICD refratária ou recorrente em vários centros especializados do mundo e liberado no Brasil.

Indicações para o transplante de microbiota fecal

Revisão sistemática sobre o TMF para o tratamento da ICD analisou um total de 536 pacientes tratados, dos quais 467 (87%) foram curados. Essa revisão não apenas confirmou a eficácia do TMF na ICD, mas também confirmou sua segurança, não tendo ocorrido nenhum evento adverso grave, inclusive em pacientes transplantados por outros órgãos.[10] Atualmente, são aceitas as seguintes indicações do TMF para ICD:[7]

- *ICD recorrente* – três ou mais episódios de ICD com falha do tratamento com vancomicina após 6 semanas de uso; ou dois ou mais episódios de ICD grave, com hospitalização, associados a comorbidades significativas.
- *ICD refratária* – ICD aguda que não responde ao tratamento com antibióticos (vancomicina) após 1 semana de uso.

Além disso, há o chamado "protocolo de Fischer", que recomenda o TMF sequencial por via retrógrada (colonoscopia) em pacientes com ICD grave. Fischer *et al.* estudaram 57 pacientes com ICD, sendo 19 graves, 38 fulminantes e 7 com megacólon tóxico, e todos os que fizeram TMF retrógrado sequencial, associado à vancomicina, obtiveram uma taxa de 91% de sucesso.[17]

Tixier *et al.* mostraram que, em pacientes com ICD grave ou fulminante, o TMF associado a antibióticos reduziu a mortalidade em 73% comparado ao tratamento único com antibióticos (Tabela 21.1).[18]

Tabela 21.1. Resultados primários e secundários comparando o transplante de microbiota fecal (TMF) à terapia padrão (TP) de pacientes com infecção por *Clostridium difficile* (ICD) grave ou fulminante[18]

Resultado	*TMF (%)*	*TP (%)*	*OR*	*95%-CI*	*p-valor*
Mortalidade	4 (15,4%)	21 (40,4%)	0,27	0,08 a 0,89	0,03
Colectomia	3 (11,5%)	3 (5,8%)	0,47	0,09 a 2,51	0,38
Recorrência	5 (22,7%)	10 (32,3%)	0,47	0,18 a 2,16	0,45

Fonte: Adaptada de Tixier E, Verheyen E, Grinspan A et al. Fecal microbiota transplant decreases mortality in patients with severe and fulminant clostridium difficile Infection. DDW, Poster presentation nº Mo 1951; 2019.

Técnica para o transplante de microbiota fecal

A técnica para o TMF está padronizada e alguns dos principais aspectos são descritos a seguir.

• Preparo das fezes

1. Quantidade de fezes – de 50 mg a 100 mg são suficientes.
2. Diluentes – solução salina ou água.
3. Misturar e filtrar (não necessita liquidificar).
4. Volume (dose): 50 mL a 500 mL.
5. Infusão: única ou múltiplas doses.

• Infusão das fezes[19]

1. **Via anterógrada:** o material deverá ser infundido no duodeno por sonda nasogástrica ou por endoscopia digestiva alta. Suas desvantagens são, em geral, ser menos aceitável pelo paciente; utilizar doses pequenas (50 mL a 100 mL) e haver risco de aspiração do material, frequentemente fatal para o enfermo.

   Outra forma de realizar o TMF por essa via é o uso de cápsulas orais de fezes, disponíveis nos bancos de fezes. A técnica tem eficácia semelhante à da via colonoscópica (mais de 90%), porém, quando comparada a esta, a técnica de cápsulas é mais aceitável pelo enfermo e apresenta menor risco e menor custo.[20] Geralmente, são necessárias 30 cápsulas por dose, e elas já estão disponíveis no Brasil.

2. **Via retrógrada:** o material pode ser infundido por enemas de retenção retais ou pela videocolonoscopia. A via retrógrada tem sido a mais utilizada (75%) pelos centros especializados. Os enemas de retenção têm uma capacidade de aceitação muito variável e a dose única, por essa via, é pouco efetiva (44% a 67%). A colonoscopia é realizada com a infusão do material pelo canal de biópsia do aparelho, tem boa aceitação do paciente, é de retenção mais fácil, sobretudo quando o conteúdo é colocado no ceco, apresentando uma eficácia de até 96%. A infusão também pode ser realizada pela retossigmoidoscopia flexível.

• Doador

Deverá ser um adulto saudável, com idade entre 18 e 75 anos, de qualquer gênero, que precisa fazer uma série de exames laboratoriais que atestem ausência de enfermidades, como sorológico para vírus da imunodeficiência humana (HIV), vírus da hepatite A, B e C, sífilis; fezes, como cultura bacteriológica de rotina; pesquisa de CD, giárdia e *Cryptosporidium*; calprotectina fecal; sangue oculto nas fezes etc. Em paciente com grave imunocomprometimento, deve-se sempre pesquisar a presença de citomegalovírus (CMV).

Não importam a dieta do doador nem a necessidade de parentesco com o receptor; são fatores de exclusão: uso de antibióticos ou presença de diarreia nos 3 meses anteriores à coleta das fezes; histórico de doenças imunes ou transmissíveis prévias.

• Receptor

Em geral, não necessita de requisito algum. Deve-se avaliar presença ou ausência de imunocomprometimento antes do procedimento.

• Armazenamento das fezes

Desde o estudo de Youngster, de 2014, sabe-se que não há diferença na efetividade do TMF com a utilização de fezes frescas ou congeladas dos bancos de fezes.[21]

Riscos do transplante de microbiota fecal

A ICD tem maior prevalência em idosos, grande morbimortalidade e pouca resposta positiva aos tratamentos convencionais. Um estudo multicêntrico de seguimento de longo prazo em pacientes idosos com ICD contemplou: inclusão de 146 pacientes com 65 ou mais anos de idade, 68,5% dos quais mulheres, com idade média de 78,6 anos (65 a 97), seguidos pós-TMF por 12,3 meses de período médio (variando de 1 a 48 meses). O TMF foi realizado nos pacientes por ICD recorrente em 89 (61%), ICD grave em 45 (30,8%) e ICD complicada em 12 (8,2%). A taxa de cura primária (infusão única) foi de 82,9% e a secundária (infusão múltipla) de 95,9%. Os eventos adversos (EAs) incluíram diarreia com ICD negativa em 7 (4,8%) e obstipação em 4 (2,7%) dos enfermos estudados. EAs graves ocorreram em 12 pacientes, dos quais 6 por recorrência de ICD grave, com um óbito, outros dois tiveram colite microscópica, e quatro tiveram, individualmente, síndrome de Sjogren, linfoma folicular, dermatite de contato e proteinúria, e carcinoma de laringe. Todos os EAs graves, no entanto, foram associados a fatores predisponentes e não diretamente relacionados com o TMF. Os autores concluíram que o TMF é uma opção de tratamento seguro e eficaz para a ICD em pacientes idosos.[22]

Conclusões

O TMF demonstrou-se altamente efetivo no tratamento da ICD refratária ou recorrente, sendo recomendado por vários protocolos, com técnicas padronizadas e legalizado no Brasil pelo Conselho Federal de Medicina (CFM) e Agência Nacional de Vigilância Sanitária (Anvisa).

Pelos resultados de eficácia do TMF, por meio da sua capacidade de modificar a disbiose da MI e, consequentemente, impactar nas doenças por ela causada, essa bioterapia está sendo muito estudada, podendo representar uma nova abordagem para diferentes enfermidades.

As perspectivas para a bioterapia pelo TMF são:[11]

- Desenvolvimento de culturas de MI saudável por meio da Biologia Molecular;
- Estudos para utilização em várias doenças relacionadas com a disbiose do microbioma humano;
- Criação de micro-organismos modificados geneticamente para uso em vacinas que previnam diferentes disbioses;
- Criação de produtos com bactérias saudáveis específicas para recuperação da MI.

Referências bibliográficas

3. 1. Lessa FC, Mu Y, Bamberg WM et al. Burden of Clostridium difficile Infection in the United States. New Engl J Med. 2015;372:825-34.

4. 2. Quilici FA, Cordeiro F, D'Assunção MA, D'Assunção VD. Enterocolite pseudomembranosa. In: Coelho JCU (eds.). Aparelho digestivo, 3. ed. São Paulo Atheneu, 2011:976-81.

5. 3. Quilici FA, Quilici LCM. Colite pseudomembranosa. In: Alves JG (eds,). Temas de atualização em gastroenterologia. Grafitto ed; 2015;287-96.

6. 4. Jackson M, Olefson S, Machan JT, Kelly CR. A high rate of alternative diagnoses in patients referred for presumed clostridium difficile infection. J Clin Gastroenterol. 2016;50(6):1997.

7. 5. Quilici FA, Quilici LCM. Transplante de microbiota. In: Alves JG (eds.). Temas de atualização em gastroenterologia. Grafitto ed; 2014:115-9.

8. 6. Eisenman B, Silen W, Bascom GS et al. Fecal enema as an adjunct in the treatment of pseudomembranous enterocolitis. Surgery. 1958;44:854-9.

9. 7. Fischer M, Sipe B, Cheng YW et al. Fecal microbiota transplant in severe and severe-complicated Clostridium difficile: a promising treatment approach. Gut Microbes. 2017;8(3):289-301.

10. 8. Moayyedi P, Yuan Y, Baharith H, Ford AC. Faecal microbiota transplantation for Clostridium difficile associated diarrhea: a systematic review of randomized controlled trials. Med J. 2017;207(4):166-72.

11. 9. Brandt LJ, Aroniadis OC, Mellow M et al. Long-term follow-up of colonoscopic fecal microbiota transplant for recurrent C. difficile infection. Am J Gastroenterol. 2012;107(7):1079-87.

12. 10. Cammarota G, Inario G, Gasbarrini A. Fecal microbiota transplantation for the treatment of clostridium difficile infection: a systematic review. J Clin Gastroenterol. 2014;48:693-702.

13. 11. Borody TJ, Knoruts A. Fecal microbiota transplantation and emerging applications. Gastroenterol Hepatol. 2012;9:88-95.

14. 12. Brandt LJ, Aroniadis OC, Mellow M et al. Long-term follow-up of colonoscopic fecal microbiota transplant for recorrente C. difficile infection. Am J Gastroenterol. 2012;107(7):1079-87.

15. 13. Hamilton MJ, Weingarden AR, Sadowsky MJ et al. Standardized frozen preparation for transplantation of fecal microbiota for recorrente C. difficile infection. Gastroenterology. 2012;107(5):761-7.

16. 14. Kelly CR, de Leon L, Jasutkar N. Fecal microbiota transplantation for relapsing C. difficile infection in 26 patients: methodology and results. J Clin Gastroenterol. 2012;46(2):145-9.

17. 15. Mattila E, Uusitalo-Seppälä R, Wuorela M et al. Fecal transplantation through colonoscopy, is effective therapy for recorrente C. difficile infection. Gastroenterology. 2012;142(3):490-6.

18. 16. Van Nood E, Vrieze A, Nieuwdorp M et al. Duodenal infusion of donor feces for recurrent C. difficile. N Engl N Med. 2013;368:407-15.
19. 17. Fischer M, Sipe BW, Rogers NA et al. Fecal microbiota transplantation plus selected use of vancomycin for severe-complicated Clostridium difficile infection: description of a protocol with high success rate. Aliment Pharmacol Ther. 2015;42(4):470-6.
20. 18. Tixier E, Verheyen E, Grinspan A et al. Fecal microbiota transplant decreases mortality in patients with severe and fulminant clostridium difficile Infection. DDW, Poster presentation nº Mo 1951; 2019.
21. 19. Kao D, Roach B, Silva M et al. Effect of oral capsule vs colonoscopy-delivered microbiota transplantation on recurrent clostridium difficile infection: a randomized clinical trial. JAMA. 2017;318(20):1985-93.
22. 20. Youngster I, Russell GH, Pindar C et al. Oral, capsulized frozen fecal microbiota transplantation for relapsing Clostridium difficile infection. JAMA. 2014;312(17):1772-8.
23. 21. Youngster I, Sauk J, Pindar C et al. Fecal microbiota transplant for relapsing clostridium difficile infection using a frozen inoculum from unrelated donors: a randomized, open-label, controlled pilot study. Clin Infect Dis. 2014;58(11):1515-22.
24. 22. Agrawal M, Aroniadis OC, Brandt LJ et al. The Long-term efficacy and safety of fecal microbiota transplant for recurrent, severe and complicated clostridium difficile infection in 146 Elderly Individuals. J Clin Gastroenterol. 2016;50(5):403-7.

22

Doenças Inflamatórias Intestinais – Disbiose e Abordagens de Tratamento com Probióticos

Maria Izabel Lamounier de Vasconcelos
Sender Jankiel Miszputen
Maria de Lourdes Teixeira da Silva

Introdução

Doença de Crohn (DC) e colite ulcerativa (CU) são coletivamente conhecidas como doenças inflamatórias intestinais (DII) e apresentam-se como desordens inflamatórias crônicas do trato gastrointestinal (TGI), com prevalência combinada de 450 casos para 100 mil indivíduos na população ocidental.[1]

No estudo brasileiro de Quaresma *et al.*, um total de 212.026 pacientes com DII foram incluídos. A incidência de DII aumentou de 9,4, em 2012, para 9,6/100 mil, em 2020; para CU, a incidência aumentou de 5,7 para 6,9/100 mil, e para DC, a incidência diminuiu de 3,7 para 2,7/100 mil. A prevalência de DII aumentou de 30, em 2012, para 100,1/100 mil, em 2020; para CU, de 15,7 para 56,5/100 mil; para DC de 12,6 para 33,7/100 mil.[2]

Acredita-se que fatores genéticos, desordens do sistema imune do hospedeiro, disbiose da microbiota intestinal (MI) e fatores ambientais contribuam para a patogênese.[3] A DII alterna entre períodos de crise aguda e períodos de remissão. Entre as estratégias de tratamento, elencam-se drogas que reduzem inflamação aguda e drogas que mantêm a remissão, como os 5-aminosalicilatos, corticosteroides, imunomoduladores e agentes biológicos.[4]

Podem ser interessantes e efetivos os tratamentos alternativos com o objetivo de tratar a doença aguda ou quiescente, via manipulação da MI com prebióticos, probióticos, simbióticos, antibióticos e transplante de microbiota fecal (TMF). Probióticos são definidos como micro-organismos vivos, que, quando administrados em quantidades adequadas, conferem benefícios à saúde do hospedeiro, atuando por meio de vários mecanismos, incluindo a alteração da composição da MI, aumento das respostas imunes locais e melhora da barreira intestinal. Alguns probióticos apresentam efeitos anti-inflamatórios e promovem a manutenção da barreira intestinal, o que pode credenciá-los como opção de tratamento para DII.[5]

Neste capítulo, serão demonstrados os principais conceitos da DC e CU, além de revisões sistemáticas e metanálises atualizadas para avaliar a eficácia geral dos probióticos em pacientes adultos com DII e, quando possível, o efeito de preparações probióticas individuais na indução da remissão na DC e CU ativas, na manutenção da remissão na DC e CU quiescentes e na prevenção da recaída na DC pós-operatória.[6]

Relação simbiótica entre a microbiota intestinal comensal e o hospedeiro

A MI compreende o conjunto de micro-organismos encontrados no TGI que estabelecem relações simbióticas e patogênicas. Microbioma é a totalidade de micro-organismos e seus elementos genéticos, estimando-se que tenha 100 vezes mais genes bacterianos do que os genes presentes no corpo humano. Mais de 95% da MI é composta por espécies que fazem parte de quatro filos bacterianos: Firmicutes; Bacteroidetes; Proteobacteria; e Actinobacteria. Distalmente à válvula ileocecal, a concentração de bactérias aumenta, sendo o colón a região do TGI mais densamente colonizada. Para melhor compreensão das alterações da MI nas DII, é importante conhecer as múltiplas interações entre microbiota e hospedeiro, que incluem:[7]

a. **Metabolismo e regulação energética**: a fermentação de carboidratos complexos produz metabólitos, como ácidos graxos de cadeia curta (AGCCs), sendo o microbioma intestinal um possível fator associado à obesidade e ao diabetes *mellitus* tipo 2 (DM2).

b. **Regulação do sistema imune**: a MI contribui para a tolerância do sistema imune da mucosa e pode auxiliar na resposta contra patógenos. Essa homeostase é obtida pela interação do microbioma com o hospedeiro. A indução da tolerância, via ativação de células anti-inflamatórias e citocinas (em geral células T reguladoras [Tregs], interleucinas [IL] 10, fator transformador de crescimento beta [TGF-β]), é um importante papel da microbiota na modulação do sistema imune do hospedeiro.

c. **Controle da resposta inflamatória**: os linfócitos T CD4+ ou T helper (TH) são responsáveis pela homeostase intestinal. Suas subclasses (TH1, TH2, TH17 e Tregs) compõem o equilíbrio pró e anti-inflamatório. Os linfócitos TH1 são importantes na resposta imune celular (produzem IL-2, interferon delta (IFN-δ) e fator de necrose tumoral alfa (TNF-a). Os linfócitos TH2 desempenham papel na imunidade humoral e alergia (produzem IL-5, TGF-β, IL-10). Os linfócitos TH17 participam da restauração da imunidade celular e controle da resposta inflamatória autoimune (produzem IL-17 e IL-22). Essas respostas são moduladas pela microbiota comensal, com implicações na defesa da mucosa, processos autoimunes e autoinflamatórios do TGI.

d. **Função de barreira intestinal**: dieta rica em fibras fornece substrato para bactérias colônicas comensais produzirem AGCCs, que apoiam a função de barreira intestinal por meio de diferentes mecanismos. Os AGCCs interferem no consumo de oxigênio, modulam os inflamassomas e induzem a diferenciação de células T *naïve* em Treg.

Desse modo, em condições normais, o hospedeiro e a microbiota comensal estabelecem uma relação simbiótica.

Doença de Crohn

A DC encontra-se incluída no grupo das DII imunomediadas, com evolução heterogênea e imprevisível. Entre os diferentes fatores envolvidos e considerados etiopatogênicos, que interagem para o estabelecimento e a manutenção do processo inflamatório – predisposição genética, fatores imunológicos e ambientais –, reconhece-se a importância da participação de componentes da MI, representados por bactérias, fungos e vírus, na resposta imunoinflamatória aberrante do intestino a antígenos luminais desses pacientes.[8] Certas observações, na prática clínica e experimental, já sustentavam essa hipótese como as descritas a seguir:

1. A inflamação predomina no íleo e cólon, áreas de maior concentração da microbiota.
2. Há boa resposta ao tratamento da atividade inflamatória com moduladores da microbiota, como antimicrobianos ou dieta enteral exclusiva, situações que modificam, durante sua utilização, a composição bacteriana intestinal.
3. Em modelos animais, a ausência de germes impede o desenvolvimento da colite.
4. Observa-se melhora da inflamação nos segmentos intestinais temporariamente exclusos do contato com micro-organismos, com reaparecimento do quadro inflamatório após a restauração do trânsito intestinal, o que acontece no fechamento de ostomias e nas bolsites após as anastomoses ileoanais.

Estas constatações fazem crescer a opinião de que as bactérias comensais da microbiota do intestino pudessem ter um papel importante na etiopatogenia das DII, particularmente em condições que favorecessem sua virulência.

Evidências demonstram que o desbalanço estrutural e funcional da MI (disbiose), com redução de micro-organismos com poder anti-inflamatório e proliferação de espécies com características pró-inflamatórias, mais do que a ação de um patógeno específico, está associado com uma resposta imunológica desregulada, fato observado nas DII. Essa alteração da composição e função bacteriana já é identificada em pacientes recém-diagnosticados, o que faz supor ser um evento precoce, logo após a instalação da inflamação.

Apesar desse reconhecimento, permanece em discussão se a disbiose é causa ou consequência do processo inflamatório.[9]

Microbiota na doença de Crohn

As comunidades bacterianas intestinais dos seres humanos têm composição particular, ou seja, são próprias de cada indivíduo. Variações interpessoais são determinadas por diferenças na colonização durante o parto, genética do hospedeiro, tipo de aleitamento e de dieta, utilização de medicamentos, estresse, higiene pessoal e condições ambientais. Com baixa complexidade ao nascimento, a microbiota atinge uma rede altamente diversificada e complexa nos primeiros anos de vida, resistente a agressões ambientais, como terapia antibiótica de curta duração e mudanças dietéticas. No idoso, a diminuição nessa diversidade reduz seu poder de defesa, afetando a função de barreira do intestino, o que permite a translocação, para a lâmina própria, de agentes causadores de infecção/inflamação.[10]

Fisiologicamente, a MI residente (comensal) inibe a proliferação e a colonização de bactérias patogênicas, por meio da competição, do fortalecimento da barreira epitelial e estímulo à secreção de imunoglobulina A (IgA). Além disso, participa da detoxificação de xenobióticos e contribui para o desenvolvimento, maturação e diferenciação de células intestinais de propriedade imunológica, atuando também como um órgão metabólico funcionalmente ativo na manutenção da homeostase. Indiretamente, a MI exerce seus efeitos protetores estimulando o epitélio intestinal na produção do muco e peptídeos antimicrobianos, o que mantém a esterilidade da camada mais interna do muco e impede a passagem de bactérias comensais e patogênicas ao meio interno. Esse estado de convivência, conhecido como "simbiose", no qual ocorre uma interação benéfica bilateral entre microbiota e hospedeiro, em que as bactérias se nutrem de resíduos da nossa dieta, principalmente carboidratos e, por seu lado, evitam a entrada de elementos indesejáveis, ou mesmo a translocação excessiva dos micro-organismos residentes para o meio interno, pode vir a ser alterado com a mudança de comportamento desses micro-organismos, até então considerados simbiontes, os quais adquirem caráter patobionte, de modo a promover contínuo estímulo antigênico, que rompe o equilíbrio estrutural e funcional que mantinham com o hospedeiro em relação a sua homeostase imunológica, gerando as condições para o desenvolvimento e progressão de várias doenças gastrointestinais.[11]

Há considerável evidência clínica confirmando que a disbiose intestinal se associa à DC e a outras doenças inflamatórias imunomediadas. Tecnologias avançadas de Biologia Molecular, como o sequenciamento amplificado das regiões variáveis do gene 16S rRNA e métodos de bioinformática, permitiram caracterizar os microbiomas de diferentes localizações do corpo humano, incluindo o do intestino, ainda que haja alguma inconsistência nos estudos publicados quanto ao padrão da disbiose nas DII, seja pela metodologia empregada, seja por utilização das fezes ou biópsias intestinais para sua análise.[11] De toda forma, têm sido demonstradas diferenças na microbiota de DII em sua estrutura e funções, quando comparadas com as de indivíduos sadios. Também ocorrem alterações na expressão de receptores específicos do epitélio intestinal, relativos à imunidade inata e responsáveis pelo reconhecimento de micro-organismos que transitam pelo lúmen (*Toll-like receptors* [TLR]).

As mudanças de composição microbiana incluem diminuição da estabilidade, riqueza e diversidade da população bacteriana como um todo, ou seja, da abundância dos micro-organismos, tanto nas fezes como no tecido obtido de biópsias, sendo essa redução mais pronunciada nas fases de atividade inflamatória e menos evidente na remissão. Além disso, observa-se expansão de grupos agressivos, como Proteobacteria e espécies de *Fusobacterium*, ao lado da redução de grupos protetores, como *Bifidobacterium* spp. De forma geral, há redução de micro-organismos dos filos Bacteroidetes e, especialmente, Firmicutes, particularmente do gênero *Clostridium*, concomitante ao aumento de Proteobacteria, representados pelas enterobactérias, especialmente *Escherichia coli* e suas variantes patogênicas, aderentes e invasivas.[3,11]

Parte significativa do decréscimo dos representantes de Firmicutes resulta da depleção da abundância de *Faecalibacterium prausnitzii*, filogeneticamente classificado na ordem Clostridiales e reconhecido como um dos micro-organismos de proteção na DC em virtude de sua função imunomoduladora – estímulo da IL-10 mediadora, junto com o butirato, das Tregs.[12] A mesma condição se aplica à redução de *Bacteroides fragilis*, do filo Bacteroidetes, que também intervém nesse tipo de linfócito.

Em análise de amostras fecais de 68 pacientes com DC e 46 indivíduos saudáveis, submetidas ao estudo do sequenciamento genético, Takahashi *et al.* (2016)[13] encontraram abundância relativa significativamente menor do filo Bacteroidetes e maior do filo Actinobacteria nos pacientes, quando comparados aos controles. Quanto aos gêneros, observou-se redução de *Bacteroides*, *Faecalibacterium*, *Eubacterium* e *Ruminococcus*, contrastando com aumento de *Actinomyces* e, nessa investigação, de *Bifidobacterium*. Várias espécies dos gêneros encontrados são produtoras de butirato. A deficiência na síntese ou na concentração desse AGCC e de outros dessa classe compromete a indução, diferenciação, expansão e função das Tregs, com consequente prejuízo da homeostase imunológica da mucosa intestinal.[14]

Outra repercussão da diminuição do número de bactérias que produzem butirato encontra-se na função que esse metabólito tem como inibidor do fator de transcrição nuclear (NF-κb).

É bem-conhecido que a ativação desse fator é requerida para ativar uma grande variedade de genes que medeiam a resposta imunoinflamatória. Assim, a disbiose que reduz a quantidade de organismos produtores de butirato resulta em menor capacidade anti-inflamatória das células intestinais.[15] Lembrar também que o butirato representa uma fonte energética para regeneração das células intestinais.

Outra consequência da redução dos componentes do filo Firmicutes diz respeito ao grupo dos *Lactobacillus*, produtores de ácido láctico. Embora esse gênero reúna muitas espécies representativas, ele está presente em pequena proporção na microbiota fecal humana, dependendo da idade do hospedeiro e da localização intestinal analisada. Os lactobacilos apresentam o poder de inibição de patógenos e restauração da homeostase microbiana por meio da interação com outros agentes e toxinas, do aumento da função de barreira e da modulação da resposta imunológica, por imunoestimulação e regulação. Dada essa complexidade funcional, pode-se entender que diversas espécies de *Lactobacillus* evocam diferentes respostas no hospedeiro. Isso significa que resultados descritos com uma espécie podem não se reproduzir com outra, embora do mesmo gênero, fato que redobra a atenção no momento de sua utilização para qualquer finalidade.[16]

O reforço que esse grupo de bactérias oferece para a barreira epitelial baseia-se em alguns mecanismos: indução na secreção de mucina; maior aderência das junções firmes intercelulares; maior regulação de proteínas citoprotetoras; e prevenção da apoptose das células do epitélio intestinal.

São conhecidas as diferenças de composição e abundância entre a microbiota luminal e aquela associada à mucosa. Essa caracterização também varia conforme a topografia do segmento intestinal biopsiado ou ressecado e a presença ativa ou não de inflamação. Como a maioria dos estudos se refere à análise de amostras fecais, é possível que esses dados não reflitam adequadamente as alterações microbianas, particularmente aquelas que ocorrem na superfície da mucosa dos locais inflamados.[17] Outro aspecto é considerar que as alterações da MI são distintas entre indivíduos tabagistas com DC e aqueles com a doença, porém não fumantes.[18]

Os estudos publicados trazem fortes evidências de que pacientes com DC apresentam um comprometimento da sua MI, caracterizada por redução da abundância de seus micro-organismos com poder anti-inflamatório, particularmente aqueles pertencentes aos filos Firmicutes e Bacteroidetes, em especial, os produtores de butirato. Em oposição, ocorre aumento de bactérias potencializadoras da inflamação, representadas por alguns componentes do filo Proteobacteria. Esse desbalanço, em indivíduos com predisposição genética, favorece uma resposta imunológica alterada, que resulta nos diferentes fenótipos da doença inflamatória, em seu desenvolvimento e em sua manutenção.

Porque usar probióticos em doença de Crohn

Os probióticos podem interferir no equilíbrio microbiano intestinal, com o bloqueio a sítios de adesão, competição por nutrientes e geração de efeitos antimicrobianos. Atuam diretamente aumentando a produção de butirato e AGCCs, o que diminui o pH colônico, inibindo o crescimento de bactérias patogênicas. O butirato também fornece nutrientes para o epitélio e afeta positivamente a barreira intestinal com o aumento da secreção de mucina e o aprimoramento das *tight-junctions*. Adicionalmente, atuam em vias imunorregulatórias, como a cascata de sinalização NF-κb, e faz o butirato agir como um agente anti-inflamatório.[5]

Adicionalmente, probióticos, em geral, podem afetar o sistema imunológico por meio de vários mecanismos, incluindo alterações na produção de citocinas, indução de Tregs e aumento da morte microbiana, impactando o *turn over* celular, o crescimento e a apoptose celular. Todas essas propriedades tendem a neutralizar a resposta imune anormal da mucosa, que conduz à inflamação crônica nas DII.[5]

Embora se desconheça se a MI alterada, observada nas DII, seja uma causa ou consequência da inflamação, vários probióticos têm sido estudados a fim de sua modulação. Os micro-organismos administrados precisam ser geneticamente estáveis, de origem humana e capazes de sobreviver à passagem pelo TGI. Espécies únicas de *Lactobacillus* e *Bifidobacterium*, e produtos multiespécies, como VSL#3®, foram estudados. Esses diferentes preparados podem alcançar efeitos terapêuticos por meio de distintos mecanismos específicos de ação.[19]

Indução da remissão na doença de Crohn ativa

Há escassez de publicações avaliando a utilidade de probióticos para a indução da remissão clínica na DC. Derwa *et al.* (2017)[6] encontraram apenas dois ensaios, que contemplavam 37 pacientes, relatando a eficácia de probióticos *versus* placebo em termos de indução de remissão da DC ativa. Nenhum ensaio apresentou baixo risco de viés. No total, 6 (31,6%) de 19 pacientes randomizados para probióticos falharam em atingir a remissão, em comparação com 6 (33,3%) de 18 que receberam placebo. Não houve heterogeneidade entre esses dois estudos, embora o poder para detectar isso fosse baixo, e eram poucos os estudos para avaliar o viés de publicação. Apenas um desses estudos relatou dados de eventos adversos.

Lichtenstein *et al.* (2016),[20] em revisão do uso de probióticos na DC, encontram quatro trabalhos, relativamente pequenos, que avaliaram seu emprego como terapia coadjuvante ao tratamento convencional de pacientes com DC (Quadro 22.1).

Quadro 22.1. Uso de probióticos para induzir remissão clínica em pacientes com doença de Crohn

Estudo	*Nº de pacientes*	*Duração (meses)*	*Probiótico*	*Controle*	*Resultado*
Plein & Hotz, 1993	17	½ mês	*S. boulardii*	Observacional; Sem grupo -controle	Modesta melhora de sintomas
Schultz et al., 2004	11	6	LGG + corticosteroides	Placebo + corticosteroides	Sem benefícios
Steed et al., 2010	35 (perda de 16 do acompanhamento)	6	*B. longum* + "Synergy 1"	Placebo	Melhora de sintomas
Fujimori et al., 2007	10	13	*B. longum, B. breve, L. casei + Plantago ovata*	Observacional; Sem grupo controle	Melhora de sintomas

Fonte: Adaptado de Lichtenstein L, Avni-Biron I, Ben-Bassat O. Probiotics and prebiotics in Crohn's disease therapies. Best Pract Res Clin Gastroenterol. 2016;30(1):81-8.

A partir de metanálises e revisões sistemáticas,[6,21] que avaliaram a eficácia dos probióticos de variadas espécies, na indução da remissão da atividade inflamatória em pacientes com DC, em diferentes condições da doença, pesquisadores concluíram que esses preparados probióticos não trouxeram efeitos significativos e não conseguiram mostrar benefício clínico para indução da remissão clínica na DC.

Eficácia dos probióticos na prevenção da recidiva na Doença de Crohn quiescente

Houve apenas dois ensaios, envolvendo 195 pacientes, relatando a eficácia dos probióticos *versus* placebo em termos de prevenção de recidiva de DC quiescente. Nenhum ensaio apresentou baixo risco de viés. No geral, 52 (52%) de 100 pacientes alocados para probióticos apresentaram recidiva da atividade da doença, em comparação com 50 (52,6%) de 95 que receberam placebo. Não houve heterogeneidade entre esses dois estudos, embora, novamente, o poder de detecção fosse baixo e houvesse poucos estudos para avaliar o viés de publicação. Apenas um desses estudos relatou dados de eventos adversos, com 49 (58,3%) de 84 pacientes alocados para probióticos apresentando um ou mais eventos adversos, em comparação com 45 (55,6%) de 81 com placebo (p = 0,72).[6]

As diretrizes de Nutrição Clínica nas DII, da Sociedade Europeia de Nutrição Parenteral e Enteral (ESPEN),[22] recomendam com grau B de evidência e o consenso 100% de acordo, em que os efeitos probióticos foram investigados em 11 ensaios randomizados. Cinco estudos, com um total de 362 pacientes, investigaram a recorrência endoscópica pós-operatória e todos encontraram que os probióticos não foram superiores ao placebo na prevenção da recorrência. Quatro estudos investigaram pacientes com DC em remissão. Enquanto três não encontraram efeito do *Lactobacillus* GG, *Saccharomyces boulardii* ou de um probiótico multicepas, um pequeno estudo encontrou uma taxa reduzida de recaída clínica com 6 meses de uso de *S. boulardii* em comparação com placebo. Dois estudos avaliaram pacientes com doença ativa: um não comparou os resultados entre os grupos de tratamento, e o outro relatou inchaço reduzido e "sensação boa", sem apresentar índice de doença clínica ou dados endoscópicos. Quatro estudos tiveram altas taxas de desistência, de até 70%, e dois tiveram medidas de resultados clínicos maldefinidos. Assim, os autores concluíram que os probióticos não devem ser recomendados para tratamento da DC, seja na doença ativa, seja na prevenção de recidiva na fase de remissão ou na recorrência pós-operatória da doença.

As diretrizes mundiais da Organização Mundial de Gastroenterologia (WGO, do inglês World Gastroenterology Organisation)[23] relatam que os estudos de probióticos na DC não apontam evidências de benefícios na indução ou manutenção da remissão dessa doença.

Finalmente, o Consenso Brasileiro de Doença de Crohn[24] não recomenda o uso de probióticos para indução ou manutenção da remissão em pacientes com DC.

Uso de probióticos no pós-operatório para prevenir recidivas na Doença de Crohn

Em estudo duplo-cego, randomizado, 37 pacientes com DC que haviam sido submetidos à ressecção ileocecal foram divididos em dois grupos: um suplementado com *Lactobacillus* GG; e outro, com placebo, ambos os grupos tratados por 1 ano. No grupo que recebeu o probiótico, a recorrência clínica foi diagnosticada em 17%, e a histológica, em 60% dos pacientes; enquanto no grupo placebo, 11% apresentaram recorrência clínica e 35%, recorrência endoscópica, resultados que não atingiram diferença estatisticamente significativa.[25]

Marteau *et al.* (2006)[26] avaliaram 98 doentes com ressecção intestinal por DC, randomizados na 3ª semana de pós-operatório e tratados com *L. johnsonii* LA1 ou placebo. Aos 6 meses, a recorrência histológica foi mais presente no grupo placebo (64%) do que no grupo do probiótico (49%), mas a diferença não foi significativa. Já a recorrência clínica ocorreu em 7% dos pacientes do grupo placebo e 9,3% no grupo *L. johnsonii* LA1.

O estudo de Van Gossum *et al.* (2007)[27] também não encontrou diferença na taxa de recidiva após 12 semanas de suplementação no pós-operatório com *L. johnsonii,* comparado com o grupo placebo, em 70 doentes submetidos à ressecção ileocecal por DC.

As intervenções que podem ter um impacto na recorrência pós-operatória devem ser estudadas por pelo menos 1 ano. Um importante trabalho multicêntrico, bem-elaborado, analisando a ação do VSL#3® na manutenção da remissão da inflamação na DC, foi negativo quanto a sua eficácia.[28]

O papel dos probióticos na prevenção de recaídas em pacientes de DC após remissão induzida cirurgicamente (n = 333) permanece controverso e, até o momento, não há recomendações para seu emprego. Em resumo, há pouca evidência para o uso de probióticos no tratamento da DC.[21]

Colite ulcerativa

CU é uma doença inflamatória crônica, que atinge o cólon e afeta mais comumente adultos jovens entre 30 e 40 anos. Além das incapacidades determinadas pelas manifestações intestinais (diarreia, sangramento e dor abdominal), a doença evolui também com manifestações extraintestinais.[29]

Na CU, a inflamação da mucosa se inicia distalmente no reto, com contínua extensão proximal variável, mas com demarcação abrupta entre a mucosa inflamada e mucosa não inflamada. Os pacientes apresentam períodos de fase ativa e remissão. A patogênese da CU é complexa a acredita-se ser mediada por susceptibilidade genética, desregulação da MI e fatores ambientais. O objetivo do tratamento na CU é induzir e manter a remissão clínica e endoscópica.[30]

Os ácidos 5-aminosalicílico (5-ASAs) ainda representam a principal escolha para tratar CU leve e moderada. Corticosteroides tópicos e sistêmicos podem ser usados para tratar as crises. Imunossupressores e fármacos biológicos são usados na doença moderada a grave.[31]

A colectomia é necessária em 15% dos pacientes com CU. O manuseio efetivo da CU requer o pronto reconhecimento e tratamento da crise aguda, tanto quanto a escolha apropriada de drogas para essa fase e manutenção da remissão.

Microbiota intestinal na colite ulcerativa

Existe uma correlação entre a patogênese da CU e a MI. Sob circunstâncias habituais, a imunidade inata e adaptativa do hospedeiro previne a invasão de bactérias patogênicas, enquanto tolera as bactérias da microbiota comensal. Conforme seu papel no hospedeiro, a MI pode ser dividida em três categorias:[32]

1. **Bactérias simbióticas:** apresentam papel importante na nutrição e regulação imune – elas se fixam nas células epiteliais, e muitas são anaeróbias. Fazem parte da microbiota dominante do intestino. Exemplos: *Bifidobacterium, Bacteroides* e *Peptococcus.*
2. **Bactérias condicionalmente patogênicas:** são principalmente bactérias aeróbias facultativas, inofensivas quando a microbiota está em equilíbrio, mas podem ser patogênicas sob certas condições. Fazem parte das bactérias não dominantes do intestino. Exemplos: *Enterococcus* e *Enterobacter*.
3. **Bactérias patogênicas:** quando a microbiota está balanceada, a colonização de patógenos é baixa. Se houver declínio da microbiota comensal, as bactérias condicionalmente patogênicas ou patogênicas enriquecem e podem ocasionar doenças. Exemplos: *Klebsiella* e *Pseudomonas*.

Na presença de disbiose intestinal, ocorre ruptura da função imunorregulatória e de defesa intestinal, o que reduz a imunidade do hospedeiro e aumenta a resposta inflamatória. Essas mudanças podem resultar em invasão da mucosa ou agravar a evolução da CU. Ocorrem aumento de bactérias patogênicas, liberação de enterotoxinas, aumento da permeabilidade da mucosa intestinal, dano na barreira mucosa e disfunção imune. Bactérias produtoras de AGCCs, particularmente butirato, têm importante papel na integridade da barreira epitelial. A redução de bactérias produtoras de butirato é encontrada em amostras fecais de pacientes com DII.[33]

A MI está alterada na DII (Quadro 22.2). Particularmente na CU, ocorre alteração na composição da microbiota. Nessa população, observa-se redução de *Akkermansia muciniphila, Roseburia, Butyricicoccus pullicaecorum* e *Clostridium colinum*.[33]

Quadro 22.2. Mudanças da microbiota intestinal associadas com DII

Aumento	*Diminuição*
	Bactérias
Fusobacterium spp. Pasturellaceae Proteobacteria *(E. coli* aderente e invasiva*)* *Ruminococcus gnavus* Veillonellaceae	*Bacteroides* spp. *Bifidobacterium* spp. *Clostridium XIVa, IV* *Faecalibacterium prausnitzii* *Roseburia* spp. *Sutterella* spp.
	Fungos
Candida albicans *Candida tropicalis* *Clavispora lusitaniae* *Cyberlindnera* *Kluyveromyces marxianus*	*Saccharomyces cerevisiae*
	Vírus
Caudivirales	

DII: doenças inflamatórias intestinais.

Fonte: Adaptado de Bajer L et al. Distinct gut microbiota profiles in patients with primary sclerosing cholangitis and ulcerative colitis. World J Gastroenterol. 2017;23:4548-58.

Muitas bactérias patogênicas estão relacionadas à inflamação e, em pacientes com CU, podem estar elevadas espécies como *Mycobacterium avium paratuberculosis, Escherichia coli* invasiva e aderente, *Clostridium difficile, Helicobacter* spp., *Salmonella* spp., *Yersinia* spp., *Fusobacterium* spp. e *Listeria* spp. Estudo avaliou mudanças qualitativas e quantitativas das bactérias colônicas em pacientes com CU e detectou menor diversidade bacteriana, redução de espécies benéficas e aumento de bactérias patogênicas quando comparado ao grupo-controle. Em geral, a diversidade da MI está reduzida em cerca de 25% na CU. Firmicutes e Bacteroidetes foram reduzidos e Proteobacteria e Actimycetes foram aumentados na CU.[34]

Outro estudo mostrou que duas importantes bactérias do filo Firmicutes, anti-inflamatórias e produtoras de butirato, *Roseburia hominis* e *Faecalibacterium prausnitzii,* estavam reduzidas na CU. *F. prausnitzii* aumenta significativamente no período de remissão, o que pode ter implicações na patogênese e no tratamento da CU. Já foi mostrado que a presença *F. prausnitzii foi associada à* remissão em pacientes com CU.[35]

Porque usar probióticos na colite ulcerativa

Os probióticos têm sido amplamente utilizados em pacientes com DII, frequentemente recomendados como tratamento adjuvante. Muitos probióticos são derivados da microbiota comensal do intestino de um indivíduo saudável e mantêm os efeitos homeostáticos da microbiota em equilíbrio, que podem ser relevantes nas DII.

Probióticos podem promover a secreção de fatores anti-inflamatórios, melhorar as funções de barreira intestinal e imune e, então, inibir o crescimento de bactérias prejudiciais. Adicionalmente, os probióticos podem prevenir ou reparar danos da mucosa intestinal causados por patógenos em quantidades acima do aceitável.[31]

Os efeitos mais importantes dos probióticos na CU são:[36]

- **Anti-inflamatório**

  O papel mais importante dos probióticos em DII é o efeito anti-inflamatório, que reflete a tolerância imune existente entre o hospedeiro e sua microbiota. Os probióticos alteram o sistema imune da mucosa por meio de um processo mediado pelo receptor *toll-like* para promover a diferenciação celular *T-helper* 1, com aumento da produção de anticorpos. Ocorrem, ainda, aumento da atividade fagocítica e da célula *natural-killer*, inibição de NF-Kβ, indução de apoptose de células T, regulação de citocinas anti-inflamatórias (IL-10) e redução de citocinas pró-inflamatórias (TNF-a, interferon gama [IFN-y], IL-8).

- **Na barreira intestinal**

  Os probióticos melhoram ou restauram a função de barreira pela inibição da apoptose das células epiteliais intestinais, além de promover síntese de proteínas, componentes críticos das *tight junctions*. Dessa forma, probióticos atuam reduzindo a permeabilidade intestinal.

- **Na modulação da composição da microbiota**

  Os probióticos inibem o crescimento de bactérias potencialmente patogênicas pela produção de bacteriocinas. Além disso, promovem o crescimento de bactérias benéficas, como lactobacilos e bifidobactérias. Assim, os probióticos favorecem maior diversidade bacteriana, reduzem a diversidade de fungos e podem aumentar a produção de AGCCs, com efeito anti-inflamatório e propriedades anticarcinogênicas.

- **Na sensação visceral**

  Os probióticos podem atuar nos processos fisiológicos de forma a melhorar a sensação visceral e sintomas associados e atuar positivamente no sistema nervoso central (SNC) e no eixo microbiota-intestino-cérebro.

Evidências do uso de probióticos na colite ulcerativa

O impacto dos probióticos na CU tem sido avaliado por revisões sistemáticas e metanálises. Até o momento, são poucas as evidências dos probióticos na DC, modesta evidência para CU e boa evidência para pouchite. O probiótico mais testado na DII é o VSL#3, um *mix* de probióticos que inclui quatro cepas de *Lactobacillus* (*L. casei, L. plantarum, L. acidophilus* e *L. delbrueckii* subsp. *bulgaricus*), três cepas de *Bifidobacterium* (*B. longum, B. breve* e *B. infantis*) e a cepa de *Streptococcus salivarius* subsp. *thermophilus.*[37]

VSL#3 tem alta concentração de probióticos hábeis em controlar a inflamação, reduzir infecção da mucosa e aumentar o período de remissão porque reduzem o nível do TNF-a, interferon G, óxido nítrico sintase induzida (iNOS) e metaloproteínases matriz 2 e 9.[38]

A ruptura da barreira mucosa tem papel importante na exacerbação da DII. Probióticos que atuam na modulação da barreira mucosa estão associados à redução do sistema endocanabinoide e ao aumento do nível de peptídeo semelhante ao do glucagon-2 (GLP-2) no intestino e podem estimular a síntese de proteína formadora de *tight junctions*. Alguns probióticos demonstraram-se seguros e eficazes para melhorar as taxas de resposta e remissão na CU leve a moderadamente ativa em crianças e adultos.[38]

Probióticos para indução da remissão da colite ulcerativa

A primeira revisão Cochrane (4 estudos, 244 pacientes) avaliou o uso dos probióticos *S. boulardi* e VSL#3, em combinação com o tratamento convencional, para indução da remissão em CU leve a moderada. Não houve aumento da remissão, mas modesto benefício na redução da atividade da doença.[38]

Dois estudos subsequentes mostraram efeito favorável do VSL#3 na indução da remissão em CU leve a moderada, em conjunto com o tratamento convencional (5-ASAs ou tiopurinas).[39,40]

Sood *et al.* (2009)[39] mostraram que o VSL#3 aumentou a remissão em 12 semanas, com redução do escore de inflamação em 50% e cicatrização da mucosa. Tursi *et al* (2010)[40] não encontraram diferença no índice remissão com VSL#3 ou placebo, mas houve redução do sangramento retal.

Outra revisão sistemática avaliou oito ensaios elegíveis, sendo que um estudo comparou probióticos com 5-ASAs para indução de remissão de CU ativa, e os outros sete ensaios foram controlados por placebo. Dois ensaios apresentaram baixo risco de viés. O único ensaio que comparou probióticos com 5-ASAs para indução de remissão em CU ativa continha 116 pacientes. No geral, 18 (31,6%) dos 57 pacientes randomizados para probióticos não conseguiram atingir a remissão, em comparação com 15 (25,4%) dos 59 que receberam 5-ASAs. Eventos adversos ocorreram em 9 (15,8%) pacientes designados para probióticos, em comparação com 7 (11,9%) daqueles designados para 5-ASAs ($p = 0,54$).[6]

Os sete estudos controlados por placebo continham um total de 535 pacientes com CU ativa. No total, 166 (56,3%) de 295 pacientes designados para probióticos falharam em atingir a remissão, em comparação com 159 (66,3%) de 240 alocados para placebo, com heterogeneidade entre os estudos. Havia poucos estudos para avaliar a evidência de viés de publicação. Os dados de eventos adversos foram fornecidos por seis ensaios. Eventos adversos ocorreram em 69 (24,6%) dos 281 pacientes que receberam probióticos, em comparação com 28 (12,4%) dos 226 randomizados para placebo, embora essa diferença não tenha sido estatisticamente significativa.[6]

Três dos ensaios, contendo 319 pacientes, usaram VSL#3, uma combinação de probióticos. Quando apenas esses três estudos foram considerados na análise, 91 (56,2%) de 162 pacientes randomizados para VSL#3 falharam em atingir a remissão, em comparação com 118 (75,2%) de 157 que receberam placebo, sem heterogeneidade entre os estudos. O número necessário para tratar com VSL#3 para evitar que um paciente com CU ativa não atingisse a remissão foi 5. Dois estudos usaram *E. coli* Nissle 1917, contendo 140 pacientes. No geral, 56 (58,9%) dos 95 pacientes designados para terapia ativa não conseguiram atingir a remissão, em comparação com 18 (40,0%) dos 45 designados para placebo.[6]

Outra revisão sistemática e metanálise recente avaliou a eficácia de probióticos em pacientes com DII em fase aguda e remissão. Foram 27 estudos, sendo 9 para DC e 18 para CU. Os probióticos testados foram *Lactobacillus* spp. (9), VSL#3 (6), *Escherichia coli* (4), *Saccharomyces boulardii* e *Bifidobacterium* spp. A análise dos 18 estudos em pacientes com CU em diferentes condições mostrou resultados significativos com uso de probióticos ($p = 0,007$, $RR = 0,88$, $I^2 = 88,78$). O VSL#3 na CU teve efeito mais positivo ($p < 0,01$, $RR = 0,47$, $I^2 = 96,98$).[41]

As diretrizes de Nutrição Clínica nas DII da ESPEN[22] recomendam com grau 0 de evidência o uso probióticos na CU na indução da remissão (consenso 85% de acordo). Em pacientes com CU, probióticos selecionados ou preparações contendo probióticos podem ser usados como uma alternativa à terapia padrão com 5-ASA se o 5-ASA não for tolerado para o tratamento de doença ativa leve ou moderada.[22]

As diretrizes mundiais da WGO[23] recentemente definiram, a partir de estudos individuais, que certos probióticos podem ser seguros e tão eficazes quanto a terapia convencional em taxas de resposta e remissão na CU leve a moderadamente ativa em populações adultas e pediátricas. No entanto, uma metanálise Cochrane de 2020 concluiu que as evidências de indução da remissão na CU leve a moderada eram de baixa certeza e que não havia evidências de que os probióticos fossem eficazes na doença mais grave.

Por fim, o Consenso Brasileiro de Colite Ulcerativa[42] afirma que os estudos clínicos de alta qualidade sobre os efeitos dos probióticos na CU são escassos, especialmente em adultos. Evidências preliminares em crianças mostram que enemas retais contendo *Lactobacillus reuteri* e uma formulação oral de VSL#3 podem ter um papel na CU ativa para a indução e manutenção da remissão, com uma nota de advertência contra *Lactobacillus rhamnosus* GG na CU grave aguda consequente a casos relatados de bacteremia.

Manutenção da remissão da colite ulcerativa

Derwa *et al.* (2017)[6] encontraram três estudos que compararam probióticos com 5-ASAs e três que compararam probióticos com placebo. Nenhum ensaio apresentou baixo risco de viés. Os três estudos que compararam probióticos com 5-ASAs para prevenir recidiva de CU quiescente contemplavam 555 pacientes. No geral, 110 (39,7%) dos 277 pacientes designados para probióticos apresentaram recidiva da atividade da doença, em comparação com 109 (39,2%) dos 278 alocados para 5-ASAs. O risco relativo de recidiva da atividade da doença em pacientes com CU quiescente com probióticos vs. 5-ASAs foi de 1,02 (IC de 95% = 0,85 a 1,23), sem heterogeneidade detectada entre os estudos ($I^2 = 0\%$, $p = 0,62$). Havia poucos estudos para avaliar a evidência de viés de publicação. Dados de eventos adversos foram relatados por todos os três estudos. Foi descrito que 73 (25,6%) pacientes randomizados para probióticos relataram pelo menos um evento adverso, em comparação com 66 (23,2%) pacientes recebendo 5-ASAs.

O Consenso Brasileiro de Colite Ulcerativa[42] define que alguns probióticos, especialmente *Escherichia coli Nissle 1917*, podem ser tão eficazes quanto os derivados de 5-ASA para a manutenção da remissão clínica em pacientes com CU em remissão. Os autores sugerem que não há evidências suficientes para tirar conclusões sobre a eficácia dos probióticos para a manutenção da remissão na CU em virtude de pequeno número de pacientes e eventos, além da baixa qualidade das evidências.

De acordo com as diretrizes de Nutrição Clínica nas DII da ESPEN,[22] para pacientes em remissão, um grande estudo descobriu que um probiótico (cepa *E. coli Nissle 1917*) não era inferior ao 5-ASA. Outro estudo mostrou que a adição de um probiótico de cepa única (leite fermentado com bifidobactérias) resultou em que mais pacientes mantivessem a remissão em 12 meses. É importante ressaltar que seis estudos não encontraram efeito da adição de um probiótico em comparação com um placebo.

Pouchite, tratamento e uso de probióticos

Proctocolectomia total com anastomose ileoanal e bolsa ileal (PTBI) é o procedimento cirúrgico padrão para CU refratária ao tratamento, CU com displasia ou polipose adenomatosa familiar. Nesse procedimento, uma bolsa ileal é realizada com o íleo distal feita em alça dupla e reconectada ao ânus para funcionar como reservatório no lugar do reto removido.[43]

Pouchite ou bolsite é a inflamação não específica do reservatório ileal, complicação mais comum em pacientes com CU submetidos à PTBI. Após o tratamento cirúrgico, a frequência de evacuações é de quatro a oito vezes por dia, com cerca de 700 mL de fezes semiformadas/líquidas. Os sintomas relacionados à pouchite incluem aumento da frequência e diminuição da consistência das evacuações, sangramento anal, desconforto pélvico ou cólica abdominal, tenesmo, incontinência, urgência evacuatória e febre. O diagnóstico se baseia na presença de sintomas associado a aspectos endoscópicos e histológicos.[44]

Probióticos na pouchite

O tratamento padrão da pouchite aguda se baseia em antibioticoterapia, com resolução dos sintomas em até 96% dos casos. O tratamento de 1ª linha é feito com 2 semanas de ciprofloxacino (mais bem-tolerado e possivelmente mais eficaz) ou metronidazol. Mais recentemente, uma atualização da revisão Cochrane, com 15 estudos e 547 participantes, mostrou que o uso de ciprofloxacino foi mais eficaz do que tratamento com metronidazol e *Lactobacillus rhamnosus* GG.[45]

A diretriz da ESPEN[22] considera grau 0 de recomendação para probioticoterapia uma vez que evidências limitadas apoiam o efeito de probióticos multicepas para prevenir a pouchite, mas os dados são fracos e inconsistentes e, portanto, insuficientes para fazer recomendações clínicas fortes. Seis estudos clínicos controlados investigaram o uso de probióticos. Três estudos vieram do mesmo grupo de pesquisa relatando o uso de um probiótico multicepas com superioridade marcante sobre o placebo na prevenção da ocorrência de pouchite em pacientes com uma bolsa recém-formada e recidiva na remissão da pouchite induzida por antibióticos. Dois estudos investigaram outros probióticos e não encontraram efeito em comparação com o placebo em pacientes com disfunção da bolsa ou bolsa recém-formada.

As diretrizes da WGO[23] consideram que existe boa evidência a favor da utilidade dos probióticos na prevenção de um ataque inicial de pouchite e na prevenção de recidivas após induzir sua remissão com antibióticos. É possível recomendar o uso de probióticos a pacientes com pouchite de atividade leve ou como terapia de manutenção para os pacientes em remissão.

O Consenso Brasileiro de Colite Ulcerativa,[42] a partir de metanálise Poo *et al.* (2022),[46] comparou a eficácia e a tolerabilidade dos tratamentos no manejo e prevenção da pouchite aguda e crônica. Eles descobriram que a terapia antimicrobiana continua sendo o esteio do tratamento e acrescenta peso às recomendações atuais das diretrizes. Os resultados desse estudo demonstraram que os probióticos podem merecer papel mais proeminente. Para a pouchite crônica, o metronidazol seguido por probióticos teve um efeito significativo na indução da remissão e os probióticos provaram-se superiores ao placebo na prevenção da pouchite.

Perspectivas do transplante de microbiota fecal na colite ulcerativa

O TMF é um tratamento emergente para a CU, com alvo na disbiose do microbioma intestinal. O TMF pode reduzir a gravidade da doença pela modificação do microbioma e colonização de espécies associadas à produção de AGCCs, especialmente butirato. Por esses mecanismos, o TMF pode restaurar a função imune e eubiose pela inibição da diferenciação de células Th1, atividade de células T, adesão de leucócitos e produção de fatores inflamatórios.[47] Nos últimos anos, o TMF para o tratamento de infecção pelo *Clostridium difficile* (ICD) é considerado uma estratégia com sucesso.[48]

Recentemente, em metanálise que incluiu quatro estudos clínicos randomizados sobre o uso do TMF na CU, foram identificados 277 participantes dos quais 140 foram testados com suspensão fecal de doador e 137 receberam placebo, água ou fezes autólogas. Os autores relataram 29/140 (28%) de remissão clínica no grupo teste contra 13/137 (9%) no grupo-controle. Além disso, 69/140 (49%) dos pacientes no grupo TMF e 38/137 (28%) no grupo-controle apresentaram resposta clínica. Os autores concluíram que o TMF de doador foi significativamente mais eficaz do que o placebo na indução de remissão na CU.[49]

Apesar dos resultados mostrados nesses trabalhos, há algumas diferenças em suas metodologias, como o preparo prévio do paciente com antibióticos e lavagem intestinal, interrupção ou não de esteroides ou imunossupressores antes e após o TMF, frequência de administração de suspensão fecal e tempo de seguimento dos pacientes, sendo fatores que contribuem para heterogeneidade metodológica entre os estudos. Além disso, os autores relataram maior taxa de sucesso com microbiota de um doador específico em detrimento dos outros incluídos no estudo, o que sugeriu evidências de que o sucesso do TMF depende também de fatores relacionados ao doador. Mesmo mostrando superioridade na remissão clínica da CU em relação ao placebo, nenhuma das publicações aqui citadas comparou o TMF com o tratamento utilizando mesalazina, corticosteroides ou imunossupressores.[49]

Espera-se que haja reconstrução da MI e possível cura da doença, pela normalização da resposta imune, da resposta inflamatória e do metabolismo energético. Assim, a diversidade da microbiota transplantada permite reduzir patógenos, aumentar a produção de AGCC e reduzir a gravidade da doença.[44] Desse modo, o TMF parece ser um tratamento adjuvante promissor para CU em atividade, mas muitas questões precisam ser melhor elucidadas com pesquisas de melhor qualidade e acompanhamento a longo prazo.

Conclusões

As publicações relacionadas com a suplementação de probióticos nas DII apresentam limitações significativas, como tamanho pequeno da população, taxas de evasão alta e falta de análises de dose-resposta. Também se reconhece falta de coerência em relação ao uso concomitante de outros medicamentos, inclusive antidiarreicos, 5-ASAs, imunomoduladores e corticosteroides, que podem ter afetado os resultados. Nenhum dos trabalhos forneceu evidências conclusivas sobre seu benefício na indução ou manutenção da remissão na DC.

Os mecanismos específicos, momento mais adequado, cepas ideais, concentração e combinação de cepas e fenótipo dos pacientes ainda precisam ser mais bem-elucidados para aumentar a assertividade do tratamento. Até o presente momento, as principais diretrizes mundiais da CU destacam o uso de VSL#3 para indução de remissão, e *Escherichia coli Nissle 1917* para manutenção da remissão. Estudos maiores, controlados e randomizados são necessários para mostrar seu real valor no tratamento destas DII.

A pouchite é complicação comum experimentada por pacientes com CU submetidos à colectomia total e bolsa ileal. Os *guidelines* sugerem que o VSL#3 seja usado para manutenção da remissão induzida por antibiótico e prevenção da pouchite.

O TMF parece promissor para pacientes com CU ativa, com segurança e poucos efeitos adversos. No entanto, necessitam ser mais bem-esclarecidos os critérios do protocolo, como seleção do doador, identificação dos pacientes com maior potencial de resposta, dose e regime ideal, modo e via mais adequada de infusão, custo-efetividade e acompanhamento a longo prazo.

Assim, claramente são necessários mais estudos clínicos randomizados, de alta qualidade metodológica, com duração adequada e grande número de pacientes para avaliar melhor o papel dos probióticos e TMF nas DII.

Referências bibliográficas

1. Kappelman MD et al. The prevalence and geographic distribution of Crohn's disease and ulcerative colitis in the United States. Clin Gastroenterol Hepatol. 2007;5:1424-9.
2. Quaresma AB et al. Temporal trends in the epidemiology of inflammatory bowel diseases in the public healthcare system in Brazil: a large population-based study. The Lancet Regional Health – Americas. 2022;13:100298.
3. Serban DE. Microbiota in inflammatory bowel disease pathogenesis and therapy: is it all about diet? Nutrition in Clinical Practice: Official Publication of the American Society for Parenteral and Enteral Nutrition. 2015;30(6):760-79.
4. Kornbluth A, Sachar DB. Practice parameters committee of the American College of Gastroentoroloy. Ulcerative colitis practice guidelines in adults: American College Of Gastroenterology, Practice Parameters Committee. Am J Gastroenterol. 2010;105:501-3/4.
5. Gareau MG, Sherman PM, Walker WA. Probiotics and the gut microbiota in intestinal health and disease. Nat Rev Gastroenterol Hepatol. 2010;7:503-14.
6. Derwa Y, Gracie DJ, Hamlin PJ, Ford AC. Systematic review with meta-analysis: the efficacy of probiotics in inflammatory bowel disease. Aliment Pharmacol Ther. 2017;46(4):389-400.
7. Wischmeyer PE, McDonald D, Knight R. Role of the microbiome, probiotics, and 'dysbiosis therapy' in critical illness.Curr Opin Crit Care. 2016;(4):347-53.
8. Eck A, de Groot EFJ, de Meij TGJ, Welling M, Savelkoul PHM, Budding AE. Robust microbiota-based diagnostics for inflammatory bowel disease. J Clin Microbiol. 2017;55(6):1720-32.
9. Fritsch J, Abreu MT. The microbiota and the immune response: what is the chicken and what is the egg? Gastrointest Endosc Clin N Am. 2019;29(3):381-3.
10. Li H, Qi Y, Jasper H. Preventing age-related decline of gut compartmentalization limits microbiota dysbiosis and extends lifespan. Cell Host Microbe. 2016;19(2):240-53.
11. Forbes JD, Van Domselaar G, Bernstein CN. The gut microbiota in immune-mediated inflammatory diseases. Front Microbiol. 2016;7:1081.
12. Atarashi K et al. Treg induction by a rationally selected mixture of Clostridia strains from the human microbiota. Nature. 2013;500(7461):232-6.
13. Takahashi K et al. Reduced abundance of butyrate-producing bacteria species in the fecal microbial community in Crohn's disease. Digestion. 2016;93(1):59-65.
14. Shreiner AB, Kao JY, Young VB. The gut microbiome in health and in disease. Curr Opin Gastroenterol 2015;31(1):69-75.
15. Gonçalves P, Araujo JR, Di Santo JP. A cross-talk between microbiota-derived short-chain fatty acids and the host mucosal immune system regulates intestinal homeostasis and inflammatory bowel disease. Inflamm Bowel Dis. 2018;24(3):558-72.
16. Lebeer S, Vanderleyden J, De Keersmaecker SC. Genes and molecules of lactobacilli supporting probiotic action. Microbiol Mol Biol Rev. 2008;72(4):728-64.
17. Miyoshi J, Chang EB. The gut microbiota and inflammatory bowel diseases. Transl Res. 2017;179:38-48.
18. Opstelten JL et al. Gut microbial diversity is reduced in smokers with Crohn's disease. Inflamm Bowel Dis. 2016;22(9):2070-7.
19. Derikx LAAP, Dieleman LA, Hoentjen F. Probiotics and prebiotics in ulcerative colitis. Clin Gastroenterol. 2016;30(1):55-71.

20. Lichtenstein L, Avni-Biron I, Ben-Bassat O. Probiotics and prebiotics in Crohn's disease therapies. Best Pract Res Clin Gastroenterol. 2016; 30(1):81-8.
21. Torres J et al. European Crohn's and Colitis Organisation Topical Review on Complementary Medicine and Psychotherapy in Inflammatory Bowel Disease. J Crohns Colitis. 2019;13(6):673-85e.
22. Bischoff SC et al. ESPEN guideline on clinical nutrition in inflammatory bowel disease. Clinical Nutrition. 2023;42:352e379.
23. Guarner F et al. Diretrizes mundiais da Organização Mundial de Gastroenterologia. Probióticos e prebióticos. 2023a. Disponível na Internet: www.worldgastroenterology.org/guidelines/probiotics-and-prebiotics (18 jun. 2025).
24. Imbrizi M et al. Second Brazilian consensus on the management of Crohn's disease in adults: a consensus of the Brazilian Organization for Crohn's Disease and Colitis (GEDIIB). Arq Gastroenterol; 2022;59.
25. Prantera C, Scribano ML, Falasco G, Andreoli A, Luzi C. Ineffectiveness of probiotics in preventing recurrence after curative resection for Crohn's disease: a randomized controlled trial with Lactobacillus GG. Gut. 2002;51(3):405-9.
26. Marteau P et al. Ineffectiveness of Lactobacillus johnsonii LA1 for prophylaxis of postoperative recurrence in Crohn's disease: a randomized, double blind, placebo controlled GETAID trial. Gut 2006;55(6):842-7.
27. Van Gossum A et al. Multicenter randomized-controlled clinical trial of probiotics (Lactobacillus johnsonii, LA1) on early endoscopic recurrence of Crohn's disease after ileo-caecal resection. Inflamm Bowel Dis 2007;13(2):135-42.
28. Madsen K et al. A randomized controlled trial of VSL#3 for the prevention of endoscopic recurrence following surgery for Crohn's disease. Gastroenterology. 2008;134(1):A361.
29. Høivik ML et al. Work disability in inflammatory bowel disease patients 10 years after disease onset: results from the IBSEN Study. Gut. 2013;62:368-75.
30. Lamb CA et al. British Society of Gastroenterology consensus guidelines on the management of inflammatory bowel disease in adults. Gut. 2019;68(3):s1-s106.
31. Tun GSZ, Harris A, Lobo AJ. Ulcerative colitis: management in adults, children and young people – concise guidance. Clinical Medicine. 2017;17(5):429-33.
32. Sommer F, Bäckhed F. The gut microbiota-masters of host development and physiology. Nat Rev Microbiol. 2013;11:227-38.
33. Bajer L et al. Distinct gut microbiota profiles in patients with primary sclerosing cholangitis and ulcerative colitis. World J Gastroenterol. 2017;23:4548-58.
34. Chassaing B, Darfeuille-Michaud A. The commensal microbiota and enteropathogens in the pathogenesis of inflammatory bowel diseases. Gastroenterology. 2011;140:1720-8.
35. Machiels K et al. A decrease of the butyrate-producing species Roseburia hominis and Faecalibacterium prausnitzii defines dysbiosis in patients with ulcerative colitis. Gut. 2014;63:1275-83.
36. Vindigni SM et al. The intestinal microbiome, barrier function, and immune system in inflammatory bowel disease: a tripartite patho-physiological circuit with implications for new therapeutic directions. Therap Adv Gastroenterol. 2016;9:606-25.
37. Abraham BP, Quigley EMM. Probiotics in inflammatory bowel disease. Gastroenterol Clin North Am. 2017;46(4):769-82.
38. Mallon P et al. Probiotics for induction of remission in ulcerative colitis. Cochrane Database Syst Ver; 2007.
39. Sood A et al. The probiotic preparation, VSL#3 induces remission in patients with mild-to-moderately active ulcerative colitis. Clin Gastroenterol Hepatol. 2009;7:1202-1209.
40. Tursi A et al. Treatment of relapsing mild-to-moderate ulcerative colitis with the probiotic VSL#3 as adjunctive to a standard pharmaceutical treatment: a double-blind, randomized, placebo controlled study. Am J Gastroenterol. 2010;105:2218-27.
41. Ganji-Arjenaki M, Rafieian-Kopaei M. Probiotics are a good choice in remission of inflammatory bowel diseases: a meta-analysis and systematic review. J Cell Physiol. 2018;233(3):2091-103.
42. Baima JP et al. Second Brazilian consensus on the management of ulcerative colitis in adults: a consensus of the Brazilian Organization for Crohn's Disease and Colitis (GEDIIB). Arq Gastroenterol; 2022;59.

43. Ferrante M et al. Outcome after proctocolectomy with ileal pouch-anal anastomosis for ulcerative colitis. Inflamm Bowel Dis. 2008;14(1):20-8.
44. Magro F et al. European Crohn's and Colitis Organisation [ECCO]. Third European evidence-based consensus on diagnosis and management of ulcerative colitis. Part 1: definitions, diagnosis, extra-intestinal manifestations, pregnancy, cancer surveillance, surgery, and ileo-anal pouch disorders. J Crohns Colitis. 2017;11(6):649-70.
45. Nguyen N et al. Treatment and prevention of pouchitis after ileal pouch-anal anastomosis for chronic ulcerative colitis. Cochrane Database of Systematic Reviews; 2019;5.
46. Poo S et al. Network meta-analysis: efficacy of treatment for acute, chronic, and prevention of pouchitis in ulcerative colitis. Eur J Gastroenterol Hepatol. 2022;34:518-28.
47. Shen ZH et al. Relationship between intestinal microbiota and ulcerative colitis: mechanisms and clinical application of probiotics and fecal microbiota transplantation. World J Gastroenterol. 2018;7;24(1):5-14.
48. Kassam Z et al. Fecal microbiota transplantation for Clostridium difficile infection: systematic review and meta-analysis. Am J Gastroenterol. 2013;108:500-8.
49. Pereira FC et al. Fecal microbiota transplantation and it use on ulcerative colitis: a literature review. Braz J Develop. 2021;7(10):95885-902.

23

Distúrbios Gastrointestinais Funcionais – Controle da Disbiose

Adérson Omar Mourão Cintra Damião

Introdução

As doenças funcionais intestinais ou, preferivelmente, "distúrbios da interação entre intestino e cérebro", de acordo com o último consenso (consenso Roma IV), constituem um espectro de desordens crônicas do trato gastrointestinal (TGI).[1] O termo "funcional" sugere alterações exclusivamente ligadas à função do TGI, porém o avanço no conhecimento a respeito dos distúrbios do eixo intestino-cérebro tem revelado alterações "orgânicas" que justificam a mudança na nomenclatura. No presente capítulo, utilizaremos a denominação "doenças funcionais", ainda predominantemente empregada, mas reconhecendo que são tão "orgânicas" quanto as enfermidades tradicionalmente denominadas "orgânicas". As chamadas "desordens funcionais gastrointestinais", de acordo com os critérios de Roma IV, compreendem 32 distúrbios do TGI, do esôfago ao reto/ânus, tanto nos adultos como na esfera pediátrica. As doenças funcionais intestinais incluem:[1,2]

1. Síndrome do intestino irritável.
2. Constipação funcional.
3. Diarreia funcional.
4. Distensão e/ou sensação de estufamento abdominal funcional.
5. Desordem funcional intestinal não especificada.
6. Constipação induzida por opioides.

Tradicionalmente, essas enfermidades intestinais, ditas "funcionais", apresentam, caracteristicamente, o fato de não haver anormalidades anatômicas ou estruturais ("orgânicas") identificadas pelos exames gastroenterológicos rotineiros (p. ex., endoscopia digestiva alta, ileocolonoscopia, ultrassonografia, enterografia por tomografia computadorizada ou por ressonância nuclear magnética, entre outros), apesar de poder haver comprovadas alterações microscópicas e neurofisiológicas. Uma sexta situação que, ao contrário das outras cinco, tem uma etiologia bem-definida é a constipação induzida por opioides, que pode ser indistinguível da constipação funcional.[1-3]

No passado, por falta de conhecimento mais holístico ou biopsicossocial, os portadores de doenças funcionais intestinais eram relegados a segundo plano e frequentemente desprezados e marginalizados pela alta demanda que proporcionavam. Nos últimos anos, o maior conhecimento a respeito da Neurofisiologia, incluindo o eixo microbioma-intestino-cérebro (do inglês *microbiome-gut-brain axis*), o papel do sistema nervoso autonômico (SNA), a participação do eixo hipotálamo-hipófise (glândula pituitária) adrenal (*hypothalamo-pituitary-adrenal* ou *HPA axis*) e os aspectos psicossociais e emocionais envolvidos, colocou as doenças funcionais intestinais em um contexto altamente complexo e multidisciplinar na área da Gastroenterologia.[1-5] Pacientes portadores de doenças funcionais intestinais podem apresentar sérios impactos na sua qualidade de vida e a abordagem multidisciplinar é fundamental para o êxito terapêutico.

Síndrome do intestino irritável como paradigma das doenças funcionais intestinais

Sem dúvida, a síndrome do intestino irritável (SII) é a doença funcional intestinal mais comum e tem sido a mais estudada, razão pela qual trataremos dela no presente capítulo como um paradigma das doenças funcionais intestinais. Sua frequência oscila entre 5% e 23%. Uma metanálise de 80 estudos envolvendo cerca de 261 mil pacientes revelou prevalência de SII em 11,2% dos participantes (95% intervalo de confiança [IC]: 9,8% a 12,8%).[3] A doença acomete mais as mulheres e indivíduos mais jovens (< 50 anos). A SII é definida por meio de critérios (critérios de Roma IV) essencialmente clínicos e que devem ocorrer nos últimos 3 meses, com sintomas iniciados pelo menos 6 meses antes do diagnóstico (Figura 23.1). Os sintomas incluem dor abdominal recorrente, em média, pelo menos 1 dia/semana nos últimos 3 meses, em associação com pelo menos duas das seguintes características:[3,6,7]

a. Dor abdominal relacionada com o ato da defecação (p. ex., pode melhorar).
b. Dor abdominal associada com alteração na frequência de evacuações (p. ex., aumento da frequência no caso da modalidade predominantemente diarreica [SII-diarreia] ou redução da frequência na forma constipante [SII-constipação]; há, ainda, a forma mista [SII-mista] e a não classificada).
c. A dor abdominal associada com mudança na aparência das fezes (p. ex., fezes em cíbalos, caprinas, empedradas ou pastosas, amolecidas, fragmentadas e até completamente líquidas).

Figura 23.1. Critérios de Roma IV que definem a síndrome do intestino irritável.

Fonte: Desenvolvida pela autoria.

Os critérios de Roma IV supradescritos diferem dos anteriores (Roma III) em quatro aspectos, a saber:

1. o termo "desconforto abdominal" foi excluído da definição atual da SII (ficou somente "dor abdominal") uma vez que é um conceito vago e, em alguns idiomas, nem é possível caracterizá-lo bem ou ele é passível de várias interpretações;
2. a frequência de queixa de dor abdominal necessária para preencher os critérios atuais para a SII aumentou de 3 dias/mês para 1 dia/semana;
3. na definição atual, a frase "melhora com evacuação" referindo-se à dor abdominal foi modificada para "relacionada com evacuação", o que faz mais sentido, pois nem todos

os pacientes com SII têm sua dor abdominal nitidamente aliviada com a evacuação, pelo contrário, em alguns até piora;

4. a palavra "início" da dor abdominal coincidindo com alterações na frequência e/ou forma das fezes foi substituída pelo conceito de associação com mudança na frequência de evacuações e de associação com alterações na forma ou aparência das fezes, o que parece mais apropriado uma vez que nem todos os pacientes relatam o início da dor abdominal coincidente diretamente com as alterações na frequência das evacuações e/ou na forma das fezes.[3]

A SII, como já mencionado, é classificada em três subtipos:

a. SII com predomínio de diarreia (SII-D);

b. SII com predomínio de constipação (SII-C);

c. SII mista (SII-M), em que o paciente intercala constipação e diarreia.

Os poucos pacientes que não se enquadram nesses três subtipos são considerados portadores da assim denominada "forma não classificada". Contribuem para o diagnóstico da SII e seus subtipos alguns sintomas e sinais inespecíficos como: frequência superior a três evacuações por dia e tipos 6 e 7 na pontuação da escala de Bristol (Figura 23.2) no caso da SII-D; frequência inferior a três evacuações por semana e tipos 1 e 2 na escala de Bristol apontam para a SII-C; são ainda comuns força excessiva para evacuar, urgência para evacuar, principalmente após refeições (reflexo gastrocólico exacerbado), sensação de evacuação incompleta, muco nas fezes, sensação de estufamento abdominal e distensão. Pacientes com SII também podem apresentar manifestações extraintestinais, como cefaleia/enxaqueca, dor torácica, fibromialgia, dor lombossacral, disúria, dispareunia, cistite intersticial, ansiedade ou depressão.[3,6,7]

De maneira geral, o diagnóstico da SII pode ser realizado com segurança com base nos dados clínicos (critérios de Roma IV), incluindo anamnese e exame físico bem-feitos, com poucos exames complementares laboratoriais, de imagem ou endoscópicos. Hemograma, provas de atividade inflamatória (p. ex., proteína-C-reativa [PCR] e calprotectina fecal), hormônios tireoidianos, sorologia para doença celíaca e parasitológico de fezes são habitualmente solicitados visando afastar doenças orgânicas, como doenças inflamatórias intestinais (DII) e doença celíaca. Na suspeita de intolerância à lactose, o teste respiratório ou a pesquisa genética de hipolactasia pode ser solicitado. O mesmo se aplica ao teste respiratório para diagnóstico de supercrescimento bacteriano do intestino delgado, situação que pode complicar os sintomas da SII, especialmente a forma diarreica refratária. A presença de sintomas e sinais de alarme (Quadro 23.1) requer investigação mais aprofundada, incluindo a ileocolonoscopia com biópsias, que pode auxiliar no diagnóstico de DII, câncer colorretal e colite microscópica (colite colagenosa e colite linfocítica), entre outras doenças. Aspectos emocionais também devem ser considerados.[2,5,6] Pacientes com SII podem apresentar distúrbios psiquiátricos associados, como ansiedade e depressão, distúrbios do sono, vulnerabilidade afetiva e dificuldade de adaptação.[3,6,7] Fatores que podem deflagrar ou exacerbar a SII incluem episódio de gastroenterocolite aguda (GECA) (SII pós-infecção), consumo alimentar (especialmente alimentos ricos em FODMAPs [*fermentable oligosaccharides, disaccharides, monosaccharides, and polyols*)], estresse, cirurgia e outras infecções além da GECA, como diverticulite.[3]

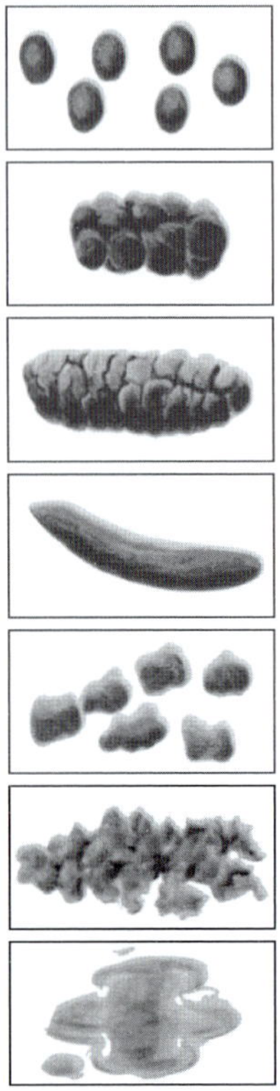

Tipo 1
Pedaços separados, duros como amendoim

Tipo 2
Forma de salsicha, mas segmentada

Tipo 3
Forma de salsicha, mas com fendas na superfície

Tipo 4
Forma de salsicha ou cobra, lisa e mole

Tipo 5
Pedaços moles, mas contornos nítidos

Tipo 6
Pedaços aerados, contornos esgarçados

Tipo 7
Aquosa, sem pedaços sólidos

Figura 23.2. Escala de Bristol sobre a forma das fezes.

Fonte: Desenvolvida pela autoria.

Quadro 23.1. Sintomas e sinais de alarme a serem considerados na abordagem dos pacientes com suspeita de síndrome do intestino irritável

- Anemia
- Sangramento retal
- Emagrecimento
- Febre
- Idade acima de 50 anos
- Sintomatologia noturna
- História familiar de câncer colorretal, DII
- Diarreia grave
- Constipação grave
- Mudança recente na intensidade dos sintomas

DII: doenças inflamatórias intestinais.

Fonte: Desenvolvido pela autoria.

Modelo biopsicossocial das desordens funcionais do trato gastrointestinal

Os mecanismos fisiopatológicos envolvidos na SII são múltiplos, como alteração da motilidade intestinal, hipersensibilidade visceral, aumento da permeabilidade intestinal, ativação imune, disbiose (desequilíbrio da microbiota intestinal [MI]) e distúrbios da função do eixo cérebro-intestino.[1-7] O conceito etiopatogênico atual procura reunir todos esses fatores em um modelo holístico e altamente complexo denominado "modelo biopsicossocial" (Figura 23.3).[4,5] Nele são incorporados todos os dados advindos da Genética, Epidemiologia, Neurofisiologia, Psicologia, Psiquiatria, Endocrinologia, Imunologia e Microbiologia.[8-13] Aspectos genéticos podem interagir com fatores ambientais (p. ex., experiências na infância, incluindo abusos, comportamento doentio dos pais, como supervalorização de queixas, fenômenos de recompensa etc.); esses aspectos, por sua vez, modulam interações do sistema nervoso intestinal com o sistema nervoso central, com participação da MI – e de seus metabólitos –, do eixo HPA e do SNA.[4,5] Uma das maiores descobertas da Neurofisiologia, que permitiu maior compreensão da origem dos sintomas nos pacientes com SII, foi o fato de que há alterações no sistema nervoso central (SNC) dos pacientes com essa condição, com reconhecimento anormal dos estímulos intestinais. As áreas cerebrais estimuladas após distensão retal em pacientes com SII são predominantemente aquelas associadas à emoção, como a área anterior do giro do cíngulo (área "pregenual") e amígdala, além do mesencéfalo (tronco cerebral). Nos indivíduos sem essa condição, o mesmo estímulo gera ativação preferencial do córtex pré-frontal (medial e lateral).[14,15] Assim, o modelo biopsicossocial é o que mais se aproxima e reúne o conhecimento atual sobre a SII.

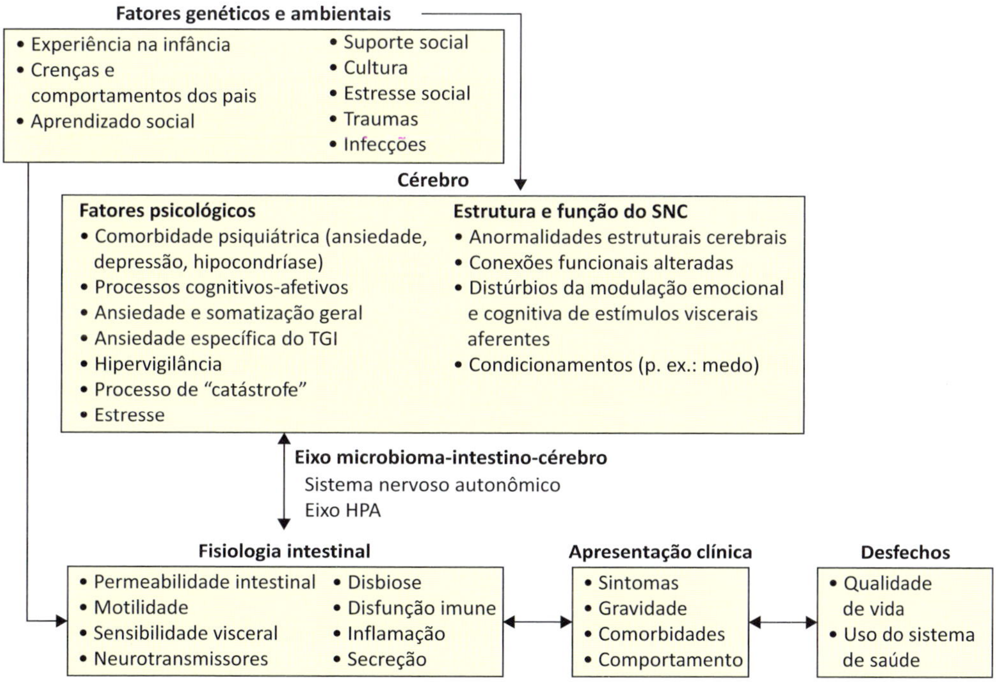

Figura 23.3. Modelo biopsicossocial da síndrome do intestino irritável.

HPA: eixo hipotálamo-hipófise-adrenal; TGI: trato gastrointestinal.

Fonte: Adaptada de Lacy BE, Mearin F, Chang L et al. Bowel disorders. Gastroenterology. 2016;150:1393-407.

Qual a lógica para o uso de prebióticos, probióticos e simbióticos na síndrome do intestino irritável?

Antes de falarmos sobre a eficácia de prebióticos, probióticos e simbióticos na SII, é fundamental levarmos em consideração se existe lógica ou não no uso dessas estratégias na SII, em outras palavras, se há disbiose na SII. De fato, vários autores têm mostrado desequilíbrio na MI (disbiose) de pacientes com SII, incluindo redução na diversidade bacteriana e redução ou aumento de certas bactérias (Quadro 23.2).[16-30] Carroll *et al.*[31] demonstraram, em análise 16S-rRNA de amostras fecais, que pacientes com SII apresentam quantidade reduzida de *Faecalibacterium prausnitzii* em comparação com controles saudáveis. Essa bactéria reduzida em SII tem importante função na geração de ácidos graxos de cadeia curta (AGCCs), como acetato, butirato e propionato. Tap *et al.*[12] observaram, por um lado, que pacientes com forma mais grave de SII apresentavam maior taxa de *Bacteroides* e menor de *Prevotella*. Na SII pós-infecção, foi identificado aumento da bactéria *Ruminococcus torques*, o qual se correlacionou com elevação na concentração tecidual de mastócitos, interleucina (IL) 6 e fator de necrose tumoral (TNF). Por outro lado, observaram redução da bactéria *Collinsella aerofaciens* associada ao aumento sérico de citocinas pró-inflamatórias, como IL-1, IL-6, IL-8 e TNF.[32] Finalmente, a disbiose observada nos pacientes com SII relacionou-se com redução das *tight junctions*,[32] implicando comprometimento no efeito barreira da mucosa intestinal.[13,29,32] No modelo biopsicossocial, pode-se concluir sobre as sérias implicações da disbiose na homeostase do eixo intestino-cérebro (Figura 23.3).[4,8-10]

Quadro 23.2. Alterações na microbiota intestinal de pacientes com síndrome do intestino irritável (disbiose)

- Redução da diversidade bacteriana
- Cultura de fezes: ↓ *Lactobacilli*, ↓ *Bifidobacteria*, ↑ *Streptococci*, ↑ *Escherichia coli*, ↑ *Clostridium*
- Biologia molecular:
  - SII-diarreia: ↓ *Lactobacillus* spp., ↓ *Faecalibacterium prausnitzii*
  - SII-constipação: ↑ *Veillonella* spp., ↑ *Ruminococci*, ↑ *Streptococci*
  - SII-mista: ↑ *Bacteroides*, ↑ *Allisonella*
- Supercrescimento bacteriano: 40% a 80%

Fonte: Desenvolvido pela autoria.

Para avaliar a eficácia do uso de probióticos na SII, uma metanálise avaliou 53 trabalhos controlados.[23] Prebióticos, como fruto-oligossacarídeos (entre 2,5 e 20 g/dia) e trans-galacto-oligossacarídeos (3,5 a 7 g/dia), foram testados em três trabalhos controlados, porém com resultados pouco convincentes.[23] Simbióticos (combinação de prebióticos e probióticos) foram testados em dois trabalhos controlados, com resultados igualmente inconclusivos.[23] Pós-bióticos ou paraprobióticos, definidos como micro-organismos inativados – e/ou seus componentes celulares – que conferem benefícios à saúde ao hospedeiro, começam a ser estudados na SII.[33-35]

Eficácia dos probióticos na síndrome do intestino irritável

Várias metanálises e revisões sistemáticas têm avaliado o valor dos probióticos na redução dos sintomas em pacientes com SII,[21-27,36-46] o que é compreensível haja vista as ações anti-inflamatórias, imunomoduladoras, neurais e metabólicas da probioticoterapia.[28-30] Ford *et al.*[21] calcularam o NNT (número necessário de pacientes que precisam ser tratados para que se obtenha um sucesso terapêutico) e encontraram valor igual a 7. Na maioria dos trabalhos, as combinações de probióticos testadas incluíam cepas de *Lactobacillus*, *Saccharomyces*, *Bifidobacterium*,

Escherichia coli Nissle 1917 e *Streptococcus.*[23] Gooddoory *et al.*,[36] na maior metanálise já publicada sobre probióticos em SII, analisaram 82 trabalhos randomizados e controlados, totalizando 10.332 pacientes. Com base nos dados levantados no estudo, foi possível concluir:

a. O uso de combinação de probióticos (alguns continham até 14 cepas, em geral envolvendo cepas de *Bifidobacterium* e *Lactobacillus*), bem como cepas de *Lactobacillus* (p. ex., *Lactobacillus plantarum* 299V), *Bifidobacterium bifidum* MIMBb75, cepas de *Bacillus*, *Escherichia*, *Clostridium butyricum* e *Streptococcus faecium*, demonstrou benefícios na redução dos sintomas globais da SII.
b. A redução da dor abdominal foi constatada principalmente com combinações de probióticos envolvendo cepas de *Lactobacillus* e *Bifidobacterium*, *Saccharomyces cerevisiae* I-3856, além de cepas de *Bacillus* e *Escherichia*.
c. Na redução do estufamento ou distensão abdominal, os melhores resultados foram alcançados com combinação de probióticos, cepas de *Bacillus* e *Bifidobacterium bifidum* MIMBb75.

No geral, o uso de probióticos foi considerado seguro nos 55 trabalhos que reportaram efeitos adversos. Todavia, os autores fizeram importantes ressalvas: somente 30% dos estudos apresentaram baixo risco de viés; apenas cinco trabalhos foram conduzidos por mais de 12 semanas, o mais recomendado nos desenhos desse tipo de estudo; a heterogeneidade foi elevada entre os estudos ($I^2 \geq 50\%$); o grau de certeza de evidência, na maior parte dos trabalhos, foi baixo ou muito baixo de acordo com os critérios GRADE (do inglês *Grading of Recommendations Assessment, Development and Evaluation*); a forma constipante foi pouco representada (apenas sete trabalhos) e não se detectou eficácia nessa forma de SII. Por fim, os autores concluíram que são necessários estudos de melhor qualidade, mais confiáveis e convincentes para que se possa fazer uma recomendação mais definitiva e robusta.[36] O tratamento personalizado parece ser uma alternativa mais criteriosa para contornar essas limitações. Em um estudo inicial e não controlado, Matsuura *et al.*[47] observaram que a estratégia da personalização, com base no tipo de SII (forma constipante ou diarreica) e na análise da MI, gerou resultados favoráveis no controle dos sintomas com o uso de prebióticos e probióticos.

Diante das limitações mencionadas, o uso de probióticos na SII não é recomendado por diversas sociedades médicas.[48-57] A Associação Americana de Gastroenterologia (AGA),[48] o American College of Gastroenterology (ACG)[49] e o Consenso Asiático[50] não recomendam o uso de probióticos na SII, exceto nas condições de estudo clínico. Por sua vez, a Organização Mundial de Gastroenterologia (WGO)[51] recomenda seu uso com níveis de evidência entre 2 e 3 (grau 2 de evidência: estudos randomizados com efeito consistente, sem revisão sistemática; grau 3: um único estudo controlado e randomizado). Da mesma forma, a Sociedade de Gastroenterologia, Hepatologia e Nutrição Pediátrica (ESPGHAN, do inglês European Society for Paediatric Gastroenterology Hepatology and Nutrition)[52] recomenda o uso de *Lactobacillus rhamnosus* GG na redução da dor abdominal em crianças com SII (grau de recomendação fraco e moderado grau de certeza). A Associação Canadense de Gastroenterologia[53] apenas "sugere" o uso de probióticos na SII (grau baixo de evidência). A Sociedade Britânica de Gastroenterologia[54] informa que os probióticos podem ser efetivos na redução dos sintomas globais e dor abdominal nos pacientes com SII, sem recomendação de espécies ou cepas; também recomendam que sejam valorizados os estudos com 12 semanas de tratamento e salientam que a recomendação é fraca e com qualidade de evidência muito baixa. Por fim, as Sociedades Italiana[55] e Indiana[56] recomendam o uso de probióticos na SII, porém enfatizam que o nível de evidência é baixo e mais estudos são necessários para uma forte recomendação. Na prática, devemos considerar preferencialmente os probióticos (ou combinações de probióticos) que foram devidamente testados em estudos bem-conduzidos e controlados, evitando-se a extrapolação de resultados para probióticos e combinações não testados ou precariamente estudados.[57]

Algumas metanálises elencam os probióticos com melhor performance diante de certos sintomas como dor, distensão abdominal e flatulência (Quadro 23.3).[26] Entretanto, ainda existem muitas questões e críticas no que concerne aos estudos com probióticos na SII. O Quadro 23.4 lista as principais delas.

Quadro 23.3. Probióticos mais indicados para determinado sintoma na síndrome do intestino irritável

Dor	*Distensão*	*Flatulência*
• *B. breve* • *B. longum* • *L. acidophilus* • *L. reuteri* • *L. farciminis* • *L. paracasei*	• *B. breve* • *B. infantis* • *L. casei* • *L. plantarum*	• *B. breve* • *B. Infantis* • *B. longum* • *L. casei* • *L. plantarum* • *L. acidophilus* • *L. bulgaricus* • *S. salivarius* spp. *thermophilus*

B: *Bifidobacterium*; L: *Lactobacillus*; S: *Streptococcus*.

Fonte: Adaptado da Hungin APS, Mitchell CR, Whorwell P et al. Systematic review: probiotics in the management of lower gastrointestinal symptoms – an updated evidence-based international consensus. Aliment Pharmacol Ther. 2018;47:1054-70.

Quadro 23.4. Probióticos na síndrome do intestino irritável: limitações e críticas

- Diferentes metodologias
- Concentrações variáveis de probióticos – 10^5 UFCs a 10^{13} UFCs
- Cepas diferentes – mais de 20 cepas testadas
- Variação na duração do tratamento
- Pequeno número de pacientes em vários trabalhos
- Pouca confirmação da colonização do probiótico no trato gastrointestinal
- Falta de comparação entre coquetel de probióticos × cepa única
- Análise da microbiota luminal × mucosa
- Medida isolada × medida adjunta
- Prebióticos vs. probióticos × simbióticos – qual o melhor?

Fonte: Desenvolvido pela autoria.

O transplante de microbiota fecal tem sido realizado em pacientes com SII, apresentando resultados promissores, especialmente quando administrados por via endoscópica. No entanto, ainda são necessários mais estudos para confirmar sua eficácia e segurança.[58,59]

Conclusões

A SII, antes tida como uma doença exclusivamente psicossomática, hoje é compreendida dentro de um contexto muito mais amplo no denominado modelo biopsicossocial. Esse modelo revela a complexidade da enfermidade e demanda uma equipe multidisciplinar na sua pesquisa, abordagem preventiva e terapêutica. Diante da disbiose, primária ou secundária, identificada na SII, probióticos têm sido testados com resultados favoráveis, reduzindo os sintomas gerais ou globais, dor e a distensão abdominal. No entanto, há carência de estudos devidamente controlados e com metodologia adequada, o que limita recomendações formais e robustas dos probióticos na SII – assim como nas outras doenças funcionais intestinais – pelas várias sociedades médicas. Certas cepas parecem ser mais eficazes para o alívio de sintomas específicos, sugerindo que combinações possam oferecer melhores resultados, desde que sua eficácia seja comprovada em estudos clínicos corretamente delineados. O tratamento personalizado, levando em consideração os sintomas e o perfil da MI, configura interessante perspectiva e certamente será mais explorado nos anos vindouros. Finalmente, o transplante de microbiota fecal surge como uma perspectiva, particularmente em casos refratários.

Referências bibliográficas

1. Drossman DA, Hasler WL. Rome IV – functional GI disorders: disorders of gut-brain interaction. Gastroenterology. 2016;150:1257-61.
2. Drossman DA. Functional gastrointestinal disorders: history, pathophysiology, clinical features, and Rome IV. Gastroenterology. 2016;150:1262-79.
3. Lacy BE, Mearin F, Chang L et al. Bowel disorders. Gastroenterology. 2016;150:1393-407.
4. Van Oudenhove LV, Levy RL, Crowell MD et al. Biopsychosocial aspects of functional gastrointestinal disorders: how central and environmental processes contribute to the development and expression of functional gastrointestinal disorders. Gastroenterology. 2016;150:1355-67.
5. Tanaka Y, Kanazawa M, Fukudo S et al. Biopsychosocial model of irritable bowel syndrome. J Neurogastroenterol Motil. 2011;17:131-9.
6. Black CJ, Drossman DA, Talley NJ et al. Lancet. 2020;396:1664-74.
7. Ford AC, Sperber AD, Corsetti M et al. Irritable bowel syndrome. Lancet. 2020;396:1675-88.
8. Ringel Y, Mahardshak N. Intestinal microbiota and immune function in the pathogenesis of irritable bowel syndrome. Am J Physiol Gastrointest Liver Physiol. 2013;G529-G541.
9. Osadchiy V, Martin CR, Mayer EA. The Gut-Brain Axis and the microbiome: mechanisms and clinical implications. Clin Gastroenterol Hepatol. 2019;17:322-32.
10. Raskov H, Burcharth J, Pommergaard HC et al. Irritable bowel syndrome, the microbiota and the gut-brain axis. Gut Microbes. 2016;7:365-83.
11. Holtmann G, Shah A, Morrison M. Pathophysiologiy of functional gastrointestinal disorders: a holistic overview. Dig Dis. 2017;35:5-13.
12. Tap J, Derrien M, Törnblom H et al. Identification of an intestinal microbiota signature associated with severity of irritable bowel syndrome. Gastroenterology. 2017;152:111-23.
13. Martinez C, González-Castro A, Vicario M et al. Cellular and molecular basis of intestinal barrier dysfunction in the irritable bowel syndrome. Gut and Liver. 2012;6:305-15.
14. Tillisch K, Mayer EA, Labus JS. Quantitative meta-analysis identifies brain regions activated during rectal distention in irritable bowel syndrome. Gastroenterology. 2011;140:91-100.
15. Mertz H, Morgan V, Tanner G et al. Regional cerebral activation in irritable bowel syndrome and control subjects with painful and nonpainful rectal distention. Gastroenterology. 2000;118:842-8.
16. Pittayanon R, Lau JT, Yuan Y et al. Gut microbiota in patients with irritable bowel syndrome: a systematic review. Gastroenterology. 2019;157:97-108.
17. Rodiño-Janeiro BK, Vicario M, Alonso-Cotoner C et al. A review of microbiota and irritable bowel syndrome: future in therapies. Adv Ther. 2018;35:289-310.
18. Ringel Y. The gut microbiome in irritable bowel syndrome and other functional bowel disorders. Gastroenterol Clin N Am. 2017;46:91-101.
19. Distrutti E, Monaldi L, Ricci P et al. Gut microbiota role in irritable bowel syndrome: new therapeutic strategies. World J Gastroenterol. 2016;22:2219-41.
20. König J, Brummer RJ. Alteration of the intestinal microbiota as a cause of and a potential therapeutic option in irritable bowel syndrome. Benef Microbes. 2014;5:247-61.
21. Ford AC, Quigley EM, Lacy BE et al. Efficacy of prebiotics, probiotics, and synbiotics in irritable bowel syndrome and chronic idiopathic constipation: systematic review and meta-analysis. Am J Gastroenterol. 2014;109:1547-61.
22. Ooi SL, Correa D, Pak SC. Probiotics, prebiotics, and low FODMAP diet for irritable bowel syndrome – what is the current evidence. Complement Ther Med. 2019;43:73-80.

23. Ford AC, Harris LA, Lacy BE et al. Systematic review with meta-analysis: the efficacy of prebiotics, probiotics, synbiotics and antibiotics in irritable bowel syndrome. Aliment Pharmacol Ther. 2018;48:1044-60.
24. Barbara G, Cremon C, Azpiroz F. Probiotics in irritable bowel syndrome: where are we? Neurogastroenterol Motil. 2018;30:e13513.
25. Hungin APS, Mitchell CR, Whorwell P et al. Systematic review: probiotics in the management of lower gastrointestinal symptoms – an updated evidence-based international consensus. Aliment Pharmacol Ther. 2018;47:1054-70.
26. Ortiz-Lucas M, Tobías A, Saz P et al. Effect of probiotic species on irritable bowel syndrome symptoms: a bring up to date meta-analysis. Rev Esp Enferm Dig. 2013;105:19-36.
27. Dale HF, Rasmussen SH, Asiller ÖÖ et al. Probiotics in irritable bowel syndrome: an up-to-date systematic review. Nutrients. 2019;11:2048.
28. Halloran K, Underwood MA. Probiotic mechanisms of action. Early Human Development. 2019;135:58-65.
29. Bron PA, Kleerebezem M, Brummer R-J et al. Can probiotics modulate human disease by impacting intestinal barrier function? Brit J Nutr. 2017;117:93-107.
30. De Palma G, Lynch MD, Lu J et al. Transplantation of fecal microbiota from patients with irritable bowel syndrome alters gut function and behavior in recipient mice. Sci Transl Med. 2017; 9(379).
31. Carroll IM, Ringel-Kulka T, Siddle JP et al. Alterations in composition and diversity of the intestinal microbiota in patients with diarrhea-predominant irritable bowel syndrome. Neurogastroenterol Motil. 2012;24:521-30,e248.
32. Jalanka-Tuovinen J, Salojärvi J, Salonen A et al. Faecal microbiota composition and host-microbe cross--talk following gastroenteritis and in postinfectious irritable bowel syndrome. Gut. 2014;63:1737-45.
33. Toca MDC, Burgos F, Tabacco O et al. Postbiotics: a new member in the biotics family. Arch Argent Pediatr. 2024;122:e202310168.
34. Andresen V, Gschossmann J, Layer P. Heat-inactivated Bifidobactrium bifidum MIMBb75 (SYN-HI-001) in the treatment of irritable bowel syndrome: a multicentre, randomized, double-blind, placebo-controlled clinical trial. Lancet Gastroenterol Hepatol. 2020;5:658-66.
35. Mack I, Schwille-Kiuntke J, Mazurak N et al. A non-viable probiotic in irritable bowel syndrome: a randomized, double-blind, placebo-controlled, multicenter study. Clin Gastroenterol Hepatol. 2022;20:1039-47.
36. Goodoory VC, Khasawneh M, Black CJ et al. Efficacy of probiotics in irritable bowel syndrome: systematic review and meta-analysis. Gastroenterology. 2023;165:1206-18.
37. Yang R, Jiang J, Ouyang J et al. Efficacy and safety of probiotics in irritable bowel syndrome: a systematic review and meta-analysis. Clin Nutr. 2024;60:362-72.
38. Umeano L, Iftikhar S, Alhaddad SF et al. Effectiveness of probiotic use in alleviating symptoms of irritable bowel syndrome: a systematic review. Cureus. 2024;16:e58306.
39. Manandhar A, Sabir G, Abdelhady HA et al. Probiotic potential in irritable bowel syndrome and inflammatory bowel disease: a comprehensive systematic review. Cureus. 2024;16:e72089.
40. Lopes CM, Monteiro CSJ, Duarte AP et al. Probiotics and prebiotics for the treatment of irritable bowel syndrome – a narrative review. J Clin Med. 2024;13:6337.
41. Wu Y, Li Y, Zheng Q et al. The efficacy of probiotics, prebiotics, synbiotics, and fecal microbiota transplantation in irritable bowel syndrome: a systematic review and network meta-analysis. Nutrients. 2024;16:2114.
42. Sommermeyer H, Piatek J. Synbiotics as treatment for irritable bowel syndrome: a review. Microorganisms. 2024;12:1493.
43. Lei Y, Sun X, Ruan T et al. Effects of probiotics and diet management in patients with irritable bowel syndrome: a systematic review and network meta-analysis. Nutr Ver; 2025. doi: 10.1093/nutrit/nuae217.
44. Zeraattalab-Motlagh S, Ranjbar M, Mohammadi H et al. Nutritional interventions in adult patients with irritable bowel syndrome: an umbrella review of systematic reviews and meta-analysis of randomized clinical trials. Nutr Ver. 2025;83:e1343-e1354.
45. Yu Q, Wang D, Dong P et al. Probiotics combined with trimebutine for the treatment of irritable bowel syndrome patients: a systematic review and meta-analysis. J Gastroenterol Hepatol. 2025;40:677-91.

46. Black CJ, Ford AC. An evidence-based update on the diagnosis and management of irritable bowel syndrome. Exp Rev Gastroenterol Hepatol. 2025;19:227-42.
47. Matsuura N, Kanayama M, Watanabe Y et al. Effect of personalized prebiotic and probiotic supplements on the symptoms of irritable bowel syndrome: an open-label, single-arm, multicenter clinical trial. Nutrients. 2024;16:3333.
48. Su GL, Ko CW, Bercik P et al. AGA clinical practice guidelines on the role of probiotics in the management of gastrointestinal disorders. Gastroenterology. 2020;159:697-705.
49. Lacy BE, Pimentel M, Brenner DM et al. ACG clinical guideline: management of irritable bowel syndrome. Am J Gastroenterol. 2021;116:17-44.
50. Gwee KN, Gonlachanvit S, Ghoshal UC et al. Second Asian consensus on irritable bowel syndrome. J Neurogastroenterol Motil. 2019;25:343-62.
51. Guarner F, Sanders ME, Szajewska H et al. World Gastroenterology Organisation global guidelines: probiotics and prebiotics. J Clin Gastroenterol. 2024;58:533-53.
52. Szajewska H, Canani RB, Domellöf M et al. Probiotics for the management of pediatric gastrointestinal disorders: position paper of the ESPGHAN special interest group on gut microbiota and modifications. JPGN. 2023;76:232-47.
53. Moayyedi P, Andrews CN, MacQueen G et al. Canadian Association of Gastroenterology clinical practice guideline for the management of irritable bowel syndrome (IBS). J Can Assoc Gastroenterol. 2019;2:6-29.
54. Vasant DH, Paine PA, Black CJ et al. British Society of Gastroenterology guidelines on the management of irritable bowel syndrome. Gut. 2021;70:1214-40.
55. Barbara G, Cremon C, Bellini M et al. Italian guidelines for the management of irritable bowel syndrome: joint consensus from the Italian Societies of: Gastroenterology and Endoscopy (SIGE), Neurogastroenterology and Motility (SINGEM), Hospital Gastroenterologists and Endoscopists (AIGO), Digestive Endoscopy (SIED), General Medicine (SIMG), Gastroenterology, Hepatology and Pediatric Nutrition (SIGENP) and Pediatrics (SIP). Dig Liver Dis. 2023;55:187-207.
56. Ghoshal UC, Sachdeva S, Pratap N et al. Indian consensus statements on irritable bowel syndrome in adults: a guideline by the Indian Neurogastroenterology and Motility Association and jointly supported by the Indian Society of Gastroenterology. Indian J Gastroenterol. 2023;42:249-73.
57. Wang XJ, Thakur E, Shapiro J. Non-pharmaceutical treatments for irritable bowel syndrome. BMJ. 2024;387:e075777.
58. Ianiro G, Eusebi LH, Black CJ et al. Systematic review with meta-analysis: efficacy of faecal microbiota transplantation for the treatment of irritable bowel syndrome. Aliment Pharmacol Ther. 2019;50:240-8.
59. Lo S, Hung T, Lin Y et al. Clinical efficacy and safety of faecal microbiota transplantation in the treatment of irritable bowel syndrome: a systematic review, meta-analysis and trial sequential analysis. Eur J Med Res. 2024;29:464.

Doença Celíaca – *Insights* do Microbioma, Disbiose e Probióticos

Vera Lucia Sdepanian

Introdução

A doença celíaca (DC) é uma doença sistêmica imunomediada que acomete indivíduos geneticamente predispostos, expostos ao glúten e a outros fatores ambientais.[1] O glúten é a principal proteína do trigo, do centeio e da cevada.[1]

A prevalência dessa doença é alta, acometendo cerca de 1% da população em muitas partes do mundo.[2,3] No Brasil, estudos populacionais avaliando doadores de sangue demonstraram que a DC também não deve ser considerada rara, com prevalência igual a 1:214, 1:273, 1:417 e 1:681 em quatro estudos com doadores de sangue, nas cidades de São Paulo, Ribeirão Preto, Curitiba e Brasília, respectivamente.[4-7]

A DC tem amplo espectro de manifestações clínicas. Os sintomas gastrointestinais são comuns na infância. Apresentam-se como diarreia, vômitos, distensão abdominal, flatulência, dor abdominal e constipação.[8] Os sintomas extraintestinais são a anemia ferropriva refratária à ferroterapia oral, anemia por deficiência de folato ou de vitamina B12, baixa estatura, redução da densidade mineral óssea, retardo do desenvolvimento puberal, hipoplasia do esmalte dentário, aumento de enzimas hepáticas, estomatite, irritabilidade, fadiga, artralgia e artrites, abortos de repetição, infertilidade, irregularidade menstrual, manifestações psiquiátricas, ataxia, neuropatia e epilepsia.[8]

O diagnóstico da DC se baseia na combinação de achados clínicos, sorológicos – anticorpos antitransglutaminase da classe IgA, anticorpo antiendomísio da classe IgA, anticorpo antigliadina deaminada da classe IgA e IgG – e histológicos.[1] A lesão histológica que deve ser considerada na prática clínica como característica da DC é aquela com presença de atrofia vilositária, portanto Marsh tipo III ou IV.[1]

O tratamento da DC deve ser instituído apenas quando o diagnóstico for precisamente estabelecido. Consiste na retirada do glúten da dieta de modo completo e permanente.[1] É fundamental que essa restrição seja iniciada somente após o diagnóstico de DC ser estabelecido. O glúten nunca deve ser retirado da alimentação antes da realização dos exames necessários para confirmar o diagnóstico de DC.

Microbiota e doença celíaca

Há evidência científica crescente de que um microbioma humano normal promove uma série de benefícios ao hospedeiro, como imunidade saudável e prevenção de doenças autoimunes.[9]

A interação entre fatores ambientais, genéticos e microbiota intestinal (MI) contribuem para a integridade do intestino e a homeostase do sistema imune intestinal.[10]

A MI pode ter impacto na patogênese da DC ao desempenhar as seguintes funções:[10]

1. Modular a digestão dos peptídeos do glúten, agindo na aquisição de tolerância ao antígeno.
2. Influenciar na permeabilidade intestinal com expressão das *tight junction*.
3. Promover maturação da mucosa epitelial.
4. Regular a atividade do sistema imune via estímulo à expressão de citocinas pró e anti-inflamatórias.

Diversos estudos que avaliaram a microbiota fecal, salivar e duodenal de pacientes com DC utilizaram diferentes metodologias quanto à análise microbiológica, tamanho de amostra e característica dos pacientes e obtiveram resultados variados.[11]

A maioria das pesquisas observacionais em crianças e adultos com DC mostrou alterações na composição da MI em comparação aos indivíduos-controle e concluiu que os pacientes com essa condição apresentam desequilíbrio da microbiota.[10-11] Segundo os trabalhos publicados, a microbiota dos pacientes com DC parece caracterizar-se por aumento da quantidade de *Bacteroides* spp., *Escherichia coli*, Proteobacteria e *Staphylococcus*, além de redução de *Bifidobacterium* spp. e *Lactobacillus* spp.[12] Há forte evidência científica de que o gênero *Bacteroides* está aumentado na microbiota dos pacientes com DC, todavia as evidências são decrescentes para os demais micro-organismos anteriormente descritos.[12]

Pacientes com DC, geralmente, apresentam presença reduzida de bactérias benéficas, particularmente espécies anti-inflamatórias de *Bifidobacterium*.[13] No entanto, alguns estudos não relatam diferenças significativas na composição da MI entre indivíduos com e sem DC, indicando uma controvérsia com outros estudos.[13]

Um estudo avaliou os perfis da microbiota fecal em pacientes pediátricos iranianos com DC, revelando alterações na composição da microbiota em comparação com controles saudáveis.[14] Segundo esse trabalho, *Bifidobacterium* e Enterobacteriaceae mostraram uma correlação significativa com a expressão de genes relacionados às *tight junctions*.[14] Os pacientes com DC ativa tiveram uma maior abundância relativa dos filos Firmicutes e Actinobacteria em comparação aos indivíduos com DC tratados. A abundância relativa dos gêneros *Veillonella* e *Staphylococcus* foi menor em pacientes com DC ativa em comparação aos controles.[14]

A composição da microbiota fecal de adultos do noroeste da China com DC mostrou maior abundância de *Streptococcus, Lactobacillus, Veillonella e Allisonella*, enquanto *Ruminococcus, Faecalibacterium, Blautia, Gemmiger* e *Anaerostipes* estavam diminuídos, indicando diferenças significativas na microbiota em comparação com controles saudáveis.[15]

A composição da MI em pacientes com DC pode variar dependendo da região do intestino. Estudos demonstraram que a microbiota duodenal de pacientes com DC caracteriza-se por abundância de bactérias Gram-negativas, como *Escherichia coli* e espécies do gênero *Bacteroides*, que estão associadas à inflamação e disfunção de barreira.[16,17]

Entretanto, ainda não se sabe se a disbiose da MI em pacientes com DC precede o início da doença ou se é uma consequência dela. Ou seja, não há evidências que estabeleçam uma relação de causa e efeito do desequilíbrio da microbiota e a ocorrência da DC.[9]

Dieta livre de glúten e microbioma

Especula-se que a dieta sem glúten também poderia ser responsável por desequilibrar a MI, uma vez que essa restrição alimentar acarretaria redução do consumo de frutanos (polissacarídeos presentes no trigo com ação prebiótica), que são fonte de energia para a microbiota.[9]

A dieta livre de glúten restaura parcialmente a MI e enquanto um grande número de enterobactérias e estafilococos são restaurados, demais alterações, como a redução de *Bifidobacterium* e *Lactobacillus* e o aumento de *Bacteroides*, Enterobacteriaceae e *Escherichia coli*, persistem.[18]

Uma revisão sistemática mostrou que a microbiota de amostras de fezes e de biópsias duodenais de pacientes com DC em dieta sem glúten foi similar à do grupo-controle.[19] Entretanto, não se observou restauração completa dessas microbiotas.[19] Pacientes com DC em dieta sem glúten apresentaram menor abundância de *Bifidobacterium* e aumento de *Bacteroides* em comparação com indivíduos saudáveis.[19] Pacientes com DC não tratados tiveram maior prevalência de Staphylococcaceae, indicando alteração na composição da microbiota associada à doença.[19] Apesar de a dieta sem glúten não ser capaz de restaurar totalmente a abundância de micro-organismos comensais, o tratamento foi associado com maior abundância de bactérias benéficas e com menor presença de bactérias patogênicas associadas à DC em dieta com glúten.[19]

Genética da doença celíaca e microbioma

É difícil determinar a influência isolada do genótipo na identidade da MI sem considerar a interação com fatores ambientais.[20]

Os estudos com gêmeos monozigóticos e dizigóticos não demonstraram papel determinante do genótipo na composição da MI, o que mantém esse assunto ainda controverso.[20]

Em um estudo com lactentes em aleitamento materno exclusivo, com predisposição genética para DC (HLA, do inglês *human leukocyte antigens* [DQ2] presente), observou-se uma MI com aumento dos filos Firmicutes (especialmente *Clostridium*) e Proteobacteria (principalmente Enterobacteriaceae e *Raoultella*), além de redução do filo Actinobacteria (especialmente *Bifidobacterium* e *Corynebacterium*).[21] Entretanto, ainda não se sabe o papel do genótipo na MI, o que poderá ser elucidado em estudos de acompanhamento de uma população com risco genético para DC e outra população sem risco genético.[20]

Prebióticos e doença celíaca

Os prebióticos podem oferecer benefícios potenciais para indivíduos com DC, promovendo restauração da MI e melhora da saúde gastrointestinal.

Um estudo randomizado, placebo-controlado, avaliou o efeito da suplementação com oligofrutose enriquecida por inulina durante 3 meses, em crianças com DC em tratamento com dieta isenta de glúten, e demonstrou um aumento significante na quantidade de bifidobactérias.[22]

Os prebióticos poderiam estimular o crescimento de bactérias benéficas, como *Bifidobacterium* e *Lactobacillus*, que, geralmente, estão diminuídas nos pacientes com DC.[23] Essas bactérias podem ajudar na pré-digestão do glúten e na redução da inflamação, potencialmente aliviando os sintomas associados à exposição ao glúten.[23] Apesar das descobertas promissoras, as evidências que apoiam o uso clínico de prebióticos na DC permanecem insuficientes, necessitando de mais pesquisas para estabelecer benefícios definitivos.[23]

Probióticos e DC

Um estudo randomizado controlado demonstrou que o uso de *Bifidobacterium longum* CECT 7347, durante 3 meses, em crianças recém-diagnosticadas com DC em dieta sem glúten, diminuiu a quantidade de *Bacteroides fragilis* e Enterobacteriaceae.[24]

Outro estudo randomizado controlado avaliou a eficácia da administração das cepas *Bifidobacterium breve* B632 e BR03 por 3 meses e observou aumento de Actinobacteria e restauração da relação Firmicutes/Bacteroidetes (F/B).[25]

Hakansson *et al.* (2019) administraram *Lactobacillus plantarum* HEAL9 e *Lactobacillus paracasei* 8700:2 em crianças com DC ativa antes do diagnóstico e do tratamento com dieta sem glúten com o objetivo de avaliar as propriedades imunomoduladoras dos probióticos. Esse ensaio clínico, randomizado, duplo-cego e controlado por placebo teve duração de 6 meses e apresentou como principal desfecho que a administração oral diária de probióticos pode modular a resposta imunológica periférica.[26]

Embora os trabalhos mostrem alguma vantagem no uso de probióticos no tratamento da DC, estudo de monitorização quanto à presença de glúten nesses produtos demonstrou que 55% dos 22 probióticos rotulados como "sem glúten" continham glúten em uma quantidade superior a 20 ppm, que seria a dosagem limite aceitável para que um alimento seja considerado "sem glúten".[27]

Um estudo prospectivo, randomizado e controlado, conduzido com pacientes com DC em dieta isenta de glúten e com sintomas de síndrome de intestino irritável (SII), avaliou o uso de uma mistura de probióticos – *Lactobacillus casei* LMG 101/37 P-17504, *Lactobacillus plantarum* CECT 4528, *Bifidobacterium animalis* subsp. *lactis* Bi1 LMG P-17502, *Bifidobacterium breve* Bbr8 LMG P-17501 e *Bifidobacterium breve* Bl10 LMG P-17500, durante 6 semanas. O estudo mostrou redução significativa dos sintomas de SII.[28]

Em outro estudo duplo-cego, randomizado e controlado, pacientes adultos com DC em dieta sem glúten há pelo menos 2 anos receberam *Bifidobacterium infantis* NLS *super strain* (*B. infantis* NLS-SS) ou placebo por 3 semanas, com posterior tratamento *cross-over* após período de *wash-out* de 2 semanas.[29] Verificou-se, nos pacientes tratados com probiótico, aumento da abundância de *Bifidobacterium infantis* na MI, assim como redução da abundância de *Ruminococcus* spp. e *Bifidobacterium adolescentis*.[29] Os pacientes muito sintomáticos apresentaram redução significativa dos sintomas após o tratamento de 3 semanas com *Bifidobacterium* em comparação ao grupo placebo.[29]

Um estudo indicou que a administração de probióticos aumentou significativamente a abundância relativa de bactérias benéficas, o que resultou na melhora da saúde intestinal.[30] Após administração, por 12 semanas, de uma mistura probiótica que incluiu 10^9 unidades formadoras de colônia – UFCs/cápsula de *Lactobacillus* spp., *Bifidobacterium* spp. e *Streptococcus thermophilus*, os pacientes com DC relataram menor gravidade de sintomas como fadiga, dor muscular, inchaço e sensação de gases em comparação ao grupo placebo, com redução significativa da fadiga nas semanas 8 e 12 entre os pacientes que receberam a suplementação probiótica.[30] Também, exceto para *Staphylococcus* spp., esse estudo mostrou aumento relativo de Bacteroidetes, *Lactobacillus* spp., *Bifidobacterium* spp., *Clostridium cluster I*, Enterobacteriaceae e Firmicutes naqueles que receberam a suplementação probiótica.[29] Portanto, a terapia com probióticos foi capaz de modificar a composição da MI e reduzir sintomas gastrointestinais.[30]

Uma revisão sistemática com metanálise que avaliou o efeito da suplementação de probióticos na DC observou que *Bifidobacterium breve* e *Bifidobacterium infantis* foram as espécies mais usadas, estando presentes em três de quatro estudos que utilizaram uma única cepa.[31] Outras espécies como *Bifidobacterium bifidum*, *Bifidobacterium animalis*, *Bifidobacterium lactis* e *Bifidobacterium longum* também foram estudadas, porém somente *B. breve, B. infantis* e *B. longum* puderam ser detectadas nas fezes dos participantes.[31] Estudos com *B. infantis* demonstraram melhora na imunidade e alívio dos sintomas em pacientes muito sintomáticos.[31] Todas as cepas de *Lactobacillus* utilizadas foram detectadas no trato intestinal, com exceção de *L. paracasei*, que foi incluída em um único estudo.[31] Embora alguns estudos tenham reportado melhora nos sintomas gastrointestinais com o uso de antibióticos, nenhum deles alcançou significância estatística.[31] Apesar dos diversos estudos que utilizaram probióticos e simbióticos nos pacientes com DC, outros trabalhos são necessários para identificar aqueles mais efetivos nessa população.[31]

É possível, ainda, que a espécie *Bacteroides vulgatus* exerça um papel protetor em relação ao risco de perda de tolerância ao glúten nos indivíduos com risco para DC.[32] Essa evidência mostra que novos estudos sobre a MI de pacientes com DC poderão ser úteis para promover estratégias de prevenção e tratamento dessa doença.[33]

Por fim, ressalta-se que a disbiose está presente na DC, manifestando-se com uma redução de micro-organismos benéficos, como *Lactobacillus* e *Bifidobacterium*, e aumento de patógenos, como *Escherichia coli*. Essa disbiose persiste em vários estágios da doença e é apenas parcialmente corrigida com adoção da dieta sem glúten.[34]

Conclusões

1. A MI muito provavelmente participa da inflamação ocasionada pelo glúten.
2. Embora algumas alterações da MI já tenham sido constatadas por biópsia ou em amostras de fezes, como o aumento de *Bacteroides* spp. e a redução de *Bifidobacterium* spp., ainda não há uma composição característica da microbiota dos pacientes com DC.
3. Algumas alterações da microbiota são revertidas com a dieta sem glúten, enquanto outras não se modificam.
4. Alguns probióticos de eficácia comprovada podem beneficiar os pacientes com DC, porém, até o momento, não há justificativa para sua recomendação na prática clínica.

Referências bibliográficas

1. Hill ID, Fasano A, Guandalini S, Hoffenberg E, Levy J, Reilly N et al. Naspghan clinical report on the diagnosis and treatment of gluten related disorders. J Pediatr Gastroenterol Nutr. 2016;63(1):156-65.
2. Rostom A, Murray JA, Kagnoff MF. American gastroenterological association (AGA) Institute technical review on the diagnosis and management of celiac disease. Gastroenterology. 2006;131(6):1981-2002.
3. Green PH, Cellier C. Celiac disease. N Engl J Med. 2007;357(17):1731-43.
4. Oliveira RP, Sdepanian VL, Barreto JA, Cortez AJ, Carvalho FO, Bordin JO et al. High prevalence of celiac disease in Brazilian blood donor volunteers based on screening by IgA antitissue transglutaminase antibody. Eur J Gastroenterol Hepatol. 2007;19(1):43-9.

5. Melo SB, Fernandes MI, Peres LC, Troncon LE, Galvão LC. Prevalence and demographic characteristics of celiac disease among blood donors in Ribeirão Preto, State of São Paulo, Brazil. Dig Dis Sci. 2006;51(5):1020-5.
6. Pereira MA, Ortiz-Agostinho CL, Nishitokukado I, Sato MN, Damião AO, Alencar ML et al. Prevalence of celiac disease in an urban area of Brazil with predominantly European ancestry. World J Gastroenterol. 2006;12(40):6546-50.
7. Gandolfi L, Pratesi R, Cordoba JC, Tauil PL, Gasparin M, Catassi C. Prevalence of celiac disease among blood donors in Brazil. Am J Gastroenterol. 2000;95(3):689-92.
8. Husby S, Koletzko S, Korponay-Szabó I, Kurppa K, Mearin ML, Ribes-Koninckx C et al. European Society Paediatric Gastroenterology, Hepatology, and Nutrition guidelines for the diagnosing coeliac disease 2020. J Pediatr Gastroenterol Nutr. 2020;70(1):141-57.
9. Krishnareddy S. The microbiome in celiac disease. Gastroenterol Clin North Am. 2019;48(1):115-26.
10. Cenit MC, Olivares M, Codoñer-Franch P, Sanz Y. Intestinal microbiota and celiac disease: cause, consequence or co-evolution? Nutrients. 2015;7(8):6900-23.
11. Cristofori F, Indrio F, Miniello VL, De Angelis M, Francavilla R. Probiotics in celiac disease. Nutrients. 2018;10(12):2-13.
12. Sanz Y. Microbiome and gluten. Ann Nutr Metab. 2015;67(2):28-41.
13. Rossi RE, Dispinzieri G, Elvevi A, Massironi S. Interaction between gut microbiota and celiac disease: from pathogenesis to treatment. Cells. 2023;12(6):823.
14. Mahmoudi Ghehsareh M, Asri N, Gholam-Mostafaei FS, Houri H, Forouzesh F, Ahmadipour S et al. The correlation between fecal microbiota profiles and intracellular junction genes expression in young Iranian patients with celiac disease. Tissue Barriers. 2024:2347766.
15. Shi T, Feng Y, Liu W, Liu H, Li T, Wang M et al. Characteristics of gut microbiota and fecal metabolomes in patients with celiac disease in Northwest China. Front Microbiol. 2022;13:1020977.
16. Manoogian J, Butcher JH, Li J, Mack DR, Stintzi A. A233 characterization of the duodenal microbiome in pediatric celiac and inflammatory bowel disease patients. J Can Assoc Gastroenterol. 2022;5(1):124-5.
17. Girón Fernández-Crehuet F, Tapia-Paniagua S, Morinigo-Gutiérrez MA, Navas-López VM, Serrano MJ, Blasco-Alonso J et al. La composición de la microbiota duodenal en niños con enfermedad celíaca active está influenciada ppor el grado de enteropatía (The duodenal microbiota composition in children with active coeliac disease is influenced by the degree of enteropathy). An Pediatr (Barc). 2016;84(4):224-30.
18. De Palma G, Nadal I, Collado MC, Sanz Y. Effects of a gluten-free diet on gut microbiota and immune function in healthy adult human subjects. Br J Nutr. 2010;102(8):135-37.
19. Kaliciak I, Drogowski K, Garczyk A, Kopeć S, Horwat P, Bogdański P et al. Influence of gluten-free diet on gut microbiota composition in patients with coeliac disease: a systematic review. Nutrients. 2022;14(10):2083.
20. Verdu EF, Galipeau HJ, Jabri B. Novel players in coeliac disease pathogenesis: role of the gut microbiota. Nat Rev Gastroenterol Hepatol. 2015;12(9):497-506.
21. Olivares M, Neef A, Castillejo G, Palma GD, Varea V, Capilla A et al. The HLA-DQ2 genotype selects for early intestinal microbiota composition in infants at high risk of developing coeliac disease. Gut. 2015;64(3):406-17.
22. Drabińska N, Jarocka-Cyrta E, Markiewicz LH, Krupa-Kozak U. The effect of oligofructose-enriched inulin on faecal bacterial counts and microbiota-associated characteristics in celiac disease children following a gluten-free diet: results of a randomized, placebo-controlled trial. Nutrients. 2018;10(2):2-11.
23. Marasco G, Cirota GG, Rossini B, Lungaro L, Di Biase AR, Colecchia A et al. Probiotics, prebiotics and other dietary supplements for gut microbiota modulation in celiac disease patients. Nutrients. 2020;12(9):2674-90.
24. Olivares M, Castillejo G, Varea V, Sanz Y. Double-blind, randomised, placebo-controlled intervention trial to evaluate the effects of Bifidobacterium longum CECT 7347 in children with newly diagnosed coeliac disease. Br J Nutr. 2014;112(1):30-40.
25. Quagliariello A, Aloisio I, Bozzi Cionci N, Luiselli D, D'Auria G et al. Effect of bifidobacterium breve on the intestinal microbiota of coeliac children on a gluten free diet: a pilot study. nutrients. 2016;8(10):2-16.

26. Hakansson A, Aronsson CA, Brundin C, Oscarsson E, Molin G, Agardh D. Effects of lactobacillus plantarum and lactobacillus paracasei on the peripheral immune response in children with celiac disease autoimmunity: a ransomized, double-blind, placebo-controlled clinical trial. Nutrients. 2019;11(8):1-12.
27. Nazareth S, Lebwohl B, Voyksner JS, Green PH. Widespread contamination of probiotics with gluten, detected by liquid chromatography-mass spectrometry. Gastroenterology. 2015;148(4):S28.
28. Francavilla R, Piccolo M, Francavilla A, Polimeno L, Semeraro F, Cristofori F et al. Clinical and microbiological effect of a multispecies probiotic supplementation in celiac patients with persistent ibs type symptoms: a randomized, double-blind, placebo-controlled, multicenter trial. J Clin Gastroenterol. 2019;53(3):e117-25.
29. Smecuol E, Constante M, Temprano MP, Costa AF, Moreno ML, Pinto-Sanchez MI et al. Effect of bifidobacterium infantis NLS super strain in symptomatic coeliac disease patients on long-term gluten-free diet- an exploratory study. Benef Microbes. 2020;11(6):527-34.
30. Soheilian Khorzoghi M, Rostami-Nejad M, Yadegar A, Dabiri H, Hadadi A, Rodrigo L. Impact of probiotics on gut microbiota composition and clinical symptoms of coeliac disease patients following gluten-free diet. Contemp Clin Trials Commun. 2023;35:101201.
31. Mozafarybazargany M, Khonsari M, Sokoty L, Ejtahed HS, Qorbani M. The effects of probiotics on gastrointestinal symptoms and microbiota in patients with celiac disease: a systematic review and meta--analysis on clinical trials. Clin Exp Med. 2023;23(6):2773-88.
32. Matera M, Guandalini S. How the microbiota may affect celiac disease and what we can do. Nutrients. 2024;16(12):1882.
33. Leonard MM, Camhi S, Huedo-Medina TB, Fasano A. Celiac disease genomic, environmental, microbiome, and metabolomic (CDGEMM) study design: approach to the future of personalized prevention of celiac disease. Nutrients. 2015;7(11):9325-36.
34. Catassi G, Lener E, Grattagliano MM, Motuz S, Zavarella MA, Bibbò S et al. The role of microbiome in the development of gluten-related disorders. Best Pract Res Clin Gastroenterol. 2024;72:101951.

25

Eixo Intestino-Fígado – Explorando Disbiose em Doenças Hepáticas

Rosangela Passos de Jesus
Lucivalda Pereira Magalhães de Oliveira
Ramona Baqueiro Boulhosa
Lourianne Cavalcante
Jozélio Freire de Carvalho
José Tadeu Stefano
Sebastião Mauro Bezerra Duarte
Claudia Pinto Marques Souza de Oliveira

Introdução

O eixo intestino-fígado refere-se à interação bidirecional entre o intestino, o fígado e a microbiota intestinal (MI), mediada por sinais provenientes de fatores dietéticos, genéticos e ambientais. Essa comunicação ocorre por meio da veia porta, que transporta substâncias intestinais diretamente ao fígado, e pela retroalimentação hepática, que envolve a bile e a secreção de anticorpos para o intestino.[1]

O desequilíbrio no eixo intestino-fígado pode alterar a MI, favorecendo o desenvolvimento e a progressão de doenças hepáticas. Essas alterações podem afetar a barreira intestinal por meio de metabólitos bacterianos de modo a provocar translocação bacteriana, endotoxemia, alterações hormonais, disfunções no metabolismo de ácidos biliares secundários (ABs) e aumento na produção de citocinas pró-inflamatórias.[2]

A MI contribui significativamente para o *pool* de metabólitos presentes na circulação sistêmica humana, apresentando um efeito bioativo sistêmico com funções inflamatórias e metabólicas.[3] Em razão das características anatômicas do eixo intestino-fígado, o fígado é constantemente exposto ao estresse metabólico causado por bactérias e seus metabólitos. A MI está envolvida no metabolismo lipídico da dieta, podendo gerar metabólitos tóxicos que favorecem a inflamação hepática. Além disso, a MI pode induzir o acúmulo de gordura no fígado por mecanismos indiretos, como a regulação do apetite, a extração de calorias da dieta, o gasto de energia e o armazenamento de lipídios. Outros mecanismos implicados na progressão das doenças hepáticas incluem a produção de ABs secundários a partir dos primários, que são tóxicos para o fígado e podem induzir inflamação e estresse oxidativo, bem como a alteração na secreção de hormônios intestinais, como o peptídeo semelhante ao glucagon-1 (GLP-1), que regula o metabolismo da glicose e dos lipídios.[4] A secreção alterada de hormônios intestinais contribui para o desenvolvimento da resistência à insulina (RI), frequentemente associada à disbiose intestinal e ao aumento da permeabilidade intestinal. Esse processo resulta na translocação de produtos bacterianos, como lipopolissacarídeos (LPSs), para o fígado. O LPS, um componente da membrana externa de bactérias Gram-negativas, pode induzir inflamação de baixo grau e estimular a produção de citocinas pró-inflamatórias, que favorecem a progressão da inflamação e do estresse oxidativo hepático.[5]

O comprometimento da barreira intestinal pode ser induzido principalmente por infecções bacterianas, estresse oxidativo, exposição crônica ao álcool, alérgenos e disbiose, e está associado ao desenvolvimento de diversas patologias, incluindo as doenças hepáticas (Figura 25.1).[6]

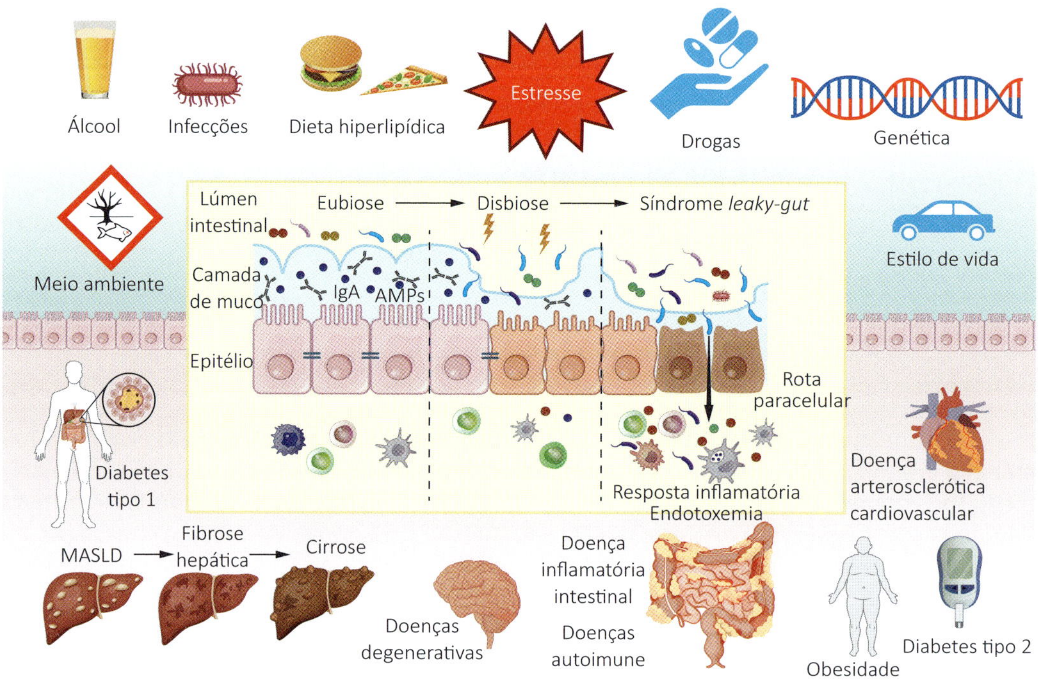

Figura 25.1. Fatores determinantes da disfunção da barreira intestinal e suas consequências para doenças sistêmicas.

Fonte: Adaptada de Di Vincenzo F, Del Gaudio A, Petito V et al. Gut microbiota, intestinal permeability, and systemic inflammation: a narrative review. Intern Emerg Med. 2024;19(2):275-93.

Microbiota intestinal e doenças hepáticas crônicas

Doença hepática esteatótica associada à disfunção metabólica

Nos últimos 3 anos, houve uma atualização significativa na terminologia da doença hepática gordurosa não alcoólica (DHGNA), abrangendo tanto a nomenclatura como a definição. Em 2020, um comitê de especialistas internacionais de 22 países introduziu uma nova definição que levou em consideração os fenótipos decorrentes da interação entre predisposição genética, fatores ambientais e componentes da síndrome metabólica (SM), independentemente do consumo de álcool. Assim, a doença passou a ser denominada "doença hepática gordurosa associada à disfunção metabólica" (MAFLD, do inglês *metabolic associated fatty liver disease*).[7] Recentemente, Rinella *et al.* propuseram uma nova terminologia: doença hepática esteatótica associada à disfunção metabólica (MASLD, do inglês *metabolic dysfunction associated steatotic liver disease*). Essa mudança teve como objetivo minimizar as principais limitações dos termos "doença hepática gordurosa não alcoólica" e "esteato-hepatite não alcoólica" (EHNA), de modo a evitar a utilização de uma linguagem estigmatizante associada ao consumo de álcool e ao termo "gordo". Além disso, essa nova nomenclatura não destaca apenas o papel central dos fatores de risco cardiometabólicos na fisiopatologia da doença, mas também substitui o termo "esteato-hepatite não alcoólica" por "esteato-hepatite associada à disfunção metabólica" (MASH, do inglês *metabolic dysfunction-associated steatohepatitis*).[8]

A MASLD é, atualmente, uma das principais causas de doença hepática, com prevalência crescente nos últimos anos, associada ao aumento da obesidade e das doenças metabólicas (RI, dislipidemia, obesidade central e hipertensão arterial sistêmica [HAS]) em países ocidentais. Esse aumento está relacionado principalmente ao estilo de vida sedentário e aos hábitos alimentares inadequados.[9] A prevalência global de MASLD em adultos é estimada em 32%, sendo maior entre homens (40%) do que em mulheres (26%). Nas Américas e no sudeste asiático, essa prevalência ultrapassa 40%. Caso as tendências atuais não sejam controladas, estima-se que esses números aumentem significativamente até 2030 em várias regiões.[10] Além disso, a MASLD pode afetar de 10% a 20% dos indivíduos com peso normal (índice de massa corporal [IMC] entre 18,5 e 24,9 kg/m^2], um grupo frequentemente negligenciado.[11]

A MASLD abrange um espectro de alterações hepáticas que variam desde esteatose simples, caracterizada por depósito de gordura no interior dos hepatócitos, sem inflamação ou fibrose, até casos de MASH, cirrose e carcinoma hepatocelular (CHC), em pacientes sem história de etilismo.[12]

A fisiopatologia da MASLD ainda não está totalmente elucidada. Cerca de 10% a 25% dos pacientes com MASLD desenvolvem MASH[13] e os fatores responsáveis pela progressão de esteatose para MASH ainda permanecem desconhecidos e são temas de extensa investigação. Atualmente, a maioria dos autores acredita na teoria dos múltiplos *hits*. O primeiro *hit* está intimamente associado a múltiplas anormalidades metabólicas, a qual destaca a RI como condição inicial para o acúmulo de ácidos graxos (AGs) nos hepatócitos, uma vez que favorece a lipogênese e inibe a lipólise, o que provoca o aumento excessivo do aporte de AGs no fígado, seguido de uma sequência de eventos (múltiplos *hits*) como o aumento do estresse oxidativo, estresse do retículo endoplasmático, disfunção mitocondrial e endotoxemia crônica.[14]

Fatores endógenos, como a MI, também podem desempenhar papel significativo no desenvolvimento da MASLD. O aumento da permeabilidade intestinal e o supercrescimento bacteriano no intestino delgado (SIBO, do inglês *Small Intestinal Bacterial Overgrowth*), condição na qual níveis elevados do número de bactérias do intestino delgado resultam em distensão abdominal e em outros sintomas comuns relacionados com síndrome do intestino irritável (SII), são frequentes em pacientes com obesidade. Essas condições favorecem a lesão hepática ao aumentar a produção de LPSs derivados de bactérias Gram-negativas intestinais que, por sua vez, ativa a via do fator nuclear kappa B (NF-kb) e induz a produção do fator de necrose tumoral alfa (TNF-a). Esses mecanismos sugerem que a MI pode aumentar a exposição do fígado às endotoxinas, desempenhando um papel importante na progressão de esteatose hepática para MASH.[15] Além disso, o aumento da permeabilidade intestinal induz a translocação bacteriana, permitindo que endotoxinas produzidas por essas bactérias penetrem na veia porta e ativem células inflamatórias por meio de receptores do tipo *toll* (TLRs, do inglês *toll-like receptors*) nos hepatócitos. Esse processo diminui a secreção do fator adiposo induzido pelo jejum (FIAF, do inglês *fasting induced adipose factor*) de modo a aumentar a atividade da lipase lipoprotéica (LPL) e favorecer o influxo de AGs e acúmulo de triglicérides (TGs) no parênquima hepático.[16]

Diversas células hepáticas expressam níveis significativos de TLRs, os quais desempenham papel importante na patogênese de doenças hepáticas crônicas. Especificamente, os *toll-like receptor 2* (TLR2), TLR3 e TLR4 são altamente expressos nas células de Kupffer, nas quais respondem ao estímulo das endotoxinas intestinais, resultando na produção rápida de TNF-a e interleucina 6 (IL-6). Além disso, a expressão de TLRs também é observada nas células epiteliais biliares, células estreladas, hepatócitos e células endoteliais sinusoidais hepáticas, sendo fundamental para os processos fisiopatológicos que promovem doenças hepáticas múltiplas, como hepatite viral, CHC, MASLD, cirrose e fibrose (Figura 25.2).[17,18]

Evidências científicas recentes demonstram que os ácidos graxos de cadeia curta (AGCCs) sintetizados pela MI têm a capacidade de modular a inflamação e, portanto, podem alterar a progressão da esteatose para MASH. Os AGCCs atuam como ligantes dos receptores acoplados à proteína G (Gpr41) e Gpr43, os quais são expressos em vários tipos celulares, incluindo células do sistema imunológico, células endócrinas, adipócitos e células epiteliais intestinais. A ligação dos AGCCs-Gpr41 ou 42 desempenha papel fundamental na modulação e na resolução da resposta inflamatória. A ativação do receptor Gpr43 nos enterócitos, mediada pelos AGCCs, estimula a secreção do hormônio anorexígeno GLP-1, o que resulta na melhoria da sensibilidade à insulina. Além disso, essa interação nos adipócitos pode inibir a ação da insulina, ajudando a prevenir o acúmulo excessivo de gordura nessas células. Portanto, os AGCCs são atualmente reconhecidos como moléculas-chave na regulação do metabolismo energético, na modulação da imunidade, no aumento do tecido adiposo e na regulação da carcinogênese.[19]

Estudos indicam que a MI desempenha papel importante no armazenamento de energia, contribuindo para o aumento da adiposidade e para o desenvolvimento da MASLD. Além disso, a disbiose, a inflamação e a hiperpermeabilidade intestinal estão associadas à progressão da MASH, cirrose descompensada e encefalopatia hepática (EH).[17,29] Zhao *et al.* (2019) demonstraram que, na Europa, indivíduos com MASLD têm maior abundância de *Bradyrhizobium, Anaerococcus, Peptoniphilus, Propionibacterium acnes, Dorea* e *Ruminococcus*, a maioria delas Gram-positivas e associadas a processos inflamatórios, além de baixa abundância de Rikenellaceae em comparação com indivíduos saudáveis. Já na população chinesa, encontrou-se menor abundância de bactérias simbióticas dos gêneros *Lactobacillus* e *Ruminoclostridium* em indivíduos com obesidade e MASLD. Observou-se também que a bactéria comensal *Faecalibacterium prausnitzii*, associada a efeitos anti-inflamatórios, foi a única espécie que apresentou uma abundância diferente entre aqueles com e sem MASLD.[21] Um estudo recente demonstrou que indivíduos sem obesidade com MASH e fibrose entre F2 e F4 apresentam alterações na MI caracterizadas por uma razão logarítmica aumentada de fungos intestinais *Saccharomyces cerevisiae* e *Candida albicans*, em comparação com aqueles com doença leve.[22]

Estudos adicionais corroboram esses achados, sugerindo que a disbiose intestinal pode comprometer a permeabilidade intestinal, aumentar os níveis de metabólitos tóxicos no sangue portal, promover a inflamação hepática e, consequentemente, favorecer o desenvolvimento da MASLD. Além disso, os autores propõem que a modulação farmacológica da MI, com foco no eixo intestino-fígado, pode ser uma abordagem terapêutica promissora e eficaz no tratamento da MASLD.[23,24]

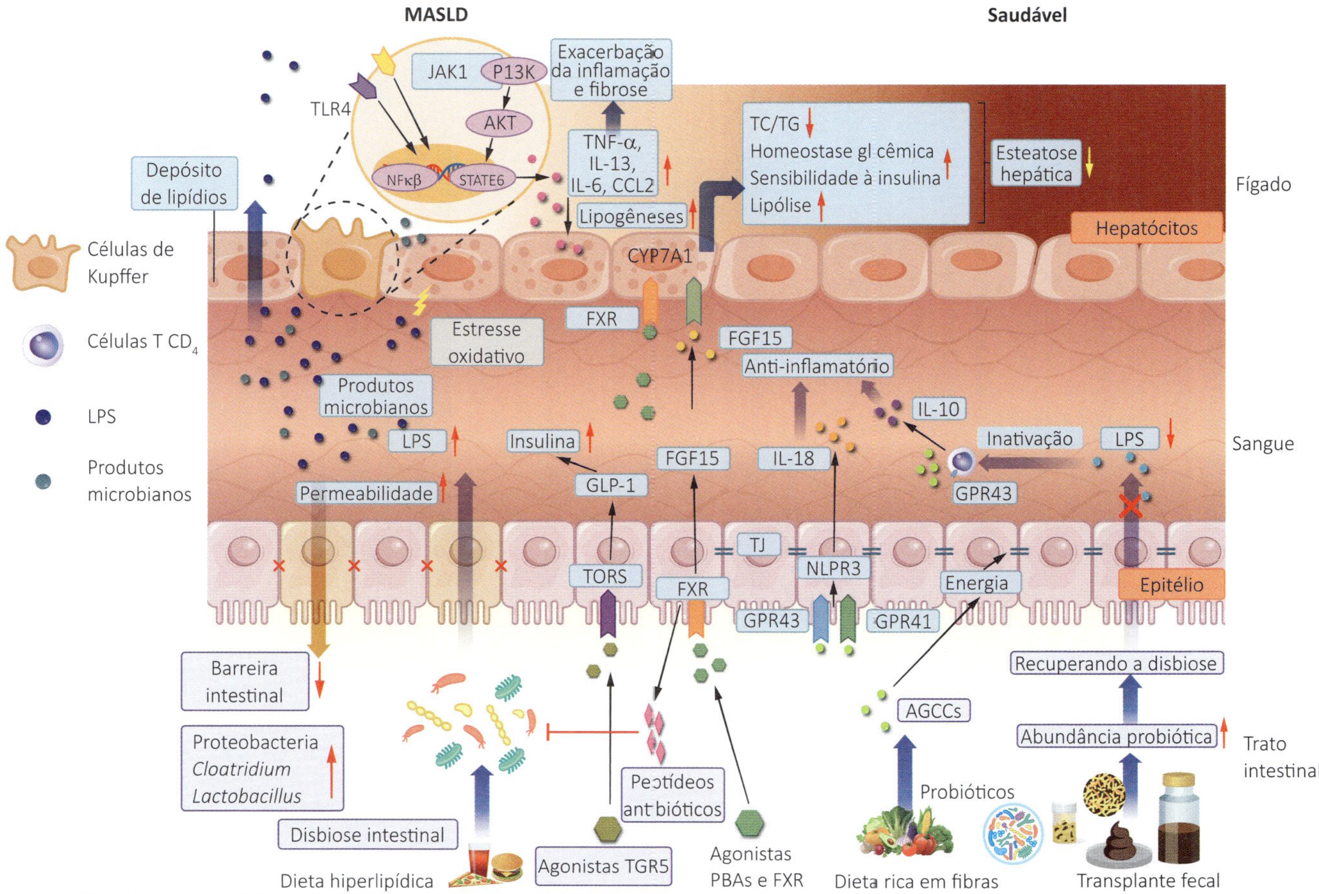

Figura 25.2. A permeabilidade intestinal exacerbada pela disbiose intestinal facilita a translocação de endotoxinas bacterianas para o fígado, intensificando o processo inflamatório e o acúmulo de lipídios, contribuindo para a patogênese da MASLD. Dietas ricas em gordura e pobres em fibras alteram a composição da MI, promovem o aumento da permeabilidade intestinal e induzem a produção de diversas moléculas pró-inflamatórias, como LPS, TMAO, ABs e DNA bacteriano. Essas moléculas exacerbam a inflamação, a fibrose hepática e podem acelerar a progressão da MASLD. O tratamento com agonistas de FXR/TGR5, probióticos e transplante fecal fortalece as junções estreitas intestinais e modula o metabolismo glicídico e lipídico por meio da ativação das vias de sinalização FXR e TGR5, além da inibição das vias TLR4/NF-kB e JAK1/STAT6.

ABs: ácidos biliares secundários; FXR: *farnesoid × receptor*; JAK1: Janus-quinase 1; LPS: lipopolissacarídeo; NF-kb: fator nuclear kappa B; STAT6: transdutor de sinal e ativador de transcrição 6; TGR5: receptor acoplado à proteína G Takeda 5; TMAO: N-óxido de trimetilamina

Fonte: Adaptada de Fang J, Yu CH, Li XJ et al. Gut dysbiosis in nonalcoholic fatty liver disease: pathogenesis, diagnosis, and therapeutic implications. Front Cell Infect Microbiol. 2022;12:997018.

Um estudo com indivíduos magros com MASH demonstrou que, nessa população, a composição da MI é distinta em comparação à de indivíduos com sobrepeso, obesidade e de indivíduos sem MASLD. Além disso, escores de fibrose igual ou superior a 2 foram associados a alterações na composição da MI. No entanto, a ingestão de macronutrientes e calorias não se correlacionou com variações específicas na composição dos micro-organismos intestinais. Esses resultados, entretanto, necessitam ser validados por estudos maiores, incluindo aqueles que estratifiquem as populações de pacientes com base em variáveis como sexo e hábitos alimentares.[25]

Com base nos dados da literatura, podemos considerar a MI como um alvo potencial para o tratamento da esteatose e esteato-hepatite e a utilização de estratégias para modular a MI como tratamento coadjuvante pode ser uma ótima opção para esses pacientes.

Doença hepática alcoólica

A Organização Mundial da Saúde (OMS) considera que indivíduos do sexo masculino ou feminino que ingiram até duas doses de bebida alcoólica por dia ou uma dose por dia, respectivamente, não apresentam maior risco de danos à saúde em comparação aos abstêmios. No entanto, o consumo diário acima desses limites pode induzir problemas psicológicos, sociais e de saúde. O consumo abusivo e crônico de bebidas alcoólicas está associado com alterações da composição da MI, disbiose, aumento da permeabilidade intestinal e consequente translocação dos componentes bacterianos, bactérias e metabólitos para o fígado e circulação sistêmica. Esses fragmentos bacterianos são reconhecidos por células imunes sanguíneas e macrófagos residentes no fígado, ou células de Kupfer, de modo a induzir a liberação de citocinas pró-inflamatórias que atuam como mediadores da inflamação hepática.[26]

A esteatose caracteriza-se pelo acúmulo de TGs no citoplasma dos hepatócitos e ocorre em aproximadamente 80% dos indivíduos que apresentam ingestão excessiva de bebidas alcoólicas, caracterizada pelo consumo diário de etanol igual ou superior a 40 g a 60 g. A ingestão de aproximadamente 50 g de álcool por dia para homens e 30 g para mulheres, durante pelo menos 5 anos, pode estar associada a elevado risco para o desenvolvimento da doença hepática alcoólica (DHA).[27]

A hepatite alcoólica aguda ocorre quando o consumo excessivo de álcool persiste por 15 a 20 anos, podendo estar associada com colestase importante, geralmente mais grave nas mulheres por causa de maior suscetibilidade destas ao consumo excessivo de etanol. Além disso, estima-se que aproximadamente 10% a 15% daqueles indivíduos que ingerem bebidas alcoólicas em excesso podem desenvolver cirrose.[27]

A cirrose alcoólica decorre de inflamação persistente e necrose tecidual em consequência do efeito tóxico do acetaldeído, o que induz a ativação das células de Ito com consequente síntese de colágeno. Esses eventos promovem a deposição de colágeno em torno da veia centrolobular, do espaço porta e no espaço de Disse, isolando grupos de hepatócitos com formação de nódulos de regeneração com tecido fibroso e inativo.[20]

Observa-se que nem todos os pacientes etilistas importantes desenvolvem cirrose. Provavelmente os fatores genéticos do indivíduo e fatores ambientais, como dieta e alteração do microbioma com maior predomínio de gêneros com potencial patogênico, podem estar associados a maior risco para DHA. Evidências científicas sugerem que as endotoxinas bacterianas podem contribuir significativamente para a lesão tecidual induzida por álcool e falência hepática em uma parcela específica daqueles que ingerem bebidas alcoólicas em excesso.[28]

O uso abusivo de álcool promove alterações na composição da microbiota e aumento da permeabilidade intestinal, uma vez que pode reduzir a expressão das proteínas de junção (*tight junctions*) dos enterócitos, como a claudina, ocludina e zonulina. Estudos independentes já demonstraram alteração da função da barreira intestinal em indivíduos dependentes de álcool, o que aumenta a permeabilidade das células do intestino delgado.[17] A hiperpermeabilidade intestinal induzida pelo consumo de álcool está associada com a elevação dos níveis plasmáticos de endotoxina em pacientes alcoolistas, o que aumenta ainda mais a inflamação hepática e sistêmica. O consumo de etanol altera a composição da MI via modulação da síntese de AGCCs e altera a glicosilação da mucina, o que modifica a camada protetora de muco e a proliferação de espécies bacterianas aderentes à mucosa.[26,28]

Estudos têm demonstrado que a ingestão de álcool está associada à redução da diversidade de bactérias produtoras de ácido láctico, especialmente dos gêneros *Lactobacillus*, *Pediococcus*, *Leuconostoc* e *Lactococcus*. Indivíduos etilistas, frequentemente com disbiose e aumento da permeabilidade intestinal, apresentam maior diversidade de bactérias potencialmente patogênicas da família Ruminococcaceae, além de Clostridia e Proteobacteria, em comparação com indivíduos que mantêm a integridade da mucosa intestinal. Por sua vez, a diversidade de bactérias dos gêneros *Dorea* (da família Lachnospiraceae), *Blautia* e *Megasphaera* é maior nesses indivíduos, indicando que a disbiose está associada a lesões induzidas pelo consumo excessivo de álcool. Além disso, os níveis de indóis e fenóis, compostos produzidos por essas bactérias a partir de resíduos proteicos, estão elevados nos consumidores de álcool em excesso.[15,26]

Hepatite viral

Apesar da relevância da MI para o início e o curso clínico de muitas doenças hepáticas crônicas já ter sido demonstrada, o efeito da MI na evolução da hepatite viral crônica ainda permanece incerto.

Acredita-se que a infecção pelo vírus da hepatite B (VHB) e da hepatite C (VHC) cause alterações na composição e no metabolismo da MI residente. No entanto, observa-se que a maioria dos estudos desenvolvidos, até o momento, é de base observacional, tornando-se necessário mais estudos que explorem o mecanismo subjacente das alterações da MI induzidas por VHB e VHC.[29]

Embora a prevalência de infecção crônica por VHB esteja diminuindo, essa infecção ainda é uma etiologia importante de doenças hepáticas crônicas, como cirrose hepática e CHC. Em portadores assintomáticos de VHB, incluindo indivíduos sem cirrose que não necessitam de hospitalização, as alterações na MI raramente foram examinadas.

Nas hepatites virais crônicas, algumas bactérias, como *Escherichia coli, Enterobacteriaceae, Enterococcus faecalis* e *Faecalibacterium prausnitzii*, alteram diretamente o perfil da MI saudável, composta em grande parte por espécies produtoras de ácido láctico intestinal, como *Lactobacillus, Pediococcus, Weissella* e *Leuconostoc.* As principais espécies bacterianas intestinais frequentemente encontradas nas hepatites por vírus B e C (HVB e HVC) são: *Neisseria; Escherichia coli; Enterobacteriaceae; Enterococcus faecalis; Faecalibacterium prausnitzii;* e *Gemella*.[29]

A infecção crônica pelo VHC é causa importante de insuficiência hepática, cirrose, CHC e, em alguns casos, de morte. A maioria dos pacientes com VHC apresenta maior abundância de *Prevotella,* Enterobacteriaceae e Bacteroidetes, associada à redução de Firmicutes. Esse desequilíbrio na MI resulta na elevação acentuada de LPS, o que é sugestivo de translocação microbiana e inflamação durante a progressão da doença.[30]

Grupos bacterianos patogênicos, como Enterobacteriaceae, *Staphylococcus* e *Enterococcus*, têm sido associados à diminuição de ABs em indivíduos cirróticos infectados pelo VHC, os quais se normalizam após tratamento antiviral de ação direta. Adicionalmente, a infecção pelo VHC induz um microambiente intestinal desfavorável, o que reduz Ruminococcaceae e Lachnospiraceae, bactérias que produzem AGCCs importantes para manter a homeostase metabólica, a integridade da barreira intestinal e a diferenciação das células T reguladoras (Tregs), moduladoras essenciais na resposta imune a patógenos.[31]

Colangite esclerosante primária

A colangite esclerosante primária (CEP) é uma doença hepática colestática crônica, caracterizada por estenoses inflamatórias do trato biliar. A patogênese ainda não está totalmente elucidada, mas já foi identificado que os indivíduos apresentam alterações na MI. Geralmente, os pacientes com CEP apresentam disbiose intestinal caracterizada por um aumento das espécies *Klebsiella pneumoniae*, *Proteus mirabilis* e *Enterococcus gallinarum*. Essas bactérias podem comprometer as membranas das células epiteliais, com consequente aumento da permeabilidade intestinal e indução de inflamação hepática caracterizada por uma proporção aumentada de células T auxiliares 17 (TH17). Esse estudo também demonstrou a associação e um possível nexo causal entre MI e CEP.[32]

Foram encontradas associações entre MI e manifestações clínicas específicas em pacientes com CEP. A análise de amostras fecais para identificar a diversidade bacteriana revelou maior predomínio da família Ruminococcaceae e dos gêneros *Prevotella* e *Bacteroides*, bem como menor abundância de bactérias do gênero *Faecalibacterium*, que está associado à melhor integridade da barreira intestinal. Além disso, análises quantitativas permitiram a identificação de táxons relacionados à inflamação, com destaque para o gênero *Enterococcus*, que foi especificamente associado a maior gravidade da obstrução biliar. O perfil quantitativo do microbioma indica maior predomínio dos gêneros *Veillonella* e *Fusobacterium* em pacientes com maior carga inflamatória.[33]

Cirrose

Sabe-se que a passagem de fragmentos de bactérias do lúmen intestinal para o fígado pode impactar negativamente na história natural e na evolução cirrose. A integridade da barreira intestinal é mantida por uma combinação de fatores, incluindo a produção de muco de células caliciformes, produção da imunoglobulina A secretora (IgA-s), ABs e proteínas de adesão como actina, claudina e ocludina. Esses mecanismos são essenciais para impedir o movimento excessivo e desregulado de endotoxinas, como LPS e peptidoglicanos, do intestino para o parênquima hepático por meio da veia porta. Quando o indivíduo apresenta cirrose, a disbiose e o SIBO comprometem esses mecanismos de proteção de modo a promover aumento da translocação bacteriana por meio de absorção trans e paracelulares.[17]

A relação entre alterações no microbioma intestinal, fibrose e cirrose tem sido amplamente estudada. Atualmente, diversas evidências científicas têm demonstrado a relação direta entre disbiose intestinal e pior evolução clínica da cirrose. A disfunção intestinal nesses pacientes, caracterizada por alterações na motilidade e permeabilidade intestinal, SIBO e translocação bacteriana, pode induzir complicações da cirrose como peritonite bacteriana e EH.[16,20]

A relação entre alterações na MI, fibrose, cirrose e suas complicações vem sendo amplamente estudada. Mesmo havendo evidências que a MI do indivíduo cirrótico é diferente da MI das doenças hepáticas crônicas que antecedem esse estágio, ainda não estão claras quais as reais alterações dessa composição microbiana de acordo com a etiologia da doença.[28] Na cirrose compensada, as características da disfunção da barreira intestinal dificilmente diferem entre as etiologias da doença hepática crônica. Em contraste, a ruptura da barreira intestinal na cirrose descompensada decorre da inflamação que gera danos em várias camadas da barreira intestinal, independentemente da etiologia, e é associada à insuficiência hepática e ao fluxo biliar reduzido. A MI e a disfunção da barreira intestinal estão diretamente envolvidas na patogênese da cirrose compensada, enquanto ambas estão relacionadas à frequência e gravidade das complicações na cirrose descompensada, ou seja, infecções bacterianas e EH.[1,28]

A composição da MI de indivíduos com doença hepática crônica avançada é diferente da dos indivíduos saudáveis, especialmente da MI daqueles que apresentam EH. Já foram descritas alterações, como a mudança quantitativa da razão Firmicutes/Bacteroidetes (F/B), predomínio de bactérias de famílias potencialmente patogênicas, como Enterobacteriaceae e Alcaligenaceae, bem como a redução de famílias comensais (Lachnospiraceae). Nos pacientes com cirrose, a elevação das bactérias patogênicas da família Enterobacteriaceae promove aumento da produção de LPS, com consequente aumento da inflamação. Adicionalmente, esses pacientes mostram uma diversidade bacteriana reduzida, aumento do supercrescimento relativo de táxons potencialmente patogênicos como Enterococcaceae, Staphylococcaceae e, especialmente, Enterobacteriaceae e diminuição da abundância relativa de táxons autóctones (residentes) potencialmente benéficos como Lachnospiraceae, *Akkermansia* e Ruminococcaceae. Esse perfil da MI na cirrose acompanha o agravamento da doença, torna-se mais intenso no cenário de descompensação e está associado a um prognóstico pior da doença independentemente de sua etiologia.[6,15]

Os pacientes com cirrose apresentam alterações nas *tight junctions*, como claudina e ocludina, em relação aos indivíduos saudáveis. Observou-se que pacientes com cirrose apresentavam redução das proteínas ocludina e claudina-1, identificadas por meio de imuno-histoquímica realizada em fragmentos das biópsias do duodeno, em relação a indivíduos saudáveis. De maneira interessante, essa alteração na identificação das *tight junctions* estava correlacionada ao grau de disfunção hepática pela classificação de *Child-Pugh*, bem como à presença de varizes esofágicas e ao nível de endotoxemia. O consumo crônico de bebidas alcoólicas reduz a concentração de lecitinas antimicrobianas naturais da mucosa jejunal, como α-defensinas e proteína Reg3, facilitando o crescimento e a translocação bacteriana. A secreção de IgA secretória também se encontra reduzida no jejuno de indivíduos com cirrose alcoólica, o que pode favorecer a translocação bacteriana.[15,17]

Recentemente, vem sendo descrito um microbioma distinto em indivíduos com cirrose, com invasão do intestino por bactérias da cavidade oral. A ligação entre microbiota oral e fígado não parece ser simplesmente uma consequência de fatores de risco comuns e compartilhados, mas impulsionada, em grau substancial, por lesão hepática induzida por infecção oral. O enriquecimento de bactérias potencialmente nocivas da família Lactobacillaceae, de origem bucal, parece estar relacionado a mudanças na microbiota salivar e níveis relativamente baixos de ácido gástrico. Considerando que a cirrose hepática está associada a um comprometimento imunológico multidimensional, com uma alteração imunológica global da mucosa, é possível que a cirrose e a periodontite possam se agravar em um círculo vicioso.[34]

Na cirrose alcoólica, lesões duodenais e jejunais foram documentadas juntamente com aumento do espaço intercelular das *tight junctions* no duodeno distal. Outros comprometimentos dos mecanismos de defesa intestinais, como a redução da IgA e a redução generalizada da imunidade, podem fragilizar ainda mais a barreira intestinal, resultando na translocação de bactérias e de produtos bacterianos como endotoxinas, peptidoglicanos e DNA microbiano, conhecidos como padrões moleculares associados a patógenos (PAMPs, do inglês *pathogen-associated molecular pattern*). Os PAMPs interagem com sensores inatos, incluindo TLRs na superfície das células intestinais, desencadeando uma resposta inflamatória caracterizada pelo aumento da geração de citocinas como IL-1, IL-6, IL-8 e TNF-a. Além disso, bactérias e seus produtos alcançam o fígado pela veia porta e interagem com os TLRs dos hepatócitos e das células de Kupffer, resultando em maior produção de mediadores inflamatórios.[26,28]

Conclusões

O papel da microbiota no eixo intestino-fígado é de fundamental importância uma vez que existe um fluxo bilateral de moléculas e, consequentemente, de informações, tanto do intestino em direção ao fígado como no sentido contrário. Essa inter-relação entre intestino e fígado é facilitada por meio do fluxo ativo de hormônios, intermediários do metabolismo e fragmentos bacterianos, o que pode influenciar diretamente a funcionalidade do parênquima hepático.

Alterações da MI estão relacionadas à patogênese das doenças hepáticas crônicas não virais, desde a esteatose hepática, MASH, cirrose e, por fim, pode resultar em CHC. A disbiose também já foi associada com a evolução mais expressiva da DHA, favorecendo, inclusive, a instalação da cirrose, a partir da hepatite alcoólica. Por outro lado, o efeito da MI na evolução da hepatite viral crônica ainda permanece incerto. Na CEP, apesar de sua patogênese ainda não estar totalmente definida, já foi demonstrado que existem alterações na MI em portadores dessa doença autoimune.

Referências bibliográficas

1. Albillos A, de Gottardi A, Rescigno M. The gut-liver axis in liver disease: Pathophysiological basis for therapy. J Hepatol. 2020;72(3):558-77.
2. Tripathi A, Debelius J, Brenner DA, Karin M, Loomba R, Schnabl B et al. The gut-liver axis and the intersection with the microbiome. Nat Rev Gastroenterol Hepatol. 2018;15(7):397-411.
3. Sun L, Yu Z, Ye X, Zou S, Li H, Yu D et al. A marker of endotoxemia is associated with obesity and related metabolic disorders in apparently healthy Chinese. Diabetes Care. 2010;33(9):1925-32.
4. Bauer KC, Littlejohn PT, Ayala V, Creus-Cuadros A, Finlay BB. Nonalcoholic fatty liver disease and the gut-liver axis: exploring an undernutrition perspective. Gastroenterology. 2022;162(7):1858-75.e2.
5. Gil-Gómez A, Brescia P, Rescigno M, Romero-Gómez M. Gut-Liver axis in nonalcoholic fatty liver disease: the impact of the metagenome, end products, and the epithelial and vascular barriers. Semin Liver Dis. 2021;41(2):191-205.
6. Di Vincenzo F, Del Gaudio A, Petito V, Lopetuso LR, Scaldaferri F. Gut microbiota, intestinal permeability, and systemic inflammation: a narrative review. Intern Emerg Med. 2024;19(2):275-93.
7. Eslam M, Newsome PN, Sarin SK, Anstee QM, Targher G, Romero-Gomez M et al. A new definition for metabolic dysfunction-associated fatty liver disease: An international expert consensus statement. J Hepatol. 2020;73(1):202-9.
8. Rinella ME, Lazarus JV, Ratziu V, Francque SM, Sanyal AJ, Kanwal F et al. A multi-society Delphi consensus statement on new fatty liver disease nomenclature. Ann Hepatol. 2023:101133.
9. Semmler G, Datz C, Reiberger T, Trauner M. Diet and exercise in NAFLD/NASH: beyond the obvious. Liver Int. 2021;41(10):2249-68.
10. Teng ML, Ng CH, Huang DQ, Chan KE, Tan DJ, Lim WH et al. Global incidence and prevalence of nonalcoholic fatty liver disease. Clin Mol Hepatol. 2023;29(Suppl):S32-S42.
11. Long MT, Noureddin M, Lim JK. AGA clinical practice update: diagnosis and management of nonalcoholic fatty liver disease in lean individuals: expert review. Gastroenterology. 2022;163(3):764-74.e1.

12. Farrell GC, Larter CZ. Nonalcoholic fatty liver disease: from steatosis to cirrhosis. Hepatology. 2006;43(2-1):S99-S112.
13. Harrison SA, Torgerson S, Hayashi PH. The natural history of nonalcoholic fatty liver disease: a clinical histopathological study. Am J Gastroenterol. 2003;98(9):2042-7.
14. Lewis JR, Mohanty SR. Nonalcoholic fatty liver disease: a review and update. Dig Dis Sci. 2010;55(3):560-78.
15. Albhaisi SAM, Bajaj JS, Sanyal AJ. Role of gut microbiota in liver disease. Am J Physiol Gastrointest Liver Physiol. 2020;318(1):G84-G98.
16. Hsu CL, Schnabl B. The gut-liver axis and gut microbiota in health and liver disease. Nat Rev Microbiol. 2023;21(11):719-33.
17. Benedé-Ubieto R, Cubero FJ, Nevzorova YA. Breaking the barriers: the role of gut homeostasis in metabolic-associated steatotic liver disease (MASLD). Gut Microbes. 2024;16(1):2331460.
18. Fang J, Yu CH, Li XJ, Yao JM, Fang ZY, Yoon SH et al. Gut dysbiosis in nonalcoholic fatty liver disease: pathogenesis, diagnosis, and therapeutic implications. Front Cell Infect Microbiol. 2022;12:997018.
19. Cong J, Zhou P, Zhang R. Intestinal microbiota-derived short chain fatty acids in host health and disease. Nutrients. 2022;14(9).
20. Won SM, Oh KK, Gupta H, Ganesan R, Sharma SP, Jeong JJ et al. The Link between Gut Microbiota and Hepatic Encephalopathy. Int J Mol Sci. 2022;23(16).
21. Zhao Y, Zhou J, Liu J, Wang Z, Chen M, Zhou S. Metagenome of gut microbiota of children with nonalcoholic fatty liver disease. Front Pediatr. 2019;7:518.
22. Demir M, Lang S, Hartmann P, Duan Y, Martin A, Miyamoto Y et al. The fecal mycobiome in non-alcoholic fatty liver disease. J Hepatol. 2022;76(4):788-99.
23. Song Q, Zhang X. The role of gut-liver axis in gut microbiome dysbiosis associated NAFLD and NAFLD-HCC. Biomedicines. 2022;10(3).
24. Duarte SMB, Stefano JT, Franco LAM, Martins RC, Moraes BDGC, Barbeiro DF et al. Synbiotic supplementation modulates gut microbiota, regulates β-Catenin expression and prevents weight gain in ob/ob mice: preliminary findings. Int J Mol Sci. 2022;23(18).
25. Duarte SMB, Stefano JT, Miele L, Ponziani FR, Souza-Basqueira M, Okada LSRR et al. Gut microbiome composition in lean patients with NASH is associated with liver damage independent of caloric intake: a prospective pilot study. Nutr Metab Cardiovasc Dis. 2018;28(4):369-84.
26. Dukić M, Radonjić T, Jovanović I, Zdravković M, Todorović Z, Kraišnik N et al. Alcohol, Inflammation, and Microbiota in Alcoholic Liver Disease. Int J Mol Sci. 2023;24(4).
27. Singal AK, Anand BS. Recent trends in the epidemiology of alcoholic liver disease. Clin Liver Dis (Hoboken). 2013;2(2):53-6.
28. Trebicka J, Macnaughtan J, Schnabl B, Shawcross DL, Bajaj JS. The microbiota in cirrhosis and its role in hepatic decompensation. J Hepatol. 2021;75(1):S67-S81.
29. Chen B, Huang H, Pan CQ. The role of gut microbiota in hepatitis B disease progression and treatment. J Viral Hepat. 2022;29(2):94-106.
30. Marascio N, De Caro C, Quirino A, Mazzitelli M, Russo E, Torti C et al. The role of the microbiota gut-liver axis during hcv chronic infection: a schematic overview. J Clin Med. 2022;11(19).
31. El-Mowafy M, Elgaml A, El-Mesery M, Sultan S, Ahmed TAE, Gomaa AI et al. Changes of gut-microbiota-liver axis in hepatitis C virus infection. Biology (Basel). 2021;10(1).
32. 32. Lemoinne S, Sabino J, Sokol H. Gut microbiota in PSC: from association to possible causality. Commentary to "Gut pathobionts underlie intestinal barrier dysfunction and liver T helper 17 cell immune response in primary sclerosing cholangitis" by Nakamoto et al. Nature Microbiology, January 2019. Clin Res Hepatol Gastroenterol; 2019.
33. Xu J, Liang R, Zhang W, Tian K, Li J, Chen X et al. Faecalibacterium prausnitzii-derived microbial anti-inflammatory molecule regulates intestinal integrity in diabetes mellitus mice via modulating tight junction protein expression. J Diabetes. 2020;12(3):224-36.
34. Åberg F, Helenius-Hietala J. Oral health and liver disease: bidirectional associations-a narrative review. Dent J (Basel). 2022;10(2).

Eixo Intestino-Fígado – Estratégias Terapêuticas com Prebióticos, Probióticos e Simbióticos

Rosangela Passos de Jesus
Lucivalda Pereira Magalhães de Oliveira
Ramona Baqueiro Boulhosa
Lourianne Cavalcante
Jozélio Freire de Carvalho
José Tadeu Stefano
Sebastião Mauro Bezerra Duarte
Claudia Pinto Marques Souza de Oliveira

Terapia com probióticos nas doenças hepáticas crônicas

Doença hepática esteatótica associada à disfunção metabólica

A prevalência da doença hepática esteatótica associada à disfunção metabólica (MASLD, do inglês *metabolic dysfunction associated steatotic liver disease*), anteriormente descrita como doença hepática gordurosa não alcoólica, permanece elevada, sendo considerada uma justificativa importante para aumento de mortalidade relacionada à doença hepática em âmbito mundial.[1,2]

A MASLD é um problema de saúde global significativo, sendo identificada em aproximadamente 30% da população mundial em virtude da crescente prevalência de fatores de risco metabólicos, como obesidade e diabetes *mellitus* tipo 2 (DM2).[3] Aproximadamente 25% a 30% dos pacientes apresentam evolução para a esteato-hepatite associada à disfunção metabólica (MASH, do inglês *metabolic dysfunction-associated steatohepatitis*), caracterizada por inflamação, apoptose de hepatócitos e desenvolvimento de fibrose hepática, que apresenta potencial progressão para cirrose e carcinoma hepatocelular.[2,3]

A disfunção da barreira intestinal se manifesta como aumento da permeabilidade intracelular, o que permite a translocação de micro-organismos e seus metabólitos, como os lipopolissacarídeos (LPSs), flagelina e outros LPSs para órgãos extra-hepáticos via circulação portal, causando inflamação sistêmica.[4] A disbiose intestinal é caracterizada por um número reduzido de bactérias produtoras de ácidos graxos de cadeia curta (AGCCs), por indução de uma resposta imunológica contra LPSs, altos níveis de bactérias produtoras de etanol e subsequente aumento da síntese de etanol, bem como a conversão de colina em trimetilamina, além de níveis e composição anormais de ácidos biliares (AB) no intestino e no plasma.[5]

Os AGCCs propionato, acetato e butirato são sintetizados a partir da fermentação de moléculas de carboidratos que não foram digeridas pela microbiota intestinal (MI). O butirato é considerado uma excelente fonte de energia para células epiteliais do cólon, além de apresentar propriedades imunomoduladoras e anti-inflamatórias que contribuem para a homeostase da barreira intestinal. O excesso de acetato, no entanto, já foi descrito como obesogênico uma vez que essa molécula pode ser a principal fonte para a extração de energia (aproximadamente 10%) a partir da fermentação dos polissacarídeos complexos presentes na dieta.[6]

Sabe-se que a fermentação de carboidratos não digeríveis da dieta pela microbiota patogênica pode induzir a produção endógena de álcool e que essa produção endógena de etanol impulsionada pela disbiose contribui diretamente para a evolução da MASLD. Esse mecanismo envolve a presença do álcool etílico endógeno nos hepatócitos por meio da veia porta, com consequente metabolização pelas enzimas álcool desidrogenase (ADH) e citocromo P450 (CYP), contribuindo para a disfunção mitocondrial e lesão hepática que pode agravar a MASLD.[6]

Atualmente, sabe-se que existem três enterótipos bacterianos básicos: os gêneros *Prevotella*, *Bacteroides* e *Ruminococcus*. As espécies do gênero *Ruminococcus* são especializadas em degradar carboidratos complexos, como celulose e amido resistente, encontrados em alimentos de origem vegetal, produzindo butirato, que atua como um composto anti-inflamatório. O consumo de nozes também tem sido significativamente associado ao enriquecimento de *Ruminococcus*, e a abundância das espécies desse gênero está associada a indivíduos com baixo índice de massa corporal (IMC) e menor endotoxemia.[7]

Foi demonstrado que a disbiose intestinal impacta significativamente a saúde metabólica e a progressão da MASLD. Pacientes com MASLD no início do processo da doença apresentam composição e função de microbiota diferentes em relação àqueles que já têm MASH e fibrose avançada, caracterizados por alterações na diversidade alfa e beta, na composição bacteriana, fúngica e viral, bem como menor funcionalidade e perfis diferenciados de AB nas fezes e no plasma. À medida que a doença progride para cirrose e suas complicações associadas, as alterações no microbioma se tornam ainda mais significativas e observa-se maior prevalência de patógenos das famílias Enterobacteriaceae e Enterococcaceae associada com menor abundância relativa de táxons comensais. Além disso, com a progressão da doença hepática, observam-se diferenças nas proporções de AB primários e secundários nas fezes, bem como no plasma.[3]

Estudo foi realizado com 19 controles saudáveis e 42 pacientes com MASLD, sendo 26 com diagnóstico de esteatohepatite, para avaliar se a MI e seus metabólitos derivados são alterados à medida que a MASLD progride. Na análise de filos, observaram-se diferenças estatisticamente significativas entre os grupos para razão Firmicutes/Bacteroidetes (F/B); na análise de gêneros, mostrou-se que a abundância de *Bifidobacterium* aumentou à medida que a doença hepática progrediu. No nível de espécie, *Bifidobacterium bifidum* aumentou significativamente no grupo com MASLD, enquanto os níveis de *Bifidobacterium adolescentis, Bifidobacterium catenulatum* e *Bifidobacterium breve* aumentaram diferencialmente à medida que a doença hepática progrediu para a esteatohepatite metabólica. Apesar de modelos experimentais demonstrarem que a quantidade de *Bifidobacterium bifidum* na microbiota está reduzida nos animais com esteatose hepática induzida por dieta ocidentalizada, esses resultados sugerem que essa espécie pode apresentar efeito diferente nos indivíduos com MASLD.[8]

A dieta influencia diretamente a formação da composição, a diversidade e a riqueza da MI dos seres humanos em todos seus ciclos de vida. A interação entre a microbiota e hábitos alimentares é um processo dinâmico no qual a microbiota influencia a resposta do hospedeiro à dieta e, por sua vez, o hospedeiro pode impactar a MI por meio de mudanças nos padrões alimentares. Após 24 horas de transição de uma dieta rica em gordura e de teor reduzido de fibras para uma dieta pobre em gordura e rica em fibras, observou-se alterações perceptíveis na MI. Importante ressaltar que uma dieta equilibrada e saudável é capaz de melhorar a integridade da barreira intestinal, aumentar a produção de muco, reduzir o pH luminal e a translocação de componentes bacterianos na corrente sanguínea.[6,9]

Intervenções no estilo de vida, incluindo dieta e exercícios, são a primeira linha para prevenção primária, gerenciamento da patogênese e tratamento da MASLD.[1,2] Na ausência de tratamentos farmacológicos autorizados para MASLD, as diretrizes clínicas da Associação Europeia para o Estudo do Fígado (EASL) recomendam mudanças no estilo de vida, a exemplo de modificações na dieta e exercícios regulares, como a melhor abordagem terapêutica para o tratamento desses pacientes.[2]

Estratégias dietéticas, como dieta mediterrânea de baixo índice glicêmico, dieta cetogênica e dietas ricas em fibras, demonstraram potencial para melhorar a composição da MI e tratar a disfunção metabólica subjacente à progressão da MASLD.[1,2]

Estudo clínico demonstrou que a adesão à dieta do Mediterrâneo (MED) favorece a eubiose, mantém a integridade da barreira mucosa, aumenta a produção de metabólitos saudáveis como AGCCs, além de promover a proliferação de bactérias intestinais benéficas como *Bifidobacterium e Lactobacillus*.[10] A MED também contribui para ingestão adequada de fibras, vitaminas e minerais, que influenciam significativamente a dinâmica do microbioma e fortalecimento das proteínas de adesão das células intestinais. As vitaminas A e D, por exemplo, participam da regulação da expressão das proteínas de adesão (*tight junctions*) na barreira epitelial e promovem a atividade dos Linfócitos T reguladores (células Tregs), contribuindo para equilíbrio adequado da comunidade microbiana.[1,2,3,10]

Os padrões alimentares saudáveis, como a MED e as dietas ricas em fibras, exercem efeitos positivos na composição microbiana e melhoram os perfis de metabólitos, controlando as vias metabólicas inflamatórias, oxidativas, lipogênicas relacionadas. O controle desses mecanismos pelo padrão dietético do Mediterrâneo pode atenuar o acúmulo de gordura no parênquima hepático e contribui para resultados benéficos nos pacientes com MASLD. Ressalta-se que as principais bactérias que impulsionam esses benefícios incluem a família Ruminococcaceae, bem como os gêneros *Ruminococcus, Akkermansia, Lactobacillus, Blautia, Faecalibacterium, Bacteroides* e *Prevotella*, que estão associados ao fortalecimento da integridade da barreira intestinal, à redução da inflamação sistêmica e à melhora dos parâmetros metabólicos.[1]

Dessa forma, em decorrência de relação bidirecional entre intestino, microbiota e mudanças significativas observadas na história natural da MASLD, terapias direcionadas para melhorar a integridade da barreira intestinal e modular o microbioma podem contribuir para controlar essa condição, bem como atenuar a evolução para esteatohepatite e a progressão da fibrose.[3]

Os prebióticos presentes na alimentação, principalmente os frutos galacto-oligossacarídeo (GOSs), β-glucanos, amido resistente e inulina, ao serem fermentados seletivamente no intestino, podem contribuir para alterações específicas na atividade ou crescimento das bactérias que compõem a microbiota.[1] Os potenciais efeitos dos prebióticos para colaborar no tratamento da MASLD estão relacionados com a capacidade desses componentes alimentares em modular:

1. A composição da MI.
2. O metabolismo dos ABs que, por sua vez, impactam a homeostase hepática de lipídios e glicose.
3. As vias inflamatórias, por meio da redução da permeabilidade intestinal e endotoxemia, regulação negativa de citocinas pró-inflamatórias, como o fator de necrose tumoral alfa (TNF-α), interleucina 6 (IL-6), interleucina 1 beta (IL-1b) ou a expressão de receptores do tipo toll (TLRs, do inglês *toll-like receptors*).
4. O aumento da síntese dos AGCCs, que apresentam potencial de reduzir o estresse oxidativo e melhorar a sensibilidade à insulina.

No entanto, as evidências em pacientes com MASLD ainda são pouco disponíveis, com resultados de apenas alguns ensaios clínicos randomizados controlados, apresentados a seguir.

Ensaio clínico controlado foi realizado com 294 pacientes com diagnóstico de obesidade abdominal, dislipidemia e MASLD, os quais foram divididos aleatoriamente em três grupos para seguirem diferentes dieta para perda de peso: diretrizes alimentares saudáveis (HDGs); MED e dieta do Mediterrâneo verde (verde-MED), enriquecida com polifenóis verdes específicos, como *mankai* (planta aquática *Wolffia globosa*), chá verde (*Camellia sinensis*) e nozes, além de restrição de carne vermelha e processada. Após 18 meses de seguimento, ambos os grupos MED apresentaram níveis de polifenóis plasmáticos totais significativamente mais altos, com maior detecção de naringenina e ácido 2-5-di-hidroxibenzoico no grupo verde-MED. Esse grupo atingiu quase o dobro de redução do conteúdo intra-hepático de gordura em comparação com os dois grupos que seguiram a dieta do Mediterrâneo clássica e as diretrizes para alimentação saudável. Também foi demonstrado que a redução do teor de gordura intra-hepática foi positivamente correlacionada com as mudanças em gêneros específicos de *Ruminococcaceae* (*Ruminococcaceae*_UCG-014, *Ruminococcaceae*_UCG-009) e negativamente correlacionada com mudança de *Ruminococcaceae*_UCG-008.[11]

Estudo recente utilizando a randomização mendeliana de duas amostras de um conjunto de dados do estudo de associação do genoma do microbioma intestinal humano foi realizado para verificar a possível relação causal entre a MI e a patogênese de MASLD e MASH. A primeira amostra do estudo de associação em todo o genoma (GWAS, do inglês *genome-wide association studies*) avaliou 2.275 casos de MASLD e 375.002 controles, enquanto a segunda amostra incluiu 157 casos de MASH e 377.120 controles sem a doença. As análises, realizadas utilizando o método ponderado de variância inversa (IVW), demonstraram a existência de fortes relações causais entre quatro táxons microbianos e MASLD, e mais quatro táxons com esteato-hepatite não alcoólica (NASH). Especificamente, foram observadas associações significativas entre Enterobacteriales, Enterobacteriaceae, *Lachnospiraceae* UCG-004 e *Prevotella* com o aumento do risco para MASLD. Por outro lado, *Dorea* (p = 0,03) e *Veillonella* (p = 0,04) podem aumentar o risco para MASH, enquanto a presença de *Oscillospira* e *Ruminococcaceae* UCG-013 podem reduzir o risco da evolução da esteatose metabólica para a esteato-hepatite.[12]

Esses resultados são importantes, pois as bactérias da família Ruminococcaceae têm sido consistentemente relatadas como menos abundante em pacientes com MASLD, o que foi também identificado na avaliação inicial dos pacientes acompanhados pelo estudo de Yaskolka Meir *et al.* (2021).[11]

As fibras são constituintes alimentares essenciais para a manutenção do ambiente intestinal saudável e proliferação de bactérias benéficas, em detrimento das potencialmente patogênicas, condição ideal de eubiose. Nesse ambiente, observam-se os efeitos fisiológicos benéficos das fibras para o metabolismo, como redução dos níveis de colesterol e glicemia. Além disso, o consumo regular de fibras proporciona energia para enterócitos, aumenta a produção de muco, contribui para manter a homeostase imunológica e estimula a proliferação de espécies produtoras de AGCCs, como *Akkermansia, Bifidobacterium, Lactobacillus* e *Ruminococcus*.[6]

Produtos elaborados com trigo integral são considerados saudáveis quando comparados ao trigo refinado, trazendo benefícios à saúde por meio da melhora do padrão da microbiota em virtude da alta concentração de vários tipos de fibras. Assim, um ensaio clínico duplo-cego, randomizado e controlado foi realizado com 37 adultos com IMC 25 a 35 kg/m^2 para avaliar a intervenção com um produto contendo 98 g de trigo integral em comparação a similar elaborado com trigo refinado na composição e funcionalidade da microbiota fecal. Os pacientes de ambos os grupos consumiram diariamente quatro fatias de pão integral ou refinado (total de 100 g/dia) e uma porção de cereais prontos para consumo (33,4 g/dia), totalizando 17,6 g e 7,2 g de fibra/100 g do alimento, respectivamente. Após 12 semanas de acompanhamento, os resultados demonstraram que a intervenção aumentou significativamente a abundância relativa de uma série de táxons bacterianos da família Ruminococcaceae (*Ruminococcaceae* UCG-014, R. NK4A214 e *Ruminiclostridium* 9), assim como a via de fermentação de acetil-CoA para butirato II em relação ao grupo-controle. Os autores concluíram que os potenciais efeitos protetores da utilização do trigo integral sobre o fígado e a saúde ocorrem por meio da modulação da microbiota, aumentando as abundâncias relativas de várias famílias e espécies bacterianas envolvidas na degradação de carboidratos e na produção de AGCCs. De forma interessante, esse estudo demonstrou uma correlação positiva entre o aumento do *Ruminococcaceae*_NK4A214 e redução da gordura hepática no grupo intervenção, enquanto no grupo-controle ocorreu aumento da gordura hepática e redução da abundância desse gênero.[13]

Ensaio clínico randomizado controlado por placebo foi realizado em 200 indivíduos com MASLD acompanhados por 4 meses, para avaliar os efeitos do amido resistente, com alto teor de amilose derivada do milho, como um suplemento alimentar direcionado à melhora da microbiota e ao tratamento dessa doença. A intervenção com o amido resistente promoveu redução significativa de aproximadamente 9% do conteúdo de triglicerídeos intra-hepáticos que, após o ajuste para perda de peso, foi de 5,89% em relação ao grupo-controle. A intervenção reduziu significativamente o IMC e alterou a distribuição de gordura abdominal, incluindo redução da área de gordura subcutânea e área de gordura visceral. Observou-se também redução das transaminases (aspartato aminotransferase [AST], alanina transaminase [ALT] e gammaglutamil transferase [gGT]), redução dos níveis séricos de LPS e outros marcadores inflamatórios, incluindo a proteína quimiotática de monócitos-1 (MCP-1, do inglês *monocyte chemoattractant protein*), IL-1β e TNF-α, após a intervenção em comparação com o amido do grupo controle. Portanto, o suplemento à base de amido resistente foi considerado uma estratégia eficiente para gerenciar MASLD alterando a composição e a funcionalidade da MI.[14]

Estudo clínico foi realizado com 26 pacientes com MASLD que consumiram diariamente dois pãezinhos contendo 6 g ou 12 g de fibras, sendo 20% derivadas da banana-da-terra e 80% de *psyllium*, por 60 dias. Os resultados demonstraram que os pacientes que ingeriram mais fibras apresentaram melhora significativa da diversidade microbiana e aumento das concentrações fecais de AGCCs, particularmente butirato e acetato. Os autores concluíram que a fibra alimentar pode afetar beneficamente o microbioma intestinal e os metabólitos microbianos, o que sugere que o consumo diário de 24 g de fibras contendo *psyllium* pode colaborar no tratamento de pacientes com MASLD uma vez que houve redução das transaminases ao fim do acompanhamento.[15]

A betaglucana da aveia apresentou forte efeito hepatoprotetor na MASLD, especialmente contra a progressão da fibrose em modelo experimental. A betaglucana promoveu alterações benéficas na MI, reduziu a translocação bacteriana e inativou vias inflamatórias, com consequente redução significativa da inflamação e fibrose hepática. Também se demonstrou que esse bioativo da aveia foi capaz de remodelar a composição da MI ao enriquecer táxons bacterianos protetores e reduzir a translocação de moléculas ligantes ao *toll-like receptor* 4 (TLR4).

Assim, a betaglucana presente na aveia pode ser uma abordagem econômica e bem-tolerada para possivelmente prevenir a progressão da MASLD, o que deve ser avaliado em estudos clínicos futuros.[16]

Além disso, os compostos bioativos alimentares (CBAs) apresentam potencial terapêutico comprovado tanto no tratamento do DM2 como no da MASLD. Diversas evidências científicas obtidas a partir de ensaios clínicos demonstram que compostos como berberina, curcumina, fibras solúveis e ácidos graxos ômega-3 exibem atividade hipoglicêmica, hipolipidêmica e hepatoprotetora, além de modularem a MI.[17]

Evidências recentes demonstram que o uso de probióticos pode modular a MI de maneira benéfica em diversas doenças, incluindo a MASLD.

Uma revisão sistemática abrangente que avaliou 10 metanálises, envolvendo 5.162 pacientes com MASLD, demonstrou o impacto benéfico da suplementação com probióticos na redução das enzimas hepáticas ALT, AST e gammaglutamil transferase (γGT), podendo ser uma estratégia viável para o tratamento dessa doença. Os probióticos foram considerados agentes terapêuticos promissores para pacientes com MASLD uma vez que evidências convincentes foram obtidas em relação às associações entre a ingestão de probióticos e a melhora do perfil hepático consequente à melhora das transaminases. Várias cepas probióticas apresentam potencial efeito para melhorar a função hepática por meio da modulação do trato gastrointestinal (TGI). Todavia, os benefícios foram observados principalmente com probióticos *contendo Bifidobacterium, Lactobacillus* e *Streptococcus* ou terapia probiótica multiespécies, com dosagens dos probióticos variando entre 10^9 e 10^{11} unidades formadoras de colônias (UFCs) diariamente.[18]

A eficácia clínica da suplementação de probióticos e prebióticos sobre os parâmetros metabólicos, enzimas hepáticas e inflamação foi testada em um estudo clínico randomizado, controlado com placebo, com duração de 12 semanas, envolvendo 111 pacientes com MASLD. Os pacientes foram designados aleatoriamente em três grupos: probiótico – os pacientes receberam diariamente 1 cápsula probiótica (5 bilhões de *Lactobacillus casei, Lactobacillus rhamnosus, Lactobacillus acidophilus, Bifidobacterium longum* e *Bifidobacterium breve*) associada a um placebo de prebiótico (8 g de maltodextrina 2 vezes/dia); prebiótico – os pacientes receberam 8 g de oligofrutose 2 vezes/dia associados a um placebo de probiótico (amido); grupo-controle – os pacientes receberam placebo de probiótico (amido) + placebo de prebiótico (maltodextrina) 2 vezes/dia. Todos os participantes seguiram uma dieta para perda de peso e receberam recomendação de atividade física durante a intervenção. As medidas antropométricas e a proteína C-reativa ultrassensível (PCR-u) se reduziram em todos os três grupos, mas não houve diferença significativa entre os participantes dos diferentes grupos ao fim do acompanhamento. A suplementação com probiótico foi capaz de reduzir os níveis de triglicerídeos, ALT, AST, γGT e fosfatase alcalina em comparação ao grupo-controle. No grupo prebiótico, observou-se redução significativa nos níveis séricos de triglicerídeos, colesterol total, lipoproteína de baixa densidade, ALT, AST e γGT em comparação aos indivíduos do grupo placebo. Portanto, pode-se concluir que os probióticos e os prebióticos podem ser benéficos para a melhora das enzimas hepáticas, inflamação sistêmica e perfil lipídico de pacientes com MASLD.[19]

Os pós-bióticos são definidos como compostos funcionalmente ativos, derivados de bactérias, que não necessariamente requerem a presença de biomassa microbiana inativada. Esses componentes contribuem, de forma ativa, para o equilíbrio do microbioma do hospedeiro de modo a manter a eubiose e preservar a integridade da barreira da mucosa intestinal. Além disso, pós-bióticos específicos podem atenuar a sinalização inflamatória e modular as respostas imunológicas, contribuindo para o controle da inflamação crônica de baixo grau. Considerando esses efeitos e a capacidade de modulação das vias metabólicas por meio do eixo intestino-fígado, os pós-bióticos apresentam potencial terapêutico para a prevenção e tratamento da MASLD. Os pós-bióticos apresentam algumas vantagens sobre os probióticos, incluindo maior prazo de validade e segurança, podendo ser prescritos para indivíduos frágeis ou imunocomprometidos.[20] No entanto, ainda são necessárias mais pesquisas clínicas para estabelecer a segurança de uso e otimizar estratégias para a prescrição dos pós-bióticos na prática clínica.

A Figura 26.1 apresenta, de forma esquemática, as diversas atividades biológicas dos pós-bióticos, demonstrando as principais atividades dessas moléculas em aspectos da saúde metabólica e hepática.

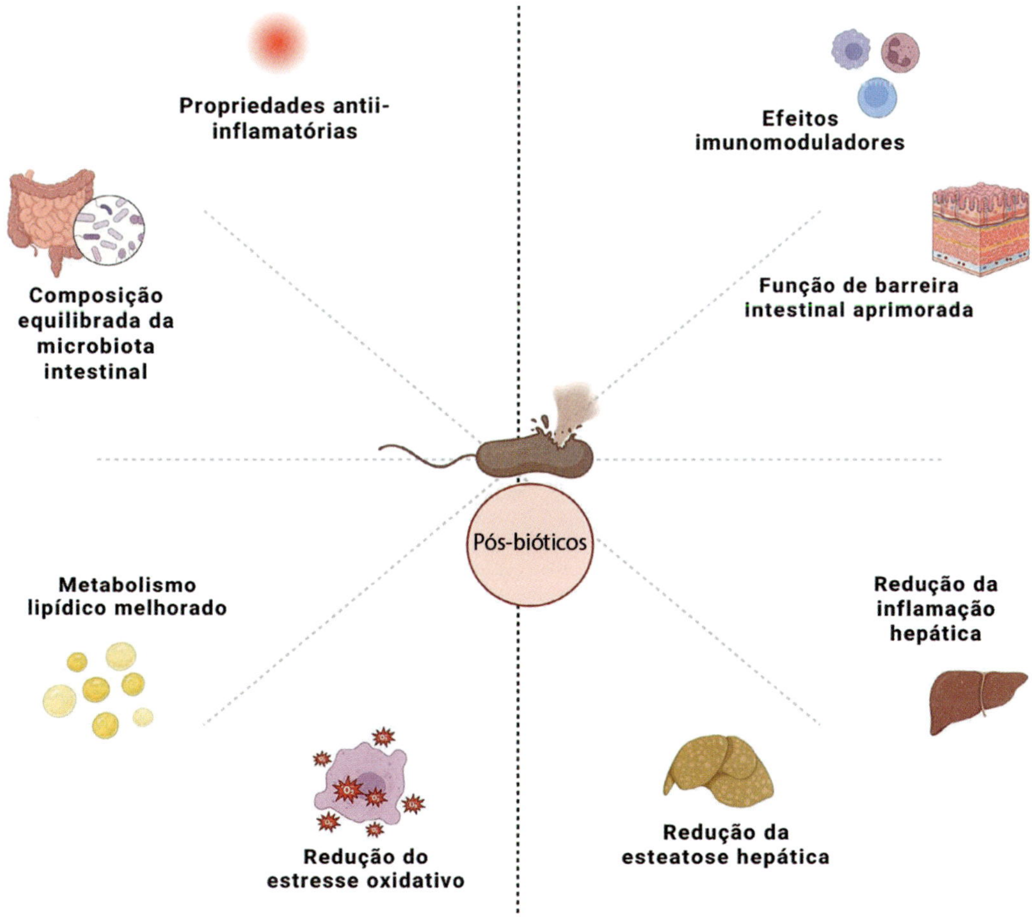

Figura 26.1. Representação esquemática das diversas atividades biológicas dos pós-bióticos demonstrando as principais atividades biológicas dessas moléculas em vários aspectos da saúde metabólica e hepática.

Fonte: Adaptada de Yilmaz Y. Postbiotics as antiinflammatory and immune-modulating bioactive compounds in metabolic dysfunction-associated steatotic liver disease. Mol Nutr Food Res. 2024;68(23):e2400754.

Em síntese, o estilo de vida e fatores genéticos estão associados ao desenvolvimento da MASLD, e a modulação da MI por meio da adoção de hábitos de vida saudáveis – como a dieta do Mediterrâneo, a prática regular de exercícios físicos e a suplementação com prebióticos, probióticos e simbióticos – pode ser fundamental no gerenciamento dessa condição. Além disso, tratamentos com prebióticos, probióticos e simbióticos ainda requerem mais pesquisas para avaliar sua eficácia no gerenciamento de pacientes com MASLD.[2]

Nesses estudos, a modulação da MI após suplementação de probióticos está associada à redução de inflamação hepática, redução das concentrações de LPS e melhora dos níveis de aminotransferases.[21]

Apesar de a suplementação de probióticos e prebióticos mostrar diversos benefícios para a saúde humana, é importante ressaltar que esses efeitos estão relacionados aos metabólitos bacterianos específicos, e não apenas ao produto suplementado. No Quadro 26.1, encontram-se sistematizados os resultados dos principais estudos de intervenção realizados com pacientes diagnosticados com MASLD e NASH.

Quadro 26.1. Uso de prebióticos, probióticos e simbióticos na doença hepática esteatótica associada à disfunção metabólica

Autores, ano, país	*Desenho do estudo/duração*	*População de pacientes*	*Intervenção*	*Resultados*
Ni Y et al., China, 2023	Ensaio clínico randomizado/4 meses	Pacientes com MASLD	196 pacientes foram randomizados em: • Grupo prebiótico: 40 g/dia de amido resistente derivado de milho rico em amilose (n = 99) • Grupo-controle (amido) com suprimento energético equivalente (n= 97)	A intervenção com amido resistente (n = 99) resultou em uma redução absoluta de 9,08% no conteúdo de triglicerídios intra-hepático. Os níveis de BCAAs e de espécies microbianas intestinais, especialmente *Bacteroides stercoris*, foram reduzidos pelo amido resistente
Behrouz V et al., Irã, 2020	Ensaio clínico randomizado/ 12 semanas	Pacientes com MASLD	89 pacientes foram randomizados em: • Grupo probiótico: cápsula probiótica + placebo de prebiótico (n = 30). Cada cápsula continha 5 bilhões de cepas bacterianas (*Lactobacillus casei, L. rhamnosus, L. acidophilus, Bifidobacterium longum* e *B. breve*) • Grupo prebiótico: oligofrutose + placebo de probiótico (n = 29) • Grupo-controle: placebo de probiótico + placebo de prebiótico (n = 30)	Medidas antropométricas diminuíram nos três grupos, mas sem diferença significativa entre eles A suplementação probiótica reduziu triglicerídeos, ALT, AST, γGT e fosfatase alcalina em comparação com o grupo-controle Os níveis séricos de triglicerídeos, colesterol total e LDL, ALT, AST e *g*GT diferiram significativamente no grupo prebiótico em comparação ao placebo A PCR-u se reduziu em todos os grupos, sem diferenças significativas entre eles após a intervenção

(*Continua*)

Quadro 26.1. Uso de prebióticos, probióticos e simbióticos na doença hepática esteatótica associada à disfunção metabólica (*Continuação*)

Autores, ano, país	*Desenho do estudo/duração*	*População de pacientes*	*Intervenção*	*Resultados*
Mohamad Nor MH et al., Malásia, 2021[39]	Ensaio clínico randomizado/ 6 meses	Pacientes com MASLD	39 pacientes foram randomizados em: • Grupo probiótico (n = 17): probióticos multicepas (MCP® BCMC® *strains*) contendo seis espécies de *Lactobacillus* e *Bifidobacterium* (30 bilhões de UFC, 2 vezes/dia) • Grupo-controle (placebo) (n = 22)	Não foram observadas alterações significativas ao fim do estudo em relação à esteatose hepática, conforme avaliado por elastografia transitória. Nenhuma alteração significativa foi encontrada em ambos os grupos para os seguintes parâmetros: análise LiverFAST (escores de esteatose, fibrose e inflamação), alanina aminotransferase, colesterol total, triglicerídeos e glicemia de jejum Na análise feita por imuno-histoquímica, não foram observadas mudanças significativas na expressão de linfócitos T CD4+ em nenhum dos grupos Reduções significativas na expressão de linfócitos T CD8+ foram encontradas no grupo placebo, mas não foram observadas alterações significativas no grupo que recebeu probióticos
Chong PL *et* al., Reino Unido, 2021[40]	Ensaio clínico randomizado/10 semanas	Pacientes com MASLD	35 pacientes foram randomizados em: • Grupo probiótico VSL#3® (2 sachês 2 vezes/dia) (n = 19) • Grupo-controle (placebo, 2 sachês 2 vezes/dia) (n = 16)	Nenhuma alteração significativa foi encontrada para os seguintes parâmetros: análise *LiverFAST** (escores de esteatose, fibrose e inflamação), ALT, colesterol total, triglicerídeos e glicemia de jejum Não houve alteração significativa no escore de risco de fibrose na MASLD ou no índice FIB-4** após o tratamento com VSL#3®. Foi observada correlação moderada entre VCAM-1s e PCR-u (ρ = 0,392, p = 0,01); entre PCR-u e razão glutationa (ρ = 0,325, p = 0,04); e entre HOMA-IR e AST (ρ = 0,489, p < 0,01) antes da intervenção

(*Continua*)

Quadro 26.1. Uso de prebióticos, probióticos e simbióticos na doença hepática esteatótica associada à disfunção metabólica (*Continuação*)

Autores, ano, país	*Desenho do estudo/duração*	*População de pacientes*	*Intervenção*	*Resultados*
Laue C et al.,[41] Alemanha, 2023	Ensaio clínico randomizado/3 meses	Indivíduos com sobrepeso abdominal e características da síndrome metabólica	176 indivíduos foram randomizados em: • Placebo (celulose microcristalina) n = 59 • Grupo probiótico: *Lactobacillus fermentum* (K7-Lb1 DSM 22831, K8-Lb1 DSM 22832, K11-Lb3 DSM 22838) n = 59 • Grupo simbiótico: as mesmas cepas probióticas + goma acácia (10 g/dia) n = 58	A redução na massa de gordura corporal foi significativamente maior no grupo probiótico (p = 0,039) Diferenças foram encontradas para variações no peso corporal (p = 0,012), IMC (p = 0,011), circunferência da cintura (p = 0,03), relação cintura-altura (p = 0,033), tecido adiposo visceral (p < 0,001) e gordura subcutânea lombar (GSL p < 0,001), conforme avaliação por ultrassonografia No grupo simbiótico, houve melhora no ΔGSL (p < 0,001) e do escore de constipação (p = 0,009) em comparação ao placebo

*LiverFAST: teste patenteado que avalia resultados de dez biomarcadores sanguíneos (alfa-2-macroglobulina, haptoglobina, apolipoproteína A1, bilirrubina total, γGT, ALT, AST, glicemia em jejum, triglicerídeos, colesterol total) associados com o IMC do paciente para gerar uma pontuação de 0,00 a 1,00. A pontuação corresponde à fibrose, à atividade e ao estadiamento de esteatose, semelhante a uma biópsia hepática.

**FIB-4 ou *Fibrosis-4 score*: O Fib-4 é um escore que utiliza a relação entre os valores de AST, ALT e plaquetas considerando a idade do paciente para avaliar o risco de fibrose avançada. FIB-4: idade (anos) × AST (U/L)/plaquetas (μL) × √ALT (U/L).

ALT: alanina aminotransferase; AST: aspartato aminotransferase; BCAAs: aminoácidos de cadeia ramificada; HOMA-IR: avaliação do modelo de momeostase da resistência à insulina (do inglês, *homeostasis model assessment of insulin resistance*; IMC: índice de massa corporal; LDL: lipoproteína de baixa densidade; linfócitos T CD4+ e CD8+: linfócitos T CD4 moléculas de superfície celular positivo (CD: *Cluster of Differentiation*); MASLD: doença hepática esteatótica associada à disfunção metabólica; PCR-u: proteína C-reativa ultrassensível; VCAM-1s: molécula de adesão vascular-1; γGT: gammaglutamil transferase; ΔGSL: delta ou diferença da gordura subcutânea lombar antes e após o tratamento.

Fonte: Adaptado de Garcia-Mateo S, Rondinella D, Ponziani FR et al. Gut microbiome and metabolic dysfunction-associated steatotic liver disease: pathogenic role and potential for therapeutics. Best Pract Res Clin Gastroenterol. 2024;72:101924.

No entanto, é fundamental não generalizar as conclusões dos estudos que utilizaram prebióticos, probióticos e simbióticos uma vez que a eficácia de uma intervenção depende de diversos fatores, como a formulação específica, a dose utilizada, os desfechos clínicos avaliados e a população-alvo estudada.

Doença hepática relacionada com o álcool

A doença hepática relacionada com o álcool (DHRA) decorre de uma interação complexa de múltiplos fatores, incluindo estresse oxidativo durante o metabolismo do etanol, resposta imune ativada por substâncias imunogênicas e processos inflamatórios subsequentes. No entanto, atualmente, o efeito significativo da MI na progressão da DHRA ainda não foi bem-definido.[22]

A base para o tratamento da DHRA é a abstinência total da ingestão de bebidas alcoólicas, mas, apesar de atingir esse objetivo, aproximadamente 5% a 15% dos pacientes progredirão para estágios avançados da doença hepática, como fibrose e cirrose, a depender de fatores genéticos e ambientais que impactam a MI.[23]

O consumo de bebidas alcoólicas promove disbiose intestinal caracterizada pela menor diversidade alfa da MI, com aumento de Proteobacteria e Fusobacteria, redução de Firmicutes e um aumento ou redução de Bacteroidetes.[22,24] Nos indivíduos com consumo expressivo de bebidas alcoólicas, observa-se redução dos gêneros *Bifidobacterium* e *Lactobacillus*, bem como aumento de LPS e citocinas pró-inflamatórias, quando comparados com controles.[24] Nos pacientes com DHRA, também observa-se aumento da abundância da família Lachnospiraceae, enquanto *Ruminococcus, Faecalibacterium* e bactérias anaeróbicas estão reduzidas. Quando o paciente já apresenta a DHRA descompensada, observa-se que os gêneros mais representativos são *Bacteroides, Blautia e Bifidobacterium*, enquanto os gêneros com menor expressão incluem *Prevotella, Paraprevotella* e *Alistipes*.[22] A Figura 26.2 apresenta, de forma esquemática, a relação entre MI e desenvolvimento de DHRA.

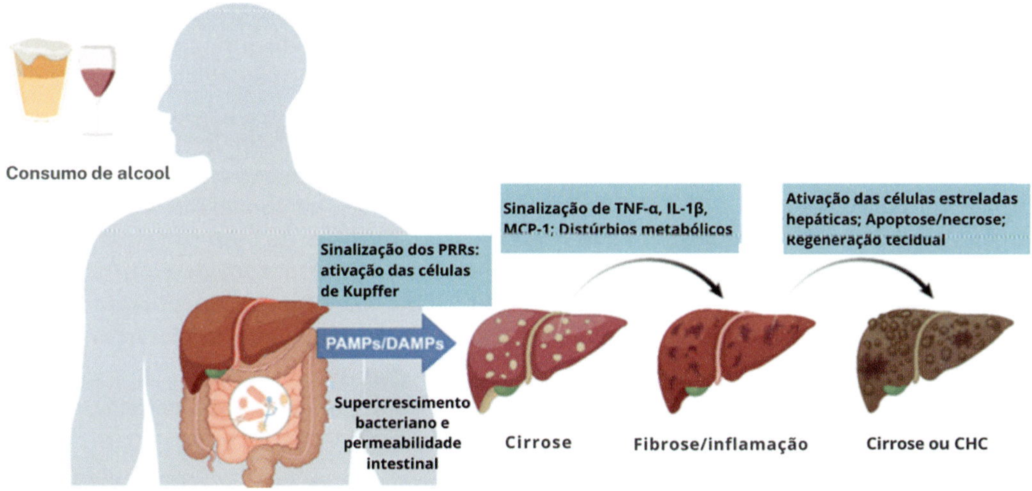

Figura 26.2. Microbiota intestinal e sua relação com o desenvolvimento de doença hepática relacionada ao álcool. A ingestão excessiva de bebidas alcoólicas pode induzir a disbiose e o aumento da permeabilidade intestinal, com consequente passagem de substâncias imunogênicas para a veia porta e o parênquima hepático. Substâncias como PAMPs, DAMPs podem ativar os receptores do tipo PRR nos hepatócitos, células de Kupfer entre outras, desencadeando a liberação de muitas citocinas e quimiocinas. Essas substâncias podem se acumular no fígado, o que pode induzir diversas alterações no metabolismo hepático, inflamação, fibrose e cirrose. Com a persistência dessas alterações, observa-se maior risco para a ocorrência do carcinoma hepatocelular.

CHC: carcinoma hepato celular; DAMPs: padrões moleculares associados a danos; IL-1b: interleucina 1 beta; IL-6: interleucina 6; MCP-1: proteína quimiotática de monócitos-1; PAMPs: padrões moleculares associados a patógenos; PRRs: receptores de reconhecimento de padrões; TNF-a: fator de necrose tumoral alfa.

Fonte: Adaptada de Li W, Gao W, Yan S et al. Gut microbiota as emerging players in the development of alcohol-related liver disease. Biomedicines. 2024;13(1):74.

Em um grupo de 36 pacientes com história de uso abusivo de bebidas alcoólicas, sendo 39% destes com cirrose hepática relacionada ao álcool, a redução de *Akkermansia* e o aumento de

Bacteroides representaram a assinatura da microbiota nesses indivíduos, com uma precisão de 93,4%. Dessa forma, os autores concluíram que os pacientes com DHRA apresentam uma impressão digital microbiana intestinal específica, associada a aumento da endotoxemia, estado inflamatório sistêmico e alterações funcionais que podem estar envolvidas na patogênese e progressão da DHRA.[24]

Nesses pacientes com DHRA, observa-se que a abundância relativa de bactérias patogênicas, incluindo *Enterococcus faecalis*, aumenta e está positivamente correlacionada com o nível de gravidade da condição. Os mecanismos dessa interação provavelmente estão relacionados com a capacidade da MI desencadear vias de sinalização específicas, influenciar perfis de metabólitos e modular respostas imunes no intestino e no fígado. Probióticos contendo *Lactobacillus* e *Bifidobacterium* foram associados à melhora de marcadores da DHRA.[22]

Como a MI é importante para manter a homeostase do organismo, sua modulação, para correção da disbiose intestinal e restauração das funções exercidas no eixo intestino-fígado, tem sido considerada uma terapia potencial para tratamento da DHRA.[23]

Estudo clínico foi realizado com 20 indivíduos do sexo masculino, classificados como bebedores de alto risco por meio do teste de identificação de transtornos por uso de álcool (AUDIT, do inglês *alcohol use disorders identification test*), com o objetivo de avaliar o efeito de um simbiótico prescrito diariamente durante 8 semanas. O simbiótico continha sete cepas probióticas (*Lactobacillus rhamnosus, Lactobacillus paracasei, Lactobacillus reuteri, Lactobacillus salivarius, Bifidobacterium lactis, Bifidobacterium breve* e *Bifidobacterium longum*) e três tipos de prebióticos. A formulação incluía $6{,}25 \times 10^9$ UFCs de probióticos, associados a 4 g de inulina, 2 g de fruto-oligossacarídeos (FOSs) e 2 g de GOSs. Aproximadamente metade dos participantes apresentavam IMC inadequado, sendo que 10% estavam abaixo do peso, 10% estavam com sobrepeso e 30% estavam acima do peso ou eram obesos. Os resultados demonstraram que os indivíduos do grupo intervenção apresentaram melhora significativa na pontuação total do AUDIT, bem como redução dos níveis de γGT e LPS, e aumento do nível de imunoglobulina A em relação aos níveis basais.[25]

Pesquisa realizada com pacientes hospitalizados para tratamento de hepatite alcoólica randomizou os participantes para receber *Lactobacillus subtilis* e *Streptococcus faecium* (n= 60) ou placebo (n= 57) por 7 dias, imediatamente após o tratamento padrão para desintoxicação alcoólica, que também teve duração de 7 dias. Os resultados demonstraram que ambos os grupos apresentaram melhora nos testes de função hepática após o período da desintoxicação, mas o grupo probiótico apresentou diferenças significativas nos níveis de albumina sérica, TNF-α e na quantidade de *Escherichia coli* eliminada nas fezes em comparação ao grupo-controle. Os autores concluíram que a abstinência imediata é o tratamento mais efetivo para pacientes com hepatite alcoólica e que a suplementação oral com probióticos à base de *L. subtilis/S. faecium* foi associada à restauração da MI e à melhora nos níveis de LPS nos pacientes do grupo intervenção.[26]

Estudos demonstraram a eficácia dos probióticos em suprimir citocinas pró-inflamatórias e melhorar a função hepática de pacientes com DHRA. No entanto, ainda não estão disponíveis estudos bem-conduzidos para verificar a eficácia da administração de prebióticos e antibióticos para a atenuação do dano hepatocelular induzido pelo álcool. Dessa maneira, ainda são necessários estudos randomizados em larga escala para identificar qual o impacto do tratamento com prebióticos, probióticos e simbióticos sobre o padrão da microbiota, o controle da resposta imune, além de identificar quais as cepas e concentrações são ideias para um tratamento mais efetivo. No Quadro 26.2, estão sistematizados os principais estudos de intervenção realizados com pacientes diagnosticados com DHRA.

Quadro 26.2. Estudos clínicos desenvolvidos para testar abordagens terapêuticas potenciais dos probióticos para pacientes com doença hepática relacionada ao álcool

Intervenção/terapia	*Características clínicas*	*Suplementos e intervenção*	*Resultados e conclusões*
Bifidobacterium bifidum W23, Bifidobacterium lactis W51, Bifidobacterium lactis W52, Lactobacillus acidophilus W37, Lactobacillus brevis W63, Lactobacillus casei W56, Lactobacillus salivarius W24, Lactococcus lactis W19 e *Lactococcus lactis W58*	Pacientes com cirrose hepática induzida pelo álcool	$1{,}5 \times 10^{10}$ UFCs por 6 meses; administração oral	Aumento de bactérias probióticas e outros táxons benéficos nas fezes de pacientes com cirrose compensada
Bifidobacterium bifidum, Lactobacillus plantarum 8PA3	Pacientes com lesão hepática induzida pelo álcool	$0{,}9 \times 10^{8}$ UFC por 5 dias consecutivos; administração oral	Redução significativa nos níveis de ALT, AST, γGT, LDH e bilirrubina total. Aumento significativo do número de *Lactobacillus* e *Bifidobacterium*
Lactobacillus casei Shirota	Pacientes com lesão hepática induzida pelo álcool	Administração oral 100 mL/200 mL de *Lactobacillus casei* cepa *Shirota* (grupo de baixa/alta dose) por 60 dias	Redução significativa nos níveis séricos de triglicerídeos e LDL-c. Aumento significativo na quantidade de *Lactobacillus* e *Bifidobacterium*
Lactobacillus casei Shirota	Pacientes com cirrose hepática induzida pelo álcool	$6{,}5 \times 10^{9}$ UFCs por 4 semanas; administração oral	Probióticos restauram a capacidade fagocítica de neutrófilos na cirrose
Lactobacillus casei Shirota	Pacientes com cirrose hepática	$6{,}5 \times 10^{9}$ UFCs por 6 meses; administração oral	Melhora do perfil de citocinas em direção a um fenótipo anti-inflamatório
Escherichia coli Nissle (Mutaflor)	Pacientes com cirrose hepática induzida pelo álcool	Administração oral de 2,5 a 25×10^{9} UFCs por 42 dias	Restauração significativa da microbiota intestinal, incluindo *Lactobacillus* e *Bifidobacterium* Redução da endotoxemia e possível melhora da função hepática
Lactobacillus subtilis/ Streptococcus faecium	Pacientes com hepatite alcoólica	1.500 mg/dia por 7 dias; administração oral	Restauração da microbiota intestinal e melhora nos níveis de LPSs dos pacientes tratados

UFCs: unidades formadoras de colônia; ALT: alanina aminotransferase; AST: aspartato aminotransferase; gGT: gammaglutamil transferase; LDLc: lipoproteína de baixa densidade colesterol; LDH: lactato desidrogenase; LPSs: lipopolissacarídeos.

Fonte: Adaptado de Li W, Gao W, Yan S et al. Gut microbiota as emerging players in the development of alcohol-related liver disease. Biomedicines. 2024;13(1):74.

Tratamento da cirrose e encefalopatia hepática

Atualmente, já se identificou que o TGI é o sítio primário da síntese de amônia (NH_3) e que a microbiota patogênica participa diretamente desse mecanismo. No entanto, uma quantidade significativa de NH_3 sistêmica também deriva do metabolismo renal e muscular. A metabolização de resíduos alimentares, principalmente contendo proteína, pelas bactérias produtoras de urease é fundamental para aumentar a concentração de NH_3 nas veias mesentéricas e, consequentemente, na veia porta. O volume sanguíneo proveniente da veia porta contém cerca de três vezes mais NH_3 em relação ao quantitativo dessa substância identificado na circulação sistêmica.[27]

A maior liberação de NH_3 no intestino pode ser justificada por três mecanismos, em ordem quantitativa:

- Hidrólise da ureia pelas bactérias produtoras de uréase.
- Desaminação bacteriana de proteínas.
- Metabolismo da glutamina na mucosa intestinal.

Apesar de o cólon ser considerado o principal local de síntese da NH_3, atualmente reconhece-se a relevância do metabolismo da *Helicobacter pylori* (*H. pylori*) no estômago e da disbiose no intestino delgado. Em indivíduos saudáveis, a maior parte da NH_3 sintetizada no intestino é removida pelo metabolismo hepático antes de atingir a circulação sistêmica.[27] No entanto, nos pacientes com cirrose e insuficiência hepática, observa-se redução das reações do ciclo da ureia, o que resulta no aumento significativo dos níveis plasmáticos de NH_3 que atravessa a barreira hematoencefálica induzindo à encefalopatia hepática (EH).[27,28]

Portanto, o aumento da NH_3 sanguínea é um importante fator predisponente para a EH, com o tratamento clínico dessa complicação relacionado com medidas para promover a redução de NH_3 plasmática. A NH_3 é uma molécula essencial para o transporte de nitrogênio (N) intraorgãos por meio de uma grande variedade de reações metabólicas que ocorrem no fígado, como a síntese de ureia e a desaminação e a transaminação de aminoácidos. No entanto, a síntese endógena de NH_3 pela MI e as reações de desaminação que ocorrem nos músculos, rins e cérebro também determinam a homeostase da NH_3 no sangue. Apesar de o metabolismo renal e muscular promover a liberação sistêmica de NH_3, o principal local de produção NH_3 plasmática é o TGI. Nos pacientes com doença hepática crônica (DHC) que cursam com hipertensão portal, o "metabolismo de primeira passagem" não ocorre de forma satisfatória por causa da circulação colateral portal, com consequentes hiperamonemia e disfunção hepatocelular.[28]

A utilização de cepas probióticas não produtoras de urease promove alterações benéficas na MI, como redução da produção e absorção de NH_3 em virtude da redução do pH intraluminal. Os probióticos também melhoram a integridade da mucosa intestinal, bem como reduzem a inflamação e o estresse oxidativo nos hepatócitos, com consequente aumento da depuração de NH_3 do fígado.[29]

Considerando a influência da dieta na composição da microbiota, na manutenção da integridade da mucosa intestinal e na conexão entre intestino, fígado e cérebro, a utilização de estratégias nutricionais visando controlar a disbiose é importante para evitar e tratar a EH evidente e subclínica. A suplementação com probióticos, prebióticos e lactulona pode ser estratégia terapêutica indicada para o tratamento da EH. Os prebióticos, os probióticos e os simbióticos podem ser utilizados no tratamento adjuvante da cirrose, reduzindo o risco das principais complicações, como peritonite bacteriana e EH, por meio da melhora da integridade intestinal e do eixo intestino-fígado.[29]

Estudo clínico foi desenvolvido com pacientes com cirrose induzida pelo vírus da hepatite B (VHB), os quais realizaram testes neuropsicológicos (conexão numérica e teste de símbolo de dígito) para avaliar a concentração e a velocidade visiomotora a fim de afastar o diagnóstico de EH evidente. Após os testes, 67 pacientes com encefalopatia hepática mínima (EHM), forma precoce e reversível de EH, foram selecionados de maneira aleatória para o grupo intervenção, com probióticos, ou para o grupo-controle, sem tratamento. A mistura probiótica liofilizada continha mais de 1×10^7 UFCs/g de *Clostridium butyricum* viável e mais de 1×10^6 UFCs/g de *Bifidobacterium infantis* viáveis por cápsula. Os pacientes do grupo probiótico receberam uma dose de 1.500 mg dessa formulação, 3 vezes/dia, durante 3 meses. Os resultados demonstraram melhora nas alterações na cognição, nos níveis de NH_3 venosa, no padrão da MI e na integridade da barreira mucosa após o tratamento com probióticos. No grupo tratado com probióticos, as bactérias predominantes (*Clostridium* cluster I e *Bifidobacterium*) foram significativamente aumentadas, enquanto *Enterococcus* e Enterobacteriaceae foram significativamente reduzidas.[30]

Ensaio clínico randomizado e controlado foi desenvolvido com 58 pacientes acometidos por cirrose compensada para avaliar os efeitos de um probiótico múltiplas espécies, administrado diariamente durante 6 meses, sobre a composição do microbioma. Os resultados demonstraram aumento na abundância de *Faecalibacterium prausnitzii*, *Syntrophococcus sucromutans*, *Bacteroides vulgatus*, *Alistipes shahii* e uma espécie de *Prevotella* no grupo intervenção, em comparação ao grupo placebo. Pacientes que apresentaram melhora no microbioma em resposta à intervenção também demonstraram redução nos níveis de zonulina fecal – o que não foi observado nos pacientes do grupo-controle ou nos indivíduos sem melhora do microbioma. Assim, o estudo concluiu que probióticos com múltiplas espécies podem melhorar o microbioma e a função da barreira intestinal de pacientes com DHC compensada após 6 meses de intervenção.[31]

Estudo clínico conduzido com 92 pacientes com cirrose hepática e pontuação Child-Pugh ≤ 10 avaliou a eficácia do probiótico contendo *Lactobacillus casei Shirota* na estimulação da função dos neutrófilos e redução das taxas de infecção em pacientes com cirrose de etiologia alcoólica e não alcóolica. Após o período de intervenção, com administração do probiótico 3 vezes/dia por 6 meses, observou-se que as taxas de infecção, descompensação ou função dos neutrófilos não diferiram entre os grupos probiótico e placebo. No entanto, embora nenhum dos grupos tenha apresentado infecção significativa, a suplementação com *Lactobacillus casei* Shirota melhorou o perfil de citocinas em direção a um fenótipo anti-inflamatório, um efeito que parece ser independente da translocação bacteriana. Além disso, não foram observadas diferenças significativas na permeabilidade intestinal, na translocação bacteriana ou no perfil metabolômico.[32]

Uma revisão sistemática com metanálise avaliou 33 ensaios clínicos randomizados elegíveis, incluindo análise sobre os tipos de cepas probióticas, a duração da intervenção e a comparação de medidas no grupo controle, a fim de identificar a eficácia dos probióticos no tratamento da cirrose hepática. Os resultados demonstraram que o uso de probióticos reduziu significativamente os valores das transaminases (AST e ALT), da bilirrubina total, da IL-6, da TNF-α e da endotoxemia. A metanálise mostrou que a suplementação com probióticos foi capaz de reduzir os marcadores inflamatórios e parâmetros bioquímicos de lesão hepática, bem como melhorou a MI e seus metabólitos associados, sugerindo que essa estratégia pode ser indicada para o tratamento de pacientes com cirrose.[33]

Observou-se que as cepas probióticas mais utilizadas nos estudos clínicos incluídos na metanálise foram: *Bifidobacterium bifidum, Lactobacillus acidophilus* e *Enterococcus faecalis* (18 estudos); *Bifidobacterium bifidum, Lactobacillus acidophilus, Enterococcus faecalis* e *Bacillus cereus* (6 estudos); *Bacillus subtilis* e *Enterococcus faecium* (4 estudos). Além disso, a taxa efetiva de resposta clínica total nos grupos tratados com probióticos foi superior à observada dos grupos-controle, indicando que essa intervenção apresentou eficácia no tratamento dos pacientes com cirrose avaliados.[33]

Estudo clínico bem-conduzido avaliou 160 pacientes com cirrose descompensada, os quais foram submetidos a análises psicométricas. O diagnóstico de EHM foi confirmado em 47% dos pacientes, mas nenhum deles apresentava EH evidente, conforme avaliação pela escala de West Haven. Os indivíduos foram randomizados para receber probióticos multicepas 3 vezes/dia (110 bilhões de unidades formadoras de colônias, disponíveis como VSL#3 – *Bifidobacterium breve, Bifidobacterium longum, Bifidobacterium infantis, Lactobacillus acidophilus, Lactobacillus plantarum, Lactobacillus paracasei, Lactobacillus bulgaricus* e *Streptococcus thermophilus*) ou nenhum tratamento. Após 3 meses de acompanhamento, os resultados demonstraram que 21 pacientes desenvolveram EH evidente, sendo 81% do grupo-controle. O desenvolvimento da EH evidente foi associado à presença de EH mínima, maior pontuação do modelo para doença hepática em estágio final (MELD, do inglês *model end-stage liver disease*), supercrescimento bacteriano do intestino delgado (SIBO, do inglês *small intestinal bacterial overgrowth*) e tempo orocecal prolongado no início do estudo. A administração de probiótico foi capaz de reduzir significativamente os níveis de NH_3 arterial, o SIBO e o tempo orocecal. Portanto, os autores concluíram que o probiótico testado foi eficaz no tratamento de EHM, na profilaxia da EH evidente e na redução de hospitalizações relacionadas a EH e complicações da cirrose.[34,29]

Uma metanálise analisou 18 ensaios clínicos randomizados com o objetivo de identificar os efeitos dos probióticos no tratamento de pacientes cirróticos com EHM, em comparação com lactulose, placebo e ausência de tratamento. Os resultados demonstraram que os probióticos promoveram redução dos níveis sanguíneos de NH_3, de ALT e da MELD, indicador prognóstico amplamente utilizado para alocação de pacientes na fila do transplante de fígado. Além disso, os probióticos melhoraram a função cognitiva dos pacientes com EHM e preveniram o desenvolvimento de EH evidente em pacientes com cirrose hepática quando comparada à função cognitiva dos pacientes dos grupos placebo ou sem tratamento. Portanto, esse estudo concluiu que há uma correlação positiva significativa entre o uso de probióticos e a remissão de EH mínima, além de evidenciarem um papel preventivo no surgimento e na redução dos sintomas da encefalopatia clinicamente manifesta.[35]

Ressalta-se que, de modo geral, os probióticos são considerados seguros, embora se recomendem cuidados adicionais antes de sua prescrição para populações imunologicamente vulneráveis. No entanto, a maioria das espécies probióticas, como *Lactobacillus, Bifidobacterium, Lactococcus* e leveduras, enquadra-se na categoria "Geralmente Reconhecida como Segura", conforme descrito por Xia *et al.* (2023).[33]

Atualmente, lactulose, lactitol, FOSs e GOSs são os prebióticos mais comumente utilizados para prevenir e tratar as complicações associadas às doenças hepáticas crônicas. A lactulose é um dissacarídeo sintético formado pela ligação entre uma molécula de galactose e outra de frutose, também denominada quimicamente "4-O-β-D-galactopiramosil-D-frutose". Trata-se de um composto não hidrolisável, que transita pelo intestino sem ser absorvido, mas que pode ser parcialmente metabolizado pelas bactérias intestinais. Após a ação da microbiota, ocorre a produção de ácido lático e acético, o que promove acidificação do conteúdo intestinal. A redução do pH intestinal favorece a redução da síntese de NH_3 pelas bactérias produtoras de urease e converte NH_3 em íons de amônio (NH_4^+) que não são absorvíveis e são eliminados pelas fezes.[36,37]

Os dissacarídeos não absorvíveis, como a lactulose e o lactitol, que atuam como prebióticos, também podem inibir a atividade da glutaminase de modo a reduzir, assim, a produção intestinal de NH_3 e favorecer a proliferação de bactérias sacarolíticas benéficas, como bifidobactérias e lactobacilos, além de inibir o crescimento de bactérias patogênicas produtoras de NH_3.[37]

O probiótico contendo *Clostridium butyricum* combinado com *Bifidobacterium infantis* foi administrado em 67 pacientes com cirrose induzida pelo VHB e EH subclínica, ou mínima. Todos os pacientes foram submetidos aos testes de conexão numérica e símbolo de dígitos para afastar a presença de EH clinicamente evidente e, depois, foram randomizados para receber o probiótico ou placebo por 3 meses. Os resultados demonstraram que, após o tratamento, a assinatura do microbioma foi alterada beneficamente, havendo aumento significativo dos gêneros *Clostridium* cluster I e *Bifidobacterium*, enquanto o gênero *Enterococcus* e a família Enterobacteriaceae se reduziram significativamente em relação ao grupo sem probióticos. Observou-se, ainda, que o probiótico testado foi associado a uma importante redução da NH_3 venosa e a uma melhora significativa da cognição dos pacientes após o tratamento. Esses resultados benéficos podem ser atribuídos ao fortalecimento da integridade da barreira mucosa, confirmada pela melhora dos parâmetros utilizados, como a dosagem de D-lactato, LPS e diamina oxidase. Portanto, o tratamento probiótico em cápsulas contendo aproximadamente 1×10^7 UFCs/g de *Clostridium butyricum* e 1×10^6 UFCs/g de *Bifidobacterium infantis* viáveis representa uma nova terapia adjuvante para o tratamento da EHM em pacientes com cirrose induzida por VHB.[36,38]

No Quadro 26.3, encontram-se sistematizados os resultados dos principais estudos de intervenção realizados com pacientes diagnosticados com EH.

Quadro 26.3. Estudos clínicos desenvolvidos para testar eficácia das terapias com probióticos e prebióticos para tratamento da encefalopatia hepática

Autor	*Tipo de estudo*	*Grupos/pacientes*	*Resultado*
Liu Q et al., Hepatology 2004;39(5):1441-9	Ensaio clínico randomizado	97 pacientes com cirrose sem EH evidente acompanhados por 30 dias 55 pacientes com EHM foram randomizados: grupos intervenção: simbiótico (n = 20) fibra fermentável isolada (n = 20) Placebo (n = 15)	O tratamento simbiótico aumentou o conteúdo fecal de espécies de *Lactobacillus* que não produzem urease. A modulação da microbiota intestinal demonstrou redução nos níveis sanguíneos de amônia e reversão da EHM em 50% dos pacientes. O simbiótico ou fibra fermentável pode ser uma alternativa à lactulose para o tratamento de EHM
Malaguarnera M et al. Eur J Gastroenterol Hepatol. 2010;22(2):199-206. 2010	Ensaio clínico randomizado e controlado	125 pacientes com DHC e EH G-I (62 pacientes) e GII (62 pacientes) Cada grupo foi subdividido para testar simbiótico (*Bifidobacterium* e FOS) comparado com lactulose por 30 e 60 dias	A combinação de *Bifidobacterium* e FOS após 30 dias de tratamento resultou na melhora dos testes psicométricos em comparação ao grupo tratado com lactulose. O tratamento por 60 dias demonstrou melhora significativa nos testes psicométricos e nos níveis sanguíneos de amônia

(*Continua*)

Quadro 26.3. Estudos clínicos desenvolvidos para testar eficácia das terapias com probióticos e prebióticos para tratamento da encefalopatia hepática (*Continuação*)

Autor	*Tipo de estudo*	*Grupos/pacientes*	*Resultado*
Lunia MK et al. Clin Gastroenterol Hepatol. 2014;12(6):1003-8.e1	Ensaio clínico prospectivo, randomizado e controlado	86 Pacientes com cirrose sem EH evidente recebendo probióticos VSL#3* Controle: 74 pacientes com cirrose sem EH evidente e sem probióticos	O tratamento com probióticos por 3 meses reduziu significativamente os níveis de amônia arterial, SIBO e o tempo de trânsito orocecal. Os probióticos demonstraram efeito preventivo sobre a EH
Mouli PV et al. Hepatol Res. 2015;45(8):880-9., 2014	Ensaio clínico prospectivo, randomizado e controlado	120 Pacientes com EH Probiótico 4 cápsulas de VSL#3 foi administrado 2 duas vezes ao dia diariamente Totalizando 450 bilhões de UFCs/dia Tratamento por 2 meses grupo-controle: 30 mL a 60 mL/dia de lactulose	Grupo probiótico: melhora da EHM em 69,7% dos pacientes Grupo lactulose: melhora da EHM em 62,5% dos pacientes Probiótico VSL#3 apresentou efeitos similares à terapia padrão com lactulose para EHM Melhora da EHM correlacionada à redução dos níveis de amônia
Bajaj JS et al. Aliment Pharmacol Ther. 2014;39(10):1113-25. 2014	Ensaio clínico prospectivo, randomizado e controlado	Pacientes com cirrose e EHM (n = 30) Grupo teste (n = 14): LGG + terapia padrão (lactulose) Grupo controle (n = 16): apenas lactulose *Lactobacillus* GG AT 53103 durante 8 semanas Todos os pacientes receberam dieta padrão sem restrição de proteína (1,2 g/kg de proteína e 35 kcal/kg + multivitamínicos)	Redução da endotoxemia e níveis de TNF-α Alterações benéficas no microbioma e controle da disbiose Efeito benéfico no metabolismo de AB secundários No grupo-controle os pacientes apresentaram maior concentração de ácido desoxicólico Sem efeito na melhora da cognição
Moratalla A et al. Liver Int. 2017;37(2):212-223	Estudo observacional de coorte em pacientes com cirrose e EHM	1ª coorte: 72 pacientes com EHM com ou sem lactulose 2ª coorte: 40 pacientes não tratados com lactulose foi avaliada antes e 6 meses após a administração de lactulose (30 a 60 mL/dia)	A lactulose reduziu a translocação de DNA bacteriano e melhora os escores nos testes neurocognitivos em pacientes com EHM Na 2ª coorte, a lactulose reduziu a translocação do DNA bacteriano (36% *versus* 16%)
Xia X et al. J Int Med Res. 2018;46(9):3596-3604	Ensaio clínico randomizado	Pacientes foram randomizados para receber probióticos (n = 30) ou nenhum probiótico (n = 37) por 3 meses Probióticos: *Clostridium butyricum* combinado com *Bifidobacterium infantis*	Aumento de *Clostridium cluster* I e *Bifidobacterium* e redução de *Enterococcus* e *Enterobacteriaceae* no grupo tratado com probióticos em pacientes com cirrose por VHB e EHM. Houve também redução na amônia venosa e melhora cognitiva no grupo tratado com probióticos Tratamento com probiótico melhorou a integridade da barreira intestinal

(*Continua*)

Quadro 26.3. Estudos clínicos desenvolvidos para testar eficácia das terapias com probióticos e prebióticos para tratamento da encefalopatia hepática (*Continuação*)

Autor	*Tipo de estudo*	*Grupos/pacientes*	*Resultado*
Wang JY *et al.* J Dig Dis. 2019;20(10):547-556	Ensaio clínico multicêntrico, aberto e randomizado controlado	98 pacientes com cirrose foram incluídos no estudo: 31 pacientes no grupo intervenção (Gp-L: lactulose) e 67 pacientes no grupo-controle (Gp-SL: sem lactulose)	O tratamento com lactulose melhorou significativamente a EHM. Diferenças significativas foram encontradas entre respondedores e não respondedores à lactulose nas populações bacterianas de Bacteroidetes, Firmicutes, Actinobacteria e Proteobacteria Após 60 dias, a taxa de reversão de EHM no grupo Gp-L foi significativamente maior (64,18%) em relação ao Gp-SL (22,58%)

*O probiótico VSL#3 contém 112,5 bilhões de bactérias liofilizadas viáveis de quatro cepas de *Lactobacillus* (*Lactobacillus acidophilus* DSM 24735, *Lactobacillus plantarum* DSM 24730, *Lactobacillus paracasei* DSM 24733, *Lactobacillus delbrueckii* subsp. *bulgaricus* DSM 24734), três cepas de *Bifidobacterium* (*Bifidobacterium longum* DSM 24736, DSM 24732, *Bifidobacterium infantis* DSM 24737) e uma cepa de *Streptococcus* (*Streptococcus thermophilus* DSM 24731).

AB: ácido biliar; EH: encefalopatia hepática; EHM: encefalopatia hepática mínima; DHC: doença hepática crônica; FOS: fruto-oligossacarídeo; LGG: *Lactobacillus rhamnosus* GG; SIBO: supercrescimento bacteriano do intestino delgado; TNF-a: fator de necrose tumoral; VHB: vírus da hepatite B.

Adaptado de Won SM, Oh KK, Gupta H, Ganesan R, Sharma SP, Jeong JJ et al. The Link between Gut Microbiota and Hepatic Encephalopathy. Int J Mol Sci. 2022;23(16):8999.

Em síntese, a avaliação e correção das alterações do eixo intestino fígado, com a utilização de probióticos, prebióticos e simbióticos associada com alimentação saudável para controle da disbiose intestinal, é considerada uma estratégia eficaz no tratamento das doenças hepáticas crônicas, como as hepatites virais, de origem alcoólica ou não alcoólica, cirrose e EH.

Conclusões

A melhora do eixo intestino-fígado e a modulação da MI são fundamentais no tratamento das doenças crônicas hepáticas, desde a MASLD e MASH até as hepatites virais, a cirrose e sua principal complicação, a EH. Nessas condições, observa-se disbiose, caracterizada pelo crescimento excessivo de táxons prejudiciais e supressão de micro-organismos benéficos.

O tratamento da disbiose de forma eficaz envolve a adoção de uma alimentação saudável associada ao uso de prebióticos, probióticos e simbióticos. Evidências demonstram que o uso de probióticos é capaz de modular a MI de maneira benéfica em diversas doenças, incluindo EH. No entanto, para que essa abordagem terapêutica seja eficaz, recomenda-se a utilização continuada, em vez de uma intervenção única e de curto prazo.

Outra estratégia terapêutica indicada é o uso de prebióticos, especialmente lactulose, lactitol, FOS e GOS. Esses agentes são eficazes em aumentar o número de bactérias benéficas no intestino, em particular as bifidobactérias e os lactobacilos, e inibir as atividades bacterianas prejudiciais à saúde do hospedeiro. Evidências científicas recentes já comprovaram que o uso de simbióticos foi capaz de melhorar diversos parâmetros da esteatose, NASH, DHRA relacionada ao álcool e cirrose. Entretanto, ainda são necessários estudos randomizados bem-controlados para determinar quais cepas, concentrações e duração de tratamento com prebióticos, probióticos e simbióticos – sempre associados a uma alimentação saudável – são mais eficazes para promover efeitos benéficos direcionados às principais doenças hepáticas crônicas.

Referências bibliográficas

1. Hamamah S, Iatcu OC, Covasa M. Dietary influences on gut microbiota and their role in metabolic dysfunction-associated steatotic liver disease (MASLD). Nutrients. 2024;17(1):143.
2. Garcia-Mateo S, Rondinella D, Ponziani FR, Miele L, Gasbarrini A, Cammarota G et al. Gut microbiome and metabolic dysfunction-associated steatotic liver disease: pathogenic role and potential for therapeutics. Best Pract Res Clin Gastroenterol. 2024;72:101924.
3. Saeed H, Díaz LA, Gil-Gómez A, Burton J, Bajaj JS, Romero-Gomez M et al. Microbiome-centered therapies for the management of metabolic dysfunction-associated steatotic liver disease. Clin Mol Hepatol. 2025;31(Suppl):S94-S111.
4. Anand S, Mande SS. Host-microbiome interactions: gut-liver axis and its connection with other organs. NPJ Biofilms Microbiomes. 2022;8(1):89.
5. Lee G, You HJ, Bajaj JS, Joo SK, Yu J, Park S et al. Distinct signatures of gut microbiome and metabolites associated with significant fibrosis in non-obese NAFLD. Nat Commun. 2020;11(1):4982.
6. Benedé-Ubieto R, Cubero FJ, Nevzorova YA. Breaking the barriers: the role of gut homeostasis in metabolic-associated steatotic liver disease (MASLD). Gut Microbes. 2024;16(1):2331460.
7. Tomova A, Bukovsky I, Rembert E, Yonas W, Alwarith J, Barnard ND et al. The effects of vegetarian and vegan diets on gut microbiota. Front Nutr. 2019;6:47.
8. Min BH, Devi S, Kwon GH, Gupta H, Jeong JJ, Sharma SP et al. Gut microbiota-derived indole compounds attenuate metabolic dysfunction-associated steatotic liver disease by improving fat metabolism and inflammation. Gut Microbes. 2024;16(1):2307568.
9. Chakaroun RM, Massier L, Kovacs P. Gut microbiome, intestinal permeability, and tissue bacteria in metabolic disease: perpetrators or bystanders? Nutrients. 2020;12(4):1082.
10. Seethaler B, Nguyen NK, Basrai M, Kiechle M, Walter J, Delzenne NM et al. Short-chain fatty acids are key mediators of the favorable effects of the Mediterranean diet on intestinal barrier integrity: data from the randomized controlled LIBRE trial. Am J Clin Nutr. 2022;116(4):928-42.
11. Yaskolka MA, Rinott E, Tsaban G, Zelicha H, Kaplan A, Rosen P et al. Effect of green-mediterranean diet on intrahepatic fat: the direct plus randomised controlled trial. Gut. 2021;70(11):2085-95.
12. Zhai Q, Wu H, Zheng S, Zhong T, Du C, Yuan J et al. Association between gut microbiota and NAFLD/NASH: a bidirectional two-sample Mendelian randomization study. Front Cell Infect Microbiol. 2023;13:1294826.
13. van Trijp MPH, Schutte S, Esser D, Wopereis S, Hoevenaars FPM, Hooiveld GJEJ et al. Minor changes in the composition and function of the gut microbiota during a 12-week whole grain wheat or refined wheat intervention correlate with liver fat in overweight and obese adults. J Nutr. 2021;151(3):491-502.
14. Ni Y, Qian L, Siliceo SL, Long X, Nychas E, Liu Y et al. Resistant starch decreases intrahepatic triglycerides in patients with NAFLD via gut microbiome alterations. Cell Metab. 2023;35(9):1530-47.e8.
15. Kaźmierczak-Siedlecka K, Maciejewska-Markiewicz D, Sykulski M, Gruszczyńska A, Herman-Iżycka J, Wyleżoł M et al. Gut microbiome-how does two-month consumption of fiber-enriched rolls change microbiome in patients suffering from MASLD? Nutrients. 2024;16(8):1173.
16. Jaeger JW, Brandt A, Gui W, Yergaliyev T, Hernández-Arriaga A, Muthu MM et al. Microbiota modulation by dietary oat beta-glucan prevents steatotic liver disease progression. JHEP Rep. 2024;6(3):100987.
17. Ciobârcă D, Cătoi AF, Gavrilaș L, Banc R, Miere D, Filip L. Natural bioactive compounds in the management of type 2 diabetes and metabolic (dysfunction)-associated steatotic liver disease. Pharmaceuticals (Basel). 2025;18(2):279.

18. Musazadeh V, Roshanravan N, Dehghan P, Ahrabi SS. Effect of probiotics on liver enzymes in patients with non-alcoholic fatty liver disease: an umbrella of systematic review and meta-analysis. Front Nutr. 2022;9:844242.
19. Behrouz V, Aryaeian N, Zahedi MJ, Jazayeri S. Effects of probiotic and prebiotic supplementation on metabolic parameters, liver aminotransferases, and systemic inflammation in nonalcoholic fatty liver disease: a randomized clinical trial. J Food Sci. 2020;85(10):3611-7.
20. Yilmaz Y. Postbiotics as antiinflammatory and immune-modulating bioactive compounds in metabolic dysfunction-associated steatotic liver disease. Mol Nutr Food Res. 2024;68(23):e2400754.
21. Mokhtari Z, Gibson DL, Hekmatdoost A. Nonalcoholic fatty liver disease, the gut microbiome, and diet. Adv Nutr. 2017;8(2):240-52.
22. Li W, Gao W, Yan S, Yang L, Zhu Q, Chu H. Gut microbiota as emerging players in the development of alcohol-related liver disease. Biomedicines. 2024;13(1):74.
23. Siddiqui MT, Cresci GAM. Microbiota reprogramming for treatment of alcohol-related liver disease. Transl Res. 2020;226:26-38.
24. Addolorato G, Ponziani FR, Dionisi T, Mosoni C, Vassallo GA, Sestito L et al. Gut microbiota compositional and functional fingerprint in patients with alcohol use disorder and alcohol-associated liver disease. Liver Int. 2020;40(4):878-88.
25. Sirisapsombat V, Pratummas P, Phucharoen P, Nararatwanchai T, Chaiyasut C, Sirilun S et al. The effect of synbiotics supplement on alcohol use disorders identification test and biochemical parameters, gamma glutamyl transferase, lipopolysaccharide and immunoglobulin a levels, in high risk alcoholics. Asian J Med Sci. 2020;11(1):1-6.
26. Han SH, Suk KT, Kim DJ, Kim MY, Baik SK, Kim YD et al. Effects of probiotics (cultured Lactobacillus subtilis/Streptococcus faecium) in the treatment of alcoholic hepatitis: randomized-controlled multicenter study. Eur J Gastroenterol Hepatol. 2015;27(11):1300-6.
27. Henderson PK, Herrera JL. Should we treat minimal/covert hepatic encephalopathy, and with what? Clin Liver Dis. 2015;19(3):487-95.
28. Levitt DG, Levitt MD. A model of blood-ammonia homeostasis based on a quantitative analysis of nitrogen metabolism in the multiple organs involved in the production, catabolism, and excretion of ammonia in humans. Clin Exp Gastroenterol. 2018;11:193-215.
29. Won SM, Oh KK, Gupta H, Ganesan R, Sharma SP, Jeong JJ et al. The Link between gut microbiota and hepatic encephalopathy. Int J Mol Sci. 2022;23(16):8999.
30. Xia X, Chen J, Xia J, Wang B, Liu H, Yang L et al. Role of probiotics in the treatment of minimal hepatic encephalopathy in patients with HBV-induced liver cirrhosis. J Int Med Res. 2018;46(9):3596-604.
31. Horvath A, Durdevic M, Leber B, di Vora K, Rainer F, Krones E et al. Changes in the intestinal microbiome during a multispecies probiotic intervention in compensated cirrhosis. Nutrients. 2020;12(6):1874.
32. Macnaughtan J, Figorilli F, García-López E, Lu H, Jones H, Sawhney R et al. A double-blind, randomized placebo-controlled trial of probiotic Lactobacillus casei shirota in stable cirrhotic patients. Nutrients. 2020;12(6):1651.
33. Xia Q, Lei Y, Wang J, Wang Q. Probiotic management and inflammatory factors as a novel treatment in cirrhosis: a systematic review and meta-analysis. Open Life Sci. 2023;18(1):20220741.
34. Lunia MK, Sharma BC, Sharma P, Sachdeva S, Srivastava S. Probiotics prevent hepatic encephalopathy in patients with cirrhosis: a randomized controlled trial. Clin Gastroenterol Hepatol. 2014;12(6):1003-8.e1.
35. Zhou YL, Pu ST, Xiao JB, Luo J, Xue L. Meta-analysis of probiotics efficacy in the treatment of minimum hepatic encephalopathy. Liver Int. 2024;44(12):3164-73.
36. Elwir S, Rahimi RS. Hepatic encephalopathy: an update on the pathophysiology and therapeutic options. J Clin Transl Hepatol. 2017;5(2):142-51.
37. Campion D, Giovo I, Ponzo P, Saracco GM, Balzola F, Alessandria C. Dietary approach and gut microbiota modulation for chronic hepatic encephalopathy in cirrhosis. World J Hepatol. 2019;11(6):489-512.
38. Saab S, Suraweera D, Au J, Saab EG, Alper TS, Tong MJ. Probiotics are helpful in hepatic encephalopathy: a meta-analysis of randomized trials. Liver Int. 2016;36(7):986-93.

39. Nor MMH, Ayob N, Mokhtar NM, Ali RAR, Tan GC, Wong Z et al. The effect of probiotics (MCP® BCMC® Strains) on hepatic steatosis, small intestinal mucosal immune function, and intestinal barrier in patients with non-alcoholic fatty liver disease. Nutrients. 2021;13(9):3192.
40. Chong PL, Laight D, Aspinall RJ, Higginson A, Cummings MH. A randomised placebo controlled trial of VSL#3® probiotic on biomarkers of cardiovascular risk and liver injury in non-alcoholic fatty liver disease. BMC Gastroenterol. 2021;21(1):144.
41. Laue C, Papazova E, Pannenbeckers A, Schrezenmeir J. Effect of a probiotic and a synbiotic on body fat mass, body weight and traits of metabolic syndrome in individuals with abdominal overweight: a human, double-blind, randomised, controlled clinical study. Nutrients. 2023;15(13):3039.

27

Disbiose e Câncer – Probióticos na Prevenção e Tratamento

Alessandro Laviano
Adriana Carrieri
Shalom Kalnicki
Dan L. Waitzberg

Introdução

Trilhões de micro-organismos interagem constantemente com o hospedeiro por meio da pele e das membranas mucosas. Além de tolerar bactérias comensais e antígenos alimentares, eles permitem que o sistema imunológico reconheça e combata bactérias oportunistas, prevenindo invasões e infecções. Sabe-se, também, que a microbiota influencia não apenas as respostas imunológicas locais, com efeitos mais amplos que envolvem a regulação da imunidade inata e adaptativa em múltiplos níveis.[1,2]

Assim, as comunidades microbianas que habitam o corpo humano desempenham um papel sistêmico no metabolismo energético e na imunidade, influenciando potencialmente o desenvolvimento e a progressão de diversas doenças – incluindo o câncer –, particularmente em casos de desequilíbrio da microbiota, uma condição conhecida como "disbiose".[3-7]

Embora o microbioma de um indivíduo seja moldado na primeira infância, inúmeros fatores podem contribuir para o desenvolvimento da disbiose ao longo da vida, especialmente aqueles relacionados ao estilo de vida, como dieta, sedentarismo, estresse, tabagismo e consumo de álcool. Esses mesmos fatores são associados a um maior risco de desenvolvimento de determinados tipos de câncer.[8] O desequilíbrio da microbiota intestinal (MI) e, por consequência, da imunidade, também afeta negativamente o risco de desenvolvimento de câncer em indivíduos predispostos, além de reduzir as respostas terapêuticas, o que pode contribuir para a progressão da doença.[9-11]

A disbiose compromete as respostas imunológicas locais e sistêmicas, de modo a danificar a barreira mucosa e permitir a translocação de bactérias intestinais para os linfonodos mesentéricos e a circulação periférica. Esse processo altera os perfis de citocinas e estabelece um fenótipo inflamatório.[1,2] Dado o papel da MI na modulação da imunidade do hospedeiro, sua influência na eficácia de diversas terapias oncológicas torna-se evidente.

Em 2022, foram registrados aproximadamente 20 milhões de novos casos e 9,7 milhões de mortes atribuídas ao câncer em todo o mundo. A projeção para 2050 é de 35 milhões de novos casos da doença (um aumento de 77% em relação a 2022). Isso destaca como o câncer é uma epidemia global crescente.[13] Portanto, é fundamental que novas estratégias de prevenção e tratamento sejam exploradas, e o microbioma demonstrou potencial para contribuir em ambos os cenários. Estudos em humanos demonstraram que a MI impacta significativamente a resposta e a toxicidade da terapia contra o câncer.[3-7] Considerando-se os numerosos estudos que relatam fortes associações entre MI e imunidade humana – especialmente no contexto da modulação das respostas à terapia com inibidores de *checkpoint* imunológico –, é possível afirmar que a disbiose desempenha um papel crucial no desenvolvimento, progressão e tratamento do câncer.[12,15,16]

Fundamentação científica para a modulação da microbiota intestinal em Oncologia

A modulação da MI representa uma estratégia de prevenção e uma nova abordagem complementar na terapia contra o câncer. Embora as interações moleculares subjacentes aos efeitos da microbiota no desenvolvimento do câncer ainda estejam sob investigação, diversos ensaios clínicos destacam o potencial terapêutico da manipulação da microbiota em pacientes com câncer, conforme demonstrado no Quadro 27.1.[16]

Quadro 27.1. Estratégias para modulação da microbiota intestinal

Estratégia	*Vantagens*	*Desvantagens*	*Considerações*
Transplante de microbiota fecal	Transplante direto de um ecossistema completo	Difícil de ser realizado, oneroso, envolve riscos no procedimento, pode haver transferência de doenças	Seleção criteriosa de doadores, método de transferência, necessidade de regime preparatório, sustentabilidade, banco de amostras para transplantes autólogos futuros
Probióticos	Fáceis, acessíveis, econômicos	Variação na composição de comensais competidores, potencial para diminuir a diversidade geral do microbioma, biodisponibilidade variável, regulamentações insuficientes do controle de qualidade	Definir uso de esporos ou bactérias vivas, quais bactérias incluir, personalização, necessidade de regime de condicionamento
Prebióticos	Fáceis, acessíveis, econômicos	Alimentos integrais podem ser mais importantes do que o suplemento de nutrientes isolados (regulamentados como alimentos em vez de fármacos)	Uso de mistura de prebióticos ou prebióticos isolados, previsibilidade de resposta considerando a comunidade bacteriana
Dieta	Mudança holística que promove outros benefícios à saúde	Baixa conformidade, difícil de sustentar, efeitos variados	Quando focar em nutrientes específicos ou em padrões gerais, necessita de doses específicas para modulação-alvo, duração necessária, previsibilidade da modulação considerando a variação individual do microbioma e metabolismo

Fonte: Adaptado de Iida N, Dzutsev A, Stewart CA et al. Commensal bacteria control cancer response to therapy by modulating the tumor microenvironment. Science. 2013;342(6161):967-70.

Uso de probióticos na prevenção do câncer

Uma MI em desequilíbrio, também conhecida como "disbiose", pode contribuir para a tumorigênese de cânceres gastrointestinais e extraintestinais.[17] Na década de 1980, dois autores descreveram o potencial dos probióticos na prevenção da incidência de câncer colorretal (CCR) em modelo experimental, relatando uma redução de 37% na incidência da doença no grupo suplementado com probiótico, em comparação com controles.[18] À medida que a pesquisa avança, ensaios clínicos são conduzidos nessa área e mostram resultados promissores para a prevenção do câncer.

A maioria das evidências que correlacionam o uso de probióticos com a redução do risco de desenvolver câncer concentra-se em cânceres do trato gastrointestinal (TGI), especialmente CCR. No entanto, estudos demonstraram benefícios potenciais para cânceres além do TGI, incluindo câncer de mama, câncer cervical, câncer de bexiga e câncer de próstata.

Probióticos e prevenção do câncer colorretal

Atualmente, o CCR é o terceiro tipo de câncer mais prevalente e a segunda causa mais comum de morte por câncer nos Estados Unidos.[19] Estima-se que, até 2030, a incidência de CCR de início precoce aumentará de 90% a 124% em comparação com os dados registrados em 2010.[20] Isso demonstra uma taxa acelerada de crescimento na incidência desse tipo de neoplasia, inclusive entre populações jovens. Nesse contexto, maneiras de prevenir e/ou retardar a ocorrência dessa doença precisam ser exploradas com urgência.

Os micro-organismos da MI desempenham papel fundamental na imunidade e na autoinflamação do TGI, com um corpo emergente de literatura sugerindo que a disbiose está intimamente ligada à carcinogênese colorretal de início precoce.[20] No entanto, questões mais complexas relacionadas aos mecanismos por trás desses processos ainda precisam ser esclarecidas.[20]

Vários mecanismos de ação dos probióticos podem estar relacionados à prevenção do CCR, incluindo a manutenção da integridade da barreira intestinal, a modulação das respostas imunológicas e a produção de metabólitos benéficos. Bactérias comensais, como *Faecalibacterium prausnitzii*, *Bifidobacterium* e *Lactobacillus*, contribuem para a saúde da mucosa ao fortalecer as proteínas de junção estreita, de modo a reduzir a permeabilidade intestinal e prevenir a translocação bacteriana. Além disso, a microbiota influencia a homeostase imunológica com a promoção de respostas anti-inflamatórias por meio de células T reguladoras e o estímulo à imunidade antitumoral por meio de células dendríticas e linfócitos T citotóxicos.[21] Outro importante mecanismo protetor é a produção de ácidos graxos de cadeia curta (AGCCs), particularmente o butirato, metabólito que exerce efeitos anti-inflamatórios, auxilia na diferenciação de células epiteliais e induz apoptose em células cancerígenas. Os AGCCs também inibem as histonas desacetilases, o que resulta na regulação epigenética que suprime as vias promotoras de tumores. Adicionalmente, a MI compete e inibe a colonização de bactérias patogênicas, como *Fusobacterium nucleatum* e *Escherichia coli*, implicadas na progressão do CCR por vias pró-inflamatórias e genotóxicas. Em conjunto, essas funções contribuem para a manutenção da homeostase intestinal e a redução do risco de CCR.[20,21]

Probióticos e prevenção de outros cânceres do trato gastrointestinal

Embora o intestino grosso seja a região mais densamente colonizada e funcionalmente relevante do microbioma gastrointestinal – em razão de suas condições favoráveis à colonização microbiana –. outras partes do TGI também abrigam uma vasta comunidade de micro-organismos, cujas interações podem influenciar a prevenção e a ocorrência de tumores.[21]

• Cânceres gástricos

A associação entre o *Helicobacter pylori* (*H. pylori*) e o câncer gástrico é uma das interações mais bem-documentadas em neoplasias gastrointestinais malignas. Pesquisas extensas demonstraram que essa bactéria desempenha relevante papel no desenvolvimento do adenocarcinoma gástrico. Além disso, a infecção por *H. pylori* influencia significativamente a composição do microbioma intestinal, modificando a abundância relativa de espécies microbianas.[21]

O primeiro mecanismo de associação entre *H. pylori* e câncer gástrico envolve a injeção das citotoxinas VacA e CagA nas células hospedeiras, ativando cascatas de sinalização associadas à transformação maligna.[22] Posteriormente, essa colonização promove a geração de espécies reativas de oxigênio (EROs) que estimulam vias inflamatórias. Por fim, ao induzir gastrite atrófica, o *H. pylori* destrói as células parietais produtoras de ácido, o que causa um aumento compensatório nos níveis de gastrina. Essa resposta não apenas estimula a produção de ácido, como também ativa vias de sinalização promotoras de tumores. Além de ser o principal agente etiológico da gastrite atrófica crônica, acredita-se que o desequilíbrio microbiano induzido por *H. pylori* contribua para a progressão ao câncer gástrico uma vez que, com a redução da acidez gástrica, certas espécies bacterianas adquirem potencial carcinogênico, especialmente aquelas envolvidas na redução de nitrato, de modo a favorecer a formação de nitritos e compostos N-nitrosos.[22]

Embora a maioria dos estudos que avaliam o uso de probióticos para minimizar o risco de câncer gástrico causado pelo *H. pylori* tenha sido desenvolvida em modelos animais, há evidências consideráveis de que os probióticos podem minimizar a inflamação gástrica e o desenvolvimento de lesões pré-malignas induzidas por essa espécie bacteriana.[22,23] Resultados de ensaios clínicos prospectivos, duplo-cegos e controlados por placebo indicam que probióticos específicos, como *Saccharomyces boulardii* e *Lactobacillus johnsonii* La1, podem reduzir a carga bacteriana do *H. pylori*, embora não eliminem completamente a infecção. Além disso, o *Saccharomyces boulardii* parece ser um adjuvante benéfico à terapia padrão de erradicação do *H. pylori*, provavelmente aumentando o sucesso do tratamento. Da mesma forma, *Lactobacillus reuteri* demonstrou efeitos promissores, mas mais estudos são necessários para confirmar sua eficácia. Por fim, cepas probióticas como *Saccharomyces boulardii, Lactobacillus reuteri* e *Lactobacillus rhamnosus* GG (LGG) demonstraram reduzir os efeitos colaterais gastrointestinais associados ao uso de antibióticos para erradicação dessa bactéria.[23]

• Carcinoma hepatocelular

Vários estudos sugeriram que indivíduos com carcinoma hepatocelular (CHC) também se encontram em estado de disbiose.[24] Portanto, compreender o impacto da composição da microbiota e suas implicações na prevenção de lesões hepáticas pode ser um passo importante para reduzir o risco de ocorrência de CHC.

Em pacientes com CHC, observa-se uma redução na abundância de *Bifidobacterium*.[24,25] Embora a disponibilidade de estudos que avaliem o potencial dos probióticos na prevenção do CHC seja escassa, um estudo constatou que a suplementação com *Bifidobacterium pseudolongum* gerou melhorias na composição da MI, na integridade da barreira intestinal e aumento da produção de acetato, AGCC que influenciou positivamente os marcadores bioquímicos no CHC. Esse efeito ocorreu por meio da ativação do receptor GPR43 (*G-protein-coupled receptor* 43) no contexto do eixo intestino-fígado. A ativação do GPR43 teve papel fundamental na supressão da via inflamatória envolvendo a interleucina-6 (IL-6), a Janusquinase 1 (JAK1) e o transdutor de sinal e ativador da transcrição 3 (STAT3), promovendo, finalmente, melhores resultados. Embora mais ensaios clínicos randomizados sejam necessários, também é reconhecido que os probióticos apresentam propriedades contra infecções pelos vírus das hepatite B (VHB) e C (VHC), ajudam a reduzir a obesidade e o risco de doença hepática gordurosa não alcoólica e têm efeitos antioxidantes, antiproliferativos, antiangiogênicos e antimetastáticos que podem impedir o desenvolvimento de CHC,[25] e, nesse cenário, cepas de *Bifidobacterium* podem ser candidatas a prevenir o CHC entre indivíduos com risco aumentado de desenvolver a doença.[24]

• Câncer oral

Um microbioma oral bem-equilibrado é essencial para a preservação da saúde bucal. Os prebióticos podem auxiliar significativamente a proliferação de bactérias orais benéficas, incluindo *Lactobacillus* spp., *Streptococcus parasanguinis* e *Streptococcus gordonii*. Manter esse equilíbrio microbiano é crucial, pois a disbiose pode não apenas sustentar a inflamação crônica, mas também desencadear mecanismos independentes de promoção do câncer oral.[26]

Estudos demonstraram atividade antimicrobiana e antibiofilme contra patógenos carcinogênicos com o uso de *Lactobacillus reuteri*, *Lactobacillus paracasei* e *Lactobacillus plantarum*, espécies probióticas potencialmente benéficas na prevenção do câncer oral.[26,27]

Probióticos e prevenção de cânceres além do trato gastrointestinal

Uma vez que os probióticos podem atuar de forma sistêmica no organismo de forma a reduzir a inflamação, melhorar a função da barreira intestinal e regular a imunidade, eles também podem auxiliar na prevenção de tumores distantes do intestino.[17,20]

• Câncer de mama

O câncer de mama é um dos tipos mais comuns em todo o mundo, e pesquisas emergentes apontam que os probióticos podem desempenhar um papel promissor em sua prevenção.[28] Ao modular o microbioma intestinal, os probióticos podem influenciar diretamente a inflamação sistêmica e a função imunológica, fatores-chave para o desenvolvimento da maioria dos cânceres.[28,29] Alguns estudos demonstraram que os probióticos podem ajudar a reduzir a inflamação crônica, que é conhecida por promover a tumorigênese, equilibrando as citocinas inflamatórias e potencializando as respostas anti-inflamatórias.

Há evidências que certas cepas probióticas, como as espécies de *Lactobacillus* e *Bifidobacterium*, especialmente *Lactobacillus rhamnosus*, *Lactobacillus acidophilus*, *Bifidobacterium bifidum* e *Lactobacillus johnsonii*, podem reduzir os níveis de estrogênio ao modular o metabolismo intestinal, o que pode ser benéfico em cânceres de mama com receptor de estrogênio positivo. Embora os mecanismos exatos ainda estejam sob investigação, o crescente corpo de evidências indica que os probióticos podem ter um papel complementar na prevenção do câncer de mama por meio da promoção de um microbioma saudável, apoio à função imunológica e redução da inflamação. Mais estudos clínicos são necessários para confirmar seus potenciais benefícios terapêuticos na prevenção dessa condição.[28,29]

• Câncer de próstata

Dada a forte conexão entre câncer de próstata e dieta, é plausível propor que o microbioma intestinal, influenciado por hábitos alimentares, possa desempenhar um papel na regulação do desenvolvimento do câncer de próstata, formando, assim, um eixo intestino-próstata. A disbiose, associada ao aumento da permeabilidade intestinal, pode facilitar a translocação de metabólitos bacterianos, como lipopolissacarídeos, para a corrente sanguínea, o que pode promover o desenvolvimento do câncer de próstata. Estudos mostram que indivíduos com câncer de próstata apresentam uma composição distinta do microbioma intestinal e que o eixo intestino-próstata representa um novo alvo potencial para a prevenção e o tratamento dessa neoplasia.[30,31] De acordo com estudos pré-clínicos, LGG e *Bifidobacterium breve* se configuram como cepas com potenciais efeitos positivos na prevenção do câncer de próstata ao inibir o crescimento de células cancerígenas e induzir apoptose.[31]

• Câncer cervical

Os probióticos podem atuar na prevenção do câncer cervical, principalmente por sua capacidade de influenciar os microbiomas intestinal e vaginal que estão ligados à função imunológica e à inflamação.[32] A inflamação crônica e o desequilíbrio na microbiota têm sido associados ao desenvolvimento do câncer cervical, especialmente em casos de infecção persistente pelo papilomavírus humano (HPV), uma das principais causas de câncer cervical. Probióticos, como cepas de *Lactobacillus*, são conhecidos por sua capacidade de restaurar o equilíbrio do microbioma vaginal de modo a promover o crescimento de bactérias benéficas e inibir o crescimento excessivo de patógenos nocivos locais, como *Gardnerella* e *Escherichia coli*, que podem aumentar o risco de infecção.[33] Além disso, os probióticos ajudam a modular a resposta imune, fortalecendo as defesas imunológicas locais e regulando as vias inflamatórias, o que reduz potencialmente o risco de persistência do HPV e a subsequente progressão para o câncer.[33] Estudos também demonstraram que certas cepas probióticas podem produzir substâncias antimicrobianas, como o ácido lático, que inibem diretamente o crescimento do HPV e de outros patógenos. Em conjunto, as pesquisas apontam que os probióticos podem servir como adjuvante promissor na prevenção do câncer cervical, embora mais estudos sejam necessários para compreender completamente os mecanismos subjacentes e sua eficácia a longo prazo.[32-33]

• Linfoma

Um estudo de Mamgain *et al.* descreveu as crescentes evidências da MI nos cânceres hematológicos, sugerindo que a microbiota pode estar associada ao desenvolvimento e progressão de linfomas de células B e T.[34] Outro estudo examinou a MI de participantes com linfoma difuso de grandes células B (LDGCB) não tratado e de voluntários saudáveis e revelou que os participantes com LDGCB não tratado apresentavam uma composição microbiana distinta da de indivíduos saudáveis. Diferenças específicas incluíram uma maior abundância do gênero *Escherichia/Shigella* e níveis mais baixos de certas vias metabólicas nos pacientes com LDGCB.[35]

Metabólitos microbianos intestinais, incluindo AGCCs, inosina, urolitina A, urolitina B e bacteriocinas, demonstraram um amplo espectro de atividades biológicas em estudos anteriores, incluindo funções anticancerígenas e imunomoduladoras. Acredita-se que perturbações na MI causem inflamação crônica e desregulação imunológica desses metabólitos, ambos fatores de risco conhecidos para linfoma.[36]

Uso de probióticos como adjuvante no tratamento

Fisiopatologia da mucosite e aplicabilidade clínica dos probióticos

A mucosite é uma complicação frequente do tratamento oncológico –por radioterapia, quimioterapia ou pela combinação de ambas – e caracteriza-se por eritema, úlceras e dor na mucosa do TGI. Em pacientes neutropênicos, pode evoluir para quadros graves, como sepse. Essa condição está associada a diversos desfechos clínicos indesejáveis durante o tratamento, incluindo interrupção ou redução das doses terapêuticas, maior risco para infecções, aumento de hospitalizações, redução da ingestão alimentar, perda de peso, comprometimento nutricional e diminuição da qualidade de vida.[37]

A patogênese da mucosite consiste em cinco etapas principais (Figura 27.1):

1. **Iniciação:** envolve a lesão inicial das células da mucosa, causada pela quimioterapia e/ou radioterapia, que pode ocorrer de forma direta – por meio de danos ao DNA celular – ou, mais comumente, indireta – pelo aumento da circulação de EROs.
2. **Ativação:** o dano celular desencadeia a ativação de várias enzimas e fatores de transcrição que codificam citocinas pró-inflamatórias, como fator de necrose tumoral alfa (TNF-a), IL-1β e IL-6.
3. **Inflamação:** à medida que as citocinas pró-inflamatórias atingem a camada submucosa e o epitélio basal, o processo inflamatório inicia-se, o que gera, consequentemente, o dano tecidual.
4. **Ulceração:** o dano tecidual progride para descamação epitelial e, eventualmente, ulceração. Isso é seguido pela colonização bacteriana, que alimenta um ciclo vicioso pela amplificação da produção de citocinas pró-inflamatórias, o que agrava ainda mais o dano tecidual.
5. **Cicatrização:** a fase final envolve o reparo tecidual, caracterizado pela sinalização da matriz extracelular, proliferação epitelial e restauração da barreira mucosa.

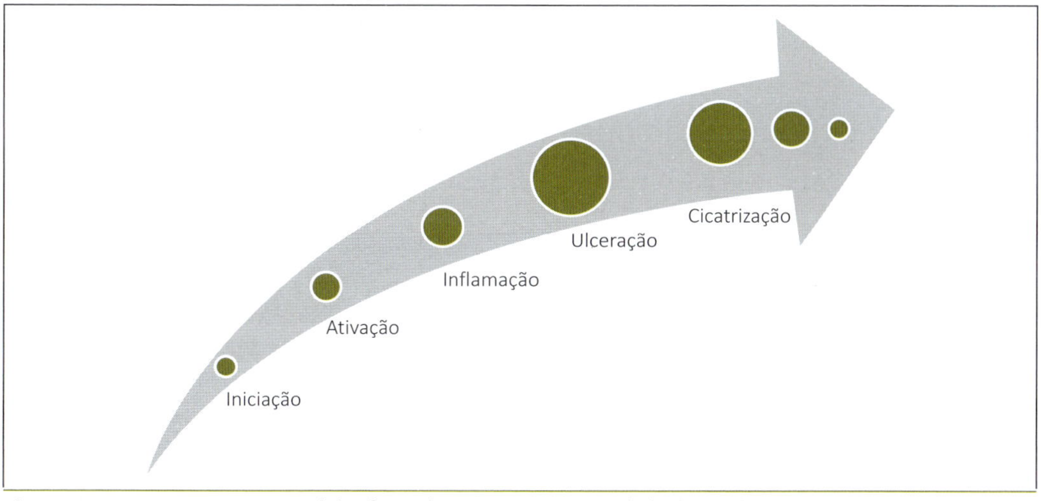

Figura 27.1. Representação visual das fases da mucosite e a gravidade da condição em cada estágio.

Fonte: Desenvolvida pela autoria.

Atualmente, o protocolo para o manejo da mucosite oral em pacientes com câncer inclui:[38]

- Consulta odontológica pré-tratamento para rastrear e tratar infecções existentes, bem como fornecer orientações de higiene bucal para prevenir complicações relacionadas à mucosite.
- Intervenções de proteção e tratamento da mucosa, como enxaguatórios bucais contendo analgésicos, antissépticos e agentes protetores da mucosa.
- Intervenções menos comuns, mas disponíveis em alguns centros, incluindo crioterapia para reduzir a toxicidade da mucosa oral induzida por quimioterapia.

Outra terapia para mucosite, estudada em vários protocolos, é a aplicação de *laser* de baixa intensidade na mucosa oral. Esse tratamento melhora o metabolismo mitocondrial, o que causa o aumento da produção de adenosina trifosfato (ATP) e subsequente aumento de EROs intracelulares. Essas alterações intracelulares estimulam a proliferação de fibroblastos e a síntese de colágeno, ao mesmo tempo que modulam a resposta inflamatória e promovem o reparo tecidual.[39] O uso de probióticos como adjuvante no tratamento e na prevenção da mucosite associada à terapia contra o câncer ainda não faz parte dos protocolos de tratamento padrão, visto que as pesquisas encontram-se em estágios iniciais. No entanto, alguns achados são promissores.

Estudo mostrou que pacientes com carcinoma nasofaríngeo podem se beneficiar da administração de probióticos com melhora na gravidade da mucosite. Esse ensaio clínico randomizado e controlado incluiu 99 pacientes em tratamento para carcinoma nasofaríngeo que receberam uma mistura probiótica de *Bifidobacterium longum*, *Lactobacillus lactis* e *Enterococcus faecium* por 7 semanas. Os resultados indicaram redução na gravidade da mucosite oral.[40] Estudo envolvendo mais de 200 pacientes submetidos à radioterapia pélvica avaliou os efeitos de uma combinação de *Lactobacillus acidophilus* LAC-361 e *Bifidobacterium longum* BB-536 na mucosite gastrointestinal induzida por radiação. Os resultados revelaram que essa combinação probiótica reduziu a incidência de diarreia de graus 2, 3 e 4 causada pela radioterapia.[41] Outras pesquisas na área reforçam o uso potencial de certas cepas probióticas como terapia segura e profilática para minimizar a mucosite induzida por quimioterapia e radioterapia. No entanto, como muitos desses estudos ainda são realizados em modelos pré-clínicos, mais pesquisas são necessárias para avaliar a segurança e a aplicabilidade de diferentes cepas em vários tipos de tratamentos contra o câncer.[42,43]

Probióticos e citoproteção intestinal em humanos

A barreira intestinal tem grande relevância para a saúde humana. Quando essa função é comprometida – seja por fatores exógenos, como terapias contra o câncer, seja por mecanismos endógenos, como doença inflamatória intestinal –, a permeabilidade intestinal é alterada, o que gera uma série de consequências indesejáveis.[44]

Micro-organismos, tanto benéficos como patogênicos, têm sido direta e indiretamente associados à modulação da barreira intestinal por meio de vários mecanismos. Nesse contexto, diferentes cepas apresentam efeitos específicos na integridade intestinal.

As cepas de *Lactobacillus* estão entre as mais estudadas em ensaios clínicos e contribuem para a citoproteção dos enterócitos por intermédio do bloqueio do estresse oxidativo e por meio da prevenção da ruptura das junções de oclusão e da barreira celular Caco-2.[45,46] Cepas de *Bifidobacterium* demonstraram reduzir a permeabilidade colônica em modelos animais, atenuando mediadores pró-inflamatórios, como TNF-a e interferon-gama (IFN-γ). Elas também desempenham um papel na redistribuição de ocludina e claudina-1 dentro das junções de oclusão.[46] Cepas de *Saccharomyces*, por sua vez, são particularmente eficazes no controle da diarreia associada a antibióticos, promovendo a formação de junções de oclusão. Além desses mecanismos celulares, os probióticos oferecem benefícios por meio da exclusão competitiva, reduzindo a capacidade de adesão de bactérias patogênicas aos enterócitos.[45]

Probióticos e prevenção da toxicidade gastrointestinal por radioterapia

A radioterapia configura-se como tratamento essencial para vários tipos de câncer; no entanto, inegavelmente, essa modalidade terapêutica afeta não apenas o tecido-alvo, mas também os tecidos adjacentes. Como resultado, efeitos colaterais indesejados são comuns, como mucosite oral, em casos de radioterapia de cabeça e pescoço, e diarreia grave, em casos de radioterapia pélvica, conforme apresentado na Figura 27.2.[47]

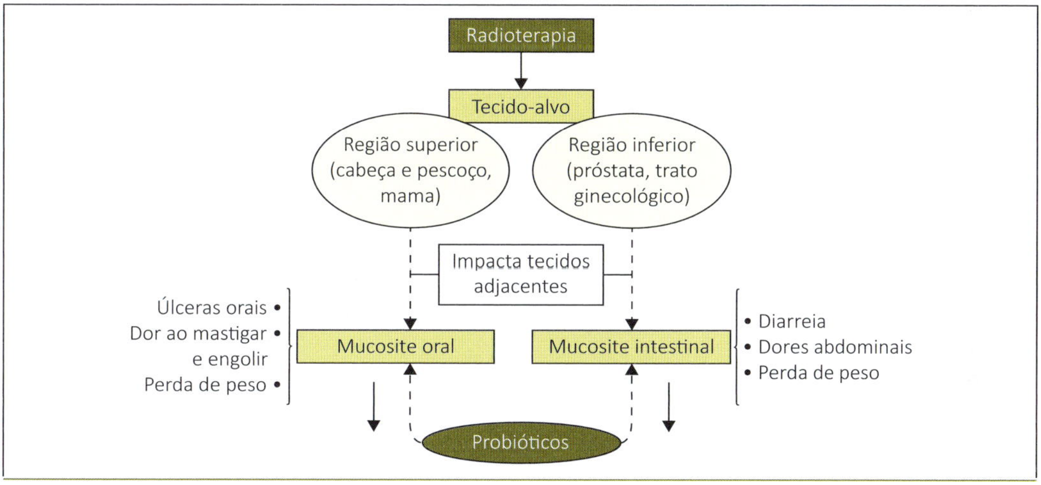

Figura 27.2. Representação da interação entre radioterapia e probióticos na prevenção e tratamento da mucosite induzida por radiação.

Fonte: Adaptada de Seth A, Yan F, Polk DB et al. Probiotics ameliorate the hydrogen peroxide-induced epithelial barrier disruption by a PKC- and MAP kinase-dependent mechanism. Am J Physiol Gastrointest Liver Physiol. 2008;294(4):G1060-9.

Tanto a mucosite oral como a diarreia induzida por radiação, em geral, resultam de inflamação epitelial causada por dano direto ao DNA celular ou, indiretamente, por um aumento nas EROs circulantes.[46] As tentativas atuais de tratamento, como antibióticos, glutamina e anti-inflamatórios, falharam em um número considerável de casos. Enquanto isso, descobertas emergentes destacam o papel potencial dos probióticos como adjuvantes na prevenção e no tratamento dessas condições.[48]

Essas descobertas revelam as complexas interações com a microbiota, visto que os micro-organismos residentes podem suprimir ou contribuir para fatores que influenciam a sensibilidade do tecido à radiação.[49] Notavelmente, não apenas a condição da microbiota durante o tratamento, mas também sua composição pré-tratamento, pode ser um fator determinante na ocorrência de diarreia induzida por radiação.[50]

Dois mecanismos principais parecem fundamentar os efeitos protetores dos probióticos na prevenção e no tratamento da diarreia induzida por radiação:

1. Melhora da imunidade local do hospedeiro.
2. Aumento da secreção de compostos antioxidantes extracelulares por bactérias probióticas.

Um estudo duplo-cego e controlado avaliou os efeitos de uma mistura probiótica contendo múltiplas cepas (*L. casei*, *L. plantarum*, *L. acidophilus*, *L. delbrueckii* subsp. *bulgaricus*, *B. longum*, *B. breve*, *B. infantis* e *S. salivarius* subsp. *thermophilus*) em quase 500 pacientes submetidos à radioterapia adjuvante após cirurgia abdominal para câncer pélvico. Os resultados mostraram que os pacientes que receberam probióticos apresentaram menor incidência de diarreia induzida por radiação em comparação ao grupo placebo. Entre aqueles que desenvolveram diarreia, o grupo de intervenção apresentou menos episódios de diarreia grave do que o grupo placebo. Esses achados sugerem que bactérias produtoras de ácido lático são adjuvantes seguros e eficazes na proteção contra diarreia induzida por radiação em pacientes em tratamento radioterápico.[48]

Da mesma forma, uma revisão da literatura indicou que estudos experimentais e clínicos sugerem potenciais benefícios do uso de probióticos antes e durante a radioterapia para câncer de cabeça e pescoço ou pélvico dadas as limitadas opções terapêuticas atualmente disponíveis.[51]

Quimioterapia, medicamentos imunossupressores e microbiota intestinal

A quimioterapia, em si, pode impactar significativamente a diversidade e a composição da MI.[52,53] A resposta imune é um componente-chave da atividade anticâncer de certos medicamentos quimioterápicos, sendo esta uma das maneiras pelas quais o microbioma pode influenciar os resultados terapêuticos.[14,15]

A ciclofosfamida (medicamento citotóxico sintético usado como imunossupressor para tratar leucemia e linfoma) induz a translocação bacteriana de bactérias Gram-positivas, como *Enterococcus hirae* e *Lactobacillus johnsonii*, para órgãos linfoides secundários, estimulando as respostas imunes das células T auxiliares.[16] *Fusobacterium nucleatum*, uma bactéria envolvida na patogênese do CCR, também pode mediar a resistência à quimioterapia, direcionando a sinalização imune inata por meio do *toll-like receptor* 4 (TLR4), MYD88 e microRNAs específicos, o que ativa, assim, a via da autofagia e altera a resposta à quimioterapia.[54]

Modelos pré-clínicos demonstraram que o microbioma contribui para a atividade anticâncer da oxaliplatina, induzindo a formação de EROs e estimulando a liberação de citocinas pró-inflamatórias.[55]

Um estudo de coorte pareado analisou amostras fecais antes e depois da quimioterapia mieloablativa (em pacientes que não estavam recebendo antibióticos) e encontrou desequilíbrios significativos na composição e função da microbiota, como diminuição de Firmicutes e Actinobacteria e aumento de Proteobacteria, que foram associados a alterações metabólicas.[53] Além disso, um estudo-piloto utilizando probióticos em pacientes pediátricos submetidos à quimioterapia relatou menores taxas de infecção sistêmica, embora seja necessária uma validação adicional.[56]

• Microbiota intestinal e toxicidade da quimioterapia

A MI também pode contribuir para a toxicidade induzida pela quimioterapia. A diarreia é um sintoma comum que depende da dose de certos medicamentos, como o irinotecano, que inibem a topoisomerase I. Essa toxicidade pode ser parcialmente mediada por bactérias comensais com atividade β-glucuronidase, que metabolizam o irinotecano em seu metabólito intestinal ativo (SN-38). A inibição seletiva de enzimas pode ajudar a preservar a microbiota, ao mesmo tempo que protege contra a toxicidade do irinotecano.[57]

Influência dos probióticos na imunoterapia contra o câncer

Embora o sistema imunológico tenha evoluído para combater patógenos, existe uma delicada interação entre o eixo imunológico e o intestino, particularmente entre a tolerância à microbiota comensal crítica, antígenos alimentares e a defesa contra a microbiota patogênica no lúmen intestinal. Evidências crescentes sugerem que a MI influencia a imunidade local e sistêmica por meio de múltiplos mecanismos.

O impacto da disbiose na função imunológica sistêmica inclui aumento da suscetibilidade a infecções e alterações nas respostas vacinais.[58] Estudos também sugerem que a disbiose pode influenciar a imunidade antitumoral local e sistêmica e que a exposição recorrente a antibióticos pode estar associada a um maior risco de câncer.[59]

Bloqueio do ponto de controle imunológico

Para manter a saúde, o sistema imunológico atua na proteção contra diversos agentes nocivos. Essa defesa é regulada por moléculas de ponto de controle imunológico, que podem ser ativadas ou desativadas. As células cancerígenas exploram esses pontos de controle para escapar do ataque imunológico, e é por isso que as imunoterapias modernas visam essas vias para aumentar as respostas imunológicas antitumorais.[60]

A proteína de morte celular programada 1 (PD-1) é uma proteína de ponto de controle encontrada nas células T. Quando se liga a uma proteína nas células cancerígenas (PD-L1), PD-1 impede que as células T ataquem outras células. Algumas células cancerígenas expressam altos níveis de PD-L1, protegendo-as do ataque imunológico. Atualmente, muitos tratamentos contra o câncer incluem terapias com base em anticorpos monoclonais que bloqueiam a ligação PD-1/PD-L1, estimulando, assim, a resposta imune contra células cancerígenas.[60]

Recentemente, a MI surgiu como um preditor da resposta imune aos inibidores de ponto de controle imunológico usados no tratamento do câncer. No entanto, mais estudos são necessários para compreender completamente os mecanismos exatos por trás dessa interação.

• Modelos animais – estudos pré-clínicos

Grupos de pesquisa independentes demonstraram que a MI comensal influencia a resposta à inibição do ponto de controle imunológico em modelos animais, fornecendo evidências de que os resultados terapêuticos podem ser aprimorados por meio da modulação da microbiota.[12,61]

Uma revisão na área analisou diversos estudos pré-clínicos, incluindo um experimento pioneiro no qual camundongos inoculados com células de melanoma e carcinoma de cólon foram tratados com um coquetel de antibióticos. O estudo demonstrou uma clara relação entre a composição da MI e resposta à imunoterapia.[62]

Outros estudos nessa área mostraram que animais *germ-free* ou tratados com antibióticos apresentaram menores taxas de sobrevivência e menor redução do volume tumoral durante a imunoterapia com oligonucleotídeos CpG e anticorpos anti-IL-10, em comparação aos grupos controle. Esses achados ressaltam o papel da microbiota na ativação de células infiltrativas no microambiente tumoral por meio da ativação do TLR4 e indução da produção de citocinas, como o TNF-alfa – um componente-chave da eficácia antitumoral.[63]

No câncer de pulmão, Routy *et al.* observaram que a espécie *Akkermansia muciniphila* era mais abundante em camundongos que responderam à terapia de bloqueio de PD-1 do que naqueles que não responderam. Esse estudo evidenciou o papel funcional da microbiota na imunoterapia contra o câncer e abriu caminhos para prever o prognóstico do paciente e explorar novas combinações terapêuticas.[6]

Além disso, novas terapias adjuvantes, como o transplante de microbiota fecal (TMF), estão sendo exploradas. Estudos em camundongos *germ-free* portadores de tumores mostraram que a resposta à terapia anti-PD-1 melhorou após o tratamento com TMF de animais que responderam bem à mesma terapia[4] (Figura 27.3).

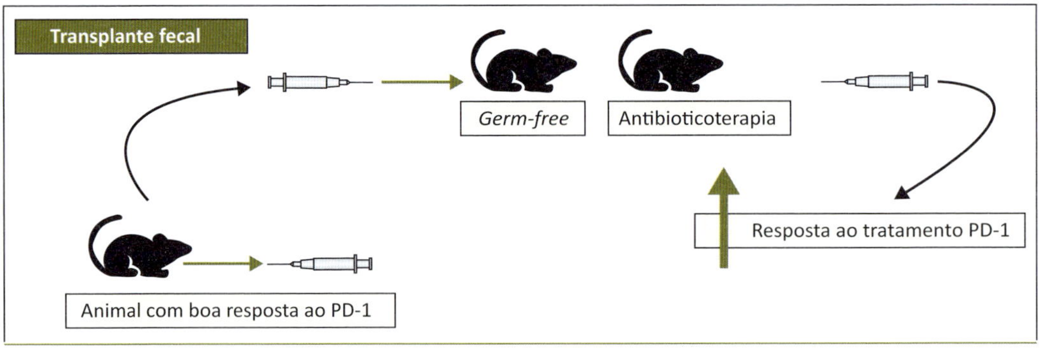

Figura 27.3. Representação do impacto do transplante de microbiota fecal de um animal responsivo à terapia anti-PD-1 para animais *germ-free* ou tratados com antibióticos na resposta ao tratamento.

PD-1: proteína de morte celular programada 1.

Fonte: Adaptada de Frankel AE, Coughlin LA, Kim J et al. Metagenomic shotgun sequencing and unbiased metabolomic profiling identify specific human gut microbiota and metabolites associated with immune checkpoint therapy efficacy in melanoma patients. Neoplasia. 2017;19(10):848-55.

• Modelos humanos – estudos clínicos

Numerosos estudos clínicos foram conduzidos para investigar o papel da MI em pacientes tratados com inibidores de ponto de verificação imunológico, com o objetivo de validar os achados pré-clínicos nessa área.[63]

Um estudo examinou a MI de pacientes com melanoma submetidos à imunoterapia anti-PD-1 e observou diferenças na diversidade e composição da microbiota entre respondedores e não respondedores (Figura 27.4). A análise de amostras fecais revelou uma maior abundância de bactérias da família Ruminococcaceae em pacientes que responderam bem à imunoterapia.[5]

Gopalakrishnan *et al.* também analisaram as diferenças na diversidade da microbiota entre respondedores e não respondedores à imunoterapia. A análise metagenômica mostrou que a diversidade α foi significativamente maior em pacientes que responderam à terapia em comparação com os não respondedores. Além disso, *Faecalibacterium prausnitzii* foi mais abundante em indivíduos com melhor resposta ao tratamento.[64]

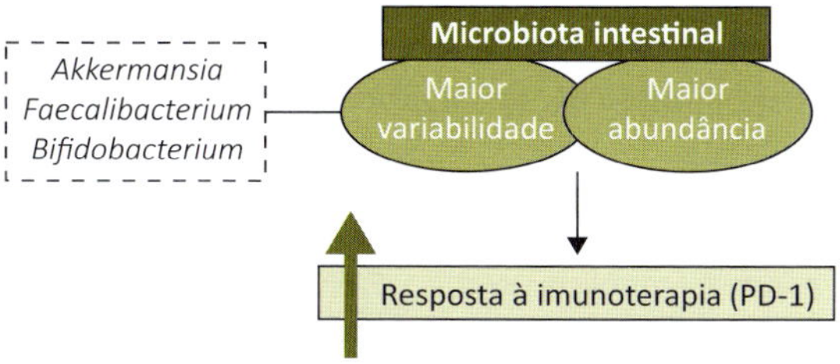

Figura 27.4. Representação da interação entre a microbiota intestinal e a resposta à imunoterapia (bloqueio do ponto de verificação imunológico).

PD-1: proteína de morte celular programada 1.

Fonte: Adaptada de Gopalakrishnan V, Helmink BA, Spencer CN et al. The influence of the gut microbiome on cancer, immunity, and cancer immunotherapy. Cancer Cell. 2018;33(4):570-80.

Da mesma forma, Routy *et al.* compararam os desfechos clínicos de pacientes recebendo terapia anti-PD-1, com ou sem tratamento antibiótico concomitante. Eles descobriram que os pacientes que usaram antibióticos apresentaram taxas de sobrevida menores do que aqueles que não usaram. Além disso, a presença da espécie *Akkermansia muciniphila* foi identificada como o fator mais significativo no aumento da resposta à terapia e na melhora dos desfechos do tratamento.[6]

A relevância translacional desses achados foi demonstrada em outros estudos, embora os táxons bacterianos específicos associados à resposta ao tratamento tenham variado entre as pesquisas com humanos.[2,4,5]

Conclusões

A compreensão da relação entre o microbioma, o sistema imunológico e o câncer impulsionou inúmeros estudos nos últimos anos. Progressos significativos foram alcançados, demonstrando que o microbioma intestinal pode influenciar a carcinogênese e a eficácia das terapias oncológicas. Nesse contexto, a modulação da MI por meio da dieta e do uso de probióticos representa uma abordagem potencial para aprimorar o tratamento do câncer.

No entanto, uma compreensão abrangente da interação entre o hospedeiro, a microbiota e o sistema imunológico requer estudos integrados que considerem a fisiologia e a fisiopatologia, juntamente com a caracterização detalhada da microbiota por meio de análises funcionais. Esses estudos devem incluir testes de atividade enzimática fecal, TMF e abordagens metabolômicas. Essa abordagem integrada permitirá aos pesquisadores decifrar como o ecossistema compensa – ou deixa de compensar – as funções envolvidas na interação simbiótica entre o hospedeiro e a microbiota.[65]

Além disso, faz-se necessário enfatizar a importância de recomendações individualizadas para o uso de probióticos na modulação da microbiota de pacientes com câncer. O tipo de neoplasia, a abordagem do tratamento e os efeitos colaterais experimentados devem ser considerados, pois diferentes cepas e dosagens de probióticos exercem efeitos distintos no hospedeiro.[66,67]

Referências bibliográficas

1. Johansson ME, Jakobsson HE, Holmén-Larsson J, Schütte A, Ermund A, Rodríguez-Piñeiro AM et al. Normalization of host intestinal mucus layers requires long-term microbial colonization. Cell Host Microbe. 2015;18(5):582-92.
2. Spiljar M, Merkler D, Trajkovski M. The immune system bridges the gut microbiota with systemic energy homeostasis: focus on TLRs, mucosal barrier, and SCFAs. Front Immunol. 2017;8:1353.
3. Chaput N, Lepage P, Coutzac C, Soularue E, Le Roux K, Monot C et al. Baseline gut microbiota predicts clinical response and colitis in metastatic melanoma patients treated with ipilimumab. Ann Oncol. 2017;28(6):1368-79.
4. Frankel AE, Coughlin LA, Kim J, Froehlich TW, Xie Y, Frenkel EP et al. Metagenomic shotgun sequencing and unbiased metabolomic profiling identify specific human gut microbiota and metabolites associated with immune checkpoint therapy efficacy in melanoma patients. Neoplasia. 2017;19(10):848-55.
5. Gopalakrishnan V, Helmink BA, Spencer CN, Reuben A, Wargo JA. The influence of the gut microbiome on cancer, immunity, and cancer immunotherapy. Cancer Cell. 2018;33(4):570-80.
6. Matson V, Fessler J, Bao R, Chongsuwat T, Zha Y, Alegre ML et al. The commensal microbiome is associated with anti-PD-1 efficacy in metastatic melanoma patients. Science. 2018;359(6371):104-8.
7. Routy B, Le Chatelier E, Derosa L, Duong CPM, Alou MT, Daillère R et al. Gut microbiome influences efficacy of PD-1-based immunotherapy against epithelial tumors. Science. 2018;359(6371):91-7.
8. Mishra Y, Ranjan A, Mishra V et al. The role of the gut microbiome in gastrointestinal cancers. Cell Signal. 2024;115:111013. doi: 10.1016/j.cellsig.2023.111013.
9. Chen DS, Mellman I. Oncology meets immunology: the cancer-immunity cycle. Immunity. 2013;39(1):1-10.
10. Spitzer MH, Carmi Y, Reticker-Flynn NE, Kwek SS, Madhireddy D, Martins MM et al. Systemic immunity is required for effective cancer immunotherapy. Cell. 2017;168(3):487-502.e15.
11. Kroemer G, Zitvogel L. Cancer immunotherapy in 2017: the breakthrough of the microbiota. Nat Rev Immunol. 2018;18(2):87-8.
12. Levy M, Kolodziejczyk AA, Thaiss CA, Elinav E. Dysbiosis and the immune system. Nat Rev Immunol. 2017;17(4):219-32.
13. World health organization: WHO. (n.d.). Global cancer burden growing, amidst mounting need for services, 2024a. https://www.who.int/news/item/01-02-2024-global-cancer-burden-growing--amidst--mounting-need-for-services (27 maio 2025).
14. Vétizou M, Pitt JM, Daillère R, Lepage P, Waldschmitt N, Flament C et al. Anticancer immunotherapy by CTLA-4 blockade relies on the gut microbiota. Science. 2015;350(6264):1079-84.
15. Viaud S, Saccheri F, Mignot G, Yamazaki T, Daillère R, Hannani D et al. The intestinal microbiota modulates the anticancer immune effects of cyclophosphamide. Science. 2013;342(6161):971-6.
16. Iida N, Dzutsev A, Stewart CA, Smith L, Bouladoux N, Weingarten RA et al. Commensal bacteria control cancer response to therapy by modulating the tumor microenvironment. Science. 2013;342(6161):967-70.
17. Śliżewska K, Markowiak-Kopeć P, Śliżewska W. The role of probiotics in cancer prevention. Cancers (Basel). 2020;13(1):20. doi: 10.3390/cancers13010020.
18. Goldin BR, Gorbach SL. Effect of lactobacillus acidophilus dietary supplements on 1,2-dimethylhydrazine dihydrochloride-induced intestinal cancer in rats. J. Natl. Cancer Inst. 1980;64:263-5. doi: 10.1093/jnci/64.2.263.
19. Cercek A, Chatila WK, Yaeger R, Walch H, Fernandes GDS, Krishnan A et al. A Comprehensive comparison of early-onset and average-onset colorectal cancers. JNCI J. Natl. Cancer Inst. 2021;113:1683-92.
20. Dai R, Kelly BN, Ike A, et al. The impact of the gut microbiome, environment, and diet in early-onset colorectal cancer development. Cancers (Basel). 2024;16(3):676. doi: 10.3390/cancers16030676.
21. Ağagündüz D, Cocozza E, Cemali Ö et al. Understanding the role of the gut microbiome in gastrointestinal cancer: a review. Front Pharmacol. 2023;14:1130562. doi: 10.3389/fphar.2023.1130562.
22. He C, Peng C, Xu X, Li N, Ouyang Y, Zhu Y et al. Probiotics mitigate helicobacter pylori-induced gastric inflammation and premalignant lesions in INS-GAS mice with the modulation of gastrointestinal microbiota. Helicobacter. 2022;27(4):e12898.
23. Homan M, Orel R. Are probiotics useful in helicobacter pylori eradication? World J Gastroenterol. 2015;21(37):10644-53.

24. Hizo GH, Rampelotto PH. The Impact of probiotic bifidobacterium on liver diseases and the microbiota. Life (Basel). 2024;14(2):239. doi: 10.3390/life14020239.
25. Thilakarathna WPDW, Rupasinghe HPV, Ridgway ND. Mechanisms by which probiotic bacteria attenuate the risk of hepatocellular carcinoma. Int J Mol Sci. 2021;22(5):2606. doi: 10.3390/ijms22052606.
26. Mohd Fuad AS, Amran NA, Nasruddin NS, Burhanudin NA, Dashper S, Arzmi MH. The mechanisms of probiotics, prebiotics, synbiotics, and postbiotics in oral cancer management. Probiotics Antimicrob Proteins. 2023;15(5):1298-311.
27. Krasse P, Carlsson B, Dahl C, Paulsson A, Nilsson A, Sinkiewicz G. Decreased gum bleeding and reduced gingivitis by the probiotic Lactobacillus reuteri. Swed Dent J. 2006;30(2):55-60.
28. Huang Y, Fu L, Yang H et al. The role of gut microbiota in breast cancer. OncoTargets and Therapy. 2019;12:1303-12. doi: 10.2147/OTT.S209538.
29. Molloy MP, Metcalf D. Probiotics, breast cancer, and the gut microbiome: a narrative review. Journal of Cancer Research and Clinical Oncology. 2020;146(5):1187-95. doi: 10.1007/s00432-020-03196-3.
30. Fujita K, Matsushita M, De Velasco MA et al. The gut-prostate axis: a new perspective of prostate cancer biology through the gut microbiome. Cancers (Basel). 2023;15(5):1375.
31. Yadav A, Kaushik M, Tiwari P, Dada R. From microbes to medicine: harnessing the gut microbiota to combat prostate cancer. Microb Cell. 2024;11:187-97. doi: 10.15698/mic2024.05.824.
32. Jahanshahi M, Maleki Dana P, Badehnoosh B et al. Anti-tumor activities of probiotics in cervical cancer. J Ovarian Res. 2020;13(1):68.
33. Curty G, de Carvalho PS, Soares MA. The role of the cervicovaginal microbiome on the genesis and as a biomarker of premalignant cervical intraepithelial neoplasia and invasive cervical cancer. Int J Mol Sci. 2019;21(1):222.
34. Al-Khazaleh AK, Chang D, Münch GW, Bhuyan DJ. The gut connection: exploring the possibility of implementing gut microbial metabolites in lymphoma treatment. Cancers. 2024; 16(8):1464. doi: 10.3390/cancers16081464.
35. Yuan L, Wang W, Zhang W, Zhang Y, Wei CLJ, Zhou D. Gut microbiota in untreated diffuse large B cell lymphoma patients. Front. Microbiol. 2021;12:646361.
36. Montassier E, Gastinne T, Vangay P, Al-Ghalith G, Varannes SBD, Massart S et al. Chemotherapy-driven dysbiosis in the intestinal microbiome. Aliment. Pharmacol. Ther. 2015; 42:515-28.
37. McQuade JL, Daniel CR, Helmink BA, Wargo JA. Modulating the microbiome to improve therapeutic response in cancer. Lancet Oncol. 2019;20(2):e77-e91.
38. Georgiou M, Patapatiou G, Domoxoudis S, Pistevou-Gompaki K, Papanikolaou A. Oral mucositis: understanding the pathology and management. Hippokratia. 2012;16(3):215-6.
39. Wilkes JD. Prevention and treatment of oral mucositis following cancer chemotherapy. Semin Oncol. 1998;25(5):538-51.
40. Moshkovska T, Mayberry J. It is time to test low level laser therapy in great britain. Postgrad Med J. 2005;81(957):436-41.
41. Das M. Probiotics for chemoradiotherapy-induced oral mucositis. Lancet Oncol. 2019;20(1):e14.
42. Demers M, Dagnault A, Desjardins J. A randomized double-blind controlled trial: impact of probiotics on diarrhea in patients treated with pelvic radiation. Clin Nutr. 2014;33(5):761-7.
43. Ciorba MA, Hallemeier CL, Stenson WF, Parikh PJ. Probiotics to prevent gastrointestinal toxicity from cancer therapy: an interpretive review and call to action. Curr Opin Support Palliat Care. 2015;9(2):157-62.
44. Ciorba MA, Riehl TE, Rao MS, Moon C, Ee X, Nava GM et al. Lactobacillus probiotic protects intestinal epithelium from radiation injury in a TLR-2/cyclo-oxygenase-2-dependent manner. Gut. 2012;61(6):829-38.
45. Martín R, Chamignon C, Mhedbi-Hajri N, Chain F, Derrien M, Escribano-Vázquez U et al. The potential probiotic Lactobacillus rhamnosus CNCM I-3690 strain protects the intestinal barrier by stimulating both mucus production and cytoprotective response. Sci Rep. 2019;9(1):5398.
46. Rao RK, Samak G. Protection and restitution of gut barrier by probiotics: nutritional and clinical implications. Curr Nutr Food Sci. 2013;9(2):99-107.
47. Seth A, Yan F, Polk DB, Rao RK. Probiotics ameliorate the hydrogen peroxide-induced epithelial barrier disruption by a PKC- and MAP kinase-dependent mechanism. Am J Physiol Gastrointest Liver Physiol. 2008;294(4):G1060-9.

48. Timko J. Effect of probiotics on the fecal microflora after radiotherapy: a pilot study. Indian J Pathol Microbiol. 2013;56(1):31-5.
49. Delia P, Sansotta G, Donato V, Frosina P, Messina G, De Renzis C et al. Use of probiotics for prevention of radiation-induced diarrhea. World J Gastroenterol. 2007;13(6):912-5.
50. Crawford PA, Gordon JI. Microbial regulation of intestinal radiosensitivity. Proc Natl Acad Sci U S A. 2005;102(37):13254-9.
51. Manichanh C, Varela E, Martinez C, Antolin M, Llopis M, Doré J et al. The gut microbiota predispose to the pathophysiology of acute postradiotherapy diarrhea. Am J Gastroenterol. 2008;103(7):1754-61.
52. Ciorba MA, Stenson WF. Probiotic therapy in radiation-induced intestinal injury and repair. Ann N Y Acad Sci. 2009;1165:190-4.
53. Alexander JL, Wilson ID, Teare J, Marchesi JR, Nicholson JK, Kinross JM. Gut microbiota modulation of chemotherapy efficacy and toxicity. Nat Rev Gastroenterol Hepatol. 2017;14(6):356-65.
54. Montassier E, Gastinne T, Vangay P, Al-Ghalith GA, Bruley des Varannes S, Massart S et al. Chemotherapy-driven dysbiosis in the intestinal microbiome. Aliment Pharmacol Ther. 2015;42(5):515-28.
55. Yu T, Guo F, Yu Y, Sun T, Ma D, Han J et al. Fusobacterium nucleatum promotes chemoresistance to colorectal cancer by modulating autophagy. Cell. 2017;170(3):548-63.e16.
56. Shen S, Lim G, You Z, Ding W, Huang P, Ran C et al. Gut microbiota is critical for the induction of chemotherapy-induced pain. Nat Neurosci. 2017;20(9):1213-6.
57. Wada M, Nagata S, Saito M, Shimizu T, Yamashiro Y, Matsuki T et al. Effects of the enteral administration of bifidobacterium breve on patients undergoing chemotherapy for pediatric malignancies. Support Care Cancer. 2010;18(6):751-9.
58. Wallace BD, Wang H, Lane KT, Scott JE, Orans J, Koo JS et al. Alleviating cancer drug toxicity by inhibiting a bacterial enzyme. Science. 2010;330(6005):831-5.
59. Oh JZ, Ravindran R, Chassaing B, Carvalho FA, Maddur MS, Bower M et al. TLR5-mediated sensing of gut microbiota is necessary for antibody responses to seasonal influenza vaccination. Immunity. 2014;41(3):478-92.
60. Zitvogel L, Daillère R, Roberti MP, Routy B, Kroemer G. Anticancer effects of the microbiome and its products. Nat Rev Microbiol. 2017;15(8):465-78.
61. American cancer society. Immune checkpoint inhibitors to treat cancer. United States of America: 14-16,2017. Diposnível na Internet: https://www.cancer.org/content/dam/CRC/PDF/Public/6678.00.pdf (27 maio 2025).
62. Sivan A, Corrales L, Hubert N, Williams JB, Aquino-Michaels K, Earley ZM et al. Commensal bifidobacterium promotes antitumor immunity and facilitates anti-PD-L1 efficacy. Science. 2015;350(6264):1084-9.
63. Gong J, Chehrazi-Raffle A, Placencio-Hickok V, Guan M, Hendifar A, Salgia R. The gut microbiome and response to immune checkpoint inhibitors: preclinical and clinical strategies. Clin Transl Med. 2019;8(1):9.
64. Gharaibeh RZ, Jobin C. Microbiota and cancer immunotherapy: in search of microbial signals. Gut. 2019;68(3):385-8.
65. Gopalakrishnan V, Spencer CN, Nezi L, Reuben A, Andrews MC, Karpinets TV. Gut microbiome modulates response to anti-PD-1 immunotherapy in melanoma patients. Science. 2018;359(6371):97-103.
66. Duboc H, Nguyen CC, Cavin JB, Ribeiro-Parenti L, Jarry AC, Rainteau D et al. Roux-en-Y Gastric-Bypass and sleeve gastrectomy induces specific shifts of the gut microbiota without altering the metabolism of bile acids in the intestinal lumen. Int J Obes (Lond). 2019;43(2):428-31.
67. Bubnov RV, Spivak MY, Lazarenko LM, Bomba A, Boyko NV. Probiotics and immunity: provisional role for personalized diets and disease prevention. EPMA J. 2015;6(1):14.

Para saber mais

- Doppalapudi R, Vundavalli S, Prabhat MP. Effect of probiotic bacteria on oral Candida in head and neck radiotherapy patients: A randomized clinical trial. J Cancer Res Ther. 2020;16(3):470-7.

28

Eixo Intestino-Microbioma-Cérebro na Saúde e Doenças Neurodegenerativas

Paulo Camiz
Daniel Ciampi de Andrade
Lin Tchia Yeng
Manoel Jacobsen Teixeira
Marcus Vinicius Zanetti

Introdução

A interação bidirecional entre o sistema nervoso central (SNC), o trato gastrointestinal (TGI) e a microbiota intestinal (MI) tem sido cada vez mais tema de destaque nos estudos pré-clínicos e nas pesquisas com seres humanos. Apesar de a modulação do comportamento afetivo, social e de ingesta já estar-bem estabelecida em modelos experimentais animais, a relação de causalidade entre essas descobertas com doenças neurodegenerativas necessita ser mais bem-esclarecida em humanos. Adicionalmente, ainda não foram estabelecidos os alvos específicos e a natureza das intervenções com pró, pré, sim ou pós-bióticos para atender a prevenção e o tratamento das mais diversas afecções neurológicas.

O presente capítulo visa resgatar as mais relevantes evidências sobre essa sinalização bidirecional e discutir de que modo poderia expressar-se nas principais doenças neurodegenerativas.

Sinalização da microbiota ao cérebro

Os principais mecanismo da interação do eixo microbiota-intestino-cérebro (Emic), já explicitados no Capítulo 8 – Eixo Intestino-Cérebro: Interações entre a Microbiota Intestinal e o Sistema Nervoso e o Sistema Nervoso, estão resumidos nos Quadros 28.1 e 28.2, em que se exemplificam, respectivamente, as principais vias de sinalização e os metabólitos com potencial neuroativo produzidos pelas bactérias intestinais. Esses intermediários podem atuar diretamente nas células enteroendócrinas, enterocromafins e sistema imune para propagar seus sinais. Outros intermediários também cruzam a barreira intestinal e a barreira hematoencefálica (BHE).

Quadro 28.1. Efeitos de metabólitos intestinais sobre o sistema nervoso

Produtos da microbiota	*Efeito*
Ácidos biliares secundários	Regulação do metabolismo da glicose via FGF19 Supressão do eixo hipotálamo-hipófise-adrenal na produção do FGF19 Liberação de GLP-1 e do peptídeo YY (receptor TGR-5) Síntese e liberação da 5-HT pelas células enterocromafins
Ácidos graxos de cadeia curta	Modulação por meio de vias imunológicas, endocrinológicas e humorais
Indol	Síntese de quinurenina via ativação do AhR Secreção de GLP-1 (interação com canais de potássio e NADH desidrogenase mitocondrial)
Ligantes TLRs: LPSs, flagelina	Síntese de CCK pelas células enterocromafins Expressão *in vitro* do peptídeo YY Liberação *in vitro* da 5-HT pelas células enterocromafins

5-HT: serotonina; AhR: receptor de hidrocarbonetos de arila; CCK: colecistocinina; FGF19: fator de crescimento de fibroblasto; GLP-1: peptídeo semelhante ao glucagon-1; LPSs: lipopolissacarídeos; TLRs: receptores do tipo *toll*.

Fonte: Adaptada de Marcelin G, Jo YH, Li X et al., 2013; Ryan KK, Kohli R, Gutierrez-Aguilar R et al., 2013; Perry RJ, Lee S, Ma L et al., 2015; Bala V, Rajagopal S, Kumar DP et al., 2014; Cani PD, Lecourt E, Dewulf EM et al., 2009; Xiong Y, Miyamoto N, Shibata K et al., 2004; Chimerel C, Emery E, Summers DK et al., 2014; Vogel CF, Goth SR, Dong B et al., 2008; Palazzo M, Balsari A, Rossini A et al., 2007; Larraufie P, Doré J, Lapaque N et al., 2017; Kidd M, Gustafsson BI, Drozdov I et al., 2009.[1-11]

Quadro 28.2. Exemplos de metabólitos com potencial neuroativo produzidos por diferentes bactérias intestinais

Componentes da Microbiota	*Metabólito*	*Efeito no SNC*
Lactobacillus, Bifidobacterium	GABA	Anormalidades metabólicas causando ansiedade e depressão
Streptococcus, Escherichia, Enterococcus, Lactococcus, Lactobacillus	Serotonina	Regulação das emoções
Bacillus	Noradrenalina	Relacionado ao controle motor, cognitivo, memória, emoções e controle endocrinológico
Lactobacillus, Bacillus	Acetilcolina	Relacionados à memória e ao aprendizado
Lactobacillus, Lactococcus, Streptococcus, Enterococcus	Histamina	Regulação do sono e da cognição
Clostridium, Clostridium sporogenes	Ácido Indol 3-propiônico	Antioxidante, proteção neuronial
Bacteroides, Bifidobacterium, Propionibacterium, Eubacterium, Lactobacillus, Clostridium, Roseburia, Prevotella	Ácidos graxos de cadeia curta	Fornecimento de energia para as células intestinais, modificação da atividade endotelial, síntese e secreção de neurotransmissores

(*Continua*)

Quadro 28.2. Exemplos de metabólitos com potencial neuroativo produzidos por diferentes bactérias intestinais (*Continuação*)

Componentes da Microbiota	*Metabólito*	*Efeito no SNC*
Cyanobacteria	Beta-N-metilamino-alanina	Neurotoxicidade
Bactérias Gram-negativas	Endotoxina	Inflamação
Escherichia, Bacillus, Lactococcus, Lactobacillus, Streptococcus	Dopamina	Parkinsonismo, humor
Micro-organismos formadores de esporos, *Candida, Streptococcus, Enterococcus* spp.	Biossíntese da 5-HT	Aumento da motilidade intestinal

5-HT: serotonina; GABA: ácido gama-aminobutírico; SNC: sistema nervoso central.

Fonte: Adaptado de Barrett E, Ross RP, O'Toole PW et al., 2012; Shishov VA, Kirovskaia TA, Kudrin VS et al., 2009; Özogul F, 2011; Kawashima K, Misawa H, Moriwaki Y et al., 2007; Thomas CM, Hong T, van Pijkeren JP et al., 2012; Bendheim PE, Poeggeler B, Neria E et al., 2002; Russell WR, Hoyles L, Flint HJ et al., 2013; Bradley WG, Mash DC, 2009; Wang X, Quinn PJ, 2010; Yano JM, Yu K, Donaldson GP et al., 2015.[12-21]

Barreiras à sinalização

Essencialmente, duas barreiras de funcionamento extremamente dinâmico influenciam o eixo intestino- cerebral, a barreira intestinal e a BHE.

A barreira intestinal consiste em uma base de única camada de células epiteliais conectadas entre si por *tight junctions* e uma camada dinâmica de muco que contém imunoglobulina A (IgA) e peptídeos antimicrobianos.[22] Como reação aos produtos microbianos específicos, receptores intestinais de reconhecimento de padrão podem aumentar as defesas, causar inflamação ou tolerância imunológica.[23,24] A camada exterior de muco é habitada por micro-organismos comensais, é bastante dinâmica e mantém um biofilme rico em glicoproteínas. Esse biofilme pode ser degradado por micro-organismos quando há períodos de baixa ingestão de fibras. A permeabilidade pode também ser influenciada por mediadores inflamatórios e pela atividade do sistema nervoso neurovegetativo simpático.[25-27]

A BHE consiste em células endoteliais interconectadas por *tight junctions*.[28] A MI pode influenciar sua permeabilidade modulando a expressão das *tight junctions* via sinalização por ácidos graxos de cadeia curta (AGCCs) e modificações epigenéticas.[29]

Sinalização do cérebro para o intestino

O sistema nervoso influencia diretamente a microbiota, via secreção luminal de mediadores endócrinos que interagem com receptores microbianos e, indiretamente, via modulação do ambiente intestinal. A sinalização direta, com frequência, envolve catecolaminas, cujas concentrações podem ser influenciadas por fatores físicos e psicológicos.

A sinalização indireta envolve o sistema nervoso neurovegetativo.[30,31] De modo simplificado, pode-se compreender como a modificação da velocidade do trânsito intestinal afeta a quantidade de nutrientes e de água disponíveis para as bactérias, bem como sua eliminação/filtro (*clareamento)*. O sistema nervoso neurovegetativo também atua diretamente nas células caliciformes, afetando a produção de muco e a permeabilidade intestinal.[32]

Aspectos relevantes da comunicação bidirecional intestino-cérebro

- Programação precoce das interações microbiota intestinal-cérebro

Nos primeiros 3 anos de vida, ocorrem intensa sinaptogênese e mielinização, o que os torna particularmente importantes para o desenvolvimento do SNC.[33] Paralelamente, é também período importante para o desenvolvimento da microbiota. Foi sugerido que calorias armazenadas pelos micro-organismos tenham papel importante no desenvolvimento encefálico. Esses achados significam que a exposição a micróbios, dietas, estressores, antibióticos e outros fatores moldam a microbiota (Figura 28.1) não só nesse período, mas também nos anos seguintes.

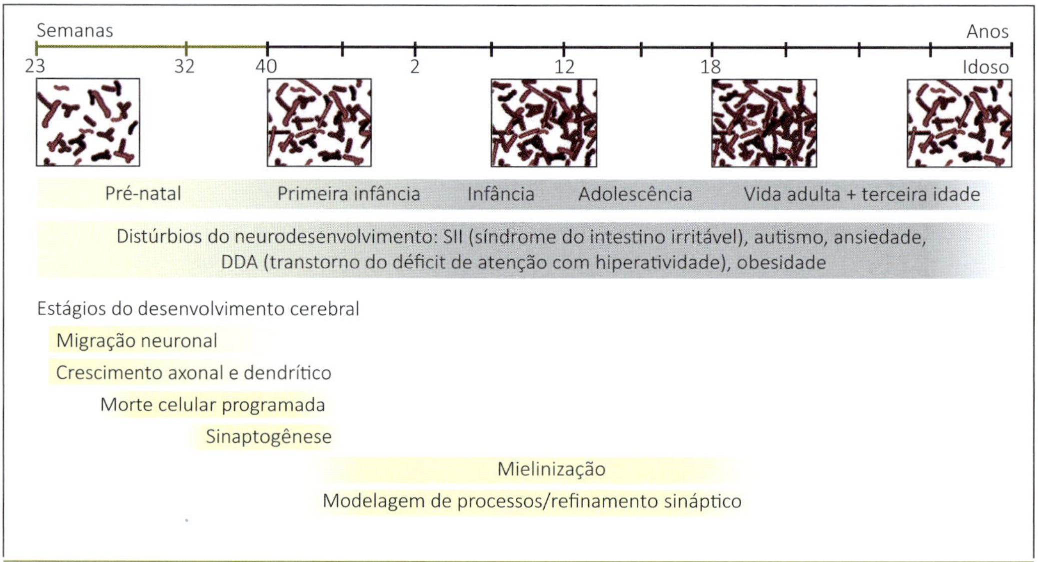

Figura 28.1. Correlação/evolução da microbiota conforme as faixas etárias e as doenças neurológicas.[34]

Fonte: Adaptada de Osadchiy V, Martin CR, Mayer EA. The Gut-Brain axis and the microbiome: mechanisms and clinical implications. Clin Gastroenterol Hepatol. 2019;17(2):322-32.

A via do parto também exerce grande influência na microbiota, pois constitui a colonização inicial do intestino, seja via contato com a microbiota vaginal (rica nos gêneros *Lactobacillus* e *Prevotella*) e proximidade com os micróbios fecais,[35] seja via contato com a microbiota da parede abdominal que ocorre com o parto pela via cesárea, em que o intestino pode ser colonizado por micróbios relacionados aos gêneros *Staphylococcus* e *Corynebacterium*.[36] A microbiota vaginal sofre muitas alterações reacionais ao estresse materno (infecções ou questões psicossociais) e que também influenciam a microbiota do recém-nascido.[37]

A alimentação com aleitamento materno ou com fórmulas infantis influencia a microbiota. Há melhores neurodesenvolvimento e complexidade microbiana, via colonização por bifidobactérias, nas crianças alimentadas com leite materno (LM).[38-40] Destaca-se como importante componente do LM o grupo de carboidratos complexos, denominado "oligossacarídeos do leite humano". Estes são constituídos de moléculas muito grandes para serem absorvidas pelo intestino delgado, mas extremamente úteis para a microbiota em desenvolvimento.[41,42]

Modulação da interação cérebro-microbioma no adulto

Com o passar do tempo, as redes neurais estabilizam-se e a microbiota tende a se tornar mais estável e resistente às anormalidades de longo prazo. Apesar da estabilidade, as sinalizações para o sistema nervoso podem se alterar significativamente com o uso de antibióticos e de outros medicamentos, bem como dietas, suplementos (p. ex., ômega-3, pre- e probióticos) e exposição crônica ao estresse.

O uso prolongado de antibióticos por roedores associou-se a alterações químicas e comportamentais, incluindo-se o declínio das concentrações séricas de triptofano e quinurenina, de metabólitos encefálicos de serotonina e das concentrações de vasopressina e ocitocina no hipotálamo.[43] Estudos casos-controles revelaram aumento do risco de depressão e de ansiedade nas populações que fizeram uso recorrente de antibióticos.[44]

A dieta pode induzir modificações aparentemente não duradouras na microbiota e na expressão gênica de adultos, o que revela a grande resiliência da microbiota hospedeira.[45] Nem sempre o aumento do consumo de fibras reverte a abundância e a diversidade das bactérias em situações em que ocorreu prévia e prolongadamente baixo consumo de fibras. Demonstrou-se que crianças que ingeriram poucas fibras usufruem apenas de melhora parcial da MI quando estas são introduzidas na vida adulta.[46,47] Destaca-se o observado nos Hadza, tribo do leste africano, que recebem muitos turistas do mundo ocidental e, ainda assim, conseguem controlar as doenças quando adotam o estilo de vida local. Constatou-se que as variações alimentares sazonais alteram a diversidade, a estrutura e as funções da microbiota.[48] As mudanças no microbioma modificam a arquitetura da substância branca,[49] com variação em determinadas estruturas na dependência da composição da MI. O tema será novamente destacado quando abordada a síndrome do intestino irritável (SII).[50,51]

Prebióticos e probióticos podem modular a função encefálica e o comportamento, o que gerou o termo "psicobióticos".[52]

Interações com o sistema imune ao longo do desenvolvimento encefálico

É importante a interação da MI com as células da glia. Os AGCCs produzidos pelas bactérias intestinais a partir da fermentação das fibras alimentares atuam na promoção do amadurecimento e funcionamento das células da micróglia (macrófagos do SNC).[53] Os astrócitos relacionam-se à homeostase, clareamento dos neurotransmissores, armazenamento do glicogênio e manutenção da BHE e são modulados de vários modos, incluindo-se a sinalização pelos indóis. Os indóis são agonistas do receptor de hidrocarbonetos de arila (AhR, do inglês *aryl hydrocarbon receptor*), que atuam na sinalização do Interferon astrocitário tipo 1 possibilitando uma importante função neuromoduladora. O triptofano não digerido é convertido em indóis pela enzima triptofanase presente exclusivamente nas bactérias.[54]

Implicações clínicas e doenças

Síndrome do intestino irritável

Numerosos estudos evidenciaram alterações na composição fecal de doentes com SII. A SII é classificada como subgrupo com predomínio da diarreia, da obstipação ou misto.[50] Estudos identificaram doentes com SII com padrão de microbiota distinto ao dos controles saudáveis (CS) (Figura 28.2),[51] o que sugere a recomendação da adoção de novos critérios diagnósticos para a síndrome e justifica o motivo de diferentes padrões de respostas ao tratamento com prebióticos, probióticos e antibióticos.

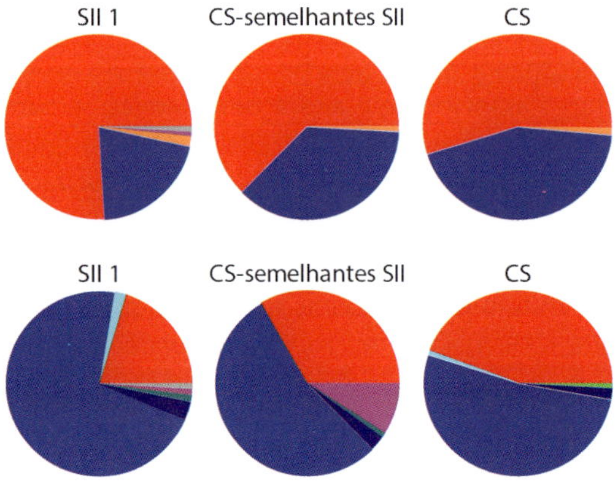

Filo	SII 1	CS-semelhantes SII	CS
Firmicutes	76,0%	62,4%	54,6%
Bacteroidetes	20,5%	36,8%	44,3%
Actinobacteria	0,1%	0,0%	0,0%
Proteobacteria	1,3%	0,4%	0,8%
Cyanobacteria	0,2%	0,0%	0,0%
Tenericutes	1,0%	0,1%	0,0%
Other	0,9%	0,2%	0,2%

Classe	SII 1	CS-semelhantes SII	CS
Bacteroidia	20,5%	36,6%	44,3%
Bacilli	2,1%	0,3%	0,4%
Clostridia	71,1%	59,0%	52,3%
Erysipelotrichi	2,7%	3,1%	1,8%
Betaproteobacteria	0,2%	0,1%	0,5%
Gammaproteobacteria	1,1%	0,4%	0,3%
4C0d-2%	0,1%	0,0%	0,0%
Mollicutes	1,0%	0,1%	0,0%
Actinobacteria	0,1%	0,0%	0,0%
Other	2,2%	0,05	0,003

Figura 28.2. Composição microbiana de cada grupo nos níveis de filo (superior) e classe. Os gráficos em pizza revelam a proporção de leituras em cada filo e cada classe (inferior) para a SII1, CS-semelhantes SII e CS.

CS: controles saudáveis; SII: síndrome do intestino irritável.

Fonte: Adaptada de Labus JS et al. Differences in gut microbial composition correlate with regional brain volumes in irritable bowel syndrome. Microbiome. 2017;5:49.

Ressalta-se que apenas nos doentes do grupo com o diagnóstico de SII e alteração da MI ocorreram diferenças na volumetria de determinadas regiões encefálicas em relação aos controles saudáveis.[51] Destacaram-se a redução relativa dos gêneros *Bifidobacterium* e *Lactobacillus* e, em relação aos filos, aumento da razão Firmicutes/Bacteroidetes (F/B).

Doença de Parkinson e parkinsonismos atípicos

Recentemente, a hipótese de que a doença de Parkinson origina-se no intestino e propaga-se para o encéfalo ganhou mais suporte. As vias de difusão da alfassinucleína, o aumento da permeabilidade às toxinas ambientais e a inflamação sistêmica com reação imune intestinal são possíveis mecanismos fisiopatológicos cada vez mais destacados.[55-59]

Embora controversa, a participação dos AGCCs na ocorrência, agravamento ou manutenção da doença de Parkinson é uma das principais possibilidades aventadas para sua fisiopatologia. Demonstrou-se que o perfil das bactérias produtoras de AGCCs nos pacientes com doença de Parkinson é muito menos abundante em relação aos controles saudáveis. Adicionalmente, a administração do AGCC butirato proporcionou melhora do déficit motor e da deficiência da dopamina em modelos animais da doença de Parkinson.[60-62] Entretanto, a administração de AGCC por via oral gerou piora da neuroinflamação e dos déficits motores em um modelo animal (modelo com predisposição genética) em que havia maior expressão de alfassinucleína.[63]

Via nervo vago, é possível haver o transporte retrógrado de substâncias do intestino para o encéfalo sem a filtragem pela BHE. Foi demonstrado, em um modelo animal, que a alfassinucleína, componente dos corpúsculos de Lewy e marcador da doença de Parkinson, é transportada via nervo vago até o núcleo motor dorsal do vago, mecanismo dependente dos microtúbulos neurais.[64] A referência mais completa foi elaborada a partir de um estudo conduzido de 2014 a 2017 em que foram avaliados 350 doentes com todo o espectro das modalidades parkinsonianas (típicas e atípicas).[65]

O filo Verrucomicrobia e o gênero *Akkermansia* foram duas vezes mais abundantes nos doentes com doença de Parkinson do que nos controles saudáveis. Nos pacientes com Parkinson, observou-se incremento de Proteobacteria, Enterobacteriaceae, Christensenellaceae, Lactobacillaceae (também maior nos que ingeriam fibras), Coriobacteriaceae, Bifidobacteriaceae e Parabacteroides. Adicionalmente, constatou-se redução da Lachnospiraceae, particularmente do gênero *Roseburia* (também mais baixa nos que ingeriam fórmulas à base de leite). A análise multivariada isolou duas classes de drogas como potenciais fatores de confusão, os inibidores da catecol-O-metiltransferase (COMT) e os inibidores da bomba de prótons.

Destacou-se, nesses achados, a constatação de que havia baixas quantidade do gênero *Roseburia*, importante gênero produtor de AGCCs, nos doentes com doença de Parkinson desde o início do tratamento (em todas as fases da doença).

Com o passar do tempo e a progressão da doença, constatou-se aumento população de Lactobacillaceae e *Akkermansia* e redução mais acentuada de Lachnospiraceae (*Roseburia*) (Tabela 28.1).

Tabela 28.1. Associação entre sintomas motores e não motores e a abundância relativa de famílias e gêneros bacterianos[65]

Variável	Taxonomia		Efeito[a]		
	Filo/família	Gênero	Adj. Diff. (SE)	OR (95% IC)	Valor de p
Escore total NMQuest, média (DP)	Christensene liacese	*Unclass, Christensenellaceae*	0,80 (0,37)	-	0,032
			0,75 (0,36)	-	0,042
Deficiência intelectual, n (%)	Lactobacillaceae	*Lactobacillus*	-	1,66[1,04 a 2,64]	0,033
			-	1,63[1,04 a 2,56]	0,032
Escore total UPDRS parte III, média (DP)	Lactobacillaceae	*Lactobacillus*	1,87 (0,88)	-	0,036
			2,18 (0,87)	-	0,013
Escore não dopaminérgico UPDRS parte III, média (DP)	Lactobacillaceae	*Unclass, Lachnospiraceae*	-0,47 (0,22)	-	0,033
			0,47 (0,23)	-	0,042
		Lactobacillus	0,52 (0,23)	-	0,028
Anormalidade marcha, n (%)	Lactobacillaceae	*Unclass, Lachnospiraceae*	-	0,54 [0,35 a 0,82]	0,004
			-	0,68 [0,45 a 1,00]	0,048

Tabela 28.1. Associação entre sintomas motores e não motores e a abundância relativa de famílias e gêneros bacterianos[65] (*Continuação*)

(*Continua*)

Instabilidade postural, n (%)	Lactobacillaceae	*Unclass, Lachnospiraceae*	-	0,40 [0,22 a 0,73]	0,003
			-	1,65 [1,03 a 2,93]	0,39
		Lactobacillus	-	1,62 [1,02 a 2,81]	0,046

[a]O efeito foi computado para o aumento dos quartis referentes à abundância taxonômica relativa utilizando modelos de regressão e as seguintes variáveis de ajuste: idade, sexo, fumante ativo, aleitamento materno, constipação, ingestão proteica (g/kg/dia), razão proteína animal/vegetal, ingestão de álcool (g/dia), ingestão de fibras (g/dia), razão fibra insolúvel/solúvel, ingestão hídrica (mL/dia), uso de inibidores de catecol-O-metiltransferases, ingestão de café, uso de inibidores de bomba de prótons, LEDD total e *status* genético (recessivo). Nos casos das variáveis clínicas utilizadas em escalas contínuas, foi empregado modelo de regressão linear com transformação logarítmica (se necessário); enquanto, para valores dicotômicos, foram reportados os valores de OR a partir de modelos de regressão com transformação logarítmica. Em todos os modelos, foi utilizada a taxa de abundância relativa do primeiro quartil da distribuição como o grupo referência.

DP: desvio padrão; NMSQues: *nonmotor symptoms questionnaire*; OR: *odds ratio*; 95% IC: 95% intervalo de confiança; Unclass.: unclassified.

Fonte: Adaptada de Barichella M, Severgnini M, Cilia R et al. Unraveling gut microbiota in Parkinson's disease and atypical parkinsonism. Mov Disord. 2019;34(3):396-405.

Os inibidores da COMT influenciaram as concentrações de Firmicutes, no nível dos filos, de Lachnospiraceae, no nível de família (e seu representante *Roseburia*, no nível do gênero) e de Ruminococcaceae no nível de família, que abrange com destaque a espécie *Faecalibacterium prausnitzii,* todas produtoras de butirato. Questiona-se se essas alterações decorreram de a doença de Parkinson estar mais avançada, do uso desses medicamentos ou da inibição por contrarregulação das bactérias produtoras de AGCCs.

Como detalhado na Tabela 28.1, os sintomas não motores mais graves associaram-se à maior abundância da família Christensenellaceae. Adicionalmente, foram constatadas associações entre elevação de Lactobacillaceae e redução de Lachnospiraceae com piora no desempenho intelectual, piora dos sintomas motores e das anormalidades não dopaminérgicas, como as axiais e da marcha e a instabilidade postural.

Com algumas exceções, os achados foram semelhantes nos doentes com atrofia de múltiplos sistemas (MAS) e paralisia supranuclear progressiva (PSP), apresentações atípicas da doença de Parkinson. O gênero *Roseburia* não foi menos abundante, mas as bactérias da família Ruminococcaceae estiveram bastante reduzidas nos doentes com MAS e as concentrações de Streptococcaceae foram menores nos doentes com PSP.

Considerando o grupo de portadores de doença de Parkinson, faz-se necessário mencionar, no que tange às vias metabólicas, a importância de um aumento real do processamento no sistema de ubiquitinas, que está relacionado à formação de agregados de alfassinucleína na parede intestinal e também ao aumento da regulação de vias de degradação de xenobióticos, ambos achados compatíveis com estudos prévios.[66] Esses estudos, ainda que complexos considerando-se as grandes quantidades das vias metabólicas das bactérias, investigaram apenas casos novos de doença de Parkinson e explicam, entre outras coisas, o risco aumentado de pacientes expostos previamente a pesticidas e solventes.

Doença de Alzheimer e outras síndromes demenciais

As vitaminas do complexo B, em especial a B12, relacionam-se diretamente com os quadros demenciais. Determinadas cepas de bactérias podem produzir essas vitaminas de forma direta, que têm como fonte dietética essencialmente as proteínas de origem animal. As populações que não ingerem esses alimentos poderiam ter como fonte a produção direta por determinadas bactérias na luz intestinal.[67]

Os mecanismos que relacionam as alterações da MI à doença de Alzheimer (DA) relacionam-se principalmente com:

1. Modulação do depósito da proteína amiloide.
2. Alterações da permeabilidade da BHE.
3. Regulação da neurogênese hipocampal (Figura 28.3).

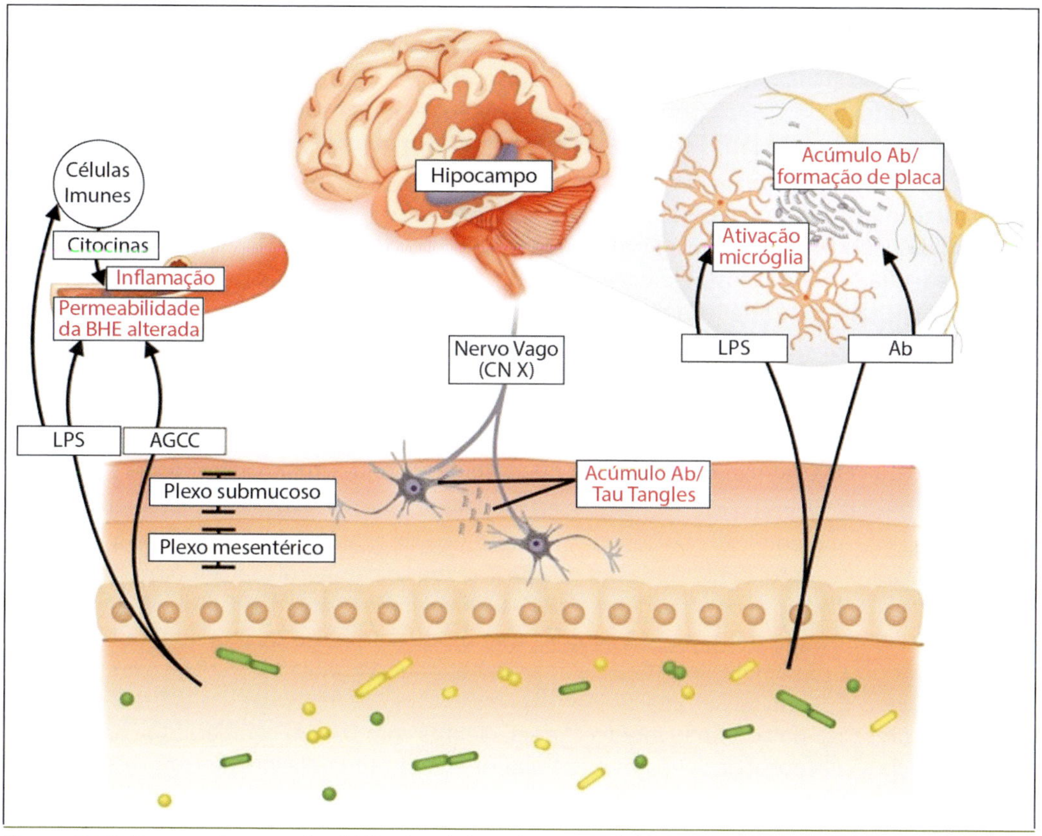

Figura 28.3. Resumo de interações bidirecionais intestino – encéfalo – sistema imune (neuroendócrina, metabólica e imune).[68]

Ab: ácido biliar; AGCC: ácido graxo de cadeia curta; LPS: lipopolissacarídeo.

Fonte: Adaptada de Sun M, Ma K, Wen J et al. A review of the brain-gut-microbiome axis and the potential role of microbiota in Alzheimer's disease. J Alzheimers Dis. 2020;73(3):849-65.

O nervo vago comunica, independentemente da BHE, o intestino com o encéfalo. Apesar de o mecanismo de dispersão da proteína amiloide produzido pelas bactérias por intermédio do vago não ser tão evidente como na doença de Parkinson, evidenciou-se que a interrupção da conexão entre vias neuronais, sistema nervoso periférico e SNC alentece a dispersão da proteína amiloide no encéfalo.[69] Demonstrou-se que algumas bactérias específicas podem produzir proteína amiloide que, por sua vez, pode difundir-se diretamente via nervo vago por mecanismo semelhante ao priônico.[70] Como outro mecanismo de modulação do depósito da proteína amiloide, demonstrou-se que o N-óxido de trimetilamina (TMAO), metabólito bacteriano intestinal, está elevado nos idosos com DA e que sua depleção reduz as concentrações hipocampais da proteína amiloide.[71]

Apesar de a proteína amiloide alterar a permeabilidade da BHE, a inflamação proporcionada pela estimulação das micróglia por lipopolissacarídeos (LPSs) pode ser atenuada com a fermentação dos AGCCs.[72]

É questionável o conceito de que a neurogênese cesse na vida adulta e que ocorre em menor escala no hipocampo após a adolescência.[73] O fator neurotrófico derivado do cérebero (BDNF, do inglês *brain-derived neurotrophic factor*) é produzido no encéfalo e atua como importante modulador da neurogênese encefálica, incluindo-se a hipocampal. De acordo com pesquisa realizada em modelo animal, ratos desprovidos de MI (*germ-free*) apresentam menor concentração de BDNF do que os do grupo-controle, condição que é revertida após a colonização por micro-organismos, medida que proporcionou, inclusive, melhora do comportamento cognitivo.[74]

Outros fatores relacionam diretamente a DA com a MI. Entre eles, destacam-se a obesidade e o diabetes tipo-3.[75] De acordo com alguns modelos experimentais, a doença de Alzheimer poderia desenvolver-se em decorrência do aumento da resistência à insulina, o que impediria a captura adequada de lipídeos pelo encéfalo e estimularia a produção localizada no tecido nervoso, processo que induziria inflamação e aumento do estresse localizado, com a consequente degeneração neuronal e a instalação das síndromes demenciais.[76,77] Evidenciaram-se degeneração neuronal e aparecimento de marcadores da DA em pesquisas em que a via da insulina foi bloqueada no encéfalo de cobaias. Além disso, a presença concomitante de diabetes *mellitus* tipo 2 (DM2) e DA tende a agravar o curso clínico de ambas as doenças, por meio de mecanismos metabólicos que envolvem maior deposição de proteína amiloide, inflamação crônica e aumento da permeabilidade da barreira hematoencefálica (BHE).

Entre as vias metabólicas relacionadas ao desenvolvimento da DA, destaca-se a alteração da via da glicoproteína P. Foi realizado um estudo em que se comparou a microbiota de pessoas idosas institucionalizados com DA, demências não Alzheimer e sem demência.[71] Demonstrou-se que, nos doentes com DA, havia bactérias que produziam baixa quantidade de butirato, o principal nutriente das células intestinais e importante imunomodulador sistêmico e encefálico. Adicionalmente, evidenciou-se uma menor expressão da glicoproteína P na cultura do tecido epitelial na presença do sobrenadante fecal de pacientes com DA em comparação com aqueles sem demência. A glicoproteína P é uma proteína de membrana relacionada com resistência às toxinas externas e expressa-se não apenas nas células intestinais, mas também no endotélio da BHE, onde contribui para o clareamento da proteína amiloide do SNC. Os principais resultados da pesquisa com significância estatística estão apresentados na Figura 28.4.

A evolução da demência foi avaliada em modelos animais em fase inicial da DA[78] ao comparar o uso do SLAB51, probiótico composto por nove cepas bacterianas (*S. thermophilus*, *B. longum, B. breve, B. infantis, L. acidophilus, L. plantarum, L. paracasei, L. delbrueckii* subsp. *bulgaricus* e *L. brevis*) dissolvido em água, com placebo (água). Foram analisados parâmetros clínicos (cognição/comportamento), hormonais (grelina, peptídeo semelhante ao glucagon-1 [GLP-1], leptina e secreção do peptídeo inibitório gástrico [GIP]), anatômicos (grau da atrofia do hipocampo) e anatomia patológica (depósito de proteína amiloide no encéfalo), relacionando-os à microbiota ao longo de 4 meses. Observou-se alentecimento da progressão da doença no grupo de animais que sofreu intervenção probiótica, e que a produção de AGCC parece ter sido o grande diferencial decorrente da administração do probiótico (Tabela 28.2).

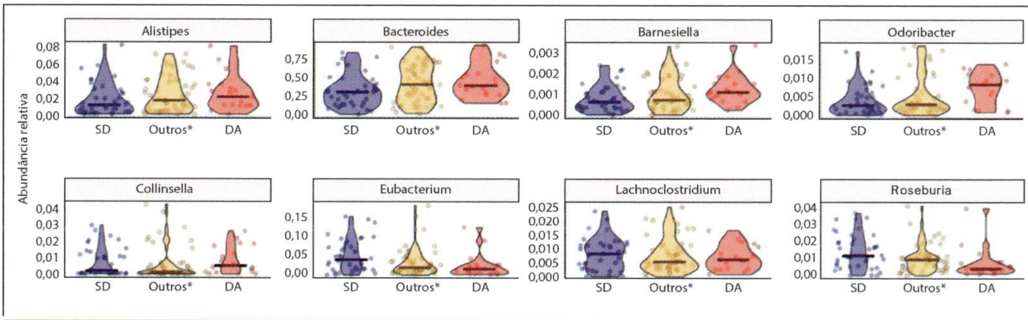

Figura 28.4. Abundância relativa dos gêneros comparando-se resultados do exame de doentes com demências da doença de Alzheimer, demências não Alzheimer e sem demência.[71] A composição do microbioma diferiu em gênero entre os idosos com doença de Alzheimer, os sem demência e os com outros tipos de demência, após o ajuste de covariáveis clínicas. Empregou-se o modelo de regressão de efeito misto generalizado para predizer as proporções dos gêneros bacterianos em função da idade, má-nutrição, fragilidade, uso de medicamentos e estado da demência (SD/DA/outros). A identificação do doente foi utilizada como efeito aleatório para considerar a natureza repetida das amostras. Os gêneros bacterianos com média de abundância relativa superior a 0,1% associaram-se significativamente à DA e a outros tipos de demência (outros) em relação aos indivíduos sem demência (SD). Apenas os gêneros com p valor < 0,05 foram apresentados, com a abundância relativa no eixo y.

DA: doença de Alzheimer; Outros: outros tipos de demência; SD: sem demência.

Fonte: Adaptada de Haran JP, Bhattarai SK, Foley SE et al. 2019. Alzheimer's disease microbiome is associated with dysregulation of the anti-inflammatory P-glycoprotein pathway. mBio 10:e00632-19.

Tabela 28.2. Diferença na quantidade de ácidos graxos de cadeia curta (acetato, propionato e butirato) em modelos de animais de doença de Alzheimer tratados ou não com probiótico SLAB51[78]

	Ácido acético	*Ácido propiônico*	*Ácido butírico*	*Total AGCC*
	(mmol/kg)			
Controle DA	26,64[a] ± 5,66	8,53[a] ± 2,91	4,15[a] ± 4,15	39,31[a] ± 11,61
DA + SLAB51	42,62[b] ± 2,23	13,65[b] ± 3,30	15,52[b] ± 7,81	71,79[b] ± 12,03

Concentração fecal de ácidos graxos de cadeia curta (AGCCs) (mmol/kg) ± desvio padrão em camundongos 3 × TgDA com 24 semanas de idade. Letras diferentes na mesma coluna indicam diferenças significativas (p < 0,05, one-way ANOVA e teste de Tukey pareado).

DA: doença de Alzheimer.

Fonte: Adaptada de Bonfili L, Cecarini V, Berardi S et al. Microbiota modulation counteracts Alzheimer's disease progression influencing neuronal proteolysis and gut hormones plasma levels. Sci Rep. 2017;7(1):2426.

É elevada e crescente a prevalência da DA durante o envelhecimento. Durante o envelhecimento, ocorrem perda da diversidade, redução relativa das bactérias comensais, como *Bacteroides, Bifidobacterium* e *Lactobacillus,* e aumento relativo de bactérias oportunistas e potencialmente patogênicas, como *Enterobacter, C. perfringens* e *C. difficile.*

Esclerose lateral amiotrófica

Até o momento, não se evidenciou padrão de composição da microbiota de doentes com esclerose lateral amiotrófica em relação a indivíduos saudáveis,[79] ou seja, ainda não foi estabelecida uma identidade da microbiota marcadora em potencial dessa afeção.

Conclusões e perspectivas futuras

As conclusões dos estudos atuais proporcionam vastas linhas de discussões e enormes possibilidades de atitudes direcionadas à MI visando a melhora de diversas doenças neurológicas. Progressivamente, evidencia-se a identidade da microbiota para cada doença neurológica. Embora as pesquisas em animais de experimentação tenham sugerido a possibilidade do uso de prebióticos e/ou probióticos (psicobióticos) para reverter, prevenir ou minorar a expressão de algumas doenças neurológicas, há, ainda, grande carência de ensaios clínicos controlados em seres humanos sobre o tema. Caso as evidências laboratoriais consolidem-se, as intervenções no início da vida possibilitarão, em longo prazo, contemplar a preservação e a recolonização da MI, atuando dentro dos cuidados para as questões da saúde neurológica.

Referências bibliográficas

1. Marcelin G, Jo YH, Li X, Schwartz GJ, Zhang Y, Dun NJ et al. Central action of FGF19 reduces hypothalamic AGRP/NPY neuron activity and improves glucose metabolism. Mol Metab. 2013;3(1):19-28.
2. Ryan KK, Kohli R, Gutierrez-Aguilar R, Gaitonde SG, Woods SC, Seeley RJ. Fibroblast growth factor-19 action in the brain reduces food intake and body weight and improves glucose tolerance in male rats. Endocrinology. 2013;154(1):9-15.
3. Perry RJ, Lee S, Ma L, Zhang D, Schlessinger J, Shulman GI. FGF1 and FGF19 reverse diabetes by suppression of the hypothalamic-pituitary-adrenal axis. Nat Commun. 2015;6:6980.
4. Bala V, Rajagopal S, Kumar DP, Nalli AD, Mahavadi S, Sanyal AJ et al. Release of GLP-1 and PYY in response to the activation of G protein-coupled bile acid receptor TGR5 is mediated by Epac/PLC-ε pathway and modulated by endogenous H2S. Front Physiol. 2014;5:420.
5. Cani PD, Lecourt E, Dewulf EM, Sohet FM, Pachikian BD, Naslain D et al. Gut microbiota fermentation of prebiotics increases satietogenic and incretin gut peptide production with consequences for appetite sensation and glucose response after a meal. Am J Clin Nutr. 2009;90(5):1236-43.
6. Xiong Y, Miyamoto N, Shibata K, Valasek MA, Motoike T, Kedzierski RM et al. Short-chain fatty acids stimulate leptin production in adipocytes through the G protein-coupled receptor GPR41. Proc Natl Acad Sci U S A. 2004;101(4):1045-50.
7. Chimerel C, Emery E, Summers DK, Keyser U, Gribble FM, Reimann F. Bacterial metabolite indole modulates incretin secretion from intestinal enteroendocrine L cells. Cell Rep. 2014;9(4):1202-8.
8. Vogel CF, Goth SR, Dong B, Pessah IN, Matsumura F. Aryl hydrocarbon receptor signaling mediates expression of indoleamine 2,3-dioxygenase. Biochem Biophys Res Commun. 2008;375(3):331-5.
9. Palazzo M, Balsari A, Rossini A, Selleri S, Calcaterra C, Gariboldi S et al. Activation of enteroendocrine cells via TLRs induces hormone, chemokine, and defensin secretion. J Immunol. 2007;178(7): 4296-303.
10. Larraufie P, Doré J, Lapaque N, Blottière HM. TLR ligands and butyrate increase Pyy expression through two distinct but inter-regulated pathways. Cell Microbiol. 2017;19(2).
11. Kidd M, Gustafsson BI, Drozdov I, Modlin IM. IL1beta- and LPS-induced serotonin secretion is increased in EC cells derived from Crohn's disease. Neurogastroenterol Motil. 2009;21(4):439-50.
12. Barrett E, Ross RP, O'Toole PW, Fitzgerald GF, Stanton C. γ-Aminobutyric acid production by culturable bacteria from the human intestine. J Appl Microbiol. 2012;113(2):411-7.
13. Shishov VA, Kirovskaia TA, Kudrin VS, Oleskin AV. Amine neuromediators, their precursors, and oxidation products in the culture of Escherichia coli K-12. Prikl Biokhim Mikrobiol. 2009;45(5):550-4.

14. Özogul F. Effects of specific lactic acid bacteria species on biogenic amine production by foodborne pathogen. Int J Food Sci Technol. 2011;46:478-84.
15. Kawashima K, Misawa H, Moriwaki Y, Fujii YX, Fujii T, Horiuchi Y et al. Ubiquitous expression of acetylcholine and its biological functions in life forms without nervous systems. Life Sci. 2007;80(24-25):2206-9.
16. Thomas CM, Hong T, van Pijkeren JP, Hemarajata P, Trinh DV, Hu W et al. Histamine derived from probiotic Lactobacillus reuteri suppresses TNF via modulation of PKA and ERK signaling. PLoS One. 2012;7(2):e31951.
17. Bendheim PE, Poeggeler B, Neria E, Ziv V, Pappolla MA, Chain DG. Development of indole-3-propionic acid (OXIGON) for Alzheimer's disease. J Mol Neurosci. 2002;19(1-2):213-7.
18. Russell WR, Hoyles L, Flint HJ, Dumas ME. Colonic bacterial metabolites and human health. Curr Opin Microbiol. 2013;16(3):246-54.
19. Bradley WG, Mash DC. Beyond Guam: the cyanobacteria/BMAA hypothesis of the cause of ALS and other neurodegenerative diseases. Amyotroph Lateral Scler. 2009;10(2):7-20.
20. Wang X, Quinn PJ. Endotoxins: lipopolysaccharides of Gram-negative bacteria. Subcell Biochem. 2010;53:3-25.
21. Yano JM, Yu K, Donaldson GP, Shastri GG, Ann P, Ma L et al. Indigenous bacteria from the gut microbiota regulate host serotonin biosynthesis. Cell. 2015;161(2):264-76.
22. Kelly JR, Kennedy PJ, Cryan JF, Dinan TG, Clarke G, Hyland NP. Breaking down the barriers: the gut microbiome, intestinal permeability and stress-related psychiatric disorders. Front Cell Neurosci. 2015;9:392.
23. Ivanov II, Atarashi K, Manel N, Brodie EL, Shima T, Karaoz U et al. Induction of intestinal Th17 cells by segmented filamentous bacteria. Cell. 2009;139(3):485-98.
24. Round JL, Lee SM, Li J, Tran G, Jabri B, Chatila TA et al. The Toll-like receptor 2 pathway establishes colonization by a commensal of the human microbiota. Science. 2011;332(6032):974-7.
25. Desai MS, Seekatz AM, Koropatkin NM, Kamada N, Hickey CA, Wolter M, et al. A dietary fiber-deprived gut microbiota degrades the colonic mucus barrier and enhances pathogen susceptibility. Cell. 2016;167(5):1339-53.e21.
26. Al-Sadi RM, Ma TY. IL-1beta causes an increase in intestinal epithelial tight junction permeability. J Immunol. 2007;178(7):4641-9.
27. Santos J, Saunders PR, Hanssen NP, Yang PC, Yates D, Groot JA et al. Corticotropin-releasing hormone mimics stress-induced colonic epithelial pathophysiology in the rat. Am J Physiol. 1999;277(2):G391-9.
28. Braniste V, Al-Asmakh M, Kowal C, Anuar F, Abbaspour A, Tóth M et al. The gut microbiota influences blood-brain barrier permeability in mice. Sci Transl Med. 2014;6:263ra158.
29. Brown AJ, Goldsworthy SM, Barnes AA, Eilert MM, Tcheang L, Daniels D et al. The orphan G protein--coupled receptors GPR41 and GPR43 are activated by propionate and other short chain carboxylic acids. J Biol Chem. 2003;278(13):11312-9.
30. Mayer EA. Gut feelings: the emerging biology of gut-brain communication. Nat Rev Neurosci. 2011;12:453-6.
31. Aguilera M, Vergara P, Martinez V. Stress and antibiotics alter luminal and wall-adhered microbiota and enhance the local expression of visceral sensory-related systems in mice. Neuro Gastroenterol Motil. 2013;25:e515-29.
32. Houlden A, Goldrick M, Brough D, Vizi ES, Lénárt N, Martinecz B et al. Brain injury induces specific changes in the caecal microbiota of mice via altered autonomic activity and mucoprotein production. Brain Behav Immun. 2016;57:10-20.
33. Lloyd-Price J, Abu-Ali G, Huttenhower C. The healthy human microbiome. Genome Med. 2016;8:51.
34. Osadchiy V, Martin CR, Mayer EA. The Gut-Brain axis and the microbiome: mechanisms and clinical implications. Clin Gastroenterol Hepatol. 2019;17(2):322-32.
35. Dominguez-Bello MG, Costello EK, Contreras M, Magris M, Hidalgo G, Fierer N et al. Delivery mode shapes the acquisition and structure of the initial microbiota across multiple body habitats in newborns. Proc Natl Acad Sci U S A. 2010;107(26):11971-5.
36. Dominguez-Bello MG, De Jesus-Laboy KM, Shen N, Cox LM, Amir A, Gonzalez A et al. Partial restoration of the microbiota of cesarean-born infants via vaginal microbial transfer. Nat Med. 2016;22(3):250-3.

37. Jašarević E, Howerton CL, Howard CD, Bale TL. Alterations in the vaginal microbiome by maternal stress are associated with metabolic reprogramming of the offspring gut and brain. Endocrinology. 2015;156(9):3265-76.
38. Thum C, Cookson AL, Otter DE, McNabb WC, Hodgkinson AJ, Dyer J et al. Can nutritional modulation of maternal intestinal microbiota influence the development of the infant gastrointestinal tract? J Nutr. 2012;142(11):1921-8.
39. Fan W, Huo G, Li X, Yang L, Duan C. Impact of diet in shaping gut microbiota revealed by a comparative study in infants during the six months of life. J Microbiol Biotechnol. 2014;24(2):133-43.
40. Roger LC, Costabile A, Holland DT, Hoyles L, McCartney AL. Examination of faecal Bifidobacterium populations in breast- and formula-fed infants during the first 18 months of life. Microbiology. 2010;156:3329-41.
41. Marcobal A, Sonnenburg JL. Human milk oligosaccharide consumption by intestinal microbiota. Clin Microbiol Infect 2012;18(4):12-15.
42. Bauer J, Gerss J. Longitudinal analysis of macronutrients and minerals in human milk produced by mothers of preterm infants. Clin Nutr. 2011;30:215-20.
43. Desbonnet L, Clarke G, Traplin A, O'Sullivan O, Crispie F, Moloney RD et al. Gut microbiota depletion from early adolescence in mice: implications for brain and behaviour. Brain Behav Immun 2015;48:165-73.
44. Lurie I, Yang YX, Haynes K, Mamtani R, Boursi B. Antibiotic exposure and the risk for depression, anxiety, or psychosis: a nested case-control study. J Clin Psychiatry. 2015;76:1522-8.
45. David LA, Maurice CF, Carmody RN, Gootenberg DB, Button JE, Wolfe BE et al. Diet rapidly and reproducibly alters the human gut microbiome. Nature 2014;505:559-63.
46. Sonnenburg ED, Smits SA, Tikhonov M, Higginbottom SK, Wingreen NS, Sonnenburg JL. Diet-induced extinctions in the gut microbiota compound over generations. Nature. 2016;529:212-5.
47. Wu GD, Chen J, Hoffmann C, Bittinger K, Chen YY, Keilbaugh SA et al. Linking long-term dietary patterns with gut microbial enterotypes. Science. 2011;334:105-8.
48. Smits SA, Leach J, Sonnenburg ED, Gonzalez CG, Lichtman JS, Reid G et al. Seasonal cycling in the gut microbiome of the Hadza hunter-gatherers of Tanzania. Science. 2017;357:802-6.
49. Ong IM, Gonzalez JG, McIlwain SJ, Sawin EA, Schoen AJ, Adluru N et al. Gut microbiome populations are associated with structure-specific changes in white matter architecture. Transl . 2018;8:6.
50. Simrén M, Barbara G, Flint HJ, Spiegel BM, Spiller RC, Vanner S et al. Intestinal microbiota in functional bowel disorders: a Rome foundation report. Gut. 2013;62:159-76.
51. Labus JS, Hollister EB, Jacobs J, Kirbach K, Oezguen N, Gupta A et al. Differences in gut microbial composition correlate with regional brain volumes in irritable bowel syndrome. Microbiome. 2017;5:49.
52. Dinan TG, Stanton C, Cryan JF. Psychobiotics: a novel class of psychotropic. Biol Psychiatry. 2013;74(10):720-6.
53. Erny D, Hrabě de Angelis AL, Jaitin D, Wieghofer P, Staszewski O, David E et al. Host microbiota constantly control maturation and function of microglia in the CNS. Nat Neurosci. 2015;18:965-77.
54. Kennedy PJ, Cryan JF, Dinan TG, Clarke G. Kynurenine pathway metabolism and the microbiota-gut--brain axis. Neuropharmacology. 2017;112:399-412.
55. Hopfner F, Künstner A, Müller SH, Künzel S, Zeuner KE, Margraf NG et al. Gut microbiota in Parkinson disease in a northern German cohort. Brain Res. 2017;1667:41-5.
56. Li W, Wu X, Hu X, Wang T, Liang S, Duan Y et al. Structural changes of gut microbiota in Parkinson's disease and its correlation with clinical features. Sci China Life Sci. 2017;60(11):1223-33.
57. Bedarf JR, Hildebrand F, Coelho LP, Sunagawa S, Bahram M, Goeser F et al. Functional implications of microbial and viral gut metagenome changes in early stage L-DOPA-naïve Parkinson's disease patients. Genome Med. 2017;9(1):39.
58. Keshavarzian A, Green SJ, Engen PA, Voigt RM, Naqib A, Forsyth CB et al. Colonic bacterial composition in Parkinson's disease. Mov Disord. 2015;30(10):1351-60.
59. Unger MM, Spiegel J, Dillmann KU, Grundmann D, Philippeit H, Bürmann J et al. Short chain fatty acids and gut microbiota differ between patients with Parkinson's disease and age-matched controls. Parkinsonism Relat Disord. 2016;32:66-72.

60. Paiva I, Pinho R, Pavlou MA, Hennion M, Wales P, Schütz AL et al. Sodium butyrate rescues dopaminergic cells from alpha-synuclein-induced transcriptional deregulation and DNA damage. Hum Mol Genet. 2017;26(12):2231-46.
61. St Laurent R, O'Brien LM, Ahmad ST. Sodium butyrate improves locomotor impairment and early mortality in a rotenone-induced Drosophila model of Parkinson's disease. Neuroscience. 2013;246:382-90.
62. Sharma S, Taliyan R, Singh S. Beneficial effects of sodium butyrate in 6-OHDA induced neurotoxicity and behavioral abnormalities: modulation of histone deacetylase activity. Behav Brain Res. 2015;291:306-14.
63. Sampson TR, Debelius JW, Thron T, Janssen S, Shastri GG, Ilhan ZE et al. Gut microbiota regulate motor deficits and neuroinflammation in a model of Parkinson's disease. Cell. 2016;167(6):1469-80.e12.
64. Holmqvist S, Chutna O, Bousset L, Aldrin-Kirk P, Li W, Björklund T et al. Direct evidence of Parkinson pathology spread from the gastrointestinal tract to the brain in rats. Acta Neuropathol. 2014;128(6):805-20.
65. Barichella M, Severgnini M, Cilia R, Cassani E, Bolliri C, Caronni S et al. Unraveling gut microbiota in Parkinson's disease and atypical parkinsonism. Mov Disord. 2019;34(3):396-405.
66. Hill-Burns EM, Debelius JW, Morton JT, Wissemann WT, Lewis MR, Wallen ZD et al. Parkinson's disease and Parkinson's disease medications have distinct signatures of the gut microbiome. Mov Disord. 2017;32(5):739-49.
67. LeBlanc JG, Milani C, de Giori GS, Sesma F, van Sinderen D, Ventura M. Bacteria as vitamin suppliers to their host: a gut microbiota perspective. Curr Opin Biotechnol. 2013;24(2):160-8.
68. Sun M, Ma K, Wen J, Wang G, Zhang C, Li Q et al. A review of the brain-gut-microbiome axis and the potential role of microbiota in alzheimer's disease. J Alzheimers Dis. 2020;73(3):849-65.
69. Sheng JG, Price DL, Koliatsos VE. Disruption of corticocortical connections ameliorates amyloid burden in terminal fields in a transgenic model of Abeta amyloidosis. J Neurosci. 2002;22(22):9794-9.
70. Sowade RF, Jahn TR. Seed-induced acceleration of amyloid-β mediated neurotoxicity in vivo. Nat Commun. 2017;8(1):512.
71. Haran JP, Bhattarai SK, Foley SE, Dutta P, Ward DV, Bucci V et al. Alzheimer's disease microbiome is associated with dysregulation of the anti-inflammatory p-glycoprotein pathway. mBio. 2019;10(3):e00632-19.
72. Erny D, Hrabě de Angelis AL, Jaitin D, Wieghofer P, Staszewski O, David E et al. Host microbiota constantly control maturation and function of microglia in the CNS. Nat Neurosci. 2015;18(7):965-77.
73. Sorrells SF, Paredes MF, Cebrian-Silla A, Sandoval K, Qi D, Kelley KW et al. Human hippocampal neurogenesis drops sharply in children to undetectable levels in adults. Nature. 2018;555(7696):377-81.
74. Bercik P, Denou E, Collins J, Jackson W, Lu J, Jury J et al. The intestinal microbiota affect central levels of brain-derived neurotropic factor and behavior in mice. Gastroenterology. 2011;141(2):599-609, 609.e1-3.
75. Martins IJ, Hone E, Foster JK, Sünram-Lea SI, Gnjec A, Fuller SJ et al. Apolipoprotein E, cholesterol metabolism, diabetes, and the convergence of risk factors for Alzheimer's disease and cardiovascular disease. Mol Psychiatry. 2006;11(8):721-36.
76. de la Monte SM. Type 3 diabetes is sporadic Alzheimer's disease: mini-review. Eur Neuropsychopharmacol. 2014;24(12):1954-60.
77. Rani V, Deshmukh R, Jaswal P, Kumar P, Bariwal J. Alzheimer's disease: is this a brain specific diabetic condition? Physiol Behav. 2016;164(Pt A):259-67.
78. Bonfili L, Cecarini V, Berardi S, Scarpona S, Suchodolski JS, Nasuti C et al. Microbiota modulation counteracts Alzheimer's disease progression influencing neuronal proteolysis and gut hormones plasma levels. Sci Rep. 2017;7(1):2426.
79. Brenner D, Hiergeist A, Adis C, Mayer B, Gessner A, Ludolph AC et al. The fecal microbiome of als patients. Neurobiol. Aging. 2018;61:132-7.

Eixo Intestino-Microbiota-Cérebro em Distúrbios Psiquiátricos

Paulo Camiz
Daniel Ciampi de Andrade
Lin Tchia Yeng
Manoel Jacobsen Teixeira
Marcus Vinicius Zanetti

Introdução

Conforme discutido no Capítulo 8 – O Eixo Intestino-Cérebro – Interações entre a Microbiota Intestinal e o Sistema Nervoso, a microbiota intestinal (MI) e o sistema nervoso central (SNC) se comunicam de forma intensa e complexa por diferentes vias de sinalização, hoje conhecidas conjuntamente como o eixo microbiota-intestino-cérebro (EMIC). O EMIC tem grande importância na regulação do tônus imune sistêmico e na atividade inflamatória cerebral, além de influenciar a neurotransmissão de diversas formas.

Os mecanismos mais bem-estabelecidos pelos quais a MI influencia a fisiologia cerebral envolvem a produção de metabólitos, como o triptofano e os ácidos graxos de cadeia curta (AGCCs) – especialmente o butirato – derivados da fermentação de fibras alimentares pelas bactérias intestinais.[1,2] Essas moléculas têm o potencial de atuar remotamente na micróglia, diminuindo a atividade inflamatória no SNC, além de aumentar a expressão de *tight junctions* nas células endoteliais da barreira hematoencefálica (BHE), modulando sua permeabilidade. A atividade inflamatória no SNC atua como um potente modulador da transmissão glutamatérgica e da síntese de monoaminas – como serotonina, dopamina e noradrenalina – por meio de sua influência na via da quinurenina e no ciclo da tetra-hidrobiopterina (BH4).[3] Além disso, a MI é capaz regular a disponibilidade de 5-hidroxitriptofano (5-HTP), precursor da serotonina e da melatonina,[4] e modular a relação ácido gama-aminobutírico (GABA)/glutamato no SNC.[5,6]

Dessa forma, o EMIC influencia diversos aspectos da fisiologia cerebral cujas alterações têm sido associadas ao desenvolvimento de transtornos mentais. Alterações em sistemas neurotransmissores envolvendo glutamato, GABA e monoaminas vão, em última instância, impactar a capacidade de plasticidade neuronal, sendo amplamente reconhecidos como parte da fisiopatologia de diferentes transtornos psiquiátricos. Mais recentemente, também, a evolução nas técnicas de neuroimagem molecular permitiu que se documentasse de forma inequívoca a ocorrência de atividade inflamatória cerebral aumentada associada à ativação de micróglia em transtornos mentais graves, como depressão, comportamento suicida e esquizofrenia.[7,8] Por todas essas razões, observa-se um crescente interesse no estudo do EMIC em diversas condições neuropsiquiátricas. Um número significativo de publicações tem explorado o uso de prebióticos e probióticos como potenciais intervenções terapêuticas nessas condições.

Neste capítulo, abordaremos as principais evidências sobre alterações na composição e função da MI em transtornos como depressão, distúrbios alimentares, transtorno do espectro autista, esquizofrenia e transtorno bipolar. No entanto, é importante destacar que muitos dos estudos disponíveis são observacionais, com delineamento caso-controle e amostras de tamanho reduzido, o que contribui para a variabilidade e, por vezes, inconsistência dos achados. Entre os transtornos mentais, a depressão é, até o momento, a condição mais amplamente investigada em relação às alterações do EMIC – tema ao qual daremos maior atenção ao longo deste capítulo.

Evidência de alterações no eixo microbiota-intestino-cérebro nos transtornos mentais

O impacto do estresse crônico na microbiota intestinal

É importante notar que, atualmente, se reconhece haver um *continuum* fisiopatológico entre o estresse crônico e a depressão, no qual a elevação de marcadores de inflamação, o estresse oxidativo sistêmico, a diminuição da produção de neurotrofinas e o prejuízo da plasticidade neuronal são fenômenos centrais.[9] Nesse sentido, estudos pré-clínicos sugerem que o estresse crônico – mediante impacto da atividade cerebral sobre o sistema nervoso entérico (SNE) – produz mudanças profundas na homeostase intestinal, o que promove a redução da abundância de bactérias benéficas e o aumento de estimulação imune em razão do aumento na permeabilidade intestinal.

Em resumo, na resposta ao estresse, o SNC atua sobre o SNE diretamente, por intermédio do sistema nervoso autônomo e, indiretamente, por meio do eixo hipotálamo-hipófise-adrenal (HPA) e do sistema endocanabinoide.[10-13] No estresse crônico, observa-se uma redução persistente de tônus parassimpático, ao mesmo tempo que ocorre uma superestimulação de atividade simpática e do sistema endocanabinoide.[13-15] Essas alterações neurofisiológicas impactam a homeostase intestinal, resultando em redução da motilidade, da secreção de muco, de fluidos e de enzimas digestivas. Essas mudanças favorecem o desequilíbrio do pH luminal e o aumento da permeabilidade intestinal. Diversos estudos com modelos animais de estresse crônico têm demonstrado alterações na composição da MI, com redução na abundância de bactérias benéficas, como os *Lactobacillus* e membros da família Ruminococcaceae, sugerindo uma ligação entre o eixo intestino-cérebro e o comprometimento da saúde intestinal nesses contextos.[16,17]

O aumento da permeabilidade intestinal e a diminuição na abundância de bactérias benéficas podem produzir aumento no tônus do sistema imune, o que gera um estado pró-inflamatório no nível sistêmico.[18,19] No SNC, a redução do efeito modulador exercido pelo butirato e metabólitos da degradação do triptofano, produzidos pela MI, sobre a micróglia pode estimular astrócitos e aumentar a produção de citocinas inflamatórias.[2] O aumento da atividade inflamatória cerebral impacta a via da quinurenina e o ciclo da BH4, promovendo maior produção de quinolinato – um agonista de receptores glutamatérgicos (NMDA) – e, simultaneamente, reduzindo a síntese de monoamina.[3,20] Tanto a superativação dos receptores NMDA como a diminuição da disponibilidade de monoaminas estão associadas à inibição da liberação de neurotrofinas, comprometimento da plasticidade sináptica e manifestação de sintomas depressivos.[9] Uma descrição mais detalhada desses mecanismos pode ser encontrada no Capítulo 8 – O Eixo Intestino-Cérebro: Interações entre a Microbiota Intestinal e o Sistema Nervoso.

Alterações da microbiota intestinal na depressão em populações clínicas

A depressão é uma condição altamente prevalente em todo o mundo, afetando cerca de 264 milhões de pessoas e configurando-se como a principal causa isolada de incapacidade global.[21] Aproximadamente 40% dos indivíduos com depressão manifestam o primeiro episódio antes dos 20 anos de idade. Apesar de seu impacto significativo na saúde pública, apenas uma parcela dos pacientes atinge uma melhora sustentada a longo prazo.[22]

Quatro estudos caso-controles, empregando amostras modestas de pacientes (n = 37 a 58) vs. controles saudáveis (n = 18 a 63), encontraram resultados conflitantes em relação ao padrão de composição da MI (avaliada mediante sequenciamento do gene bacteriano 16S rRNA) na depressão.[23-26] Enquanto os estudos de Naseribafrouei *et al.* (2014)[23] e Jiang *et al.* (2015)[24] sugerem que a depressão esteja associada à redução na abundância de bactérias produtoras de butirato – como aquelas do gênero *Faecalibacterium* e da família Lachnospiraceae – acompanhada por um aumento nos níveis de Bacteroidetes, o estudo de Zheng *et al.* (2016)[26] encontrou um resultado oposto. De modo similar, esses três estudos foram concordantes em mostrar que a depressão não parece estar associada a alterações da diversidade da MI.[23,24,26] No entanto, o estudo de Kelly *et al.* (2016)[25] apresentou um achado divergente, identificando redução significativa da diversidade microbiana em pacientes com depressão. Adicionalmente, dois desses estudos mostraram que o transplante microbiota fecal (TMF) de pacientes com depressão para modelos animais foi capaz de induzir comportamentos característicos de depressão e ansiedade nos animais.[25,26] A discrepância entre os resultados citados pode estar relacionada ao tamanho reduzido das amostras analisadas e ao uso de medicamentos antidepressivos por parte dos participantes – um fator de confusão relevante em pesquisas que avaliam a MI.

O estudo mais relevante, até o momento, sobre as alterações da MI em pacientes com depressão é o de Valles-Colomer *et al.* (2019),[27] discutido em detalhes no Capítulo 8, com descrição da importância de seus achados para a compreensão da fisiologia do EMIC. Utilizando um delineamento populacional robusto, com validação em duas coortes independentes, o estudo investigou a relação entre a composição da microbiota, sintomas depressivos e qualidade de vida em duas populações europeias: uma coorte belga (n = 1.054); e outra holandesa (n = 1.063).

Um dos aspectos inovadores do trabalho foi o desenvolvimento de 56 "módulos intestino-cérebro" (GBMs, do inglês *gut-brain modules*), com base em dados metagenômicos, com o objetivo de avaliar o potencial funcional da microbiota para produzir ou degradar moléculas com atividade neuroativa. Os autores não observaram associação entre o diagnóstico da depressão e alterações na diversidade da microbiota. No entanto, indivíduos com depressão apresentaram menor abundância dos gêneros *Coprococcus* e *Dialister*, mesmo após controle estatístico para o uso de antidepressivos. Esses achados foram replicados em uma subamostra de participantes da coorte holandesa com diagnóstico autorreferido de depressão, fortalecendo a validação dos resultados. Adicionalmente, o diagnóstico de depressão e os menores escores de qualidade de vida foram associados à maior prevalência de *Bacteroides*, característica do enterotipo 2 – perfil microbiano previamente relacionado a doenças inflamatórias intestinais, como a doença de Crohn (DC).[27]

Por fim, com relação ao potencial de produção e degradação de moléculas neuroativas pela MI, Valles-Colomer *et al.* (2019)[27] encontraram que a microbiota de indivíduos com depressão apresentava capacidade diminuída de degradação de glutamato (o principal neurotransmissor excitatório) e capacidade aumentada para síntese de GABA (o principal neurotransmissor inibitório). Além disso, observou-se uma correlação positiva entre o GBM relacionado à capacidade de síntese de ácido 3,4-di-hidroxiphenilacético (DOPAC) – um metabólito da dopamina – e medidas de funcionamento social em ambas as coortes populacionais avaliadas.

O conjunto dos estudos caso-controle em depressão e, especialmente, os resultados do estudo de Valles-Colomer *et al.* (2019)[27] sugerem que a depressão está associada a menor abundância de gêneros bacterianos produtores de butirato (p. ex., *Coprococcus*) e a aumento na abundância de gêneros com potencial pró-inflamatório, como *Bacteroides*. No entanto, foram observadas alterações mais complexas e ainda não totalmente compreendidas no padrão de produção e na degradação de moléculas neuroativas pela MI. Dessa forma, estudos adicionais, preferencialmente empregando amostras mais representativas, são necessários para que esse padrão de alterações seja confirmado e para que haja melhor entendimento das implicações fisiológicas desses achados.

Alterações da microbiota intestinal nos transtornos do espectro autista

Os transtornos do espectro autista (TEA) são transtornos complexos do comportamento que tipicamente se iniciam antes dos 3 anos de idade e caracterizam-se por prejuízos à linguagem, integração de diferentes domínios cognitivos, psicomotricidade e comportamento social, podendo ou não haver retardo mental. O interesse público sobre o TEA cresceu sobremaneira nos últimos anos, em parte em razão do alarmante aumento de diagnósticos, cuja prevalência atual estimada é de 1,5% da população.[28] Os pacientes com TEA têm sido consistentemente associados a ocorrência de anormalidades na fisiologia gastrointestinal, como permeabilidade intestinal aumentada, distúrbio no processamento de nutrientes, frequência aumentada de alergias alimentares e comportamento alimentar seletivo.[29,30] Por essas razões, desde 2005, observa-se crescente interesse em conhecer a microbiota fecal nos mais diferentes espectros.[31]

Recentemente, foi publicada uma metanálise que incluiu nove estudos – num total de 254 pacientes, avaliando a MI de indivíduos com TEA.[31] Os resultados mostraram que crianças com TEA apresentavam, em geral, proporções reduzidas de *Akkermansia*, *Bacteroides*, *Bifidobacterium* e *Parabacteroides*, e proporção aumentada de *Faecalibacterium*. Também observou-se menor abundância de *Enterococcus*, *Escherichia coli*, *Bacteroides* e *Bifidobacterium*, e maior presença de *Lactobacillus*, quando comparadas aos controles.[31] No entanto, é importante destacar que essa metanálise incluiu estudos com metodologias distintas para quantificação da microbiota fecal, algumas das quais são atualmente consideradas pouco sensíveis ou pouco precisas – como técnicas com base em cultura –, o que limita a robustez e a validade dos resultados obtidos.[31]

Uma investigação mais recente, não incluída na metanálise anterior, avaliou a composição e função da MI de pacientes com TEA por meio sequenciamento do gene 16S rRNA e da análise das concentrações de AGCCs nas fezes. O estudo, conduzido por Liu *et al.* (2019),[32] incluiu 30 pacientes com TEA, com idades entre 2,5 e 18 anos, e 20 voluntários saudáveis pareados por idade e gênero. Os resultados mostraram que os pacientes com TEA apresentavam concentrações fecais reduzidas de butirato e acetato e níveis aumentados de valerato. Consistentemente com achados anteriores, observou-se menor abundância de grupos produtores de butirato, como Ruminococcaceae, *Eubacterium*, Lachnospiraceae e Erysipelotrichaceae, e maior abundância de bactérias produtoras de valerato, como membros do filo Acidobacteria. Além disso, a presença de constipação entre os participantes com TEA foi associada ao aumento de *Fusobacterium*, *Barnesiella*, *Coprobacter* e Actinomycetaceae (também produtora de valerato) e à redução de bactérias produtoras de butirato. Não foram observadas diferenças significativas nas medidas de diversidade da MI entre os grupos avaliados.[32]

Evidências de alteração da microbiota intestinal em outros transtornos mentais

O crescente interesse no EMIC e suas possíveis implicações em transtornos neuropsiquiátricos têm impulsionado a realização de estudos em diversas condições clínicas. Recentemente, pesquisas começaram a explorar o papel da MI em transtornos como esquizofrenia, transtorno bipolar, anorexia nervosa e transtorno do déficit de atenção com hiperatividade (TDAH). No entanto, os estudos disponíveis até o momento ainda são limitados – seja em número, como no caso da esquizofrenia, seja em qualidade metodológica, como observado nas pesquisas sobre transtorno bipolar e anorexia nervosa que, frequentemente, apresentam amostras reduzidas e variáveis de confusão não controladas. Essas limitações contribuem para a heterogeneidade e inconsistência dos achados entre os estudos. Por esse motivo, a seguir, apresentaremos uma descrição mais sucinta e interpretativa dos principais resultados disponíveis para cada uma dessas condições, os quais ainda devem ser considerados preliminares.

Na esquizofrenia, Zheng *et al.*[26] empregaram a técnica de sequenciamento do gene 16S rRNA para avaliar a composição da MI de 63 pacientes (cinco destes sem uso de medicamento antipsicótico) e 65 controles saudáveis. Como parte do protocolo experimental, os autores também realizaram TMF de cinco pacientes selecionados aleatoriamente para ratos *germ-free* (sem colonização de microbiota). Em comparação aos controles, os pacientes com esquizofrenia apresentaram menor diversidade da microbiota, maior abundância das famílias Veillonellaceae, Prevotellaceae, Bacteroidaceae e Coriobacteriaceae; e menor abundância das famílias Enterobacteriaceae, Lachnospiraceae e Ruminococcaceae – essas duas últimas amplamente reconhecidas como produtoras de butirato. Um achado relevante foi a correlação significativa (positiva ou negativamente) da abundância das famílias Veillonellaceae, Bacteroidaceae, Streptococcaceae, Lachnospiraceae e Ruminococcaceae com a intensidade de sintomas dos pacientes, o que sugere a existência de uma associação causal entre MI e expressão sintomática na esquizofrenia. Por fim, o estudo identificou alterações neuroquímicas relevantes nos ratos *germ-free* que receberam TMF de pacientes com esquizofrenia. Esses animais apresentaram menores concentrações de glutamato e maiores níveis de glutamina e GABA no hipocampo, além de manifestarem comportamentos compatíveis com modelos animais da esquizofrenia.[26] Esse último achado é muito relevante, pois reforça a hipótese que a MI seja capaz de modular a relação GABA/glutamato no SNC,[6] conforme discutido de forma mais aprofundada no Capítulo 8.

Nos últimos 3 anos, uma quantidade relativamente grande de estudos caso-controle buscou avaliar a microbiota de pacientes com transtorno bipolar.[33-40] Com amostras variando entre 23 e 115 pacientes e 10 e 77 controles saudáveis, essas investigações produziram resultados altamente variáveis – por vezes conflitantes – em relação à ocorrência de alterações na diversidade e à composição da MI no transtorno bipolar, o que muitos autores atribuíram à presença de variáveis confundidoras, como tabagismo e uso de psicotrópicos. Quando consideramos apenas os três estudos com amostras mais representativas (72 a 115 pacientes e 45 a 77 controles), dois estudos encontraram um padrão de redução na abundância de bactérias produtoras de butirato, principalmente *Faecalibacterium prausnitzii*, e aumento na abundância de Bacteroidetes nos pacientes com transtorno bipolar,[33,36] enquanto a terceira investigação observou um resultado essencialmente negativo.[38]

Considerando o papel cada vez mais importante da MI na regulação metabólica, processamento de nutrientes, homeostase gastrointestinal e comportamento alimentar, há grande interesse em se estudar a composição e o papel da microbiota nos transtornos alimentares.[41,42] Sete estudos caso-controle, avaliando amostras de 9 a 55 pacientes, com anorexia nervosa foram publicados até o momento, com grande inconsistência de resultados,[42-44] de modo semelhante ao observado nas investigações sobre transtorno bipolar. Os achados mais consistentemente descritos foram a diminuição na abundância de bactérias produtoras de butirato, como *Roseburia* spp., e enriquecimento de micro-organismos degradadores de mucina, como *Akkermansia muciniphila* e *Methanobrevibacter smithii*.[42] Um aspecto importante a ser considerado é que as diretrizes atuais para o tratamento da anorexia nervosa recomendam o uso de dietas hipercalóricas como parte da reabilitação nutricional, o que, frequentemente, implica aumento do consumo de gorduras. No entanto, há evidências cada vez mais consistentes de que dietas ricas em fibras são fundamentais para a manutenção e recuperação de uma MI saudável. Diante disso, permanece inconclusivo se as alterações microbianas observadas nesses estudos refletem características do transtorno em si ou se são, em parte, consequência das estratégias de reabilitação nutricional adotadas.[42]

Alterações na MI também podem estar associadas ao risco de desenvolvimento e à manifestação dos sintomas do TDAH, distúrbio do neurodesenvolvimento caracterizado por níveis inadequados de hiperatividade, impulsividade e/ou dificuldade de atenção.[45,46] Embora a fisiopatologia do TDAH ainda não esteja totalmente elucidada, sabe-se que a dopamina e a norepinefrina desempenham papel central na sua regulação. Até o momento, não foi identificado um perfil microbiano específico capaz de modular ou produzir dopamina e norepinefrina, todavia estudos apontam aumento da abundância do gênero *Dialister* como possível biomarcador em pacientes com TDAH em uso de medicação.[47,48]

Conclusões

A despeito do grande interesse em torno do papel do EMIC na fisiopatologia de diferentes transtornos mentais, para muitas dessas condições, os estudos disponíveis ainda são relativamente pequenos ou padecem de limitações metodológicas, contribuindo para uma alta variabilidade e baixa reprodutibilidade de achados na literatura. É importante ressaltar que a MI é influenciada por múltiplos fatores, incluindo genética, dieta, uso de medicamentos (como antibióticos e psicotrópicos) e hábitos de vida, como o tabagismo.

Os achados mais consistentes até o momento referem-se aos efeitos do estresse crônico sobre a homeostase intestinal e a microbiota, evidenciados em modelos pré-clínicos e corroborados por estudos em humanos com depressão – reconhecida como uma condição relacionada ao estresse crônico –, especialmente na investigação populacional de Valles-Colomer *et al.*[27] De forma geral, uma redução na abundância de bactérias produtoras de butirato e um aumento de micro-organismos com potencial pró-inflamatório têm sido observados na depressão e em outros transtornos mentais graves, como esquizofrenia, transtorno bipolar, TEA e TDAH. Esses achados estão alinhados com a literatura, que aponta para um denominador comum nesses transtornos: presença de inflamação sistêmica, estresse oxidativo, hiperatividade da via da quinurenina, redução de neurotrofinas e marcadores de envelhecimento acelerado do cérebro.[8-10]

É plausível que existam padrões mais específicos de alteração da MI associados a cada condição psiquiátrica, como sugerem estudos de TMF em modelos animais. Por exemplo, Valles-Colomer *et al.*[27] demonstraram, por meio da análise de GBMs, um perfil específico de síntese de moléculas neuroativas em pacientes com depressão, enquanto Zheng *et al.*[26] observaram alterações nos níveis hipocampais de glutamato e GABA em ratos *germ-free* após transplante de microbiota de pacientes com esquizofrenia. Para que seja possível identificar "assinaturas microbianas" específicas para cada transtorno e desenvolver intervenções personalizadas – nutricionais, nutracêuticas ou microbiológicas –, são necessários estudos com amostras mais representativas e delineamento robusto. Valles-Colomer *et al.*[27] estimaram que para detectar diferenças significativas no potencial neuroativo da microbiota em estudos caso-controle, seriam necessários ao menos 262 indivíduos por grupo.

Como aplicabilidade clínica, reconhece-se que intervenções alimentares – como a dieta mediterrânea – e o uso de prebióticos e probióticos que favoreçam a produção de AGCCs e reduzam a inflamação intestinal podem contribuir para a prevenção de complicações cognitivas e metabólicas, como a maior morbimortalidade cardiovascular, além de melhorar o prognóstico a longo prazo, mesmo que ainda não sejam reconhecidos os mecanismos fisiopatológicos específicos de cada transtorno.

Referências bibliográficas

1. Dalile B, Van Oudenhove L, Vervliet B, Verbeke K. The role of short-chain fatty acids in microbiota-gut--brain communication. Nat Rev Gastroenterol Hepatol. 2019;16(8):461-78. doi: 10.1038/s41575-019-0157-3.
2. Rothhammer V, Quintana FJ. The aryl hydrocarbon receptor: an environmental sensor integrating immune responses in health and disease. Nat Rev Immunol. 2019;19(3):184-97. doi: 10.1038/s41577-019-0125-8.
3. Vancassel S, Capuron L, Castanon N. Brain kynurenine and BH4 pathways: relevance to the pathophysiology and treatment of inflammation-driven depressive symptoms. Front Neurosci. 2018;12:499. doi: 10.3389/fnins.2018.00499.
4. Yano JM, Yu K, Donaldson GP, Shastri GG, Ann P, Ma L et al. Indigenous bacteria from the gut microbiota regulate host serotonin biosynthesis. Cell. 2015;161(2):264-76. doi: 10.1016/j.cell.2015.02.047.
5. Olson CA, Vuong HE, Yano JM, Liang QY, Nusbaum DJ, Hsiao EY. The gut microbiota mediates the anti--seizure effects of the ketogenic diet. Cell. 2018;173(7):1728-41.e13. doi: 10.1016/j.cell.2018.04.027.
6. Zheng P, Zeng B, Liu M, Chen J, Pan J, Han Y et al. The gut microbiome from patients with schizophrenia modulates the glutamate-glutamine-GABA cycle and schizophrenia-relevant behaviors in mice. Sci Adv. 2019; 5(2):eaau8317. doi: 10.1126/sciadv.aau8317.
7. Holmes SE, Hinz R, Conen S, Gregory CJ, Matthews JC, Anton-Rodriguez JM et al. Elevated translocator protein in anterior cingulate in major depression and a role for inflammation in suicidal thinking: a positron emission tomography study. Biol Psychiatry. 2018;83(1):61-9. doi: 10.1016/j.biopsych.2017.08.005.
8. Marques TR, Ashok AH, Pillinger T, Veronese M, Turkheimer FE, Dazzan P et al. Neuroinflammation in schizophrenia: meta-analysis of in vivo microglial imaging studies. Psychol Med. 2019;49(13):2186-96. doi: 10.1017/S0033291718003057.
9. Gerhard DM, Ross DA. Reshaping the depressed brain: a focus on synaptic health. Biol Psychiatry. 2018;84(11):e73-e5. doi: 10.1016/j.biopsych.2018.09.028.
10. Wehrwein EA, Orer HS, Barman SM. Overview of the anatomy, physiology, and pharmacology of the autonomic nervous system. Compr Physiol. 2016;6(3):1239-78. doi: 10.1002/cphy.c150037.
11. Furness JB. Integrated neural and endocrine control of gastrointestinal function. Adv Exp Med Biol 2016;891:159-73. doi: 10.1007/978-3-319-27592-5_16.

12. Houlden A, Goldrick M, Brough D, Vizi ES, Lénárt N, Martinecz B et al. Brain injury induces specific changes in the caecal microbiota of mice via altered autonomic activity and mucoprotein production. Brain Behav Immun. 2016;57:10-20. doi: 10.1016/j.bbi.2016.04.003.
13. Sharkey KA, Wiley JW. The role of the endocannabinoid system in the brain-gut axis. Gastroenterology. 2016;151(2):252-66. doi: 10.1053/j.gastro.2016.04.015.
14. Morena M, Patel S, Bains JS, Hill MN. Neurobiological interactions between stress and the endocannabinoid system. Neuropsychopharmacology. 2016;41(1):80-102. doi: 10.1038/npp.2015.166.
15. Deussing JM, Chen A. The corticotropin-releasing factor family: physiology of the stress response. Physiol Ver. 2018;98(4): 2225-86. doi: 10.1152/physrev.00042.2017.
16. Marin IA, Goertz JE, Ren T, Rich SS, Onengut-Gumuscu S, Farber E et al. Microbiota alteration is associated with the development of stress-induced despair behavior. Sci Rep. 2017;7:43859. doi: 10.1038/srep43859.
17. van de Wouw M, Boehme M, Lyte JM, Wiley N, Strain C, O'Sullivan O et al. Short-chain fatty acids: microbial metabolites that alleviate stress-induced brain-gut axis alterations. J Physiol. 2018;596(20):4923-44. doi: 10.1113/JP276431.
18. Sun M, Ma K, Wen J, Wang G, Zhang C, Li Q et al. A Review of the Brain-Gut-Microbiome axis and the potential role of microbiota in Alzheimer's disease. J Alzheimers Dis; no prelo, 2019. doi: 10.3233/JAD-190872.
19. Fung TC. The microbiota-immune axis as a central mediator of gut-brain communication. Neurobiol Dis. 2019;136:104714. doi: 10.1016/j.nbd.2019.104714.
20. Kennedy PJ, Cryan JF, Dinan TG, Clarke G. Kynurenine pathway metabolism and the microbiota-gut--brain axis. Neuropharmacology. 2017;112(Pt-B):399-412. doi: 10.1016/j.neuropharm.2016.07.002.
21. GBD 2017 Disease and Injury Incidence and Prevalence Collaborators. Global, regional, and national incidence, prevalence, and years lived with disability for 354 diseases and injuries for 195 countries and territories, 1990-2017: a systematic analysis for the Global Burden of Disease Study 2017. Lancet. 2018;392(10159):1789-858. doi: 10.1016/S0140-6736(18)32279-7.
22. Park LT, Zarate CA Jr. Depression in the primary care setting. N Engl J Med. 2019;380(6):559-68. doi: 10.1056/NEJMcp1712493.
23. Naseribafrouei A, Hestad K, Avershina E, Sekelja M, Linløkken A, Wilson R et al. Correlation between the human fecal microbiota and depression. Neurogastroenterol Motil. 2014;26(8):1155-62. doi: 10.1111/nmo.12378.
24. Jiang H, Ling Z, Zhang Y, Mao H, Ma Z, Yin Y et al. Altered fecal microbiota composition in patients with major depressive disorder. Brain Behav Immun. 2015;48:186-94. doi: 10.1016/j.bbi.2015.03.016.
25. Kelly JR, Borre Y, O' Brien C, Patterson E, El Aidy S, Deane J et al. Transferring the blues: depression--associated gut microbiota induces neurobehavioural changes in the rat. J Psychiatr Res. 2016;82:109-18. doi: 10.1016/j.jpsychires.2016.07.019.
26. Zheng P, Zeng B, Zhou C, Liu M, Fang Z, Xu X et al. Gut microbiome remodeling induces depressive-like behaviors through a pathway mediated by the host's metabolism. Mol Psychiatry. 2016;21(6):786-96. doi: 10.1038/mp.2016.44.
27. Valles-Colomer M, Falony G, Darzi Y, Tigchelaar EF, Wang J, Tito RY et al. The neuroactive potential of the human gut microbiota in quality of life and depression. Nat Microbiol. 2019;4(4):623-32. doi: 10.1038/s41564-018-0337-x.
28. Lyall K, Croen L, Daniels J, Fallin MD, Ladd-Acosta C, Lee BK et al. The Changing epidemiology of autism spectrum disorders. Annu Rev Public Health. 2017;38:81-102. doi: 10.1146/annurev-publhealth-031816-044318.
29. Xu G, Snetselaar LG, Jing J, Liu B, Strathearn L, Bao W. Association of food allergy and other allergic conditions with autism spectrum disorder in children. JAMA Netw Open. 2018;1(2):e180279. doi: 10.1001/jamanetworkopen.2018.0279.
30. Ristori MV, Quagliariello A, Reddel S, Ianiro G, Vicari S, Gasbarrini A et al. Autism, gastrointestinal symptoms and modulation of gut microbiota by nutritional interventions. Nutrients. 2019;11(11)pii:E2812. doi: 10.3390/nu11112812.
31. Xu M, Xu X, Li J, Li F. Association between gut microbiota and autism spectrum disorder: a systematic review and meta-analysis. Front Psychiatry. 2019;10:473. doi: 10.3389/fpsyt.2019.00473.

32. Liu S, Li E, Sun Z, Fu D, Duan G, Jiang M et al. Altered gut microbiota and short chain fatty acids in Chinese children with autism spectrum disorder. Sci Rep. 2019;9(1):287. doi: 10.1038/s41598-018-36430-z.
33. Evans SJ, Bassis CM, Hein R, Assari S, Flowers SA, Kelly MB et al. The gut microbiome composition associates with bipolar disorder and illness severity. J Psychiatr Rs. 2017;87:23-9. doi: 10.1016/j.jpsychires.2016.12.007.
34. Aizawa E, Tsuji H, Asahara T, Takahashi T, Teraishi T, Yoshida S. Bifidobacterium and lactobacillus counts in the gut microbiota of patients with bipolar disorder and healthy controls. Front Psychiatry. 2019;9:730. doi: 10.3389/fpsyt.2018.00730.
35. Rong H, Xie XH, Zhao J, Lai WT, Wang MB, Xu D et al. Similarly in depression, nuances of gut microbiota: evidences from a shotgun metagenomics sequencing study on major depressive disorder versus bipolar disorder with current major depressive episode patients. J Psychiatr Res. 2019;113:90-99. doi: 10.1016/j.jpsychires.2019.03.017.
36. Hu S, Li A, Huang T, Lai J, Li J, Sublette ME et al. Gut microbiota changes in patients with bipolar depression. Adv Sci (Weinh). 2019;6(14):1900752. doi: 10.1002/advs.201900752.
37. Painold A, Mörkl S, Kashofer K, Halwachs B, Dalkner N, Bengesser S et al. A step ahead: exploring the gut microbiota in inpatients with bipolar disorder during a depressive episode. Bipolar Disord. 2019;21(1):40-9. doi: 10.1111/bdi.12682.
38. Coello K, Hansen TH, Sørensen N, Munkholm K, Kessing LV, Pedersen O et al. Gut microbiota composition in patients with newly diagnosed bipolar disorder and their unaffected first-degree relatives. Brain Behav Immun. 2019;75:112-8. doi: 10.1016/j.bbi.2018.09.026.
39. McIntyre RS, Subramaniapillai M, Shekotikhina M, Carmona NE, Lee Y, Mansur RB et al. Characterizing the gut microbiota in adults with bipolar disorder: a pilot study. Nutr Neurosci. 2019:1-8. doi: 10.1080/1028415X.2019.1612555.
40. Lu Q, Lai J, Lu H, Ng C, Huang T, Zhang H et al. Gut Microbiota in bipolar depression and its relationship to brain function: an advanced exploration. Front Psychiatry. 2019;10:784. doi: 10.3389/fpsyt.2019.00784.
41. Niccolai E, Boem F, Russo E, Amedei A. The gut⁻brain axis in the neuropsychological disease model of obesity: a classical movie revised by the emerging director "microbiome". Nutrients. 2019;11(1):E156. doi: 10.3390/nu11010156.
42. Ruusunen A, Rocks T, Jacka F, Loughman A. The gut microbiome in anorexia nervosa: relevance for nutritional rehabilitation. Psychopharmacology (Berl). 2019;236(5):1545-58. doi: 10.1007/s00213-018-5159-2.
43. Borgo F, Riva A, Benetti A, Casiraghi MC, Bertelli S, Garbossa S et al. Microbiota in anorexia nervosa: the triangle between bacterial species, metabolites and psychological tests. PLoS One. 2017;12(6):e0179739. doi: 10.1371/journal.pone.0179739.
44. Mörkl S, Lackner S, Müller W, Gorkiewicz G, Kashofer K, Oberascher A et al. Gut microbiota and body composition in anorexia nervosa inpatients in comparison to athletes, overweight, obese, and normal weight controls. Int J Eat Disord. 2017; 50(12):1421-31. doi: 10.1002/eat.22801.
45. Sukmajaya AC, Lusida MI, Soetjipto, Setiawati Y. Systematic review of gut microbiota and attention--deficit hyperactivity disorder (ADHD). Ann Gen Psychiatry. 2021;20(1):12.
46. Fond G, Boukouaci W, Chevalier G, Regnault A, Eberl G, Hamdani N et al. The "psychomicrobiotic": targeting microbiota in major psychiatric disorders: a systematic review. Pathol. Biol. 2015; 63:35-42.
47. Golmirzaei J, Mahboobi H, Yazdanparast M, Mushtaq G, Kamal MA, Hamzei E. Psychopharmacology of attention-deficit hyperactivity disorder: effects and side effects. Curr Pharm Des. 2016;22(5):590-4.
48. Ventura P, de Giambattista C, Trerotoli P, Cavone M, Di Gioia A, Margari L. Methylphenidate use for emotional dysregulation in children and adolescents with ADHD and ADHD and ASD: a naturalistic study. J Clin Med. 2022;11(10):2922.

30

Infecções Respiratórias Superiores – O Papel da Disbiose Intestinal e Terapia com Probióticos

Mariela Weingarten Berezovsky
Ana Paula Aguiar Prudêncio
Amira Pierucci-Lagha
Stephanie Jeansen

Introdução

As infecções respiratórias agudas (IRAs) representam uma grande preocupação de saúde pública em todo o mundo. As IRAs são endêmicas na população geral, causam consideráveis desconfortos e perdas econômicas em razão dos dias perdidos no trabalho e com assistência médica e geram elevado número de consultas ambulatoriais, internações hospitalares e prescrições de antibióticos. As IRAs podem ser divididas de acordo com sua localização no trato respiratório, em infecções das vias aéreas superiores (Ivas) e infecções das vias aéreas inferiores (Ivais).

A infecção respiratória aguda é uma condição que atinge o trato e os órgãos do sistema respiratório, interferindo na respiração normal. Alguns indivíduos correm risco maior de contrair IRA, como crianças, cujo sistema imunológico ainda está em desenvolvimento, idosos com um sistema imunológico enfraquecido, conhecido como "imunossenescência", e indivíduos imunocomprometidos (pessoas com distúrbios do sistema imunológico).

Os sintomas das IRAs podem diferir conforme o tipo de infecção. As Ivas afetam a parte superior do trato respiratório, incluindo a cavidade nasal (o espaço acima e atrás do nariz), as passagens nasais (narinas), a faringe (a cavidade atrás do nariz e a boca) e a laringe (cavidade que inclui as pregas vocais). Essa região é suscetível a muitas infecções bacterianas e virais, que podem causar uma variedade de sintomas com diferentes gravidades. As Ivas incluem resfriado comum e infecções agudas, como sinusite, faringite, laringotraqueobronquite (garupa) e epiglotite (ou supraglotite).

As Ivais diferem das Ivas, pois envolvem as vias aéreas abaixo da laringe, incluindo brônquios e pulmões. As Ivais incluem pneumonia, bronquite, bronquiolite e tuberculose, e são consideradas uma das principais causas de mortalidade e morbidade em todo o mundo. As Ivais podem ser causadas por vírus, como o da gripe ou o sincicial respiratório (VSR), bactérias, como *Streptococcus* e *Staphylococcus aureus*, e fungos.

Fatores ambientais, como tabagismo, exposição à poluição do ar, produtos químicos e vapores, também podem causar inflamação nas vias aéreas ou nos pulmões, aumentando a suscetibilidade a infecções. O tratamento das IRAs dependerá da gravidade da condição. Em casos leves, o manejo inclui apenas medicamentos sintomáticos e descanso, enquanto as formas mais graves, especialmente em crianças e idosos, podem requerer o uso de antibióticos e hospitalizações.

Infecção respiratória aguda – prevalência

No Brasil, dados oficiais do Departamento de Informação e Informática do SUS (Datasus) (2011) registram 2.435 mortes por IRA em crianças menores de 5 anos, sendo o maior número de notificações no estado de São Paulo, com 454 mortes nesse período.[1]

De acordo com dados da Organização Mundial da Saúde (OMS), nos países em desenvolvimento, mais de 1,5 milhão de mortes anuais por infecções respiratórias são atribuídas a fatores ambientais, incluindo pelo menos 42% das infecções respiratórias inferiores e 24% das infecções respiratórias superiores.[2] As infecções agudas do trato respiratório inferior estão entre as três principais causas de morte e incapacidade entre crianças e adultos.[2]

Mais recentemente, o Estudo sobre a Carga Global de Doenças,[3] publicado em 2018 no *Lancet Infectious Diseases*, relatou que, em 2016, as infecções respiratórias inferiores causaram 652.572 mortes em crianças menores de 5 anos, 1.080.958 mortes em adultos com mais de 70 anos e um total de 2.377.697 mortes em pessoas de todas as idades, com base em dados globais. A infecção por *Streptococcus pneumoniae* foi a principal causa de morbimortalidade por infecção respiratória inferior em todo o mundo, contribuindo para mais mortes do que todas as outras etiologias combinadas em 2016 (1.189.937 mortes). Esse estudo destaca que houve progresso substancial na redução do ônus da infecção respiratória inferior, mas esse progresso não foi equivalente em todos os locais e entre a população idosa. Com base nesses aspectos, financiadores, elaboradores de políticas públicas e gestores de programas podem reduzir, com mais eficácia, as infecções respiratórias inferiores entre as populações mais suscetíveis.

Crianças estão, especialmente, em risco por causa do contato constante com outras crianças que podem ser portadoras do vírus. Nesse contexto, as IRAs mais frequentes ocorrem nas vias aéreas superiores, podendo evoluir para faringotonsilite, otite média, sinusite e faringite.[4] No que diz respeito às vias aéreas inferiores, destaca-se a pneumonia que, geralmente, ocorre como complicação de infecções virais das vias aéreas superiores. Essas infecções podem comprometer o sistema imunológico, favorecem a proliferação bacteriana e provocam infecção das vias aéreas inferiores.

Além das crianças, as IRAs ocorrem, frequentemente, na população mais idosa, à medida que o sistema imunológico se enfraquece com a idade.[4] Os idosos contraem infecções respiratórias e gastrointestinais mais frequentemente e de forma mais grave por causa de aumento de sua suscetibilidade associada a alterações do sistema imunológico, com piora das respostas imunes inatas e adaptativas.[5]

Alterações associadas ao envelhecimento, como involução do timo, declínio do número de células T *naïve*, redução da diversidade de repertórios de células T e acúmulo de células T de memória específicas, resultam na interrupção do equilíbrio da população de células T e na proteção contra novos patógenos. O envelhecimento também está associado à redução da atividade de diferentes subconjuntos de células do sistema imunológico inato, como monócitos, neutrófilos polimorfonucleares e células *natural-killers* (NK).[5]

Infecção respiratória aguda – consequências econômicas e sociais

As infecções do trato respiratório (ITRs) causadas pelo vírus da gripe são responsáveis por 250 mil a 500 mil mortes anuais e geram um custo estimado entre 71 bilhões e 167 bilhões de dólares americanos a cada ano. As IRAs são consideradas um dos motivos mais comuns para a busca por atendimento médico. Normalmente, são infecções virais leves, e os sintomas desaparecem após alguns dias. No entanto, dados indicam que ocorrem prescrição e consumo exagerados de antibióticos em países desenvolvidos e em desenvolvimento.[6] O uso excessivo de antibióticos, além de gerar risco de resistência antimicrobiana, tem consequências que elevam o risco de efeitos adversos, incluídos diarreia, prurido e resistência a patógenos, e reduzem a eficácia do tratamento. Os probióticos têm sido utilizados como adjuvante para reduzir esses riscos e prevenir infecções, incluindo as ITRs.[7]

No Brasil, a Associação Brasileira de Otorrinolaringologia lançou uma campanha em torno do uso de antibióticos para tratar Ivas – "Como evitar o uso inadequado de antibióticos nas infecções de vias aéreas superiores? Posição de um painel de especialistas". Apesar da carência de dados sobre o uso e a prescrição de antibióticos no Brasil, o documento mostra a crescente preocupação dos diferentes setores de Saúde quanto ao uso abusivo e indiscriminado desses medicamentos.[6]

De acordo com o Centro de Controle e Prevenção de Doença (CDC), dos Estados Unidos, o resfriado comum é responsável pela perda anual de 22 milhões de dias letivos e 20 milhões de dias úteis nesse país, onde o impacto econômico dessas infecções foi estimado em 40 bilhões de dólares por ano.[8]

Infecções respiratórias agudas – tratamento e prevenção

• Tratamento

A maioria das infecções bacterianas é tratável com antibióticos, enquanto a maioria das infecções virais é autolimitada. Mesmo assim, milhões de pessoas ainda morrem de pneumonia. O fracasso em prevenir essas mortes geralmente resulta da falta de acesso aos cuidados básicos de saúde e às intervenções preventivas eficazes, incluindo imunização. Comorbidades, como infecção pelo vírus da imunodeficiência humana (HIV), desnutrição além da falta de conscientização e de educação também podem resultar no agravamento das IRAs antes que as pessoas afetadas procurem atendimento médico. A apresentação tardia gera maior falha no tratamento.

As vacinas contra bactérias, como *Streptococcus pneumoniae*, *Haemophilus influenzae* tipo B e coqueluche, são altamente eficazes na prevenção de ITR inferior. Da mesma forma, a vacina contra o vírus da gripe é eficaz na prevenção de IRA. Vacinas contra outros vírus, como o do sarampo, são tão eficazes que praticamente eliminam as doenças. Infelizmente, apesar da eficácia comprovada, programas de vacinação para adolescentes e adultos têm sido frequentemente negligenciados.

Os antibióticos tornaram curável a maioria das pneumonias bacterianas, embora as bactérias resistentes a antibióticos possam complicar os cuidados. Assim, como acontece com outras doenças nas quais as causas são conhecidas e a cura está disponível, esforços importantes devem ser feitos para melhorar a disponibilidade e a prestação dos cuidados de saúde de qualidade e o fornecimento de medicamentos eficazes.

• Prevenção

O primeiro passo para a saúde respiratória é prevenir a doença antes que ela ocorra. A identificação dos fatores que causam ou promovem doenças respiratórias pode auxiliar na prevenção. Como as doenças respiratórias, geralmente, estão ligadas ao ambiente, as condições respiratórias são mais evitáveis do que a maioria das outras doenças. O custo da prevenção é apenas uma fração do custo do tratamento. Prevenir e combater doenças respiratórias tem melhor custo-benefício, representando a "melhor compra", conforme a OMS.[9]

O sucesso da prevenção ou do tratamento de muitas infecções respiratórias depende da qualidade do sistema de Saúde. A adoção de uma abordagem de prevenção é bem mais efetiva economicamente. As doenças respiratórias na infância, por exemplo, podem ser prevenidas ou atenuadas por várias medidas, incluindo:

- Melhora da nutrição infantil e promoção da amamentação (ambas com impacto positivo no estado imunológico).
- Garantia de imunização abrangente.
- Melhoria das condições de vida, reduzindo aglomerações.
- Redução da exposição à fumaça do tabaco desde o momento da concepção até a infância.
- Redução da poluição do ar em ambientes fechados.
- Prevenção e tratamento da infecção pelo HIV.
- Administração de antibióticos profiláticos em crianças imunossuprimidas.
- Prevenção da transmissão do HIV de mãe para filho.

Várias dessas medidas também são apropriadas para a prevenção de doenças respiratórias em adultos. A vacinação é uma das maiores conquistas da Saúde Pública moderna, mas muitas crianças não são imunizadas contra infecções evitáveis, principalmente em países de baixa e média renda. Os países com as menores taxas de imunização respondem por mais de dois terços da carga de doenças evitáveis pela vacina e têm a maior mortalidade infantil.

Como observado em outras seções deste texto, o consumo de probióticos foi associado a uma redução na incidência, duração ou gravidade das ITRs.

Disbiose e o papel dos probióticos

A literatura científica sugere que múltiplas patologias estão associadas a uma microbiota intestinal (MI) desequilibrada (denominada "disbiose"). Embora a relação causa-efeito entre diversas condições clínicas e MI ainda não esteja bem-estabelecida, o consumo de probióticos específicos pode representar uma ferramenta poderosa para restabelecer a homeostase intestinal e promover a saúde.[10]

A coexistência desenvolvida entre o ser humano e a microbiota (simbiose) a dotou de características extrafuncionais, desempenhando um papel crítico em processos biológicos, como utilização de nutrientes, resistência a infecções, maturação do sistema imunológico e metabolismo.[10]

Dessa maneira, é necessário investir mais em pesquisas para descrever os mecanismos pelos quais o consumo de probióticos pode influenciar a saúde humana. Esse conceito se torna ainda mais relevante considerando-se o crescente corpo de evidências que associa a disbiose do trato gastrointestinal (TGI) a condições patológicas não diretamente relacionadas ao TGI, como artrite reumatoide, espondilite anquilosante, distúrbios alérgicos, doenças autoimunes, esclerose múltipla e, mais recentemente, distúrbios psiquiátricos e memória.[10]

Uma vez estabelecidas, as interações hospedeiro-microbiota são relativamente estáveis durante a idade adulta, enquanto diminuem nos idosos, quando perturbações crônicas e agudas se tornam mais frequentes e responsáveis por resultar em disbiose da MI. A disbiose é, geralmente, associada a condições patológicas e indica um estado em que a microbiota produz efeitos nocivos ao hospedeiro por meio de:

- mudanças qualitativas e quantitativas;
- mudanças nas atividades metabólicas;
- mudanças na distribuição.[10]

Um estudo recente empregou randomização mendeliana bidirecional e multivariada para analisar as relações causais entre MI e cinco tipos de Ivas, considerando os fatores de interferência para identificar micro-organismos patogênicos e benéficos. Como resultado, foi verificado que 11 táxons bacterianos apresentaram associações causais estáveis com Ivas, sem a influência de fatores como comorbidades, variação sazonal, patógenos específicos e histórico de alergia a antibióticos. Entre eles, *Escherichia/Shigella*, *Holdemanella*, *Turicibacter*, *Actinomyces* e *Butyricimonas* aumentaram significativamente o risco de Ivas, enquanto Rhodospirillaceae, Rhodospirillales, Actinobacteria, Verrucomicrobia e *Clostridium sensu stricto 1* mostraram efeitos protetores contra a infecção.[11] Com a compreensão e comprovação desses resultados, surgem oportunidades para o desenvolvimento de terapias imunomoduladoras com base na microbiota e intervenções probióticas direcionadas ao tratamento de Ivas.

Probióticos são definidos como micro-organismos vivos que, quando administrados em quantidades adequadas, conferem um benefício à saúde do hospedeiro.[12] Eles são comumente consumidos em alimentos fermentados, como leites fermentados, iogurtes, ou como suplementos alimentares. Um conjunto de evidências sugere que o consumo de probióticos pode diminuir a incidência ou a gravidade de infecções comuns, incluindo IRA.[7,8,13-18] Também foi demonstrado que os probióticos exercem efeitos benéficos em várias patologias, como doenças diarreicas, infecções, doenças inflamatórias intestinais, doenças atópicas, câncer, desregulação do colesterol e má absorção de lactose.[12]

Uso profilático de probióticos na prevenção de infecções respiratórias agudas

A importância dos alimentos funcionais é, cada vez mais, reconhecida, não apenas pelos departamentos de Saúde Pública, mas também pelos investidores e formuladores de políticas públicas.[19] Estudos epidemiológicos estabeleceram os benefícios clínicos da nutrição e alimentos funcionais para a saúde, incluindo o uso de probióticos na prevenção de doenças.[19,20] Várias revisões sistemáticas e metanálises investigaram o efeito preventivo do uso de probióticos vs. placebo.[7,8,15-17]

Vouloumanou *et al.* (2009)[13] demonstraram efeito benéfico do consumo de probióticos na gravidade e na duração dos sintomas de ITR, porém a estratégia parece não reduzir a incidência de IRA.[13] De maneira similar, o York Health Economics Consortium (YHEC) evidenciou que a suplementação com probióticos reduziu a duração dos sintomas em crianças e adultos saudáveis com problemas respiratórios agudos comuns.[8] Enquanto isso, Kang *et al.* (2013)[14] mostraram efeito marginal dos probióticos na prevenção do resfriado comum e efeito modesto na redução dessa Ivas.[14] Os autores enfatizam a necessidade de equilibrar os benefícios e os riscos ao considerar o uso probióticos para a prevenção do resfriado comum.

A Cochrane Collaboration avaliou a eficácia de probióticos, comparado com placebo, na prevenção de Ivas em indivíduos saudáveis de todas as idades, concluindo que a suplementação com probióticos reduz a incidência das infecções e o número de prescrições de antibióticos.[15] Além da redução na incidência de IRA, probióticos foram mais eficazes que o placebo na redução da duração média de um episódio de Ivas aguda, no uso de antibióticos e na ausência escolar relacionada ao frio.[15] No mesmo ano, foi publicada outra revisão sistemática sobre o efeito dos probióticos na Ivas em crianças.[16] Os resultados mostraram que os probióticos têm efeito modesto na prevenção de Ivas e diminuição da gravidade de seus sintomas em crianças saudáveis. Entretanto, os autores argumentam que, na maioria dos ensaios clínicos randomizados (ECRs) avaliados (10 de 14 estudos de alta qualidade), foi relatado pelo menos um efeito benéfico do uso profilático de probióticos na redução de IRA, na diminuição da prescrição de antibióticos e/ou na atenuação da gravidade de um único episódio. Portanto, o uso profilático de certas cepas probióticas pode ser recomendado para prevenir Ivas, principalmente em crianças imunocompetentes com queixa de Ivas frequentes e uso de antibióticos. Finalmente, a administração a longo prazo de probióticos pareceu ter um bom perfil de segurança na infância, sem relatos de eventos adversos graves relacionados a seu uso nos estudos avaliados.[16]

Em 2016, Wang *et al.*[17] publicaram uma revisão sistemática e metanálise com um total de 23 estudos envolvendo 6.269 crianças. Os resultados dessa metanálise, sem ensaios com alto risco de viés, mostraram que o consumo de probióticos diminuiu significativamente o número de indivíduos com pelo menos um episódio de IRA (17 ECR, 4.513 crianças, risco relativo 0,89, IC 95% 0,82 a 0,96, p = 0,004). As crianças suplementadas com probióticos tiveram menor número de dias de Ivas em comparação ao placebo (6 ECRs, 2067 crianças, MD-0,16, IC 95%-0,29 a 0,02, p = 0,03) além de redução no número de dias ausentes da creche/escola (8 ECRs, 1.499 crianças, MD-0,94, IC 95%-1,72 a-0,15, p = 0,02). Esses achados sugerem que o consumo de probióticos pode diminuir a incidência e a duração dos episódios de IRA.

Resultados conflitantes foram relatados por Amaral *et al.* (2017).[7] Essa revisão sistemática mostrou uma falta de evidências para apoiar o efeito dos probióticos na taxa de incidência de infecções respiratórias em crianças e adolescentes. A metanálise pareada sugeriu que *Lactobacillus casei rhamnosus* era o único probiótico eficaz para tratamento de IRA, em comparação com o placebo.

No entanto, uma metanálise mais recente,[18] que avaliou o impacto da suplementação de probióticos (independente da cepa, dose ou duração) em comparação ao placebo, na utilização de antibióticos para infecções agudas comuns em pessoas saudáveis de todas as idades, descreveu resultados favoráveis.[18] Os resultados revelaram um número significativamente menor de dias de doença por pessoa, episódios mais curtos de doença em quase 1 dia e menor número de dias ausentes da creche/escola/trabalho nos participantes que receberam a intervenção probiótica, quando comparados aos que receberam placebo. Essa revisão sistemática fornece evidências de vários ECRs de boa qualidade, demonstrando a ação dos probióticos em reduzir a duração da doença em crianças e adultos saudáveis.[18]

Os estudos apresentados nesta seção envolveram diferentes tipos de probióticos, incluindo *Lactobacillus plantarum* HEAL9, *Lactobacillus paracasei* (8700:2 ou N1115), *Lactobacillus rhamnosus* (GG ou HN001), *Lactobacillus casei* (cepa Shirota ou DN-114 001), *Lactobacillus bulgaricus* OLL 073R-1, *Lactobacillus acidophilus, Lactobacillus gasseri, Lactobacillus helveticus, Lactobacillus reuteri* Protectis (ATCC55730), *Streptococcus thermophilus* OLS 3059, *Bifidobacterium lactis* BB-12, *Bifidobacterium breve* 99, *Bifidobacterium bifidum* (MF 20/5 ou R0071), *Bifidobacterium animalis, Bifidobacterium longum* (SP 07/3; BL999/2 ou spp. *infantis* R0033), *Streptococcus salivarius* 24SMB, e *Streptococcus oralis* 89a, geralmente comparados com um placebo.

Vale ressaltar que a eficácia do uso de probióticos na prevenção de IRA pode variar dependendo da combinação específica de cepas e das variações individuais. Assim, é essencial escolher cuidadosamente o probiótico adequado e ajustar o tratamento de acordo com as necessidades de cada paciente para maximizar sua eficácia.[21]

Potencial mecanismo de ação dos probióticos

Potenciais mecanismos de ação subjacentes dos probióticos em IRA ainda não estão bem-definidos. Estudos em modelos animais apoiam a hipótese de um efeito potencialmente benéfico dos probióticos mediado pela estimulação das funções imunológicas celulares e humorais.[13] Há evidências clínicas crescentes de que alguns probióticos, mas não todos, ajudam na defesa do hospedeiro, como demonstrado por meio da redução na duração das infecções ou por uma diminuição na suscetibilidade do hospedeiro a patógenos. Diferentes componentes da barreira intestinal podem estar envolvidos no fortalecimento das defesas do corpo: a MI, a barreira epitelial intestinal e o sistema imunológico.[22]

Os probióticos não são uma substância única e, como entidades biológicas, têm potencial para agir de diversas maneiras. Os mecanismos de ação de diferentes linhagens/cepas probióticas incluem modulação do sistema imunológico, interações com a MI, produção de ácidos orgânicos, exclusão competitiva, fortalecimento da função da barreira intestinal, produção de pequenas moléculas com efeitos sistêmicos e produção de enzimas.[23] Os probióticos têm propriedades imunomoduladoras que, em geral, agem direta ou indiretamente para promover:

- Aumento da atividade de macrófagos ou células NK.
- Modulação da secreção de imunoglobulinas ou citocinas.
- Fortalecimento da barreira epitelial intestinal.
- Alteração da secreção de muco.
- Promoção da exclusão competitiva de bactérias potencialmente patogênicas.

La Fata *et al.* (2017)[10] descreveram os mecanismos pelos quais probióticos específicos fortalecem a barreira epitelial do intestino e modulam a produção de muco. Além disso, eles descreveram as propriedades antimicrobianas de cepas de bactérias específicas.[10] Os probióticos têm sido utilizados, também, para controlar o crescimento de bactérias potencialmente patogênicas, compensando essa colonização indesejada ao aumentar bactérias benéficas e restaurar a atividade metabólica perdida.[7]

Como destacado por Wang *et al.* (2018),[17] além dos efeitos locais de competição com patógenos, modulação da função de barreira e melhora da permeabilidade intestinal, os probióticos demonstraram ter vários efeitos imunomoduladores.[17] Mais especificamente, foi demonstrado que probióticos podem influenciar as respostas imunes inatas e adaptativas, produzindo exopolissacarídeos,[24] bem como aumentar a contagem e a atividade de leucócitos, neutrófilos e células NK.[25] Segundo Guillemard *et al.* (2010), embora o mecanismo exato pelo qual um produto fermentado administrado por via oral pode exercer efeitos protetores contra infecções ainda seja objeto de debate, algumas evidências são sustentadas por estudos clínicos. Um desses estudos demonstrou que o consumo de uma mistura de probióticos pode reduzir a presença de bactérias potencialmente patogênicas na cavidade nasal, conhecidas por seu papel na etiologia de infecções respiratórias.[25] O efeito dos probióticos no sistema imunológico inato e adaptativo foi demonstrado com o produto lácteo contendo *Lactobacillus casei* DN-114 001, que melhorou a resposta de anticorpos à vacinação e aumentou as taxas de soroproteção e soroconversão.[26]

Contudo, ainda existem lacunas no conhecimento dos mecanismos de ação relacionados aos benefícios dos probióticos para a saúde.[23] Nem todos os mecanismos foram demonstrados em seres humanos e, mais importante, em muitos casos, faltam evidências conclusivas de que determinado mecanismo de ação esteja relacionado a um resultado específico na saúde de humanos. Além disso, como entidades biológicas, os probióticos provavelmente expressam mais de um mecanismo, demandando mais esforços de pesquisa para identificar suas vias de atuação em humanos.[23]

Potencial impacto dos probióticos na saúde pública e no orçamento associado à redução de infecções respiratórias agudas

Duas grandes metanálises investigaram o efeito preventivo do uso de probióticos vs. placebo.[8,15] O YHEC realizou uma revisão sistemática e uma metanálise sobre a duração da doença em crianças e adultos saudáveis que desenvolveram condições infecciosas respiratórias agudas;[8] os resultados mostraram que os probióticos reduziram significativamente a duração do episódio de IRA. A Cochrane Collaboration avaliou a eficácia dos probióticos em comparação com o placebo na prevenção de Ivas em pessoas saudáveis de todas as idades e concluiu que os probióticos reduziram a incidência das infecções e a taxa de prescrição de antibióticos.[15]

Embora a maioria dos episódios de infecção respiratória aguda, principalmente a Ivas, se resolva por si própria, as IRAs resultam em um elevado número de consultas médicas e representam um fardo para a sociedade e o sistema de Saúde. O interesse no potencial impacto dos probióticos nos resultados de saúde tem aumentado nos últimos anos. De acordo com uma pesquisa recente entre profissionais de Saúde que prescrevem medicamentos rotineiramente, 61% recomendaram alimentos ou suplementos probióticos para seus pacientes.[27] Juntamente com os benefícios clínicos, os probióticos têm o potencial de impactar nos custos de assistência médica. Portanto, quando utilizados de forma profilática, os probióticos podem reduzir a carga social, aumentar a produtividade ao diminuir o número de faltas no trabalho e contribuir para a economia, reduzindo os custos associados a consultas médicas.[28-30]

Na França, foi conduzida uma análise econômico-sanitária com o objetivo de estimar o impacto do consumo generalizado de probióticos na Saúde Pública e nos custos orçamentários. O estudo avaliou as consequências dessa intervenção em dois cenários: a redução da duração das ITRS (cenário YHEC); e a diminuição de sua incidência (cenário Cochrane). Os fatores de risco para ITR incorporados a esse modelo foram: idade; tabagismo ativo/passivo; e vida em ambiente comunitário. Esse estudo propõe que a redução da duração ou da incidência de ITR durante o inverno influenciará na utilização dos cuidados de saúde e nas despesas associadas nos países da Europa Ocidental. Como resultados, demonstrou-se que o uso generalizado de probióticos economizaria 2,4 milhões de dias de IRA, 291 mil ciclos de antibióticos e 581 mil dias de licença médica, com base nos dados do YHEC. Aplicando-se os dados da Cochrane, as reduções foram de 6,6 milhões de dias de IRA, 473 mil ciclos de antibióticos e 1,5 milhões de dias de doença. Do ponto de vista dos sistemas nacionais de Saúde, o impacto econômico dos probióticos foi de cerca de 14,6 milhões de euros economizados no cenário YHEC e 37,7 milhões de euros de acordo com a Cochrane. Maiores economias foram observadas em crianças, fumantes ativos e pessoas com contatos humanos mais frequentes. O impacto do uso de probióticos na Saúde Pública e no orçamento é substancial, independentemente de reduzir a frequência ou a duração dos episódios de IRA.[28]

No Canadá, o mesmo grupo avaliou o impacto clínico projetado do uso de probióticos no número de episódios de ITR e em dias de ITR evitados, no número de prescrições de antibióticos relacionados à ITR e na perda de dias de trabalho evitados. O estudo também se propôs a estimar o impacto econômico relacionado na perspectiva do prestador de serviços de Saúde e da produtividade. A projeção apontou potenciais benefícios clínicos e econômicos do consumo de probióticos em ITR no Canadá, em dois cenários distintos derivados das duas principais metanálises aqui descritas.[8,15]

A projeção dos benefícios clínicos para a população canadense demonstrou que o consumo de probióticos tem o potencial de prevenir 180 mil episódios de ITR e 500 mil a 2,3 milhões de dias de ITR, com uma redução associada de 50 mil a 85 mil ciclos de antibióticos e 300 mil a 500 mil dias perdidos de trabalho. Esses eventos evitados de ITR, quando convertidos em custos evitados para o Sistema Público de Saúde, representariam de 1,3 a 8,9 milhões de dólares, e até 61,2 a 99,7 milhões de dólares se incluídos os custos evitados de perdas de produtividade. Suas descobertas são consistentes com as realizadas na população francesa. Como no modelo francês, o modelo canadense mostra um benefício incremental mais alto do consumo de probióticos entre crianças menores de 10 anos e indivíduos que vivem em ambiente comunitário.[29]

Mais recentemente, nos Estados Unidos, o mesmo grupo desenvolveu um modelo de microssimulação de transição de estado para quantificar o efeito dos probióticos na saúde relacionada à ITR e nos resultados de custos no cenário da atenção primária. A análise também explorou o efeito da ingestão de probióticos na perda de produtividade. Como descobertas, publicadas na *Frontiers in Pharmacology*, mostra-se impacto positivo do consumo de probióticos nos resultados de Saúde.[30] Os resultados positivos nos desfechos são traduzidos em consideráveis economias de custos para o pagador e para a sociedade, assim como sugerem que recomendar o consumo diário de probióticos pode ser justificado para populações de risco específicas, como crianças ou indivíduos em um ambiente interno compartilhado, para os quais esse estudo mostra um benefício adicional.[30]

Com base nas análises apresentadas, o consumo de probióticos pode impactar positivamente na prevenção e redução da duração de episódios de infecção do trato respiratório, principalmente nas Ivas. Esse impacto pode representar um ganho considerável em termos de Saúde Pública e, consequentemente, nos gastos com a assistência médica, seja ela pública, seja privada.

Referências bibliográficas

1. DATASUS. Proporção de óbitos por infecção respiratória aguda em menores de 5 anos de idade, 2011a. Disponível na Internet: http://tabnet.datasus.gov.br/cgi/tabcgi.exe?idb2012/c07.def (27 maio 2025).
2. Foro de las sociedades respiratorias internacionales. El impacto gobal de la Enfermedad Respiratoria. Edición segunda, editor. México: Asociación Latinoamericana de Tórax; 2017.
3. GBD 2016 Lower Respiratory Infections Collaborators. Estimates of the global, regional, and national morbidity, mortality, and aetiologies of lower respiratory infections in 195 countries, 1990-2016: a systematic analysis for the Global Burden of Disease Study 2016. The Lancet Infectious Diseases. 2018;18(11):1191-210.
4. Hao Q, Lu Z, Dong BR, Huang CQ, Wu T. Probiotics for preventing acute upper respiratory tract infections. Cochrane Database Syst Rev. 2011(9):CD006895.
5. Guillemard E, Tondu F, Lacoin F, Schrezenmeir J. Consumption of a fermented dairy product containing the probiotic Lactobacillus casei DN-114001 reduces the duration of respiratory infections in the elderly in a randomised controlled trial. The British journal of nutrition. 2010;103(1):58-68.

6. ABORL-CCF. Campanha sobre uso de antibióticos em infecções de vias aéreas superiores; 2017.
7. Amaral MA, Guedes GHBF, Epifanio M, Wagner MB, Jones MH, Mattiello R. Network meta-analysis of probiotics to prevent respiratory infections in children and adolescents. Pediatr Pulmonol. 2017;52(6):833-43.
8. King S, Glanville J, Sanders ME, Fitzgerald A, Varley D. Effectiveness of probiotics on the duration of illness in healthy children and adults who develop common acute respiratory infectious conditions: a systematic review and meta-analysis. Br J Nutr. 2014;112(1):41-54.
9. World Health Organization. From Burden to "Best Buys": reducing the economic impact of non-communicable diseases in low- and middle-income countries; 2011.
10. La Fata G, Weber P, Mohajeri MH. Probiotics and the gut immune system: indirect regulation. Probiotics Antimicrob Proteins. 2018;10(1):11-21.
11. Li Y, Chen G, Chen K, Li W, Chen Y. Association between gut microbiota and acute upper respiratory tract infection: a mendelian randomization study. Sci Rep. 2024;14(1):29063.
12. Gill HS, Guarner F. Probiotics and human health: a clinical perspective. Postgrad Med J. 2004;80(947):516-26.
13. Vouloumanou EK, Makris GC, Karageorgopoulos DE, Falagas ME. Probiotics for the prevention of respiratory tract infections: a systematic review. Int J Antimicrob Ag. 2009;34(3):197.
14. Kang EJ, Kim SY, Hwang IH, Ji YJ. The effect of probiotics on prevention of common cold: a meta-analysis of randomized controlled trial studies. Korean journal of family medicine. 2013;34(1):2-10.
15. Zhao Y, Dong BR, Hao Q. Probiotics for preventing acute upper respiratory tract infections. Cochrane Database Syst Rev. 2022;8(8):CD006895.
16. Ozen M, Sandal GK, Dinleyici EC. Probiotics for the prevention of pediatric upper respiratory tract infections: a systematic review. Expert Opin Biol Th. 2015;15(1):9-20.
17. Wang Y, Li X, Ge T, Xiao Y, Liao Y, Cui Y et al. Probiotics for prevention and treatment of respiratory tract infections in children: a systematic review and meta-analysis of randomized controlled trials. Medicine (Baltimore). 2016;95(31):e4509.
18. King S, Tancredi D, Lenoir-Wijnkoop I, Gould K, Vann H, Connors G et al. Does probiotic consumption reduce antibiotic utilization for common acute infections? A systematic review and meta-analysis. European Journal of Public Health. 2018:1-6.
19. Lenoir-Wijnkoop I, Dapoigny M, Dubois D, van Ganse E, Gutierrez-Ibarluzea I, Hutton J et al. Nutrition economics – characterising the economic and health impact of nutrition. Br J Nutr. 2011;105(1):157-66.
20. Freijer K, Lenoir-Wijnkoop I, Russell CA, Koopmanschap MA, Kruizenga HM, Lhachimi SK et al. The view of European experts regarding health economics for medical nutrition in disease-related malnutrition. Eur J Clin Nutr. 2015;69(5):539-45.
21. Zhang Y, Xu Y, Hu L, Wang X. Advancements related to probiotics for preventing and treating recurrent respiratory tract infections in children. Front Pediatr. 2025;13:1508613.
22. Antoine JM. Probiotics: beneficial factors of the defence system. Proc Nutr Soc. 2010;69(3):429-33.
23. Sanders ME, Merenstein D, Merrifield CA, Hutkins R. Probiotics for human use. Nutr Bull. 2018;43(3):212-25.
24. Hidalgo-Cantabrana C, Sanchez B, Milani C, Ventura M, Margolles A, Ruas-Madiedo P. Genomic overview and biological functions of exopolysaccharide biosynthesis in Bifidobacterium spp. Appl Environ Microbiol. 2014;80(1):9-18.
25. Guillemard E, Tanguy J, Flavigny A, de la Motte S, Schrezenmeir J. Effects of consumption of a fermented dairy product containing the probiotic lactobacillus casei DN-114 001 on common respiratory and gastrointestinal infections in shift workers in a randomized controlled trial. Journal of the American College of Nutrition. 2010;29(5):455-68.
26. Boge T, Rémigy M, Vaudaine S, Tanguy J, Bourdet-Sicard R, van der Werf S. A probiotic fermented dairy drink improves antibody response to influenza vaccination in the elderly in two randomised controlled trials. Vaccine. 2009;27(41):5677-84.
27. Draper K, Ley C, Parsonnet J. A survey of probiotic use practices among patients at a tertiary medical centre. Benef Microbes. 2017;8(3):345-51.

28. Lenoir-Wijnkoop I, Gerlier L, Bresson JL, Le Pen C, Berdeaux G. Public health and budget impact of probiotics on common respiratory tract infections: a modelling study. PLoS One. 2015;10(4):e0122765.
29. Lenoir-Wijnkoop I, Gerlier L, Roy D, Reid G. The clinical and economic impact of probiotics consumption on respiratory tract infections: projections for Canada. PLoS One. 2016;11(11):e0166232-e.
30. Lenoir-Wijnkoop I, Merenstein D, Korchagina D, Broholm C, Sanders ME, Tancredi D. Probiotics reduce health care cost and societal impact of flu-like respiratory tract infections in the USA: an economic modeling study. Front Pharmacol. 2019;10:980.

Condições Reumatológicas e sua Conexão com a Microbiota Intestinal

Carla Gonçalves Schahin Saad
Bianca Depieri Balmant
Eduardo Ferreira Borba Neto

As doenças reumatológicas inflamatórias crônicas, como artrite reumatoide (AR), espondilite anquilosante (EA) e lúpus eritematoso sistêmico (LES), são caracterizadas por uma inflamação persistente que afeta articulações e outros tecidos conjuntivos. Essa inflamação decorre de uma resposta imune desregulada, na qual células do sistema imunológico, como linfócitos T e macrófagos, liberam citocinas pró-inflamatórias, como fator de necrose tumoral alfa (TNF-a), interleucina 6 (IL-6) e IL-17. Essas citocinas promovem recrutamento celular, ativação do sistema complemento e degradação da matriz extracelular, ocasionando danos articulares e progressão da doença.

Nos últimos anos, a microbiota intestinal (MI) tem sido amplamente reconhecida como um fator determinante na patogênese dessas doenças com papel crucial na modulação da resposta imune e na manutenção do estado inflamatório sistêmico. Pesquisas recentes indicam que intervenções capazes de modificar a composição e a funcionalidade da MI podem abrir novas perspectivas terapêuticas, de modo a oferecer caminhos promissores para tratamentos mais eficazes. No entanto, são necessários estudos mais aprofundados para consolidar estratégias de modulação da MI como parte integrante do manejo clínico das doenças autoimunes inflamatórias.

Mecanismos de interação entre a microbiota intestinal e doenças reumatológicas

A MI e seus componentes podem influenciar a autoimunidade em doenças reumatológicas por meio de diversos mecanismos moleculares e celulares:

- **Modificação pós-traducional e reatividade cruzada:** a MI pode contribuir para a autoimunidade por meio da modificação pós-traducional de antígenos microbianos, resultando em mimetismo molecular com autoantígenos do hospedeiro. Esse mimetismo pode induzir a produção de anticorpos autorreativos, um mecanismo frequentemente observado em doenças reumatológicas como a AR. Estudos recentes demonstraram que a presença de certas bactérias intestinais, como *Prevotella copri* (*P. copri*), pode estar associada ao desenvolvimento de artrite em modelos experimentais em razão desse tipo de reatividade cruzada.[1]

- **Translocação bacteriana e ativação imunológica:** a translocação de bactérias intestinais ou seus produtos para os tecidos periféricos pode desencadear respostas inflamatórias localizadas, promovendo a progressão da inflamação nas articulações e em outros tecidos conjuntivos. Pesquisas indicam que a permeabilidade intestinal aumentada, frequentemente associada à disbiose, pode facilitar a passagem de antígenos microbianos para a corrente sanguínea, o que resulta na ativação de células imunes e exacerbando a inflamação sistêmica.[2]
- **Desvio da função de linfócitos T Helper (Th):** a disbiose intestinal também pode alterar a função dos linfócitos T, em particular as células Th17, que desempenham papel central na inflamação em doenças autoimunes, incluindo as doenças reumatológicas. A ativação excessiva de linfócitos Th17, impulsionada por uma microbiota desequilibrada, tem sido associada à exacerbação da inflamação nas articulações e outros tecidos.[3]
- **Apoptose de células hospedeiras e autorreatividade:** a apoptose induzida por patógenos intestinais pode liberar autoantígenos que, por sua vez, provocam respostas autorreativas. Esse processo tem sido identificado como uma característica de várias doenças autoimunes, incluindo doenças reumatológicas. Em modelos de AR, a apoptose de células infectadas no trato intestinal pode ocasionar a liberação de autoantígenos e a ativação de linfócitos T autorreativos, um fenômeno que agrava a inflamação sistêmica.[4]

A interação entre MI e doenças reumatológicas inflamatórias crônicas evidencia a complexidade dos mecanismos imunológicos envolvidos na autoimunidade. Como visto, a MI pode influenciar a progressão dessas doenças por meio de diferentes vias, incluindo mimetismo molecular, translocação bacteriana, desregulação da função de linfócitos T e apoptose de células hospedeiras. Esses mecanismos destacam a importância da homeostase intestinal na modulação da resposta imune e no controle da inflamação sistêmica.

Artrite reumatoide

A AR é uma doença autoimune crônica e complexa, caracterizada por inflamação sinovial, dor articular e danos tendíneos, resultantes da interação entre fatores genéticos e ambientais. Entre os fatores de risco bem-estabelecidos, destacam-se a doença periodontal, o tabagismo, a dieta e as flutuações hormonais – sendo a AR mais prevalente em mulheres. Nos últimos anos, a literatura científica tem aprofundado a compreensão sobre o papel da epigenética, da MI e de possíveis gatilhos ambientais na progressão da doença.

Estudos demonstram que indivíduos com AR apresentam uma composição microbiana distinta em comparação com indivíduos saudáveis, sugerindo que a MI pode atuar como um marcador precoce da doença. Além disso, foi observado desequilíbrio na MI e nos metabólitos fecais nos estágios ainda iniciais da AR, indicando uma possível influência direta da microbiota na inflamação articular.[5] A bactéria *P. copri* tem sido consistentemente associada à AR, sobretudo em casos de início recente. No entanto, investigações mais recentes desafiam a visão reducionista de que essa bactéria seja exclusivamente um gatilho da doença. A elevação na abundância de *P. copri* pode estar relacionada a uma resposta inflamatória exacerbada, mas também pode representar uma consequência da doença e não necessariamente sua causa primária.[6] Esses achados ressaltam a necessidade de estudos longitudinais que investiguem a evolução da microbiota antes e após o surgimento dos sintomas clínicos.

Além disso, a disbiose intestinal tem sido associada a formas mais resistentes ao tratamento da AR, sugerindo que a composição da microbiota pode influenciar a resposta terapêutica. Evidências emergentes indicam, ainda, que a predisposição genética para AR pode estar intrinsecamente ligada à MI. Estudos demonstram que a influência da microbiota na AR pode ser mediada por células do sistema imunológico, estabelecendo uma interação dinâmica entre fatores genéticos e ambientais.[7] Esses achados reforçam a hipótese de que a microbiota pode atuar como um modulador e um mediador da suscetibilidade genética à AR.

Terapias moduladoras da microbiota intestinal na artrite reumatoide

As pesquisas sobre intervenções terapêuticas para a modulação da microbiota na AR têm avançado significativamente. Um estudo recente demonstrou que um polissacarídeo extraído de *Angelica sinensis* (ASP-2pb) interage com bactérias intestinais específicas, promovendo a redução da inflamação e o alívio dos sintomas da AR em modelos experimentais.[8] Esses achados sugerem que compostos bioativos de origem vegetal podem representar uma abordagem promissora como adjuvantes terapêuticos na modulação da microbiota para o tratamento da AR.

Além disso, foi observado que a cepa *Bifidobacterium animalis* BD400 pode conferir proteção contra a AR induzida por colágeno por meio da regulação do metabolismo da histidina, destacando o potencial das intervenções baseadas no microbioma como estratégia terapêutica.[9]

O papel da dieta na regulação da MI e sua relação com a AR têm sido investigado nos últimos anos. A alimentação pode modular a composição microbiana intestinal e influenciar diretamente a resposta imunológica.[10] No entanto, ainda há lacunas na literatura sobre como diferentes padrões alimentares impactam a progressão da doença a longo prazo.

Um estudo recente utilizou inteligência artificial para correlacionar o microbioma com processos angiogênicos nas articulações afetadas pela AR, evidenciando que certos metabólitos derivados do microbioma podem modular a inflamação. Entre esses metabólitos, destacam-se os ácidos graxos de cadeia curta (AGCCs) produzidos pela fermentação de fibras alimentares por bactérias intestinais. Esses AGCCs apresentam propriedades imunomoduladoras, o que favorece um ambiente anti-inflamatório e potencialmente reduz a atividade da AR.[11]

Por sua vez, uma dieta ocidentalizada, caracterizada pelo alto consumo de gorduras saturadas e açúcares refinados, tem sido associada à disbiose intestinal e ao aumento da produção de metabólitos pró-inflamatórios, como o N-óxido de trimetilamina (TMAO), que podem exacerbar a inflamação sistêmica. Esses achados reforçam a importância da nutrição personalizada na modulação da MI como potencial estratégia terapêutica para pacientes com AR, visando não apenas o controle da inflamação, mas também a melhora da resposta ao tratamento.

Espondiloartrites

As espondiloartrites (SpAs) constituem um grupo heterogêneo de doenças inflamatórias crônicas que afetam preferencialmente o esqueleto axial, sendo a EA sua forma mais representativa. Embora essas doenças apresentem uma forte associação com o alelo HLA-B27 , fatores ambientais, especialmente a MI, desempenham papel fundamental em sua patogênese.

O envolvimento do HLA-B27 na modulação da microbiota foi demonstrado em modelos experimentais com ratos Lewis transgênicos para HLA-B27 e β2-microglobulina humana, nos quais foram observadas diferenças significativas na microbiota do ceco em comparação com ratos Lewis do tipo selvagem.[12] Além disso, diversos estudos sugerem que a MI contribui para a patogênese da EA, incluindo evidências de aumento da permeabilidade intestinal em pacientes e seus parentes de 1º grau.

A investigação do perfil microbiano em amostras de biópsia do íleo terminal de pacientes com EA revelou uma composição microbiana distinta em comparação com indivíduos saudáveis. Especificamente, foi observada maior abundância das famílias Lachnospiraceae, Veillonellaceae, Prevotellaceae, Porphyromonadaceae e Bacteroidaceae nesses pacientes.[13] Outro estudo com base em metagenômica quantitativa por *shotgun sequencing* demonstrou que pacientes com EA apresentam um aumento na abundância de *Prevotella melaninogenica*, *P. copri* e *Prevotella* sp. *C561*, juntamente com uma redução de *Bacteroides* spp.[14]

Adicionalmente, o *status* inflamatório intestinal –histologicamente normal, inflamação aguda ou crônica – está fortemente associado ao perfil da microbiota da mucosa em pacientes com SpA. Em particular, a composição bacteriana identificada em biópsias inflamadas apresentou um agrupamento distinto em relação às biópsias não inflamadas. Destaca-se a abundância aumentada de bactérias do gênero *Dialister*, que demonstrou uma correlação positiva com o escore de atividade da doença na EA.[15] Além disso, um estudo recente confirmou a presença de bactérias Gram-negativas, especialmente *Escherichia coli* e *Prevotella* spp., bem como bactérias Gram-positivas, em amostras ileais de pacientes com EA.[16]

Outro achado relevante é o aumento significativo na abundância de *Ruminococcus gnavus* em pacientes com SpA, apresentando níveis duas a três vezes superiores aos observados em pacientes com AR e controles saudáveis. Esse aumento mostrou correlação positiva com a atividade da doença, especialmente em indivíduos com histórico de doença inflamatória intestinal.[17] Além disso, foram detectadas diferenças significativas na composição da MI entre irmãos positivos e negativos para o alelo HLA-B27, sugerindo que fatores genéticos podem influenciar diretamente a configuração da MI e, por consequência, modular a predisposição para doenças autoimunes inflamatórias.[18]

Terapias moduladoras da microbiota intestinal na espondiloartrites

O impacto da MI na EA tem motivado pesquisas voltadas para intervenções terapêuticas que busquem modular essa relação. Estudos recentes sugerem que o uso de probióticos pode fortalecer a barreira intestinal e reduzir a resposta inflamatória sistêmica.[19] Além disso, evidências emergentes indicam que o transplante de microbiota fecal (TMF) pode restaurar o equilíbrio da MI em pacientes com SpA, contribuindo para a redução da permeabilidade intestinal e a melhora dos sintomas clínicos. Um estudo demonstrou que pacientes com EA tratados com TMF apresentaram uma significativa redução nos níveis de citocinas pró-inflamatórias, como IL-17 e TNF-a, além de melhora na dor e na mobilidade. Esses achados sugerem que a restauração da homeostase da MI pode representar uma abordagem promissora no manejo da EA.[17]

No contexto terapêutico, estudos indicam que o uso de antibióticos pode restaurar a integridade das junções estreitas do epitélio intestinal em modelos experimentais de ratos transgênicos para HLA-B27. A antibioticoterapia demonstrou eficácia na redução da colonização por bactérias aderentes ao epitélio intestinal, o que resultou na recuperação da barreira intestinal e na atenuação do processo inflamatório. Esses resultados reforçam a hipótese de que a disbiose intestinal pode desempenhar um papel central no comprometimento da barreira epitelial e na perpetuação da inflamação crônica.[20]

Evidências mais recentes sustentam a relevância da disbiose intestinal em pacientes com SpA, destacando a influência do HLA-B27 na configuração da MI e a necessidade de abordagens terapêuticas direcionadas à modulação dessa interação. No entanto, são necessários estudos adicionais para elucidar, de maneira mais detalhada, o impacto da disbiose intestinal na modulação das respostas imunes inatas e na indução da inflamação tecidual.[21]

Lúpus eritematoso sistêmico

O LES é uma doença autoimune caracterizada por um processo inflamatório crônico, com ativação da via do complemento, produção exacerbada de citocinas inflamatórias e alteração da sinalização intracelular. Essas disfunções afetam tanto o sistema imune inato como o adaptativo, resultando na perda da autotolerância, na produção anormal de autoanticorpos e na redução da depuração de imunocomplexos circulantes e de material apoptótico.

Os mecanismos pelos quais a MI influencia o LES e vice-versa ainda não estão completamente esclarecidos. No entanto, avanços na área indicam que a disbiose intestinal está diretamente relacionada à gravidade da doença. Um estudo recente demonstrou que alterações na microbiota podem agravar a inflamação sistêmica no LES ao modular a resposta imune de modo a favorecer a diferenciação de células Th17 e reduzir a população de células T reguladoras (Treg), o que intensifica a resposta autoimune.[22]

A disbiose observada no LES pode comprometer a integridade da barreira intestinal, aumentar sua permeabilidade e permitir a translocação bacteriana, o que amplifica a resposta inflamatória sistêmica. Um estudo publicado na revista *Science Translational Medicine* relatou que a presença de *Enterococcus gallinarum* no intestino de pacientes e de camundongos com LES pode promover a ativação exacerbada de células Th17 e a produção de anticorpos imunoglobulina IgG3 contra RNA, intensificando a autoimunidade.[23]

Além disso, a presença aumentada de *Escherichia* no trato gastrointestinal foi associada a uma piora no quadro de LES, o que contribui para um estado pró-inflamatório persistente.[24] Além das bactérias, a microbiota fúngica também parece desempenhar papel relevante na progressão do LES. Um estudo recente demonstrou que alterações no microbioma fúngico de camundongos predispostos ao LES podem modular a resposta inflamatória e impactar diretamente a progressão da doença.[25]

Outro achado relevante envolve o crescimento excessivo de *Ruminococcus gnavus* em pacientes com LES, o qual foi associado a níveis elevados de inflamação e ao desenvolvimento de nefrite lúpica. Esse efeito pode ser mediado por anticorpos anti-RG2, que exacerbam a resposta autoimune, reforçando a hipótese de que certas espécies bacterianas possam atuar como gatilhos imunológicos específicos na doença.[26]

Adicionalmente, um estudo investigou o impacto do índice de massa corporal (IMC) na composição da microbiota de pacientes com LES e revelou que alterações no perfil microbiano podem influenciar os níveis de fibrinogênio, um marcador inflamatório associado à gravidade da doença.[27]

Terapias moduladoras da microbiota intestinal no lúpus eritematoso sistêmico

Diante das evidências do envolvimento da MI na patogênese do LES, pesquisadores vêm explorando abordagens terapêuticas que visem restaurar o equilíbrio microbiano. Um estudo recente demonstrou que a administração do probiótico *Lactobacillus rhamnosus* LC-STH-13 foi capaz de reduzir a progressão do LES em camundongos MRL/lpr por meio da modulação da via TLR9/NF-κB e redução da resposta inflamatória.[28]

Um fator adicional que pode modular a relação entre a MI e o LES é a ingestão alimentar. Um estudo recente investigou a interação entre a MI, a permeabilidade intestinal e a alimentação em pacientes com LES inativo (iSLE), identificando que a composição bacteriana pode ser influenciada pela dieta e que níveis elevados de zonulina plasmática – um marcador de permeabilidade intestinal – estavam associados à redução do complemento C3 e ao aumento de proteína C-reativa (PCR). Além disso, observou-se que pacientes com LES consumiam maiores quantidades de carboidratos refinados, sódio e carnes processadas, enquanto tinham menor ingestão de fibras, vitaminas e minerais, quando comparados a controles saudáveis. Esse padrão alimentar pode comprometer a integridade da barreira intestinal, favorecendo a translocação bacteriana e exacerbando a inflamação sistêmica.[29] Assim, estratégias nutricionais voltadas para a modulação da MI podem representar uma abordagem terapêutica promissora para o controle da inflamação e da atividade da doença em pacientes com LES.

Conclusões

Evidências crescentes apontam para associações significativas entre o microbioma e doenças reumáticas, mas ainda não é possível afirmar de forma conclusiva que o microbioma seja a causa primária dessas condições. Estudos recentes demonstraram conexões mecanicistas entre a MI e vias autoimunes em doenças como AR, SpA e LES. No entanto, muitas questões fundamentais permanecem sem resposta.

Futuros estudos estratégicos devem priorizar a replicação de achados anteriores e abordar lacunas críticas no conhecimento, incluindo a complexa interação entre doença e microbiota, bem como o impacto das terapias imunomoduladoras na composição microbiana. Além disso, a genética do hospedeiro pode desempenhar papel essencial na mediação dessas interações, representando um desafio adicional a ser explorado. As evidências atuais sugerem que a resposta imune do hospedeiro pode modular a relação entre microbioma e doenças inflamatórias e esclarecer se essas associações são meramente reflexo da predisposição genética será crucial para avançar nesse campo.

Apesar dessas incertezas, a microbiota representa um modelo promissor para a medicina personalizada. Mesmo que as limitações metodológicas e os vieses dos estudos sejam minimizados, variações biológicas individuais na composição do microbioma provavelmente persistirão. Para superar esse desafio, abordagens personalizadas, como estudos longitudinais em pacientes individuais e intervenções direcionadas à microbiota em subgrupos específicos de pacientes, podem oferecer estratégias promissoras para otimizar a compreensão e o manejo das doenças reumáticas associadas ao microbioma.

Caso clínico

Paciente do sexo feminino, 38 anos, professora universitária, diagnosticada com artrite reumatoide há 3 anos. Relata fadiga persistente, rigidez matinal prolongada e dor articular simétrica em mãos e joelhos. Seu tratamento inclui metotrexato e corticosteroides em baixas doses, com controle parcial dos sintomas.

Nos últimos 6 meses, a paciente tem apresentado piora na inflamação articular e episódios frequentes de desconforto gastrointestinal, como distensão abdominal, fezes amolecidas e sensação de plenitude pós-refeições. Relata que sua dieta passou por mudanças recentes, com maior consumo de alimentos ultraprocessados, açúcares refinados e redução na ingestão de fibras e vegetais por causa da rotina corrida e da falta de tempo para preparar refeições caseiras.

Exames laboratoriais indicam aumento dos níveis de PCR e IL-6, sugerindo uma intensificação do processo inflamatório sistêmico. A análise da MI revela redução de *Bifidobacterium* e *Faecalibacterium prausnitzii*, além de um aumento significativo de *P. copri*, bactéria associada à exacerbação da inflamação na AR.

Diante desse quadro, a equipe médica e nutricional propõe uma abordagem terapêutica voltada para a modulação da MI para melhorar a resposta inflamatória e o bem-estar da paciente.

Perguntas:

1. Com base na história clínica, qual fator pode estar contribuindo para a piora dos sintomas reumatológicos e gastrointestinais?
   a. Aumento do consumo de fibras fermentáveis.
   b. Maior ingestão de açúcares refinados e ultraprocessados.
   c. Uso de metotrexato e corticosteroides.
   d. Redução do consumo de laticínios fermentados.

2. Considerando os achados da MI, qual seria uma estratégia alimentar adequada para modular o microbioma da paciente?
   a. Aumentar a ingestão de açúcares para favorecer a microbiota atual.
   b. Introduzir gradualmente prebióticos e fibras para estimular *Bifidobacterium* e *Faecalibacterium prausnitzii.*
   c. Reduzir totalmente o consumo de carboidratos fermentáveis.
   d. Iniciar suplementação de antibióticos para eliminar *P. copri.*

3. Qual das seguintes estratégias poderia auxiliar no controle da inflamação associada à MI na AR?
   a. Dieta rica em AGCCs, antioxidantes e compostos bioativos.
   b. Restrição severa de proteínas e gorduras.
   c. Exclusão total de carboidratos para evitar fermentação.
   d. Manutenção da dieta atual sem intervenções.

4. Após 3 meses de intervenção nutricional, qual dos achados indicaria sucesso na modulação da MI da paciente?
   a. Aumento na diversidade microbiana e redução dos marcadores inflamatórios.
   b. Elevação dos níveis de *P. copri* e piora dos sintomas.
   c. Persistência dos sintomas articulares e gastrointestinais.
   d. Desenvolvimento de nova disbiose intestinal.

Respostas:

1. **Resposta correta:** (B) maior ingestão de açúcares refinados e ultraprocessados.

   Comentário: o consumo excessivo de açúcares e de ultraprocessados pode agravar a disbiose intestinal, de modo a favorecer a proliferação de bactérias associadas à inflamação, como *P. copri*, o que pode contribuir para a piora da AR.

2. **Resposta correta:** (B) introduzir gradualmente prebióticos e fibras para estimular *Bifidobacterium* e *Faecalibacterium prausnitzii.*

   Comentário: a recuperação da MI pode ser favorecida pela introdução de prebióticos e fibras solúveis, que estimulam bactérias benéficas de modo a auxiliar na regulação da resposta inflamatória.

3. **Resposta correta:** (A) dieta rica em AGCCs, antioxidantes e compostos bioativos.

   Comentário: alimentos ricos em AGCCs (como butirato, produzido por *Faecalibacterium prausnitzii*), antioxidantes e compostos bioativos ajudam a modular a inflamação sistêmica, favorecendo o equilíbrio da microbiota.

4. **Resposta correta:** (A) aumento na diversidade microbiana e redução dos marcadores inflamatórios.

   Comentário: a melhora clínica da paciente deve estar associada a uma maior diversidade microbiana e a uma redução dos níveis de PCR e IL-6, indicando melhor controle da resposta inflamatória.

Resolução do caso clínico

Com base nos achados, foi implementado um plano nutricional para modular a MI e reduzir a inflamação:

- Redução do consumo de alimentos ultraprocessados e de açúcares refinados: retirada gradual desses alimentos ajudou a minimizar a proliferação de *P. copri* e a inflamação sistêmica.
- Introdução de prebióticos e fibras solúveis: incluíram-se aveia, *psyllium*, leguminosas e frutas ricas em pectina (como maçã e pera) para estimular o crescimento de *Bifidobacterium* e *Faecalibacterium prausnitzii*, essenciais para a produção de butirato e equilíbrio intestinal.
- Aumento do consumo de fontes naturais de AGCCs e compostos bioativos: a dieta passou a incluir azeite de oliva, oleaginosas, cúrcuma, chá verde e *kefir*, que têm propriedades anti-inflamatórias e moduladoras da microbiota.
- Monitoramento e ajuste contínuo: a paciente foi orientada a manter um diário alimentar e relatar sintomas gastrointestinais e articulares para ajuste da estratégia conforme necessário.

Evolução do caso

Após 3 meses, a paciente apresentou melhora significativa na dor articular, redução na fadiga e melhor tolerância digestiva. Os exames laboratoriais demonstraram redução nos níveis de PCR e IL-6, além de uma recomposição da MI, com aumento das bactérias benéficas e melhora na diversidade microbiana.

Esse caso evidencia a importância da MI na patogênese das doenças reumatológicas e que intervenções nutricionais direcionadas podem atuar como adjuvantes no controle da inflamação sistêmica.

Referências bibliográficas

1. Kissel T, Reijm S, Slot LM, Cavallari M, Wortel CM, Vergroesen RD et al. Antibodies and B cells recognising citrullinated proteins display a broad cross-reactivity towards other post-translational modifications. Ann Rheum Dis. 2020;79(4):472-80. doi: 10.1136/annrheumdis-2019-216499.
2. Chasov V, Gilyazova E, Ganeeva I, Zmievskaya E, Davletshin D, Valiullina A et al. Gut microbiota modulation: a novel strategy for rheumatoid arthritis therapy. Biomolecules. 2024;14(12):1653. doi: 10.3390/biom14121653.
3. Chen P, Tang X. Gut microbiota as regulators of TH17/TREG balance in patients with myasthenia gravis. Front Immunol. 2021;12:803101. doi: 10.3389/fimmu.2021.803101.
4. Peng X, Wang S, Wu K, Cook C, Li L, Wang Z et al. Effect of opioid receptor antagonist on mitigating tumor necrosis factor-like weak inducer of apoptosis (TWEAK)-induced apoptolysis in pemphigus pathogenesis. J Autoimmun. 2024;149:103307. doi: 10.1016/j.jaut.2024.103307.
5. Wu D, Yin M, Cao D, Zhang X, Zhu Y, Wei Y et al. Disruption of gut microbiota and associated fecal metabolites in collagen-induced arthritis mice during the early stage. J Inflamm Res. 2025;18:1703-17. doi: 10.2147/JIR.S502980.
6. Scher JU, Nayak R, Clemente JC. Microbiome research in autoimmune and immune-mediated inflammatory diseases: lessons, advances and unmet needs. Ann Rheum Dis. 2025;84(1):9-13. doi: 10.1136/ard-2024-225735.
7. Lan W, Lu Q, Ma W, Jiang Z, Chen Y, Wang Z et al. Investigating the causal relationship between the gut microbiome and rheumatoid arthritis: mediating effects of immune cells. J Transl Med. 2025;23(1):187. doi: 10.1186/s12967-025-06206-x.
8. Luo J, Yang Q, Jiang W, Liu Y, Hu Q, Peng X. The interaction between Angelica sinensis polysaccharide ASP-2pb and specific gut bacteria alleviates rheumatoid arthritis in rats. Int J Biol Macromol. 2025;301:140473. doi: 10.1016/j.ijbiomac.2025.140473.
9. Yang Y, Hong Q, Zhang X, Liu Z. Bifidobacterium animalis BD400 protects from collagen-induced arthritis through histidine metabolism. Front Immunol. 2025;16:1518181. doi: 10.3389/fimmu.2025.1518181.
10. Taneja V. Gut microbes as the major drivers of rheumatoid arthritis: our microbes are our fortune! Microorganisms. 2025;13(2):255. doi: 10.3390/microorganisms13020255.
11. Guan Y, Zhao X, Lu Y, Zhang Y, Lu Y, Wang Y. New bitongling regulates gut microbiota to predict angiogenesis in rheumatoid arthritis via the gut-joint axis: a deep neural network approach. Front Microbiol. 2025;16:1528865. doi: 10.3389/fmicb.2025.1528865.
12. Lin P, Bach M, Asquith M, Lee AY, Akileswaran L, Stauffer P et al. HLA-B27 and human β2-microglobulin affect the gut microbiota of transgenic rats. PLoS One. 2014;9(8):e105684. doi: 10.1016/j.berh.2018.08.012.
13. Costello ME, Ciccia F, Willner D, Warrington N, Robinson PC, Gardiner B et al. Brief Report: intestinal dysbiosis in ankylosing spondylitis. Arthritis Rheumatol. 2015;67(3):686-691. doi: 10.1002/art.38967.
14. Rizzo A, Ferrante A, Guggino G, Ciccia F. Gut inflammation in spondyloarthritis. Best Pract Res Clin Rheumatol. 2017;31(6):863-76. doi: 10.1016/j.berh.2018.08.012.
15. Kavadichanda CG, Geng J, Bulusu SN, Negi VS, Raghavan M. Spondyloarthritis and the human leukocyte antigen (HLA)-B*27 connection. Front Immunol. 2021;12:601518. doi: 10.3389/fimmu.2021.601518.
16. Bragazzi MC, Pianigiani F, Venere R, Ridola L. Dysbiosis in inflammatory bowel disease and spondyloarthritis: still a long way to go? J Clin Med. 2024;13(8):2237. doi: 10.3390/jcm13082237.
17. Kalinkovich A, Livshits G. A cross talk between dysbiosis and gut-associated immune system governs the development of inflammatory arthropathies. Semin Arthritis Rheum. 2019;49(3):474-84. doi: 10.1016/j.semarthrit.2019.05.007.
18. Navid F, Chen L, Bowness P, Colbert RA. HLA-B27 and spondyloarthritis: at the crossroads of innate and adaptive immunity. Nat Rev Rheumatol. 2025;21(2):77-87. doi: 10.1038/s41584-024-01189-3.
19. Haidmayer A, Bosch P, Lackner A, D'Orazio M, Fessler J, Stradner MH. Effects of probiotic strains on disease activity and enteric permeability in psoriatic arthritis-a pilot open-label study. Nutrients. 2020;12(8):2337. doi: 10.3390/nu12082337.
20. Song ZY, Yuan D, Zhang SX. Role of the microbiome and its metabolites in ankylosing spondylitis. Front Immunol. 2022;13:1010572. doi: 10.3389/fimmu.2022.1010572.

21. Lyu X, Chen J, Gao X, Yang J. Emerging story of gut dysbiosis in spondyloarthropathy: From gastrointestinal inflammation to spondyloarthritis. Front Cell Infect Microbiol. 2022;12:973563. doi: 10.3389/fcimb.2022.973563.
22. Ali AY, Zahran SA, Eissa M, Kashef MT, Ali AE. Gut microbiota dysbiosis and associated immune response in systemic lupus erythematosus: impact of disease and treatment. Gut Pathog. 2025;17(1):10. doi: 10.1186/s13099-025-00683-7.
23. Gronke K, Nguyen M, Fuhrmann H, Santamaria de Souza N, Schumacher J, Pereira MS et al. Translocating gut pathobiont Enterococcus gallinarum induces TH17 and IgG3 anti-RNA-directed autoimmunity in mouse and human. Sci Transl Med. 2025;17(784):eadj6294. doi: 10.1126/scitranslmed.adj6294.
24. Gui L, Zuo X, Feng J, Wang M, Chen Z, Sun Y et al. Outgrowth of escherichia is susceptible to aggravation of systemic lupus erythematosus. Arthritis Res Ther. 2024;26(1):191. doi: 10.1186/s13075-024-03413-7.
25. Cheibchalard T, Leelahavanichkul A, Chatthanathon P, Klankeo P, Hirankarn N, Somboonna N. Fungal microbiome in gut of systemic lupus erythematosus (SLE)-prone mice (pristane and FCGRIIb deficiency), a possible impact of fungi in lupus. PLoS One. 2024;19(12):e0314662. doi: 10.1371/journal.pone.0314662.
26. Nishio J, Sato H, Watanabe E, Masuoka H, Aoki K, Kawazoe M et al. Associations of gut microbiota with disease development, disease activity, and therapeutic effects in patients with systemic lupus erythematosus. Sci Rep. 2024;14(1):32076. doi: 10.1038/s41598-024-83835-0.
27. Chero-Sandoval L, Higuera-Gómez A, Cuevas-Sierra A, de Cuevillas B, Castejón R, Martínez-Urbistondo M et al. Body mass index and fat influences the role of bifidobacterium genus in lupus patients concerning fibrinogen levels. Front Microbiol. 2024;15:1471177. doi: 10.3389/fmicb.2024.1471177.
28. Liao W, Zhang X, Jia C, Chen W, Cai Y, Zhang H et al. Lactobacillus rhamnosus LC-STH-13 ameliorates the progression of SLE in MRL/lpr mice by inhibiting the TLR9/NF-κB signaling pathway. Food Funct. 2025;16(2):475-86. doi: 10.1039/d4fo03966a.
29. Balmant BD, Fonseca DC, Prudêncio APA, Rocha IM, Callado L, Alves JTM et al. Megamonas funiformis, plasma zonulin, and sodium intake affect C3 complement levels in inactive systemic lupus erythematosus. Nutrients. 2023;15(8):1999. doi: 10.3390/nu15081999.

32

Doença Renal Crônica e seu Impacto na Microbiota Intestinal – *Insights* da Diálise

Celso Amodeo

Introdução

A interação entre a microbiota intestinal (MI) e a função renal, conhecida como "eixo intestino-rim", é um campo emergente de estudo. Essa microbiota é composta principalmente por bactérias, mas também inclui vírus, fungos e arqueas (micro-organismos unicelulares anaeróbicos). A diversidade e a abundância da MI são associadas à saúde geral e à prevenção e/ou progressão de várias doenças, incluindo doenças renais. A microbiota é influenciada por fatores como dieta, uso de antibióticos, idade e doenças preexistentes. Distúrbios na composição da microbiota podem influenciar o desenvolvimento e a progressão de doenças renais, incluindo insuficiência renal crônica (IRC) e doença renal aguda (DRA).[1]

A doença renal crônica (DRC) pode ser primária ou secundária. As etiologias da forma primária estão relacionadas a doenças intrínsecas dos rins, como nefrite intersticial e diferentes glomerulopatias (p. ex., glomeruloesclerose segmentar e focal, nefropatia membranosas e lesões mínimas). Já as formas secundárias são decorrentes de outras comorbidades que podem afetar os rins. Entre essas múltiplas comorbidades, a hipertensão arterial sistêmica (HAS) e o diabetes *mellitus* são responsáveis por mais de 95% das doenças renais que podem levar os pacientes ao tratamento dialítico.

As formas primárias e secundárias da DRC podem ter um impacto significativo na MI, o que resulta em um estado de disbiose que contribui para a inflamação sistêmica e para a progressão da doença. A disbiose na DRC é caracterizada por uma diminuição na diversidade microbiana e por alterações na composição da microbiota, incluindo o aumento de bactérias produtoras das toxinas urêmicas sulfato de p-cresol e o sulfato de indoxil. Essas toxinas, derivadas do intestino, são associadas a efeitos adversos na saúde, incluindo inflamação crônica e complicações cardiovasculares.[1,2]

A hemodiálise (HD) e a diálise peritoneal (DP) influenciam a MI de maneira distinta. A HD está associada a uma diminuição na abundância relativa de Proteobacteria, enquanto a DP pode causar aumento da abundância desse filo.[3] Ambientalmente, as proteobactérias desempenham papéis cruciais no ciclo de nutrientes, como fixação de nitrogênio e oxidação de enxofre.[4,5] No contexto clínico, as proteobactérias estão implicadas em diversas doenças, incluindo doenças inflamatórias intestinais e distúrbios metabólicos. Estudos destacam, ainda, a relação entre expansão de espécies de Proteobacteria, como *Escherichia coli* e *Campylobacter concisus*, e disbiose intestinal, frequentemente observada em pacientes com distúrbios autoimunes e imunomediados.

Com alterações substanciais na MI, a HD e a DP podem alterar as vias metabólicas e de sinalização microbianas, o que pode impactar na inflamação e na função imunológica.[6,7] Paradoxalmente, embora a HD se associe à diminuição das proteobactérias, ela tem sido relacionada a aumento nos níveis de proteína-C-reativa (PCR), marcador de inflamação sistêmica.[6]

A diálise pode, portanto, exacerbar ou modificar as alterações de MI observadas na DRC, e essas mudanças podem ter implicações prognósticas para os pacientes. Certas alterações microbianas foram associadas à mortalidade cardiovascular e peritonite em pacientes em diálise.[5] No contexto da mortalidade cardiovascular, a disbiose intestinal pode ocasionar produção excessiva de metabólitos, como o N-óxido de trimetilamina (TMAO), e liberação de lipopolissacarídeos (LPSs), compostos conhecidos por promover inflamação sistêmica e aterosclerose. Estudos indicam que níveis elevados de TMAO, produzidos pelo metabolismo de colina e carnitina por bactérias intestinais, estão associados a um risco aumentado de eventos cardiovasculares adversos, incluindo infarto do miocárdio e acidente vascular cerebral.[8,9] Além disso, alterações na diversidade microbiana, como o aumento de Proteobacteria e *Streptococcus* e a diminuição de *Faecalibacterium*, têm sido observadas em pacientes com doenças cardiovasculares.[9]

Com relação à peritonite, a disbiose intestinal pode atuar como um fator preditivo de complicações sépticas. Durante procedimentos cirúrgicos, a microbiota é exposta a estressores inflamatórios e antibióticos, o que pode gerar desequilíbrio microbiano caracterizado pelo crescimento excessivo de bactérias patogênicas, como *Escherichia coli*, pertencentes ao filo Proteobacteria. Essa alteração pode comprometer a resposta imune do hospedeiro e aumentar a virulência bacteriana, elevando o risco de complicações pós-cirúrgicas, incluindo peritonite.[10]

Assim, tanto na mortalidade cardiovascular como na peritonite, a disbiose intestinal desempenha um papel crucial, influenciando a inflamação sistêmica e a resposta imune, o que pode agravar essas condições clínicas. Dessa forma, um melhor entendimento das relações entre a DRC, MI e das modalidades de diálise é fundamental para o desenvolvimento de estratégias terapêuticas que visem melhorar o equilíbrio microbiano e reduzir a inflamação sistêmica em pacientes com DRC.

Neste capítulo, serão analisadas as evidências científicas sobre a MI e sua potencial regulação pelo cérebro no contexto da DRC e da hipertensão arterial. Também serão apresentadas suas interações com os principais componentes do "eixo cérebro-intestino-rim", incluindo os sistemas neural, hormonal, da medula óssea e imunológico.

Microbiota intestinal e eixo intestino-rins

O intestino abriga trilhões de micro-organismos, incluindo, predominantemente, uma ampla comunidade de bactérias (Figura 32.1). Aceita-se, geralmente, que a colonização microbiana inicial ocorre de forma vertical durante o nascimento, evoluindo de forma contínua até atingir uma composição relativamente estável, semelhante à da idade adulta, nos primeiros 3 a 5 anos de vida.[11] No entanto, evidências recentes indicam que a microbiota materna pode afetar a microbiota fetal, desafiando esse conceito tradicional.

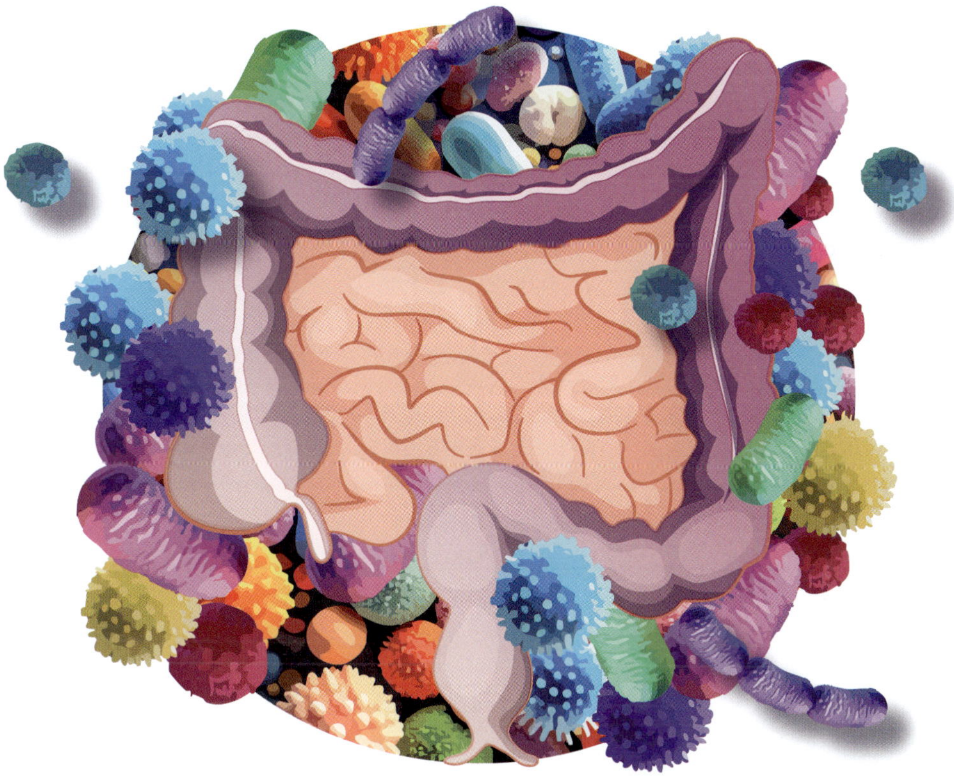

Figura 32.1. Ilustração dos trilhões de micro-organismos que compõem o microbioma intestinal.
Fonte: Desenvolvida pela autoria.

O eixo intestino-rim pode ser subdividido em vias metabólicas e imunológicas.[12] A via metabólica é mediada principalmente por metabólitos produzidos pela MI, os quais têm a capacidade de regular as funções fisiológicas do hospedeiro. Já a via imunológica envolve componentes do sistema imune, como linfócitos, monócitos e citocinas, que desempenham um papel crítico na comunicação entre o intestino e o rim (Figura 32.2). Além disso, a interação entre as vias imunológica e metabólica (*crosstalk*) tem um papel essencial na manutenção do equilíbrio do eixo intestino-rim, influenciando a homeostase imunológica e funções metabólicas do organismo.

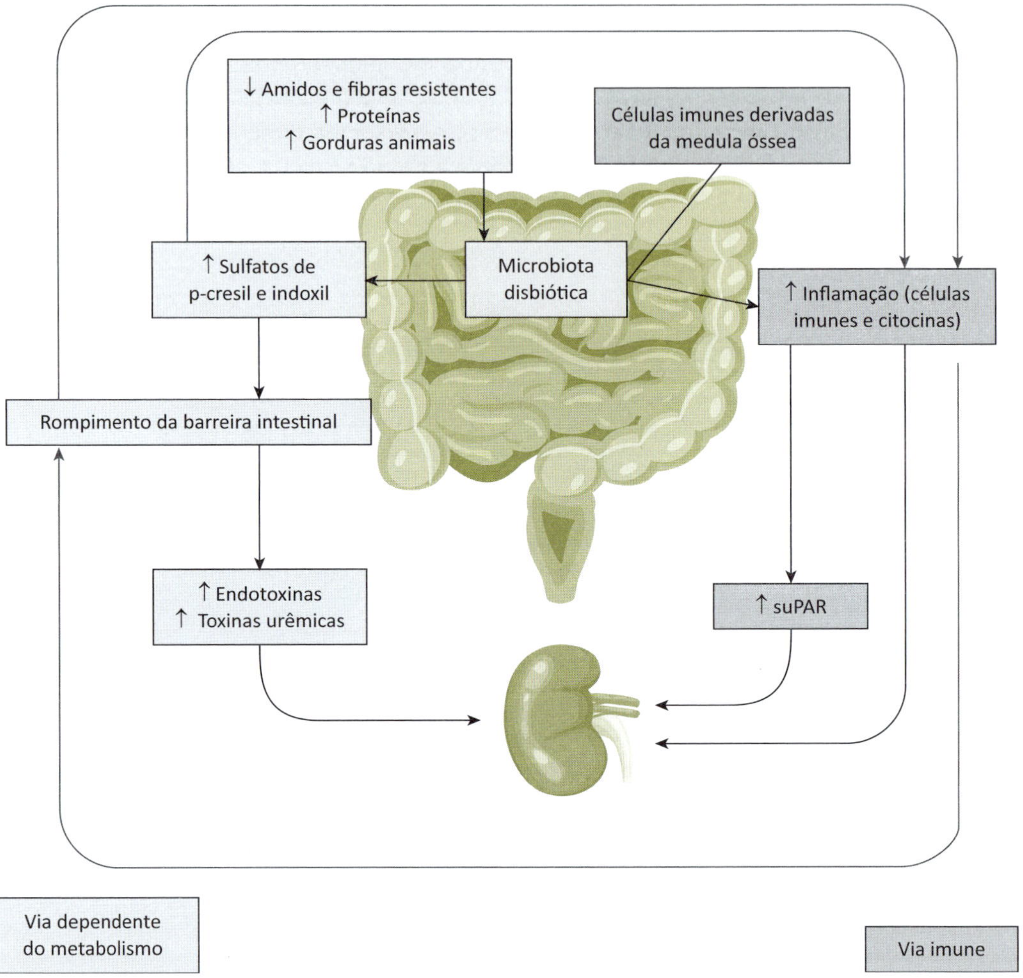

Figura 32.2. Vias metabólicas e imunológicas dependentes do eixo intestino-rim.

Fonte: Adaptada de Yang T, Richards EM, Pepine CJ et al. The gut microbiota and the brain–gut–kidney axis in hypertension and chronic kidney disease. Nature Reviews Nephrology. 2018;14(7):442-56. doi: 10.1038/s41581-018-0018-2.

Alterações na composição da microbiota de pacientes com DRC e hipertensão são descritas no Quadro 32.1.

Quadro 32.1. Alterações na composição da microbiota intestinal em hipertensão arterial e doença renal crônica, em comparação com a microbiota de controles saudáveis

Famílias e gêneros bacterianos alterados	*Hipertensão*	*DRC*
Bifidobacterium	↓ (modelo experimental)	↓ (humanos e modelo experimental)
Bacteroides	↓ (humanos e modelo experimental)	↓ (humanos e modelo experimental)

(*Continua*)

Quadro 32.1. Alterações na composição da microbiota intestinal em hipertensão arterial e doença renal crônica, em comparação com a microbiota de controles saudáveis (*Continuação*)

Famílias e gêneros bacterianos alterados	*Hipertensão*	*DRC*
Prevotella	↑ (humanos)	↓ (humanos)
Parabacteroides	↑ (humanos e modelo experimental)	↑ (humanos)
Lactobacillus	↓ (humanos e modelo experimental)	↓ (humanos e modelo experimental)
Ruminococcaceae	ND	↓ (humanos)
Roseburia	↓ (humanos)	↓ (humanos)
Allobaculum	↓ (modelo experimental)	ND
Enterococcus	ND	↑ (humanos)
Faecalibacterium	↓ (humanos)	↓ (humanos)
Enterobacteriaceae	ND	↑ (humanos)
Klebsiella	↓ (humanos)	↑ (humanos)
Akkermansia	↓ (humanos e modelo experimental)	ND

↑ proporção aumentada; ↓ proporção diminuída; DRC: doença renal crônica; ND: não disponível.

Fonte: Adaptada de Yang T, Richards EM, Pepine CJ et al. The gut microbiota and the brain-gut-kidney axis in hypertension and chronic kidney disease. Nature Reviews Nephrology. 2018;14(7):442-56. doi: 10.1038/s41581-018-0018-2.

A desregulação de múltiplos fatores contribuintes tem sido demonstrada na hipertensão e na DRC, incluindo alterações no sistema renina-angiotensina, no sistema nervoso autônomo (SNA) e no sistema imunológico. Fatores ambientais, em associação com componentes epigenéticos e genéticos, têm papéis críticos no início, manutenção e progressão da hipertensão. Além disso, evidências emergentes indicam que a MI exerce um papel essencial no desenvolvimento da hipertensão e progressão da DRC, por meio do eixo "cérebro-intestino-rim".

A ativação simpática é uma característica comum em distúrbios que afetam o cérebro, o intestino e os rins. A ativação persistente da microglia e a neuroinflamação em regiões pré-simpáticas do cérebro, responsáveis pela saída simpática, contribuem para o aumento da pressão arterial e para a patogênese de alterações intestinais e nos rins (Figura 32.3).

De acordo com a hipótese do eixo "cérebro-intestino-rim", os tratamentos direcionados ao cérebro, ao sistema nervoso simpático (SNS) ou ao intestino podem trazer benefícios terapêuticos para pacientes com hipertensão e/ou DRC. Consistente com essa hipótese, estudos indicam que a administração intracerebroventricular de minociclina pode suprimir a ativação microglial e simpática, de modo a reduzir a pressão arterial em modelos animais de hipertensão.[13] Além disso, a denervação renal, que tem como alvo a interrupção do impulso simpático, demonstrou efeitos benéficos em pacientes com hipertensão resistente e DRC. A modulação da MI também tem sido associada à redução da inflamação sistêmica e da atividade simpática, fatores que contribuem para o desenvolvimento e progressão da hipertensão e DRC.[12] Portanto, várias abordagens voltadas para modulação da MI estão sendo exploradas como potenciais tratamentos adjuvantes dessas doenças.

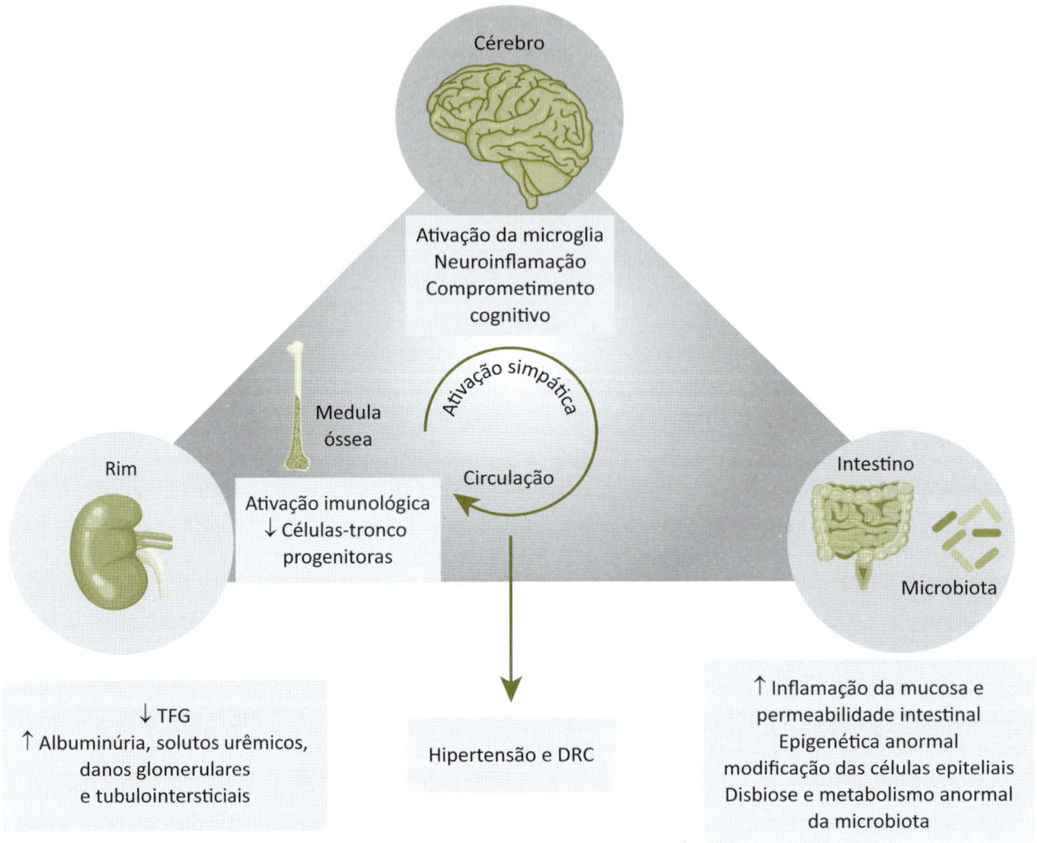

Figura 32.3. Hipótese do eixo "cérebro-intestino-rim" na patogênese da hipertensão arterial e da DRC.

DRC: doença renal crônica; TFG: taxa de filtração glomerular.

Fonte: Adaptada de Yang T, Richards EM, Pepine CJ et al. The gut microbiota and the brain-gut-kidney axis in hypertension and chronic kidney disease. Nature Reviews Nephrology. 2018;14(7):442-56. doi:10.1038/s41581-018-0018-2).

Embora a dieta seja essencial para formação e modulação da microbiota, é preciso considerar que pacientes nefropatas apresentam restrições alimentares que podem influenciar a função microbiana. Essas restrições geram o consumo reduzido de carboidratos não estruturais, que são precursores de ácidos graxos de cadeia curta (AGCCs).[15,16] A produção de indoxil sulfato (IS) e p-cresil sulfato (pCS) pode ser modulada pelo aumento seletivo de bactérias sacarolíticas (produtoras de AGCCs) e pela diminuição de bactérias proteolíticas (produtoras de resíduos nitrogenados) no cólon.[16] Portanto, a abordagem terapêutica deve visar a restauração da simbiose intestinal, o que pode ser alcançado por meio do manejo dietético, ajuste do tempo de trânsito intestinal, uso de probióticos, prebióticos, simbióticos, AGCCs e adsorventes.[15,16]

O manejo dietético inclui o aumento da ingestão de fibras, principalmente amido resistente, que atuam como substrato para bactérias benéficas, contribuindo para a redução do estresse oxidativo e inflamação, além de restaurar as junções estreitas epiteliais dos enterócitos. Contudo, essa abordagem dietética pode apresentar limitações em estágios avançados da doença, pois dietas ricas em fibras podem conter elevadas de potássio e fósforo.[16] Os adsorventes, como o AST-120, visam reduzir a absorção intestinal de toxinas urêmicas, ajudando a diminuir a produção de espécies reativas de oxigênio (EROs), o estresse oxidativo e a inflamação.[16]

Os prebióticos, probióticos e simbióticos desempenham papéis cruciais no estímulo da proliferação de bactérias selecionadas. Estudos em humanos mostram que o uso de prebióticos está associado à redução da concentração sérica de toxinas urêmicas, ao diminuir a população de bactérias proteolíticas, promover a proliferação das bactérias sacarolíticas e melhorar a absorção de nutrientes.[17] Em modelo animal, o uso de prebióticos, como os betaglucanos, resultou na diminuição dos níveis urinários de IS e dos níveis séricos de pCS, sugerindo efeitos benéficos na função da microbiota, na permeabilidade intestinal e na função renal.[18]

Os probióticos contribuem para a redução da uremia e para a restauração do equilíbrio da microbiota. Eles atuam como imunomoduladores, fortalecem a integridade da mucosa intestinal e produzem peptídeos antimicrobianos que impedem a adesão de micro-organismos patogênicos. Por sua vez, os simbióticos têm sido associados à diminuição da progressão da DRC e à melhora da MI.[18]

Os AGCCs butirato, propionato e acetato desempenham importante função na integridade da barreira epitelial, inibindo a proliferação de micro-organismos patogênicos e exibindo propriedades anti-inflamatórias. Eles também reduzem a infiltração de células imunes e a apoptose de células renais e estimulam a via autofágica, resultando na manutenção da barreira intestinal e na melhora da função renal.[19] Estudo demonstrou que camundongos submetidos à lesão renal por isquemia e reperfusão e tratados com probióticos contendo bactérias produtoras de acetato apresentaram uma diminuição significativa nos níveis séricos de ureia e creatinina, além de uma redução na produção de mediadores inflamatórios e EROs. Esses achados sugerem um efeito protetor dos probióticos sobre o tecido renal.[19]

A administração de probióticos em pacientes em diálise tem sido objeto de estudo em virtude do potencial de modulação da MI e de seus efeitos benéficos em condições associadas à DRC. As cepas mais comumente investigadas incluem as dos gêneros *Lactobacillus* e *Bifidobacterium*, frequentemente utilizadas em formulações mistas.[17]

Estudos em pacientes em diálise, tanto em HD como em DP, sugerem que, por um lado, probióticos contendo *Lactobacillus paracasei* têm efeitos positivos na redução de toxinas urêmicas, inflamação e sintomas gastrointestinais.[20,21] Por outro lado, a suplementação com probióticos contendo *Lactobacillus acidophilus*, *Lactobacillus casei* e *Bifidobacterium bifidum* demonstrou efeitos benéficos no controle glicêmico, em biomarcadores de inflamação e estresse oxidativo, alterações frequentemente encontradas em pacientes em programas de diálise.[10,11]

No entanto, ainda não há consenso sobre a dosagem e a duração ideal para a administração de probióticos em pacientes com DRC, e os resultados dos estudos são, por vezes, controversos.[9] Portanto, mais pesquisas, com amostras maiores e acompanhamento de longo prazo, são necessárias para elucidar o impacto clínico significativo dos probióticos em pacientes com DRC nas diferentes modalidades de tratamento.

Referências bibliográficas

1. Noce A, Marchetti M, Marrone G et al. link between gut microbiota dysbiosis and chronic kidney disease. European Review for Medical and Pharmacological Sciences. 2022;26(6):2057-74. doi: 10.26355/eurrev_202203_28354.
2. Vaziri ND, Zhao YY, Pahl MV. Altered intestinal microbial flora and impaired epithelial barrier structure and function in CKD: the nature, mechanisms, consequences and potential treatment. Nephrology,

dialysis, transplantation: official publication of the European Dialysis and Transplant Association – European Renal Association. 2016;31(5):737-46. doi:10.1093/ndt/gfv095.
3. Simões-Silva L, Araujo R, Pestana M, Soares-Silva I, Sampaio-Maia B. The microbiome in chronic kidney disease patients undergoing hemodialysis and peritoneal dialysis. Pharmacological Research. 2018;130:143-51.
4. Spain AM, Krumholz LR, Elshahed MS. Abundance, composition, diversity and novelty of soil proteobacteriaa. The ISME Journal. 2009;3(8):992-1000. doi: 10.1038/ismej.2009.43.
5. Zhou Z, Tran PQ, Kieft K. Anantharaman K. Genome diversification in globally distributed novel marine proteobacteria is linked to environmental adaptation. The ISME Journal. 2020;14(8):2060-77. doi: 10.1038/s41396-020-0669-4.
6. Luo D, Zhao W, Lin Z et al. The effects of hemodialysis and peritoneal dialysis on the gut microbiota of end-stage renal disease patients, and the relationship between gut microbiota and patient prognoses. Frontiers in Cellular and Infection Microbiology. 2021;11:579386.
7. Stadlbauer V, Horvath A, Ribitsch W et al. Structural and functional differences in gut microbiome composition in patients undergoing haemodialysis or peritoneal dialysis. Scientific Reports. 2017;7(1):15601.
8. Hong Y, Sun Z et al. The relationship between trimethylamine-N-oxide and the risk of acute ischemic stroke: a dose-response meta-analysis. PloS One. 2023;18(10):e0293275. doi: 10.1371/journal.pone.0293275. eCollection 2023.
9. Heianza Y, Ma W, DiDonato JA et al. Long-Term changes in gut microbial metabolite trimethylamine n--oxide and coronary heart disease risk. J. Am Coll of Cardiol. 2020;75(7):7653-772.
10. Spari D, Zwicky SN, Yilmaz B et al. Intestinal dysbiosis as an intraoperative predictor os septic complications: evidence from human surgical cohorts and preclinical models of peritoneal sepsis. Sci Rep. 2023;13(1):22921.
11. Feehilly C, O'Neill I, Walsh CJ et al. Detailed mapping of bifidobacterium strain transmission from mother to infant via a dual culture-based and metagenomic approach. Nat Commun. 2023;14(1):3015.
12. Yang T, Richards EM, Pepine CJ, Raizada MK. The gut microbiota and the brain-gut-kidney axis in hypertension and chronic kidney disease. Nature Reviews Nephrology. 2018;14(7):442-56. doi:10.1038/s41581-018-0018-2.
13. Yu SJ, Liu XJ, Guo J et al. Blockade of microglial activation in hypothalamic paraventricular nucleus improves high salt-induced hypertension. Am J Hypertens. 2022;35(9):820-7.
14. Biffi A, Dell'Oro R, Quarti-Trevano F et al. Effects of renal denervation on sympathetic nerve trafic and correlates in drug-resistante and uncontrolled hypertension: a systematic review and meta-analysis. Hypertension. 2023;80(3):659-67.
15. Stavropoulou E, Kantartzi K, Tsigalou C, Konstantinidis T, Romanidou G, Voidarou C et al. Focus on the gut–kidney axis in health and disease. Frontiers in Medicine. 2020;7:620102.
16. Kim SM, Song I H. The clinical impact of gut microbiota in chronic kidney disease. Korean Journal of Internal Medicine. 2020;35(6):1305-16.
17. Nguyen TTU, Kim HW, Kim W. Effects of probiotics, prebiotics, and symbiotics on uremic toxins, inflammation, and oxidative stress in hemodialysis patients: a systemic review and meta-analysis if randomized controlled trials. J Clin Med. 2021;10(19):4456.
18. Hall JA, Jewell DE, Ephraim Eden. Feeding cats with chronic kidney disease food supplemented with betaine and prebiotics increase total body mass and reduce uremic toxins. PloS One. 2022;17(5):e0268624.
19. Andrade-Oliveira V, Amano MT, Correa-Costa M et al. Gut bacteria products prevent AKI induced by ischemia-reperfusion. Journal of the American Society of Nephrology. 2015;26(8):1877-88.
20. Zhou S, Yan Y, Chu R et al. Probiotic treatment induces changes in intestinal microbiota but does not alter SCFA levels in peritoneal dialysis patients – a randomized, placebo-controlled trial. Sci Rep. 2024;14(1):31413.
21. Liu S, Liu H, Chen L et al. Effect of probiotics on the intestinal microbiota of hemodialysis patients: a randomized trial. Eur J Nutr. 2020;59(8):3755-66.

33

Saúde Cardiovascular – A Influência da Microbiota Intestinal

Fernando Augusto Alves da Costa
Renata Cristina Campos Gonçalves

Introdução

No campo do estudo do desenvolvimento das doenças cardiovasculares (DCVs), os principais fatores de risco incluem hipertensão arterial sistêmica (HAS), diabetes, dislipidemia, obesidade, sedentarismo e tabagismo. Além disso, hereditariedade, circunferência abdominal aumentada, estresse, doença renal crônica e microalbuminúria começaram a figurar nesse contexto e, mais recentemente, poluição, crises sociais e econômicas, separação conjugal e o uso de drogas ilícitas foram associados ao desenvolvimento dessas doenças.[1]

As DCVs, de acordo com a Organização Mundial da Saúde (OMS), são responsáveis por 17,9 milhões de mortes por ano no mundo, o que corresponde a 31% do total de óbitos.[2,3]

Incluir a microbiota intestinal (MI) como um elemento que poderia ser um contribuidor para o desenvolvimento de DCV foi uma tarefa árdua, mas, com as evidências científicas atuais, além da aceitação como um fator de risco, já há intervenções direcionadas para esse complexo sistema a fim de melhorar a saúde como um todo.

Enquanto os profissionais de Saúde demonstram grande entusiasmo com os resultados de moléculas medicamentosas promissoras em estudos clínicos randomizados, as alterações na MI e sua implicação na colonização patológica, promovendo a produção de moléculas prejudiciais ao organismo hospedeiro, ainda não recebem a mesma atenção como fator causal de doenças. Da mesma forma, a integridade das barreiras protetoras do epitélio intestinal pode ser danificada por uso de antibióticos, agressão de patógenos exógenos ingeridos por descuidos na higienização de alimentos e das próprias mãos, doenças sistêmicas agudas e crônicas e doenças locais. Isso facilita a colonização de micro-organismos inadequados para o equilíbrio saudável da MI e, consequentemente, desencadeia a produção de elementos como o N-óxido de trimetilamina (TMAO), que será posteriormente abordado neste capítulo, além de moléculas inflamatórias que podem facilitar a entrada de patógenos na corrente sanguínea e, consequentemente, desencadear doenças.[4]

Atualmente, a ciência destaca a importância de uma MI saudável e das estratégias para melhorar e manter a população desses micro-organismos benéficos por intermédio de uma alimentação equilibrada, uso de probióticos e prebióticos. A relevância desse sistema para a saúde cardiovascular é tão significativa que o intestino é considerado o "segundo cérebro", não apenas pela quantidade de neurônios presentes, mas também em razão de suas funções sistêmicas. As vilosidades intestinais, se colocadas lado a lado, cobririam uma área de aproximadamente 250 metros quadrados, equivalente a uma quadra de tênis, o que corresponde também ao tamanho do endotélio vascular. Assim, essas duas estruturas se equivalem em termos de tamanho e função. Além disso, o intestino humano contém cerca de 500 milhões de neurônios, responsáveis, entre outras funções, pela produção de aproximadamente 90% da serotonina. Ademais, 70% das células do sistema imunológico estão localizadas no intestino.[5]

O intestino humano abriga cerca de 100 trilhões de micro-organismos, que compreendem até 50% das fezes, povoam este hábitat desde o nascimento e modificam-se por meio de nossos hábitos alimentares.[6]

Atualmente, estudos genéticos da MI estão sendo desenvolvidos em escala grandiosa para explicar esse misterioso sistema e suas alterações pelo *modus vivendi* do hospedeiro, uso de antibióticos, por doenças sistêmicas associadas e doenças desenvolvidas. O campo é bastante vasto e aberto para pesquisas em inúmeras áreas. Interessante ressaltar a afirmação do gastroenterologista Pierre Déchelotte, da Universidade de Rouen, na França, "a microbiota é o nosso segundo cérebro".[7]

A procura da MI ideal implica melhor saúde cardiovascular.

Hoje sabemos que a comunicação intestino-cérebro depende de três sistemas – o nervoso, o neuroendócrino e o imunológico – que desenvolveram uma rede complexa e integrada. Esses sistemas atuam na manutenção do equilíbrio orgânico, e seu desequilíbrio poderá resultar no desenvolvimento de alterações comportamentais, de memória e metabólicas, por exemplo na resistência insulínica, em alterações lipídicas e imunológicas e nos marcadores inflamatórios e oxidativos.[8,9]

A seguir, enumeramos alguns estudos que comprovam essa relação, o que abre um grande leque para futuros pesquisadores nessa área tão relevante.

Com relação ao peso ao nascer, um estudo concluiu que crianças que nasceram com peso inferior a 2.500 g tiveram maior propensão para o desenvolvimento da aterosclerose, além de hipertensão arterial, intolerância à glicose e diabetes *mellitus* tipo 2 (DM2).[10]

Entre outras observações, um aleitamento materno mais prolongado, superior a 6 meses ou 1 ano, está relacionado a menor obesidade na vida adulta em comparação com aquelas crianças que receberam aleitamento por menos de 6 meses.[11]

O oferecimento de açúcar para crianças menores de 2 anos relaciona-se com aumento da taxa de obesidade na vida futura. O trabalho dos pediatras, nessa área, tem sido muito significativo; no entanto, os resultados são comprometidos pelo atrativo das bebidas açucaradas e doces deliciosos em propagandas divulgadas na mídia.[12]

Dietas ricas em fibras e proteínas vegetais, bem como com baixo teor de gorduras saturadas, podem modificar a MI, resultando em maior produção de ácidos graxos de cadeia curta (AGCCs) que, por sua vez, contribuem para manter a integridade da barreira intestinal, especificamente da borda em escova, o que impede que patógenos adentrem na corrente sanguínea. Além disso, desempenham um papel na redução da pressão arterial, nos níveis de colesterol e na sensibilidade à insulina, além de apresentarem propriedades anti-inflamatórias e anticancerígenas. No entanto, dietas ricas em carnes vermelhas, ovos e laticínios promovem o desenvolvimento de bactérias produtoras de TMAO, um fator de risco para o desenvolvimento de aterosclerose vascular.[5]

Não se trata de proibir o consumo de das carnes vermelhas, ovos e laticínios, mas sim de equilibrar sua ingestão e associá-los a alimentos saudáveis, como frutas, verduras e legumes, para contraposição a essa exposição por meio do povoamento de micro-organismos potencialmente benéficos.

Peter Libby e Paul Ridker explicaram a formação das células espumosas, estrias gordurosas e placas ateroscleróticas por intermédio da oxidação da molécula de lipoproteina de baixa densidade colesterol (LDL-c) e do processo de fagocitose pelos macrófagos.[13] Esse mecanismo é semelhante ao observado na relação com o TMAO e, portanto, representa um novo fator desencadeador de aterosclerose. A mudança do padrão alimentar desde a infância pode reduzir esse risco preocupante.

Neste capítulo, serão descritas algumas formas de promoção da saúde cardiovascular por meio da modulação e da manutenção da MI saudável.

Microbiota nas alterações da saúde cardiovascular

Alterações na composição e função da MI na doença aterosclerótica foram descritas em vários estudos.

As relações intestinais microbioma-hospedeiro têm sido implicadas em DCVs e condições metabólicas associadas; portanto, a MI pode ser mediadora ou moduladora do início e da progressão da doença.[14] Na Figura 33.1, é possível observar as contribuições da MI e suas respostas metabólicas para a saúde e doença cardiovascular.[14]

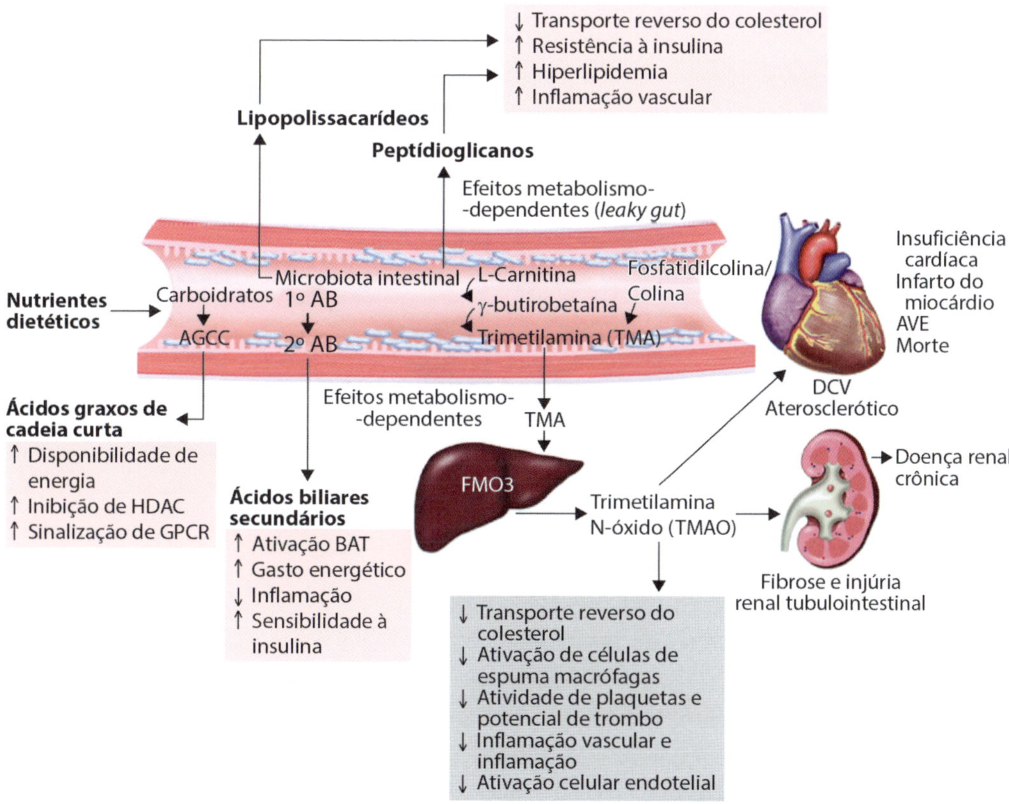

Figura 33.1. Microbiota intestinal e suas contribuições metabólicas para a saúde e doença cardiovascular.[5]

AB: ácidos biliares; AGCC: ácido graxo de cadeia curta; AVE: acidente vascular encefálico; BAT: tecido adiposo marrom; DCV: doença cardiovascular; FMO3: flavina monooxigenase 3; GPCR: receptor acoplado à proteína G; HDAC: histona desacetilase.

Fonte: Adaptada de Tang WHW, Bäckhed F, Landmesser U, Hazen SL. Intestinal microbiota in cardiovascular health and disease: JACC State-of-the-Art Review. J Am Coll Cardiol. 2019;73(16):2089-105.

Há uma crescente evidência de que mudanças na composição da MI podem promover maior suscetibilidade para o desenvolvimento de DCVs a longo prazo, pois os metabólitos derivados da fermentação dos micro-organismos presentes na microbiota são biologicamente ativos, e sobretudo o TMAO é reconhecido como um agente aterogênico.[14]

Wang *et al.* (2011) realizaram uma abordagem metabolômica para gerar perfis metabólicos imparciais de pequenas moléculas no plasma que predizem risco de DCVs. Três metabólitos da fosfatidilcolina lipídica da dieta, colina, TMAO e betaína – foram identificados e, em seguida, demonstraram prever o risco de DCVs em uma coorte clínica grande e independente. A suplementação dietética de camundongos com colina, TMAO ou betaína promoveu a regulação positiva de múltiplos receptores sequestradores de macrófagos ligados à aterosclerose, e a suplementação com colina ou TMAO estimulou diretamente a aterosclerose.[15]

O TMAO é um metabólito plasmático intestinal dependente da MI que foi associado ao aumento do risco de eventos cardiovasculares em vários estudos conduzidos em humanos e animais.[15,16] Das muitas funções do metabólito, o TMAO modula o metabolismo do colesterol no fígado, intestinos e paredes arteriais. Quando ele está presente na circulação sistêmica, há aumento do acúmulo e diminuição da remoção do colesterol das células endoteliais periféricas que revestem as paredes arteriais. Seus níveis desencadeiam aumento na expressão de citocinas pró-inflamatórias, recrutamento de leucócitos e moléculas de adesão de modo a induzir inflamação vascular.[5-14]

A formação do TMAO é demonstrada na Figura 33.2.

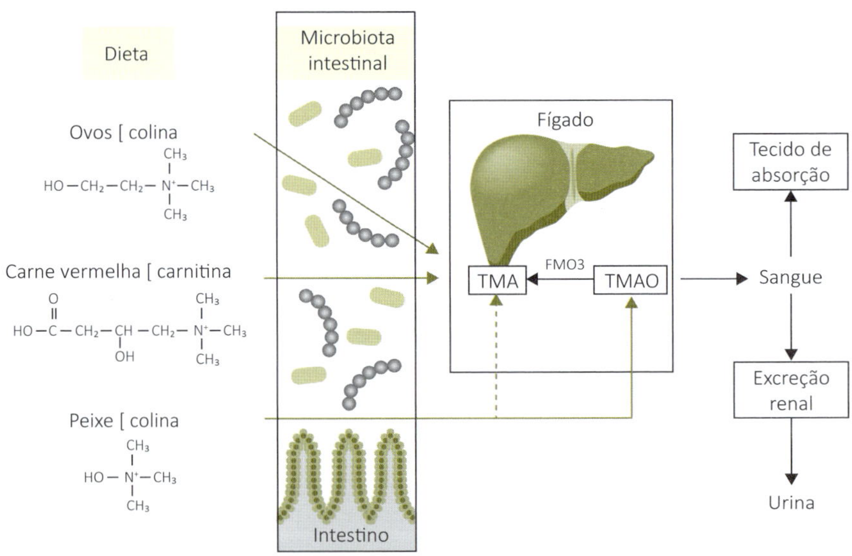

Figura 33.2. Diagrama simplificado da formação e metabolismo do N-óxido de trimetilamina.[16]

FMO3: flavina monooxigenase 3; TMA: trimetilamina; TMAO: N-óxido de trimetilamina.

Fonte: Adaptada de Cho CE, Caudill MA. Trimethylamine-N-oxide: friend, foe, or simply caught in the cross-fire? Trends Endocrinol Metab. 2017;28:121-30.

Metabólitos intestinais dependentes de bactérias, incluindo AGCCs e TMAO, podem modificar os determinantes de DCV por meio de receptores acoplados à proteína G (GPCR) que modulam a pressão arterial ou inibem o transporte reverso de colesterol coordenado por lipoproteínas de alta densidade (HDL), respectivamente.[14]

Pacientes com insuficiência cardíaca apresentam níveis aumentados de TMAO em comparação com controles pareados por idade e sexo. Além disso, concentrações aumentadas de TMAO estão associadas a menor sobrevida na insuficiência cardíaca.[14]

Uma associação entre os níveis de TMAO e hipertensão arterial foi demonstrada em uma metanálise que sugeriu uma correlação dose-dependente positiva significativa entre a concentração circulante de TMAO e a prevalência de hipertensão, independentemente das diferentes estratificações.[17]

Em uma metanálise de 19 estudos prospectivos, Heianza *et al.* (2017) concluíram que concentrações elevadas de TMAO e seus precursores foram associados a risco aumentado de eventos cardiovasculares adversos maiores e de mortalidade por todas as causas, independentemente dos fatores de risco tradicionais.[18]

Fatores de risco para DCVs, como dislipidemia, hiperglicemia, hipertensão e obesidade, podem induzir ou ser modulados por alterações no microbioma intestinal.

Dietas ricas em fibras e proteínas vegetais, bem como baixo teor de gorduras saturadas, podem resultar em aumento da riqueza microbiana e em produção mais abundante de AGCCs. Os AGCCs são subprodutos da fermentação de carboidratos e proteínas que ajudam a manter a integridade da borda da escova intestinal, mas também podem reduzir o risco de DCVs por meio de reduções na pressão arterial sistólica e no colesterol sérico, bem como maior sensibilidade à insulina. Assim como os AGCCs, o TMAO é intricadamente associado à ingestão alimentar, pois deriva de alimentos ricos em colina, fosfatidilcolina e carnitina. Os três últimos componentes da dieta são encontrados, predominantemente, em alimentos de origem animal, incluindo ovos, carne vermelha e laticínios. Estudos em vegetarianos e veganos demonstraram que indivíduos aderentes a dietas à base de plantas produzem menos TMAO comparados aos onívoros.[11] Especificamente, dietas ricas em carne vermelha estão associadas com maiores níveis circulantes de TMAO e com excreção renal fracional significativamente reduzida desse metabólito em comparação a dietas com base em carne branca ou sem carne.[5]

É importante reconhecer que a maioria dos aconselhamentos dietéticos recomenda abordagens que tendem a reduzir os níveis de TMAO, incluindo a redução do consumo de gorduras e calorias, além da adoção da dieta mediterrânea.[5]

Um estudo publicado na revista Gut[19] demonstrou que o alto consumo de alimentos característicos da dieta mediterrânea está associado com perfis metabolômicos benéficos relacionados à MI. O estudo recrutou 153 indivíduos adeptos de dietas onívora, vegetariana ou vegana (vegetariana restrita). Os participantes foram orientados a registrar e pesar a ingestão de alimentos durante 7 dias, além de coletar amostras de fezes e urina. Os resultados demonstraram associações significativas entre o consumo de dietas à base de vegetais e o aumento dos níveis de AGCCs nas fezes. Além disso, o filo Bacteroidetes foi mais abundante em vegetarianos e veganos em comparação a onívoros ($p < 0,05$), enquanto a maioria dos onívoros apresentou uma razão maior entre Firmicutes e Bacteroidetes (F/B). Os níveis fecais dos AGCCs butirato, ácido acético e ácido propanoico foram significativamente correlacionados ao consumo de frutas, vegetais e leguminosas ($p < 0,05$), bem como ao consumo de fibras totais ($p < 0,001$). Indivíduos com padrões alimentares mais consistentes com a dieta mediterrânea também apresentaram altos níveis de butirato, ácido acético e ácido propanoico.

Alguns autores afirmam que bactérias do filo Firmicutes são capazes de extrair mais calorias dos alimentos, aumentando, assim, a absorção calórica e o risco de obesidade. Por sua vez, as do filo Bacteroidetes são capazes de transformar amidos vegetais e fibras em AGCCs. O consumo de alimentos ricos em fibras pode melhorar a proporção F/B.

Os resultados do estudo também demonstraram que, em comparação com onívoros, vegetarianos, veganos e indivíduos com dieta semelhante à mediterrânea apresentaram níveis significativamente menores de TMAO ($p < 0{,}0001$).[19]

Um artigo de revisão demonstrou que alguns padrões alimentares têm efeito no microbioma intestinal. Entre eles, as dietas mediterrânea e vegetariana mostraram efeitos favoráveis tanto para o microbioma intestinal como para o risco de doenças cardiometabólicas.[20]

Em outro estudo, randomizado controlado, conduzido por Wan *et al.* (2019),[21] investigou-se como dietas com conteúdos diferentes de gordura poderiam alterar a MI e o perfil metabolômico fecal, além de determinar a relação dessas alterações com fatores de risco cardiometabólicos em adultos saudáveis.

Foram selecionados 217 participantes com índice de massa corpórea (IMC) < 28 kg/m^2 (ponto de corte de obesidade para população chinesa) e divididos em três grupos. No grupo que recebeu dieta baixa em gorduras (DBG), a distribuição calórica foi de 20% de lipídios e 66% de carboidratos; já no grupo moderado em gorduras (DMG), as porcentagens calóricas foram 30% de lipídios e 56% de carboidratos. Já no grupo com dieta rica em gordura (DRG), os participantes receberam 40% de lipídios e 46% de carboidratos. A ingestão de proteínas foi de 14% e a de fibras, 14 g, para evitar uma variável dietética adicional, em todas as dietas. Todos os alimentos foram fornecidos durante os 6 meses de intervenção e os pacientes registraram em diários alimentares tudo que consumiram. A MI, o perfil metabolômico fecal, os marcadores inflamatórios e outros biomarcadores sanguíneos foram analisados por intermédio de amostras fecais e de sangue fornecidas no início e ao fim do estudo.

Após 6 meses de intervenção, todos os grupos apresentaram perda de peso, sendo essa perda maior no grupo com DBG. Além disso, a redução de circunferência da cintura, colesterol total, HDL e LDL foi maior nesse grupo. A diversidade da microbiota aumentou significativamente no grupo DBG em relação ao grupo DRG ($p = 0{,}03$). No grupo DRG, os Bacteroidetes aumentaram e os Firmicutes diminuíram após intervenção ($p < 0{,}001$). A razão F/B se reduziu significativamente após a intervenção nos grupos DMG e DRG ($p = 0{,}004$ e $p < 0{,}001$, respectivamente). Em comparação com a DBG, a DRG promoveu aumento na abundância de Bacteroidetes e redução de Firmicutes ($p < 0{,}01$). A DBG foi associada ao aumento das concentrações de *Blautia* ($p = 0{,}007$) e *Faecalibacterium* ($p = 0{,}04$), enquanto a DRG foi associada ao aumento das concentrações de *Alistipes* e *Bacteroides* ($p < 0{,}01$) e diminuição de *Faecalibacterium*. Maior concentração de *Blautia* se correlacionou negativamente com mudanças nos níveis de colesterol, LDL e HDL ($p < 0{,}001$), enquanto maior concentração de Bacteroidetes se correlacionou positivamente ($p < 0{,}001$) a essas alterações.

Do ponto de vista metabolômico, a análise fecal mostrou redução nos níveis de p-cresol e indol (associados a distúrbios metabólicos) e aumento nas concentrações de ácido 3-indol propiônico e ácido butírico no grupo DBG. No grupo DRG, observou-se diminuição dos AGCCs e aumento nos níveis de ácido araquidônico. As concentrações de proteína C-reativa estavam significativamente aumentadas na DRG em relação à DMG ($p < 0{,}001$) e à DBG ($p < 0{,}001$). As concentrações de tromboxanos estavam aumentadas na DRG em relação à DBG ($p = 0{,}02$), enquanto leucotrienos e prostaglandinas estavam significativamente reduzidos em relação à DMG (pp = 0,003) e à DRG ($p < 0{,}001$). Os autores concluíram que, em DBG comparação à dieta com baixo teor de gordura, o consumo de DRG parece causar alterações desfavoráveis na MI, nas concentrações de metabólitos fecais e nos fatores pró-inflamatórios em adultos jovens saudáveis, o que pode ter consequências para a saúde em longo prazo.[21]

Prebióticos e probióticos em doenças cardiovasculares

Entre os diferentes fatores ambientais que afetam o microbioma humano, a dieta é um dos mais importantes. Alimentos e suplementos prebióticos e probióticos podem fazer parte de uma alimentação saudável e têm sido associados à positiva modulação intestinal.

Os prebióticos são componentes alimentares não digeríveis que beneficiam a saúde do hospedeiro ao estimular seletivamente o crescimento e/ou a atividade de um ou de um número limitado de microrganismos. De fato, os prebióticos podem exercer efeitos cardioprotetores e reduzir o risco de DCV ao favorecer a promoção de uma MI saudável.[22]

Vulevic *et al.* (2013), em um estudo duplo-cego, avaliaram o efeito de uma mistura de galacto-oligossacarídeo (B-GOS) sobre marcadores de síndrome metabólica (SM), composição de MI e função imunológica em 45 adultos com excesso de peso e fatores de risco associados à SM. Após 4 semanas de intervenção, os participantes apresentaram uma diminuição do número de bactérias Gram-negativas e um aumento no número de bifidobactérias benéficas, além de efeitos significativos em alguns marcadores da SM, como insulina, colesterol total e triglicerídeos.[22]

Outro estudo incluiu indivíduos com fatores de risco para DCV. Nele, Tenore *et al.* (2019)[23] randomizaram 90 participantes em três grupos de intervenção para testar os efeitos de um purê de maçã Annurca lactofermentado com *Lactobacillus rhamnosus* LRH11 e *Lactobacillus plantarum* SGL07 (lfAAP) (125 g/dia), de um purê de maçã não fermentado (AAP) (125 g/dia) ou da suplementação probiótica isolada, contendo a mesma quantidade das cepas de *Lactobacillus* presentes em 125 g de lfAAP (cerca de 3×10^8 unidades formadoras de colônia [UFCs]), sobre o perfil lipídico plasmático e os níveis de TMAO. A conclusão indicou que o lfAAP foi mais eficaz no controle dos níveis plasmáticos de lipoproteínas de alta densidade colesterol (HDL-c) e TMAO, com relevância clínica na prevenção primária de DCV.[23]

Os probióticos (micro-organismos vivos que, quando administrados em quantidades adequadas, conferem benefícios à saúde do hospedeiro) também vêm se apresentando como uma possível abordagem terapêutica para a prevenção e o tratamento de DCV, interferindo na formação e progressão de placas ateroscleróticas.

Em um estudo realizado com mulheres obesas pós-menopausa e alto risco cardiovascular, foram avaliados os efeitos de uma mistura probiótica, contendo *Bifidobacterium bifidum* W23, *Bifidobacterium lactis* W51, *Bifidobacterium lactis* W52, *Lactobacillus acidophilus* W37, *Lactobacillus brevis* W63, *Lactobacillus casei* W56, *Lactobacillus salivarius* W24, *Lactococcus lactis* W19, *Lactococcus lactis* W58, em baixa dose ($2{,}5 \times 10^9$ UFC) vs. alta dose (1×10^{10} UFC) sobre parâmetros bioquímicos e funcionais. Após 12 semanas, a suplementação probiótica em alta dose reduziu a pressão arterial sistólica, o fator de crescimento endotelial vascular (VEGF), a velocidade da onda de pulso, os níveis de interleucina (IL) 6, fator de necrose tumoral alfa (TNF-α) e trombomodulina. Benefícios mais modestos também foram observados com baixas doses de suplementação probiótica, incluindo a redução da pressão arterial sistólica e dos níveis de IL-6.[24]

Uma metanálise conduzida por Cho *et al.* (2015) observou redução dos níveis de LDL-c em indivíduos tratados com probióticos, quando comparados ao grupo-controle. Entre as cepas utilizadas que demonstraram reduções significativas, estão *Lactobacillus acidophilus*, uma mistura de *Lactobacillus acidophilus* e *Bifidobacterium lactis* e *Lactobacillus plantarum*. Não foram observadas diferenças significativas nos níveis de HDL-c e triglicerídeos.[25]

É importante ressaltar que cada cepa apresenta um efeito clínico diferente, sendo a dose usual a partir de 10^9 UFCs. A duração do tratamento também pode influenciar nos resultados. Uma forte associação foi observada em estudos com duração superior a 8 semanas.[26]

Há um crescente interesse em investigar o uso de probióticos para a hipercolesterolemia. No entanto, os estudos mostram que a redução dos níveis plasmáticos de LDL-c promovida pelos probióticos é modesta.[26]

Além da suplementação com prebióticos e probióticos, faz-se necessário avaliar a dieta do indivíduo uma vez que ela tem um papel fundamental na composição, função e diversidade da MI. Dietas específicas têm impacto profundo na estabilidade, funcionalidade e diversidade da comunidade microbiana intestinal.[27]

Conclusões

A MI desempenha papel fundamental na intersecção entre dieta e DCV, metabolizando componentes alimentares que resultam na produção de AGCCs, os quais promovem efeitos cardiovasculares benéficos importantes. Entretanto, a maioria dos estudos foca em caracterizar a composição microbiana, em vez de investigar as alterações funcionais e suas consequências.

Reconhece-se que o metabolismo dependente do microbioma também pode desencadear a produção de metabólitos com possíveis efeitos cardiovasculares adversos, como TMAO, que pode promover maior risco de aterosclerose e trombose. Portanto, é necessário testar e até mesmo desenvolver novas estratégias terapêuticas que visem modular a MI para a prevenção e o tratamento das DCVs. Essas estratégias podem incluir intervenções dietéticas personalizadas, além do uso de probióticos e/ou prebióticos, conforme discutido neste capítulo.

Referências bibliográficas

1. Précoma DB, Oliveira GMM, Simão AF, Dutra OP, Coelho OR, Izar MCO et al. Atualização da Diretriz de Prevenção Cardiovascular da Sociedade Brasileira de Cardiologia – 2019. Arq. Bras. Cardiol. 2019;113(4):787-891.
2. Rahman MM, Islam F, Or-Rashid MH, Mamun AA, Rahaman MS, Islam MM et al. The gut microbiota (microbiome) in cardiovascular disease and its therapeutic regulation. Front Cell Infect Microbiol. 2022;12:903570.
3. Attaye I, Pinto-Sietsma SJ, Herrema H, Nieuwdorp M. A crucial role for diet in the relationship between gut microbiota and cardiometabolic disease. Annu Rev Med. 2020;71:149-61.
4. Fan Y, Pedersen O. Gut microbiota in human metabolic health and disease. Nat Rev Microbiol. 2021;19(1):55-71. doi: 10.1038/s41579-020-0433-9.
5. Tang WHW, Bäckhed F, Landmesser U, Hazen SL. Intestinal microbiota in cardiovascular health and disease: JACC State-of-the-Art Review. J Am Coll Cardiol. 2019;73(16):2089-105.
6. Passos MDCF, Moraes-Filho JP. Intestinal microbiota in digestive diseases. Arq Gastroenterol. 2017;54(3):255-62. doi: 10.1590/S0004-2803.201700000-31.
7. Galmiche M, Achamrah N, Déchelotte P, Ribet D, Breton J. Role of microbiota-gut-brain axis dysfunctions induced by infections in the onset of anorexia nervosa. Nutrition Reviews. 2022;80(3):381-91. doi: 10.1093/nutrit/nuab030.
8. Westfall S, Lomis N, Kahouli I, Dia SY, Singh SP, Prakash S. Microbiome, probiotics and neurodegenerative diseases: deciphering the gut brain axis. Cellular and molecular life sciences: CMLS. 2017;74(20):3769-87.
9. Martin CR, Osadchiy V, Kalani A, Mayer EA. The brain-gut-microbiome axis. Cellular and Molecular Gastroenterology and Hepatology. 2018;6(2):133-48.
10. De Onis M, Villar J. Levels and patterns of intrauterine growth retardation in developing countries.(7) Eur J Clin Nutr. 1998;52(1):5-15.
11. Balaban G, Silva GAP. Efeito protetor do aleitamento materno contra a obesidade infantile. J. Pediatr. (Rio J.); J. Pediatr. (Rio J.). 2004;80(1):7-16.
12. Governo do Estado de São Paulo. Abuso de açúcar na primeira infância expõe a criança a perigos que podem se estender pela vida toda, 2021a. Disponível na Internet: https://www.desenvolvimentosocial.

sp.gov.br/abuso-de-acucar-na-primeira-infancia-expoe-a-crianca-a-perigos-que-podem-se-estender--pela-vida-toda/ (27 maio 2025).

13. Libby P. Inflamação na aterosclerose. Nature. 2002;420:868-74. doi: 10.1038/nature01323.
14. Razavi AC et al. Sex, gut microbiome, and cardiovascular disease risk. Biology of Sex Differences. 2019;10:29.

Wang Z, Klipfell E, Bennett BJ, Koeth R, Levison BS, Dugar B et al. Gut flora metabolism of phosphatidylcholine promotes cardiovascular disease. Nature 2011;472(7341):57-63.

15. Cho CE, Caudill MA. Trimethylamine-N-oxide: friend, foe, or simply caught in the cross-fire? Trends Endocrinol Metab. 2017;28:121-30.
16. Ge X, Zheng L, Zhuang R et al. The gut microbial metabolite trimethylamine N-Oxide and hypertension risk: a systematic review and dose-response meta-analysis. Adv Nutr 2020;11:66-76. doi: 10.1093/advances/nmz064.
17. Heianza Y, Ma W, Manson JE, Rexrode KM, Qi L. Gut microbiota metabolites and risk of major adverse cardiovascular disease events and death: a systematic review and meta-analysis of prospective studies. J Am Heart Assoc. 2017;29;6(7):e004947.
18. De Filippis F, Pellegrini N, Vannini L, Jeffery IB, La Storia A, Laghi L et al. High-level adherence to a Mediterranean diet beneficially impacts the gut microbiota and associated metabolome. Gut. 2016;65(11):1812-21. doi: 10.1136/gutjnl-2015-309957.
19. Tindall AM, Petersen KS, Kris-Etherton PM. Dietary patterns affect the gut microbiome–the link to risk of cardiometabolic diseases. J Nutr. 2018;148:1402-7.
20. Wan Y, Wang F, Yuan J, Li J, Jiang D, Zhang J et al. Effects of dietary fat on gut microbiota and faecal metabolites, and their relationship with cardiometabolic risk factors: a 6-month randomised controlled--feeding trial. Gut. 2019;68(8):1417-29.
21. Vulevic J, Juric A, Tzortzis G, Gibson GR. A mixture of trans-galactooligosaccharides reduces markers of metabolic syndrome and modulates the fecal microbiota and immune function of overweight adults. J. Nutr. 2013;143:324-31.
22. Tenore GC, Caruso D, Buonomo G, D'Avino M, Ciampaglia R, Maisto M et al. Lactofermented annurca apple puree as a functional food indicated for the control of plasma lipid and oxidative amine levels: results from a randomised clinical trial nutrientes. 2019;11(1):122.
23. Szulińska M, Łoniewski I, Skrypnik K, Sobieska M, Korybalska K, Suliburska J et al. Multispecies probiotic supplementation favorably affects vascular function and reduces arterial stiffness in obese postmenopausal women – a 12-week placebo-controlled and randomized clinical study. Nutrients. 2018;10(11):1672.
24. Cho YA, Kim J. Effect of probiotics on blood lipid concentrations: a meta-analysis of randomized controlled trials. Medicine (Baltimore). 2015;94(43):e1714.
25. Faludi AA, Izar MCO, Saraiva JFK, Chacra APM, Bianco HT, Afiune Neto A et al. Atualização da Diretriz Brasileira de Dislipidemias e Prevenção da Aterosclerose – 2017. Arq Bras Cardiol. 2017;109(2-1):1-76.
26. Ross FC, Patangia D, Grimaud G et al. The interplay between diet and the gut microbiome: implications for health and disease. Nat Rev Microbiol. 2024;22:671-86. doi: 10.1038/s41579-024-01068-4.

Eixo Intestino-Pele – Implicações da Disbiose na Saúde da Pele

Rafael Malagoli Rocha
Ilanna Marques
Alan Hiltner Almeida

Introdução

A microbiota intestinal (MI) influencia o sistema imunológico de modo a fornecer proteção contra patógenos e a iniciar respostas imunoprotetoras. Situações de disbiose intestinal podem contribuir para o desenvolvimento de doenças autoimunes e inflamatórias, mesmo em órgãos distantes do intestino, como a pele.[1]

A pele humana, com uma área aproximada de 2 m^2 em adultos, é considerada o maior órgão do corpo. Ela representa a primeira linha de defesa contra agentes externos, atuando como uma barreira física e imunológica, além de desempenhar importantes funções relacionadas à imunidade inata e adaptativa. Os micro-organismos que colonizam a pele ajudam a manter a integridade dessa barreira porque atuam na proteção contra patógenos, interagem com células do sistema imune cutâneo e modulam suas respostas. Assim, a microbiota cutânea é considerada essencial para a manutenção da saúde da pele, e sua desregulação – ou disbiose – tem sido associada ao surgimento ou agravamento de diversas dermatoses. Avanços nas técnicas de Biologia Molecular, como o sequenciamento do gene 16S do RNA ribossômico (16S rRNA), têm contribuído significativamente para o entendimento da composição e função do microbioma cutâneo.[2]

Cresce o número de evidências que relacionam a disbiose intestinal a doenças inflamatórias crônicas da pele, como dermatite atópica (DA), psoríase, rosácea e acne vulgar. Esse conhecimento reforça o conceito do eixo intestino-pele, termo inicialmente descrito em 1930 pelos dermatologistas John H. Stokes e Donald M. Pillsbury, ao proporem, de forma pioneira, uma conexão entre estado emocional, MI e processos inflamatórios sistêmicos e cutâneos.[1]

Caracterização da microbiota cutânea e sua evolução

Com os avanços nas técnicas de sequenciamento genético, o papel do microbioma cutâneo tem se tornado cada vez mais claro. Atualmente, reconhece-se que essa comunidade microbiana é essencial para a homeostase da pele, contribuindo para sua integridade, além de atuar no desenvolvimento e regulação do sistema imunológico.[3,4]

A análise da diversidade do microbioma da pele humana, por meio da filotipagem do gene 16S rRNA de amostras coletadas de 20 diferentes regiões do corpo de indivíduos saudáveis, revelou a presença de 19 filos bacterianos. A maioria das sequências foi atribuída a quatro principais filos: Actinobacteria (51,8%); Firmicutes (24,4%); Proteobacteria (16,5%); e Bacteroidetes (6,3%). Entre os 205 gêneros identificados com pelo menos cinco sequências, três se destacaram por representar mais de 62% das amostras: *Corynebacterium* (22,8%; Actinobacteria); *Propionibacterium* (23,0%; Actinobacteria); e *Staphylococcus* (16,8%; Firmicutes).[4]

Do ponto de vista de grupos bacterianos colonizadores, os locais do corpo são divididos em três categorias principais: úmida; sebácea; e seca (Figura 34.1). Em áreas úmidas, como axilas, região inguinal e fossas poplíteas, predominam espécies de *Staphylococcus* e *Corynebacterium*. As regiões sebáceas – como testa, área retroauricular, costas e sulco alar – apresentam menor diversidade bacteriana, indicando que apenas um pequeno subconjunto de organismos consegue se adaptar a essas condições. As espécies de *Propionibacterium* (incluindo *Cutibacterium*) são as principais colonizadoras de áreas sebáceas em razão de sua capacidade de sobreviver em condições anaeróbicas e de serem ricas em lipídios. Em contrapartida, as áreas secas da pele, como os antebraços, têm a comunidade microbiana mais diversa.[2]

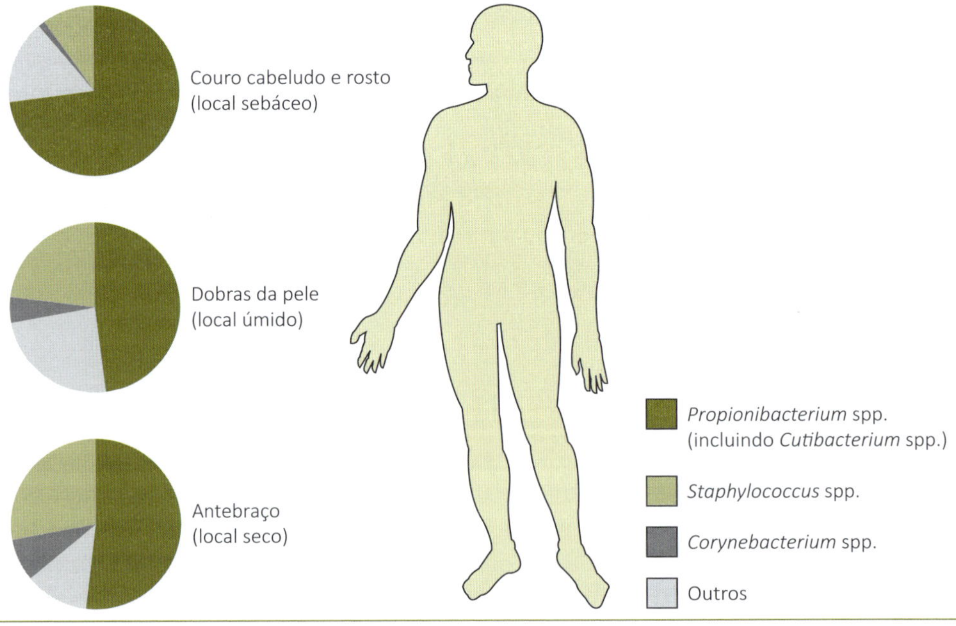

Figura 34.1. Microbiota da pele humana em diferentes locais do corpo.

Fonte: Adaptada de Lee BE, Byun EJ, Kim HS. Potential role of the microbiome in acne: a comprehensive review. journal of clinical medicine. 2019;8(987):3-25.

A composição da microbiota cutânea é única em cada indivíduo e sofre influência de múltiplos fatores, como idade, pH da pele, uso de sabonetes, cosméticos, antibióticos, tipos de vestuário, temperatura, umidade e exposição à radiação ultravioleta (UV). Entre os recém-nascidos, a colonização microbiana da pele varia conforme a via de parto, com diversidade progressiva de micro-organismos nos primeiros meses de vida. Na puberdade, mudanças hormonais provocam alterações importantes, especialmente nas regiões sebáceas, como a face, refletindo o novo perfil microbiológico dessa fase.[5]

Em adultos, existem diferenças na composição, diversidade e uniformidade da população bacteriana entre locais relativamente mais sebáceos, úmidos ou secos. De modo diferente, em crianças, foi observado um estrato córneo relativamente mais hidratado; esperando-se, portanto, que o microbioma da pele infantil se assemelhe mais ao dos locais de pele relativamente mais úmidos no adulto. O maior predomínio de *Staphylococcus* na pele dos bebês reforça essa semelhança.[6]

Logo após o nascimento, as comunidades bacterianas ainda não apresentam uma diferenciação regional clara. Essa especialização por local anatômico começa a ocorrer nos primeiros 3 meses de vida. Em contraste com o que é encontrado na pele de adultos, nos quais a microbiota é relativamente estável e específica para cada região do corpo, os lactentes apresentam uma microbiota instável e homogênea entre diferentes áreas. Essa instabilidade inicial pode representar um período crítico: a ausência de uma colonização comensal adequada pode predispor ao desenvolvimento anormal da pele.[5]

Apesar da produção limitada de sebo nos primeiros meses de vida, espécies do gênero *Propionibacterium* – atualmente em parte reclassificadas como *Cutibacterium* – foram identificadas entre as predominantes nas amostras de antebraço e testa de bebês. É interessante notar que o aumento de *Propionibacterium* nas amostras da testa entre 4 e 6 meses se correlaciona com o período em que a acne infantil começa a aparecer. Além disso, a colonização precoce de *Clostridium* na pele das nádegas, particularmente nos bebês, associada a um aumento significativo de *Bacteroides* com o passar do tempo, pode estar relacionada à proximidade com o trato gastrointestinal (TGI) e ao uso constante de fraldas, o que pode alterar o pH e a capacidade de retenção hídrica da pele.[6]

A via de parto também determina, em grande parte, o perfil inicial da microbiota cutânea: recém-nascidos por parto vaginal apresentam microbiota semelhante à microbiota vaginal materna, enquanto os nascidos por cesariana são inicialmente colonizados por bactérias da pele da mãe. Sabe-se que a pele infantil é sensível e propensa a condições inflamatórias, como eczema, dermatite das fraldas e infecções fúngicas – com destaque para o aumento na incidência de DA nos últimos anos.[6]

Além de atuarem como barreira contra patógenos, as comunidades bacterianas desempenham papel central na regulação da homeostase cutânea e das respostas inflamatórias. Espécies de *Staphylococcus*, por exemplo, modulam respostas inflamatórias por intermédio de mediadores específicos do ácido lipoteicoico e estão envolvidas no controle homeostático da inflamação da pele. Curiosamente, o *Staphylococcus* pode ter um papel na promoção da resposta imune precoce e seu declínio subsequente pode ser uma resposta orquestrada que a pele e/ou as bactérias conduzem para facilitar o desenvolvimento do microbioma e da imunidade.[3]

Durante a infância, a imunidade adaptativa segue em desenvolvimento, e a progressão do microbioma cutâneo pode induzir a maturação imunológica por meio da apresentação de epítopos específicos ou mecanismos diretos de defesa. Ainda que a colonização microbiana da pele tenha início imediato após o nascimento, sua consolidação ocorre de forma gradual ao longo do primeiro ano. A formação de um microbioma comensal saudável nesse período é crucial para impedir a colonização por micro-organismos transitórios e potencialmente patogênicos, influenciando a estabilidade microbiana a longo prazo. Acredita-se que esse processo inicial exerça impacto direto no desenvolvimento da imunidade cutânea e sistêmica, bem como na integridade da barreira cutânea.[6]

Apesar de as alterações hormonais da puberdade promoverem mudanças marcantes na microbiota da pele, o momento exato em que sua composição atinge estabilidade na vida adulta ainda é desconhecido. Além disso, o microbioma cutâneo permanece sujeito a modificações ao longo da vida moduladas por fatores como envelhecimento, hábitos de vida e exposições ambientais.

Doenças cutâneas e eixo intestino-pele

Diversas condições dermatológicas apresentam forte associação com a composição da microbiota, tanto da pele como do intestino. A seguir, serão exploradas essas relações em algumas das doenças cutâneas mais prevalentes.

Embora o termo "eixo intestino-pele" seja relativamente recente, a hipótese de que alterações na MI podem ocasionar manifestações cutâneas já era discutida há quase um século. Em 1930, John H. Stokes e Donald M. Pillsbury propuseram a teoria do "eixo cérebro-intestino-pele", sugerindo que estados emocionais negativos, como ansiedade e depressão, poderiam afetar a função gastrointestinal, desencadeando alterações na MI, aumento da permeabilidade intestinal e inflamação sistêmica com possíveis repercussões na pele.[7]

A MI e da pele compartilham similaridades, apresentando-se como complexas comunidades ecológicas, compostas por trilhões de micro-organismos que, por meio de seus subprodutos metabólicos e interações com o hospedeiro, influenciam diretamente tanto a fisiologia normal como os processos patológicos. Esses achados reforçam a teoria proposta em 1930.[7] Estudos recentes sobre o eixo intestino-pele têm identificado associações entre a composição microbiana da pele e do intestino e doenças dermatológicas como DA, rosácea, psoríase e acne,[8] que serão exploradas nas próximas seções.

Dermatite atópica

A DA é uma doença inflamatória crônica da pele, de origem multifatorial, com forte influência genética e epigenética. Caracteriza-se por lesões eritematosas, ressecamento e prurido intenso, afetando com maior frequência regiões como dobras dos braços, joelhos e pescoço. Em cerca de 95% dos casos, os primeiros sintomas ocorrem ainda na infância, especialmente nos primeiros 5 anos de vida, persistindo em aproximadamente 25% dessa população na idade adulta. A DA acomete até 20% da população pediátrica e entre 5% e 7% dos adultos.[9]

O diagnóstico é predominantemente clínico, e fatores como nutrição, exposição a alérgenos, poluentes e o microbioma influenciam diretamente na manifestação e severidade da doença. Nesse contexto, destaca-se a "hipótese da higiene", que sugere uma relação inversa entre a exposição precoce a micro-organismos e o risco de doenças atópicas. O parto cesáreo, por exemplo, tem sido associado a alterações na colonização inicial do bebê, podendo comprometer o desenvolvimento imunológico. Embora a relação direta entre cesárea e DA ainda não esteja totalmente esclarecida, acredita-se que *Lactobacillus* de origem vaginal desempenhem papel protetor ao estimular o sistema imune neonatal frente a patógenos, como *Staphylococcus aureus*.[10]

Do ponto de vista da microbiota cutânea, *Staphylococcus aureus* está fortemente associado à DA, com maior densidade de colonização correlacionando-se com inflamação intensa e agravamento do quadro clínico.[10,11] Entretanto, a MI também desempenha papel importante na patogênese da doença. Estudos mostram que pacientes com DA apresentam menor diversidade microbiana e alterações significativas no perfil intestinal.[8] Além da presença aumentada de *S. aureus* em amostras fecais de indivíduos com DA,[12] observa-se maior colonização por Enterobacteriaceae, *Clostridium difficile* e *Escherichia coli*, bem como maior abundância de *Faecalibacterium prausnitzii* e menor presença de *Bifidobacterium,* gênero associado à produção de ácidos graxos de cadeia curta (AGCCs), metabólitos fundamentais para integridade da barreira epitelial e equilíbrio imunológico.[13-15]

Rosácea

A rosácea é uma condição inflamatória crônica que afeta predominantemente a pele do rosto, caracterizando-se por eritema persistente, telangiectasias, pápulas e pústulas inflamatórias. Sua prevalência pode chegar a até 15% na população caucasiana. Embora sua patogênese ainda não esteja completamente elucidada, acredita-se que a combinação entre predisposição genética, disfunção neurovascular, alterações imunológicas e fatores ambientais contribua significativamente para o desenvolvimento e progressão da doença.[16]

Entre os micro-organismos envolvidos na rosácea, destaca-se o ácaro *Demodex folliculorum*, que habita naturalmente as glândulas sebáceas da pele saudável, mas cujo crescimento excessivo tem sido, com frequência, implicado na patogênese da doença.[17] No entanto, estudos que compararam o uso de tratamentos tópicos anti-*Demodex* (como a permetrina a 5%) com antibióticos tópicos, como metronidazol 0,75%, demonstraram melhor resposta clínica com os antibióticos, sugerindo que bactérias associadas ao ácaro também desempenham papel relevante.[18] A literatura atual confirma essa interação ao afirmar que os ácaros *Demodex* são portadores de *Bacillus oleronius*, bactéria Gram-negativa com propriedades pró-inflamatórias. Adicionalmente, a microbiota cutânea de pacientes com rosácea é enriquecida em *Staphylococcus epidermidis*, espécie beta-hemolítica com elevado potencial de virulência.[19]

Alterações na MI também têm sido implicadas na rosácea, com destaque para a associação com *Helicobacter pylori* (*H. pylori*), uma bactéria Gram-negativa presente no estômago de aproximadamente metade da população mundial. Estudos que controlaram o uso prévio de antibióticos identificaram correlação entre soropositividade para imunoglobulina G (IgG) contra *H. pylori* e maior prevalência de rosácea, sendo observada melhora significativa da gravidade da doença após erradicação desse micro-organismo.[20] A ligação entre *H. pylori* e rosácea pode estar relacionada à produção de toxinas e espécies reativas de oxigênio (EROS), que promovem inflamação da mucosa gástrica. Esse processo inflamatório induz a liberação de mediadores como histamina, prostaglandinas, leucotrienos, óxido nítrico, gastrina e fator de necrose tumoral alfa (TNF-α), os quais favorecem vasodilatação, angiogênese e exacerbação dos sintomas da doença.[21] Apesar dessas evidências, permanece a dúvida se a disbiose intestinal é um fator causador ou uma consequência da rosácea. Portanto, há necessidade de estudos adicionais que aprofundem a compreensão sobre o microbioma e sua interação com essa condição dermatológica.[20]

Psoríase

A psoríase é uma doença inflamatória crônica da pele, caracterizada por lesões eritematosas elevadas, escamosas, demarcadas e em superfícies extensoras. Estima-se que acometa de 2% a 3% da população, com início dos sintomas entre os 15 e 25 anos de idade.[22]

Com relação à microbiota cutânea, estudos demonstram que a pele com lesões psoriáticas apresenta aumento significativo do filo Firmicutes e redução do filo Actinobacteria.[23] Também observa-se enriquecimento dos gêneros *Staphylococcus* e *Streptococcus*, com redução de *Cutibacterium*.[24]

O estudo da MI na psoríase, assim como em outras doenças inflamatórias sistêmicas, decorreu da busca por entendimento sobre a interação dos micro-organismos com as vias imunológicas e elevações das citocinas pró-inflamatórias. Evidências sugerem que a MI esteja envolvida na diferenciação de células T auxiliares (Th17) pró-inflamatórias, que desempenham papel central na patogênese da psoríase.[25] Entre as principais alterações observadas na MI de pacientes com psoríase, destacam-se: redução da diversidade microbiana; elevada razão Firmicutes/Bacteroidetes (F/B); redução do filo Verrucomicrobia; e menor abundância de *Faecalibacterium prausnitzii* e *Bifidobacterium* spp., espécies produtoras de AGCCs.[25-27] Em estudo comparativo entre indivíduos com psoríase e controles saudáveis, verificou-se que aqueles com psoríase apresentavam reduzidos percentuais de *Akkermansia muciniphila*, espécie potencialmente benéfica, pertencente ao filo Verrucomicrobia, associada à integridade do epitélio intestinal e à proteção contra doenças inflamatórias sistêmicas.[26]

Acne

A acne é uma doença inflamatória crônica da pele, que acomete principalmente regiões ricas em glândulas sebáceas. Sua fisiopatologia envolve hipersecreção de sebo, hiperqueratinização folicular e aumento da produção de citocinas pró-inflamatórias. Trata-se da condição dermatológica mais prevalente no mundo ocidental, com uma taxa global estimada em 9,4%, afetando sobretudo adolescentes e adultos jovens. Entre os principais fatores implicados em sua patogênese, estão o desequilíbrio do microbioma cutâneo e intestinal, alterações hormonais e imunológicas, produção excessiva de sebo, disfunção do fator de transcrição FoxO1 e desregulação do eixo do fator de crescimento semelhante à insulina (IGF-1).[2]

O microbioma associado à acne tem sido objeto de estudo há décadas – desde as primeiras culturas celulares na década de 1960 até as análises modernas por sequenciamento genético. A bactéria *Cutibacterium acnes*, anteriormente conhecida como *Propionibacterium acnes*, é um dos principais micro-organismos associados ao desenvolvimento da acne. Ainda que sua presença seja comum na pele saudável, em contextos de disbiose – como os provocados pelos fatores mencionados – ocorre aumento da sua colonização, especialmente nas regiões sebáceas, o que contribui para a inflamação e progressão da doença.[28]

Pacientes com acne frequentemente apresentam MI com baixa diversidade, redução do filo Firmicutes e aumento do filo Bacteroidetes – especialmente do gênero *Bacteroides* – em comparação com indivíduos saudáveis. Essa disbiose intestinal influencia negativamente o sistema imune e pode contribuir para o aumento da expressão de IGF-1, reforçando o elo entre intestino, pele e inflamação cutânea.[29,30] A literatura também destaca uma disfunção relevante no eixo intestino-pele-cérebro. Situações de estresse, por exemplo, podem alterar a composição da MI, reduzindo populações de *Lactobacillus* e *Bifidobacterium*, importantes na produção de neurotransmissores e manutenção da integridade da barreira intestinal. Esse desequilíbrio favorece a translocação de toxinas para a corrente sanguínea, desencadeando inflamação sistêmica e impactando secundariamente a microbiota cutânea.[2] Apesar do reconhecimento do papel da homeostase intestinal na fisiopatologia da acne por meio do eixo intestino-pele, ainda são limitados os estudos que avaliam o microbioma intestinal antes e após o tratamento da doença.[31-32]

Câncer de pele

Além das doenças autoimunes, as alterações neoplásicas representam um grupo importante de acometimentos cutâneos com impacto relevante na Saúde Pública. A cada ano, um número crescente de casos de câncer de pele é diagnosticado, abrangendo tanto os cânceres de pele não melanoma – a exemplo do carcinoma basocelular e o carcinoma espinocelular – como formas menos comuns de neoplasias cutâneas. Os principais fatores de risco para os carcinomas basocelular e escamoso incluem exposição à radiação UV, pele clara, idade avançada e imunossupressão. Já o melanoma, originado a partir dos melanócitos, é a forma mais agressiva e letal de câncer de pele, destacando-se pela elevada resistência ao tratamento.[33]

Evidências científicas indicam que a exposição microbiana desempenha um papel crítico na imunobiologia do câncer, impedindo o estabelecimento de inflamação crônica em seus estágios iniciais. Recentemente, Th17 e a citocina pró-inflamatória interleucina (IL) 23 foram implicadas como mediadores centrais da inflamação associada a tumores. Em contrapartida, células T reguladoras (Tregs) exercem ação moduladora, suprimindo a inflamação promovida pelo eixo Th17/IL-23. A exposição contínua a antígenos microbianos fortalece essa resposta imunorreguladora, reduzindo a inflamação crônica e, possivelmente, o risco de desenvolvimento tumoral.

Em doenças inflamatórias da pele, como psoríase e DA, são observadas inflamação induzida por células Th17 e tolerância imune induzida por células T. Essa inflamação não regulada, além da disbiose do microbioma, pode aumentar o risco de carcinogênese.[33]

Numerosos estudos sugeriram um possível papel da microbiota na carcinogênese da pele. Em 1976, Sacksteder demonstrou uma taxa reduzida de câncer de pele em ratos sem germes. Estudos mais recentes demonstraram uma tendência semelhante em camundongos sem receptores ou moléculas adaptadoras para padrões moleculares associados a micro-organismos pró-inflamatórios (MAMPs, do inglês *microbial-associated molecular patterns*). Embora ainda não existam evidências diretas de que micro-organismos sejam capazes de iniciar ou acelerar a progressão do câncer de pele, estudos demonstram que certos componentes microbianos podem estimular a vigilância imunológica e promover efeitos antitumorais, como já observado em neoplasias de bexiga e cólon.

Com o avanço das técnicas de sequenciamento genético e metagenômica, espera-se que futuras pesquisas aprofundem o conhecimento sobre a interação entre microbioma e câncer cutâneo, possibilitando o desenvolvimento de estratégias preventivas, como transplante de microbiota fecal, uso de prebióticos, probióticos e simbióticos, com o objetivo de minimizar a ativação de vias genotóxicas, inflamatórias, proliferativas e antiapoptóticas induzidas por disbiose. A investigação do microbioma como ferramenta para avaliar riscos ambientais relacionados ao câncer de pele pode também contribuir para o diagnóstico precoce e o planejamento de intervenções mais eficazes. Embora ainda haja muitas questões em aberto sobre essa complexa relação, a compreensão mais aprofundada entre o microbioma humano e o câncer cutâneo oferece um caminho promissor para o desenvolvimento de novas abordagens terapêuticas.[8]

Outras doenças

Doenças autoimunes com manifestações cutâneas parciais, como o lúpus eritematoso sistêmico (LES), também vêm sendo investigadas em relação a sua interação com a microbiota da pele, especialmente no contexto de patogênese e progressão clínica.

Em estudo recente, avaliou-se o perfil bacteriano cutâneo de 69 pacientes com LES, 49 indivíduos saudáveis e 20 com dermatomiosite. Os pacientes com lúpus apresentaram menor diversidade microbiana e maior heterogeneidade, além de alterações específicas na composição da microbiota. Destacou-se o aumento do gênero *Staphylococcus*, especialmente *S. aureus* e *S. epidermidis*, associados às lesões cutâneas características da doença. A via de infecção por *S. aureus* também se mostrou enriquecida e fortemente correlacionada com sua presença nesses pacientes. Esses achados indicam que a disbiose cutânea pode estar relacionada à fisiopatologia do lúpus, com potencial valor diagnóstico e terapêutico.[34]

Modulação intestinal nas doenças cutâneas

A microbiota cutânea tem grande importância na regulação da inflamação local, enquanto a MI influencia fortemente a regulação da inflamação sistêmica. Quando se constata que esses mecanismos sinalizadores influenciam toda a atividade metabólica do corpo humano, pode-se inferir que as microbiotas de diferentes sítios se autorregulam, emergindo daí os conceitos dos eixos intestino-pele, eixo intestino-cérebro e outros. Em virtude disto, a modulação da MI e cutânea para fins terapêuticos vem ganhando espaço na prática clínica, tanto com fins terapêuticos como diagnósticos, podendo também auxiliar no prognóstico e na predição de resposta a tratamentos, inclusive em Oncologia. Estratégias como o uso de probióticos, prebióticos, simbióticos e transplantes microbianos têm se mostrado eficazes na indução de perfis microbianos mais saudáveis e melhora dos parâmetros clínicos.[8]

Atualmente, os estudos mais consistentes sobre modulação intestinal em doenças dermatológicas concentram-se na DA em crianças.[35] A modulação da MI por meio da dieta, assim como o uso de prebióticos e probióticos, tem demonstrado resultados promissores na prevenção e tratamento da DA. Metanálises indicam que a administração de diferentes cepas de *Lactobacillus* e simbióticos, por períodos entre 4 e 24 semanas, pode reduzir significativamente a gravidade da doença em crianças.[36,37] Já em adultos e idosos, os resultados ainda são menos consistentes.[38] Em uma metanálise envolvendo 1.070 crianças com DA, o uso oral de probióticos – como *Lactobacillus salivarius* ou uma combinação de cepas – foi associado à redução significativa dos sintomas.[36] Corroborando esses achados, um ensaio clínico recente demonstrou que a suplementação com *Bifidobacterium* e *Lactobacillus casei* por 12 semanas promoveu redução importante no escore SCORAD, principal ferramenta utilizada no monitoramento da gravidade da DA.[39]

Na rosácea, a modulação intestinal pode envolver mudanças alimentares, considerando que diversos alimentos são identificados como gatilhos potenciais da doença. Entre as estratégias, destacam-se a redução do consumo de bebidas quentes, álcool, alimentos condimentados, cafeína, canela, carnes marinadas e laticínios.[17] Até o momento, não há estudos clínicos robustos avaliando o uso isolado de probióticos orais para rosácea. Um único relato de caso descreveu melhora clínica com a associação de probióticos e doxiciclina.[40]

Os dados também são promissores quanto ao uso dos probióticos orais no tratamento da acne. Um estudo demonstrou que o consumo de *Lactobacillus acidophilus* (5 bilhões de unidades formadoras de colônia [UFCs]), *Lactobacillus delbrueckii bulgaricus* (5 bilhões UFCs) e *Bifidobacterium bifidum* (20 bilhões UFCs) foi tão eficaz quanto o uso do medicamento minociclina no tratamento da acne moderada, reduzindo 67% da lesões após 12 semanas de tratamento. A associação dos probióticos ao antibiótico potencializou ainda mais os efeitos terapêuticos.[41] Outro ensaio clínico mostrou melhora significativa da acne nas costas com o uso diário de *Lactobacillus rhamnosus*, em dose de 30 bilhões UFCs/dia, durante o mesmo período. Além da melhora clínica, essa suplementação foi associada à redução da expressão de IGF-1 em biópsias de pele.[42]

Em pacientes com psoríase e artrite psoriática, a modulação da MI parece exercer efeitos imunorreguladores importantes ao reduzir a inflamação sistêmica.[32] Em um grande ensaio clínico envolvendo pacientes diagnosticados com doenças inflamatórias, a administração oral de *Bifidobacterium infantis* por 8 semanas promoveu significativa melhora clínica e redução de marcadores inflamatórios, como proteína C-reativa e TNF-α, no subgrupo com psoríase.[28] Um estudo duplo-cego, controlado por placebo, avaliou a eficácia de uma combinação probiótica contendo *Bifidobacterium longum* CECT 7347, *Bifidobacterium lactis* CECT 8145 e *Lactobacillus rhamnosus* CECT 8361, administrada na dose de 1 bilhão de UFCs de cada cepa por 12 semanas, em pacientes com psoríase. Os resultados mostraram uma redução de até 67% na área e gravidade das lesões, além de menor risco de recaída durante os 6 meses de seguimento.[43]

Além da atuação em condições clínicas específicas, como DA e psoríase, a modulação intestinal também pode favorecer o processo de cicatrização, com estudos na área demonstrando os benefícios da suplementação probiótica no processo de cicatrização e tratamento de úlceras crônicas.[32]

A cicatrização de feridas é um processo dinâmico que envolve inflamação, proliferação e remodelação, com participação de queratinócitos, neutrófilos e macrófagos. Falhas em qualquer uma dessas fases podem resultar em feridas crônicas, especialmente em populações vulneráveis, como idosos, diabéticos e pessoas com doenças vasculares.[44] Nessas condições, a microbiota comensal pode contribuir de forma positiva, estimulando imunidade cutânea, produção de moléculas antimicrobianas e defesa contra patógenos. O uso de probióticos pode auxiliar nesse processo, com a modulação da inflamação e o favorecimento de uma cicatrização mais eficaz.[45]

O uso de probióticos tópicos e orais com *Lactobacillus plantarum* promoveu redução da carga bacteriana e foi significativamente associado a maior cicatrização de úlceras diabéticas mediante a regulação da IL-8 e o recrutamento de células fagocíticas e fibroblastos em pacientes diabéticos com úlceras de perna.[46] Em pacientes cirúrgicos, uma revisão sistemática demonstrou que o uso de probióticos orais no pré e pós-operatório reduziu a necessidade de antibióticos e o tempo de tratamento, contribuindo para prevenção da resistência bacteriana – um desafio crescente nos ambientes hospitalares.[47]

Em resumo, os dados atuais reforçam o papel relevante da suplementação probiótica como abordagem promissora em dermatologia, podendo atuar como estratégia terapêutica complementar em diversas condições cutâneas.

Métodos mais avançados, como o transplante de microbiota fecal, vêm sendo explorados em humanos e modelos animais, com resultados animadores. Por sua vez, a microbiota cutânea ainda é um campo emergente. Estudos recentes têm investigado o transplante de micro-organismos da pele como alternativa terapêutica, com aplicação de cepas isoladas diretamente em lesões. Apesar dos avanços, ainda existem muitas questões em aberto quanto ao transplante de microbiota cutânea, como:[48]

1. Se comunidades microbianas provenientes de regiões específicas da pele apresentam maior eficácia de colonização no local receptor.
2. Se há micro-organismos específicos essenciais para restaurar a normobiose e, portanto, a saúde da pele.
3. Como a resposta imune do hospedeiro influencia a colonização de uma comunidade transplantada.

Conclusões

Os dados da literatura atual permitem afirmar a existência de uma ligação entre MI e doenças dermatológicas. No entanto, os mecanismos exatos que regem essa interação ainda não estão totalmente elucidados. Supõe-se que essa comunicação envolva respostas neurológicas e imunológicas a estímulos ambientais, culminando em inflamação sistêmica crônica com repercussões cutâneas.

No campo da modulação intestinal, os resultados obtidos até o momento são promissores, com relato do uso de probióticos como meio seguro e eficaz de tratamento. Ainda assim, são necessárias pesquisas mais robustas e estudos longitudinais que avaliem não apenas a eficácia clínica, mas também os efeitos a longo prazo dessas intervenções.

Sob essa perspectiva, investigações futuras com delineamento longitudinal, integração de abordagens funcionais – como transcriptômica, metabolômica e análise de biomarcadores – poderão ampliar a compreensão da comunicação intestino-pele. Isso permitirá o desenvolvimento de estratégias terapêuticas mais específicas e eficazes com base na modulação intestinal, com impacto direto no tratamento das doenças dermatológicas.

Referências bibliográficas

1. Szántó M, Dózsa A, Antal D, Szabó K, Kemény L, Bai P. Targeting the gut-skin axis-probiotics as new tools for skin disorder management? Exp Dermatol. 2019;28(11):1210-18.
2. Lee BE, Byun EJ, Kim HS. Potential role of the microbiome in acne: a comprehensive review. Journal of Clinical Medicine. 2019;8(987):3-25.
3. Byrd AL, Belkaid Y, Segre JA. The human skin microbiome. Nat Rev Microbiol. 2018;16(3):143-55.
4. Bay L, Barnes CJ, Fritz BG, Thorsen J, Restrup MEM, Rasmussen L et al. Universal Dermal Microbiome in Human Skin. mBio. 2020;11(1):e02945-19.
5. Sinha S, Lin G, Ferenczi K. The skin microbiome and the gut-skin axis. Clin Dermatol. 2021;39(5):829-39.
6. Capone KA, Dowd SE, Stamatas GN, Kolovskz J. Diversity of the human skin microbiome early in life journal of investigative dermatology. 2011;131:2026-32.
7. Stokes Jh, Pillsbury Dm. The effect on the skin of emotional and nervous states: Iii. Theoretical and practical consideration of a gastro-intestinal mechanism. Arch Derm Syphilol. 1930;22(6):962-93.
8. De Pessemier B, Grine L, Debaere M, Maes A, Paetzold B, Callewaert C. Gut-skin axis: current knowledge of the interrelationship between microbial dysbiosis and skin conditions. Microorganisms. 2021;9(2):353.
9. Barbarot S, Auziere S, Gadkari A, Girolomoni G, Puig L, Simpson EL et al. Epidemiology of atopic dermatitis in adults: results from an international survey. Allergy. 2018;73(6):1284-93.
10. Kennedy EA, Connolly J, Hourihane JOB, Fallon PG, McLean WHI et al. Skin microbiome before development of atopic dermatitis: early colonization with commensal staphylococci at 2 months is associated with a lower risk of atopic dermatitis at 1 year. J. Allergy Clin. Immunol. 2017;139:166-72.
11. Byrd AL, Deming C, Cassidy SKB, Harrison OJ, Ng WI, Conlan S et al. Staphylococcus aureus and Staphylococcus epidermidis strain diversity underlying pediatric atopic dermatitis. Sci. Transl. Med; 2017;9.
12. Nowrouzian FL, Lina G, Hodille E, Lindberg E, Hesselmar B, Saalman R et al. Superantigens and adhesins of infant gut commensal Staphylococcus aureus strains and association with subsequent development of atopic eczema. Br. J. Dermatol. 2017;176:439-45.
13. Yap GC, Loo EX, Aw M, Lu Q, Shek LP, Lee BW. Molecular analysis of infant fecal microbiota in an Asian at-risk cohort-correlates with infant and childhood eczema. BMC Res. Notes. 2014;7:166.
14. Song H, Yoo Y, Hwang J, Na YC, Kim HS. Faecalibacterium prausnitzii subspecies-level dysbiosis in the human gut microbiome underlying atopic dermatitis. J. Allergy Clin. Immunol. 2016;137:852-60.
15. Zheng H, Liang H, Wang Y, Miao M, Shi T, Yang F et al. Altered gut microbiota composition associated with eczema in infants. PLoS ONE. 2016;11:e0166026.

16. van Zuuren EJ, Arents BWM, van der Linden MMD, Vermeulen S, Fedorowicz Z, Tan J. Rosacea: new concepts in classification and treatment. Am J Clin Dermatol. 2021;22(4):457-65.
17. Zhang H, Tang K, Wang Y, Fang R, Sun Q. Rosacea treatment: review and update. Dermatol Ther (Heidelb). 2021;11(1):13-24.
18. Kocak M, Yagli S, Vahapoglu G, Eksioglu M. Permethrin 5% cream versus metronidazole 0,75% gel for the treatment of papulopustular rosacea. A randomized double-blind placebo-controlled study. Dermatology (Basel Switzerland). 2002;205:265-70.
19. Holmes AD. Potential role of microorganisms in the pathogenesis of rosacea. J. Am. Acad. Dermatol. 2013;69:1025-32.
20. Jorgensen AR, Egeberg A, Gideonsson R, Weinstock LB, Thyssen EP, Thyssen JP. Rosacea is associated with Helicobacter pylori: a systematic review and meta-analysis. J. Eur. Acad. Dermatol. Venereol. 2017;31:2010-15.
21. Yang X. Relationship between Helicobacter pylori and Rosacea: review and discussion. BMC Infect Dis. 2018;18(1):318.
22. Xu X, Zhang HY. The immunogenetics of psoriasis and implications for drug repositioning. Int. J. Mol. Sci. 2017;18:2650.
23. Assarsson M, Duvetorp A, Dienus O, Soderman J, Seifert O. Significant changes in the skin microbiome in patients with chronic plaque psoriasis after treatment with narrowband ultraviolet B. Acta Dermatol. Venereol. 2018;98:428-36.
24. Chang HW, Yan D, Singh R, Liu J, Lu X, Ucmak D et al. Alteration of the cutaneous microbiome in psoriasis and potential role in Th17 polarization. Microbiome. 2018;6(1):154.
25. Shapiro J, Cohen NA, Shalev V, Uzan A, Koren O, Maharshak N. Psoriatic patients have a distinct structural and functional fecal microbiota compared with controls. J Dermatol. 2019;46(7):595-603.
26. Tan L, Zhao S, Zhu W, Wu L, Li J, Shen M et al. The Akkermansia muciniphila is a gut microbiota signature in psoriasis. Exp. Dermatol. 2018;27:144-9.
27. Scher JU, Ubeda C, Artacho A, Attur M, Isaac S, Reddy SM et al. Decreased bacterial diversity characterizes the altered gut microbiota in patients with psoriatic arthritis, resembling dysbiosis in inflammatory bowel disease. Arthritis Rheumatol. 2015;67:128-39.
28. Dagnelie MA, Corvec S, Saint-Jean M, Bourdès V, Nguyen JM, Khammari A et al. Decrease in diversity of propionibacterium acnes phylotypes in patients with severe acne on the back. Acta Derm Venereol. 2018;98(2):262-7.
29. Deng Y, Wang H, Zhou J, Mou Y, Wang G, Xiong X. Patients with acne vulgaris have a distinct gut microbiota in comparison with healthy controls. Acta Derm Venereol. 2018;98(8):783-90.
30. Yan HM, Zhao HJ, Guo DY, Zhu PQ, Zhang CL, Jiang W. Gut microbiota alterations in moderate to severe acne vulgaris patients. J Dermatol. 2018;45(10):1166-71.
31. Bowe W, Patel NB, Logan AC. Acne vulgaris, probiotics and the gut-brain-skin axis: from anecdote to translational medicine. Benef Microbes. 2014;5:185-99.
32. Yu Y, Dunaway S, Champer J, Kim J, Alikhan A. Changing our microbiome: probiotics in dermatology. Br J Dermatol. 2020;182(1):39-46.
33. Sherwani MA, Tufail S, Muzaffar AF, Yusuf N. The skin microbiome and immune system: potential target for chemoprevention? Photodermatol Photoimmunol Photomed. 2018;34(1):25-34.
34. Huang C, Yi X, Long H, Zhang G, Wu H, Zhao M et al. Disordered cutaneous microbiota in systemic lupus erythematosus. J Autoimmun. 2019;26:102391.
35. Ellis SR, Nguyen M, Vaughn AR, Notay M, Burney WA, Sandhu S. The skin and gut microbiome and its role in common dermatologic conditions. Microorganisms. 2019;7(11)pii:E550.
36. Chang YS, Trivedi MK, Jha A, Lin YF, Dimaano L, García-Romero MT. Synbiotics for prevention and treatment of atopic dermatitis: a meta-analysis of randomized clinical trials. JAMA Pediatr. 2016;170(3):236-42.
37. Huang R, Ning H, Shen M, Li J, Zhang J, Chen X. Probiotics for the treatment of atopic dermatitis in children: a systematic review and meta-analysis of randomized controlled trials. Front Cell Infect Microbiol. 2017;7:392.
38. Makrgeorgou A, Leonardi-Bee J, Bath-Hextall FJ, Murrell DF, Tang ML, Roberts A et al. Probiotics for treating eczema. Cochrane Database Syst Rev. 2018;11(11):CD006135.

39. Navarro-Lopez V, Ramirez-Bosca A, Ramon-Vidal D, Ruzafa-Costas B, Genovés-Martínez S, Chenoll-Cuadros E et al. Effect of oral administration of a mixture of probiotic strains on SCORAD index and use of topical steroids in young patients with moderate atopic dermatitis: a randomized clinical trial. JAMA Dermatol. 2018;154:37-43.
40. Fortuna MC, Garelli V, Pranteda G, Romaniello F, Cardone M, Carlesimo M et al. A case of scalp rosacea treated with low dose doxycycline and probiotic therapy and literature review on therapeutic options. Dermatol Ther. 2016;29(4):249-51.
41. Jung GW, Tse JE, Guiha I, Rao J. Prospective, randomized, openlabel trial comparing the safety, efficacy, and tolerability of an acne treatment regimen with and without a probiotic supplement and minocycline in subjects with mild to moderate acne. J Cutan Med Surg. 2013;17:114-22.
42. Fabbrocini G, Bertona M, Picazo Ó, Pareja-Galeano H, Monfrecola G, Emanuele E et al. Supplementation with Lactobacillus rhamnosus SP1 normalises skin expression of genes implicated in insulin signalling and improves adult acne. Benef Microbes. 2016;7:625-30.
43. Groeger D, O'Mahony L, Murphy EF, Bourke JF, Dinan TG, Kiely B et al. Bifidobacterium infantis 35624 modulates host inflammatory processes beyond the gut. Gut Microbes. 2013;4:325-39.
44. Harrison OJ, Linehan JL, Shih HY, Bouladoux N, Han SJ, Smelkinson M et al. Commensal-specific T cell plasticity promotes rapid tissue adaptation to injury. Science. 2019;363(6422):eaat6280.
45. Tomic-Canic M, Burgess JL, O'Neill KE, Strbo N, Pastar I. Skin microbiota and its interplay with wound healing. Am J Clin Dermatol. 2020;21(1):36-43.
46. Mohseni S, Bayani M, Bahmani F, Tajabadi-Ebrahimi M, Bayani MA et al. The beneficial effects of probiotic administration on wound healing and metabolic status in patients with diabetic foot ulcer: a randomized, double-blind, placebo-controlled trial. Diabetes Metab Res Rev. 2018;34(3).
47. Fijan S, Frauwallner A, Langerholc T, Krebs B, Ter Haar Née Younes JA, Heschl A et al. Efficacy of using probiotics with antagonistic activity against pathogens of wound infections: an integrative review of literature. Biomed Res Int. 2019;2019:7585486.
48. Perin B, Addetia A, Qin X. Transfer of skin microbiota between two dissimilar autologous microenvironments: a pilot study. PLoS ONE. 2019;14(12):e0226857.

Eixo Intestino-Osso – Explorando a Saúde Óssea no Contexto da Disbiose

Andria dos Santos Freitas
Ludmila Silva Quaresma
Rhayane Cristina Viegas Santos
Davi de Freitas Cerqueira
Talita Pereira Gomes
Fernanda Alvarenga Lima Barroso
Luís Cláudio Lima de Jesus
Vasco Ariston de Carvalho Azevedo

Introdução

A interação entre os diferentes sistemas do corpo humano é fundamental para a manutenção da homeostase e da saúde geral.[1,2] A complexidade da comunicação entre o intestino e os ossos levou ao conceito do eixo intestino-osso. Esse eixo refere-se ao *cross-talk* dinâmico entre a microbiota intestinal (MI) e os processos fisiológicos que regulam a homeostase óssea, sugerindo que o intestino desempenha um papel crucial na modulação da saúde óssea.[3]

A MI, composta por trilhões de micro-organismos, incluindo bactérias, fungos e vírus, é essencial para o funcionamento adequado do sistema imunológico e metabolismo e, mais recentemente, demonstrou influenciar a saúde óssea.[4] Alteração na composição e diversidade da MI tem sido associada a diversas condições patológicas, incluindo doenças ósseas, como osteoporose e osteoartrite.[4,5] Diante disso, a modulação da MI e o controle da inflamação intestinal, por meio do uso de probióticos e de metabólitos derivados desses micro-organismos, podem representar novas abordagens terapêuticas para a prevenção e tratamento de doenças ósseas (Figura 35.1).

Este capítulo tem como objetivo revisar os principais achados sobre a forma como a disbiose intestinal pode impactar a saúde óssea, explorando a interdependência entre a MI, a modulação da resposta imunológica e as alterações nos ossos. A compreensão desses mecanismos pode abrir novas perspectivas terapêuticas para o tratamento de doenças ósseas associadas à disbiose intestinal, com foco na manipulação da MI como uma estratégia preventiva ou terapêutica.

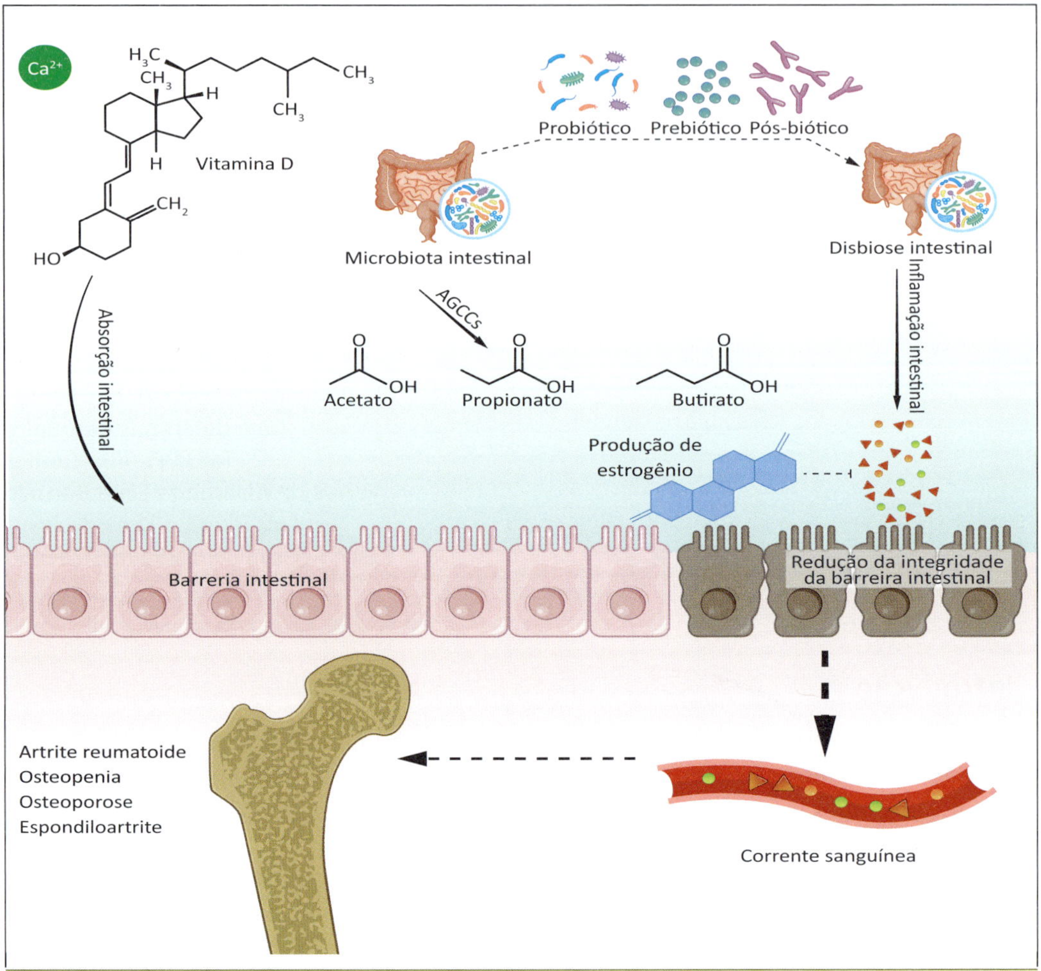

Figura 35.1. Relação entre o microbioma intestinal e a saúde óssea. A microbiota intestinal equilibrada, modulada por probióticos, prebióticos e pós-bióticos, promove a produção de ácidos graxos de cadeia curta (AGCCs), como acetato, propionato e butirato, os quais contribuem para a integridade da barreira intestinal e a absorção de cálcio, especialmente na presença da vitamina D. A disbiose intestinal, por sua vez, pode causar inflamação intestinal, redução da integridade da barreira epitelial e aumento da translocação de citocinas inflamatórias e fatores bacterianos para a corrente sanguínea de modo a impactar negativamente a saúde óssea e favorecer o desenvolvimento de doenças como osteoporose, osteopenia, artrite reumatoide e espondiloartrite.

Fonte: Adaptada de Tyagi AM. Mechanism of action of gut microbiota and probiotic Lactobacillus rhamnosus GG on skeletal remodeling in mice. Endocrinol Diabetes Metab. 2023;7:e440; Seely KD et al. The human gut microbiota: a key mediator of osteoporosis and osteogenesis. International Journal of Molecular Sciences. 2021;22:9452.

Eixo intestino-osso – composição e mecanismos

O esqueleto humano adulto é formado por 206 ossos que desempenham diversas funções essenciais, como fornecer suporte estrutural, facilitar o movimento por meio de alavancas para os músculos, proteger órgãos vitais, armazenar minerais e fatores de crescimento, regular a homeostase mineral e ácido-base, além de atuar como um importante local para a hematopoiese.[4] Essas funções são sustentadas por um equilíbrio dinâmico no metabolismo ósseo, mantido pela remodelação óssea. Esse mecanismo envolve a renovação constante do esqueleto por meio da interação coordenada das unidades multicelulares ósseas (BMUs), compostas principalmente por osteoclastos, responsáveis pela reabsorção óssea, e osteoblastos, encarregados da formação de nova matriz óssea.[2]

Em decorrência do mecanismo de remodelação óssea, esse tecido apresenta uma capacidade única de regeneração, distinguindo-se de outros tecidos do corpo que formam cicatrizes fibrosas. Após uma fratura, ocorre uma série de processos biológicos que restauram sua estrutura original de modo a garantir a função e a integridade do tecido. Esse processo é iniciado por cascatas de sinalização celular que, ao aumentar o fluxo sanguíneo consequente à inflamação, promovem a infiltração de células, nutrientes e fatores de crescimento essenciais para a regeneração óssea.[5] Essa cicatrização envolve diversos componentes celulares fundamentais para a regeneração, inicialmente células inflamatórias, como linfócitos T e B, mastócitos, macrófagos, eosinófilos e neutrófilos, que atuam no local da lesão, seguidas por células progenitoras mesenquimais, células endoteliais, condrócitos, osteoblastos e, posteriormente, osteoclastos, que coordenam a remodelação do tecido (Figura 35.2).[5]

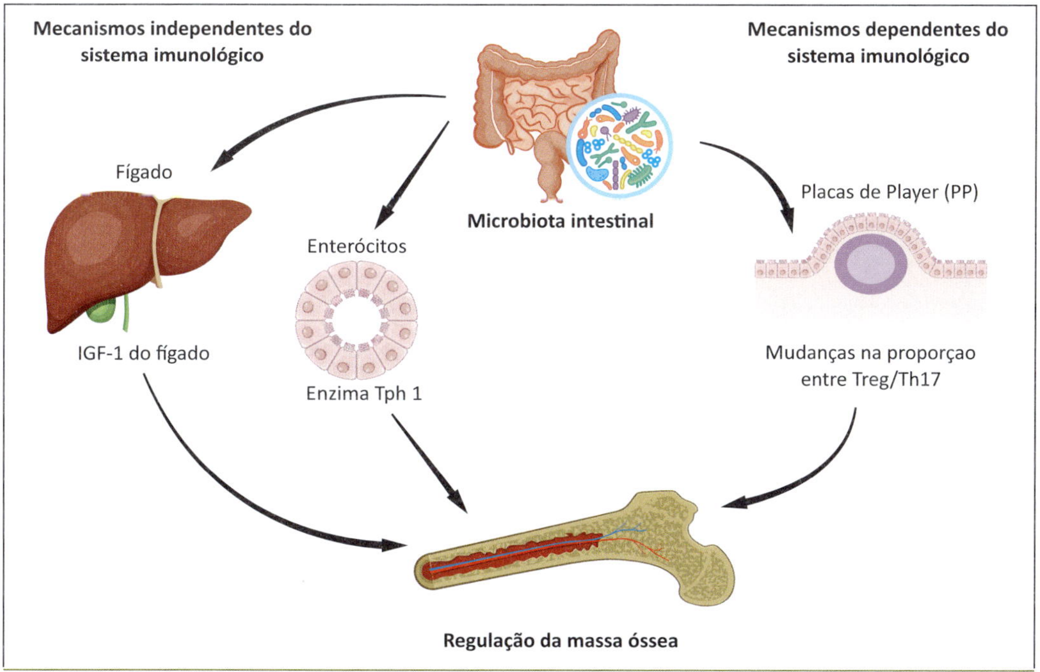

Figura 35.2. Papel da microbiota intestinal (MI) na homeostase óssea. Esse processo ocorre por meio de mecanismos independentes e dependentes do sistema imunológico. No primeiro caso, a regulação da massa óssea acontece por meio da produção e liberação do fator de crescimento semelhantes às da insulina 1 (IGF-1) pelo fígado e da enzima triptofano hidroxilase 1 (Tph1) pelo intestino. Já no mecanismo mediado pelo sistema imunológico, a microbiota influencia o equilíbrio entre células T reguladoras (Tregs) e linfócitos T helper 17 (Th17), além de modular a expressão do fator de necrose tumoral alfa (TNF-⊠) e regular a sinalização do RANKL na medula óssea, processos fundamentais para o controle da remodelação óssea.[4]

Fonte: Adaptada de Tyagi AM. Mechanism of action of gut microbiota and probiotic Lactobacillus rhamnosus GG on skeletal remodeling in mice. Endocrinol Diabetes Metab. 2023;7:e440.

A remodelação óssea é regulada por osteoblastos e osteócitos que produzem o ligante do receptor ativador do fator nuclear kappa B (RANKL), um membro da família dos receptores do fator de necrose tumoral (TNF). O RANKL se liga ao receptor RANK nos precursores dos osteoclastos, promovendo sua maturação e ativação para a degradação da matriz óssea. Os osteoclastos aderem à superfície óssea e secretam ácido clorídrico e catepsina K para dissolver os minerais. Após a reabsorção, os osteoblastos depositam a matriz de colágeno que, posteriormente, se mineraliza de forma a garantir a renovação do tecido ósseo.[2,6]

Todavia, esse processo pode ser prejudicado por fatores que alterem as vias naturais de sinalização celular, como a disbiose da MI.

Disbiose intestinal e impacto na saúde óssea

A MI é definida como uma comunidade diversa de micro-organismos que habitam o trato gastrointestinal (TGI), exercendo funções importantes na digestão, na barreira intestinal e na imunidade. Sua composição, definida desde o nascimento, varia entre indivíduos e é influenciada por fatores como genética, dieta, idade e uso de antibióticos.[7] A manutenção do equilíbrio entre hospedeiro e MI é crucial para a saúde geral, pois a disbiose intestinal não apenas desencadeia processos inflamatórios locais e sistêmicos, mas também compromete a absorção de nutrientes, incluído o cálcio, além de reduzir a disponibilidade desse nutriente na circulação sanguínea e impactar diretamente a saúde óssea e o metabolismo.[7]

A MI desempenha papel fundamental na regulação da massa óssea em roedores e humanos.[8] Por sua vez, a disbiose, definida como um desequilíbrio na composição da MI, tem sido amplamente associada a distúrbios metabólicos e inflamatórios, incluídos aqueles que comprometem a homeostase óssea.[9,10]

A disbiose pode desencadear efeitos sistêmicos ao comprometer a integridade da barreira epitelial, o que aumenta a permeabilidade da mucosa intestinal e favorece a translocação de micro-organismos e seus produtos.[11] Esse processo desencadeia uma resposta inflamatória caracterizada pela ativação do sistema imunológico, aumento da produção de espécies reativas de oxigênio (EROS), liberação de citocinas pró-inflamatórias e alterações no metabolismo microbiano.[12] No nível sistêmico, a disbiose pode ocasionar a inflamação do tecido ósseo ao promover, por meio da ativação das células T auxiliares (Th17), a diferenciação da atividade reabsortiva dos osteoclastos, provocando, assim, a perda óssea.[11]

Um dos problemas ocasionados pela disbiose intestinal está relacionado à absorção de cálcio e ao metabolismo ósseo visto que a microbiota pode modular os níveis de vitamina D, tanto pela ativação do receptor da vitamina D (gene VDR) como pela produção de metabólitos que afetam sua biodisponibilidade.[13] Além disso, a MI modula a biodisponibilidade de nutrientes essenciais à saúde óssea, como os ácidos graxos de cadeia curta (AGCCs) e os derivados do triptofano – compostos com funções imunomoduladoras que contribuem para a manutenção da barreira intestinal –, bem como as vitaminas D, K e algumas vitaminas do complexo B, fundamentais para o metabolismo ósseo e homeostase do cálcio. A vitamina K, cuja metade da produção depende da MI, tem papel fundamental na diferenciação dos osteoblastos e atua como cofator para proteínas essenciais na fixação do cálcio nos ossos, como a osteocalcina. O desequilíbrio microbiano reduz a síntese de vitamina K, comprometendo a carboxilação da osteocalcina e, consequentemente, a qualidade da matriz óssea.[14,15]

Sabendo-se que o equilíbrio da MI desempenha um papel crucial na manutenção da homeostase óssea, estratégias como o uso de probióticos, prebióticos e simbióticos têm sido investigadas como abordagens promissoras para a prevenção e tratamento de doenças ósseas.

Estratégias terapêuticas inovadoras para doenças ósseas

Prebióticos

O conceito mais recente dos prebióticos foi elaborado em 2016 em um painel de especialistas organizado pela International Scientific Association for Probiotics e Prebiotics (ISAPP), que define os prebióticos como "um substrato que é utilizado seletivamente pelos microrganismos do hospedeiro e que confere um benefício à saúde".[16]

Estudos recentes têm destacado diversos compostos com propriedades prebióticas, sendo os principais representantes os fruto-oligossacarídeos (FOSs), a inulina, os galacto-oligossacarídeos (GOSs), os xilo-oligossacarídeos (XOSs), a pectina e a lignina. Os FOSs são carboidratos de cadeia curta encontrados em alimentos como cebola, alho, banana e tomate. Já a inulina, um polímero de frutose, está presente em vegetais como chicória, aspargos e alcachofras. Os GOSs, derivados da lactose, são amplamente utilizados como ingredientes funcionais, especialmente em fórmulas infantis, em virtude de seu papel na promoção do crescimento de *Bifidobacterium* spp. e *Lactobacillus* spp. Os XOSs, extraídos de fontes como o milho e a madeira, também apresentam seletividade para bactérias probióticas. Além desses oligossacarídeos, outros compostos bioativos com ação prebiótica incluem a pectina, um polissacarídeo encontrado em frutas cítricas, e a lignina, um polifenol presente em sementes como linhaça e gergelim, bem como em leguminosas como soja e feijão.[17]

À medida que mais pesquisas são desenvolvidas na área de prebióticos, o entendimento sobre seus efeitos na saúde do hospedeiro tem se expandido. A princípio, reconhecidos por seu papel na modulação da MI, os prebióticos atualmente são associados a uma ampla gama de benefícios fisiológicos. No metabolismo ósseo, sua ação está relacionada ao aumento da biodisponibilidade mineral, favorecendo a absorção de nutrientes essenciais para a manutenção da densidade óssea.[5,18]

No entanto, apesar das correlações observadas, ainda não estão plenamente esclarecidos os mecanismos específicos pelos quais a administração de prebióticos exerce efeitos benéficos sobre a saúde óssea. Evidências indicam que a fermentação de prebióticos pela MI ocasiona a formação de AGCCs, os quais desempenham papel importante na redução do pH intestinal e na solubilização de minerais como cálcio e magnésio, favorecendo sua absorção passiva. Além disso, esses metabólitos podem estimular a expressão de proteínas transportadoras de cálcio, modular fatores envolvidos no metabolismo ósseo e influenciar o equilíbrio entre absorção e formação óssea, apontando para a atuação de múltiplos mecanismos reguladores.[19,20]

De modo geral, as pesquisas têm revelado que os prebióticos apresentam um potencial promissor na modulação da saúde óssea (Quadro 35.1), contribuindo para a absorção de minerais e a regulação de processos fisiológicos envolvidos na formação e manutenção do tecido ósseo. No entanto, para ampliar sua aplicabilidade clínica, é fundamental investigar seus efeitos a longo prazo, bem como estabelecer doses padronizadas para cada composto. Além disso, os avanços em epigenética e metabolômica podem fornecer uma compreensão mais detalhada dos mecanismos de ação dos prebióticos, auxiliando no desenvolvimento de estratégias mais eficazes para a prevenção e o tratamento de doenças ósseas no futuro.

Quadro 35.1. Estudo do uso de probióticos, prebióticos, pós-bióticos e simbióticos como adjuvantes ao tratamento de afecções ósseas

		Modelo de estudo	*Principais resultados*	*Referências*
Probiótico	*L. reuteri*	Camundongo BALB/c fêmea com incisão cirúrgica dorsal	Aumento de densidade óssea	22
	L. casei	Camundongo C57BL/6 com fratura cirúrgica na calota craniana e indução de osteólise com CoCrMo	Redução da osteólise Redução na formação de osteoclastos Aumento de macrófagos anti-inflamatórios (M2)	38
	Bifidobacterium lactis Probio-M8	Pacientes com osteoporose pós-menopausa	Aumento dos níveis séricos de vitamina D3 Redução dos níveis de paratormônio e procalcitonina Modulação da microbiota intestinal	39
	L. acidophilus	Pacientes com osteoporose pós-menopausa e experimentos *in vivo* com C57BL/6 fêmeas	Redução de *L. acidophilus* e butirato em pacientes com osteoporose pós-menopausa, melhora da permeabilidade da barreira intestinal e redução da perda óssea no modelo murino	40
Pós-bióticos	AGCCs	Camundongos fêmeas C57BL/6 WT, TCRβ-/-, OT-1 e DEREG	Regulação do metabolismo do triptofano, ativação de osteoblastos e inibição de osteoclastos	26
		Camundongos machos BALB/c	Expansão de células T reguladoras (Tregs) intestinais e na medula óssea, estimulando a formação óssea por meio da diferenciação dos osteoblastos	33
		Camundongos BALB/c fêmeas	Formação e crescimento ósseo: modulação do fator de crescimento semelhante à insulina tipo 1 (IGF-1)	41
	Vitamina K	Pacientes com doença de Crohn clinicamente inativa	Deficiência de vitamina K produzida por bactérias intestinais associada à diminuição da densidade óssea	32
	EV	Camundongos C57BL/6 osteoporóticos induzidos por ovariectomia (OVX) transplantados com microbiota intestinal de crianças saudáveis	*Akkermansia muciniphila* mediando efeitos anti-osteoporótico; secreção de vesículas celulares e aumento da massa e resistência óssea	35
Simbióticos	*L. acidophilus* NCC90 + Oligofrutose + goma acácia	Ratas Fisher-344 fêmeas submetidas a ovário-histerectomia com 21 semanas de vida	Prevenção da perda óssea; alteração da microbiota, com aumento de *Bifidobacterium*, *Lactobacillus* e *Bacteroides*; redução da remodelação óssea	36
	Bifidobacterium longum + farinha de batata *yacon*	Ratos wistar machos	Aumento de Ca, P e Mg na tíbia; aumento da resistência à fratura	37

AGCC: ácidos graxos de cadeia curta; EV: vesículas extracelulares.

Fonte: Adaptado pela autoria.

Probióticos

Os probióticos são definidos pela Organização das Nações Unidas para Alimentação e Agricultura (FAO/ONU) e pela Organização Mundial da Saúde (OMS) como "microrganismos vivos que, quando administrados em quantidades adequadas, conferem benefícios à saúde do hospedeiro".[21] Atualmente, diversos tipos de probióticos têm demonstrado potencial na promoção da saúde óssea, incluindo bactérias produtoras de ácido lático, comumente presentes em produtos lácteos fermentados, além de leveduras do gênero *Saccharomyces* e diversas espécies bacterianas, como *Bifidobacterium* spp. (Tabela 35.1).

A espécie *Lactobacillus reuteri* é uma bactéria probiótica com capacidade moduladora do sistema imunológico, conhecida por reduzir os níveis de citocinas pró-inflamatórias como o TNF. Com base nessa premissa, McCabe *et al.* (2015) avaliaram os efeitos desse probiótico na saúde óssea de camundongos C57BL/6 saudáveis (machos e fêmeas), administrando *L. reuteri* 3 vezes/semana durante 1 mês. Os resultados demonstraram uma redução significativa dos níveis de fator de necrose tumoral alfa (TNF-α) no intestino, acompanhada por um aumento no volume ósseo, na densidade e no conteúdo mineral ósseo, bem como na densidade trabecular. No entanto, esses efeitos benéficos foram observados apenas nos camundongos machos, sem diferenças significativas entre as fêmeas tratadas e o grupo-controle.[18]

Com o objetivo de investigar se a resposta óssea ao probiótico poderia ser induzida em fêmeas sob uma condição inflamatória, um estudo subsequente avaliou camundongos fêmeas da linhagem BALB/c submetidas a uma incisão cirúrgica no dorso para promover um estado inflamatório moderado.[22] As fêmeas receberam o mesmo protocolo de tratamento com *L. reuteri* por 4 semanas, e os achados demonstraram um aumento no volume ósseo e na densidade trabecular, além da redução de citocinas pró-inflamatórias. Esses resultados indicam que os efeitos osteoprotetores do probiótico podem ser dependentes do contexto inflamatório, sendo evidentes apenas na presença de um estado inflamatório moderado em fêmeas. Assim, os estudos reforçam o papel da MI na regulação da homeostase óssea e sugerem que a resposta aos probióticos pode variar entre os sexos e condições inflamatórias, ressaltando a necessidade de investigações adicionais para esclarecer seus mecanismos e aplicações clínicas.[22]

Em humanos, um ensaio clínico prospectivo, duplo-cego e controlado por placebo realizado na China, investigou o impacto do tratamento com probiótico na recuperação óssea de pacientes idosos com fratura do rádio distal, evidenciando benefícios na modulação do perfil imunológico e na redução da perda óssea.[23] O estudo avaliou os efeitos da administração de *Lactobacillus casei* Shirota nos participantes que receberam uma suplementação diária de 6×10^9 unidades formadoras de colônia (UFCs) do probiótico 2 vezes/dia por 6 meses, sendo acompanhados mensalmente para avaliação da dor e da função do membro afetado. Os resultados demonstraram redução significativa na dor relatada pelos pacientes durante os primeiros 4 meses de tratamento, além de uma melhora na flexibilidade e na força do pulso em comparação ao grupo placebo, demonstrando que o uso de probióticos pode ter efeitos benéficos na recuperação de fraturas em idosos, possivelmente por causa da modulação do perfil imunológico local e da redução da perda óssea.[23]

Apesar dos achados promissores, para a consolidação da utilização dos probióticos como estratégia terapêutica na prevenção, tratamento e promoção da saúde óssea, ainda são necessários estudos adicionais para validar sua eficácia. Ensaios clínicos de longo prazo são essenciais para confirmar os efeitos da suplementação probiótica além de garantir a segurança de sua utilização em animais e humanos. Além disso, mais pesquisas são necessárias para se determinar os efeitos e esclarecer a melhor formulação, a dosagem e o período de intervenção necessários para alcançar benefícios clínicos significativos.

Pós-bióticos

Os pós-bióticos são substâncias ou metabólitos produzidas por micro-organismos que vão conferir benefícios à saúde do hospedeiro.[24,25] Entre essas substâncias, estão os peptídeos bioativos, exopolissacarídeos, AGCCs e lisados bacterianos.[25] O microbioma intestinal produz esses metabólitos que contribuem não somente para a homeostase intestinal, mas também para o bom funcionamento fisiológico de todo o organismo.

Os componentes bioativos produzidos pelos micro-organismos que compõem a MI influenciam na remodelação óssea e na diferenciação e função de células ósseas, como osteoblastos e osteoclastos.[26] Os AGCCs parecem ter papel importante no eixo intestino-osso. O butirato, um AGCC, produzido por bactérias intestinais, participa da regulação do metabolismo do triptofano. Esse aminoácido é transformado em ácido quinolínico e ácido indol propiônico, um ativador de osteoblastos e o outro, um inibidor de osteoclastos. Junto a isso, o triptofano também pode ser convertido em ácido quinurênico, pela via metabólica da quinurenina (mesma via do ácido quinolínico), de modo que o aumento de ácido quinurênico é associado à redução de espécies bacterianas produtoras de butirato. O aumento do ácido quinurênico e a redução das espécies que produzem butirato resultam na ativação em massa de osteoclastos e, consequentemente, na alteração da remodelação óssea. Além disso, o ácido quinurênico está associado a diminuição da diferenciação osteogênica, promoção de senescência celular, imunossupressão e envelhecimento inflamatório.[26,27] Butirato também promove a expansão de células T reguladoras (Tregs) intestinais e na medula óssea, estimulando a formação óssea por meio da diferenciação dos osteoblastos,[28] e pode ser uma boa alternativa terapêutica para prevenção e tratamento de doenças ósseas, como a osteoporose.

Junto a isso, os AGCCs estão associados à absorção do cálcio no intestino, com aumento da superfície epitelial do intestino delgado e vilosidades intestinais, ocorrendo também um aumento na expressão de proteínas que se ligam ao cálcio, sendo, assim, um metabólito crucial na regulação do metabolismo ósseo.[3,29] Esses ácidos graxos também modulam o fator de crescimento semelhante à insulina tipo 1 (IGF-1), com promoção de formação e crescimento ósseo.[3,30]

Outros metabólitos, como a redução de vitamina K produzida por bactérias intestinais em casos de disbiose, parecem afetar a homeostase óssea, resultando em perda de massa óssea. Já foram relatadas em humanos com osteoporose a presença de disbiose e a deficiência dessa vitamina.[31,32] Poliaminas produzidas pelo microbioma intestinal podem estar associadas à resistência óssea após exposição ao calor em murinos. No entanto, o excesso dessa substância em humanos pode representar disbiose, com risco de fraturas em pacientes com osteoporose.[31,33,34] Por fim, vesículas extracelulares produzidas por bactérias intestinais e carregando uma variedade de moléculas têm se mostrado promissoras. Essas vesículas permitem a comunicação entre bactérias do microbioma e células do hospedeiro mesmo distantes, o que possibilita uma regulação das células receptoras do hospedeiro. A atividade antiosteoporótica, observada em um modelo murino de osteoporose submetido a transplante de MI de crianças saudáveis juntamente com a reposição de *Akkermansia muciniphila*, foi associada à secreção de vesículas extracelulares funcionais. Essas vesículas comunicam-se com as células ósseas, promovendo aumento da massa e resistência óssea.[31,35] Desse modo, os pós-bióticos desempenham papel crucial na manutenção da homeostase óssea (Quadro 35.1).

Simbióticos

Os simbióticos consistem em uma combinação de prebióticos e probióticos específicos, que, quando administrados juntos, promovem benefícios à saúde do hospedeiro. A junção desses dois componentes oferece, por meio dos prebióticos, substratos e microambientes ideais para otimizar a ação dos probióticos, resultando em efeitos benéficos que vão além do impacto individual de cada um deles.[36]

O uso de simbióticos promove modulação da atividade metabólica do intestino, com manutenção da estrutura intestinal e da microbiota. Também provoca aumento de metabólitos, como os AGCCs, com efeito positivo no organismo. Sua ação terapêutica abrange efeitos imunomodulatórios, ação antimicrobiana, antialérgica e anticancerígena. Também regulariza o trânsito intestinal, prevenindo constipação e diarreia. Simbióticos atuam eficientemente em diferentes doenças, agindo sobre a redução da glicemia e gordura no sangue, assim como atuam na melhora da absorção óssea e na prevenção da osteoporose.[36]

Um modelo de estudo de perda óssea abordado no contexto dos simbióticos consistiu na ovário-histerectomia em ratas, para simulação do processo da menopausa, cujas consequências principais observadas foram elevação do pH intestinal, aumento do peso corporal e diminuição da massa óssea, com redução da área trabecular, do conteúdo de cálcio, fosfato e outros minerais. Os tratamentos avaliados no estudo incluíram probióticos (*L. acidophilus* NCC90), prebióticos (oligofrutose + goma acácia) e simbióticos (*L. acidophilus* NCC90 + oligofrutose + goma acácia). Entre os resultados, o prebiótico demonstrou melhor desempenho em relação à melhora óssea quando comparado ao probiótico, porém, somente a combinação dos dois conseguiu prevenir de forma significativa a perda mineral óssea e, por consequência, evitar a perda de cálcio nas vértebras lombares e aumentar expressivamente o balanço de cálcio no organismo. Além disso, o uso de simbióticos promoveu aumento do número de *Bifidobacterium* e *Bacteroides* a curto e longo prazo, respectivamente, auxiliando na manutenção da MI.[17]

Outro estudo, envolvendo a associação entre *Bifidobacterium longum* e a farinha de batata *yacon* (*Smallanthus sonchifolius*), que apresenta níveis elevados de FOS, demonstrou que a administração do simbiótico foi benéfica à saúde óssea, aumentando o teor de cálcio, magnésio e fósforo do osso, assim como a resistência óssea às fraturas[37] (Quadro 35.1).

Dessa forma, fica bem-estabelecido que, em determinados casos, probióticos, prebióticos e pós-bióticos, separadamente, podem exercer ação positiva na manutenção da saúde óssea, mas esses resultados podem ser otimizados mediante a associação desses bióticos.

Conclusões

A integridade da MI influencia diretamente processos como a absorção de cálcio, a produção de metabólitos bioativos (como os AGCCs) e a modulação da resposta imune – todos elementos cruciais para a homeostase óssea.

O futuro da saúde óssea pode residir em intervenções que vão além do tradicional aporte de cálcio e vitamina D, incorporando a modulação microbiana como parte de um cuidado integrativo. Assim, os estudos voltados à administração de prebióticos, probióticos, pós-bióticos e simbióticos com o objetivo de modular a MI e, assim, promover benefícios à saúde óssea, têm ganhado destaque crescente. Essa abordagem oferece estratégias promissoras que podem ser aplicadas tanto na prevenção como no tratamento de doenças osteometabólicas, por meio de intervenções seguras e potencialmente eficazes.

Perspectivas futuras incluem a personalização de intervenções nutricionais e terapêuticas com base nesses bióticos, bem como o desenvolvimento de bioativos moduladores da microbiota. Além disso, estudos clínicos de longo prazo, com padronização de cepas e doses, são essenciais para consolidar o uso dessas estratégias como ferramentas seguras e eficazes na prevenção e tratamento de doenças ósseas. A integração de abordagens ômicas com a biologia de sistemas também poderá oferecer novas perspectivas na compreensão e no direcionamento terapêutico desse complexo eixo microbiota-intestino-osso. Portanto, tendo em vista que o conhecimento acerca dos mecanismos e das vias de sinalização envolvidas nessa complexa interação intestino-osso ainda é escasso, novos estudos devem ser realizados para gerar pistas importantes na elucidação dessas lacunas.

Referências bibliográficas

1. Yan Q, Cai L, Guo W. New advances in improving bone health based on specific gut microbiota. Front Cell Infect Microbiol. 2022;12:821429.
2. Lu L, Chen X, Liu Y, Yu X. Gut microbiota and bone metabolism. FASEB Journal; 2021;35.
3. Indrio F, Salatto A. Gut microbiota-bone axis. ann nutr metab 0. 2025;1-10.
4. Tyagi AM. Mechanism of action of gut microbiota and probiotic Lactobacillus rhamnosus GG on skeletal remodeling in mice. Endocrinol Diabetes Metab. 2023;7:e440.
5. Seely KD et al. The human gut microbiota: a key mediator of osteoporosis and osteogenesis. International Journal of Molecular Sciences. 2021;22:9452.
6. Inchingolo AM, Gargiulo Isacco C, Inchingolo AD, Nguyen KCD, Cantore S, Santacroce L, Scacco S, Cirulli N, Corriero A, Puntillo F, Dipalma G, Ballini A, Inchingolo F. The human microbiota key role in the bone metabolism activity. Eur Rev Med Pharmacol Sci. 2023;27(6):2659-2670.
7. Locantore P, Del Gatto V, Gelli S, Paragliola RM, Pontecorvi A. The interplay between immune system and microbiota in osteoporosis. Mediators Inflamm. 2020;3686749.
8. Jhong JH et al. Heat-Killed lacticaseibacillus paracasei GMNL-653 Exerts antiosteoporotic effects by restoring the gut microbiota dysbiosis in ovariectomized mice. Front Nutr. 2022;9:804210.
9. Nilsson AG, Sundh D, Bäckhed F, Lorentzon M. Lactobacillus reuteri reduces bone loss in older women with low bone mineral density: a randomized, placebo-controlled, double-blind, clinical trial. J Intern Med. 2018;284:307-17.
10. Xu Z et al. Gut microbiome reveals specific dysbiosis in primary osteoporosis. Front Cell Infect Microbiol. 2020;10.
11. Ibáñez L, Rouleau M, Wakkach A, Blin-Wakkach C. Gut microbiome and bone. Joint Bone Spine. 2019;86:43-7.
12. Charitos IA et al. Intestinal microbiota dysbiosis role and bacterial translocation as a factor for septic risk. International Journal of Molecular Sciences. 2025;26:2028.
13. Mostafavi Abdolmaleky H, Zhou JR. Gut microbiota dysbiosis, oxidative stress, inflammation, and epigenetic alterations in metabolic diseases. Antioxidants. 2024;13:985.
14. Chen Y et al. Gut Microbiota and bone diseases: a growing partnership. Front Microbiol. 2022;13:877776.
15. Fusaro M, Cianciolo G, Evenepoel P, Schurgers L, Plebani M. Vitamin K in CKD bone disorders. Calcif Tissue Int. 2021;108:476-85.
16. Han D, Wang W, Gong J, Ma Y, Li Y. Microbiota metabolites in bone: shaping health and confronting disease. Heliyon. 2024;10:e28435.
17. Gibson GR et al. Expert consensus document: the international scientific association for probiotics and prebiotics (ISAPP) consensus statement on the definition and scope of prebiotics. Nature Reviews Gastroenterology & Hepatology. 2017;14(8-14):491-502.
18. Markowiak P, Śliżewska K. Effects of probiotics, prebiotics, and synbiotics on human health. Nutrientes. 2017;9:1021.
19. McCabe L, Britton RA, Parameswaran N. Prebiotic and probiotic regulation of bone health: role of the intestine and its microbiome. Curr Osteoporos Rep. 2015;13:363-71.

20. Christakos S, Dhawan P, Porta A, Mady LJ, Seth T. Vitamin D and intestinal calcium absorption. Mol Cell Endocrinol. 2011;347:25.
21. Whisner CM, Castillo LF. Prebiotics, bone and mineral metabolism. Calcif Tissue Int. 2018;102:443-79.
22. Hill C et al. The international scientific association for probiotics and prebiotics consensus statement on the scope and appropriate use of the term probiotic. Nature Reviews Gastroenterology & Hepatology. 2014;11(8):506-14.
23. Collins FL, Rios-Arce ND, Schepper JD, Parameswaran N, McCabe LR. The potential of probiotics as a therapy for osteoporosis. Microbiol Spectr. 2017;5:0015-2016. doi: 10.1128/microbiolspec.bad-0015–2016.
24. Lei M, Hua LM, Wang DW. The effect of probiotic treatment on elderly patients with distal radius fracture: a prospective double-blind, placebo-controlled randomised clinical trial. Benef Microbes. 2016;7:631-7.
25. Aguilar-Toalá JE et al. Postbiotics – when simplification fails to clarify. Nature Reviews Gastroenterology & Hepatology. 2021;18(11)825-6.
26. Scarpellini E et al. From pre- and probiotics to post-biotics: a narrative review. Int J Environ Res Public Health. 2021;19:37.
27. Ticinesi A, Siniscalchi C, Meschi T, Nouvenne A. Gut microbiome and bone health: update on mechanisms, clinical correlations, and possible treatment strategies. Osteoporosis International. 2024;36:167-91.
28. Al Saedi A, Sharma S, Summers MA, Nurgali K, Duque G. The multiple faces of tryptophan in bone biology. Exp Gerontol. 2020;129:110778.
29. Tyagi AM et al. The microbial metabolite butyrate stimulates bone formation via T regulatory cell--mediated regulation of WNT10B Expression. Immunity. 2018;49:1116.
30. Zeng H et al. Lotus seed resistant starch regulates gut microbiota and increases short-chain fatty acids production and mineral absorption in mice. J Agric Food Chem. 2017;65:9217-25.
31. Yan J et al. Gut microbiota induce IGF-1 and promote bone formation and growth. Proc Natl Acad Sci USA. 2016;113:E7554-E7563.
32. Wagatsuma K et al. Diversity of gut microbiota affecting serum level of undercarboxylated osteocalcin in patients with crohn's disease. Nutrients. 2019;11:1541.
33. Chevalier C et al. Warmth prevents bone loss through the gut microbiota. Cell Metab. 2020;32:575.
34. Kong SH, Kim JH, Shin CS. Serum spermidine as a novel potential predictor for fragility fractures. J Clin Endocrinol Metab. 2021;106:E582-E591.
35. Liu JH et al. Extracellular vesicles from child gut microbiota enter into bone to preserve bone mass and strength. Advanced Science. 2021;8:2004831.
36. Scholz-Ahrens KE et al. Effects of probiotics, prebiotics, and synbiotics on mineral metabolism in ovariectomized rats – impact of bacterial mass, intestinal absorptive area and reduction of bone turn-over. NFS Journal. 2016;3:41-50.
37. Rodrigues FC et al. Yacon flour and bifidobacterium longum modulate bone health in rats. 2012;15:664-70. Disponível na Internet: https://home.liebertpub.com/jmf (27 maio 2025).
38. Wang Z et al. Probiotics protect mice from CoCrMo particles-induced osteolysis. Int J Nanomedicine. 2017;12:5387-97.
39. Zhao F et al. Bifidobacterium lactis Probio-M8 improves bone metabolism in patients with postmenopausal osteoporosis, possibly by modulating the gut microbiota. Eur J Nutr. 2023;62:965-76.
40. Dong J et al. Mechanistic study on the alleviation of postmenopausal osteoporosis by Lactobacillus acidophilus through butyrate-mediated inhibition of osteoclast activity. Sci Rep; 2024;14.
41. Zeng H et al. Lotus seed resistant starch regulates gut microbiota and increases short-chain fatty acids production and mineral absorption in mice. J Agric Food Chem. 2017;65:9217-25.

36

Microbiota na Saúde da Mulher – Síndrome do Ovário Policístico, Tensão Pré-Menstrual, Endometriose, Lipedema e Vaginose Bacteriana

José Maria Soares Júnior
Ricardo dos Santos Simões
Maria Cândida P. Baracat
Gustavo Rubinho de Azevedo Focchi
Edmund C. Baracat

Introdução

O conteúdo vaginal fisiológico é composto por transudatos e exsudatos das paredes vaginais, células epiteliais, além da microbiota, no qual se verifica o predomínio dos *Lactobacillus (L.)* spp. durante o período reprodutivo, quando os níveis séricos de estrogênio são mais elevados. As principais espécies são *Lactobacillus crispatus, Lactobacillus gasseri, Lactobacillus jensenii* e *Lactobacillus iners*.[1,2] São bactérias Gram-positivas e responsáveis pela inibição da proliferação de micro-organismos nocivos, por produção de ácido lático e queda do pH vaginal, bem como peróxido de hidrogênio, bacteriocinas, radicais de hidroxila (ação antimicrobiana) e probióticos.[1-3] Os lactobacilos são a maior parte da microbiota vaginal normal, também composta por vírus, fungos e outras cepas bacterianas, em menor proporção, mas que podem ter variações conforme afecções associadas.[3]

Síndrome dos ovários policísticos

A síndrome dos ovários policísticos (SOP) é uma afecção comum durante o período reprodutivo. Sua prevalência varia de 3% a 18% em mulheres em todo o mundo. Está associada a irregularidade menstrual (anovulação crônica), hiperandrogenismo, subfertilidade (distúrbio ovulatório), obesidade e distúrbios metabólicos relacionados a lipídeos e carboidratos, o que pode tornar seu diagnóstico e acompanhamento complexos.[3,4] A disfunção ovulatória é observada na maioria das mulheres com SOP. Na adolescência, a amenorreia associada ao índice de massa corpórea (IMC) mais elevado é indicativa não apenas dessa afecção, mas também de predisposição para resistência insulínica e mudança da flora vaginal.[4-6]

Na SOP, em geral, há queda da quantidade de *Lactobacillus*, em especial da espécie *crispatus,* em comparação com as mulheres sem essa afecção na mesma faixa etária e com IMC semelhante. Além disso, há incremento de outras bactérias, como *Gardnerella* e *Prevotella*, bem como da clamídia no canal cervical e aumento cepas de *Prevotella*, *Peptoniphilus* e *Mycoplasma* na vagina de mulheres com SOP. Há evidência que o aumento de *Mycoplasma* poderia ser usado como marcador microbiano dessa afecção.[7] Em estudo recente, a vaginose bacteriana (VB) parece ser mais comum em mulheres com SOP em razão do processo inflamatório crônico e de anormalidades no microbioma vaginal. Ainda nessas mulheres, a VB pode ser uma das causas não comprovadas de infertilidade ou complicações da gravidez. Contudo, mais estudos são necessários para essa última associação.[8] Por sua vez, a microbiota intestinal (MI) pode interferir no quadro clínico das mulheres com SOP, bem como no metabolismo de carboidratos e de lipídios.

A MI e seus metabólitos ou pós-bióticos, como os aminoácidos de cadeia ramificada e ácidos biliares, afetariam o metabolismo das mulheres com SOP.[7-8] Além disso, a inflamação crônica verificada nas mulheres obesas com SOP pode estar relacionada com disbiose intestinal e posterior distúrbios metabólicos da MI de modo a ocasionar piora do quadro clínico e da resistência insulínica.[7-8] Acredita-se que a mudança da MI determinaria aumento de endotoxinas e lipopolissacarídeos (LPSs), responsáveis pela piora do processo inflamatório e metabólico nessas pacientes.[3]

A endotoxemia originada pelo desequilíbrio da MI pode ser um fator importante não apenas para inflamação, mas também para a piora da obesidade e da resistência insulínica.[9] Salienta-se, ainda, que o LPS é um componente importante da parede celular de bactérias Gram-negativas e, após um processo inflamatório na mucosa intestinal, essa substância penetraria na corrente sanguínea e induziria o incremento da produção de citocinas e de mediadores inflamatórios, piorando o processo inflamatório crônico e metabólico nas mulheres com SOP.[7-9] Ademais, o LPS pode ativar o *toll-like receptor* 4 (TLR4) da resposta inflamatória, que piora o distúrbio de carboidratos e o hiperandrogenismo, interferindo no desenvolvimento e na maturação dos folículos. Possivelmente, esse é um dos mecanismos que justificam a subfertilidade dessas mulheres. Por sua vez, o excesso de androgênios afetaria a MI e a atividade da β-glicuronidase,[10] o que também agrava o processo inflamatório e metabólico e aumenta o risco para desenvolver diabetes *mellitus*. Há relatos que a MI de mulheres com SOP tem aumento de bactérias do filo Bacteroidota (anteriormente nomeado "Bacteroidetes"), com redução dos níveis locais de ácido glicodeoxicólico e ácido taurodeoxicólico, associados à redução sérica de interleucina (IL) 22, piora da sensibilidade insulínica e alterações no metabolismo dos ácidos biliares.[3] Por sua vez, a ingestão de fibras alimentares e de suplementos orais de butirato poderia melhorar a sensibilidade à insulina e diminuir a disbiose em mulheres com SOP.[11]

Tensão pré-menstrual

A síndrome pré-menstrual, também conhecida como "tensão pré-menstrual" (TPM), e sua forma mais intensa, o transtorno disfórico pré-menstrual (TDPM), são desafios globais de saúde, conhecidos em conjunto como "afecções pré-menstruais" ou "condições associadas ao período da fase lútea". Os sintomas físicos e psicológicos experimentados durante a TPM e agravados durante o TDPM estão confinados à fase lútea do ciclo menstrual, afetam a qualidade de vida, promovem isolamento social e queda na produtividade. Essa afecção é extremamente frequente nas mulheres durante o período reprodutivo.[12]

As teorias neuro-hormonais sugerem que os níveis séricos anormais de hormônios esteroides, ou seja, estrogênio e progesterona, determinam flutuações nas concentrações de neurotransmissores, como serotonina e ácido gama-aminobutírico, bem como de outros fatores neurotróficos. Essa mudança durante o período lúteo pode explicar parte dos sintomas, mas não explica:

1. O motivo de haver mulheres mais vulneráveis à TPM e ao TDPM.
2. A variedade de sintomas.
3. A diferente resposta aos medicamentos.[12] Talvez a resposta também esteja relacionada à MI dessas mulheres.

A influência da MI no sistema nervoso central está ganhando muita atenção recentemente em razão de seu impacto nas doenças neuropsiquiátricas, incluindo depressão e ansiedade, que são os distúrbios psicológicos mais comuns associados à TPM e ao TDPM. Além disso, quase 90% da serotonina é sintetizada por células intestinais. A serotonina não apenas regula o humor, mas também afeta a motilidade intestinal, o padrão de sono e a função cognitiva do encéfalo. Os sintomas gastrointestinais são muito frequentes em mulheres com TPM.[12] Outros neurotransmissores que podem atuar na TPM são as catecolaminas, incluindo dopamina e norepinefrina, que são cruciais na regulação de várias funções neurais centrais e periféricas, como aprendizado e memória, emoções e na movimentação gastrointestinal. No sistema digestivo, a concentração de dopamina e noradrenalina é maior no lúmen do cólon.[12-13] Por um lado, a produção de catecolaminas está associada com cepas produtoras de β-glucuronidase. Assim, disbiose intestinal pode resultar em níveis séricos anômalos, o que pode potencializar a TPM ou TDPM. Por outro lado, as catecolaminas podem também interferir na microbiota.

As catecolaminas e os hormônios sexuais podem aumentar e diminuir a riqueza da microbiota, respectivamente. A explicação reside no fato das catecolaminas agirem no crescimento e na virulência bacteriana, mas os mecanismos envolvidos não são totalmente conhecidos. As catecolaminas têm a propriedade de estimular o crescimento de bactérias, pois facilitam a transferência de ferro, essencial no metabolismo bacteriano, permitindo maior disponibilidade de transferrina, o que é importante para a proliferação bacteriana. Esse fenômeno foi observado em cepas como *Escherichia coli* e *Staphylococcus epidermidis*.[13] Outra ação das catecolaminas seria o efeito das aminas de catecol na regulação do ritmo circadiano e na transcrição das proteínas, que influenciariam o crescimento de algumas bactérias, particularmente a família Lachnospiraceae, pela regulação da divisão celular e da sobrevivência bacteriana que dependem, também, das catecolaminas. Portanto, o desequilíbrio nas catecolaminas pode propiciar um descontrole na MI, o que poderia explicar parte dos sintomas gastrointestinais. Finalmente, outro aspecto da TPM é a mudança de comportamento alimentar, havendo maior consumo de alimentos e bebidas com alto teor de açúcar, aspecto que pode desequilibrar a MI, mesmo que temporariamente, e que também terá reflexo no trânsito gastrointestinal.[12-13]

Endometriose

A endometriose é uma doença ginecológica inflamatória crônica, complexa e sistêmica, que afeta aproximadamente 10% das mulheres em idade reprodutiva em todo o mundo, 2% a 4% das mulheres na perimenopausa e até 50% das mulheres inférteis. É definida como epitélio e/ou estroma semelhante ao endométrio que cresce fora do endométrio e do miométrio e que se apresenta com inflamação crônica. A endometriose é predominantemente "benigna", no entanto, há evidências crescentes para apoiar sua transformação maligna e maior predisposição a cânceres de ovário quando se instala nesta região. As mais frequentes queixas das mulheres com endometriose são a dor pélvica e a dismenorreia.[14]

Mudança do padrão alimentar pode proporcionar melhora da dor pélvica e dos sintomas gastrointestinais, mas ainda não há uma dieta específica para endometriose. Ademais, há uma lacuna importante no conhecimento sobre nutrição e progressão da doença. Em estudo recente, os investigadores sugerem que um padrão alimentar mais saudável, com maior teor de frutas e vegetais e menor teor de carne vermelha e gorduras trans, poderia reduzir o impacto negativo da dor pélvica na qualidade de vida.[15] Esse fato pode sugerir que a MI também pode ser alterada. Há evidências que o aumento da relação Firmicutes/Bacteroidetes (F/B), por incremento dos filos Cyanobacteria, Actinobacteria, Saccharibacteria e Acidobacteria, poderia diminuir o processo inflamatório e estresse oxidativo e promover melhora da sintomatologia pélvica e intestinal pela mudança de hábito alimentar.[15-16] Além disso, a melhora da disbiose intestinal também tem impacto positivo sobre a saúde vaginal e enriquecimento da microbiota com *Lactobacillus* spp., o que diminui o risco de processo inflamatório no trato genital inferior.[15-16] Portanto, há uma relação também de MI com saúde vaginal em mulheres com endometriose.

A saúde vaginal também é importante para redução de sintomas e pode até ter impacto na fertilidade. Alta quantidade de *Gardnerella*, *Prevotella* e *Bacteroides* spp. na microbiota cervicovaginal pode elevar o risco de progressão da endometriose, bem como de outras doenças inflamatórias pélvicas. Consequentemente, pode ser um fator que contribui para infertilidade na endometriose.[3,5,16] Contudo, há necessidade de mais estudos para avaliar a terapêutica com probióticos (ou pós-bióticos) em maior número de participantes e por tempo prolongado, a fim de verificar seus efeitos sobre a evolução da endometriose.

Lipedema

O lipedema é uma doença lipodistrófica tipicamente caracterizada por acúmulo acentuado e localizado de tecido adiposo subcutâneo na parte inferior do corpo, que propicia maior risco de inflamação e fibrose, prejudicando a circulação microvascular/linfática, sendo resistente à terapia medicamentosa para perda de peso. No entanto, há evidências que a perda de peso poderia amenizar o processo inflamatório e a resistência insulínica nas mulheres propensas.[17] Além disso, parece que a dieta com baixa quantidade de carboidratos também seria benéfica.[18] Esse efeito parece estar relacionado com menor secreção de grelina, hormônio que regula a saciedade.[17-18]

As interações entre o sistema grelinérgico e a microbiota gastrointestinal estão sendo investigadas, pois, por um lado, há associações positivas entre a grelina e gêneros bacterianos como *Clostridium* e *Ruminococcus*. Por outro lado, há uma redução da grelina com o aumento da proporção de F/B, bem como enriquecimento de *Faecalibacterium* e *Prevotellaceae*.[3,18,19] No entanto, as associações entre grelina com cepas de *Bacteroides*, *Bifidobacterium* e *Lactobacillus* ainda não são bem-estabelecidas. Aparentemente, descreve-se uma relação entre dieta, microbiota e grelina, o que pode contribuir para novas estratégias que beneficiem não apenas o lipedema, mas também a obesidade e a SOP. Contudo, não há evidências que o uso de probióticos ou pós-bióticos possa amenizar ou reduzir o lipedema.

Vaginose bacteriana

A VB é considerada uma das causas mais frequentes de infecção vaginal em mulheres durante a menacme. Caracteriza-se pela modificação da microbiota vaginal que, em situações normais, é constituída por micro-organismos aeróbios e anaeróbios seletivos que convivem em mutualismo com o hospedeiro.[20]

A etiopatogenia da VB encontra-se relacionada justamente com alterações no ecossistema vaginal normal de etiologia polimicrobiana.[20] Dessa maneira, condições que resultam na diminuição/substituição dos *Lactobacillus*, normalmente predominantes, e/ou alteração na produção de peróxido de hidrogênio propiciaram a instalação de microbiota complexa e abundante, composta por bactérias anaeróbias. Essas bactérias são pouco frequentes na microbiota vaginal normal e são facultativas, promovendo o quadro de VB ou outras infecções.[20]

Desde o final do século XIX, inúmeros autores propuseram diferentes denominações para a VB. Até a década de 1950, mulheres que apresentavam descarga vaginal aumentada em que não se detectava presença de fungos ou tricomonas eram diagnosticadas como portadoras de vaginite inespecífica. No entanto, em 1955, Gardner e Dukes realizaram um ensaio clínico e isolaram o *Haemophilus vaginalis*, posteriormente renomeado como *Gardnerella vaginalis* por Greenwood e Pickett, em homenagem a seu descobridor.[20-21]

O termo "vaginose" indica uma afecção vaginal na ausência de reação inflamatória, denotando escassa presença de leucócitos. É denominada bacteriana pela ausência de fungos ou outros agentes como fatores causais e pela presença de multiplicidade microbiológica associada.[20]

Na VB, há predomínio de micro-organismos anaeróbios como Gardnerella *vaginalis*, *Mobiluncus* spp., *Bacteroides* spp., *Peptostreptococcus* e bacilos Gram-negativos. Apesar da falta de especificidade, a *G. vaginalis* ainda é a bactéria-chave na etiologia da VB, uma vez que é a principal bactéria a produzir a matriz do biofilme, um polímero constituído por polissacarídeos, glicolipídios, proteínas e ácidos nucleicos.[20,21]

Pode-se definir o biofilme bacteriano como uma comunidade estruturada de bactérias envoltas por uma matriz, que é aderente a uma superfície inerte ou a um tecido biológico. A matriz do biofilme envolve e faz a ligação dos micro-organismos à superfície das células epiteliais, pois é capaz de aderir às células epiteliais vaginais, mesmo na presença de bactérias produtoras de ácido lático, como os lactobacilos. Pelo fato de as bactérias nocivas presentes na vagina estarem envoltas pela matriz, sua eliminação pelo sistema imunológico é dificultada, além de comprometer a eficácia do tratamento com antibióticos.[20,21] Esse pode ser um mecanismo de resistência da VB. Os principais fatores de risco para o desenvolvimento da VB incluem atividade sexual, com maior prevalência verificada entre mulheres sexualmente ativas. A etnia afrodescendente é verificada com mais frequência. As infecções sexualmente transmissíveis (ISTs) e o tabagismo podem predispor à VB.[20,21] A importância do estudo da VB explica-se pelo fato de essa afecção estar associada com complicações como endometrites, salpingites, abscessos tubo-ovarianos e infecções pós-cirúrgicas.[3,20-21] A associação dessa condição com ISTs, como vírus da imunodeficiência humana (HIV), sífilis, gonorreia, herpes e papilomavírus humano (HPV), predispõe a doenças graves, incluindo o câncer do colo do útero. No contexto obstétrico e puerperal, a VB pode aumentar o risco de abortamentos, rotura prematura pré-termo das membranas ovulares (RPPTMO), trabalho de parto prematuro, corioamnionites e infecções de parede pós-cesárea.[22]

O diagnóstico da VB pode ser feito pelos critérios descritos por Amsel *et al.* (1983),[23] que incluem corrimento genital característico (corrimento branco, branco acinzentado, homogêneo, com bolhas e em quantidade variável); pH alcalino, superior a 4,5; positividade para o teste das aminas (*whiff test*), realizado com hidróxido de potássio (KOH) a 10%; e presença de células-guia (*clue cells*) no exame de bacterioscopia em pelo menos 20% das células epiteliais identificadas em exame a fresco ou corado pelo método Gram ou Papanicolaou modificado (Figura 36.1). O diagnóstico é considerado positivo quando três dos quatro critérios são observados.[23]

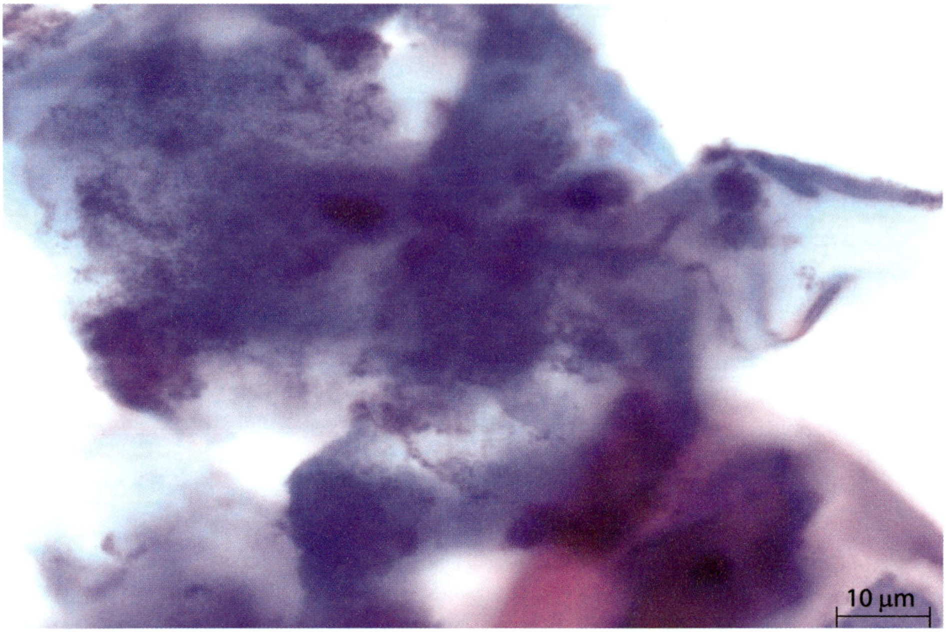

Figura 36.1. Microbiota vaginal sugestiva de vaginose bacteriana. Notar *clue cells* e grande concentração de cocobacilos aderidos às células do epitélio vaginal.

Fonte: Adaptada de Amsel R, Totten PA, Spiegel CA, Chen KC, Eschenbach D, Holmes KK. Nonspecific vaginitis. Diagnostic criteria and microbial and epidemiologic associations. Am J Med. 1983;74(1):14-22.

O aumento do pH verificado na VB facilita a aderência da *G. vaginalis* que, então, produz citotoxinas e biofilme, que é esfoliado, de modo a ocasionar o surgimento de células-guia. A coloração de Gram é o padrão-ouro para o diagnóstico da VB, sendo empregada em laboratórios desde 1965.[24] Os resultados de coloração consistentes com VB incluem a presença de morfotipos de *Gardnerella* e a redução de morfotipos de *Lactobacillus*. Esse método mostra-se mais específico para o diagnóstico de VB, apresentando elevada reprodutibilidade inter e intraobservador quando em comparação aos critérios estabelecidos por Amsel *et al.* (1983)[23]

Os três morfotipos bacterianos que apresentam maior grau de reprodutibilidade são *Lactobacillus* (bastonetes Gram-positivos grandes), *Gardnerella* e *Bacteroides* (bastonetes Gram-negativos ou Gram-variáveis pequenos) e *Mobiluncus* (bastonetes Gram-negativos ou Gram-negativos curvos). Estes podem ser avaliados pelo sistema de escore de Nugent, que é considerado o padrão-ouro na caracterização da microbiota vaginal, mas é altamente subjetivo e influenciado pela habilidade do profissional.

Esse escore classifica a microbiota vaginal em: tipo I – predomínio de *Lactobacillus* spp.; tipo II – equilíbrio entre *Lactobacillus* spp. e microbiota cocoide; ou tipo III – ausência quase completa de *Lactobacillus* spp., com presença de cocobacilos Gram variáveis. Com base nesse sistema, são atribuídos diferentes escores e a somatória final classifica a microbiota vaginal em normal, intermediária ou indicativa de VB (Tabela 36.1).[15] Embora muitas mulheres apresentem microbiota vaginal aberrante indicativa de VB, é importante salientar que mais da metade é assintomáticas.

Tabela 36.1. Sistema de escore proposto por Nugent et al. (1991)[25] para avaliar a microbiota vaginal

Morfotipo bacteriano	*Escore*				
	Nada	*1*	*2*	*3*	*4*
	nº de cruzes (número de micro-organismos/campo 1.000X)				
Bacilos Gram (+)	+4 (> 30)	+3 (5 a 30)	+2 (1 a 4)	+1 (< 4)	0 (0)
Cocobacilos Gram (-) ou Gram variáveis	0 (0)	+1 (1 a 4)	+2 (1 a 4)	+3 (> 5)	+4 (> 5)
Bacilos curvos Gram (-)	0 (0)	+1 (< 1)	+2 (1 a 4)	+3 (5 a 30)	+4 (> 30)

A pontuação final é obtida pela somatória dos escores para cada população de morfotipo bacteriano por avaliação sob microscopia com magnificação de 1.000X. Classificação: normalidade (escore 0 a 3); intermediária (escore 4 a 6); desestruturação (escore 7 a 10).

Fonte: Adaptada de Nugent RP, Krohn MA, Hillier SL. Reliability of diagnosing bacterial vaginosis is improved by a standardized method of gram stain interpretation. J Clin Microbiol. 1991;29(2):297-301.

Deve-se, ainda, citar que inúmeras espécies bacterianas identificadas em mulheres com diagnóstico de VB produzem subprodutos metabólicos que podem ser detectados na investigação da secreção vaginal, sobretudo com a utilização de testes conhecidos como *point of care* (POC). As bactérias anaeróbicas produzem enzimas proteolíticas que metabolizam peptídeos em aminas voláteis, como putrescina, cadaverina e trimetilamina. Essas aminas, como a trimetilamina, levam ao clássico odor de peixe característico da VB, um dos indicadores clínicos para o diagnóstico. Ácidos orgânicos como o succinato, acetato e outros ácidos de cadeia curta podem ser detectados em mulheres com VB. Por fim, enzimas como a prolina aminopeptidase e a sialidase, produzidas por inúmeras bactérias em mulheres com VB, podem ser utilizadas em alguns testes e auxiliam em seu diagnóstico.

Em virtude das limitações relacionadas ao emprego da microscopia e outros testes POC para o diagnóstico da VB, novos marcadores moleculares foram desenvolvidos. A vantagem dessa tecnologia é a eliminação da subjetividade do avaliador, uma vez que se baseia, de modo objetivo, na detecção de ácidos nucleicos bacterianos específicos. Os principais tipos de ensaios moleculares comercialmente disponíveis para o diagnóstico da VB são ensaios diretos de sonda de DNA e amplificação de ácido nucleico (NAATs, do inglês *nucleic acid amplification tests*).

Estudos vêm analisando a acurácia do emprego da verificação por *microarray* e do sequenciamento de nova geração (NGS). O uso desses métodos permite o sequenciamento de organismos conhecidos e desconhecidos implicados na VB, os quais fornecem informações relevantes para o desenvolvimento da base de diagnósticos moleculares comerciais. No entanto, esses ensaios ainda não se encontram comercialmente disponíveis.

O tratamento da VB é realizado, em geral, por antibióticos administrados tanto por via oral (VO) como intravaginal, sendo o metronidazol e a clindamicina os mais empregados.[24-26]

O mecanismo de ação do tratamento com antimicrobianos é dirigido para modificação da microbiota vaginal anormal, objetivando a eliminação da *Gardnerella vaginalis* e de alguns anaeróbios. Essa mudança é acompanhada pelo desaparecimento de sinais e sintomas, que são característicos da VB. Em decorrência dos efeitos adversos desses medicamentos, representados por náuseas, vômitos, diarreia e queimação vaginal, bem como das modificações verificadas na microbiota vaginal normal, têm-se buscado medidas alternativas, como o emprego de

Lactobacillus spp., tanto por VO como intravaginal, a fim de se restaurar a microbiota vaginal e interferir na colonização do patógeno.[26]

Outro ponto de grande importância a ser considerado refere-se às taxas de recidiva da VB após o tratamento medicamentoso convencional, com alguns estudos demonstrando valores superiores a 60%, sendo que a maioria dos casos decorre da resistência aos antibióticos por causa da presença de genes de resistência antimicrobiana, resistência dos antibióticos contra o biofilme e determinantes não genéticos de resistência.[17] Dessa forma, em virtude da elevada frequência de casos de VB e de recidivas após o uso da terapia convencional antimicrobiana, além do fato de que os lactobacilos podem ser utilizados por longo período sem efeitos secundários prejudiciais consideráveis, acredita-se que a utilização dos probióticos e/ou prebióticos pode conferir benefício no tratamento das disbioses vaginais, sobretudo da VB.[27]

Probióticos, de acordo com a Organização das Nações Unidas para Alimentação e Agricultura (FAO/ONU) e da Organização Mundial da Saúde (OMS), são definidos como micro-organismos vivos que, quando administrados em quantidades adequadas, conferem efeitos benéficos ao hospedeiro. Os principais micro-organismos empregados como probióticos incluem representantes dos gêneros *Lactobacillus* spp. e *Bifidobacterium* spp.[27-29] Na VB, esses agentes são usados com o objetivo de promover acidificação do meio vaginal pela maior produção de ácidos orgânicos, como o ácido lático, produção de imunomoduladores, bacteriocinas, biossurfactantes, moléculas de coagregação bacteriana, além da capacidade de adesão às células epiteliais vaginais com formação de verdadeira "barreira" protetora que compete com outras bactérias, inibindo a adesão e a multiplicação de micro-organismos patogênicos.[28,29] Os probióticos atuam ainda na depleção de nutrientes que poderiam ser utilizados por bactérias patogênicas, na modulação da resposta imune do hospedeiro, na promoção da homeostase do epitélio e no efeito neuromodulador (Figura 36.2).

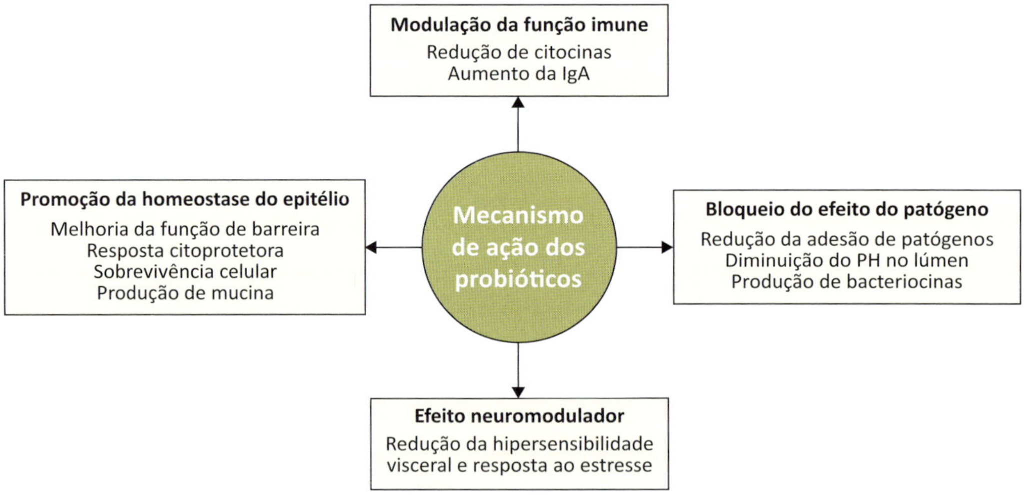

Figura 36.2. Mecanismo de ação dos probióticos.

IgA: imunoglobulina A.

Fonte: Adaptada de Lerayer A. In gut we trust. São Paulo: Sarvier, 2013.[41]

O termo "prebiótico" foi introduzido por Gibson e Roberfroid, em 1995, para designar compostos alimentares não digeríveis que afetam beneficamente o hospedeiro. São formados principalmente por polissacarídeos não amido e oligossacarídeos, sendo os mais conhecidos os fruto-oligossacarídeos (FOSs), galacto-oligossacarídeos (GOSs) e lactulose.[30] Essas substâncias proporcionam efeito benéfico ao hospedeiro na medida em que estimulam seletivamente o crescimento e/ou o metabolismo de determinado grupo de bactérias. Seus principais efeitos incluem melhora no sistema imunológico, propriedades antioxidantes, desintoxicantes e anti-inflamatórias.

As espécies de *Lactobacillus* comumente utilizadas para tratamento da VB incluem *L. reuteri* RC-14, *L. fermentum, L. gasseri, L. rhamnosus* GR-1, *L. brevis, L. acidophilus, L. crispatus* e *L. plantarum*. Essas bactérias podem ser administradas de diferentes maneiras, seja por VO, seja intravaginal, na forma de gel, cápsulas ou tampões contendo *Lactobacillus* liofilizados. Cepas isoladas e combinação de cepas podem ser empregadas.

Entre os pré-requisitos necessários para que representantes do gênero *Lactobacillus* sejam utilizados como probióticos em infecções vaginais, destacam-se: capacidade de adesão às células epiteliais da vagina; inibição da adesão e multiplicação de micro-organismos patogênicos; alteração do microambiente vaginal; e modulação da resposta imune do hospedeiro. Nesse sentido, estudos analisando o efeito da suplementação com lactobacilos, associados ou não ao tratamento convencional com antibióticos nos casos de VB, vêm sendo conduzidos.

Rossi *et al.* (2010)[31] analisaram 40 mulheres tratadas com comprimidos vaginais contendo ≥ 10^6 unidades formadoras de colônia (UFC) de *L. rhamnosus* durante 24 meses (inicialmente um comprimido administrado 1 vez/dia, durante 6 dias consecutivos; em seguida, 1 comprimido 2 vezes/semana, durante 2 meses; posteriormente, um comprimido 1 vez/semana). Nesse estudo, verificaram que o pH vaginal retornou ao valor de 4,5 em 60% (24/40) e em 80% (32/40) das mulheres após 12 e 24 meses de tratamento, respectivamente. O retorno gradual ao pH fisiológico vaginal esteve associado à redução da intensidade dos sintomas.[31] Outro ensaio clínico, conduzido por Vujic *et al.* (2013),[32] avaliou 544 mulheres submetidas ao tratamento com cápsulas orais de *L. rhamnosus* GR-1 e *L. reuteri* RC-14 (> 10^9 UFC) ou placebo. Após seguimento de 6 semanas, o equilíbrio da microbiota vaginal foi relatado em 27% das pacientes mantidas em tratamento com placebo em detrimento de 61% daquelas randomizadas para tratamento com o probiótico. Após 6 semanas do fim do tratamento, a microbiota vaginal normal ainda se encontrava presente em 51% das mulheres tratadas com probióticos, mas em apenas 20% das mulheres que receberam o placebo,[32] ou seja, o efeito dos probióticos parece ser mais prolongado.

Os estudos que avaliam o uso de probióticos e/ou prebióticos associados à terapia convencional parecem ser promissores, porém ainda são escassos. Marcone *et al.* (2010)[33] randomizaram 46 mulheres para tratamento com metronidazol (500 mg 2 vezes/dia, durante 7 dias) ou para o mesmo tratamento citado anteriormente, mas associado a uma aplicação vaginal de *L. rhamnosus* (1 vez/semana) durante 6 meses. Nos primeiros 6 meses de acompanhamento, 91%, 83% e 74% das pacientes randomizadas para o tratamento apenas com antibiótico apresentaram um ecossistema vaginal equilibrado em 30, 90 e 180 dias, respectivamente. Já para aquelas que fizeram uso da associação com o probiótico, a taxa de equilíbrio da microbiota vaginal foi superior a 90% ao longo de todo o período. Nos 6 meses seguintes, após a interrupção do probiótico, verificou-se redução no percentual de mulheres com ecossistema vaginal equilibrado.[33] Estudo observacional, que analisou mais de 200 mulheres submetidas ao tratamento com metronidazol isolado (500 mg VO, 2 vezes/dia, por 7 dias) ou metronidazol associado a comprimidos vaginais contendo *L. rhamnosus* BMX54 (> 10^4 UFCs), verificou, após 2 meses de acompanhamento, substituição da microbiota vaginal nas pacientes tratadas com metronidazol associado ao probiótico. As mulheres submetidas à terapia profilática com o probiótico apresentaram baixa taxa de recorrências e pH vaginal mais baixo quando comparadas com aquelas tratadas somente com antibióticos.[34]

Anukam *et al.* (2006)[35] randomizaram 106 mulheres tratadas, inicialmente, com metronidazol (500 mg VO 2 vezes/ dia, por 7 dias) para tratamento com cápsulas orais contendo *L. rhamnosus* GR-1 e *L. reuteri* RC-14 2 vezes/dia, por 30 dias, ou placebo, iniciando a suplementação no primeiro dia do tratamento com o antibiótico. Nos dias 06, 15 e 30, verificou-se cura da VB em 16, 17 e 18 das 20 mulheres tratadas com probióticos, respectivamente. Houve diferença significativa entre as pacientes tratadas com metronidazol associado ao *Lactobacillus* spp.[35] Ensaio clínico prospectivo avaliou a evolução de pacientes com VB submetidas ao tratamento convencional com antibioticoterapia (metronidazol 500 mg 2 vezes/dia, por 7 dias e creme tópico de metronidazol por 5 dias) e um produto contendo probiótico (*L. acidophilus, L. rhamnosus B, S. thermophilus* e *L. bulgaricus*).[36] Verificou-se que, de um total de 173 pacientes, aquelas que utilizaram cápsulas orais de probióticos em concomitância ao uso do antibiótico apresentaram menores taxas de recorrência da VB. Mais da metade das mulheres que não utilizaram probiótico apresentou três ou mais episódios de recorrência no período de 12 meses.[36]

Na literatura científica, poucos estudos avaliando o desempenho do emprego de prebióticos no tratamento da VB são identificados. Ensaio clínico desenhado por Hakimi *et al.* (2018)[37] randomizou cem pacientes para tratamento com gel vaginal contendo prebiótico (2% de extrato de trifolium, 10% inulina e 10% FOS) associado ao metronidazol (750 mg/dia) durante 7 dias ou placebo associado ao tratamento com o antibiótico. Nos dias 10 e 90 de seguimento, foi verificada melhora significativa entre as pacientes que receberam o tratamento com prebióticos (76% vs. 30% e 84% vs. 62%, respectivamente).[37] Por outro lado, em ensaio clínico randomizado conduzido com 70 mulheres sexualmente ativas com diagnóstico de VB pelos critérios de Amsel *et al.* (1983),[23] as pacientes foram tratadas com gel vaginal de sacarose ou com gel vaginal contendo metronidazol. Ao fim do período de tratamento de 14 dias, não se verificou diferença entre os grupos, sendo observada melhora de 85,7% com gel de sacarose e de 88,5% com gel de metronidazol.[38,39]

Finalmente, a literatura mostra que o uso de prebióticos associado a probióticos (simbióticos) teria uma ação benéfica na microbiota vaginal. Nesse sentido, cerca de 3 mil mulheres com VB foram tratadas com um simbiótico composto por *Lactobacillus rhamnosus* BMX 54 + lactose, na forma de comprimidos vaginais por longo período, sendo comparado com o tratamento convencional por metronidazol. As taxas de recorrência da VB durante o tratamento, bem como após o seguimento de 6 meses, foram menores no grupo tratado com o simbiótico.[40] Contudo, ainda há necessidade de estudos a longo prazo para avaliar a aderência e a eficácia dos diferentes tratamentos empregados, incluindo prebióticos, probióticos, simbióticos e até pós-bióticos no tratamento da VB.

Conclusões

Evidências apontam associação entre a microbiota gastrointestinal e/ou vaginal com afecções ginecológicas, como SOP, endometriose, lipedema e tensão pré-menstrual. Também há evidência positiva do uso de probióticos, principalmente na VB. Quando administrados por VO ou vaginal, de maneira isolada ou em combinação com a terapia convencional antimicrobiana, os probióticos são bem-tolerados e favorecem a restauração da microbiota vaginal normal, reduzindo os casos de recorrência da VB.

Referências bibliográficas

1. van de Wijgert JHHM, Jespers V. The global health impact of vaginal dysbiosis. Res Microbiol. 2017;168(9-10):859-64.
2. Silva VF, Refinetti P, Vicariotto F, Baracat EC, Soares Junior JM. Oral probiotics and vaginal microbiome in post-menopause women: an opinion for the improvement of natural therapies in gynecology. Rev Assoc Med Bras (1992). 2024;70(2):e702EDIT. doi: 10.1590/1806-9282.702EDIT.
3. Wang Z, Zhang L, Liu X, Xu L. The role of reproductive tract microbiota in gynecological health and diseases. J Reprod Immunol. 2024;167:104418. doi: 10.1016/j.jri.2024.104418.
4. Zuchelo LTS, Alves MS, Baracat EC, Sorpreso ICE, Soares JM Jr. Menstrual pattern in polycystic ovary syndrome and hypothalamic-pituitary-ovarian axis immaturity in adolescents: a systematic review and meta-analysis. Gynecol Endocrinol. 2024;40(1):2360077. doi: 10.1080/09513590.2024.2360077.
5. de Medeiros SF, Winck Yamamoto de Medeiros AL, Souto de Medeiros MA, da Silva Carvalho AB, Yamamoto MW, M Soares J et al. Anthropometric, metabolic, and endocrine parameters as predictors of estimated average glucose and other biomarkers of dysglycemia in women with different phenotypes of polycystic ovary syndrome. Horm Metab Res. 2024;56(6):445-54. doi: 10.1055/a-2207-0739.
6. Soares-Jr JM, Hayashida SAY, Marcondes JAM, Maciel GAR, Barcellos CRG, Maffazioli GN et al. Influence of phenotypes on the metabolic syndrome of women with polycystic ovary syndrome over a six-year follow-up in Brazil. Biomedicines. 2023;11(12):3262. doi: 10.3390/biomedicines11123262.
7. Chudzicka-Strugała I, Gołębiewska I, Banaszewska B, Trzciński M, Brudecki G, Elamin W et al. Bacterial vaginosis (BV) and vaginal microbiome disorders in women suffering from polycystic ovary syndrome (PCOS). Diagnostics (Basel). 2024;14(4):404. doi: 10.3390/diagnostics14040404.
8. Wang Z, Zhang L, Liu X, Xu L. The role of reproductive tract microbiota in gynecological health and diseases. J Reprod Immunol. 2024;167:104418. doi: 10.1016/j.jri.2024.104418.
9. Cani PD, Amar J, Iglesias MA, Poggi M, Knauf C, Bastelica D et al. Metabolic endotoxemia initiates obesity and insulin resistance. Diabetes. 2007;56(7):1761-72. doi: 10.2337/db06-1491.
10. Torres PJ, Siakowska M, Banaszewska B, Pawelczyk L, Duleba AJ, Kelley ST et al. Gut microbial diversity in women with polycystic ovary syndrome correlates with hyperandrogenism. J Clin Endocrinol Metab. 2018;103(4):1502-11. doi: 10.1210/jc.2017-02153.
11. Mayorga-Ramos A, Barba-Ostria C, Simancas-Racines D, Guamán LP. Protective role of butyrate in obesity and diabetes: new insights. Front Nutr. 2022;9:1067647. doi: 10.3389/fnut.2022.1067647.
12. Nabeh OA. New insights on the impact of gut microbiota on premenstrual disorders. Will probiotics solve this mystery? Life Sci. 2023;321:121606. doi: 10.1016/j.lfs.2023.121606.
13. Takeda T, Yoshimi K, Kai S, Ozawa G, Yamada K, Hiramatsu K. Characteristics of the gut microbiota in women with premenstrual symptoms: a cross-sectional study. PLoS One. 2022;17(5):e0268466. doi: 10.1371/journal.pone.0268466.
14. Gibran L, Gonçalves BMM, Baracat EC, Soares Júnior JM. The challenges of female chronic pelvic pain. Rev Assoc Med Bras (1992). 2024;70(6):e706EDIT. doi: 10.1590/1806-9282.706EDIT.
15. Abulughod N, Valakas S, El-Assaad F. Dietary and nutritional interventions for the management of endometriosis. Nutrients. 2024;16(23):3988. doi: 10.3390/nu16233988.
16. Yang H. The causality between gut microbiota and endometriosis: a bidirectional mendelian randomization study. Front Med (Lausanne). 2024;11:1434582. doi: 10.3389/fmed.2024.1434582.
17. Cifarelli V, Smith GI, Gonzalez-Nieves S, Samovski D, Palacios HH, Yoshino J et al. Adipose tissue biology and effect of weight loss in women with lipedema. Diabetes. 2024;9:db240890. doi: 10.2337/db24-0890.
18. Lundanes J, Gårseth M, Taylor S, Crescenzi R, Pridmore M, Wagnild R et al. The effect of a low-carbohydrate diet on subcutaneous adipose tissue in females with lipedema. Front Nutr. 2024;11:1484612. Doi: 10.3389/fnut.2024.1484612.
19. Mendling W. Vaginal microbiota. Adv Exp Med Biol. 2016;902:83-93.
20. Fredricks DN, Fiedler TL, Marrazzo JM. Molecular identification of bacteria associated with bacterial vaginosis. N Engl J Med. 2005;353(18):1899-911.
21. Riepl M. Compounding to prevent and treat dysbiosis of the human vaginal microbiome. Int J Pharm Compd. 2018;22(6):456-65.

22. Brown RG, Marchesi JR, Lee YS, Smith A, Lehne B, Kindinger LM et al. Vaginal dysbiosis increases risk of preterm fetal membrane rupture, neonatal sepsis and is exacerbated by erythromycin. BMC Med. 2018;16(1):9.
23. Amsel R, Totten PA, Spiegel CA, Chen KC, Eschenbach D, Holmes KK. Nonspecific vaginitis. Diagnostic criteria and microbial and epidemiologic associations. Am J Med. 1983;74(1):14-22.
24. Forsum U, Jakobsson T, Larsson PG, Schmidt H, Beverly A, Bjørnerem A. An international study of the interobserver variation between interpretations of vaginal smear criteria of bacterial vaginosis. APMIS. 2002;110(11):811-8.
25. Nugent RP, Krohn MA, Hillier SL. Reliability of diagnosing bacterial vaginosis is improved by a standardized method of gram stain interpretation. J Clin Microbiol. 1991;29(2):297-301.
26. Javed A, Parvaiz F, Manzoor S. Bacterial vaginosis: an insight into the prevalence, alternative treatments regimen and it's associated resistance patterns. Microb Pathog. 2019;127:21-30.
27. Bostwick DG, Woody J, Hunt C, Budd W. Antimicrobial resistance genes and modelling of treatment failure in bacterial vaginosis: clinical study of 289 symptomatic women. J Med Microbiol. 2016;65(5):377-86.
28. MacPhee RA, Hummelen R, Bisanz JE, Miller WL, Reid G. Probiotic strategies for the treatment and prevention of bacterial vaginosis. Expert Opin Pharmacother. 2010;11(18):2985-95.
29. Amabebe E, Anumba DOC. The vaginal microenvironment: the physiologic role of lactobacilli. Front Med (Lausanne). 2018;5:181.
30. Gibson GR, Roberfroid MB. Dietary modulation of the human colonic microbiota. Introducing the concept of prebiotics. J Nutr. 1995;125(6):1401-12.
31. Rossi A, Rossi T, Bertini M, Caccia G. The use of Lactobacillus rhamnosus in the therapy of bacterial vaginosis. Evaluation of clinical efficacy in a population of 40 women treated for 24 months. Arch Gynecol Obstet. 2010;281(6):1065-9.
32. Vujic G, Jajac Knez A, Despot Stefanovic V, Kuzmic Vrbanovic V. Efficacy of orally applied probiotic capsules for bacterial vaginosis and other vaginal infections: a double-blind, randomized, placebo-controlled study. Eur J Obstet Gynecol Reprod Biol. 2013;168(1):75-9.
33. Marcone V, Rocca G, Lichtner M, Calzolari E. Long-term vaginal administration of Lactobacillus rhamnosus as a complementary approach to management of bacterial vaginosis. Int J Gynaecol Obstet. 2010;110(3):223-6.
34. Recine N, Palma E, Domenici L, Giorgini M, Imperiale L, Sassu C et al. Restoring vaginal microbiota: biological control of bacterial vaginosis. A prospective case-control study using Lactobacillus rhamnosus BMX 54 as adjuvant treatment against bacterial vaginosis. Arch Gynecol Obstet. 2016;293(1):101-7.
35. Anukam K, Osazuwa E, Ahonkhai I, Ngwu M, Osemene G, Bruce AW et al. Augmentation of antimicrobial metronidazole therapy of bacterial vaginosis with oral probiotic Lactobacillus rhamnosus GR-1 and Lactobacillus reuteri RC-14: randomized, double-blind, placebo controlled trial. Microbes Infect. 2006;8(6):1450-4.
36. Bodean O, Munteanu O, Cirstoiu C, Secara D, Cirstoiu M. Probiotics – a helpful additional therapy for bacterial vaginosis. J Med Life. 2013;6(4):434-6.
37. Hakimi S, Farhan F, Farshbaf-Khalili A, Dehghan P, Javadzadeh Y, Abbasalizadeh S et al. The effect of prebiotic vaginal gel with adjuvant oral metronidazole tablets on treatment and recurrence of bacterial vaginosis: a triple-blind randomized controlled study. Arch Gynecol Obstet. 2018;297(1):109-16.
38. Khazaeian S, Navidian A, Navabi-Rigi SD, Araban M, Mojab F, Khazaeian S. Comparing the effect of sucrose gel and metronidazole gel in treatment of clinical symptoms of bacterial vaginosis: a randomized controlled trial. Trials. 2018;19(1):585.
39. Huang H, Song L, Zhao W. Effects of probiotics for the treatment of bacterial vaginosis in adult women: a meta-analysis of randomized clinical trials. Arch Gynecol Obstet. 2014;289(6):1225-34.
40. Baldacci F, Baldacci M, Bertini M. Lactobacillus rhamnosus BMX 54 + lactose – a symbiotic long-lasting vaginal approach to improve women's health. Int J Womens Health. 2020;12:1099-104. doi: 10.2147/IJWH.S259311.

Microbiota na Saúde Reprodutiva – Implicações para a Fertilidade

Natália Cruz e Melo
Giovana Pereira Martucelli
Ágatha Nagli de Mello Gomes

Introdução

O microbioma humano – composto por trilhões de micro-organismos que habitam diferentes nichos do corpo, juntamente com seus metabólitos e carga genética – desempenha um papel essencial na homeostase e no funcionamento fisiológico do organismo. No contexto da saúde reprodutiva, as implicações das comunidades microbianas intestinais, vaginais e endometriais na fertilidade têm sido alvo de estudos recentes uma vez que a composição e o equilíbrio dessas microbiotas desempenham funções importantes na regulação hormonal, resposta imunológica e receptividade endometrial que impactam diretamente na concepção e no sucesso reprodutivo.

A infertilidade é um distúrbio reprodutivo prevalente e complexo que afeta aproximadamente 12,6% a 17,5% dos casais em todo o mundo.[1] De acordo com a Organização Mundial da Saúde (OMS) e a Sociedade Americana de Medicina Reprodutiva (ASRM), essa condição pode ser definida como a falha em engravidar após 12 meses de relações sexuais regulares e desprotegidas. A maioria dos casais inférteis apresenta causas identificáveis, como disfunção ovulatória, doença tubária e infertilidade por fator masculino. No entanto, aproximadamente 15% dos casos de infertilidade permanecem sem causa aparente.[2]

Neste capítulo, exploraremos as principais características das microbiotas intestinal, vaginal e endometrial envolvidas na saúde reprodutiva, bem como suas implicações na fertilidade humana.

Microbiota intestinal

Evidências recentes indicam que a microbiota intestinal (MI) participa do desenvolvimento do sistema reprodutivo, influenciando a maturação sexual masculina e feminina. Essa influência decorre, em parte, das diferenças na composição microbiana entre os sexos e de seu impacto sobre os estados puberais, e podem estar relacionadas aos níveis de estrogênio e androgênio.

Por um lado, esses hormônios sexuais modulam a composição e a funcionalidade da MI, influenciando a abundância de certas bactérias envolvidas no metabolismo de lipídios, glicose e ácidos biliares. Por outro lado, de modo bidirecional, a MI também pode impactar a regulação hormonal ao metabolizar e modular a circulação de estrogênios por meio do estroboloma (conjunto de bactérias que vivem no intestino e metabolizam o estrogênio), afetando o equilíbrio hormonal ao longo da puberdade. Além disso, o eixo hormônio do crescimento (GH)/IGF-1, essencial para o crescimento e a maturação gonadal, pode ser regulado indiretamente pela microbiota por meio da produção de metabólitos bioativos, como os ácidos graxos de cadeia curta (AGCCs).[3]

Diversos fatores, como estilo de vida, predisposição genética, idade reprodutiva e localização geográfica, influenciam a composição da MI e sua interação com o eixo GH/IGF-1. Esse eixo, regulado pelo núcleo supraquiasmático (NSQ), modula o metabolismo e a secreção hormonal, impactando diretamente a maturação sexual. A MI, por sua vez, atua como mediador essencial nesse processo, influenciando a homeostase endócrina e a progressão puberal. A Figura 37.1 ilustra essa interconexão na regulação do desenvolvimento reprodutivo de homens e mulheres.[3]

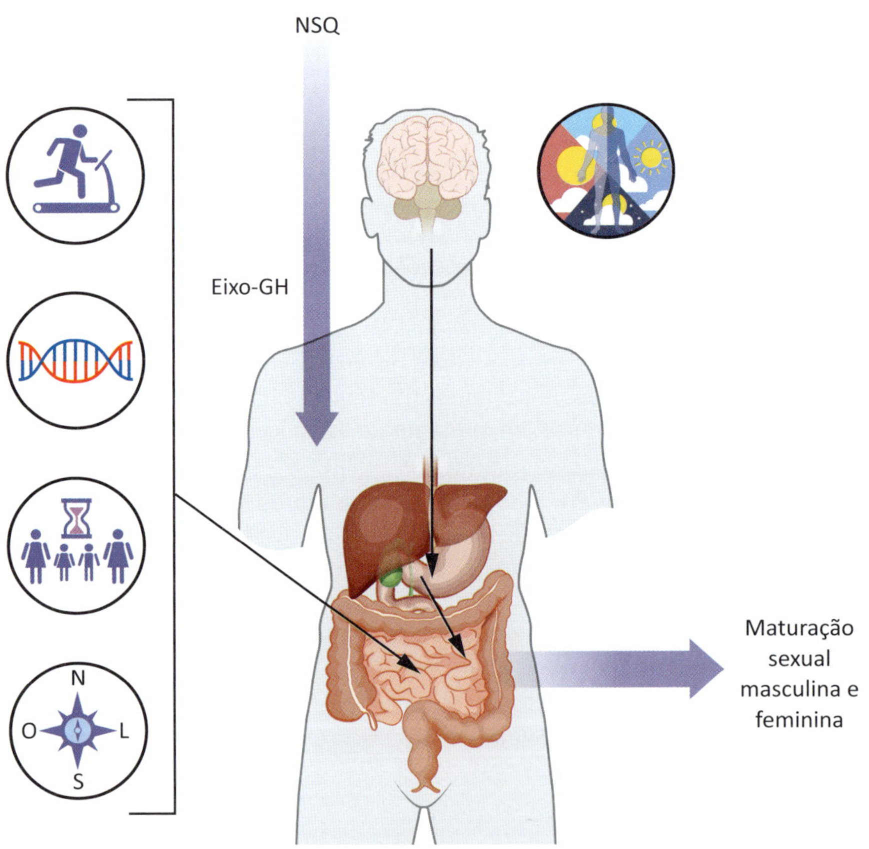

Figura 37.1. Interconexão da microbiota intestinal na regulação do desenvolvimento reprodutivo de homens e mulheres.

GH: hormônio do crescimento; NSQ: núcleo supraquiasmático.

Fonte: Adaptada de Ahmad F et al. A disturbed communication between hypothalamic-pituitary-ovary axis and gut microbiota in female infertility: is diet to blame? J Transl Med. 2025;23:92.

Microbiota intestinal e saúde reprodutiva masculina

A infertilidade masculina está fortemente associada a fatores como envelhecimento, obesidade, doenças prostáticas, estresse psicológico e ambiental, além de casos de infertilidade idiopática (sem causa aparente). Independentemente da causa subjacente, essa condição, com frequência, se relaciona a desbalanços nos níveis de testosterona e outros hormônios sexuais, acompanhados por aumento das respostas inflamatórias e do estresse oxidativo, que comprometem a função reprodutiva.[5] Estima-se que fatores masculinos sejam responsáveis por 30% a 50% dos casos de infertilidade.[1]

Em homens, a disbiose da microbiota do trato reprodutivo está associada a diversas doenças inflamatórias, como epididimite, orquite e prostatite, além de estar implicada na subfertilidade e na redução da qualidade do sêmen. Estudos indicam que a presença de *Mycoplasma hominis* é mais frequente em homens inférteis do que em homens férteis. Além disso, o aumento na abundância de gêneros potencialmente patogênicos, como *Neisseria, Pseudomonas* e *Klebsiella*, combinado com uma redução de *Lactobacillus*, foi recentemente associado à oligoastenoteratozoospermia – condição caracterizada pela alteração na quantidade, motilidade e morfologia dos espermatozoides no líquido ejaculado, e à hiperviscosidade seminal. Da mesma forma, estudo sobre o microbioma do plasma seminal de homens com prostatite crônica revelou redução de *Lactobacillus* e maior proporção de bactérias inflamatórias pertencentes ao filo Proteobacteria, quando comparado ao microbioma do plasma seminal de indivíduos saudáveis.[5]

Além da microbiota do trato reprodutivo, evidências crescentes indicam que a MI exerce papel essencial na fertilidade masculina. Por um lado, bactérias ácido-lácticas (*Lactobacillus, Streptococcus* e *Enterococcus*), Bacteroidetes e *Ruminococcus* podem aumentar a produção de esperma, motilidade e qualidade do sêmen. Por outro lado, o desequilíbrio na MI pode prejudicar a produção de espermatozoides e reduzir sua motilidade. Foi identificada uma correlação negativa entre a motilidade espermática e o aumento de certas bactérias com perfil inflamatório, como *Prevotella* e *Enterococcus faecalis,* bem como alterações microbianas induzidas por dietas ricas em gordura ou outros fatores. O mecanismo potencial pelo qual a MI influencia a função espermática envolve metabólitos microbianos ou células bacterianas que modulam a homeostase intestinal e o metabolismo do hospedeiro, impactando, por fim, a saúde reprodutiva masculina.[6]

Microbiota intestinal e saúde reprodutiva feminina

A infertilidade feminina pode ser atribuída a uma variedade de fatores, incluindo distúrbios do sistema endócrino, disfunção ovulatória, síndrome do ovário policístico, bloqueio das trompas ovarianas, declínio da fertilidade relacionado à idade, endometriose e outras condições inflamatórias pélvicas.[4] Essa condição clínica representa um problema global significativo, afetando cerca de 50% das mulheres em países em desenvolvimento.[7]

A biodiversidade microbiana do trato reprodutivo é altamente dinâmica e influenciada por diversos fatores, principalmente pelas variações hormonais ao longo do ciclo reprodutivo. Altos níveis de estrogênio, como os observados durante a ovulação, favorecem a manutenção da eubiose. Em contraste, a redução dos níveis de estrogênio e o aumento do pH, como ocorre durante o período menstrual, podem resultar em disbiose, associada à redução do gênero *Lactobacillus*. Esse desequilíbrio aumenta a suscetibilidade ao crescimento de patógenos.[5]

Além das oscilações hormonais, a modulação da saúde reprodutiva feminina pode ocorrer de forma sistêmica, influenciada pelo perfil de bactérias intestinais. Em geral, o predomínio de certos micro-organismos intestinais, principalmente *Lactobacillus*, *Acinetobacter*, Bacteroidetes e *Prevotella*, tem sido associado a saúde e funções reprodutivas adequadas. No entanto, acredita-se que a presença de bactérias patogênicas como *Ureaplasma*, *Enterococci*, Enterobacteriaceae, *Streptococcus*, *Staphylococcus* e *Escherichia coli* esteja associada a disfunções reprodutivas.[5] Assim, condições de desequilíbrio ou presença de micro-organismos específicos na MI podem desencadear processos inflamatórios e metabólicos que afetam diretamente a fertilidade feminina.[4]

Microbiota intestinal – modulação como tratamento potencial da infertilidade

Potenciais aplicações terapêuticas têm sido exploradas para tratamento da infertilidade feminina e masculina. Certos padrões alimentares podem promover maior diversidade microbiana e crescimento de espécies benéficas, o que pode impactar positivamente a saúde reprodutiva. Por outro lado, uma dieta desequilibrada ou pouco saudável pode causar disbiose, afetando potencialmente a regulação hormonal, a inflamação e outros fatores relevantes para a fertilidade.[4] Assim, a dieta adequada pode ajudar a restaurar o equilíbrio na MI de modo a melhorar a regulação hormonal e reduzir a inflamação que podem potencializar os resultados reprodutivos.[8,9]

O consumo alimentar pode impactar o corpo humano em níveis moleculares, celulares, biológicos e fisiológicos. Os efeitos contrastantes da dieta ocidental e da dieta mediterrânea na fertilidade são evidentes: enquanto a primeira agrava a inflamação, o desequilíbrio hormonal e a disbiose intestinal, a segunda ajuda a atenuar esses problemas em decorrência de seu perfil anti-inflamatório e de sua riqueza nutricional.[4,9]

O eixo microbiota-intestino-cérebro representa a comunicação bidirecional entre o sistema digestivo e o sistema nervoso central. Alterações na MI podem afetar diversas funções cerebrais e até mesmo a fertilidade. Esse impacto pode ser positivo ou negativo, dependendo do equilíbrio desse eixo que é influenciado principalmente pela alimentação. A relação entre o eixo microbiota-intestino-cérebro e a fertilidade feminina, mediada por diferentes tipos de dieta, pode ser observada na Figura 37.2.[4]

Quando o eixo microbiota-intestino-cérebro está disfuncional, há impactos negativos para mulheres, como disfunção do eixo hipotálamo-hipófise-ovário (HPO), irregularidades menstruais e, em ambos os sexos, a redução da fertilidade. Além disso, pode ocorrer comprometimento das funções cognitivas, de memória e da regulação emocional. Esse estado de disbiose está associado ao consumo da dieta ocidental, rica em alimentos ultraprocessados e gorduras saturadas, que promove diminuição da diversidade e o crescimento de bactérias prejudiciais, como *Bilophila wadsworthia*, com consequente liberação de sulfeto de hidrogênio (H_2S), metabólito que compromete a permeabilidade intestinal.[4] A disbiose facilita a passagem de toxinas e moléculas inflamatórias para a circulação, como o lipopolissacarídeos (LPSs), por causa do aumento da permeabilidade intestinal. Esse processo impacta a inflamação sistêmica e a ativação desregulada da colecistocinina (CCK), comprometendo o metabolismo e a comunicação no eixo-intestino-cérebro.[4,10]

Por sua vez, um eixo funcional melhora a fertilidade, reduz o risco de síndrome do ovário policístico, aumenta o sucesso em procedimentos de reprodução assistida e oferece um efeito neuroprotetor, reduzindo ansiedade e depressão. Esse equilíbrio funcional é promovido

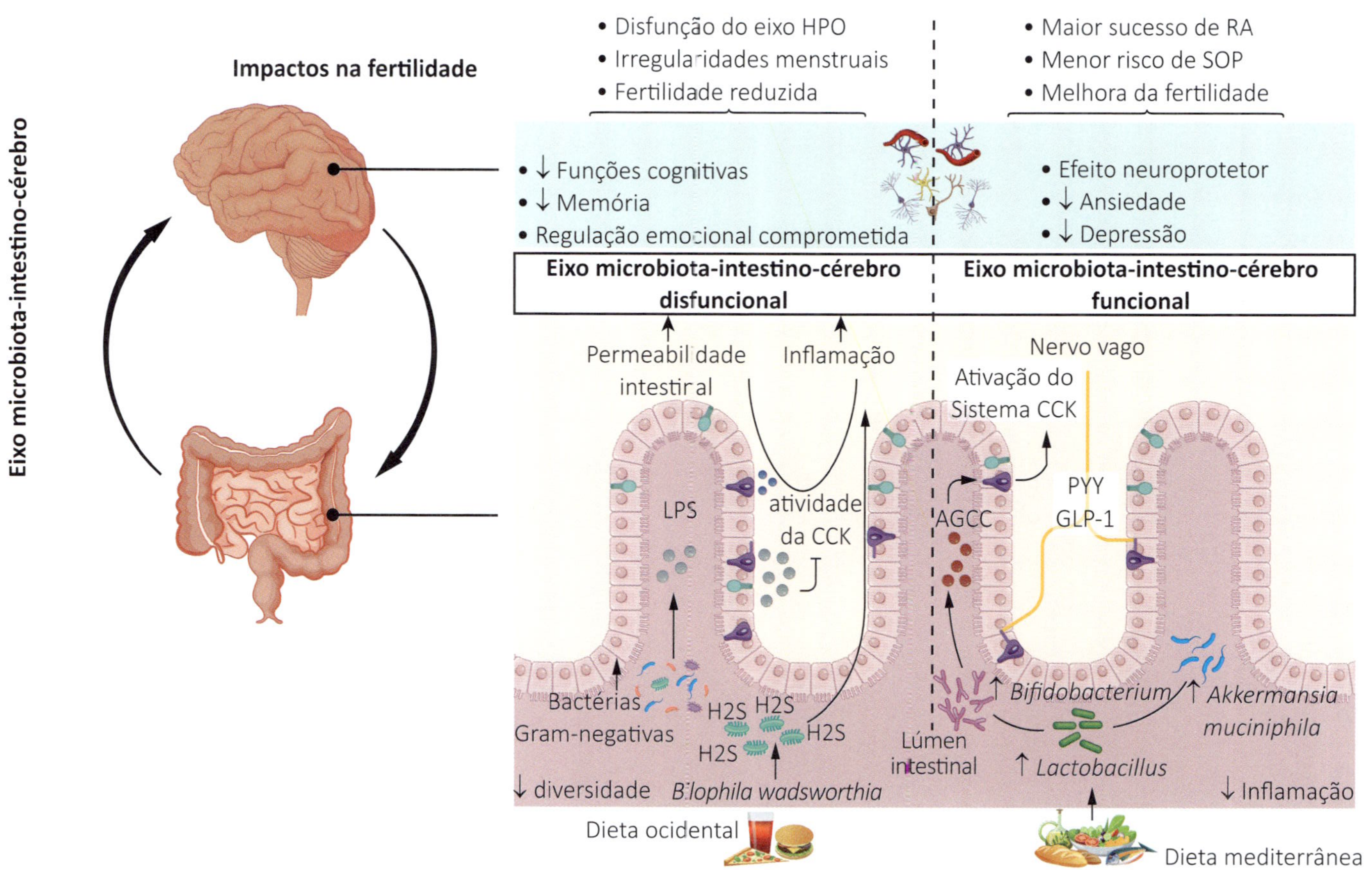

Figura 37.2. Mecanismos sugeridos pelos quais a dieta ocidental e a dieta mediterrânea podem alterar o risco de infertilidade feminina. A dieta ocidental está associada ao eixo microbiota-intestino-cérebro disfuncional que apresenta impactos negativos para a fertilidade. Enquanto, a dieta mediterrânea está relacionada à saúde mental e reprodutiva.

AGCC: ácido graxo de cadeia curta; CCK: colecistocinina; GLP-1: peptídeo 1 semelhante ao glucagon; H2S: sulfeto de hidrogênio; HPO: hipotálamo-hipófise-ovário; LPS: lipopolissacarídeos PYY: peptídeo YY; RA: reprodução assistida.

Fonte: Adaptada de Ahmad F et al. A disturbed communication between hypothalamic-pituitary-ovary axis and gut micrbiota in female infertility: is diet to blame? J Transl Med. 2025;23:92.

principalmente por uma dieta equilibrada, como o padrão alimentar mediterrâneo – rico em fibras e gorduras saudáveis, que estimula a colonização de bactérias benéficas, como *Bifidobacterium*, *Lactobacillus* e *Akkermansia muciniphila*. Essas bactérias promovem a integridade intestinal por meio da redução da inflamação e do estímulo à produção de AGCCs. Além disso, a dieta mediterrânea regula hormônios intestinais, como peptídeo 1 semelhante ao glucagon (GLP-1) e peptídeo YY (PYY), que controlam o apetite e promovem a comunicação saudável entre o intestino e o cérebro via nervo vago. Esse equilíbrio favorece a saúde mental e reprodutiva, o que demonstra a importância da alimentação para a regulação do eixo microbiota-intestino-cérebro e a fertilidade.[4,11]

Além da modulação da microbiota por meio do hábito alimentar, muitos estudos demonstraram os efeitos positivos das terapias com base em probióticos na saúde reprodutiva, com evidências provenientes de estudos clínicos em humanos. Os probióticos promovem a eubiose do trato reprodutivo e a fertilidade do hospedeiro em razão de suas atividades antimicrobianas, antioxidantes, anti-inflamatórias e imunomoduladoras. Nesse contexto, o uso de probióticos por via oral (VO) provou sua eficácia contra muitos distúrbios reprodutivos em mulheres. Da mesma forma, os probióticos mostram efeitos positivos na fertilidade masculina e na qualidade do sêmen. No campo da Medicina Reprodutiva, espécies de *Lactobacillus* (*Lactobacillus reuteri, Lactobacillus fermentum, Lactobacillus gasseri, Lactobacillus rhamnosus, Lactobacillus acidophilus, Lactobacillus crispatus, Lactobacillus casei* e *Lactobacillus salivarius*), espécies de *Bifidobacterium* e de *Bacillus* são os principais representantes dos probióticos para modular a disbiose associada à infertilidade.[5,12]

Microbiota vaginal

A microbiota vaginal (MV) é um ecossistema complexo e dinâmico que atua como maquinaria-chave na saúde ginecológica e reprodutiva. Esse conjunto de micro-organismos está intrinsecamente ligado à defesa contra infecções, à regulação do pH vaginal e à saúde reprodutiva geral de modo a influenciar significativamente a fertilidade feminina e os desfechos gestacionais.[13-15]

Composição da microbiota vaginal

A MV está presente no trato genital feminino e consiste em uma comunidade de micro-organismos composta por bactérias, fungos, vírus e arqueias. As bactérias são os micro-organismos mais abundantes, com predomínio do filo Firmicutes, embora, em menor proporção, também possam estar presentes os filos Actinobacteria e Fusobacteria. A comunidade fúngica é predominantemente formada pelo filo Ascomycota. Já os vírus incluem principalmente as famílias Papillomaviridae, Polyomaviridae e Herpesviridae. Esses micro-organismos podem se proliferar de maneira protetora ou nociva para a MV, a depender de vários fatores como o equilíbrio entre eles e o estado de saúde da paciente.[16]

Diferentemente da MI, a MV em eubiose apresenta baixa diversidade, com predominância do gênero *Lactobacillus*. Esses micro-organismos são essenciais para a prevenção da disbiose, pois produzem ácido lático no fluido vaginal, mantendo o pH ácido em torno de 4, o que dificulta a sobrevivência de patógenos.[14]

Por meio da técnica de sequenciamento de nova geração (NGS) do gene 16S do RNA ribossômico (16S rRNA), foram traçados cinco diferentes perfis de comunidade bacteriana (CST) para classificar a MV.[17] Os perfis compostos principalmente por espécies de *Lactobacillus* são associados a condições de eubiose. O primeiro grupo (CST I) é constituído sobretudo por *Lactobacillus crispatus*; o segundo grupo (CST II), por *Lactobacillus gasseri*; o terceiro grupo (CST III), por *Lactobacillus* iners; e o quinto grupo (CST V) por *Lactobacillus jensenii*. O quarto grupo (CST IV) é conhecido por apresentar perfil polimicrobiano, pois apresenta baixa proporção de *Lactobacillus* e presença de diferentes gêneros de micro-organismos potencialmente patogênicos, por exemplo, *Gardnerella*, *Atopobium*, *Mobiluncus* e *Prevotella*, e é relacionado ao desenvolvimento de condições clínicas adversas.[16,18]

Quanto à prevalência, o perfil composto por *Lactobacillus crispatus* predomina entre mulheres caucasianas (30% a 50%) que têm o pH médio vaginal de 4, enquanto *Lactobacillus iners* é mais comum em mulheres hispânicas e africanas (30% a 50%) com capacidade de manter o pH médio de 5,3. *Lactobacillus gasseri* e *Lactobacillus jensenii* aparecem em menor prevalência (< 10%) em todos os grupos. Entre os CST com predominância de *Lactobacillus*, o CST III, composto principalmente *Lactobacillus iners*, é o mais suscetível ao desenvolvimento de disbiose por causa da baixa capacidade dessa espécie de manter o pH ácido, o que facilita o crescimento de patógenos.[16,18]

A MV passa por mudanças dinâmicas ao longo das diferentes fases do desenvolvimento feminino. Nesse contexto, sua adaptação a diferentes estímulos é fundamental para a prevenção da disbiose. Variações em sua composição podem impactar a fertilidade e a gestação, reforçando a importância de uma MV estável e equilibrada para a saúde reprodutiva.[3,8,14]

Fatores que influenciam a microbiota vaginal

A MV constitui um ecossistema dinâmico e multifacetado, cuja composição e cujo funcionamento são influenciados por uma ampla variedade de fatores internos e externos, incluindo alimentação, ciclos hormonais, idade, parceiros sexuais, práticas de higiene e uso de medicamentos.[8] Além disso, a existência de condições clínicas, como doenças inflamatórias, autoimunes e infecções sexualmente transmissíveis (ISTs), intensifica ainda mais a instabilidade dessa microbiota, tornando-a mais suscetível a desequilíbrios que podem prejudicar a saúde ginecológica.[8,14]

Uma dieta rica em fibras, vitaminas e nutrientes essenciais promove o crescimento de bactérias benéficas, como os *Lactobacillus* spp., que são fundamentais para a manutenção do pH ácido e para a proteção contra patógenos. Em contrapartida, dieta rica em gorduras (DRG) saturadas e pobre em nutrientes pode comprometer a microbiota, favorecendo o desenvolvimento de micro-organismos oportunistas. Condições como obesidade, diabetes e doenças crônicas impactam negativamente o equilíbrio microbiano, ressaltando a importância de adotar hábitos saudáveis para preservar a saúde ginecológica. Além disso, fatores emocionais, como estresse e ansiedade, podem influenciar a MV, pois interferem no sistema imunológico e reduzem a capacidade do organismo de combater infecções.[8]

Os hormônios exercem influência marcante sobre a MV, especialmente ao longo do ciclo menstrual e durante o uso de contraceptivos. As flutuações hormonais ao longo do ciclo afetam a produção de glicogênio, um substrato essencial para o crescimento dos *Lactobacillus* spp., capaz de alterar a composição da MV em diferentes fases. Por sua vez, o uso de contraceptivos hormonais pode modificar a acidez vaginal e os níveis hormonais, impactando a estabilidade e diversidade microbiana. Dessa forma, a idade e a condição geral de saúde são fatores determinantes para a composição e o funcionamento da MV. Durante a adolescência, o aumento da produção hormonal favorece a colonização por *Lactobacillus* spp. de modo a contribuir para a manutenção de um ambiente vaginal saudável. Contudo, na menopausa, a redução nos níveis de estrogênio impacta na diminuição dessas bactérias benéficas e no aumento da diversidade microbiana, tornando a MV mais suscetível a infecções.[19]

Práticas de higiene inadequadas e o uso de medicamentos também são fatores externos que desempenham papel determinante no equilíbrio da MV. A falta ou o excesso de higiene íntima, especialmente quando essa última envolve o uso de produtos inadequados ou duchas vaginais, pode comprometer a eubiose ao alterar o pH vaginal.[8] Essas manifestações não apenas causam desconforto, mas também podem resultar em complicações graves, incluindo infecções urinárias, doenças inflamatórias pélvicas e complicações durante a gravidez, como parto prematuro e infecções que afetam tanto a mãe como o recém-nascido.[8,14]

Além disso, uma das principais causas da disbiose vaginal é o uso recorrente de antibióticos, que, embora essencial para tratar infecções, quando indiscriminado elimina bactérias benéficas e patogênicas, o que aumenta o risco de disbiose e promove o desenvolvimento de vaginoses bacterianas. Outros medicamentos, como corticosteroides, também podem afetar negativamente o equilíbrio microbiano porque interferem na imunidade local.[8,14]

Perfil da microbiota vaginal e o impacto na fertilidade

A disbiose vaginal é caracterizada pelo aumento da biodiversidade microbiana e abundância de bactérias potencialmente patogênicas e inflamatórias, acompanhada pela diminuição de bactérias benéficas, como espécies do gênero *Lactobacillus*. Essas alterações na MV podem induzir o desenvolvimento de condições ginecológicas, bem como a ocorrência de sintomas ginecológicos, como corrimento vaginal anormal, coceira, irritação, sensação de queimação ao urinar e odor desagradável. Essas alterações estão frequentemente associadas a condições de vaginose bacteriana (VB) e podem aumentar a suscetibilidade a infecções como candidíase, tricomoníase, herpes genital, clamídia, gonorreia e vírus do papilomavírus humano (HPV), podendo afetar a fertilidade feminina.[8,14]

O Quadro 37.1 destaca como a MV influencia a saúde da mulher ao longo da vida, evidenciando o papel protetor dos *Lactobacillus* spp. e os riscos associados à infertilidade feminina. Durante a adolescência, o aumento da produção hormonal favorece a colonização por *Lactobacillus* spp., contribuindo para a manutenção de um ambiente vaginal saudável. Contudo, com a menopausa, a redução nos níveis de estrogênio induz a diminuição na quantidade dessas bactérias benéficas e o aumento da diversidade microbiana, tornando a região mais suscetível a infecções.[19]

Quadro 37.1. Perfil da microbiota vaginal de acordo com as fases da vida e sua relação com a infertilidade feminina

Fase da vida	*Perfil de comunidade (CST)*	*pH Vaginal*	*Bactérias predominantes*	*Possível impacto na infertilidade feminina*
Pré-puberdade à menarca	IV (alta diversidade)	Neutro	• Anaeróbios: *Bacteroides, Prevotella, Actinomyces, Fusobacterium* • Aeróbios: *Staphylococcus aureus, Staphylococcus epidermidis* • Gram-negativos: *Pseudomonas, Methylobacterium, Escherichia*	Aumento do risco de infecções que podem afetar a saúde reprodutiva

(*Continua*)

Quadro 37.1. Perfil da microbiota vaginal de acordo com as fases da vida e sua relação com a infertilidade feminina (*Continuação*)

Fase da vida	*Perfil de comunidade (CST)*	*pH Vaginal*	*Bactérias predominantes*	*Possível impacto na infertilidade feminina*
Reprodutiva	I, II, III, V (a depender da espécie de *Lactobacillus* predominante)	Ácido (3,5 a 4,5)	• *Lactobacillus* (principalmente *Lactobacillus* crispatus, *Lactobacillus iners*, *Lactobacillus gasseri* e *Lactobacillus jensenii*) • Variações hormonais influenciam a composição • Possível presença de *Prevotella, Streptococcus e Veillonellaceae*	A vaginose bacteriana está associada ao risco aumentado de doença inflamatória pélvica (DIP), infertilidade tubária e complicações na gravidez. *Lactobacillus iners* (comunidade III) pode indicar instabilidade e risco aumentado de disbiose
Gestante	I, II, V	Mais ácido (redução do pH)	• *Lactobacillus* (aumento devido aos altos níveis de estrogênio e estriol) • Bacteroidales e Clostridiales (em comparação com mulheres não grávidas)	A vaginose bacteriana está associada a parto prematuro, aborto espontâneo e outras complicações gestacionais
Menopausa	IV (alta diversidade)	Mais alcalino (aumento do pH)	• Anaeróbios (*Gardnerella vaginalis, Candida albicans, Prevotella* spp.) • Diminuição de *Lactobacillus*	Cessação da capacidade reprodutiva

Fonte: Adaptado de Dubé-Zinatelli E, Cappelletti L, Ismail N. Vaginal microbiome: environmental, biological, and racial influences on gynecological health across the lifespan. Am J Reprod Immunol, 2024;92; Balla B et al. The role of the vaginal and endometrial microbiomes in infertility and their impact on pregnancy outcomes in light of recent literature. International Journal of Molecular Sciences. 2024;25:13227; Punzón-Jiménez P, Labarta E. The impact of the female genital tract microbiome in women health and reproduction: a review. Journal of Assisted Reproduction and Genetics. Preprint at. 2021;38. doi: 10.1007/s10815-021-02247-5.

Na infância e na puberdade, o impacto na fertilidade é menor. No entanto, durante a idade reprodutiva, a disbiose pode aumentar o risco de infertilidade. Nessa fase, a eubiose, encontrada nos CST I, II, III e V, caracterizada pela predominância de espécies de *Lactobacillus crispatus*, *Lactobacillus* gasseri, *Lactobacillus* jensenii e *Lactobacillus iners* que mantêm o pH ácido (3,5 a 4,5), protegem contra ocorrência de infecções, o que reduz o risco de infertilidade. Em disbiose, evidenciada no CST IV, há aumento de micro-organismos potencialmente patogênicos associados com inflamação, maior risco de IST e infertilidade.[19]

Na pós-menopausa, a redução de estrogênio ocasiona diminuição progressiva de *Lactobacillus* spp., tornando o microambiente mais alcalino. O perfil CST III pode promover o aumento de *Corynebacterium* spp. e *Staphylococcus* spp., favorecendo a ocorrência de infecções. Em disbiose associada ao CST IV, a predominância de *Gardnerella vaginalis, Ureaplasma urealyticum, Candida albicans* e *Prevotella* spp. aumenta o risco de infecções e inflamações, o que pode contribuir significativamente para problemas reprodutivos.[3,8,16,18]

O desequilíbrio na MV pode comprometer a qualidade do esperma e a capacidade de fertilização, estabelecendo microambiente desfavorável que afeta a mobilidade e a sobrevivência dos espermatozoides, aumentando o risco de infertilidade. Além de interferir na fertilização, a disbiose pode gerar uma resposta inflamatória no trato reprodutivo. A inflamação crônica estabelecida está associada a maior risco de aborto espontâneo e complicações gestacionais, como corioamnionite e ruptura prematura das membranas que podem induzir o parto prematuro, bem como formação de cicatrizes e aderências nas trompas ovarianas e outras estruturas pélvicas, dificultando a passagem do óvulo e dos espermatozoides. Doenças inflamatórias pélvicas resultantes da disbiose são uma causa comum de infertilidade, podendo causar dor pélvica crônica e outras complicações reprodutivas graves. Isso não só diminui as chances de uma gravidez saudável, mas também aumenta os riscos de gravidez ectópica e traz riscos adicionais para o desenvolvimento do recém-nascido.[3,15]

Microbiota endometrial

A microbiota endometrial (ME) tem recebido crescente atenção em função de seu papel crucial na saúde reprodutiva feminina. Estudos recentes sugerem que sua composição pode influenciar a fertilidade de modo a afetar a implantação embrionária, a gestação, o sucesso reprodutivo, bem como impactar em complicações na gravidez, como aborto espontâneo e parto prematuro, especialmente em tratamentos de reprodução assistida.[20-23]

O útero é um órgão muscular localizado na cavidade pélvica, com formato semelhante a uma pera invertida. Ele é dividido em corpo uterino, colo uterino e fundo uterino, e suas extremidades superiores formam os cornos uterinos. Sua estrutura é composta por três camadas: endométrio; miométrio; e serosa. O endométrio é uma estrutura essencial para a implantação, o desenvolvimento fetal e placentário, que sofre alterações cíclicas influenciadas pelo estradiol e progesterona. Durante o ciclo menstrual, ocorrem vários processos celulares que envolvem o espessamento endometrial e desenvolvimento vascular. Na fase lútea, o endométrio torna-se receptivo e prepara-se para uma possível gestação. Caso não ocorra a fecundação, a queda dos hormônios causa descamação da camada funcional, resultando na menstruação.[24]

Consequentemente às limitações da tecnologia de detecção microbiana e à função de defesa inata do muco cervical, até o século passado acreditava-se que o ambiente uterino feminino era estéril. No entanto, os avanços da tecnologia de NGS possibilitaram detectar a presença de uma microbiota no endométrio, o que refuta a hipótese do "útero estéril".[25] Estudos demonstraram que essa microbiota pode coexistir com o útero e que desempenha papel essencial à saúde reprodutiva.[24]

Quanto à origem da ME, estudos sugerem que ela pode se formar por diferentes vias:

1. Translocação microbiana pela circulação sanguínea a partir do intestino, cavidade oral ou outros locais.
2. Origem de micro-organismos do colo do útero.
3. Transporte retrógrado pelas trompas ovarianas.
4. Inserção de dispositivos intrauterinos.
5. Introdução de micro-organismos do trato genital inferior (vaginal) ou do ambiente externo, por meio do esperma, microbioma vaginal disbiótico e respostas pró-inflamatórias associadas à disfunção de barreira epitelial do colo do útero.
6. Procedimentos ginecológicos relacionados à tecnologia de reprodução assistida.[14,24]

Composição da microbiota endometrial

Em razão das complicações metodológicas na detecção de baixa biomassa, a avaliação da composição microbiana do endométrio saudável ainda é desafiadora. Isso ocorre, principalmente, pelo alto risco de contaminação com micro-organismos do trato reprodutivo inferior, pela natureza invasiva da amostragem endometrial e por fatores metodológicos e individuais, como idade, níveis hormonais, fatores culturais, dieta e fase menstrual.[14,20,24,26] Estudos sugerem que a fase médio-secretora apresenta um maior número de micro-organismos transcricionalmente ativos (25 espécies) em comparação com a fase proliferativa (8 espécies).[27,28]

A ME tem baixa biomassa microbiana e hospeda 10 mil vezes menos bactérias do que o ambiente vaginal. Sua composição é predominantemente bacteriana (90%), enquanto outros micro-organismos, como fungos, vírus e arqueas, estão presentes em menor prorporção.[14,27]

Esse conjunto de micro-organismos tem funções únicas guiadas pelo "triangulo de ferro", formado pela microbiota-endométrio-imunidade, cuja atuação contempla:

1. Participação da proliferação e da apoptose de células endometriais.
2. Impedimento da fixação, do crescimento e da proliferação de micro-organismos patogênicos.
3. Produção de citocinas inflamatórias, quimiocinas e substâncias antibacterianas que participam da regulação da resposta imune uterina. Anormalidade em um dos três componentes do "triangulo de ferro" poderia implicar em alterações contínuas nos outros, resultando no desequilíbrio da ME e em uma série de alterações patológicas (Figura 37.3).[24]

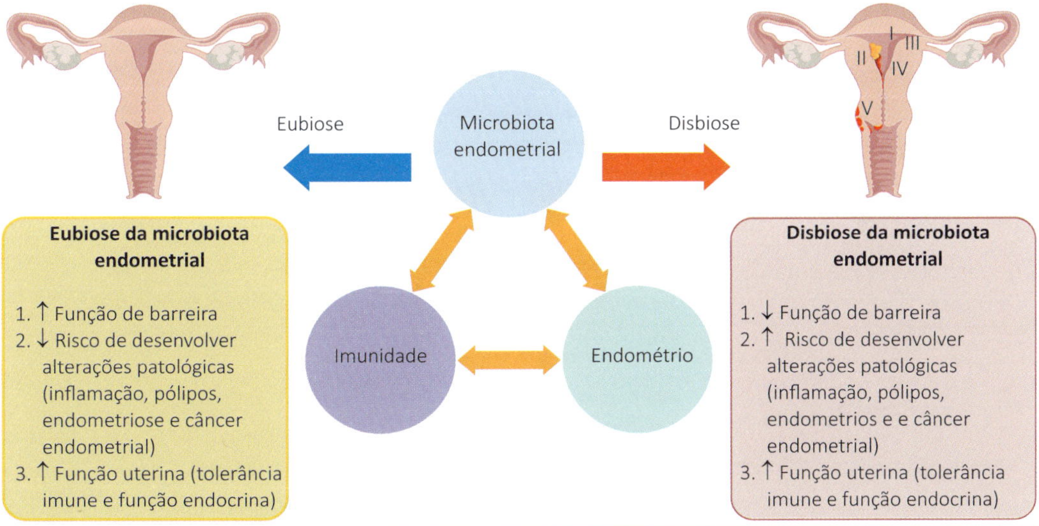

Figura 37.3. "Triângulo de ferro" da regulação da microecologia uterina: microbiota endometrial, imunidade e endométrio.

I: endometrite crônica; II: câncer endometrial; III: hiperplasia endometrial; IV: pólipos endometriais; V: endometriose.

Fonte: Adaptada de Zhu N et al. "Iron triangle" of regulating the uterine microecology: endometrial microbiota, immunity and endometrium. Frontiers in Immunology. Preprint at; 2022;13. doi: 10.3389/fimmu.2022.928475.

Além disso, a ME desempenha função importante na implantação embrionária e manutenção gestacional. Dessa forma, estudos mostram que a composição da ME pode prever o desfecho reprodutivo.[21-23]

Um componente notável do microbioma endometrial de mulheres saudáveis em idade fértil é o gênero *Lactobacillus*, que representa cerca de 90% dos táxons bacterianos descritos. Sabe-se que, assim como na MV, no endométrio, os *Lactobacillus* produzem ácido láctico e peptídeos antimicrobianos, os quais impedem o crescimento de patógenos e inibem a produção de citocinas e quimiocinas pró-inflamatórias. Esse efeito ocorre por meio da ativação dos receptores do tipo *toll* (TLRs, do inglês *toll-like receptors*), ativando a síntese de citocinas anti-inflamatórias.[20]

A maioria dos estudos tem dividido a MI em dois perfis de comunidade microbiana: *Lactobacillus* dominante (LD) (> 90% *Lactobacillus*) e *Lactobacillus* não dominante (LND) (< 90% *Lactobacillus*, > 10% outras bactérias).[22,23] A microbiota LD é associada a desfechos reprodutivos positivos, enquanto a baixa proporção de *Lactobacillus*, associada a maior abundância de micro-organismos potencialmente inflamatórios e patogênicos, como *Streptococcus*, *Staphylococcus*, *Prevotella*, *Escherichia coli* e *Klebsiella pneumoniae*, está correlacionada a piores desfechos reprodutivos. Entre eles, destacam-se o aborto recorrente, menores taxas de gestação, incluindo falhas repetidas de implantação, gravidez bioquímica e aborto clínico, além de condições ginecológicas que afetam a fertilidade.[22,23,26,29] Além disso, a disbiose da ME pode implicar em alterações patológicas endometriais, como endometriose, endometrite, pólipos, hiperplasia e câncer endometrial, conforme apresentado no Quadro 37.2.[26]

Quadro 37.2. Perfil de microbiota endometrial para diferentes distúrbios ginecológicos revelados por estudos de sequenciamento genético de última geração

Condição ginecológica	*Microbiota dominante*
Infertilidade	*Atopobium, Bacteroides, Betaproteobacteria, Bifidobacterium, Burkholderia,* Chitinophagaceae, *Corynebacterium, Escherichia/Shigella, Flavobacterium, Gardnerella, Lactobacillus, Megasphaera, Pelomonas, Prevotella, Pseudoalteromonas, Rhodanobacter, Sneathia, Staphylococcus, Streptococcus*
Endometriose	*Acinetobacter, Barnesiella,* Comamonadaceae, Enterobacteriaceae, *Flavobacterium, Gardnerella, Lactobacillus,* Moraxellaceae, *Prevotella, Pseudomonas, Sphingobium,* Staphylococaceae, Streptococcaceae, *Vagococcus*
Endometrite crônica	*Alteromonas, Anaerococcus, Atopobium, Bifidobacterium, Dialister, Gardnerella, Lactobacillus, Megasphaera, Parvimonas, Prevotella, Propionibacterium, Streptococcus, Veillonella*
Pólipos endometriais	*Alteromonas, Bifidobacterium, Euryarchaeota, Gardnerella, Lactobacillus, Streptococcus*
Sangramento menstrual disfuncional	*Gardnerella, Lactobacillus, Prevotella, Sneathia, Veilonella*
Câncer endometrial	*Acinetobacter, Anaerostipes, Anaerotruncus, Arthrospira, Atopobium, Bacteroides, Cloacibacterium,* Comamonadaceae, *Dialister, Escherichia, Peptoniphilus, Porphyromonas, Pseudomonas, Ruminococcus, Treponema*

Fonte: Adaptado de Molina NM et al. New opportunities for endometrial health by modifying uterine microbial composition: Present or future? Biomolecules. Preprint at; 2020;10. doi: 10.3390/biom10040593.

A disbiose na ME está correlacionada com parâmetros como idade, atividade sexual, alterações hormonais, etnia e dispositivos intrauterinos, e algumas hipóteses especulam que a diminuição na abundância do gênero *Lactobacillus* induziria aumento significativo no pH, que impactaria na incapacidade de fixação do embrião e no favorecimento de comunidades bacterianas com perfil inflamatório e patogênico, desencadeando respostas pró-inflamatórias e, consequentemente, interrompendo processos reprodutivos essenciais, como a implantação embrionária.[14]

Moreno *et al.* relataram que a ME de mulheres submetidas à fertilização *in vitro* (FIV), quando dominada por *Lactobacillus*, está associada a maiores taxas de gestações bem-sucedidas.[21-23] Os resultados mostraram que pacientes com microbiota dominada por *Lactobacillus* apresentaram maiores taxas de implantação (60,7% vs. 23,1%, p = 0,02), gestação (70,6% vs. 33,3%, p = 0,03), gestação em andamento (58,8% vs. 13,3%, p = 0,02) e nascidos-vivos (58,8% vs. 6,7%, p = 0,002).[22]

Além disso, estudo recente do tipo observacional prospectivo multicêntrico, ao avaliar amostras de fluido endometrial e biópsia antes da transferência de embriões em uma coorte de 342 pacientes inférteis assintomáticas para infecção submetidas a tratamentos de reprodução assistida, demonstrou que o perfil de ME composto pelos gêneros *Atopobium*, *Bifidobacterium*, *Chryseobacterium*, *Gardnerella*, *Haemophilus*, *Klebsiella*, *Neisseria*, *Staphylococcus* e *Streptococcus* foi associado a resultados malsucedidos, como gravidez bioquímica, aborto clínico e ausência de gestação. Por sua vez, o perfil dominado por *Lactobacillus* foi identificado com maior frequência em pacientes que apresentaram nascidos vivos.[21]

A associação do perfil de comunidade LD com um melhor desfecho reprodutivo também foi evidenciada em população japonesa infértil. A microbiota LD foi mais prevalente em voluntárias saudáveis e pacientes sem FIV em relação a pacientes submetidas à FIV. Os principais gêneros identificados no grupo LND foram *Gardnerella*, *Streptococcus*, *Atopobium*, *Bifidobacterium*, *Sneathia*, *Prevotella* e *Staphylococcus*. De modo interessante, foi descrito que pacientes que atingiram a gravidez em uma única transferência de blastocisto apresentaram abundância de *Lactobacillus* de aproximadamente 96,45%, sugerindo que a modulação da ME pode favorecer o resultado da implantação em pacientes inférteis NLD.[29]

Atualmente, está sendo evidenciada a ligação direta entre a composição do microbioma endometrial, o sucesso da implantação e o aborto espontâneo.[14,30,31] Estudo avaliou perfil da ME de pacientes antes do aborto espontâneo de 8ª semana. O perfil microbiano encontrado antes do aborto espontâneo apresentava maior diversidade bacteriana e menor abundância de *Lactobacillus* em relação ao fluido endometrial observado na gravidez saudável.[30]

Ferramentas para o gerenciamento da disbiose endometrial

A modulação da ME para o sucesso reprodutivo tem sido amplamente estudada, especialmente no contexto da FIV. Estratégias como o uso de probióticos por VO ou vaginal, intervenções dietéticas e tratamento com antibióticos vêm sendo investigadas para melhorar a composição da microbiota e, consequentemente, aumentar a taxa de implantação embrionária e o sucesso reprodutivo.[12,32]

No entanto, a administração de probióticos apresenta desafios, como a barreira do baixo pH do trato gastrointestinal (TGI) e a necessidade de transporte de micro-organismos para o local de colonização adequado, seja por via hematogênica, seja por ascensão vaginal. Esses fatores podem dificultar a recolonização da ME eficaz, tornando a escolha da via de administração um aspecto fundamental. Estudo de revisão sistemática relatou que ambos os métodos de administração de probióticos, por VO ou vaginal, funcionam igualmente bem (Quadro 37.3).[12] Apesar disso, os probióticos administrados por via vaginal podem ter ação mais rápida e localizada, permitindo a colonização mais eficiente do epitélio vaginal. A administração oral, por sua vez, pode ser mais conveniente, impactando na adesão ao tratamento.[12]

Quadro 37.3. Estudos que avaliaram a modulação da microbiota endometrial por meio de probióticos orais e vaginais, prebióticos e antibióticos

		Probióticos			Tempo		
Desordem	*Tipo de estudo*	*Amostra*	*Rota*	*Espécie*	*Dias*	*Objetivo*	*Resultado/achados clínicos*
Pacientes saudáveis	Ensaio randomizado controlado por placebo	64	Oral	*Lactobacillus rhamnosus, Lactobacillus fermentum*	60	Determinar a segurança e testar alterações induzidas na carga de patógenos na vagina	↑ *Lactobacillus* vaginais nos indivíduos tratados com *Lactobacillus*, em comparação aos controles
Baixos lactobacilos ou NS 4 a 6, pH > 4,5	Estudo prospectivo intervencionista de braço único	37	Oral	*Lactobacillus gasseri, Lactobacillus fermentum, Lactobacillus plantarum*	60	Avaliar o grau e a persistência da colonização das cepas administradas e seu efeito nos parâmetros de saúde vaginal	Colonização diversa entre os participantes. Nenhuma participante mostrou colonização antes de 10 dias de suplementação. ↓ valores de pH e melhora na contagem de *Lactobacillus* e na NS
NS 4 a 6	Ensaio clínico duplo-cego, randomizado e controlado por placebo	40	Oral	*Lactobacillus acidophilus, Lactobacillus rhamnosus*	15	Avaliar o grau e a persistência da colonização vaginal e seu efeito nos parâmetros de saúde vaginal e sintomas subjetivos	NS significativamente melhorado em comparação ao placebo após 15 dias de tratamento ↑ das cepas na microbiota vaginal em comparação à linha de base
Mulheres autodeclaradas saudáveis	Ensaio cruzado randomizado, duplo-cego e controlado por placebo	30	Oral	*Lactobacillus crispatus*	7	Avaliar a segurança e tolerabilidade do probiótico, monitorar o impacto dos probióticos nos parâmetros de saúde vaginal e contagens de *Lactobacillus* na vagina e no intestino	↓ *Gardnerella vaginalis* e contagem bacteriana total nas amostras vaginais
NS 4 a 6 e pH > 4,5	Ensaio clínico intervencionista, duplo-cego e controlado	70	Oral	*Lactobacillus acidophilus, Lactobacillus plantarum, Lactobacillus gasseri*	60	Determinar o efeito da cápsula probiótica oral na colonização de *Lactobacillus* e nos parâmetros de saúde vaginal	Sem diferença significativa na colonização média de *Lactobacillus* ou no pH antes e durante a intervenção. No entanto, houve melhora no NS
Mulheres saudáveis	Ensaio randomizado, cego e controlado por placebo	23	Oral	*Lactobacillus paracasei*	30	Avaliar o impacto do probiótico na composição da microbiota vaginal e sua capacidade de migrar para a mucosa vaginal	Intervenção não parece afetar a estabilidade dos CSTs (perfis de comunidade bacteriana) vaginais; ↓ gênero *Gardnerella*

Mulheres inférteis	Prospectivo não randomizado, não cego	38	Oral	*Lactobacillus salivarius*	180	Avaliar o impacto nos parâmetros vaginais entre mulheres com falha reprodutiva e mulheres férteis. Avaliar a capacidade de *Lactobacillus salivarius* de aumentar as taxas de gravidez	Detecção de *Lactobacillus* em amostras vaginais é maior em mulheres férteis (100%) do que em mulheres com abortos espontâneos repetitivos (57%) ↑ gestações na população infértil, juntamente com mudanças significativas nos parâmetros de saúde vaginal, após suplementação probiótica
Mulheres inférteis sem VB aguda	Um ensaio clínico prospectivo, randomizado e controlado, monocêntrico	80	Oral	*Lactobacillus crispatus, Lactobacillus rhamnosus, Lactobacillus gasseri* e *Lactobacillus jensenii*	30	Investigar o efeito do probiótico na microbiota vaginal	Probióticos não influenciaram a diversidade alfa ou beta da microbiota vaginal ↓ *Ureaplasma parvum*
Disbiose, NS 4 a 6, baixo número de lactobacilos pH > 4,5	Ensaio multicêntrico, randomizado, cego e controlado por placebo	112	Vaginal	*Lactobacillus gasseri, Lactobacillus fermentum, Lactobacillus plantarum*	7	Avaliar se o tratamento poderia colonizar e persistir na vagina e restaurar os parâmetros de saúde vaginal	↓ pH vaginal ↑ *Lactobacillus plantarum* e *Lactobacillus fermentum* ↓ NS
Falhas recorrentes na implantação	Estudo de coorte prospectivo	392	Vaginal e oral	Combinação de probióticos orais e vaginais ou prebióticos orais e antibióticos	7 – para combinação probióticos vaginais e antibióticos, e 30-para combinação probióticos orais e prebióticos	Determinar o estado da microbiota endometrial em pacientes com falha de implantação repetida e avaliar estratégias de tratamento para casos de *Lactobacillus* não dominantes (NLD)	Taxa de cura superior a 29% em todos os grupos, sendo maior no grupo tratado com probióticos vaginais e antibióticos (78,6%)
Mulheres em tratamento de reprodução assistida	Ensaio clínico randomizado	340	Vaginal	*Lactobacillus acidophilus* KS400	6	Comparar o resultado clínico da transferência de embriões em ciclos de congelamento-descongelamento com suplementação de *Lactobacillus* antes da transferência de embriões e o tratamento padrão	↓ Taxa de aborto espontâneo no grupo de estudo ↑ Taxa de nascidos vivos no grupo de estudo após a transferência de blastocisto

VB: vaginose bacteriana; NS: *Nugent score.*

Fonte: Adaptado de Kadogami D, Nakaoka Y, Morimoto Y. Use of a vaginal probiotic suppository and antibiotics to influence the composition of the endometrial microbiota. Reprod Biol; 2020;20; Thanaboonyawat I, Pothisan S, Petyim S et al. Pregnancy outcomes after vaginal probiotic supplementation before frozen embryo transfer: a randomized controlled study. Sci Rep; 2023;13; Blancafort C, Llácer J. Can probiotics enhance fertility outcome? Capacity of probiotics as a single intervention to improve the feminine genital tract microbiota in non-symptomatic reproductive-aged women. Front Endocrinol (Lausanne). 2023;13:1081830.[32,34,35]

A eficiência dos probióticos vaginais foi avaliada no estudo de Tomusiak *et al.* Os resultados mostraram que probióticos administrados por via vaginal são capazes de colonizar o epitélio vagina. Essa colonização foi evidenciada pelo achado de uma concentração 100 vezes maior de *Lactobacillus plantarum* e *Lactobacillus fermentum* no grupo de intervenção em comparação ao grupo controle, após 7 dias.[33]

Kadogami *et al.* estudaram 44 pacientes com falha de implantação recorrente e descobriram que os efeitos terapêuticos do supositório probiótico vaginal parecem ser superiores aos dos probióticos orais, prebióticos e antibióticos combinados. No entanto, essa superioridade não foi observada em amostras com alta abundância do gênero *Gardnerella*.[32]

Além disso, um recente ensaio clínico randomizado avaliou a eficácia do tratamento com *Lactobacillus acidophilus* KS400 via vaginal durante 6 dias antes da transferência de embriões. Os resultados mostraram que o tratamento reduziu a taxa de aborto espontâneo (9,5% tratados vs. não tratados 19,1%, p = 0,02). Além disso, o tratamento aumentou as taxas de nascidos vivos no grupo intervenção em relação ao grupo-controle (35,71 vs. 22,22%, p = 0,03) [OR = 1,9, IC 95% (1,05-3,59)] após a transferência de blastocisto.[34]

Essas descobertas indicam que a modulação da ME pode ser uma estratégia promissora para melhorar a fertilidade, mas sua eficácia pode depender de fatores individuais, como o perfil microbiano inicial e características genéticas da paciente. Além disso, a composição da microbiota pode variar entre diferentes etnias, o que reforça a necessidade de personalizar as abordagens terapêuticas para obtenção de resultados mais satisfatórios nos tratamentos de reprodução assistida.[12]

Conclusões

A microbiota do trato genital tornou-se um campo de interesse crescente na Medicina Reprodutiva. O conhecimento atual sugere que a identificação precisa da disbiose em microbiotas como a do sêmen, endométrio e vagina poderá ter implicações clínicas significativas no futuro, impactando diretamente os tratamentos de reprodução.

A avaliação das microbiotas vaginal e endometrial desponta como uma nova estratégia a ser implementada, com o objetivo de direcionar condutas clínicas e potencializar o sucesso das técnicas de FIV e melhorar os desfechos gestacionais. Além disso, a investigação da microbiota de pacientes com endometriose e endometrite crônica pode viabilizar a adoção de tratamentos seletivos e personalizados, direcionados a essas condições inflamatórias, que podem agravar quadros clínicos e contribuir para a infertilidade.

É de conhecimento que a disbiose endometrial pode estar envolvida em falhas de implantação embrionária e infertilidade feminina. No entanto, a avaliação da ME pode apresentar limitações metodológicas, como a necessidade de coleta invasiva e o risco de contaminação durante a introdução do cateter pela vagina. O controle dessas variáveis precisa ser considerado em estudos futuros.[12]

Com relação à modulação e tratamentos direcionados às microbiotas, alguns campos estão avançando, mas estudos adicionais devem ser conduzidos, considerando ensaios randomizados, com diferentes dosagens e maior tempo de seguimento. Uma compreensão completa das potenciais interações entre a microbiota e o hospedeiro abrirá novos caminhos para prevenção, diagnóstico e terapias futuras. Embora o conhecimento e a aplicação do transplante de ME ainda sejam limitados, essa técnica pode, no futuro, ser considerada uma estratégia para restaurar a eubiose microbiana.

Por fim, a integração entre diferentes microbiotas – especialmente vaginal, endometrial e intestinal –, assim como a influência combinada das microbiotas do casal na fertilidade, ainda são temas intrigantes e complexos. Estudos futuros são essenciais para aprofundar o entendimento desses mecanismos e desenvolver tratamentos personalizados para casais que enfrentam infertilidade.[14]

Referências bibliográficas

1. Cox CM et al. Infertility prevalence and the methods of estimation from 1990 to 2021: a systematic review and meta-analysis. Human Reproduction Open Vol. Preprint at; 2022. doi: 10.1093/hropen/hoac051.
2. Carson AS, Kallen AN. Diagnosis and management of infertility: a review. JAMA – Journal of the American Medical Association. Preprint at; 2021;326. doi: 10.1001/jama.2021.4788.
3. Venneri MA et al. Human genital tracts microbiota: dysbiosis crucial for infertility. Journal of Endocrinological Investigation. Preprint at; 2022;45. doi: 10.1007/s40618-022-01752-3.
4. Ahmad F et al. A disturbed communication between hypothalamic-pituitary-ovary axis and gut microbiota in female infertility: is diet to blame? J Transl Med. 2025;23:92.
5. Hashem NM, Gonzalez-Bulnes A. The use of probiotics for management and improvement of reproductive eubiosis and function. Nutrients. 2022;14:902.
6. Chen W et al. The potential influence and intervention measures of gut microbiota on sperm: it is time to focus on testis-gut microbiota axis. Front Microbiol. 2024;15:1478082.
7. Emokpae MA, Brown SI. Effects of lifestyle factors on fertility: practical recommendations for modification. Reproduction and Fertility. Preprint at; 2021;2. doi: 10.1530/RAF-20-0046.
8. Barrientos-Durán A, Fuentes-López A, de Salazar A, Plaza-Díaz J, García F. Reviewing the composition of vaginal microbiota: inclusion of nutrition and probiotic factors in the maintenance of eubiosis. Nutrients. Preprint at; 2020;12. doi: 10.3390/nu12020419.
9. Muffone ARMC, De Oliveira LPDP, Rabito EI. Mediterranean diet and infertility: a systematic review with meta-analysis of cohort studies. Nutrition Reviews. Preprint at; 2023;81. doi: 10.1093/nutrit/nuac087.
10. Fabozzi G et al. Personalized nutrition in the management of female infertility: new insights on chronic low-grade inflammation. Nutrients. Preprint at; 2022;14. doi: 10.3390/nu14091918.
11. Zhou Z et al. Maternal high-fat diet impairs follicular development of offspring through intraovarian kisspeptin/GPR54 system. Reprod Biol Endocrinol; 2019;17:13.
12. Blancafort C, Llácer J. Can probiotics enhance fertility outcome? Capacity of probiotics as a single intervention to improve the feminine genital tract microbiota in non-symptomatic reproductive-aged women. Frontiers in Endocrinology. Preprint at; 2023;13. doi: 10.3389/fendo.2022.1081830.
13. Dubé-Zinatelli E, Cappelletti L, Ismail N. Vaginal microbiome: environmental, biological, and racial influences on gynecological health across the lifespan. Am J Reprod Immunol; 2024;92.
14. Balla B et al. The role of the vaginal and endometrial microbiomes in infertility and their impact on pregnancy outcomes in light of recent literature. International Journal of Molecular Sciences. 2024;25:13227.
15. Punzón-Jiménez P, Labarta E. The impact of the female genital tract microbiome in women health and reproduction: a review. Journal of Assisted Reproduction and Genetics. Preprint at. 2021;38. doi: 10.1007/s10815-021-02247-5.
16. Abou Chacra L, Fenollar F. Exploring the global vaginal microbiome and its impact on human health. Microb Pathog; 2021;160.
17. France MT et al. Valencia: a nearest centroid classification method for vaginal microbial communities based on composition. Microbiome. 2020;8.
18. Smith SB, Ravel J. The vaginal microbiota, host defence and reproductive physiology. Journal of Physiology. 2017;595.
19. Moosa Y, Kwon D, de Oliveira T, Wong EB. Determinants of vaginal microbiota composition. Frontiers in Cellular and Infection Microbiology. Preprint at; 2020;10. https://doi.org/10.3389/fcimb.2020.00467.

20. Kaluanga Bwanga P et al. The endometrial microbiota: challenges and prospects. Medicina (Lithuania), Preprint at. 2023;59. doi: 10.3390/medicina59091540.
21. Moreno I et al. Endometrial microbiota composition is associated with reproductive outcome in infertile patients. Microbiome; 202210.
22. Moreno I et al. Evidence that the endometrial microbiota has an effect on implantation success or failure. American Journal of Obstetrics and Gynecology; 2016;215.
23. Moreno I, Simon C. Relevance of assessing the uterine microbiota in infertility. Fertility and Sterility. Preprint at; 2018;110. doi: 10.1016/j.fertnstert.2018.04.041.
24. Zhu N et al. "Iron triangle" of regulating the uterine microecology: endometrial microbiota, immunity and endometrium. Frontiers in Immunology. Preprint at; 2022;13. doi: 10.3389/fimmu.2022.928475.
25. Heinonen PK et al. Anatomic sites of upper genital tract infection. Obstetrics and Gynecology; 1985;66.
26. Molina NM et al. New opportunities for endometrial health by modifying uterine microbial composition: present or future? Biomolecules. Preprint at; 2020;10. doi: 10.3390/biom10040593.
27. Sola-Leyva A et al. Mapping the entire functionally active endometrial microbiota. Human Reproduction; 2021;36.
28. Altmäe S et al. Meta-signature of human endometrial receptivity: a meta-analysis and validation study of transcriptomic biomarkers. Sci Rep; 2017;7.
29. Kyono K, Hashimoto T, Nagai Y, Sakuraba Y. Analysis of endometrial microbiota by 16S ribosomal RNA gene sequencing among infertile patients: a single-center pilot study. Reprod Med Biol; 2018;17.
30. Moreno I et al. The first glimpse of the endometrial microbiota in early pregnancy. Am J Obstet Gynecol; 2020;222.
31. Gao X, Louwers YV, Laven JSE, Schoenmakers S. Clinical relevance of vaginal and endometrial microbiome investigation in women with repeated implantation failure and recurrent pregnancy loss. International Journal of Molecular Sciences. Preprint at; 2024;25. doi: 10.3390/ijms25010622.
32. Kadogami D, Nakaoka Y, Morimoto Y. Use of a vaginal probiotic suppository and antibiotics to influence the composition of the endometrial microbiota. Reprod Biol; 2020;20.
33. Tomusiak A et al. Efficacy and safety of a vaginal medicinal product containing three strains of probiotic bacteria: a multicenter, randomized, double-blind, and placebo-controlled trial. Drug Des Devel Ther; 2015;9.
34. Thanaboonyawat I, Pothisan S, Petyim S, Laokirkkiat P. Pregnancy outcomes after vaginal probiotic supplementation before frozen embryo transfer: a randomized controlled study. Sci Rep; 2023;13.
35. Blancafort C, Llácer J. Can probiotics enhance fertility outcome? Capacity of probiotics as a single intervention to improve the feminine genital tract microbiota in non-symptomatic reproductive-aged women. Front Endocrinol (Lausanne). 2023;13:1081830.

Considerações Cirúrgicas – Gerenciando Disbiose com Prebióticos, Probióticos e Simbióticos

Simone de Vasconcelos Generoso
Amanda Dias Borges
Maria Isabel Toulson Davisson Correia

Alterações da microbiota intestinal em cirurgia e mecanismos relacionados

A microbiota intestinal (MI) abriga complexa e dinâmica população de diferentes espécies de micro-organismos que desempenham papel importante na homeostase do hospedeiro, promovendo a integridade da barreira epitelial e o desenvolvimento da imunidade da mucosa.[1] Em situações adversas, o equilíbrio da MI pode ser afetado, causando mudanças na diversidade e quantidade das comunidades microbianas, evento conhecido como "disbiose intestinal".[2]

A disbiose intestinal tem sido associada à modificação do perfil imunológico do hospedeiro, com ativação da resposta inflamatória (em especial, citam-se os linfócitos Th1 e Th17) e concomitante redução da resposta reguladora (em particular, dos linfócitos T reguladores);[2] aumento da permeabilidade intestinal e translocação bacteriana (TB), caracterizada pela passagem de bactérias viáveis, ou fragmentos, do lúmen intestinal para sítios extraintestinais, podendo causar bacteremia e sepse;[3] além de alterações respiratórias[4] e metabólicas.[5]

Além disso, a MI está relacionada à cicatrização, não só intestinal como em sítios à distância. Esse processo envolve recrutamento de células imunológicas, proliferação e migração de células epiteliais e é influenciado por vários fatores.[6] Em camundongos, observou-se que a administração de *Akkermansia muciniphila* (bactéria anaeróbica presente na MI) desempenhou papel importante na cicatrização intestinal ao estimular vias de sinalização capazes de aumentar a migração e proliferação das células epiteliais.[6]

Pacientes candidatos a operações de grande porte (com maior tempo de operação e magnitude do trauma), de modo geral, têm risco aumentado de disbiose intestinal antes, durante e após o procedimento, incrementando o risco de complicações.[7] O estado nutricional prévio (desnutrição), o estresse (resposta orgânica ao trauma) promovido pelo procedimento operatório, a ruptura dos tecidos e a liberação de radicais livres, bem como a produção de citocinas inflamatórias, são determinantes para mudanças da microbiota.[7]

A concomitante produção de vários hormônios, o uso de analgésicos, como os opioides, a oferta exagerada de líquidos intravenosos, assim como a manipulação do trato gastrointestinal e, em alguns casos, a isquemia/reperfusão impactam a motilidade intestinal e estão associados com importantes alterações da microbiota.[7] O uso de antibióticos, tanto profiláticos como terapêuticos, também interfere na composição da MI.[8] Outros fatores que impactam a microbiota dos pacientes cirúrgicos são a técnica e o preparo mecânico de cólon para procedimentos colorretais. Esse último é ainda prescrito por muitos cirurgiões, em especial para enfermos que se submeterão a procedimentos videolaparoscópicos. Jalanka *et al.*[9] mostraram que o preparo mecânico do cólon aumentou a abundância de Proteobacteria, filo associado ao desenvolvimento de diarreia. O jejum e o uso de terapia nutricional, enteral ou parenteral, tanto no pré como no pós-operatório, também estão associados a mudanças da MI.[10]

Em modelo experimental com ratos, Shogan *et al.*[11] demonstraram que a ressecção colônica causou modificação da microbiota da anastomose. A diferença mais marcante foi o aumento de 500 e 200 vezes da abundância relativa de *Enterococcus* e *Escherichia/Shigella*, respectivamente. Essas bactérias são comumente associadas a complicações cirúrgicas, como ruptura da anastomose e infecção da ferida operatória.

Outros fatores, além das alterações diretas causadas pela operação sobre a MI, contribuem com complicações no pós-operatório e merecem ser destacados uma vez que também podem causar mudanças da própria microbiota. Estado nutricional depauperado[12] e comorbidades associadas, como diabetes *mellitus*,[5] hipertensão arterial, tabagismo e uso de medicamentos, como corticosteroides, foram descritos como influenciadores da microbiota. Diante das evidências do papel central da MI sobre os desfechos de pacientes cirúrgicos, estratégias visando a manipulação da microbiota por meio de pré, pró e simbióticos podem ser efetivas. Nesse sentido, o número de estudos avaliando o impacto desses agentes bioterapêuticos em pacientes submetidos a diversos tipos de operações, como colorretais, biliopancreáticas e transplantes, tem aumentado.

Resultado da terapia com prebióticos, probióticos e simbióticos em cirurgia

A efetividade da suplementação com prebióticos, probióticos ou simbióticos para pacientes submetidos à cirurgia tem sido amplamente relatada, conforme descrito no Quadro 38.1 e na Figura 38.1. Revisão sistemática com metanálise[13] incluiu 34 ensaios clínicos randomizados, envolvendo 1.354 pacientes no grupo probiótico ou simbiótico e 1.369 no grupo controle. Os autores analisaram pacientes submetidos à cirurgia colorretal, do trato gastrointestinal superior, transplantes e procedimentos hepatopancreatobiliares. Em relação à intervenção, três estudos utilizaram uma única espécie probiótica – *Lactobacillus plantarum* 299v ou *Bifidobacterium* spp. – enquanto os demais empregaram combinação de probióticos. A análise quantitativa demonstrou redução significativa na incidência de complicações infecciosas pós-operatórias no grupo de intervenção. Essa redução foi mais expressiva em pacientes que receberam simbióticos (RR: 0,46; IC 95%: 0,33 a 0,66; $p < 0{,}0001$; $I^2 = 53\%$) do que naqueles tratados apenas com probióticos (RR: 0,65; IC 95%: 0,53 a 0,80; $p < 0{,}0001$; $I^2 = 18\%$). Não houve diferença significativa na mortalidade. Na avaliação do risco de viés, observou-se leve assimetria, favorecendo estudos com resultados positivos e havendo poucos que cruzavam a margem de nenhum efeito. No entanto, a heterogeneidade entre os estudos, especialmente quanto ao tempo de administração, dose e tipo de cepas utilizadas, limita a extrapolação dos resultados.

Tabela 38.1. Descrição resumida dos estudos que avaliaram intervenção com pré-, pós- e simbiótico em pacientes cirúrgicos

Estudo	*Total de pacientes*	*Período de suplementação*	*Tipo de suplementação*	*Tipo de operação*	*Desfecho da suplementação*
Kotzampassi (2015)[14]	164	Pré- e pós-operatório	Probiótico: • *Lactobacillus acidophilus* • *Lactobacillus plantarum* • *Bifidobacterium lactis* • *Saccharomyces boulardii*	Colorretal	Redução de complicações pós-operatórias ($p < 0,01$), pneumonia pós-operatória ($p = 0,02$), infecções do sítio cirúrgico ($p = 0,02$), ruptura da anastomose ($p = 0,03$) e tempo de internação hospitalar ($p < 0,05$)
Consoli (2016)[15]	33	Pré-operatório	Probiótico: • *Saccharomyces boulardii*	Colorretal	Redução dos níveis de mRNA da IL-1beta, IL-10 e IL-23 ($p = 0,001$, $p = 0,04$ e $p = 0,03$, respectivamente). Sem diferença significativa para complicações infecciosas pós-operatórias
Trindade et al. (2023)[16]	46	Pré-operatório	Simbiótico: • *Lactobacillus paracasei* LPC-31 • *Lactobacillus rhamnosus* HN001 • *Lactobacillus acidophilus* NCFM • *Bifidobacterium lactis* HN019 • Fruto-oligossacarídeo (5,5 g)	Colorretal	Aumento da abundância dos gêneros *Faecalibacterium* e *Lachnospira* na microbiota intestinal dos pacientes do grupo simbiótico. Esses resultados foram associados ao aumento das concentrações de butirato e propionato. Sem diferenças nos desfechos clínicos entre os grupos
Polakowski (2019)[17]	73	Pré- e pós-operatório	Simbiótico: • *Lactobacillus paracasei* LPC-31 • *Lactobacillus rhamnosus* HN001 • *Lactobacillus acidophilus* NCFM • *Bifidobacterium lactis* HN019 • Fruto-oligossacarídeo (5,5 g)	Colorretal	Reduções significativas nos níveis de IL-6, PCR, tempo de antibioticoterapia e internação hospitalar ($p < 0,001$). Sem diferenças significativas em relação às complicações infecciosas, concentrações de albumina sérica e transferrina

(*Continua*)

Tabela 38.1. Descrição resumida dos estudos que avaliaram intervenção com pré-, pós- e simbiótico em pacientes cirúrgicos (*Continuação*)

Estudo	*Total de pacientes*	*Período de suplementação*	*Tipo de suplementação*	*Tipo de operação*	*Desfecho da suplementação*
Park et al (2020)[18]	29	Pré- e pós-operatório	• *Bifidobacterium animalis* subsp. *lactis* HY8002 (1 × 10^8 UFCs), *Lactobacillus casei* HY2782 (5 × 10^7 UFC), e *Lactobacillus plantarum* HY7712 (5 × 10^7 UFC)	Colorretal	Grupo probiótico apresentou tendência à melhora na pontuação da SRA (p = 0,063), com benefício significativo no controle de flatos (p = 0,030). Redução significativa nos níveis séricos de zonulina e modificações na microbiota intestinal, com aumento das bactérias benéficas e redução das bactérias associadas ao câncer
Nomura (2007)[19]	64	Pré- e pós-operatório	• *Enterococcus faecalis* T-110 • *Clostridium butyricum* TO-A • *Bacillus mesentericus* TO-A	Duodeno-pancreatectomia	Diminuição das complicações infecciosas (p = 0,02)
Sommacal (2015)[20]	46	Pré- e pós-operatório	Simbiótico: • *Lactobacillus acidophilus* 10 • *Lactobacillus rhamnosus* HS 111 • *Lactobacillus casei* 10 • *Bifidobacterium bifidum* • Frutooligossacarídeos	Periampular	Redução de infecção pós-operatória (p = 0,00), duração da antibioticoterapia (p = 0,01), complicações não infecciosas (p = 0,03) e tempo médio de internação (p = 0,00)
Maher et al. 2024[21]	90	Pré e pós-operatório	*Lactobacillus*, *Bifidobacterium* e *Streptococcus* em uma dose de 25 bilhões de UFC	Adenocarcinoma de pâncreas	Redução das citocinas inflamatórias no grupo simbióticos em comparação aos grupos placebo e probióticos (p= 0,000 para ambos). Diminuição significativa das complicações pós-operatórias nos grupos probiótico e simbiótico
Rayes (2002)[23]	90	Pós-operatório	Probiótico viável e inativado *Lactobacillus plantarum* 299 (vivo e inativado por calor) e fibra de aveia	Operação abdominal de grande porte	Redução da incidência de infecções (p = 0,01). Sem diferença significativa no tempo de internação hospitalar e complicações não infecciosas

(*Continua*)

Tabela 38.1. Descrição resumida dos estudos que avaliaram intervenção com pré-, pós- e simbiótico em pacientes cirúrgicos (*Continuação*)

Estudo	*Total de pacientes*	*Período de suplementação*	*Tipo de suplementação*	*Tipo de operação*	*Desfecho da suplementação*
Rayes (2005)[24]	66	Pré- e pós-operatório	Simbiótico: • *Pediococcus pentosaceus* 5-33:3 (LMG P-20608) • *Leuconostoc mesenteroides* 77:1 (LMG P-20607) • *Lactobacillus paracasei* F19 (LMG P-17806) • *Lactobacillus plantarum* 2362 (LMG P-20606) • Fibras bioativas (betaglucana; inulina; pectina e amido resistente)	Transplante de fígado	Redução significativa na incidência de infecções pós-operatórias ($p < 0,05$)
Rayes (2012)[22]	19	Pré- e pós-operatório	Simbiótico: • *Pediococcus pentosaceus* 5-33:3 (LMG P-20608) • *Leuconostoc mesenteroides* 77:1 (LMG P-20607) • *Lactobacillus paracasei* F19 (LMG P-17806) • *Lactobacillus plantarum* 2362 (LMG P-20606) • Fibras bioativas (betaglucana, inulina, pectina e amido resistente)	Hepatectomia direita	Melhor funcionamento hepático pós-operatório ($p < 0,05$)
Grat et al. (2017)[26]	55	Pré-operatório	• 3×10^9 UFCs de *Lactococcus lactis* PB411 (50,0%), *Lactobacillus casei* PB121 (25,0%), *Lactobacillus acidophilus* PB111 (12,5%), *Bifidobacterium bifidum* PB211 (12,5%)	Transplante renal	Redução de infecção em 30 dias (4,8% vs. 34,8%, $p = 0,02$) e 90 dias (4,8% vs. 47,8%, $p = 0,002$); redução das concentrações plasmáticas de enzimas hepáticas

IL: interleucina; SRA: síndrome da ressecção anterior; UFCs: unidades formadoras de colônias; PCR: proteína C-reativa.

Fonte: Desenvolvida pela autoria.

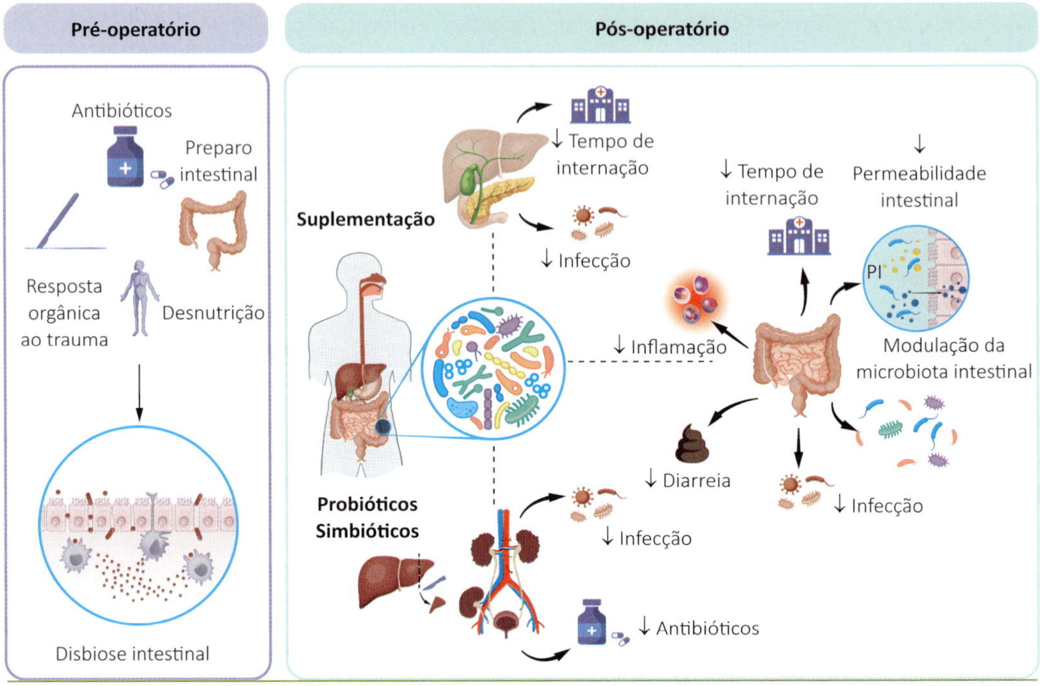

Figura 38.1. Disbiose em cirurgia: manuseio com prebióticos, probióticos e simbióticos.

Fonte: Desenvolvida pela autoria (criado com BioRender.com).

A seguir, detalharemos alguns trabalhos de acordo com o tipo de operação, a fim de aprofundar detalhes sobre os resultados.

Cirurgias colorretais

Kotzampassi *et al.* (2015)[14] estudaram 164 pacientes submetidos a operações para tratamento de neoplasias colorretais. Cápsulas de placebo ou de formulação probiótica, contendo *Lactobacillus acidophilus* 10^9 unidades formadoras de colônias (UFCs), *Lactobacillus plantarum* 10^9 UFCs, *Bifidobacterium lactis* 10^9 UFCs e *Saccharomyces boulardii* 10^9 UFCs, foram administradas 1 dia antes da operação e por 15 dias no pós-operatório. A administração de probióticos resultou em significativamente menos complicações pós-operatórias (28,6% grupo probiótico vs. 48,8% grupo placebo). O maior benefício foi a redução da pneumonia pós-operatória, seguida pela diminuição das infecções do sítio cirúrgico e da ruptura da anastomose, assim como menor tempo de internação hospitalar. Os autores discutiram que o provável mecanismo de ação foi a supressão do gene SOCS3 (relacionado com a ativação da resposta imunológica) uma vez que os pacientes tratados com probióticos apresentaram menores concentrações da expressão desse gene.

Nosso grupo de pesquisa[15] também encontrou modulação da resposta imunológica utilizando suplementação com *Saccharomyces boulardii* em pacientes submetidos a colectomias para câncer colorretal. Pacientes que receberam o probiótico 7 dias anteriores à operação tiveram redução dos níveis de mRNA da interleucina (IL) 1 beta, IL-10 e IL-23 na mucosa intestinal, quando comparados aos do grupo-controle. A incidência de complicações infecciosas pós-operatórias foi de 13,3% e de 38,8% nos grupos tratado e controle, respectivamente. Apesar da diferença numérica, esta não foi estatisticamente significativa, porém o estudo não teve tamanho de amostra calculado para contemplar essa análise.[15]

Em outro ensaio clínico randomizado, nosso grupo de pesquisa,[16] avaliou o impacto da suplementação pré-operatória, com simbiótico (*Lactobacillus paracasei* LPC-31 10^9 UFCs, *Lactobacillus rhamnosus* HN001 10^9 UFCs, *Lactobacillus acidophilus* NCFM 10^9 UFCs, *Bifidobacterium lactis* HN019 10^9 UFCs e fruto-oligossacarídeo 5,5 g) na MI e nos desfechos clínicos de pacientes com câncer colorretal. Foram incluídos 46 pacientes (23 em cada grupo). Não foram observadas diferenças nos desfechos clínicos pós-operatórios. Entretanto, foi observada maior abundância dos gêneros *Faecalibacterium* e *Lachnospira* na microbiota dos pacientes do grupo simbiótico que não tiveram complicações comparados com os demais. Esses resultados foram associados ao aumento das concentrações de butirato e propionato.

Polakowski *et al.*[17] avaliaram a utilização desse mesmo simbiótico também em pacientes com câncer colorretal, porém com seguimento por 30 dias no pós-operatório. Observaram-se reduções significativas do estado inflamatório no grupo simbiótico por meio das dosagens de IL-6 e proteína C-reativa (PCR), bem como do tempo de antibioticoterapia e internação hospitalar. Não houve diferenças significativas do número de complicações infecciosas e das concentrações de albumina sérica e transferrina.

Por fim, Park *et al.*[18] conduziram estudo randomizado duplo-cego em quatro centros médicos na Coreia do Sul, de modo a avaliar os efeitos dos probióticos em pacientes submetidos à ressecção anterior de câncer de sigmoide. Nessa pesquisa, 60 pacientes elegíveis foram distribuídos em dois grupos: 29 receberam probióticos – composto por *Bifidobacterium animalis* subsp. *lactis* HY8002 (1×10^8 UFCs), *Lactobacillus casei* HY2782 (5×10^7 UFCs) e *Lactobacillus plantarum* HY7712 (5×10^7 UFCs) – e 31 receberam placebo. A intervenção teve duração de 4 semanas, com início 1 semana antes da operação e continuando no pós-operatório. Foram avaliados os seguintes parâmetros: síndrome da ressecção anterior (SRA), marcadores inflamatórios e de qualidade de vida, além da análise da microbiota fecal antes e após a operação. Os resultados indicaram que o grupo probiótico teve tendência a melhor pontuação da SRA ($p = 0,063$), com benefício significativo no controle de flatos ($p = 0,030$). Houve redução significativa nos níveis séricos de zonulina e modificações na MI, com aumento das bactérias benéficas e redução daquelas associadas ao câncer.

Operações biliopancreáticas

As operações biliopancreáticas, em geral, são de grande magnitude e, por isso, têm maior probabilidade de infecções intra-abdominais, de sítio cirúrgico e à distância, causadas por bactérias do trato gastrointestinal. Ademais, o uso de antibióticos, tanto profiláticos como terapêuticos, e as altas taxas de desnutrição entre estes pacientes aumentam significativamente o risco de disbiose.

Nomura *et al.*[19] randomizaram pacientes que seriam submetidos à duodenopancreatectomia em dois grupos: grupo intervenção, suplementado com probiótico contendo *Enterococcus faecalis* T-110, *Clostridium butyricum* TO-A e *Bacillus mesentericus* TO-A, e grupo-controle, sem suplemento. O tratamento foi realizado por 15 dias antes da operação, reiniciado no segundo dia pós-operatório e mantido até a alta hospitalar. A incidência de complicações infecciosas foi de 53% no grupo-controle vs. 23% no de intervenção.[24]

Autores brasileiros[20] avaliaram a suplementação de simbióticos (*Lactobacillus acidophilus* 1×10^9 UFCs, *Lactobacillus rhamnosus* HS 1×10^9 UFCs, *Lactobacillus casei* 1×10^9 UFCs e *Bifidobac-*

terium bifidum 1 × 10^9 UFCs associados a fruto-oligossacarídeos [FOS] 100 mg) vs. placebo em pacientes submetidos a operações da região periampular. A incidência de complicações infecciosas foi significativamente inferior no grupo intervenção, assim como o tempo de uso de antibióticos. Os autores também reportaram que a taxa de complicações não infecciosas foi menor no grupo de estudo, assim como o tempo de internação hospitalar (9 dias contra 15 dias no grupo-controle).

Em estudo recente,[21] 90 pacientes diagnosticados com adenocarcinoma de pâncreas foram aleatoriamente divididos em três grupos: placebo; probiótico (recebendo mistura de dez cepas de *Lactobacillus*, *Bifidobacterium* e *Streptococcus* em uma dose de 25 bilhões de UFCs); e o grupo simbiótico (os mesmos probióticos associados com o prebiótico inulina). As intervenções foram administradas por 14 dias antes da operação e continuaram por 1 mês no pós-operatório. Os resultados mostraram redução das citocinas inflamatórias no grupo simbióticos em comparação aos grupos placebo e probióticos ($p = 0,000$ para ambos). A administração de simbióticos e probióticos diminuiu significativamente as complicações pós-operatórias, incluindo ruptura de anastomose, diarreia e distensão abdominal ($p= 0,032$, $p = 0,044$, $p = 0,042$, respectivamente), com redução notável de bacteremia no grupo simbiótico.

Transplantes

Pacientes submetidos a transplantes de órgãos têm vários fatores de risco para disbiose intestinal, dos quais se destacam a própria doença de base, o estado nutricional comumente deficiente, a polifarmácia, incluindo o uso de agentes imunossupressores, além da magnitude do trauma cirúrgico e a grande quantidade de líquidos intravenosos recebidos no pré e pós-operatório. Desse modo, alguns autores têm avaliado o uso de prebióticos, probióticos e simbióticos com o intuito de minimizar complicações infecciosas nesses procedimentos.

O grupo de Berlim, capitaneado por Rayes *et al.*,[22-24] foi um dos primeiros a reportar benefícios da suplementação de simbióticos e probióticos para pacientes submetidos a grandes procedimentos abdominais. Após o transplante hepático, os pacientes receberam nutrição enteral sem fibras, enteral com simbióticos (fibras e *Lactobacillus plantarum* 299 – 10^9 UFCs) e enteral com fibras e probióticos inativados pelo calor. As complicações pós-operatórias foram significativamente inferiores no grupo simbióticos (4%) vs. 13% no grupo probióticos inativados e 31% em pacientes que não receberam fibras.[23] Posteriormente, em outro estudo dos mesmos pesquisadores, observou-se que os enfermos que receberam simbióticos no pós-operatório imediato, em comparação aos que receberam somente fibras, apresentaram 3% de complicações infecciosas contra 48% daqueles que receberam as fibras. Isso resultou em significativa diminuição do tempo de uso de antibióticos entre os pacientes que receberam simbióticos.[24] Em estudo com número de pacientes reduzidos,[22] os autores demonstraram que o uso de simbióticos (quatro fibras distintas e quatro tipos de probióticos) iniciados no dia anterior ao procedimento cirúrgico e mantidos por 10 dias, ao ser comparado com placebo, resultou em melhor funcionamento hepático após ressecção do fígado. Contudo, o tamanho da amostra foi muito pequeno para que conclusões pudessem ser efetivamente alcançadas.

Jorgensen *et al.*,[25] em revisão da literatura, indicam que há eficácia do uso de probióticos e simbióticos, em especial, os *Lactobacillus* spp., isoladamente ou em combinação com prebióticos, para pacientes submetidos a transplante hepático. Estes são efetivos na diminuição de complicações infecciosas após o transplante, o que repercute na melhor preservação do órgão transplantado, no menor tempo de internação e na mortalidade. Contudo, os autores levantam a possibilidade, com base em estudos experimentais, que alguns agentes, como o *Saccharomyces* spp., possam interferir na resposta imunológica, o que seria deletério para esses doentes.[25]

Por fim, Grat *et al.*[26] conduziram um ensaio randomizado, duplo-cego e controlado por placebo, em 55 pacientes cirróticos adultos em lista de espera para transplante hepático. Os pacientes foram randomizados para receber preparação probiótica de quatro cepas ou placebo, diariamente, desde a inscrição na lista até o transplante. Não foram observadas diferenças na mortalidade entre os grupos. Entretanto, as infecções pós-operatórias (30 e 90 dias) foram significativamente reduzidas nos pacientes que receberam probióticos (4,8% vs. 34,8%, p = 0,02 e 4,8% vs. 47,8%, respectivamente), além de se observar redução na concentração das enzimas hepáticas.

Conclusões

Estratégias terapêuticas com prebióticos, probióticos e simbióticos têm sido avaliadas para minimizar eventos adversos no pós-operatório, em especial, infecciosos, em pacientes submetidos a procedimentos cirúrgicos de grande porte. Esses enfermos apresentam distintos fatores de risco para disbiose intestinal, dos quais destacam-se uso de antibióticos, preparo do cólon, resposta orgânica ao trauma exacerbada e desnutrição. No entanto, o uso de probióticos e simbióticos tem sido mais bem-avaliado do que o de prebióticos.

O benefício dessa opção terapêutica tem como base estudos experimentais e clínicos. A ação sobre a composição da MI e sobre as vias inflamatórias/imunológicas *in vitro* e *in vivo*, com consequente benefício nos resultados clínicos, sem reportes de eventos adversos, com exceção de um único estudo em pacientes críticos com pancreatite aguda,[27] é defendida por vários autores. Contudo, a grande variação de operações, tipos de enfermos e métodos com qualidade questionável de alguns trabalhos, certamente, interferem na interpretação dos resultados, impactando no grau de evidência e nível de recomendação. Além disso, a variedade nos tipos de cepas, assim como nas doses, não permite concluir quais probiótico e simbiótico seriam indicados para pacientes submetidos a operações de grande porte. Assim, a máxima de que mais estudos são necessários aplica-se a esse grupo de enfermos. Contudo, acreditamos que as evidências sugerem benefícios na utilização de simbióticos ou mistura de probióticos no perioperatório de pacientes submetidos a operações colorretais. Entretanto, não há consenso sobre as cepas, a dose e o tempo de tratamento.

Referências bibliográficas

1. Fan Y, Pedersen O. Gut microbiota in human metabolic health and disease. Nature Reviews Microbiology. 2021;19(1):55-71; doi: 10.1038/s41579-020-0433-9.
2. Coutry N, Gasmi I, Herbert F et al. Mechanisms of intestinal dysbiosis: new insights into tuft cell functions. Gut Microbes 2024;16(1); doi: 10.1080/19490976.2024.2379624.
3. Mustansir Dawoodbhoy F, Patel BK, Patel K et al. Gut microbiota dysbiosis as a target for improved post-surgical outcomes and improved patient care: a review of current literature. Shock. 2021;55(4):441-54. doi: 10.1097/SHK.0000000000001654.
4. Dickson RP, Schultz MJ, Van Der Poll T et al. Lung microbiota predict clinical outcomes in critically ill patients. Am J Respir Crit Care Med. 2020;201(5):555-63. doi: 10.1164/RCCM.201907-1487OC/SUPPL_FILE/DISCLOSURES.PDF.
5. Aw W, Fukuda S. Understanding the role of the gut ecosystem in diabetes mellitus. J Diabetes Investig 2018;9(1):5-12. doi: 10.1111/JDI.12673.
6. Alam A, Leoni G, Quiros M et al. The microenvironment of injured murine gut elicits a local pro-restitutive microbiota. Nature Microbiology. 2016;1(2):1-8. doi: 10.1038/nmicrobiol.2015.21.
7. Zheng Z, Hu Y, Tang J et al. The implication of gut microbiota in recovery from gastrointestinal surgery. Front Cell Infect Microbiol. 2023;13:1110787. doi: 10.3389/FCIMB.2023.1110787/PDF.

8. Bachmann R, Leonard D, Delzenne N et al. Novel insight into the role of microbiota in colorectal surgery. Gut. 2017;66(4):738-49. doi: 10.1136/GUTJNL-2016-312569.
9. Jalanka J, Salonen A, Salojärvi J et al. Effects of bowel cleansing on the intestinal microbiota. Gut. 2015;64(10):1562-8. doi: 10.1136/GUTJNL-2014-307240/-/DC1.
10. Ralls MW, Demehri FR, Feng Y et al. Enteral nutrient deprivation in patients leads to a loss of intestinal epithelial barrier function. Surgery (United States). 2015;157(4):732-42. doi: 10.1016/J.SURG.2014.12.004/ASSET/EEC5BDFE-A221-4D86-89BB-6538E8E96EF1/MAIN.ASSETS/GR5.SML.
11. Shogan BD, Smith DP, Christley S et al. Intestinal anastomotic injury alters spatially defined microbiome composition and function. Microbiome. 2014;2(1):1-10. doi: 10.1186/2049-2618-2-35/FIGURES/5.
12. Profir M, Enache RM, Roşu OA et al. Malnutrition and its influence on gut sIgA – microbiota dynamics. Biomedicines. 2025;13(1):179. doi: 10.3390/BIOMEDICINES13010179.
13. Chowdhury AH, Adiamah A, Kushairi A et al. Perioperative probiotics or synbiotics in adults undergoing elective abdominal surgery: a systematic review and meta-analysis of randomized controlled trials. Ann Surg. 2020;271(6):1036-47. doi: 10.1097/SLA.0000000000003581.
14. Kotzampassi K, Stavrou G, Damoraki G et al. A four-probiotics regimen reduces postoperative complications after colorectal surgery: a randomized, double-blind, placebo-controlled study. World J Surg. 2015;39(11):2776-83. doi: 10.1007/S00268-015-3071-Z.
15. Consoli MLD, Da Silva RS, Nicoli JR et al. Randomized clinical trial. journal of parenteral and enteral nutrition. 2016;40(8):1114-21. doi: 10.1177/0148607115584387.
16. Trindade LM. Impacto do uso de simbióticos na microbiota intestinal de pacientes com neoplasia colorretal submetidos a tratamento cirúrgico: ensaio clínico randomizado. Tese de doutorado. Universidade Federal de Minas Gerais: Belo Horizonte; 2023.
17. Polakowski CB, Kato M, Preti VB et al. Impact of the preoperative use of synbiotics in colorectal cancer patients: a prospective, randomized, double-blind, placebo-controlled study. Nutrition. 2019;58:40-6. doi: 10.1016/J.NUT.2018.06.004.
18. Park IJ, Lee JH, Kye BH et al. Effects of probiotics on the symptoms and surgical outcomes after anterior resection of colon cancer (POSTCARE): a randomized, double-blind, placebo-controlled trial. Journal of Clinical Medicine. 2020;9(7):2181. doi: 10.3390/JCM9072181.
19. Nomura T, Tsuchiya Y, Nashimoto A et al. Probiotics reduce infectious complications after pancreaticoduodenectomy. Hepatogastroenterology. 2007;54(75):661-3.
20. Sommacal HM, Bersch VP, Vitola SP et al. Perioperative synbiotics decrease postoperative complications in periampullary neoplasms: a randomized, double-blind clinical trial. Nutr Cancer 2015;67(3):457-62. doi: 10.1080/01635581.2015.1004734.
21. Maher S, Elmeligy HA, Aboushousha T et al. Synergistic immunomodulatory effect of synbiotics pre- and postoperative resection of pancreatic ductal adenocarcinoma: a randomized controlled study. Cancer Immunology, Immunotherapy. 2024;73(6):1-12. doi: 10.1007/S00262-024-03686-6/FIGURES/3.
22. Rayes N, Pilarski T, Stockmann M et al. Effect of pre- and probiotics on liver regeneration after resection: a randomised, double-blind pilot study. Benef Microbes. 2012;3(3):237-44. doi: 10.3920/BM2012.0006.
23. Rayes N, Hansen S, Seehofer D et al. Early enteral supply of fiber and Lactobacilli vs. conventional nutrition: a controlled trial in patients with major abdominal surgery. Nutrition 2002;18(7-8):609-15. doi: 10.1016/S0899-9007(02)00811-0.
24. Rayes N, Seehofer D, Theruvath T et al. Supply of pre- and probiotics reduces bacterial infection rates after liver transplantation – a randomized, double-blind trial. American Journal of Transplantation 2005;5(1):125-30. doi: 10.1111/J.1600-6143.2004.00649.X.
25. Jorgenson MR, Descourouez JL, Siodlak M et al. Efficacy and safety of probiotics and synbiotics in liver transplantation. pharmacotherapy: the journal of human pharmacology and drug therapy. 2018;38(7):758-68. doi: 10.1002/PHAR.2130.
26. Grąt M, Wronka KM, Lewandowski Z et al. Effects of continuous use of probiotics before liver transplantation: a randomized, double-blind, placebo-controlled trial. Clinical Nutrition. 2017;36(6):1530-9. doi: 10.1016/j.clnu.2017.04.021.
27. Besselink MG, van Santvoort HC, Buskens E et al. Probiotic prophylaxis in predicted severe acute pancreatitis: a randomised, double-blind, placebo-controlled trial. The Lancet. 2008;371(9613):651-9. doi: 10.1016/S0140-6736(08)60207-X.

Disbiose em Cuidados Críticos – Estratégias de Manejo Envolvendo Prebióticos, Probióticos e Simbióticos

Dan L. Waitzberg
Karina Al Assal
Danielle Fontes de Almeida
Raquel Susana Matos de Miranda Torrinhas

Microbiota intestinal, eubiose e disbiose

A aplicação de técnicas moleculares para o sequenciamento genético de micro-organismos revelou que o intestino humano acomoda aproximadamente 40 trilhões de células bactérias, além de uma pequena porção de arqueas.[1] Fungos e parasitas também estão presentes, com uma contribuição numérica insignificante; enquanto vírus/fagos podem superar numericamente células bacterianas.[1] O viroma emerge como importante mediador de interações microbianas no trato gastrointestinal (TGI). Coletivamente, esses micro-organismos podem exercer múltiplas funções, com efeitos benignos e malignos ao hospedeiro, na dependência da presença de um microbioma saudável (eubiose ou simbiose) ou perturbado (disbiose).[1]

O TGI abriga diferentes espécies de micro-organismos, predominantemente bactérias, que se distribuem de forma variada e em diferentes concentrações da boca ao ânus.[2] No estômago, a elevada acidez proporcionada pelo ácido clorídrico elimina a maior parte das bactérias ingeridas. A secreção pancreática e a bile também são tóxicas para os micro-organismos.[2] Portanto, apenas algumas espécies bacterianas se adaptam bem ao pH mais ácido (p. ex., *Lactobacillus* spp. e *Streptococcus* spp.) e à toxicidade dessas secreções.[2]

Consequentemente, as partes proximais do TGI são menos povoadas por bactérias, com aumento progressivo em número até o íleo distal.[3] A maior concentração de bactérias no TGI é encontrada no intestino grosso (cerca de 10^{11} bactérias/unidades formadoras de colônias [UFCs]), com predomínio dos filos Bacteroidetes, Firmicutes, Verrucomicrobia e Actinobacteria em humanos saudáveis.[1-4] Muitas bactérias intestinais não são cultiváveis, mas podem ser identificadas por abordagem genômica.

A microbiota intestinal (MI) também serve como reservatório para a maioria dos patógenos bacterianos multirresistentes, como Enterobacteriaceae produtoras de carbapenemases (KPC) e *Enterococcus* resistentes à vancomicina, que podem estar envolvidos em infecções.[5] No entanto, uma das propriedades da MI é a resistência à colonização, ou efeito barreira. Trata-se de sua capacidade de evitar a colonização duradoura de bactérias exógenas, por vias diretas (bacteriocinas e competição por nutrientes) e em colaboração com o sistema imunológico do hospedeiro.[5]

Em estado de eubiose, a MI previne a expressão de genes de virulência e a colonização por bactérias patogênicas ao competir com outros micro-organismos por nutrientes e hábitats nas células epiteliais do intestino. Estudos sugerem que a diversidade microbiana é um dos principais fatores determinantes da resistência à colonização de patógenos.[5]

Bactérias comensais estabelecem uma conversa cruzada com a barreira intestinal e condições de tolerância imunológica. Por conseguinte, a microbiota também contribui para evitar o aumento da permeabilidade da barreira intestinal induzida por citocinas inflamatórias em resposta à adesão de bactérias patogênicas.[5]

No entanto, a MI humana pode ser afetada negativamente por vários fatores externos, como dieta, temperatura, idade, doenças e tratamentos com medicamentos e antibióticos.[6] A ruptura da homeostasia das bactérias comensais e simbiontes no intestino humano (disbiose), em conjunto com o potencial genético do hospedeiro, pode ser responsável pelo desenvolvimento de doenças intestinais e extraintestinais.[5] Portanto, é possível compreender disbiose como uma alteração da conversa cruzada entre hospedeiro e micro-organismos residentes. Assim, mesmo pequenas diferenças na abundância de bactérias comensais podem implicar em consequências ao hospedeiro por causa de modificações estruturais e de imunoproteção intestinal.[2,3,5]

Disbiose intestinal no paciente crítico

Nos Estados Unidos, o uso de antibióticos para o controle de infecções é aplicado em mais da metade dos pacientes hospitalizados e em até 70% daqueles internados em unidade de terapia intensiva (UTI).[7] Chama a atenção o fato de que a mortalidade dos pacientes infectados é o dobro (33% vs. 15%) daquela observada nos não infectados, apesar do uso de drogas antimicrobianas.[7] Essa disparidade é particularmente evidente em pacientes com infecções causadas por patógenos resistentes a múltiplas drogas.[8]

O número de infecções bacterianas resistentes a múltiplas drogas vem aumentando em todo o mundo, com correspondente aumento de mortalidade – particularmente em infecções causadas por *Clostridium difficile* (CD).[8]

O uso de antibióticos impacta drasticamente toda a comunidade microbiana endógena. Apesar de desenhados para neutralizar bactérias patógenas específicas, identificadas por cultura, os antibióticos não têm efeitos discriminatórios e podem também abater bactérias comensais e simbióticas.[9] Sendo assim, a exposição a antibióticos pode alterar a MI e favorecer o estabelecimento e crescimento de bactérias resistentes, que se sobrepõem a bactérias sensíveis.[9] Por exemplo, a aplicação de antibióticos de amplo espectro, como carbapenêmicos, está associada à redução crítica na diversidade microbiana intestinal.[9]

Em estudo com camundongos, a antibioticoterapia prolongada com exclusão da MI, seguida de ventilação pulmonar com elevado volume corrente, se associou com maior frequência de lesão e permeabilidade pulmonar, maior índice de oxigenação e menor complacência pulmonar – alterações vinculadas ao aumento da translocação de lipopolissacarídeos (LPSs) bacterianos para a circulação sistêmica.[10] Quando transportados para a prática clínica, esses dados chamam a atenção para o cuidado de pacientes críticos na UTI que, frequentemente, recebem antibióticos de amplo espectro por longos períodos e podem necessitar de ventilação mecânica.

O paciente crítico está, ainda, sujeito a diversas condições e intervenções clínicas (como redução da motilidade intestinal, aumento dos níveis de hormônios do estresse e alterações na ingestão de nutrientes) que, ao lado de administração de medicamentos e antibióticos, podem influenciar a composição microbiana intestinal e aumentar a suscetibilidade do hospedeiro a infecções oportunistas.[11,12] Durante o estresse e a hipóxia da mucosa intestinal, comuns no paciente crítico, a capacidade de contenção da barreira epitelial do hospedeiro se enfraquece. Essa condição favorece a translocação de bactérias e toxinas bacterianas, contribuindo para quadros inflamatórios que podem progredir para sepse e falência de múltiplos órgãos.[11,12] Em adição, pacientes críticos apresentam maior prevalência de disbiose do viroma intestinal, com potenciais impactos negativos na resposta imune.[9]

A Figura 39.1 ilustra os fatores que podem contribuir para a disbiose intestinal em pacientes críticos.

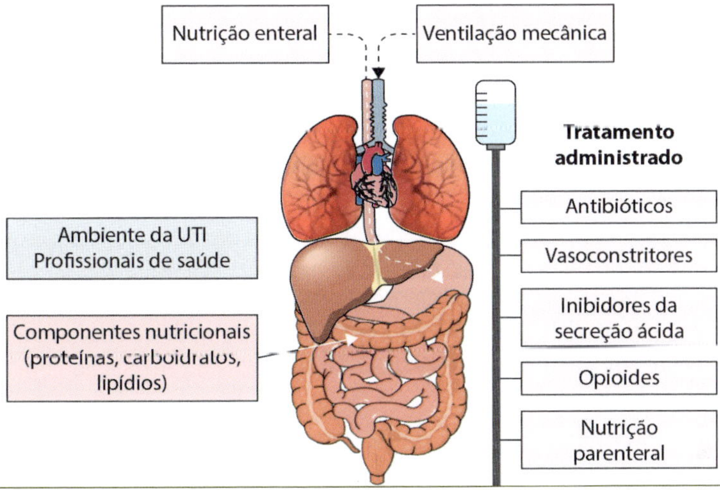

Figura 39.1. Fatores que podem contribuir para a disbiose intestinal em pacientes críticos.

Fonte: Adaptada de Moron R, Galvez J, Colmenero M et al. The importance of the microbiome in critically ili patients: role of nutrition. Nutrients. 2019;11:3002.

Tratamentos administrados a pacientes na UTI, como antibióticos, sedativos e inibidores de secreção ácida, produzem efeitos nocivos fora do órgão-alvo que afetam diretamente a MI. Procedimentos invasivos podem prejudicar os mecanismos naturais de barreira (p. ex., intubação endotraqueal e cateteres intravasculares), facilitando o acesso e a proliferação de micro-organismos. Componentes nutricionais (carboidratos, lipídios e proteínas) e a via de sua administração (enteral/parenteral) também podem alterar a saúde da microbiota. No entanto, a introdução precoce de terapia nutricional enteral (TNE) está associada à preservação da diversidade microbiana em pacientes críticos, o que valoriza a importância do papel da TNE no manejo da disbiose. [8,13,14]

Portanto, pacientes críticos são mais suscetíveis à disbiose intestinal. Até 90% das bactérias comensais são perdidas nas primeiras 6 horas de um insulto crítico, e grupos como *Enterococcus* e Enterobacteriaceae – micro-organismos que predominam nas infecções adquiridas na UTI – podem chegar a ser até 50% da MI.[15] Essas mudanças parecem as encontradas em cadáveres em decomposição.[16]

Após 1 semana de doença grave associada com cuidados intensivos, incluindo antibióticos, estabelece-se uma alteração muito clara na composição microbiana, com predominância do filo Proteobacteria e diminuição dos filos Bacteroidetes e, principalmente, Firmicutes.[13] Essa mudança na composição da microbiota é acompanhada por uma queda significativa nos níveis de ácidos graxos de cadeia curta (AGCCs), particularmente butirato, com impactos metabólicos e imunológicos relevantes.[13,15,16]

Em pacientes graves na UTI, a maior diversidade e maior abundância relativa de *Prevotella* e *Bacillales* se associaram com menor risco de colonização por organismos resistentes, infecção e morte. Em contraste, a maior abundância relativa da família Enterococcaceae se associou com maior risco de infecção e morte.[17] Outro trabalho demonstrou que a presença de patógenos específicos no microbioma intestinal pode prever infecções subsequentes causadas pelo mesmo organismo, incluindo *Escherichia coli*, *Pseudomonas* spp., *Klebsiella* spp., *Candida* spp., *Enterococcus* spp. e *Staphylococcus* spp. coagulase-negativo. O predomínio de *Enterococcus* foi associado a maior risco de infecção e mortalidade nessa população.[16]

O aumento do gênero bacteriano *Enterococcus* e a redução da diversidade microbiana estão significativamente associados com maior grau de disfunção orgânica e mortalidade na UTI.[6] A redução rápida e drástica no número de *Bifidobacterium* e *Lactobacillus*, associada ao aumento de micro-organismos patogênicos como *Pseudomonas aeruginosa,* também tem sido relatada nessa população clínica.[15,17]

Comparados a indivíduos sadios, a MI de pacientes com sepse se caracteriza por menor diversidade, menor abundância de *Faecalibacterium*, *Blautia*, *Ruminococcus*, bem como supercrescimento eventual de *Clostridium difficile*, *Staphylococcus* spp., *Escherichia* spp., *Shigella* spp., *Salmonella* spp. e *Enterococcus* spp.[18] A predominância de um gênero (abundância superior a 50%) pode acontecer em cerca de 30% dos pacientes de UTI e ter relação com o tempo de internação na unidade.[18]

Alterações da composição da MI ocorrem durante a internação na UTI e parecem se associar com maior morbimortalidade.[19] Particularmente, queda significativa da diversidade da microbiota é descrita, acompanhada, com frequência, pela ausência ou perda de bactérias benéficas comensais e associada à administração de antibióticos de amplo espectro[19] de tal forma que episódios de dominação intestinal por cepas enteropatogênicas, com evidências de transmissão hospitalar de *Enterococcus faecium*, foram descritas em três quartos dos pacientes internados em UTI.[20]

Ao considerar a MI saudável como um órgão virtual no interior do intestino, pode-se postular sua disbiose no doente crítico como uma disfunção prejudicial – à semelhança de outras insuficiências orgânicas com perda de funções originais. Perdem-se as funções de produção de moléculas benéficas, como os AGCCs, de proteção antimicrobiana (bacteriocinas, competição por nutrientes) e de regulação imunológica. Micro-organismos patogênicos passam a dominar a microbiota, contribuindo para uma resposta inflamatória desregulada, lesão orgânica, invasão tecidual e sistêmica e, eventualmente, sepse.[20]

Admite-se que a MI disbiótica do paciente crítico modifique a fisiologia intestinal, promovendo maior apoptose e/ou menor proliferação de células epiteliais com função de barreira, além de comprometer a integridade da camada de muco, e favorecer, assim, maior permeabilidade intestinal. Essas alterações incluem diminuição na expressão de proteínas de junção apertada (*tight junctions*), como ocludina e claudina, o que pode aumentar ainda mais a translocação bacteriana (TB).[21]

O sistema linfático associado ao intestino (GALT, do inglês *gut-associated lymphoid tissue*) fica com sua função prejudicada e permite a liberação de toxinas da luz intestinal para órgãos distantes. Existe modificação do microbioma, acompanhada de maior virulência bacteriana e patogenicidade. Nesse sentido, o intestino pode ser considerado um verdadeiro "motor" porque é fonte e perpetuador da resposta inflamatória sistêmica na doença crítica.[22] A composição e as funções do microbioma intestinal de pacientes críticos e humanos saudáveis estão resumidas na Figura 39.2.

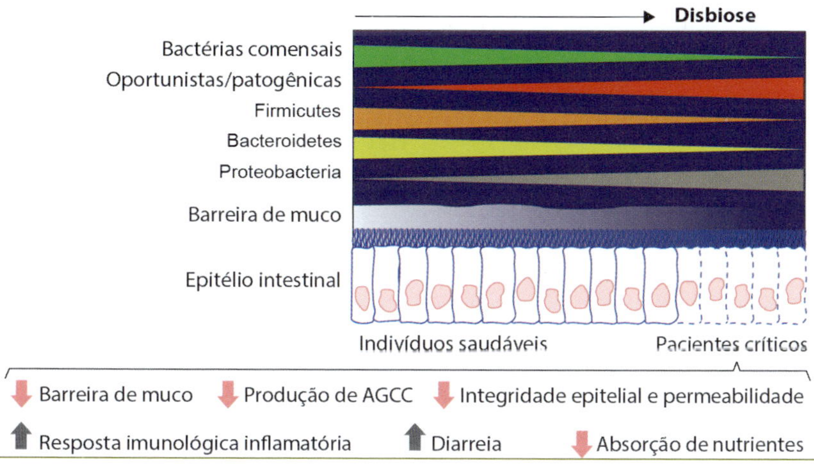

Figura 39.2 Características da disbiose intestinal de pacientes críticos, em comparação a indivíduos saudáveis.

Fonte: Adaptada de Moron R, Galvez J, Colmenero M et al. The importance of the microbiome in critically ili patients: role of nutrition. Nutrients. 2019;11:3002.

Pacientes críticos exibem disbiose intestinal (com diminuição de bactérias comensais e aumento de patogênicas).[13] Em paralelo, o epitélio intestinal apresenta reperfusão reduzida e potencial diminuição de hidrofobicidade da camada de muco, o que pode favorecer a apoptose de células de barreira epitelial e, consequentemente, a translocação de patógenos. Essas alterações podem resultar em prejuízo da absorção de nutrientes, diarreia, perda de energia fecal e menor produção de AGCCs.[21]

Evidências epidemiológicas apoiam existir uma influência indireta da disbiose intestinal na doença crítica. Pacientes com disbiose intestinal e colite por CD têm 70% de risco de nova hospitalização por sepse.[22] Pacientes com síndrome da angústia respiratória apresentam microbiota pulmonar enriquecida com bactérias derivadas do TGI, com translocação de micro-organismos intestinais para os pulmões exacerbada pelo uso prolongado de ventilação mecânica.[23]

Nesses enfermos, aumento de *Staphylococcus, Streptococcus* e Enterobacteriaceae são correlacionados com elevação sérica de interleucina (IL)-6 e mortalidade hospitalar.[24] Adiciona-se que a presença de lesões gastrointestinais agudas não infecciosas aumenta o risco de infecções posteriores.[25] Em pacientes cirróticos, a ocorrência de peritonite bacteriana após sangramento digestivo é a complicação mais frequente,[26] assim como quadros de pneumonia são comuns após ventilação mecânica na síndrome da angústia respiratória.[27]

Em pacientes com síndrome da angústia respiratória aguda, a composição pulmonar bacteriana está alterada e encontram-se bactérias entéricas, em particular Enterobacteriaceae spp., nas vias aéreas, o que se associa com a gravidade da inflamação. Essa associação sugere um eixo intestino-pulmão, mediado pela TB e pela disbiose, como contribuidor crítico na patogênese de doenças respiratórias. [28]

Uso de probióticos para o tratamento da disbiose intestinal no paciente crítico

Existe grande interesse em se utilizar micro-organismos benéficos (probióticos), que podem ser associados a substratos que favorecem seu crescimento (prebióticos), para corrigir a disbiose intestinal em pacientes críticos. A Organização Mundial da Saúde (OMS) define probióticos como "microrganismos vivos que, quando administrados em quantidades adequadas, conferem benefício à saúde do hospedeiro".[1,4] A Food and Drug Administration (FDA) refere-se aos probiótico como GRAS (do inglês, *generally regarded as safe*), designação usada para adjuntos de alimentos que não podem satisfazer a exigência normal de avaliação de segurança, mas têm sido amplamente utilizados sem qualquer prejuízo para os consumidores.[29]

Os probióticos podem oferecer benefícios para a promoção da saúde, em particular, na redução da manifestação de algumas doenças e sintomas associados ao TGI. Esses têm sido utilizados com sucesso nas condições de diarreia aguda causada por patógenos e vírus, diarreia causada por antibióticos e por CD, diarreia infecciosa em bebês e crianças (incluindo diarreia infecciosa aguda e diarreia associada a antibióticos), diarreia do viajante, enterocolite necrosante em lactentes, infecção por *Helicobacter pylori* (*H. pylori*), infecções respiratórias em adultos e crianças, infecções de ouvido, nariz e garganta e complicações infecciosas em pacientes cirúrgicos e em estado crítico.[30,1] Além disso, os probióticos podem atuar beneficamente sobre o sistema imunológico do hospedeiro quando buscam reequilibrar a MI, como se vê no controle de infecções de vias aéreas, infecções urinárias, vaginoses, entre outras.[31] O uso de probióticos também pode reforçar a integridade da barreira intestinal, além de promover a redução de TB e a melhora da função imunológica em pacientes críticos. A administração de probióticos pode modular os níveis de citocinas pró-inflamatórias e auxiliar na recuperação de pacientes com síndrome da resposta inflamatória sistêmica (SIRS) e choque séptico.

A ação dos probióticos pode decorrer de três mecanismos de ação bem-caracterizados, que podem contribuir para a saúde do hospedeiro:

1. Competição (por substratos e local) com bactérias patogênicas existentes na luz intestinal, inibindo sua colonização.
2. Aumento da função protetora da barreira epitelia, ao modular a sinalização para produção de muco e defensinas e prevenir apoptose celular.
3. Modulação do sistema imunológico do hospedeiro.[32]

Em pacientes críticos, é possível que as cepas probióticas disponíveis não forneçam os benefícios inicialmente esperados e precisem de administração por mais de 7 dias para apresentar efeitos clinicamente benéficos (redução na taxa de infecção, sepse grave, dias de internação e mortalidade).[31]

Especificamente em pacientes críticos, debates sobre a segurança do uso de probióticos foram desencadeados após a observação de maior incidência de mortalidade em pacientes com pancreatite aguda grave recebendo probióticos vs. placebo, no estudo Propatria – ensaio multicêntrico, duplo-cego, controlado e aleatorizado.[33] Entretanto, foram identificadas distorções no método de randomização que podem ter gerado erros na seleção dos pacientes incluídos no estudo. Esse viés pode ter contribuído para a maior taxa de mortalidade observada no grupo probiótico, o qual apresentou, em comparação ao grupo placebo, maior número de pacientes com falência de órgãos, mais pacientes necessitando de internação em terapia intensiva nas primeiras 72 horas e uma proporção maior de pacientes com mais de 30% de necrose do parênquima pancreático.[34]

Os riscos potenciais associados à ingestão de probióticos incluem: TB com consequente infecção sistêmica; transferência de genes de resistência antimicrobiana para bactérias mais patogênicas; estimulação imunológica aberrante a curto e longo prazo em populações suscetíveis; e atividades metabólicas indesejadas, como a produção de D-lactato com risco de acidose láctica.[34] Destaca-se que a infecção por bactérias probióticas não ocorre necessariamente por translocação. Por exemplo, há relatos de infecção por pneumonia por *Lactobacillus* via doador de pulmão e por broncoaspiração.[35,36]

Nenhuma outra relação causal forte entre uso de probióticos e maior mortalidade foi estabelecida desde o estudo Propatria. Além disso, um enorme conjunto de evidências foi compilado a favor da segurança do uso de probióticos no paciente crítico e da sua capacidade de reduzir o número de eventos adversos, em comparação a controles. A maioria dessas evidências se concentra na redução de infecções (principalmente pneumonia associada à ventilação mecânica [PAV]), sepse, infecções pós-operatórias, infecções adquiridas na UTI e diarreia associada a antibióticos.[37,38] A administração de probióticos para esses fins tem mostrado potencial em diminuir taxas de infecção, embora os resultados não sejam conclusivos.[37,38]

O efeito de probióticos em pacientes críticos foi revisto por metanálise envolvendo 23 estudos aleatórios e controlados, que incluíram pacientes portadores de pancreatite aguda, trauma craniano e queimadura e avaliaram a administração de diferentes cepas bacterianas (*Lactobacillus plantarum*; *Lactobacillus rhamnosus* GG [LGG]; e mistura de diferentes cepas bacterianas).[39] A suplementação de probióticos associou-se com redução de complicações e taxas de infecção, mas não modificou o tempo de internação em UTI e diarreia. Houve tendência de diminuição na taxa de mortalidade, mas não foi estatisticamente significativa.[39] Em outra metanálise, que avaliou 30 estudos envolvendo 2.972 pacientes críticos, a administração de probióticos se associou com redução significativa de infecções, em particular diminuição de PAV.[37] Não houve efeito sobre mortalidade, tempo de estadia hospitalar ou diarreia. Uma avaliação de subgrupo sugeriu que poderia existir maior benefício com uso de probióticos do que com simbióticos.[37]

Em metanálise recentemente publicada Lou *et al.* (2024), demonstrou-se que suplementos de probióticos e simbióticos são benéficos para pacientes criticamente enfermos, pois reduzem de forma significativa a incidência de PAV e sepse, bem como a duração do uso de ventilação mecânica, o tempo de internação hospitalar, a permanência e mortalidade na UTI. No entanto, essa intervenção tem impacto mínimo na diarreia, infecção por *Clostridium difficile* (ICD), incidência de pneumonia hospitalar adquirida e mortalidade hospitalar em pacientes críticos.[40]

Probióticos na prevenção de pneumonia associada à ventilação mecânica

A PAV pode ser responsável por até 60% das infecções hospitalares. Essa complicação é considerada um problema de Saúde Pública, ao apresentar altas taxas de mortalidade (24% a 76%, dependendo da doença de base) e aumentar o tempo de permanência na UTI e hospitalar.[37,41-43] PAV tem patogênese complexa, que envolve colonização do trato aerodigestivo por bactérias patogênicas e aspiração de secreções contaminadas.[44] Embora a PAV não tenha relação direta com disbiose intestinal, sabe-se que pacientes com síndrome da angústia respiratória apresentam sua microbiota pulmonar enriquecida com bactérias derivadas do TGI.

Durante a ventilação mecânica, o tubo endotraqueal constitui a interface entre paciente e ventilador e pode ser colonizado por bactérias comensais, propiciando sua translocação para vias aéreas inferiores e o aumento de risco de PAV. Mudança na composição microbiana da cavidade oral, caracterizada pela predominância de bactérias não orais e incorporação de pelo menos um patógeno respiratório, é apontada como potencialmente responsável pela PAV.[45] Uma diferença na razão constituinte de algumas bactérias (*Klebsiella* spp., *Acinetobacter* spp., *Streptococcus* spp.) é descrita entre pacientes com PAV, comparados com não PAV.[46] Além disso, a detecção de algumas bactérias patogênicas no tubo endotraqueal (p. ex., *Pseudomonas* ou *Staphylococcus aureus*) se correlaciona com piores desfechos clínicos.[45]

A prevenção da PAV se vale de intervenções farmacológicas e não farmacológicas, que incluem a administração de antibióticos, descontaminação digestiva, elevação da cabeceira da cama, entre outras. Uma nova intervenção alternativa para a prevenção da PAV é a suplementação de probióticos para pacientes em ventilação mecânica.[44,47]

Em pacientes críticos com sepse, ventilados e sob nutrição enteral, a administração de simbiótico (*Bifidobacterium breve* cepa Yakult 1×10^8/g, *Lactobacillus casei* Shirota 1×10^8/g e galacto-oligossacarídeos) 3 dias após admissão na UTI se associou com menor incidência de enterite e PAV, quando comparado ao grupo controle sem simbiótico.[50] A incidência de bacteremia e mortalidade não diferiu entre os grupos. Bifidobactérias e Lactobacilos foram mais presentes no grupo simbiótico, assim como o AGCC acetato.[48]

Outra metanálise recente confirmou que a administração de probióticos está associada a uma redução significativa na incidência de PAV e no tempo de ventilação mecânica.[49]

A modulação da MI por meio de probióticos pode influenciar positivamente a microbiota pulmonar, reduzindo a incidência de PAV em pacientes críticos.[50]

Pesquisas futuras nessa área devem considerar a necessidade de padronização de doses, via e tempo de administração dos probióticos para, então, estabelecer recomendações sobre suplementação para prevenção de PAV. Outro ponto importante a se considerar é a avaliação do risco do PAV precoce, de modo a introduzir probióticos no momento adequado.

Probióticos na dismotilidade intestinal do doente crítico

A motilidade intestinal em pacientes críticos pode estar alterada por diversos fatores, como isquemia intestinal, uso de drogas analgésicas, agentes adrenérgicos, a própria doença de base, entre outros. Essas alterações na motilidade intestinal podem se associar à intolerância à alimentação oral ou enteral, além de aumentar a permeabilidade da mucosa intestinal e favorecer um estado inflamatório pelo aumento de bactérias patogênicas.[51] Relata-se que complicações gastrointestinais relacionadas à TNE atingem mais da metade dos pacientes críticos e associam-se com maior mortalidade. As complicações mais frequentes incluem presença elevada de resíduo gástrico, obstrução intestinal, diarreia, distensão abdominal e vômitos.[52]

Particularmente, a diarreia acomete de 15% a 70% dos pacientes hospitalizados em uso de TNE. Entre as principais causas identificadas estão o uso crônico de antibióticos e outras medicações e ICD. A ocorrência de diarreia pode prolongar o tempo de internação e aumentar a mortalidade em pacientes hospitalizados.[53]

A suplementação de probióticos para o tratamento de diarreia associada ao uso de antibióticos e ICD tem resultados controversos. Ao observar a prevalência e o tempo de duração da diarreia em pacientes internados na UTI, uma metanálise verificou que o uso de probióticos não teve efeito em 8 de 12 estudos.[39] Adicionalmente, em doentes internados na UTI tratados com LGG, não se encontrou melhora significativa na prevalência e duração da diarreia, comparados com o grupo-controle.[54] Por sua vez, a suplementação do probiótico VSL#3 em pacientes internados em UTI em uso de TNE reduziu em 50% o número de episódios de fezes líquidas, em comparação com placebo, o que mostra a eficácia da suplementação de probióticos na consistência das fezes.[55]

Quando sistematizados em metanálises, os estudos da área apontam benefícios do uso de probióticos no tratamento da diarreia. Uma metanálise de 63 estudos, envolvendo mais de 11.800 pacientes, mostrou uma redução de 40% na ocorrência de diarreia associada ao uso de antibióticos.[56] Outra metanálise de 39 estudos, envolvendo 9.955 pacientes, demonstrou que probióticos reduziram a diarreia associada ao CD em 60%.[57] Chama a atenção que, de acordo com uma análise de subgrupo, apenas pacientes com risco basal superior a 5% para o desenvolvimento dessa complicação foram significativamente beneficiados (70% de redução de risco).[57] Em outra metanálise envolvendo 21 estudos aleatórios e controlados, *Saccharomyces boulardii*, *Lactobacillus casei* DN114001, uma mistura de *Lactobacillus acidophilus* e *Bifidobacterium bifidum* e uma mistura de *Lactobacillus acidophilus*, *Lactobacillus casei* e *Lactobacillus rhamnosus* foram eficazes na prevenção primária da diarreia associada ao CD.[58]

Segundo metanálise de 2023, o uso de probióticos pode reduzir a incidência de infecções adquiridas na UTI. Destaca-se a possível redução na incidência de diarreia, sem ocorrências de eventos adversos.[59]

Quando e como administrar

Existem alguns raros relatos de casos descrevendo episódios de sepse bacteriana relacionados à ingestão de suplementos probióticos.[60] Espécies específicas de *Lactobacillus*, *Bacillus* e *Saccharomyces* foram associadas à bacteremia e fungemia em pacientes com doenças subjacentes graves. A maioria desses casos foi resolvida com o uso de antimicrobianos apropriados. Não há relatos de sepse relacionada ao uso de probióticos em pessoas saudáveis, e é difícil estabelecer uma relação de causalidade entre o consumo de probióticos e a ocorrência de sepse em pacientes graves, com base nesses casos isolados.[34]

Determinar a segurança de cepas probióticas requer avaliação rigorosa em ambiente controlado. Em decorrência da falta de relatórios de segurança padronizados em estudos clínicos, uma forte base de evidências sobre a segurança do uso de probióticos continua a ser estabelecida.[34] Em recente atualização de 2023, a Organização Mundial de Gastroenterologia (WGO, do inglês World Gastroenterology Organisation), em suas diretrizes sobre o uso de probióticos, considerou não haver evidências suficientes para apoiar o uso de probióticos e simbióticos em pacientes críticos adultos internados em UTI.[1] De seu lado, a Sociedade de Gastroenterologia, Hepatologia e Nutrição Pediátrica (ESPGHAN, do inglês European Society for Paediatric Gastroenterology Hepatology and Nutrition), em 2004, resumiu sua abordagem aos probióticos da seguinte forma: "Probióticos, até então utilizados em ensaios clínicos, podem ser geralmente considerados como seguros. No entanto, a vigilância de possíveis efeitos colaterais, como infecções no grupo de alto risco (grupo criticamente doente), está faltando e é necessária".[61]

A Sociedade Americana de Nutrição Parenteral e Enteral (ASPEN, do inglês American Society for Parenteral and Enteral Nutrition) aborda o uso de probióticos em pacientes críticos em suas diretrizes. Na atualização de 2021, intitulada *Guidelines for the Provision of Nutrition Support Therapy in the Adult Critically Ill Patient*, a ASPEN não fornece uma recomendação específica para o uso rotineiro de probióticos e informa que, em razão da variabilidade dos resultados dos estudos e da falta de evidências conclusivas, o uso de probióticos deve ser considerado com cautela e individualizado levando-se em conta os potenciais riscos e benefícios para cada paciente.[62]

A Sociedade Europeia de Nutrição Clínica e Metabolismo (ESPEN, do inglês European Society for Clinical Nutrition and Metabolism) abordou o uso de probióticos em pacientes gravemente enfermos em suas diretrizes. Na diretriz de 2019, intitulada *"ESPEN Guideline on Clinical Nutrition in the Intensive Care Unit"*, a ESPEN sugere que os probióticos podem ser considerados nessa população de pacientes. No entanto, a recomendação baseia-se em baixo nível de evidência, e a diretriz enfatiza a necessidade de cautela em função de possíveis riscos e da variabilidade nos resultados dos estudos.[14]

Na diretriz de 2023, intitulada *"ESPEN Practical and Partially Revised Guideline: Clinical Nutrition in the Intensive Care Unit"*, a posição sobre os probióticos permanece cautelosa e destaca a necessidade de pesquisas adicionais de alta qualidade para estabelecer benefícios claros e perfis de segurança bem-definidos. Assim, a ESPEN reconhece o potencial dos probióticos em pacientes gravemente enfermos, mas não apoia seu uso rotineiro por causa da evidência limitada e inconsistente.[63]

Por seu turno, a Sociedade Brasileira de Nutrição Parenteral e Enteral (BRASPEN/SBNPE) também aborda o uso de probióticos em pacientes críticos em sua diretriz de 2023. A Braspen/SBNPE sugere que a administração de probióticos pode ser considerada em pacientes críticos, especialmente para a prevenção de diarreia associada ao uso de antibióticos, mas enfatiza que a evidência disponível é limitada e que a decisão deve ser individualizada levando-se em conta o estado clínico do paciente e os potenciais riscos e benefícios. Em adição, destaca a importância de selecionar cepas probióticas específicas que tenham demonstrado eficácia e segurança em estudos clínicos. A diretriz também recomenda cautela ao se utilizar probióticos em pacientes imunocomprometidos ou com condições críticas em razão do risco potencial de infecções oportunistas.[64]

O uso indiscriminado de probióticos ou simbióticos no paciente crítico pode, embora raramente, estar associado a complicações graves e indesejáveis. Entre os fatores de risco que podem precipitar o desenvolvimento de infecções por probióticos do gênero *Lactobacillus*, destacam-se: neutropenia persistente; utilização de antibióticos; imunossupressão; descontaminação seletiva do intestino (usada em transplante de fígado); câncer; *diabetes mellitus*; transplantes de órgãos; intervenções cirúrgicas recentes; entre outros.[65] A utilização frequente de antibióticos como a vancomicina por pacientes neutropênicos em UTI pode ser responsável por possíveis infecções relacionadas ao uso de probióticos.[65]

Nesse cenário, recomenda-se cautela na administração de probióticos para certos fatores de risco de infecção por cepas probióticas. A decisão sobre administrar ou não probióticos pode se amparar nos fatores de risco sintetizados no Quadro 39.1, em que se sugere que a presença de pelo menos um fator de risco principal implique maior cautela na sua administração.[31] Especial atenção deve ser dada às populações excluídas dos estudos: imunossuprimidos; pós-operatório recente de anastomose intestinal; cirurgia de via biliar e pâncreas; isquemia intestinal; portadores de doenças hematológicas e reumatológicas; síndrome do intestino curto; doença valvular cardíaca; além de curta estadia na UTI; e necessidade de cateter venoso central.[64,66]

Além disso, diferentes produtos de fermentação probiótica podem ser indesejados em determinadas condições. Por exemplo, o uso de probióticos é desencorajado em indivíduos com maior suscetibilidade à acidose D-láctica. Isso inclui pacientes com síndrome do intestino curto, câncer em estágio terminal com alta carga sistêmica de ácido lático, insuficiência de bicarbonato no suco pancreático e defeitos nas enzimas da gliconeogênese hepática.[67] Quando utilizados com critério, os efeitos adversos do consumo de probióticos são geralmente limitados a sintomas gastrointestinais leves, como náusea, diarreia e flatulência. Ressalta-se, ainda, que esses efeitos não costumam ser estatisticamente diferentes, em comparação ao uso de placebo.[66]

Algumas cepas probióticas têm demonstrado mais afinidade para determinadas condições. Por exemplo, cepas probióticas das espécies *Lactobacillus* e *Bifidobacterium* são as mais comuns em demonstrar efeitos preventivos em diversas doenças, como diarreia aguda, diarreia induzida

Quadro 39.1. Fatores de risco para sepse por probióticos[31]

Principais fatores de risco
1. Imunocomprometidos
2. Prematuridade
Fatores de risco menores
1. Cateter venoso central
2. Barreira epitelial intestinal prejudicada (diarreia, inflamação intestinal)
3. Administração de probiótico por jejunostomia
4. Administração concomitante de antibióticos de largo espectro em que probiótico é resistente
5. Probióticos com propriedades de aderência da mucosa elevada ou conhecida patogenicidade
6. Doença valvular cardíaca (para *Lactobacillus* apenas)

Fonte: Adaptado de Unterkircher MV, Gomes TT, Cardoso E et al. Safety use of probiotics in immunocompromised patients. JBT J Bras Transpl. 2012;15:1651-90.

por antibióticos, enterocolite necrosante e enterite induzida por *Campylobacter*.[68] *Saccharomyces boulardii* mostrou benefícios em reduzir complicações gastrointestinais, especialmente em cenários de terapia antibiótica prolongada.[69]

A suplementação de LGG em pacientes críticos, na dose de 10^9 UFCs, administrado 2 vezes/dia por via nasoenteral, se associou com diminuição de 40% da taxa de PAV, contra 19% no grupo placebo.[70] A associação do uso de Yakult (*Bifidobacterium breve* na dose de 1×10^8 UFCs e *Lactobacillus casei Shirota* 1×10^8 UFCs) com 3 g do prebiótico galacto-oligossacarídeo se associou com aumento significativo dessas bactérias no intestino de pacientes com SIRS, além de menor incidência de complicações infecciosas, como enterite (7% vs. 46% no grupo placebo), pneumonia (20% vs. 52% no grupo placebo) e bacteremia (10% vs. 33% no grupo placebo).[53]

Particularmente, *Lactobacillus plantarum* tem se mostrado um probiótico efetivo na prevenção de infecções e sepse em diferentes populações clínicas. Recém-nascidos tratados com *Lactobacillus plantarum* e fruto-oligossacarídeos (FOSs) tiveram significativa redução da combinação de sepse e morte, além de menos infecções do trato respiratório.[71] Uma análise de subgrupo de uma metanálise indicou que *L. plantarum,* isolado ou em mistura com outras cepas bacterianas, foi efetivo em reduzir infecções hospitalares em doentes de maior risco de morte.[37] Além disso, de acordo com uma metanálise, esse benefício foi observado independentemente das cepas associadas, sugerindo um efeito particular de *L. plantarum* sobre infecções.[39]

Segundo essa mesma metanálise, a dose de probióticos parece não influenciar as taxas de complicações infecciosas. Benefícios nesse desfecho clínico foram observados com o uso de probióticos em altas (> 5×10^9 UFCs/dia) e baixas doses (< 5×10^9 UFCs/dia). Ao avaliar o efeito do LGG, a metanálise também mostrou não haver diferença significativa na redução de complicações infecciosas em comparação com outros probióticos, incluindo o *Lactobacillus plantarum*.[39]

Em conjunto, os estudos disponíveis sobre o uso de probióticos na UTI são muito heterogêneos no que tange à escolha da cepa administrada, duração do tratamento e dose da suplementação. Por exemplo, a duração do uso de probióticos em mulheres com infecções recorrentes do trato urinário variou de 5 dias a 12 meses, bem como as doses de 10^4 UFCs e 10^{10} UFCs.[72] As cepas probióticas foram administradas em formas isoladas ou em combinação com diferentes cepas ou, até mesmo, com outros ativos naturais, como vitamina C e *cranberry*.[73]

As heterogeneidades no uso de probióticos entre os estudos ora disponíveis dificultam bastante definir com propriedade qual cepa utilizar, se isolada ou associada a outras cepas, como utilizar e em que situação. Portanto, quando se decide administrar probióticos em pacientes críticos, com base em fatores de risco, o critério terapêutico empregado ainda se deve amparar por evidências individuais sobre a população clínica de UTI a ser tratada. O Quadro 39.2 resume as estratégias terapêuticas empregadas em alguns estudos com resultados positivos ou com tendência a serem positivos em pacientes críticos.

Quadro 39.2. Estudos controlados e aleatórios com uso de probióticos ou simbióticos em pacientes de UTI

Referência	*Amostra (número de participantes)*	*Tratamento*	*Resultados (tratado vs. controle)*
Jain (2004)[74]	Tratamento: 45 Controle: 45	Simbiótico (10^9 UFCs de cada cepa 1 vez/dia) por 1 semana, contendo *Lactobacillus acidophilus* La5, *Bifidobacterium* lactis Bb 12, *Streptococcus thermophilus, Lactobacillus bulgaricus* e Oligofrutose	Complicações infecciosas: 73% vs. 58%*
Mc Naught (2005)[75]	Tratamento: 52 Controle: 51	Probiótico isolado (10^9 UFCs 1 vez/dia) por 2 semanas, contendo *Lactobacillus plantarum* 299v	Complicações infecciosas: 40% vs. 43%*
Forestier (2008)[76]	Tratamento: 102 Controle: 106	Probiótico isolado (10^9 UFCs 2 vezes/dia) a partir do 3° dia de admissão até a alta da UTI, contendo *Lactobacillus casei rhamnosus*	PAV: 2,9% vs. 7,5%*
Knight (2009)[77]	Tratamento: 130 Controle: 129	Simbiótico (10^{10} UFCs de cada cepa 2 vezes/dia) por 28 dias, contendo *Pediococcus pentosaceus* 5-33:3, *Leuconostoc mesenteroides* 32-77:1, *Lactobacillus paracasei* spp. *paracasei* F19, *Lactobacillus plantarum* 2632 e fibras (2,5 g)	PAV: 9% vs. 13%*
Morrow (2010)[70]	Tratamento: 68 Controle: 70	Probiótico isolado (2 vezes 10^9 UFCs 2 vezes/dia) a partir da admissão até a alta da UTI, contendo *Lactobacillus rhamnosus* GG	PAV: 19% vs. 40%**
Shimizu (2018)[48]	Tratamento: 35 Controle: 37	Simbiótico (1 × 10^8 UFCs) 3 dias após admissão na UTI, contendo *Bifidobacterium breve* cepa Yakult (3 g/dia), *Lactobacillus casei* Shirota (3 g/dia) e Galacto-oligossacarídeos (10 g/dia)	Enterite: 6,3% vs. 27,0%** PAV: 14,3% vs. 48,6%**

*Não significativo ($p \geq 0,05$).

**Significativo ($p < 0,05$).

UFCs: unidades formadoras de colônia; UTI: unidade de terapia intensiva; PAV: pneumonia associada à ventilação mecânica.

Fonte: Adaptada de Shimizu K, Ogura H, Asahara T, Nomoto K, Morotomi M, Tasaki O et al. Probiotic/synbiotic therapy for treating critically ill patients from a gut microbiota perspective. Dig Dis Sci. 2013;58:23-32.

• Pós-bióticos

Pós-bióticos, células microbianas não viáveis ou seus componentes, são atraentes em razão de seus potenciais benefícios terapêuticos em pacientes criticamente enfermos e têm as seguintes vantagens:[78]

- Efeitos antimicrobianos e imunomoduladores: pós-bióticos têm propriedades antimicrobianas e podem modular a resposta imunológica, o que poderia auxiliar no tratamento de infecções e reduzir a inflamação em pacientes críticos;
- Fortalecimento da integridade da barreira intestinal: pós-bióticos podem contribuir para prevenir a TB, comum em pacientes críticos;
- Regulação da MI: pós-bióticos podem equilibrar a composição da MI, potencialmente reduzir a incidência de sepse e melhorar os desfechos clínicos dos pacientes.

Para que possam ser incorporados ao uso clínico em pacientes criticamente enfermos, os pós-bióticos ainda necessitam de maiores investigações por meio de ensaios clínicos bem-projetados de modo a se estabelecer sua eficácia e sua segurança.[78]

• Descontaminação seletiva do trato digestivo

Uma estratégia alternativa, amplamente estudada, mas ainda pouco empregada em doentes críticos, é a inibição do crescimento excessivo de bactérias patogênicas por meio da descontaminação seletiva do trato digestivo (SDD). Essa técnica utiliza antibióticos orais não absorvíveis com objetivo de alvejar bactérias do filo Proteobacteria, enquanto preserva grande parte da microbiota anaeróbica. Metanálise de 30 estudos clínicos aleatórios mostrou uma redução significativa no risco de mortalidade com o uso de SDD, em comparação com o cuidado padrão – razão de risco de 0,91 (intervalo de confiança de 95%: 0,82 a 0,99), com 99,3% de probabilidade de que a SDD reduza a mortalidade. Além disso, a SDD foi associada à redução do risco de PAV e bacteremia.[79]

Conclusões

A presença de enteropatógenos microbianos intestinais no paciente crítico, já na admissão, se associa com maior risco de infecção e mortalidade. Disbiose intestinal pode implicar consequências ao hospedeiro, por modificações estruturais e de imunoproteção do intestino, que favorecem, principalmente, TB. Diversos fatores contribuem para a disbiose intestinal em pacientes críticos, com destaque ao uso intensivo de antibióticos. Disbiose pode ser observada após poucos dias de permanência na UTI, caracterizada por perda de diversidade, especificidade de local e predomínio de espécies patogênicas em relação a controles normais – e parece estar relacionada com piora clínica do paciente. O interesse em modificar a MI de pacientes críticos com uso de probióticos (isolados ou associados a outras cepas ou a prebióticos) motivou a realização de vários estudos. No entanto, os resultados ainda são inconclusivos quanto à eficácia e segurança, o que ainda limita seu uso rotineiro na UTI. Pesquisas futuras devem investigar os mecanismos moleculares pelos quais a MI interage com o epitélio intestinal na saúde e na doença. Também deve ser considerado o acompanhamento de pacientes em uso de probióticos, simbióticos e outros componentes funcionais nutricionais em ensaios clínicos nessa população, observando-se eventos adversos relacionados. Em paralelo, o grande avanço na tecnologia de sequenciamento do genoma bacteriano representa importante ferramenta para permitir melhor compreender o papel de novos micro-organismos, vírus e fagos em diversas condições clínicas – além de oferecer indicações da cepa probiótica mais adequada para cada doença. Nessa perspectiva, espera-se que probióticos possam ser administrados com segurança em pacientes graves, na intenção de manter e reparar a MI e reduzir significantemente complicações clínicas, principalmente infecciosas.

Para o futuro, poderemos vislumbrar a identificação de cepas probióticas personalizadas para alvos terapêuticos específicos por meio de plataformas de inteligência artificial. Além disso, o desenvolvimento de simbióticos "de nova geração" – contendo probióticos, prebióticos e metabólitos bioativos – poderá oferecer uma abordagem integrada para restaurar a homeostase intestinal em pacientes críticos.

Referências bibliográficas

1. World Gastroenterology Organisation Global Guidelines Probiotics and Prebiotics; 2023a. Disponível na Internet: https://www.worldgastroenterology.org/UserFiles/file/guidelines/probiotics-and-prebiotics-english-2023.pdf (27 maio 2025).
2. Knowledge for Health and Consumer Safety. The Human Gut Microbiota: overview and analysis of the current scientific knowledge and possible impact on healthcare and well-being. EUR 29240 EN, Publications Office of the European Union, Luxembourg; 2018.
3. Guarner F, Malagelada JR. Gut flora in health and disease. Lancet. 2003;361:512-9.
4. Gebrayel P, Nicco C, Al Khodor S, Bilinski J, Caselli E, Comelli EM et al. Microbiota medicine: towards clinical revolution. J Transl Med. 2022;20(1):111. doi: 10.1186/s12967-022-03296-9.
5. Chen Y, Xiao L, Zhou M, Zhang H. The microbiota: a crucial mediator in gut homeostasis and colonization resistance. Front Microbiol. 2024;15:1417864.
6. Iapichino G, Callegari ML, Marzorati S, Cigada M, Corbella D, Ferrari S et al. Impact of antibiotics on the gut microbiota of critically ill patients. J Med Microbiol. 2008;57:1007-14.
7. Vincent JL, Rello J, Marshall J, Silva E, Anzueto A, Martin CD et al. International study of the prevalence and outcomes of infection in intensive care units. JAMA. 2009;302:2323.
8. Wozniak H, Beckmann TS, Fröhlich L, Soccorsi T, Le Terrier C, de Watteville A et al. The central and biodynamic role of gut microbiota in critically ill patients. Crit Care. 2022;26(1):250.
9. Ianiro G, Tilg H, Gasbarrini A. Antibiotics as deep modulators of gut microbiota: between good and evil. Gut. 2016;65(11):1906-191.
10. Wienhold SM, Macrì M, Nouailles G, Dietert K, Gurtner C, Gruber AD et al. Ventilator-induced lung injury is aggravated by antibiotic mediated microbiota depletion in mice. Critical Care. 2018;22:282.
11. Conway Morris A, Smielewska A. Viral infections in critical care: a narrative review. Anaesthesia. 2023;78(5):626-35.
12. Alverdy JC, Chang EB. The re-emerging role of the intestinal microflora in critical illness and inflammation: Why the gut hypothesis of sepsis syndrome will not go away. J Leukoc Biol. 2008; 83:461-6.
13. Moron R, Galvez J, Colmenero M, Anderson P, Cabeza J, Rodriguez-Cabezas ME. The importance of the microbiome in critically ili patients: role of nutrition. Nutrients. 2019;11:3002.
14. Singer P, Blaser AR, Berger MM et al. ESPEN guideline on clinical nutrition in the intensive care unit. Clin Nutr. 2019;38(1):48-79.
15. Hayakawa M, Asahara T, Henzan N et al. Dramatic changes of the gut flora immediately after severe and sudden insults. Dig Dis Sci. 2011;56(8):2361-5.
16. Kain T, Dionne JC, Marshall JC. Critical illness and the gut microbiome. Intensive Care Med. 2024;50(10):1692-4.
17. Garcia ER, Vergara A, Aziz F et al. Changes in the gut microbiota and risk of colonization by multidrug-resistant bacteria, infection, and death in critical care patients. Clin Microbiol Infect. 2022;28(7):975-982.
18. Lankelma JM, van Vught LA, Belzer C, Schultz MJ, van der Poll T, de Vos WM et al. Critically ill patients demonstrate large interpersonal variation in intestinal microbiota dysregulation: a pilot study. Intensive Care Med. 2017;43:59-68.

19. Xu R, Tan C, Zhu J, Zeng X, Gao X, Wu Q et al. Dysbiosis of the intestinal microbiota in neurocritically ill patients and the risk for death. Crit Care. 2019;23:195.
20. Ravi A, Halstead FD, Bamford A, Casey A, Thomson NM, van Schaik W et al. Oppenheim. Loss of microbial diversity and pathogen domination of the gut microbiota in critically ill patients. Microb Genom. 2019;5: e000293.
21. Donmez-Altuntas H, Sahin Ergul S, Altin-Celik P et al. Gut barrier protein levels in serial blood samples from critically ill trauma patients during and after intensive care unit stay. Eur J Trauma Emerg Surg. 2023;49(5):2203-13.
22. Prescott HC, Dickson RP, Rogers MA, Langa KM, Iwashyna TJ. Hospitalization type and subsequent severe sepsis. Am J Respir Crit Care Med. 2015;192:581-8.
23. Orieux A, Enaud R, Imbert S, Boyer P, Begot E, Camino A et al. The gut microbiota composition is linked to subsequent occurrence of ventilator-associated pneumonia in critically ill patients. Microbiol Spectr. 2023;11(5):e0064123.
24. Kyo M, Nishioka K, Nakaya T, Kida Y, Tanabe Y, Ohshimo S et al. Unique patterns of lower respiratory tract microbiota are associated with inflammation and hospital mortality in acute respiratory distress syndrome. Respir Res. 2019;20:246.
25. Dickson RP. The microbiome and critical illness. Lancet Respir Med. 2016;4:59-72.
26. Fernández J, Tandon P, Mensa J, Garcia-Tsao G. Antibiotic prophylaxis in cirrhosis: good and bad. Hepatology. 2016;63:2019-31.
27. Markowicz P, Wolff M, Djedaïni K, Cohen Y, Chastre J, Delclaux C et al. Multicenter prospective study of ventilator-associated pneumonia during acute respiratory distress syndrome. Incidence, prognosis, and risk factors. ARDS study group. Am J Respir Crit Care Med. 2000;161:1942-8.
28. Zhou P, Zou Z, Wu W et al. O eixo intestino-pulmão em doenças críticas: composição do microbioma como um preditor de mortalidade no dia 28 em pacientes ventilados mecanicamente. BMC Microbiol. 2023;23:399.
29. Policy regarding quantitative labeling of dietary supplements containing live microbials: guidance for industry. U.S. Department of Health and Human Services Food and Drug Administration Center for Food Safety and Applied Nutrition; 2018a. Disponível na Internet: https://www.fda.gov/media/115730/download (27 maio 2025).
30. Wolvers D, Antoine JM, Myllyluoma E, Schrezenmeir J, Szajewska H, Rijkers GT. Guidance for substantiating the evidence for beneficial effects of probiotics: prevention and management of infections. J Nutr. 2010;140:698S-712S.
31. Unterkircher MV, Gomes TT, Cardoso E, Nakasato M, Vieira LP. Safety use of probiotics in immunocompromised patients. JBT J Bras Transpl. 2012;15:1651-90.
32. Liong TM. Probiotics biology, genetics and health aspects. Berlin: Ed Springer; 2011.
33. Besselink MG, Van Santvoort HC, Buskens E, Boermeester MA, Van Goor H, Timmerman HM et al. Probiotic prophylaxis in predicted severe acute pancreatitis: a randomized, double-blind, placebo-controlled trial. Lancet. 2008;371:651-9.
34. Van Den Nieuwboer M, Claassen E. Dealing with the remaining controversies of probiotic safety. Benef Microbes. 2019;27:1-12.
35. Jones SD, Fullerton DA, Zamora MR, Badesch DB, Campbell DN, Grover FL. Transmission of lactobacillus pneumonia by a transplanted lung. Ann Thorac Surg. 1994;58:887-9.
36. Doern CD, Nguyen ST, Afolabi F, Burnham CA. Probiotic-associated aspiration pneumonia due to Lactobacillus rhamnosus. J Clin Microbiol. 2014;52:3124-6.
37. Manzanares W, Lemieux M, Langlois PL, Wischmeyer PE. Probiotic and synbiotic therapy in critical illness: a systematic review and meta-analysis. Crit Care. 2016;20:262.
38. Morrow LE, Wischmeyer PE. Blurred lines: dysbiosis and probiotics in the ICU. Chest. 2017;151:492-9.
39. Petrof EO, Dhaliwal R, Manzanares W, Johnstone J, Cook D, Heyland DK. Probiotics in the critically ill: a systematic review of the randomized trial evidence. Crit Care Med. 2012;40:3290-302.
40. Lou J, Cui S, Huang N et al. Efficacy of probiotics or synbiotics in critically ill patients: a systematic review and meta-analysis. Clin Nutr ESPEN. 2024;59:48-62.

41. Nascimento JEA, Campos AC, Borges A, Correia MITD, Tavares GM. Terapia nutricional no trauma. In Associação Médica Brasileira e Conselho Federal de Medicina: Projetos e Diretrizes; 2011:1-17.
42. Sociedade Brasileira de Pneumologia e Tisiologia. Diretrizes brasileiras para o tratamento de pneumonias adquiridas no hospital e das pneumonias associadas à ventilação mecânica. J Brasil Pneumol; 2007:1-30.
43. Safdar N, Dezfulian C, Collard HR, Saint S. Clinical and economic consequences of ventilator-associated pneumonia: a systematic review. Crit Care Med. 2005;33:2184-93.
44. Amin A. Clinical and economic consequences of ventilator associated pneumonia. Clin Infect Dis. 2009;49:S36-S43.
45. Alagna L, Bandera A, Patruno A, Muscatello A, Citerio G, Gori A. Microbiota in ICU, not only a gut problem. Intensive Care Med. 2019;45:733-7.
46. Lu W, Yu J, Ai Q, Liu D, Song C, Li L. Increased constituent ratios of Klebsiella sp., Acinetobacter sp., and Streptococcus sp. and a decrease in microflora diversity may be indicators of ventilator-associated pneumonia: a prospective study in the respiratory tracts of neonates. PLoS ONE. 2014;9:e87504.
47. Rello J, Ollendorf DA, Oster G, Vera-Llonch M, Bellm L, Redman R et al. VAP Outcomes Scientific Advisory Group. Epidemiology and outcomes of ventilator-associated pneumonia in a large US database. Chest. 2002;122:2115-21.
48. Shimizu K, Yamada T, Ogura H, Mohri T, Kiguchi T, Fujimi S et al. Synbiotics modulate gut microbiota and reduce enteritis and ventilator-associated pneumonia in patients with sepsis: a randomized controlled trial. Crit Care. 2018;22:239.
49. Sun YC, Wang CY, Wang HL, Yuan Y, Lu JH, Zhong L. Probiotic in the prevention of ventilator-associated pneumonia in critically ill patients: evidence from meta-analysis and trial sequential analysis of randomized clinical trials. BMC Pulm Med. 2022;22(1):168.
50. Han M, Wang K, Sun L, Liu W, Dong W. Prevention of ventilator-associated pneumonia with probiotics: an overview of systematic reviews. Front Microbiol. 2024;15:1345278.
51. Theodorakopoulou M, Perros E, Giamarellos-Bourboulis EJ, Dimopoulos G. Controversies in the management of the critically ill: the role of probiotics. Int J Antimicrob Agents. 2013;42:S41-4.
52. Gu WJ, Wei CY, Yin RX. Lack of efficacy of probiotics in preventing ventilator-associated pneumonia probiotics for ventilator-associated pneumonia: a systematic review and meta-analysis of randomized controlled trials. Chest. 2012;142:859-68.
53. Shimizu K, Ogura H, Asahara T, Nomoto K, Morotomi M, Tasaki O et al. Probiotic/synbiotic therapy for treating critically ill patients from a gut microbiota perspective. Dig Dis Sci. 2013;58:23-32.
54. Ferrie S, Daley M. Lactobacillus GG as treatment for diarrhea during enteral feeding in critical illness: randomized controlled trial. JPEN J Parenter Enteral Nutr. 2011;35:43-9.
55. Frohmader TJ, Chaboyer WP, Robertson IK, Gowardman J. Decrease in frequency of liquid stool in enterally fed critically ill patients given the multispecies probiotic VSL#3: a pilot trial. Am J Crit Care. 2010;19:e1-11.
56. Hempel S, Newberry SJ, Maher AR, Wang Z, Miles JN, Shanman R et al. Probiotics for the prevention and treatment of antibiotic-associated diarrhea: a systematic review and meta-analysis JAMA. 2012;307:1959-69.
57. Goldenberg JZ, Yap C, Lytvyn L, Lo CK, Beardsley J, Mertz D et al. Probiotics for the prevention of clostridium difficile-associated diarrhea in adults and children. Cochrane Database Syst Rev. 2017;12:CD006095.
58. McFarland LV. Probiotics for the primary and secondary prevention of C. Difficile infections: a meta--analysis and systematic review. Antibiotics. 2015;4:160-78.
59. Alsuwaylihi AS, McCullough F. The safety and efficacy of probiotic supplementation for critically ill adult patients: a systematic review and meta-analysis. Nutr Rev. 2023;81(3):322-32.
60. Boyle RJ, Robins-Browne RM, Tang, ML. Probiotic use in clinical practice: what are the risks? Am J Clin Nutr. 2006;83:1256-64.
61. European Society of Pediatric Gastroenterology, Hepatitis and Nutrition (ESPGHAN) Committee on Nutrition. Probiotic bacteria in dietetic products for infants: a commentary by the ESPGHAN committee on nutrition. J Pediatr Gastroenterol Nutr. 2004;38:365-74.

62. Compher C, Bingham AL, McCall M et al. Guidelines for the provision of nutrition support therapy in the adult critically ill patient: the American Society for Parenteral and Enteral Nutrition [published correction appears in JPEN]. J Parenter Enteral Nutr. 2022;46(6):1458-9.
63. Singer P, Blaser AR, Berger MM et al. ESPEN practical and partially revised guideline: clinical nutrition in the intensive care unit. Clinical Nutrition. 2023;42(9):1671-89.
64. Castro MG, Ribeiro PC, Matos LBN, Abreu HB, Assis T, Barreto PA et al. Diretriz BRASPEN de Terapia Nutricional no Paciente Grave. BRASPEN J. 2023;38(2-2):1-5.
65. Doron S, Snydman DR. Risk and safety of probiotics. Clin Infect Dis. 2015;60:S129-S34.
66. Hojsak I, Fabiano V, Pop TL, Goulet O, Zuccotti GV, Çokuğraş FC et al. Guidance on the use of probiotics in clinical practice in children with selected clinical conditions and in specific vulnerable groups. Acta Paediatr. 2018;107:927-37.
67. Bongaerts GP, Severijnen RS. A reassessment of the PROPATRIA study and its implications for probiotic therapy. Nat Biotechnol. 2016;34:55-63.
68. Nomoto K. Prevention of infections by probiotics. J Biosci Bioeng. 2005;100:583-92.
69. Waitzberg DL, Guarner F, Hojsak I, Ianiro G, Polk DB, Sokol H. Can the evidence-based use of probiotics (Notably Saccharomyces boulardii CNCM I-745 and Lactobacillus rhamnosus GG) mitigate the clinical effects of antibiotic-associated dysbiosis? Advances in therapy. 2024;41(3):901-14.
70. Morrow LE, Kollef MH, Casale TB. Probiotic prophylaxis of ventilator-associated pneumonia: a blinded, randomized, controlled trial. Am J Respir Crit Care Med. 2010;182:1058-64.
71. Panigrahi P, Parida S, Nanda NC, Satpathy R, Pradhan L, Chandel DS et al. A randomized synbiotic trial to prevent sepsis among infants in rural India. Nature. 2017;548:407-12.
72. Akgül T, Karakan T. The role of probiotics in women with recurrent urinary tract infections. Turk J Urol. 2018;44:377-83.
73. Montorsi F, Gandaglia G, Salonia A. Effectiveness of a combination of cranberries, Lactobacillus rhamnosus, and vitamin C for the management of recurrent urinary tract infections in women: results of a pilot study. Eur Urol. 2016;70:912-5.
74. Jain PK, McNaught CE, Anderson AD, MacFie J, Mitchell CJ. Influence of synbiotic containing Lactobacillus acidophilus La5, Bifidobacterium lactis Bb 12, Streptococcus thermophilus, Lactobacillus bulgaricus and oligofructose on gut barrier function and sepsis in critically ill patients: a randomised controlled trial. Clin Nutr. 2004;23:467-75.
75. McNaught CE, Woodcock NP, Anderson AD, MacFie J. A prospective randomised trial of probiotics in critically ill patients. Clin Nutr. 2005;24:211-9.
76. Forestier C, Guelon D, Cluytens V, Gillart T, Sirot J, De Champs C. Oral probiotic and prevention of Pseudomonas aeruginosa infections: a randomized, double-blind, placebo-controlled pilot study in intensive care unit patients. Crit Care. 2008;12:R69.
77. Knight DJ, Gardiner D, Banks A, Snape SE, Weston VC, Bengmark S et al. Effect of synbiotic therapy on the incidence of ventilator associated pneumonia in critically ill patients: a randomised, double-blind, placebo-controlled trial. Intensive Care Med. 2009;35:854-61.
78. Piccioni A, Spagnuolo F, Candelli M et al. The gut microbiome in sepsis: from dysbiosis to personalized therapy. J Clin Med. 2024;13(20):6082.
79. Hammond NE, Myburgh J, Seppelt I et al. Association between selective decontamination of the digestive tract and in-hospital mortality in intensive care unit patients receiving mechanical ventilation: a systematic review and meta-analysis. JAMA. 2022;328(19):1922-34.

Para saber mais

- Lou X, Xue J, Shao R, Mo C, Wang F, Chen G. Postbiotics as potential new therapeutic agents for sepsis. Burns Trauma. 2023;11:tkad022.
- Chadda KR, Puthucheary Z. Persistent inflammation, immunosuppression, and catabolism syndrome (PICS): a review of definitions, potential therapies, and research priorities. Br J Anaesth. 2024;132(3):507-18.

- Anvarifard P, Anbari M, Ghalichi F, Ghoreishi Z, Zarezadeh M. The effectiveness of probiotics as an adjunct therapy in patients under mechanical ventilation: an umbrella systematic review and meta-analysis. Food Funct. 2024;15(11):5737-5751.
- Zhao J, Jiang L, He W et al. Clostridium butyricum, a future star in sepsis treatment. Front Cell Infect Microbiol. 2024;14:1484371.

40

Impacto de Agentes Farmacológicos na Microbiota Intestinal

Natália Cruz e Melo
Ana Cristina Martinez
Alan Hiltner Almeida
Rafael Malagoli Rocha

Introdução

A capacidade metabólica da microbiota intestinal (MI) foi subestimada até o avanço das tecnologias de sequenciamento de nova geração (NGS) e transcriptômica. Tradicionalmente, o metabolismo de medicamentos era atribuído principalmente ao fígado, considerado o órgão com maior capacidade metabólica do organismo. No entanto, antes de alcançarem o fígado, os fármacos ingeridos podem ser metabolizados por enzimas da MI, cuja diversidade supera a das hepáticas. O Projeto Microbioma Humano identificou 3.013 enzimas betaglucuronidases produzidas pela MI. Esses achados evidenciam que a MI desempenha papel relevante e, muitas vezes, equivalente ao do fígado na biotransformação de medicamentos e na eficácia terapêutica.[1]

A interação entre o microbioma intestinal e os medicamentos comumente utilizados é um processo dinâmico e bidirecional. Por um lado, a composição do microbioma pode ser modificada pela exposição a fármacos; por outro, o microbioma pode influenciar a resposta de um indivíduo ao tratamento, modulando a biodisponibilidade, a bioatividade e a toxicidade dos compostos administrados por meio de transformações enzimáticas. Esse fenômeno, conhecido como "farmacomicrobiômica", dá origem ao conceito do eixo "medicamento-microbioma-metabolismo", uma rede de interações complexas que impacta diretamente os resultados terapêuticos.[2,3]

Em alguns casos, um medicamento pode, inicialmente, alterar a MI, desencadeando, como consequência, modificações no metabolismo do hospedeiro. Em outras situações, o fármaco afeta diretamente o metabolismo, forçando a microbiota a se adaptar a essa nova realidade bioquímica. Há também cenários nos quais a MI age primeiro, metabolizando o medicamento e, assim, alterando sua ação terapêutica e os efeitos sobre o metabolismo do paciente. Diante dessa complexidade, desvendar os mecanismos que governam esse eixo abre novas possibilidades para otimizar respostas terapêuticas, minimizar efeitos adversos e desenvolver abordagens personalizadas para o tratamento de diversas doenças.[4]

A Figura 40.1 ilustra o conceito do eixo "medicamento-microbioma-metabolismo", destacando sua natureza dinâmica e interconectada. Nesse modelo, qualquer um dos três componentes pode atuar como ponto de partida, desencadeando diversos efeitos que influenciam os demais. Além disso, a interação pode ocorrer em múltiplas direções, com trajetórias representadas esquematicamente pelos sentidos horário e anti-horário na figura, o que evidencia a complexidade e a bidirecionalidade dessas relações.[4]

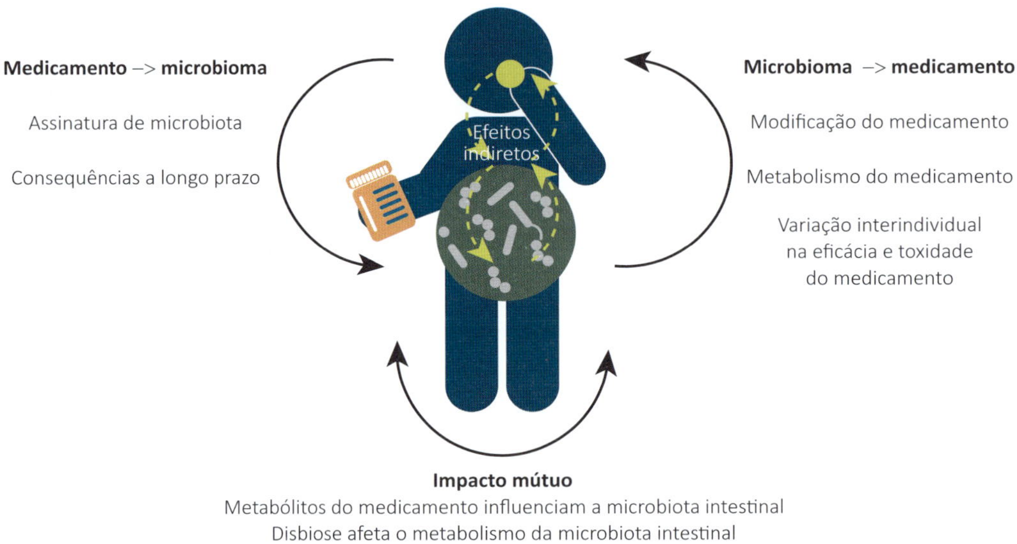

Figura 40.1. Interação do eixo "medicamento-microbiota-metabolismo". Esquerda: a ingestão de medicamentos pode ter influência direta em membros individuais do microbioma, mas também pode alterar a composição e a funcionalidade do microbioma por meio de formas indiretas mediadas pelo hospedeiro. Direita: bactérias intestinais podem modificar, metabolizar e modular a ação de medicamentos. Além disso, existe um impacto mútuo entre os metabólitos dos medicamentos e da microbiota na resposta ao tratamento farmacológico.

Fonte: Adaptada de Kamath S, Stringer AM, Prestidge CA, Joyce P. Targeting the gut microbiome to control drug pharmacomicrobiomics: the next frontier in oral drug delivery. Expert Opinion on Drug Delivery; 2023;20.

Em razão de sua segurança, conveniência, baixo custo e melhor adesão dos pacientes, a oral é a via mais comum para a administrar medicamentos. A eficácia dessa abordagem depende de uma boa absorção e de alta biodisponibilidade, mas cerca de 40% dos fármacos são descartados por apresentarem farmacocinética inadequada e baixa biodisponibilidade. Esse processo é influenciado por fatores como as propriedades físico-químicas do medicamento (solubilidade e permeabilidade), as características fisiológicas individuais (pH gástrico, tempo de trânsito gastrointestinal, sistemas de transporte) e a dieta.[5]

Os resultados da interação do medicamento com a MI dependem da forma de funcionamento do eixo "medicamento-microbioma-metabolismo". Para fins didáticos, serão apresentados, primeiramente, exemplos de funcionamento do eixo no sentido medicamento-microbioma, e, em seguida, os casos de interação no sentido microbioma-medicamento. Por fim, serão apresentados exemplos selecionados dessas interações nos campos da antibioticoterapia, quimioterapia, imunoterapia e terapias anti-inflamatórias, entre outros.

Interação do medicamento sobre o microbioma

Alguns medicamentos têm forte capacidade de alterar a microbiota, de maneira direta (Figura 40.1: rotação do eixo em sentido horário) e indireta, via metabolismo do hospedeiro (Figura 40.1: rotação do eixo em sentido anti-horário).[4]

A situação mais evidente de atuação direta na redução da diversidade e riqueza da MI é a dos antibióticos. Embora seja amplamente reconhecido que o uso de antibióticos altera a microbiota, é surpreendente como, até recentemente, a Medicina dedicou pouca atenção a esse efeito. Com o principal foco centrado na eficiência do antibiótico em destruir bactérias patogênicas, atribuiu-se importância relativamente pequena aos efeitos deletérios sobre bactérias simbiontes e comensais. Somente nos últimos anos, com o alargamento da compreensão sobre o papel do microbioma nas condições de saúde e doença, a Medicina passou a se preocupar com essas consequências.[3]

Um dos desafios do uso de antibióticos consiste em seu largo espectro de ação. Existem bactérias que só podem ser eliminadas por um tipo de antibiótico, mas ainda não foram desenvolvidos antibióticos que eliminem exclusivamente essas bactérias-alvo. Espera-se que, com os avanços no sequenciamento genômico bacteriano, surjam, nos próximos anos, antibióticos de nova geração com espectro mais estreito.[6-8]

No entanto, os antibióticos não são os únicos medicamentos com o poder de alteração da MI. Diversas outras drogas podem também gerar essas consequências, a exemplo de inibidores de bombas de prótons, metformina, anti-inflamatórios e tratamento oncológico, entre outros.[3]

Interação do microbioma sobre o medicamento

A interação do microbioma sobre o medicamento pode ocorrer no campo da farmacocinética (caminho percorrido pelo medicamento desde sua administração até sua saída do organismo) e farmacodinâmica (mecanismos de ação do medicamento). Em ambos os casos, a atuação do microbioma sobre o medicamento pode ser direta, indireta ou de biotransformação. Essas interações geram importantes efeitos sobre a eficácia e toxicidade do medicamento (Figura 40.2).

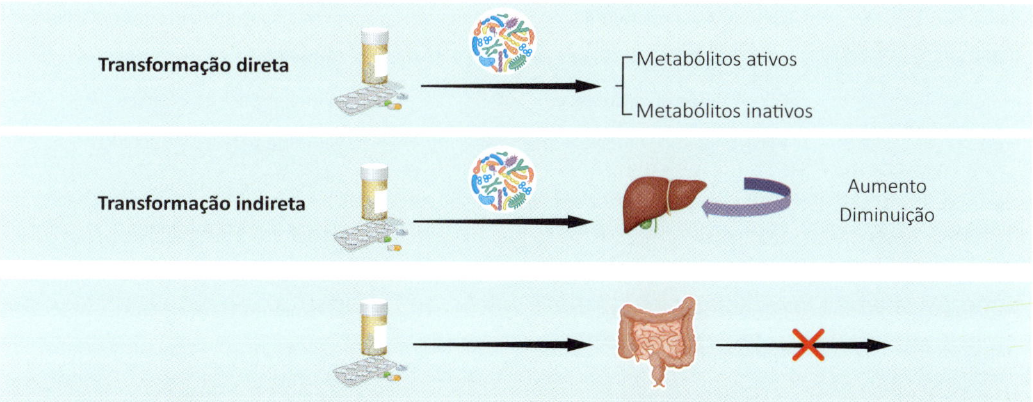

Figura 40.2. Interação do microbioma sobre o medicamento. A influência do microbioma sobre o medicamento pode ser direta, indireta ou de biotransformação, com efeitos de potencializar, diminuir ou gerar compostos tóxicos ao hospedeiro.

Fonte: Adaptada de Wang S, Ju D, Zeng X. Mechanisms and clinical implications of human gut microbiota-drug interactions in the precision medicine era. Biomedicines. 2024;12.

A forma mais comum de atuação direta é a biotransformação do medicamento por meio de reações de redução e hidrólise realizadas pela microbiota. Como os níveis de oxigênio no intestino são muito baixos, metabolismos redutivos sobre as drogas são mais comuns do que os oxidativos. Além dos metabolismos oxirredutivos, a MI produz enzimas como β-glucuronidase, azoredutase, nitroredutase, redutases de glicosídeos cardiotônicos, N-acetiltransferases e proteases, que possibilitam importantes biotransformações de medicamentos. Entre os principais mecanismos envolvidos, destacam-se: acetilação/desacetilação; desconjugação; proteólise; separação de grupos funcionais; quebra de anéis de tiazol; amilação/desamilação; azorredução; nitrorredução; descarboxilação; desmetilação; desalogenação; dessulfatação; deglicosilação; desidroxilação; entre outros (Quadro 40.1).[9,10]

Quadro 40.1. Biotransformações induzidas pela microbiota gastrointestinal sobre medicamentos

Tipo de reação	*Medicamento*	*Biotransformação induzida pela microbiota*
Redução	Balsalazida, ipsalazida, neoprontosil olsalazina, neoprontosil, prontosil, sulfasalazina	Azorredução
Redução	Óxido de loperamida, nizatidina, ranitidina	Oxirredução
Redução	Omeprazol, sulfinpirazona, sulindaco	Redução de sulfóxidos
Redução	Bromazepam, clonazepam, clorafenicol metronidazol, misonidazol, nitrazepam	Nitrorredução
Redução	Digoxina	Redução de ligação dupla
Redução	Eltrombopague, levosimendan	Clivagem de hidrazona
Redução	Zonisamida, risperidona	Redução do anel de benzisoxazol
Hidrólise	Azetirelina, calcitonina, insulina	Proteólise
Hidrólise	Glicuronídeo de diclofenaco	Hidrólise para diclofenaco
Hidrólise	Glicuronídeo de indometacina	Hidrólise para indometacina
Hidrólise	Irinotecano	Hidrólise de glicuronídeo
Hidrólise	Glicuronídeo de cetoprofeno	Hidrólise de cetoprofeno
Hidrólise	Metotrexato	Produção de ácido metilpteroico
Hidrólise	Picossulfato de sódio	Dessulfuração
Hidrólise	Sorivudina	Hidrólise para uracila
Desacilação	Bucetin, fenacetin	Formação de fenitidina
Desacilação	Acetominofeno (paracetamol)	Formação de p-aminofenol
Desmetilação	Metanfetamina 4-didroxi-metanfetamina	N-desmetilação

(*Continua*)

Quadro 40.1. Biotransformações induzidas pela microbiota gastrointestinal sobre medicamentos (*Continuação*)

O-desalaquilação	Fostamatinib	O-desemetilação do metabólito R529
Desodroxilação	Fostamatinib	Desodroxilação do metabólito R529
Desidroxilação	Levodopa	Desidroxilação
Descarboxilação	Levodopa	Descarboxilação
Desaminação	Fluorocitosina	Desaminação para fluoruracila
Oxidação	Levamisol	Quebra de anel tiaxol
Oxidação	Lovastatina	Metabólitos hidroxilados
Acetilação	Aminossalicilato	Produção de ácido salicílico
Acetilação	Sulfapiridina	Produção de N-acetilsulfapiridina

Fonte: Adaptado de Wilson ID, Nicholson JK. Gut microbiome interactions with drug metabolism, efficacy, and toxicity. Translational Research. 2017;179.

A MI influencia indiretamente a transformação de medicamentos por meio de vários mecanismos. Um deles envolve a modulação de enzimas e transportadores responsáveis pelo metabolismo dos medicamentos no hospedeiro. Essa modulação é obtida pela produção de uma variedade de metabólitos, incluindo ácidos graxos de cadeia curta (AGCCs), indóis e ácidos biliares secundários. Bactérias intestinais específicas têm a capacidade de produzir AGCCs, como acetato, propionato e butirato.[11] Esses AGCCs podem modular a expressão e a atividade das enzimas hepáticas do citocromo P450 (CYP) por meio de vários mecanismos, como ativação do receptor ativado por proliferador de peroxissoma (PPAR), inibição de histona desacetilases (HDACs) ou alteração do estado redox. Da mesma forma, certas bactérias intestinais podem gerar derivados de indol por meio do metabolismo do triptofano que pode inibir enzimas CYP ou induzir reações de conjugação de fase II.[9,12]

Além da transformação de fármacos, outro aspecto significativo da interação fármaco-microbiota é a bioacumulação de fármacos. Esse processo ocorre quando determinados medicamentos são absorvidos e retidos pelas bactérias que habitam o intestino humano. O mecanismo primário da bioacumulação envolve a ligação de fármacos às paredes celulares bacterianas, membranas ou componentes intracelulares, impedindo sua absorção ou metabolismo pelo hospedeiro. Além disso, alguns fármacos podem ser transportados ativa ou passivamente para as células bacterianas, interferindo em sua biodisponibilidade e ação.[9]

A bioacumulação tem consequências de longo alcance, influenciando a disponibilidade de medicamentos e o metabolismo bacteriano. Esses efeitos se estendem à composição da microbiota, à farmacocinética, aos efeitos colaterais e às respostas aos medicamentos. Por um lado, os medicamentos bioacumulados por bactérias podem resultar em concentrações plasmáticas mais baixas e eficácia terapêutica reduzida no hospedeiro. Um exemplo é o antidepressivo duloxetina, encontrado bioacumulado por bactérias intestinais e que reduz a concentração do medicamento no sangue do hospedeiro e seu efeito terapêutico. Por outro lado, quando as bactérias morrem e liberam o medicamento acumulado no lúmen intestinal, isso pode causar toxicidade e sintomas de superdose, como aumento da pressão arterial, vômitos e arritmia cardíaca. Além disso, os medicamentos bioacumulados por bactérias podem impactar seletivamente o crescimento e a sobrevivência de diferentes espécies bacterianas no intestino, aumentando o risco de resistência a antibióticos. Por exemplo, a tetraciclina pode selecionar bactérias resistentes e transferir genes de resistência a antibióticos para outras bactérias de modo a promover o desenvolvimento de resistência a antibióticos na MI. Esse processo pode alterar a diversidade e a estabilidade da microbiota, o que afeta suas funções metabólicas e imunológicas.[9,13]

Alguns metabólitos também podem induzir respostas hepáticas, retardar ou reduzir a detoxificação e eliminação de drogas do organismo. A regulação microbiana desses importantes genes do hospedeiro envolvidos no metabolismo de medicamentos foi subestimada até pouco tempo atrás.[12]

Considerando-se as diversas possibilidades aqui mencionadas, as principais vias de interação da microbiota sobre o medicamento podem ser organizadas em seis grupos:

1. **Ativação de drogas precursoras (conversão de droga precursora em droga ativa):** o metabolismo redutivo da microbiota é essencial para a ativação de diversas drogas precursoras. Um exemplo é o prontosil, cuja liberação de sulfanilamida depende da azorredução efetuada pelas bactérias intestinais. Outro bom exemplo refere-se à sulfassalazina, droga utilizada no tratamento de colite ulcerativa. Sua eficácia depende da interação com a MI, que a converte em 5-ácido aminossalicílico (5-ASA) e sulfapiridina, drogas ativas para tratamento da colite.[10]
2. **Desativação de drogas ativas:** situação oposta à anterior, na qual o metabolismo da microbiota pode desativar alguns fármacos de modo a reduzir ou até eliminar o efeito desejado do medicamento. Um exemplo bem-documentado é o da digoxina, medicamento cardíaco que demonstrou ser inativado pela bactéria *Eggerthella lenta*. Consequentemente, pode haver variabilidade nas concentrações do fármaco, impactando na toxicidade e resposta terapêutica.[12]
3. **Alteração da condição de absorção do medicamento:** a MI produz metabólitos hidrofóbicos por meio de metabolismos redutivos e hidrolíticos, que podem se conjugar aos medicamentos, o que facilita sua absorção no intestino e sua entrada para a corrente sanguínea.[2]
4. **Conversão de droga conjugada em droga ativa:** em algumas situações, a eficácia do medicamento depende da velocidade e continuidade de sua liberação no organismo. Uma estratégia para obter esse efeito é a administração de um conjugado de droga que, por ação da microbiota, vai pouco a pouco se desconjugando e transformando-se em droga ativa. A levodopa, utilizada no tratamento da doença de Parkinson, é um exemplo claro da influência da MI na eficácia de medicamentos. Após a administração oral, ela precisa ser absorvida no intestino delgado para atravessar a barreira hematoencefálica e ser convertida em dopamina ativa pela enzima humana aminoácido aromático descarboxilase. A biodisponibilidade cerebral da levodopa é determinante para seu efeito terapêutico, motivo pelo qual é frequentemente coadministrada com inibidores do metabolismo periférico, como carbidopa e entacapona. Pesquisas recentes revelaram que enzimas descarboxilases produzidas por bactérias intestinais, especialmente a tirosina descarboxilase (tyrDC) de *Enterococcus faecalis*, também metabolizam a levodopa no trato gastrointestinal (TGI), interferindo potencialmente em sua absorção e eficácia.[2,14]
5. **Modulação do metabolismo do hospedeiro:** a MI pode alterar o metabolismo do hospedeiro ao regular a expressão de genes envolvidos na função enzimática do fígado e

do intestino. Esse processo pode inativar, reduzir os efeitos terapêuticos do fármaco ou produzir toxicidade no organismo onde ele foi administrado.[12]

6. **Ativação de toxinas:** nesse caso, a microbiota não age diretamente sobre o medicamento, mas sobre as toxinas que ele leva o organismo a produzir. A toxicidade é efeito indesejado que, muitas vezes, determina a suspensão do uso do medicamento. Por isso, uma MI que ative as toxinas pode ser determinante na tolerância ao medicamento. Um exemplo é o irinotecano, um quimioterápico que apresenta toxidade elevada de acordo com os perfis de MI.[15]

Novas fronteiras para exploração da interação microbioma-medicamento na prática clínica

As múltiplas formas de interação entre microbioma e medicamentos, combinadas à possibilidade de modular o perfil da microbiota, abrem novas perspectivas para o tratamento de doenças. Essa abordagem permite tanto a otimização de terapias existentes, por meio da modulação prévia ou concomitante da MI, como o desenvolvimento de novos fármacos projetados desde sua concepção para considerar a biotransformação mediada pelo microbioma.

Algumas das principais fronteiras, nas quais o entendimento dessa interação microbioma-medicamento pode contribuir para o aumento de eficácia dos tratamentos existentes, são resumidamente apresentadas a seguir.

Antibioticoterapia

Os antibióticos são amplamente utilizados no tratamento de infecções bacterianas, sendo essenciais para o controle de diversas doenças, com estudos epidemiológicos indicando que até 71% dos pacientes em unidades de terapia intensiva recebem esses medicamentos. Apesar de sua eficácia na eliminação ou inibição do crescimento de bactérias, o uso prolongado e excessivo de antibióticos pode acarretar graves consequências adversas.[16,17]

O uso de antibióticos pode causar efeitos diretos na microbiota, alterando sua composição, e efeitos indiretos, que incluem alterações no sistema imune do hospedeiro, modificação nos metabólitos bacterianos e desequilíbrio da mucosa intestinal.[17] O tratamento com antibioticoterapia tem efeitos profundos e, às vezes, persistentes na MI, caracterizados pela diminuição da abundância de comensais benéficos, aumento da abundância de micro-organismos potencialmente prejudiciais e surgimento de bactérias resistentes, que podem aumentar o risco de doenças intestinais.

Revisão sistemática de 129 estudos mostrou que o tratamento com antibióticos, além de reduzir a diversidade bacteriana, pode ter efeitos variáveis, dependendo do tipo de medicamento. Nesse estudo, penicilina teve menor impacto na MI, enquanto amoxicilina, amoxicilina/clavulanato, cefalosporinas, lipopoliglicopeptídeos, macrolídeos, cetolídeos, clindamicina, tigeciclina, quinolonas e fosfomicina aumentaram a abundância de membros da família Enterobacteriaceae, potencialmente patogênicos. De maneira interessante, observou-se maior persistência dos efeitos negativos sobre a MI após o tratamento com ciprofloxacino (1 ano), clindamicina (2 anos) e combinação de claritromicina com metronidazol (4 anos).[17]

Estudo em modelo animal também avaliou os efeitos de curto e longo prazo dos tratamentos com ampicilina, vancomicina, metronidazol e neomicina na MI murina. Os resultados mostraram que a disbiose intestinal induzida pelo tratamento promoveu o aumento na população de *Enterococcus* e a diminuição de *Lactobacillus*. Além disso, os efeitos negativos dos antibióticos na MI persistiu a longo prazo, com enriquecimento de cepas bacterianas resistentes a antibióticos e redução da diversidade microbiana.[16]

As alterações na MI podem impactar a modulação da expressão gênica do hospedeiro. O ciprofloxacino, antibiótico de amplo espectro, foi capaz de reduzir a expressão hepática da enzima CYP3A, envolvida no metabolismo de fármacos. Tendo em vista que a recuperação da microbiota após a administração de antibióticos não é completa e pode resultar no estabelecimento de um novo perfil alternativo estável de microbioma, as consequências a longo prazo ainda não são claramente compreendidas.[10]

As situações em que antibióticos modificam a microbiota são mais bem-documentadas do que aquelas em que a microbiota modifica os efeitos dos antibióticos. Nesse sentido, atualmente, são escassos os estudos que demonstraram atuação direta da microbiota sobre o medicamento.

Um dos poucos casos é o do metronidazol, medicamento utilizado para tratamento de vaginose bacteriana, diverticulite e tricomoníase, cujo mecanismo de ação envolve a inibição da síntese do ácido nucléico (DNA) de células bacterianas. Um dos metabólitos do metronidazol é a acetamida que, normalmente, é excretada nas fezes ou na urina. Entretanto, em camundongos livres de germes, essa substância não foi encontrada, o que indica que a reação de conversão do metronidazol para acetamida é mediada pela MI. Estudos demonstraram que *Clostridium perfringens* é capaz de converter o metronidazol em acetamida. Embora o metronidazol não seja considerado carcinogênico, alguns de seus metabólitos, incluindo a acetamida, parecem ter potencial carcinogênico em camundongos.[18] Assim, embora esse antibiótico ainda seja clinicamente usado para tratar infecções bacterianas, as evidências sugerem que a MI pode metabolizar a droga para a sua finalidade terapêutica, mas também pode produzir metabólitos potencialmente carcinogênicos.

Medicamentos para diabetes

Os medicamentos utilizados no tratamento do diabetes podem influenciar significativamente a MI, alterando sua composição e funcionalidade. Um exemplo notável é a metformina que, além de seus efeitos hipoglicemiantes, modula o crescimento de *Akkermansia muciniphila*, bactéria considerada marcadora de saúde intestinal, que desempenha relevante papel na regulação da permeabilidade intestinal.[19,20]

O caso da metformina também exemplifica a complexidade da interação entre fármacos e microbiota. Embora sua eficácia e efeitos na redução da glicose sejam bem-conhecidos, o mecanismo exato de ação da metformina ainda não está completamente elucidado. Seus efeitos hipoglicemiantes são atribuídos à redução da gliconeogênese hepática, ao aumento da glicogênese, à redução da absorção intestinal da glicose e ao aumento do consumo de glicose pelas células musculares e adipócitos. Todavia, o mecanismo inicial que desencadeia essas ações ainda não foi completamente compreendido.[21-23]

A metformina aumenta a abundância de *Akkermansia* no trato intestinal inferior e parece estimular o crescimento de *Lactobacillus* na parte superior do intestino delgado. É possível que esses dois efeitos contribuam para suas propriedades antidiabéticas.[24,25] Além disso, constatou-se que diversos outros medicamentos utilizados no tratamento do diabetes ocasionam alterações no perfil da MI, conforme indicado no Quadro 40.2.

Quadro 40.2. Efeitos de medicamentos para diabetes sobre o perfil da microbiota gastrointestinal

Medicamento	*Efeitos sobre a microbiota intestinal*
Metformina	↑*Akkermansia, Lactobacillus, Prevotella, Escherichia, Bifidobacterium* e outras produtoras de AGCCs ↓*Intestinibacter, Lactonifactor, Lawsonia* e *Odoribacter*
Tiazolidinedionas (TZD)	↓Proteobacteria
Inibidores de alfa-glicosidase (AGI)	↑*Lactobacillus, Bifidobacterium*, Clostridiales (ordem) e outras produtoras de AGCCs ↓ *Clostridium, Butyricicoccus*, Bacteroidaceae e Coriobateriaceae
Antagonista de receptor de glicopeptídeos (GLP-1RA)	↑*Lactobacillus, Anaeorstipes, Blautia, Allobaculum, Turicibacter* e *Desulfovibrio* ↓Proteobacteria, Actinobacteria, Bacteroides e Clostridiales
Inibidores de dipeptidil-peptidase-4	↑*Lactobacillus, Allobaculum, Turicibacter* e *Roseburia*

AGCCs: ácidos graxos de cadeia curta.

Fonte: Adaptado de Whang A, Nagpal R, Yadav H. Bi-directional drug-microbiome interactions of anti-diabetics. EBioMedicine. 2019;39.

Inibidores de bomba de prótons

Os inibidores de bomba de prótons (IBPs) estão entre os medicamentos mais comumente utilizados no mundo, prescritos para o tratamento de distúrbios relacionados à acidez, como úlceras pépticas, refluxo gastroesofágico, dispepsia, além da prevenção de gastroduodenopatia e sangramentos induzidos por anti-inflamatórios não esteroides.[2]

O uso de IBPs inibe a produção de ácido estomacal e pode causar o aumento de bactérias tipicamente orais no intestino. Esse fenômeno é sustentado pela observação de uma "oralização" do microbioma intestinal em usuários de IBPs.[6,26]

Imhann *et al.* (2016) estudaram a composição da MI de 1.815 voluntários, e os resultados mostraram que 20% dos táxons bacterianos foram alterados, incluindo os gêneros *Rothia, Enterococcus, Streptococcus* e *Staphylococcus*, o que pode predispor o indivíduo a infecções *por Clostridium difficile* (CD).[6]

Alterações induzidas por IBPs na MI podem causar diminuição da resistência à colonização por patógenos, facilitando infecções entéricas por CD, *Campylobacter* e *Salmonella*.[27] Em usuários de IBPs, estima-se um aumento no risco de infecções intestinais, com *odds ratio* (ORs) de 1,5 a 1,8 para CD e de 2 a 4 para outras bactérias patogênicas.[28] Como já se sabe que infecções por CD ocorrem mais frequentemente em um ambiente intestinal alterado após o uso de antibióticos, esse efeito também pode ser relevante no contexto do uso prolongado de IBPs.[6]

Recente metanálise de quatro estudos envolvendo sequenciamento do *amplicon* do gene 16S do RNA ribossômico (16S rRNA) mostrou alterações na MI de usuários de IBPs. A disbiose induzida por esse tratamento foi caracterizada pela diminuição no índice de diversidade de Shannon e o esgotamento de grupos bacterianos benéficos como Ruminococcaceae e Lachnospiraceae, que são produtores cruciais de AGCCs.[26]

Esses achados sugerem que, embora os IBPs ainda apresentem perfis favoráveis de eficácia e segurança quando prescritos para indicações baseadas em evidências, a comunidade médica deve reavaliar seu uso generalizado e crônico, bem como sua disponibilidade sem prescrição médica.

Terapias anti-inflamatórias

Medicamentos anti-inflamatórios não esteroidais (AINEs) são amplamente prescritos para o tratamento de diversas condições, como osteoartrite, artrite reumatoide, dores de cabeça e dismenorreia.[25]

Acredita-se que esses medicamentos possam inibir a síntese de prostaglandinas, danificar a mucosa gastrointestinal, aumentar sua permeabilidade e favorecer a translocação bacteriana (TB). Seu uso pode causar sérias consequências ao TGI, como úlceras pépticas, sangramento e perfuração. Um dos AINEs mais comuns é a aspirina, analgésico que, quando administrado oralmente, também apresenta efeitos antitrombóticos e anti-inflamatórios. A MI, por intermédio das carboxilesterases, separa o radical acetil da aspirina, formando, como metabólito, o ácido salicílico, que apresenta forte efeito esfoliante.[29] Estudos demonstraram que o uso de ampicilina reduziu em 67% o metabolismo da MI, diminuindo a conversão da aspirina em ácido salicílico e prolongando seu efeito antitrombótico. Por outro lado, quando a aspirina é administrada por via intravenosa, os níveis de ácido salicílico não se alteram, o que sugere que a MI tem um papel essencial nesse metabolismo.[30]

Outro exemplo interessante é o da sulfasalazina (ou 5-ASA), droga precursora anti-inflamatória utilizada no tratamento da colite ulcerativa. Esse medicamento conta com a ação das bactérias intestinais, especificamente da classe Clostridia, para quebrar a ligação azo da sulfalazina, liberando a droga ativa no cólon.[31] Esse mesmo mecanismo de metabolização ocorre com outros fármacos, como olsalazina, ipsalazida e balsalazida.[32]

Experimentos realizados com camundongos livres de germes demonstraram que esses animais excretam apenas a versão original da droga precursora, sem metabolização. No entanto, quando camundongos livres de germes recebem bactérias normalmente encontradas no trato intestinal, como *Bacteroides* spp. e *Lactobacillus* spp., eles passam a metabolizar a sulfassalazina corretamente.[33] Esse caso é um exemplo ilustrativo de como a Medicina pode, de forma planejada, utilizar a MI para aumentar a biodisponibilidade e a eficácia de um medicamento.

Tratamento oncológico

Durante a terapia do câncer, a MI e os agentes antineoplásicos interagem de forma bidirecional. Por um lado, a terapia oncológica causa citotoxicidade, altera a resposta imune do hospedeiro e tem impacto na MI, o que resulta em disbiose. Por outro lado, a MI pode modificar o metabolismo do tratamento, alterando a resposta imune e a eficácia da terapia. Considerando-se essa interação complexa, este capítulo abordará as interações da MI com os tratamentos oncológicos com base em imunoterapia e quimioterapia, amplamente utilizados para doenças neoplásicas.

• Imunoterapia

Dada a natureza interligada entre a microbiota e o sistema imunológico, é possível que a microbiota influencie a receptividade do hospedeiro à imunoterapia. Não é de surpreender, portanto, que a modulação de perfis de microbioma estabeleça-se como uma estratégia terapêutica relevante no campo dos imunoterápicos. Essa influência é particularmente evidente no contexto do tratamento com anticorpos monoclonais que têm como alvo a proteína de morte celular programada 1 (PD-1) e seu ligante (PD-L1) ou o antígeno 4 do linfócito T citotóxico (CTLA-4).

Inibidores de *checkpoints* imunológicos têm se mostrado como uma nova alternativa de tratamento para um número crescente de neoplasias malignas. Entretanto, ainda não está totalmente claro o motivo pelo qual a terapia apresenta bons resultados em alguns pacientes, mas não em outros. Entre os fatores que podem gerar a heterogeneidade de resposta, o perfil da MI aparenta ser um dos mais importantes. De maneira interessante, a composição da MI tem sido um preditora de resposta à imunoterapia.[7,8,34]

Um dos primeiros estudos com modelos animais mostrou que a eficácia da terapia anti-CTLA-4 foi reduzida em camundongos livres de germes e em camundongos livres de patógenos específicos que foram previamente tratados com antibióticos, o que evidencia a importância da MI para resposta ao tratamento.[35] Em humanos, a importância do microbioma intestinal na variabilidade de resposta imunoterápica foi evidenciada por estudo publicado na *Precision Oncology*. Os autores observaram que a sobrevida global de pacientes com câncer de pulmão de células não pequenas tratados com imunoterápicos e quimioterapia foi significativamente menor em pacientes tratados previamente com antibiótico em relação aos pacientes sem antibioticoterapia.[34]

Estudo robusto com pacientes em uso de ipilimumabe, um inibidor de *checkpoint* imunológico direcionado ao CTLA-4, mostrou que o perfil da MI foi capaz de prever resposta ao tratamento imunoterápico. Nesse estudo, pacientes com melanoma metastático foram divididos em dois *clusters*, um composto pelo gênero *Bacteroides* (associado a um perfil inflamatório) e outro composto pelo gênero *Faecalibacterium* (associado a um perfil anti-inflamatório). De maneira interessante, pacientes com maiores percentuais de *Faecalibacterium* tiveram maior sobrevida global e livre de progressão. O tratamento com ipilimumabe induziu maior estimulação imune mediada por ativação de células T CD4+ e maiores níveis séricos de CD25 em pacientes com maior abundância de *Faecalibacterium,* sugerindo uma melhor resposta imunológica associada à composição da microbiota.[36]

A MI também influencia a eficácia da imunoterapia com base em PD-1 contra tumores epiteliais. Estudo demonstrou que pacientes com maior abundância de *Akkermansia muciniphila* eram respondedores à imunoterapia e tinham maior sobrevida livre de progressão. Maiores percentuais de *Akkermansia muciniphila* foram capazes de predizer resposta ao tratamento, em que respondedores (aqueles com resposta parcial ou doença estável) tinham maior percentual dessa bactéria quando comparado a não respondedores (pacientes com doença progressiva ou que evoluíram a óbito).[7]

O papel da microbiota também foi explorado no tratamento com trastuzumabe, anticorpo monoclonal amplamente utilizado no câncer de mama HER2-positivo e, em alguns casos, no câncer gástrico. O trastuzumabe atua bloqueando a proteína do receptor do fator de crescimento epidérmico humano tipo 2 (HER2), que está superexpressa em certos tumores, promovendo um crescimento celular descontrolado. Foi observado que pacientes de câncer de mama não responsivos ao tratamento com trastuzumabe apresentaram uma MI com menor α-diversidade e menor abundância de grupos benéficos, como Lachnospiraceae, Turicibacteraceae, Bifidobacteriaceae e Prevotellaceae, em comparação a pacientes com resposta completa.[8]

Os estudos relatados apontam para a necessidade de entender melhor os mecanismos pelos quais a MI desempenha papel preponderante na eficácia dos tratamentos imunoterápicos. As evidências indicam que a microbiota influencia a resposta imune antitumoral por meio da modulação da imunidade inata e adaptativa, o que pode afetar diretamente os desfechos clínicos dessa terapia oncológica.

• Quimioterapia

A modulação das respostas imunes e inflamatórias do hospedeiro exerce papel central em diversos tratamentos quimioterápicos. Embora os mecanismos pelos quais a microbiota influencia a eficácia e a toxicidade da quimioterapia ainda não sejam completamente compreendidos, existem evidências que alterações na composição da MI podem, ao menos em parte, explicar a heterogeneidade na resposta aos tratamentos. Dessa forma, a regulação da MI surge como uma estratégia promissora para potencializar os efeitos terapêuticos e minimizar os efeitos adversos da quimioterapia.

Entre os mecanismos explorados, destaca-se a interação da MI com diferentes quimioterápicos, conforme descrito a seguir:

- **5-Fluorouracil (5-FU):** fármaco amplamente utilizado no tratamento do câncer colorretal (CCR). Atua ao ser convertido intracelularmente em desoxinucleotídeos de fluorouracil, que podem inibir a síntese de DNA pela inibição da timidilato sintase, enzima essencial para o processo de replicação.[37] Apesar de seu amplo uso, apenas 10% a 15% dos pacientes com CCR avançado apresentam uma resposta positiva ao 5-FU. Estudos mostraram que o tratamento com 5-FU reduziu a diversidade microbiana, além de promover a abundância de Enterobacteriaceae (família de bactérias potencialmente patogênicas) e de gêneros inflamatórios, como *Bacteroides* e *Odoribacter*.[38,39] Além disso, a presença de *Fusobacterium nucleatum* na MI de pacientes com CCR com recorrência pós-quimioterapia foi associada a menor eficácia da oxaliplatina e 5-FU. Estudos funcionais sugerem que *Fusobacterium nucleatum* poderia induzir ativação de autofagia para promover quimiorresistência.[40]
- **Gencitabina (GEM)** (2′,2′-di-fluoro-desoxicitidina): quiomioterápico indicado para o tratamento de câncer de pâncreas, pulmão, mama e ovário, geralmente administrado por via intravenosa em intervalos de 21 dias. Esse fármaco atua como uma droga precursora, sendo ativado pela reação de fosforilação. Sua forma ativa, o trifosfato de gencitabina, é incorporado ao DNA das células cancerígenas e causa uma terminação de cadeia mascarada (do inglês *mask chain termination*), o que inibe a síntese contínua de DNA e a replicação celular.[9] A atividade antitumoral da GEM depende da sua ativação ou degradação, sendo a citidina desaminase a principal enzima envolvida no processo de degradação. Evidências crescentes sugerem que bactérias da MI podem metabolizar a gencitabina em uma forma inativada por desaminação. Foi demonstrado que a presença de Gammaproteobacteria e *Mycoplasma hyorhinis* pode promover resistência, deixando a GEM em sua forma inativa em pacientes com câncer de pâncreas e mama. De maneira interessante, verificou-se que a injeção intratumoral de *Escherichia coli* diminuiu a eficácia da GEM e aumentou significativamente o volume tumoral.[41]
- **Irinotecano:** quimioterápico utilizado no tratamento do câncer de cólon que atua por meio da inibição da enzima DNA topoisomerase I. No entanto, seu uso é limitado por causa de sua toxicidade gastrointestinal, especialmente a diarreia. A causa da diarreia está relacionada a um metabólito da droga, o SN-38, que é inativado no fígado pela transformação em seu glicuronídeo e, posteriormente, excretado via bile. No entanto, quando a bile entra em contato com a MI, especialmente com bactérias como *Escherichia coli*, *Staphylococcus* spp. e *Clostridium* spp., o glicuronídeo é reconvertido no metabólito original (SN-38) por meio da ação da enzima β-glucuronidase, o que provoca diarreia e inflamação na mucosa intestinal. Além disso, o irinotecano causa disbiose ao aumentar a colonização de produtores de β-glucuronidase, como *Escherichia coli*, *Staphylococcus*, *Clostridium cluster XI* e Enterobacteriaceae, potencializando sua toxicidade. Antibióticos que modulam a MI são capazes de reduzir a toxicidade do irinotecano, fato comprovado pela medição de redução

na quantidade de SN-38 excretada.[15,42] No entanto, esse tratamento pode reduzir a abundância de espécies benéficas, comprometendo o equilíbrio da microbiota.

- **Ciclofosfamida:** agente alquilante não específico do ciclo celular que atua principalmente na fase S e exerce efeitos citotóxicos ao afetar a síntese de DNA. Esse fármaco, geralmente, é utilizado nos tratamentos de linfoma, leucemia, neuroblastoma e retinoblastoma, câncer de ovário, mama, endométrio e pulmão. A ciclofosfamida aumenta a permeabilidade da mucosa intestinal, o que permite que a MI se transloque para os linfonodos mesentéricos, podendo induzir a translocação de bactérias, como *Lactobacillus johnsonii* e *Enterococcus hirae*, para os órgãos linfoides secundários.[43] Essas bactérias podem promover a diferenciação de células T CD4+ em células T de memória Th17, bem como causar a secreção de interleucina (IL) 17 e interferon-gama (IFN-γ) de modo a induzir a morte imunogênica das células tumorais (mecanismo explicado na Figura 40.3). Constatou-se que o tratamento prévio ou concomitante com vancomicina evita o acúmulo de células Th17 e dificulta a infiltração celular e, por consequência, diminui a eficácia antitumoral da ciclofosfamida. Em estudo em camundongos, essa resposta foi recuperada por meio da administração oral de probióticos contendo *Lactobacillus johnsonii* e *Enterococcus hirae*.[44] Esses resultados sugerem cautela na utilização de antibióticos durante a quimioterapia, assim como reforçam a importância da MI na eficácia da ciclofosfamida.

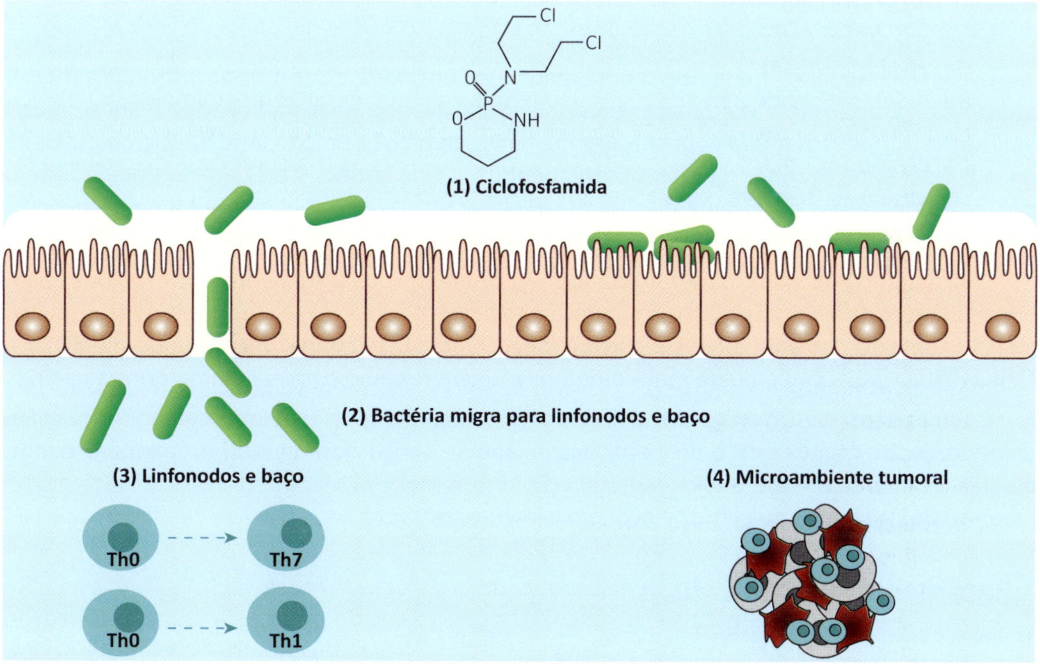

Figura 40.3. Micro-organismos intestinais mediam a eficácia da ciclofosfamida. A atividade anticâncer da ciclofosfamida ocorre em etapas: (1) o medicamento danifica a camada mucosa que reveste o intestino, (2) bactérias podem migrar sistemicamente para os linfonodos e baço, (3) ativação da diferenciação de células imunes, produção de citocinas e mediadores tóxicos, (4) maior densidade de células imunes no microambiente tumoral e ataque às células tumorais.[45]

Fonte: Adaptada de Mousa S, Sarfraz M, Mousa WK. The interplay between gut microbiota and oral medications and its impact on advancing precision medicine. Metabolites. 2023;13.

Conclusões

A MI desempenha papel relevante na eficácia dos medicamentos e na variabilidade das respostas clínicas. Além de refletir as condições de vida e saúde do indivíduo, a microbiota também se configura como um alvo terapêutico potencial, capaz de influenciar diretamente os resultados dos tratamentos farmacológicos.

Esse entendimento tem impulsionado a assim denominada "terapia do microbioma", que busca modular o perfil da microbiota, de forma preventiva ou concomitante, para otimizar a interação entre medicamentos e microbioma, ampliando a eficácia terapêutica. Em muitos casos, a modulação da microbiota pode representar uma solução de melhor custo-benefício. Entre as estratégias adotadas, destacam-se os transplantes fecais, o uso de probióticos específicos, prebióticos, simbióticos e a coadministração de antibióticos. Essas intervenções podem ser aplicadas antes, durante ou após o tratamento medicamentoso, sendo essa escolha determinante para o sucesso terapêutico.

A importância dessa interação se evidencia especialmente em áreas como imunoterapia, quimioterapia, corticosteroideterapia e tratamentos anti-inflamatórios. Esse cenário reforça a necessidade de aprofundar os estudos sobre a relação entre microbioma, medicamentos e metabolismo, visando aumentar a eficácia dos tratamentos, reduzir a toxicidade, aprimorar a segurança farmacológica, desenvolver novos medicamentos e impulsionar a Medicina de Precisão.

A conscientização sobre essa relação é fundamental, pois, além de a MI realizar uma série de reações metabólicas, há também uma grande variabilidade de respostas entre indivíduos e populações. Entre os temas de maior interesse para o avanço nesse campo, destacam-se: quais medicamentos podem modular positivamente o microbioma? Como o perfil da microbiota pode ser utilizado como preditor da resposta terapêutica? Quais espécies probióticas podem potencializar os efeitos dos medicamentos? Como explorar as vias metabólicas da MI no desenvolvimento de novas drogas precursoras?

Outro ponto importante a ser explorado são os efeitos dos tratamentos farmacológicos sobre a dinâmica da MI em seu risco e benefício, pois pouco tem sido relatado sobre esses efeitos fora do contexto dos antibióticos a curto e longo prazo. Esse conhecimento pode modificar a forma do uso indiscriminado de medicamentos rotineiros, como os anti-inflamatórios e os IBPs.

Conforme os mecanismos dessa interação medicamento-microbiota-metabolismo sejam desvendados, o mapeamento do perfil microbiano se consolidará como ferramenta preditiva essencial na prática clínica. Assim, a modulação direcionada da MI poderá se estabelecer como uma estratégia terapêutica eficaz e economicamente vantajosa.

Referências bibliográficas

1. Pollet RM, D'Agostino EH, Walton WG, Xu Y, Little MS, Biernat KA et al. An atlas of β-glucuronidases in the human intestinal microbiome. Structure. 2017;25(7).
2. Weersma RK, Zhernakova A, Fu J. Interaction between drugs and the gut microbiome. Gut; 2020;69.
3. Vich Vila A, Collij V, Sanna S, Sinha T, Imhann F, Bourgonje AR et al. Impact of commonly used drugs on the composition and metabolic function of the gut microbiota. Nat Commun. 2020;11(1).
4. Kamath S, Stringer AM, Prestidge CA, Joyce P. Targeting the gut microbiome to control drug pharmacomicrobiomics: the next frontier in oral drug delivery. Expert Opinion on Drug Delivery; 2023;20.
5. Zhang X, Han Y, Huang W, Jin M, Gao Z. The influence of the gut microbiota on the bioavailability of oral drugs. Acta Pharmaceutica Sinica B; 2021;11.

6. Imhann F, Bonder MJ, Vila AV, Fu J, Mujagic Z, Vork L et al. Proton pump inhibitors affect the gut microbiome. Gut. 2016;65(5).
7. Routy B, Le Chatelier E, Derosa L, Duong CPM, Alou MT, Daillère R et al. Gut microbiome influences efficacy of PD-1-based immunotherapy against epithelial tumors. Science (1979). 2018;359(6371).
8. Di Modica M, Gargari G, Regondi V, Bonizzi A, Arioli S, Belmonte B et al. Gut microbiota condition the therapeutic efficacy of trastuzumab in HER2-positive breast cancer. Cancer Res. 2021;81(8).
9. Wang S, Ju D, Zeng X. Mechanisms and clinical implications of human gut microbiota-drug interactions in the precision medicine era. Biomedicines. 2024;12.
10. Wilson ID, Nicholson JK. Gut microbiome interactions with drug metabolism, efficacy, and toxicity. Translational Research. 2017;179.
11. Whang A, Nagpal R, Yadav H. Bi-directional drug-microbiome interactions of anti-diabetics. EBioMedicine. 2019;39.
12. Tsunoda SM, Gonzales C, Jarmusch AK, Momper JD, Ma JD. Contribution of the gut microbiome to drug disposition, pharmacokinetic and pharmacodynamic variability. Clinical Pharmacokinetics. 2021;60.
13. Klünemann M, Andrejev S, Blasche S, Mateus A, Phapale P, Devendran S et al. Bioaccumulation of therapeutic drugs by human gut bacteria. Nature. 2021;597(7877).
14. Rekdal VM, Bess EN, Bisanz JE, Turnbaugh PJ, Balskus EP. Discovery and inhibition of an interspecies gut bacterial pathway for Levodopa metabolism. Science (1979). 2019;364(6445).
15. Zhao J, Ma S, Xu Y, Si X, Yao H, Huang Z et al. In situ activation of STING pathway with polymeric SN38 for cancer chemoimmunotherapy. Biomaterials. 2021;268.
16. Huang C, Feng S, Huo F, Liu H. Effects of four antibiotics on the diversity of the intestinal microbiota. Microbiol Spectr. 2022;10(2).
17. Zimmermann P, Curtis N. The effect of antibiotics on the composition of the intestinal microbiota – a systematic review. Journal of Infection. 2019;79.
18. Zemanová N, Lněničková K, Vavrečková M, Anzenbacherová E, Anzenbacher P, Zapletalová I et al. Gut microbiome affects the metabolism of metronidazole in mice through regulation of hepatic cytochromes P450 expression. PLoS One. 2021;16(11).
19. Bravard A, Gérard C, Defois C, Benoit B, Makki K, Meugnier E et al. Metformin treatment for 8 days impacts multiple intestinal parameters in high-fat high-sucrose fed mice. Sci Rep. 2021;11(1).
20. Crudele L, Gadaleta RM, Cariello M, Moschetta A. Gut microbiota in the pathogenesis and therapeutic approaches of diabetes. eBioMedicine. 2023;97.
21. Bailey CJ, Turner RC. Metformin. In: Wood AJJ, editor. New England Journal of Medicine. 1996;334(9):574-9. Disponível na Internet: https://www.nejm.org/doi/full/10.1056/NEJM199602293340906 (27 maio 2025).
22. Tobar N, Rocha GZ, Santos A, Guadagnini D, Assalin HB, Camargo JA et al. Metformin acts in the gut and induces gut-liver crosstalk. Proc Natl Acad Sci U S A. 2023;120(4).
23. Yu F, Xing C, Fan Y, Liu Y, Su P, Yang Q et al. Aerobic exercise and metformin on intermuscular adipose tissue (IMAT): insights from multimodal MRI and histological changes in prediabetic rats. Diabetol Metab Syndr. 2023;15(1).
24. McCreight LJ, Bailey CJ, Pearson ER. Metformin and the gastrointestinal tract. Diabetologia. 2016;59.
25. Bicknell B, Liebert A, Borody T, Herkes G, McLachlan C, Kiat H. Neurodegenerative and neurodevelopmental diseases and the gut-brain axis: the potential of therapeutic targeting of the microbiome. International Journal of Molecular Sciences. 2023;24.
26. Zhang J, Zhang C, Zhang Q, Yu L, Chen W, Xue Y et al. Meta-analysis of the effects of proton pump inhibitors on the human gut microbiota. BMC Microbiol. 2023;23(1).
27. Buffie CG, Bucci V, Stein RR, McKenney PT, Ling L, Gobourne A et al. Precision microbiome reconstitution restores bile acid mediated resistance to Clostridium difficile. Nature. 2015;517(7533).
28. Leonard J, Marshall JK, Moayyedi P. Systematic review of the risk of enteric infection in patients taking acid suppression. American Journal of Gastroenterology. 2007;102.
29. Sohail R, Mathew M, Patel KK, Reddy SA, Haider Z, Naria M et al. Effects of Non-steroidal Anti-inflammatory Drugs (NSAIDs) and Gastroprotective NSAIDs on the Gastrointestinal Tract: a narrative review. Cureus; 2023.
30. Kim IS, Yoo DH, Jung IH, Lim S, Jeong JJ, Kim KA et al. Reduced metabolic activity of gut microbiota by antibiotics can potentiate the antithrombotic effect of aspirin. Biochem Pharmacol. 2016;122.

31. Rafii F, Cerniglia CE. Reduction of azo dyes and nitroaromatic compounds by bacterial enzymes from the human intestinal tract. In: Environmental Health Perspectives; 1995.
32. Chan RP, Pope DJ, Gilbert AP, Sacra PJ, Baron JH, Lennard-Jones JE. Studies of two novel sulfasalazine analogs, ipsalazide and balsalazide. Dig Dis Sci. 1983;28(7).
33. Peppercorn MA, Goldman P. The role of intestinal bacteria in the metabolism of salicylazosulfapyridine. Journal of Pharmacology and Experimental Therapeutics. 1972;181(3).
34. Elkrief A, Méndez-Salazar EO, Maillou J, Vanderbilt CM, Gogia P, Desilets A et al. Antibiotics are associated with worse outcomes in lung cancer patients treated with chemotherapy and immunotherapy. npj Precision Oncology. 2024;8(1):1-9. Disponível na Internet: https://www.nature.com/articles/s41698-024-00630-w.
35. Vétizou M, Pitt JM, Daillère R, Lepage P, Waldschmitt N, Flament C et al. Anticancer immunotherapy by CTLA-4 blockade relies on the gut microbiota. Science (1979). 2015;350(6264).
36. Chaput N, Lepage P, Coutzac C, Soularue E, Le Roux K, Monot C et al. Baseline gut microbiota predicts clinical response and colitis in metastatic melanoma patients treated with ipilimumab. Annals of Oncology. 2017;28(6).
37. Yin B, Wang X, Yuan F, Li Y, Lu P. Research progress on the effect of gut and tumor microbiota on antitumor efficacy and adverse effects of chemotherapy drugs. Frontiers in Microbiology. 2022;13.
38. Yuan L, Zhang S, Li H, Yang F, Mushtaq N, Ullah S et al. The influence of gut microbiota dysbiosis to the efficacy of 5-fluorouracil treatment on colorectal cancer. Biomedicine and Pharmacotherapy. 2018;108.
39. Li HL, Lu L, Wang XS, Qin LY, Wang P, Qiu SP et al. Alteration of gut microbiota and inflammatory cytokine/chemokine profiles in 5-fluorouracil induced intestinal mucositis. Front Cell Infect Microbiol. 2017;7(10).
40. Wang N, Fang JY. Fusobacterium nucleatum, a key pathogenic factor and microbial biomarker for colorectal cancer. Vol. 31, Trends in Microbiology; 2023.
41. Geller LT, Barzily-Rokni M, Danino T, Jonas OH, Shental N, Nejman D et al. Potential role of intratumor bacteria in mediating tumor resistance to the chemotherapeutic drug gemcitabine. Science (1979). 2017;357(6356).
42. Zhao Q, Chen Y, Huang W, Zhou H, Zhang W. Drug-microbiota interactions: an emerging priority for precision medicine. Signal Transduction and Targeted Therapy. 2023;8.
43. Viaud S, Flament C, Zoubir M, Pautier P, LeCesne A, Ribrag V et al. Cyclophosphamide induces differentiation of Th17 cells in cancer patients. Cancer Res. 2011;71(3).
44. Daillère R, Vétizou M, Waldschmitt N, Yamazaki T, Isnard C, Poirier-Colame V et al. Enterococcus hirae and Barnesiella intestinihominis facilitate cyclophosphamide-induced therapeutic immunomodulatory effects. Immunity. 2016;45(4).
45. Mousa S, Sarfraz M, Mousa WK. The interplay between gut microbiota and oral medications and its impact on advancing precision medicine. Metabolites. 2023;13.

41

Estratégias Nutricionais para Modular a Microbiota Intestinal

Maria Izabel Lamounier de Vasconcelos
Danielle Cristina Fonseca Candian
Beatriz de Azevedo Muner Ferreira
Ilanna Marques

Introdução

Alterações quantitativas e qualitativas no microbioma, caracterizadas como disbiose, bem como desvios em sua atividade metabólica, imunológica, endócrina e neuronal, podem desencadear efeitos nocivos ao hospedeiro.[1]

O microbioma apresenta grande plasticidade, sendo capaz de se adaptar a diversos estímulos ambientais e comportamentais – entre os quais, a dieta se destaca como um dos moduladores mais relevantes da sua composição e funcionalidade.[2] A alimentação pode afetar não apenas a abundância de micro-organismos intestinais, bem como a cinética de seu crescimento. Certos componentes dietéticos podem comprometer a integridade da barreira intestinal, afetando a interface hospedeiro-microbioma e favorecendo o estabelecimento da disbiose.[3-5]

Evidências indicam que intervenções dietéticas de curta duração não promovem alterações significativas, reforçando a importância da adoção de padrões alimentares sustentados ao longo do tempo para efeitos duradouros. Além disso, fatores relacionados aos hábitos alimentares e características individuais devem ser considerados nas intervenções nutricionais voltadas à MI.[6,7]

Nesse contexto, este capítulo abordará estratégias de modulação nutricional, incluindo dieta, nutrientes específicos e compostos com propriedades prebióticas e bioativas, que visam o ambiente intestinal.

Composição da dieta e saúde da microbiota intestinal

Alterações na composição dos alimentos, assim como a escassez ou o excesso de oferta nutricional, afetam diretamente a MI. A ausência de nutrientes no lúmen intestinal – como ocorre durante a nutrição parenteral ou em contextos cirúrgicos, especialmente no perioperatório – está associada ao aumento da população de Proteobacteria, filo relacionado à inflamação da mucosa e, eventualmente, à ruptura da barreira epitelial.[8]

Os alimentos presentes na dieta, geralmente compostos por uma combinação de proteínas, gorduras, carboidratos e micronutrientes, podem influenciar diretamente a MI. No entanto, os efeitos isolados de cada nutriente sobre a microbiota ainda estão em investigação e não são facilmente determinados.[2,9]

O consumo elevado de proteínas e gorduras de origem animal, por exemplo, está associado ao aumento da concentração de *Bacteroides*, à redução de espécies produtoras de butirato e ao crescimento de bactérias com atividade proteolítica. Em contrapartida, dietas ricas em carboidratos complexos, como as vegetarianas, tendem a favorecer o aumento do gênero *Prevotella*.[10,11] Já dietas com alto teor de proteínas promovem a produção de ácidos graxos de cadeia ramificada, compostos com potenciais efeitos benéficos, ao mesmo tempo em que elevam a produção de metabólitos considerados tóxicos, como sulfeto, amônia e compostos N-nitrosos. O excesso de ingestão de proteínas e aminoácidos pode ainda estimular a síntese de óxido nítrico.[10,12-15]

Dietas ricas em gorduras saturadas modulam a síntese de ácidos biliares secundários e estão associadas à redução de ácidos graxos de cadeia curta (AGCCs) de modo a induzir inflamação de baixo grau. Essa condição inflamatória é caracterizada pela presença de lipopolissacarídeos (LPSs) circulantes – componentes da parede celular de bactérias Gram-negativas –, os quais aumentam a permeabilidade intestinal e favorecem o desenvolvimento da síndrome metabólica. Em contraste, em estudo em modelo animal, camundongos alimentados com óleo de peixe, rico em gorduras insaturadas, apresentaram aumento na abundância de *Bifidobacterium*, *Akkermansia* e *Lactobacillus*, gêneros bacterianos potencialmente benéficos.[10-11,16-19]

As dietas ocidentais, geralmente compostas por grandes quantidades de gordura saturada e carboidratos refinados, além de baixo teor de fibras, estão associadas a menor diversidade microbiana intestinal. Essas dietas tendem a aumentar a proporção de *Bacteroides* e a reduzir a abundância de *Prevotella*, em comparação com padrões alimentares não ocidentais.[10,17]

Nas últimas décadas, observou-se mudança significativa nos hábitos alimentares, com destaque para o crescente consumo de alimentos processados. Esses produtos, frequentemente, contêm aditivos alimentares, como conservantes, adoçantes artificiais, emulsificantes e agentes fortificantes. Diversos estudos demonstraram, de forma experimental, que o consumo de adoçantes artificiais não calóricos – como sacarina, sucralose, aspartame, ciclamato e acessulfame-potássio – está associado à disbiose e à ruptura da homeostase metabólica. Efeitos semelhantes foram observados com o uso de emulsificantes comumente adicionados a alimentos industrializados, como pães.[4,20]

Assim como alimentos considerados "não saudáveis" podem promover disbiose intestinal, uma alimentação rica em fibras e polifenóis pode favorecer a restauração do equilíbrio microbiano ao fornecer substrato para a proliferação de bactérias benéficas.

A administração – por intermédio de alimentação ou suplementação – de fibras alimentares com ação prebiótica, como inulina, fruto-oligossacarídeos (FOSs), galacto-oligossacarídeos (GOSs) e/ou polidextrose (PDX), tem sido amplamente estudada e, em geral, recomendada para aumentar a abundância de *Bifidobacterium* e *Lactobacillus*. Esses compostos atuam como fonte primária de AGCCs, promovendo o crescimento de outras espécies produtoras de butirato que fermentam essas fibras no cólon distal – como *Roseburia* spp., *Blautia* spp., *Eubacterium rectale* e *Faecalibacterium prausnitzii*.[10,21-22]

Outro grupo de compostos com reconhecido potencial modulador na MI são os polifenóis. Além de exercer efeitos diretos sobre os enterócitos, essa classe de prebióticos está associada ao aumento de *Bifidobacterium* e à redução de Enterobacteriaceae. Estudos experimentais demonstram que os compostos fenólicos e polifenóis podem inibir o crescimento de micro-organismos patogênicos e estimular o crescimento de bactérias comensais.[23] Em modelos experimentais, a administração de polifenóis derivados de uvas e *cranberry* reduziu os efeitos inflamatórios e obesogênicos da dieta, além de favorecer a proliferação de *Akkermansia muciniphila*, uma bactéria com potencial efeito benéfico para a saúde metabólica por seu papel na regulação da permeabilidade intestinal.[24]

Os inúmeros estudos que relacionam dietoterapia, alterações da MI e saúde humana deram origem a uma variedade de intervenções destinadas a promover uma "microbiota saudável". No entanto, embora algumas abordagens dietéticas ofereçam benefícios amplamente reconhecidos, a interação entre dieta e microbiota é complexa, multifatorial e altamente individualizada. Seus efeitos variam conforme o contexto clínico, o perfil do hospedeiro e os mecanismos envolvidos – diretos e indiretos – que serão descritos a seguir.

Respostas da microbiota intestinal aos alimentos ou nutrientes – mecanismos diretos

Os nutrientes presentes na dieta podem interagir diretamente com micro-organismos, promovendo ou inibindo seu crescimento. A capacidade de determinadas bactérias em extrair energia de compostos dietéticos específicos confere a elas uma vantagem competitiva, o que permite sua proliferação preferencial no ambiente intestinal.

Um exemplo claro dessa interação é observado na fermentação de fibras não digeríveis, também chamadas de glicanos. O genoma humano tem um número limitado de glicosil-hidrolases e não codifica polissacarídeo-lipases (enzimas envolvidas na degradação de carboidratos, conhecidas como "CAZymes"). Por esse motivo, glicanos, como amido resistente (AR), inulina, lignina, pectina, celulose e FOS chegam ao intestino grosso em sua forma não digerida.[5,25] Por sua vez, as bactérias da MI codificam milhares de CAZymes. Os micro-organismos com capacidade de degradar glicanos são denominadas "degradadoras primários" e incluem membros dos gêneros *Bacteroides*, *Bifidobacterium* e *Ruminococcus*.[26]

A degradação dessas fibras libera glicose e outros açúcares simples que, por meio da fermentação realizada por micro-organismos degradadores secundários, resultam na produção de metabólitos como acetato, propionato, butirato, lactato e succinato. Essa atividade metabólica dá origem a uma complexa rede de alimentação cruzada (*cross-feeding*), típica da microbiota. Esse processo fermentativo também gera gás hidrogênio, que é consumido no lúmen intestinal por bactérias redutoras de sulfato, bem como por micro-organismos metanogênicos e acetogênicos.[27-29]

Além das interações promotoras de crescimento bacteriano, certos nutrientes podem exercer efeito inibitório sobre micro-organismos. Compostos bioativos de origem vegetal, como quinonas, flavonoides, terpenoides, alicina, capsaicina e alcaloides, demonstram atividade antimicrobiana ou de estímulo seletivo *in vitro*.[30] Diante dessa complexa rede de interações, torna-se altamente relevante modelar os mecanismos de alimentação cruzada, o que pode permitir prever a composição da comunidade microbiana com base nas variações dietéticas.

Respostas da microbiota intestinal aos alimentos ou nutrientes – mecanismos indiretos

Antígenos e compostos derivados da dieta podem modular a MI de forma indireta ao influenciar o metabolismo do hospedeiro e seu sistema imunológico. Um exemplo é a atividade do receptor de hidrocarboneto de arila (AhR), essencial para a manutenção dos linfócitos intraepiteliais no intestino.[31] Em sua ausência, observa-se aumento na carga bacteriana, especialmente de membros do filo Bacteroidetes.[3] Estudos experimentais demonstraram que a deficiência aguda de vitamina A favorece a proliferação de *Bacteroides vulgatus* em camundongos. Esse efeito parece estar relacionado à ação inibitória do retinol sobre a bactéria, que pode ocorrer diretamente ou por meio da redução de ácidos biliares inibitórios, como o ácido desoxicólico, em animais alimentados com dieta pobre em vitamina A.[32]

A vitamina D exerce papel essencial na defesa imunológica da mucosa intestinal contra patógenos e na manutenção de um ambiente favorável para micro-organismos comensais e simbióticos. Em modelos animais com deficiência de vitamina D, foram observadas alterações como redução na expressão de defensinas (peptídeos antimicrobianos) nas células de Paneth; diminuição da expressão de genes associados às proteínas de junção aderente (*tight junctions*) e da mucina 2 (MUC2); redução da E-caderina no epitélio intestinal e em células imunes; menor proporção de células dendríticas tolerogênicas e aumento de linfócitos T com receptores do tipo αβ (TCR) na lâmina própria. Em humanos, a ingestão adequada de vitamina D foi associada à diminuição dos níveis circulantes de LPS, redução da abundância de *Coprococcus* e *Bifidobacterium*, e aumento de *Prevotella*.[33-35]

Outro exemplo envolve o equilíbrio entre os ácidos graxos poli-insaturados ômega-6 e ômega-3. Camundongos alimentados com uma proporção equilibrada desses ácidos graxos apresentaram aumento na produção e secreção de fosfatase alcalina intestinal, enzima capaz de suprimir micro-organismos produtores de LPS. As fibras dietéticas, por sua vez, exercem efeitos indiretos sobre a imunidade intestinal, especialmente por sua ação sobre as células T regulatórias (Tregs), que atuam na homeostase intestinal. A deficiência dessas células pode causar inflamação e disbiose. No entanto, quando ocorre a fermentação de fibras pela microbiota, há produção de AGCCs que promovem a diferenciação e função das células Tregs, o que favorece um ambiente intestinal saudável.[36-39]

Prebióticos na modulação da microbiota intestinal

Prebióticos são definidos como "substratos que ao serem utilizados seletivamente por micro-organismos hospedeiros conferem um benefício à saúde".[40] Existem diversos tipos de prebióticos, sendo a maioria composta por carboidratos, em especial oligossacarídeos. A seguir, são descritos os principais grupos prebióticos estudados.

Frutanos

Esse grupo inclui a inulina e os FOSs, também conhecidos como "oligofrutose". Inicialmente, estudos indicavam que os frutanos estimulavam seletivamente bactérias produtoras de ácido lático. No entanto, evidências mais recentes demonstram que o comprimento da cadeia de frutanos é um fator determinante para a seletividade da fermentação, o que indica que outras espécies bacterianas, além das tradicionalmente reconhecidas, podem ser impactadas – direta ou indiretamente – por seu consumo.[41]

Galacto-oligossacarídeos

Os GOSs estimulam principalmente *Bifidobacterium* spp. e *Lactobacillus* spp., embora também possam promover, em menor grau, o crescimento de bactérias pertencentes aos filos Bacteroidetes e Firmicutes.[42]

Amido e oligossacarídeos derivados de glicose

O AR é um tipo de fibra que escapa à digestão no intestino delgado e chega intacto ao cólon, onde pode ser fermentado por micro-organismos. Sua fermentação está associada à produção de elevadas quantidades de butirato, razão pela qual o AR tem sido proposto como um potencial prebiótico. Diversas bactérias do filo Firmicutes apresentam crescimento favorecido pela presença de AR. Estudos *in vitro* indicam que o AR é amplamente degradado por *Ruminococcus bromii* e *Bifidobacterium adolescentis* e, em menor grau, por *Eubacterium rectale* e *Bacteroides thetaiotaomicron*. Entretanto, sua degradação torna-se inviável na ausência de *R. bromii* em culturas mistas bacterianas e fecais.[43]

Polidextrose

Outro oligossacarídeo derivado da glicose é a PDX – uma glucana com ligações glicosídicas ramificadas. Há evidências de que esse composto pode estimular o crescimento de *Bifidobacterium*, embora sejam necessários mais estudos para identificar quais espécies desse gênero se beneficiam dessa intervenção.[43,44]

Diversos outros prebióticos podem ser naturalmente encontrados em alimentos, sobretudo em vegetais, frutas, grãos e leguminosas. O Quadro 41.1 resume fontes alimentares de diferentes tipos de prebióticos.

Quadro 41.1. Fontes alimentares de prebióticos

Tipos de prebióticos	*Fontes alimentares*
Galacto-oligossacarídeos (GOSs)	β-GOSs produzido senzimaticamente a partir de lactose
Fruto-oligossacarídeos (FOSs)	Aspargos, alho e alho-poró
Inulina	Cebola, chicória, trigo, banana e alcachofra
Pectina	Componente da parede celular de muitas frutas
Celulose	Componente geral das paredes celulares vegetais
Xilano-oligossacarídeos, Arabinoxilano-oligossacarídeos	Farelo de trigo
Manose	Frutas e vegetais
Maltose, malto-oligossacarídeos	Produtos de degradação do amido
Isomaltulose	Mel, caldo de cana, sacarose
Polidextrose	Fibra sintética
Oligossacarídeos de rafinose	Feijão, grão de bico, lentilha e ervilha
β-glucanos	Fibra solúvel encontrada em aveia e cereais de cevada

β-GOSs: betagalacto-oligossacarídeos.

Fonte: Adaptado de Gibson GR, Hutkins R, Sanders ME et al. Expert consensus document: the international scientific association for probiotics and prebiotics (ISAPP) consensus statement on the definition and scope of prebiotics. Nat Rev Gastroenterol Hepatol. 2017;14(8):491-502.

Alimentos e interação com a microbiota intestinal

Conforme discutido, a microbiota responde de forma dinâmica aos estímulos alimentares, sendo profundamente influenciada pela composição da dieta. Diferentes alimentos e nutrientes têm impactos específicos sobre o crescimento, a atividade metabólica e a diversidade dos micro-organismos intestinais, influenciando diretamente a saúde do hospedeiro. No Quadro 41.2, são apresentados os efeitos de alimentos e compostos alimentares sobre a MI.

Quadro 41.2. Resposta da microbiota intestinal a alimentos e compostos alimentares

Alimento/composto alimentar	*Efeitos sobre a microbiota intestinal*
Carnes vermelhas	Fonte de L-carnitina, composto que pode ser metabolizado pela microbiota intestinal em trimetilamina (TMA) e, posteriormente, convertido no fígado em N-óxido de trimetilamina (TMAO). Esse metabólito é considerado pró-inflamatório e tem sido associado à aceleração do desenvolvimento da aterosclerose[4]
	Rico em ferro heme, composto associado à citotoxicidade e hiperproliferação colônica[45]
Emulsificantes (lecitina)	Lecitina é metabolizada pela microbiota intestinal em TMA e, posteriormente, convertida no fígado em TMAO, favorecendo o risco de doenças cardiovasculares[46]
Emulsificantes (carboximetilcelulose e polissorbato-80)	Emulsificantes promoveram uma microbiota disbiótica que induziu inflamação de baixo grau, síndrome metabólica e colite em camundongos[20]
Adoçantes artificiais não calóricos (sacarina, sucralose, aspartame, ciclamato e acessulfame-k)	Associação com disbiose e ruptura da homeostase metabólica verificadas experimentalmente; análises funcionais apontam alterações gênicas e na secreção de metabólitos do microbioma[47-49]
Polifenóis derivados de uvas ou *cranberries*	Redução de efeitos inflamatórios e obesogênicos, associado a enriquecimento da espécie *Akkermansia muciniphila*[23,24]
Ácido hidroxicinâmicos, cafeico, coumárico e ferúlico	Propriedades anti-inflamatórias e antioxidantes via metabolização pela microbiota comensal[50]

Fonte: Desenvolvido pela autoria.

Alimentos fermentados e compostos bioativos na modulação da microbiota intestinal

Alimentos fermentados são produtos obtidos pela ação de micro-organismos, como bactérias e leveduras, que metabolizam açúcares e geram compostos como ácido lático, etanol ou ácido acético. O consumo regular desses alimentos, especialmente quando combinado com probióticos, pode promover benefícios à saúde por meio de diversas vias metabólicas. Além disso, o processo fermentativo facilita a digestão ao promover a quebra de moléculas complexas, remove compostos antinutricionais e estimula a síntese de vitaminas, resultando em efeitos benéficos locais e sistêmicos.[51] No Brasil, destacam-se dois alimentos fermentados probióticos populares: *kefir*; e *kombucha*. O *kefir*, composto por bactérias acidoláticas e leveduras, apresenta propriedades probióticas bem-estabelecidas. Seus benefícios incluem atividade antibacteriana, efeitos antioxidantes, anti-inflamatórios e imunomoduladores. A *kombucha* – bebida fermentada obtida a partir da infusão de *Camellia sinensis* e açúcares, fermentados por uma cultura simbiótica de bactérias acidoacéticas e leveduras – é reconhecida por seus efeitos antioxidantes, antimicrobianos e antidiabéticos.[51,52] Os estudos descrevem os alimentos fermentados como uma estratégia nutricional eficaz e milenar, com potencial de promover saúde e prevenir doenças. Todavia, há necessidade de maiores pesquisas investigando seu impacto sobre a MI em diferentes condições de saúde e doença.

Além disso, sua incorporação à dieta deve considerar os benefícios funcionais e a qualidade do processo produtivo.[51]

Polifenóis e outros compostos bioativos presentes em alimentos e plantas medicinais também têm demonstrado potencial para modular a MI. Estudos clínicos apontam que os polifenóis, além de atuar como substratos prebióticos para bactérias comensais, podem interferir na virulência de micro-organismos patogênicos, especialmente aqueles pertencentes ao filo Proteobacteria. Alguns mecanismos de ação relatados incluem a redução da motilidade e da formação de biofilme por *Pseudomonas aeruginosa*, bem como a inibição da atividade da ATP-sintase de membrana em *Escherichia coli*, comprometendo seu metabolismo e capacidade de colonização.[53] Esses mecanismos podem ajudar a explicar os achados observacionais, como a associação entre consumo frequente de alimentos ricos em polifenóis, aumento da abundância de Firmicutes e redução de Proteobacteria.[54]

Outros compostos bioativos com efeitos potencialmente benéficos à saúde intestinal são descritos a seguir:[54]

- **Pimenta vermelha (*Capsicum annuum*):** modula a microbiota a estimular a proliferação de *Akkermansia muciniphila*, com aumento da expressão de genes como MUC2 e *Reg3g* (atividade bactericida) e, consequentemente, favorecer o fortalecimento da função de barreira intestinal.
- **Gengibre (*Zingiber officinale*):** associado ao aumento de *Bifidobacterium* (gênero produtor de AGCC) e à redução da família Desulfovibrionaceae.
- **Berberina (*Coptis chinensis*):** promove o aumento de *Akkermansia* e *Bacteroides*, redução da endotoxemia metabólica induzida por LPS sérico e aumento da expressão de proteínas de junção epitelial (*tight junctions*).

Apesar do interesse crescente, o papel dos compostos bioativos na modulação da microbiota ainda não está totalmente elucidado, com escassez de estudos randomizados e controlados. No entanto, seu uso pode ser considerado uma abordagem complementar, especialmente em pacientes refratários às estratégias nutricionais convencionais.

Padrões de dieta e microbiota intestinal

Pesquisadores que estudam a relação entre dieta e microbiota discutem o tempo ideal de intervenção dietética, bem como as respostas individuais a essas mudanças. Para Sonnenburg e Bäckhed, a MI é altamente responsiva a alterações abruptas na alimentação. No entanto, apesar dessa rápida plasticidade, os hábitos alimentares mantidos a longo prazo são a principal força determinante na composição e na modulação da microbiota de um indivíduo.[7] Uma mudança específica na dieta pode gerar efeitos distintos entre diferentes pessoas em razão da natureza individualizada da MI. Ainda assim, a tendência é que padrões alimentares prolongados promovam alterações mais significativas na microbiota do hospedeiro.[7]

Diferentes padrões dietéticos, como as dietas ocidental, mediterrânea e vegetariana, descritas a seguir, podem favorecer ou comprometer a diversidade microbiana, impactando na produção de metabólitos, na integridade da barreira intestinal e na saúde geral do hospedeiro.

Dieta ocidental

Caracterizada por alto consumo de gorduras saturadas, proteínas de origem animal e alimentos ultraprocessados, associado a um baixo consumo de fibras dietéticas e prebióticas, a dieta ocidental tem sido associada à redução da diversidade e riqueza bacteriana. Observa-se maior prevalência de gêneros como *Bacteroides* e *Bilophila*, enquanto há aumento da permeabilidade intestinal – justificada pela baixa ingestão de fibras que limita a fermentação colônica e reduz a produção de AGCCs, essenciais para a nutrição dos colonócitos. Dietas pobres em fibras, características do padrão ocidental, também resultam em menor abundância de gêneros bacterianos benéficos, como *Bifidobacterium* e *Prevotella*. Além disso, dietas com alto teor de sódio são reconhecidas por elevar o risco de hipertensão arterial, enquanto o excesso de gorduras saturadas e carboidratos simples está associado à resistência à insulina e ao diabetes ***mellitus*** tipo 2 (DM2), condições que apresentam ligação direta com disbiose intestinal.[55,56]

Dieta mediterrânea

A dieta mediterrânea é composta por alimentos de origem vegetal, como frutas, hortaliças, grãos integrais, oleaginosas e leguminosas, com azeite de oliva como principal fonte de gordura. Inclui também consumo moderado de derivados lácteos fermentados, peixes, ovos e vinho tinto. O consumo de carnes é, geralmente, restrito a versões magras e em menor frequência. Esse padrão alimentar tem sido associado a maior diversidade da microbiota, aumento de espécies comensais e produtoras de AGCCs e melhor perfil inflamatório. A presença constante de fibras e polifenóis contribui para a estabilidade microbiana, favorecendo a produção de butirato e a manutenção de um ambiente intestinal saudável.[57]

Dieta vegetariana

Dietas vegetarianas, no geral, tendem a ser mais ricas em fibras, polifenóis e carboidratos complexos, e mais pobres em gorduras animais, colina e carnitina. Essas características influenciam diretamente a composição e função da MI, favorecendo uma microbiota mais sacarolítica – ou seja, adaptada à fermentação de carboidratos – com maior produção de AGCCs como acetato, propionato e butirato. Estudos comparativos indicam maior abundância de Bacteroidetes, Verrucomicrobia, *Prevotella* e *Roseburia* em vegetarianos e veganos, enquanto onívoros apresentam maior abundância de Proteobacteria. Esses achados sugerem que a alimentação vegetariana pode modular positivamente a MI.[58,59]

Caso clínico ilustrado

A seguir, será apresentado um caso clínico real de intervenção nutricional com base na modulação da MI, com suporte de dados obtidos por meio do sequenciamento do gene 16S do RNA ribossômico (16S rRNA). As informações foram gentilmente fornecidas, de forma anônima, pela empresa Bioma Genetics Análises Clínicas.

Caso clínico 1 – Paciente com desconforto intestinal

Não existe um único marcador que defina a disbiose intestinal de forma absoluta. No entanto, na prática clínica, é possível identificar alterações em diferentes níveis taxonômicos – filo, classe, gênero e espécie. Além disso, a disbiose pode ser caracterizada por alterações na composição da microbiota observadas por meio de dois parâmetros: riqueza (quantidade de diferentes espécies presentes na MI); e diversidade (distribuição proporcional dessas espécies).

Descrição do caso

A paciente do caso clínico apresentou, em anamnese anterior ao exame de microbiota, diversos sinais e sintomas sugestivos de disbiose intestinal e supercrescimento bacteriano do intestino delgado (SIBO, do inglês *small intestinal bacterial overgrowth*), incluindo:

- Desconforto e distensão abdominal.
- Odor fétido nas fezes.
- Flatulência excessiva.
- Intolerância à lactose.
- Evacuação diária com fezes pastosas, alternando com episódios intensos de diarreia (≥ 4 evacuações líquidas) e vômitos recorrentes ao longo do último ano.

Avaliação inicial da microbiota

Para aprofundar a análise clínica, foi realizado o mapeamento da MI por meio de sequenciamento do gene 16S rRNA. O exame foi conduzido antes de qualquer intervenção nutricional e revelou sinais de disbiose.

A avaliação dos filos incluiu a razão F/B e a soma dos filos principais (F + B), conforme demonstrado no Tabela 41.1. No nível de filo, observou-se predomínio de Bacteroidetes, com razão Firmicutes/Bacteroidetes (F/B) alterada – resultado associado a impactos sobre o metabolismo do hospedeiro. Embora alguns estudos sugiram que microbiotas dominadas por Bacteroidetes estejam relacionadas a biotipos magros ou perda de peso,[60] é fundamental considerar os gêneros e espécies presentes nesse filo, uma vez que algumas linhagens podem exercer efeitos pró-inflamatórios.

Tabela 41.1. Principais achados de um exame mapeamento da microbiota intestinal no nível de filo, riqueza e diversidade microbiana

Classificação por filo	
Nome do filo	*Percentual*
Bacteroidetes	67,47%
Firmicutes	24,15%
Proteobacteria	7,51%
Actinobacteria	0,63%
Cyanobacteria	0,02%
Verrucomicrobia	0,01%
Fusobacteria	0,01%
Tenericutes	0,00
Esta tabela apresenta os 8 filos mais abundantes na microbiota da paciente.	

Gráfico 1. Distribuição proporcional dos filos

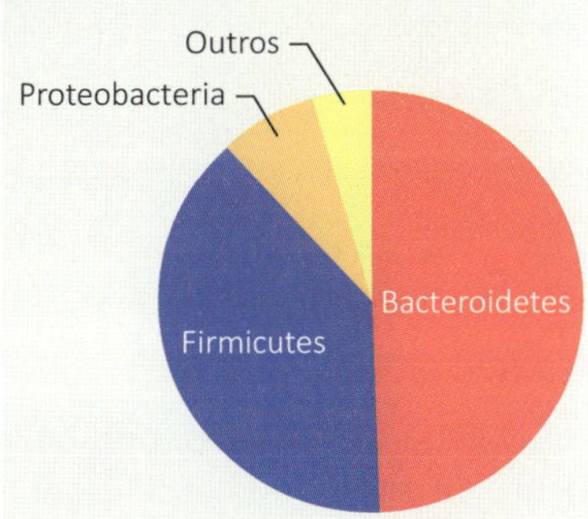

A categoria "Outros" soma todos os filos com abundância inferior a 3,5%

(*Continua*)

Tabela 41.1. Principais achados de um exame mapeamento da microbiota intestinal no nível de filo, riqueza e diversidade microbiana (*Continuação*)

Indicadores de filo, riqueza e diversidade		
Indicador	*Valor encontrado*	*Valor desejável*
Razão Firmicutes/Bacteroidetes (F/B)	0,36	0,7 a 1,0
Índice Firmicutes + Bacteroidetes (F+B)	91,62%	85% a 95%
Indicador de riqueza	499	Maior que 400
Índice de diversidade (índice de *Simpson*)	3,28	Maior que 7

Fonte: Adaptada de Martinez-Medina M, Denizot J, Dreux N et al. Western diet induces dysbiosis with increased E. coli in CEABAC10 mice, alters host barrier function favouring AIEC colonisation. Gut. 2014;63(1):116-24; Fischbach MA, Sonnenburg JL. Eating for two: how metabolism establishes interspecies interactions in the gut. Cell Host Microbe. 2011;10(4): 336-47.

A paciente também apresentou baixa diversidade microbiana, mensurada pelo índice de Simpson,[3,28] refletindo uma distribuição desequilibrada dos micro-organismos. Em nível de gênero, foi identificada predominância expressiva de *Prevotella*, responsável por 58,16% da composição microbiana – um achado indicativo de disbiose, apresentado no Quadro 41.1.

Quadro 41.1. Principais gêneros, com seus respectivos filos, identificados no sequenciamento de microbiota intestinal

Gênero	*Filo*	*Percentual identificado*
Prevotella	Bacteroidetes	58,16%
Faecalibacterium	Firmicutes	9,50%
Bacteroides	Bacteroidetes	7,37%
Acidaminococcus	Firmicutes	4,77%
Sutterella	Proteobacteria	4,51%
Veillonella	Firmicutes	3,36%
Ruminococcus	Firmicutes	0,83%
Blautia	Firmicutes	0,75%
Parabacteroides	Bacteroidetes	0,69%
Thiomonas	Proteobacteria	0,64%

Fonte: Desenvolvido pela autoria.

O gênero *Prevotella*, predominante na microbiota sequenciada, é associado ao desenvolvimento de artrite reumatoide, agravamento de doenças inflamatórias intestinais, periodontites e síndrome metabólica, em virtude de sua atuação pró-inflamatória quando em níveis elevados no ambiente intestinal. Nesse caso, o gênero *Prevotella* foi composto, quase em sua totalidade, pela espécie *Prevotella copri* (52,13%), bactéria Gram-negativa ligada à inflamação de baixo grau e à resistência à insulina, ao DM2 e à aterosclerose.[61-63]

Ainda no nível de espécie, duas bactérias são amplamente reconhecidas como marcadoras de saúde intestinal: *Akkermansia muciniphila* e *Faecalibacterium prausnitzii*. Quando presentes em concentrações adequadas, essas espécies contribuem para a integridade da barreira intestinal e adequada produção de AGCCs, apresentando efeitos benéficos locais e sistêmicos. Na Tabela 41.2, são apresentados os valores de referência para essas bactérias, bem como os percentuais identificados no exame da paciente. Observa-se que *A. muciniphila* encontrava-se significativamente abaixo do valor desejável. Como se trata de uma bactéria mucolítica envolvida na manutenção e renovação da camada de muco intestinal, sua baixa abundância pode indicar redução dessa barreira protetora. Esse enfraquecimento favorece o aumento da permeabilidade intestinal, elevando o risco de inflamações e infecções.

Tabela 41.2. Percentuais desejáveis e valores encontrados de *Akkermansia muciniphila* e *Faecalibacterium prausnitzii*, bactérias marcadoras de saúde intestinal, no exame de sequenciamento genético da microbiota intestinal

Bactérias marcadoras de saúde intestinal	Valor encontrado	Percentual desejável
Akkermansia muciniphila	0,02%	1% a 5%
Faecalibacterium prausnitzii	6,75%	5% a 12%

Fonte: Desenvolvida pela autoria.

O estímulo para enriquecimento de *Akkermansia* pode ser feito mediante administração da sua cepa probiótica, assim como orientação ao consumo de alimentos ricos em polifenóis e fibras prebióticas.[63-64] *Akkermansia* pode ser estimulada com fibras prebióticas, como inulina e FOS, e alimentos ricos em polifenóis e elagitaninas, como romã, *cranberry* e mirtilo. O consumo de capsaicina, por meio de pimentas vermelhas ou cápsulas com o composto, também foi associado ao aumento da abundância de *A. muciniphila*.[65-68]

Intervenção proposta com base no exame de microbiota intestinal

A partir do perfil de disbiose identificado pelo exame de MI, as seguintes condutas nutricionais foram adotadas durante 6 meses:

- Exclusão de alimentos fermentativos da dieta.
- Fracionamento alimentar a cada 3 horas.
- Inclusão de fontes proteicas em todas as refeições, em quantidades adequadas.
- Aumento do consumo de AR e farelo de aveia.
- Retirada de alguns alimentos do grupo FODMAPs (*fermentable oligosaccharides, disaccharides, monosaccharides and polyols*).
- Suplementação com probiótico personalizado com 20 bilhões de unidades formadoras de colônias (UFCs)/dia.
- Ingestão de líquidos igual ou superior a 1,5 L/dia.
- Indicação de atividade física de 30 minutos, cinco vezes por semana.

Após esse período, foi realizado novo sequenciamento genético da MI, cujos resultados estão apresentados nas Tabelas 41.3 a 41.6.

A análise comparativa entre os exames pré e pós-intervenção revelou melhora significativa na distribuição dos filos bacterianos, com normalização da razão F/B e do índice F+B. O índice de riqueza permaneceu dentro da faixa desejável e observou-se um aumento expressivo no índice de Simpson, indicando maior diversidade microbiana. Essa melhora na diversidade reflete-se diretamente na composição dos principais gêneros identificados (Tabela 41.4). Houve uma distribuição mais equilibrada entre os gêneros e redução substancial da abundância de *Prevotella* e sua espécie *Prevotella copri*, associada a perfis pró-inflamatórios. Essa espécie passou de 52,13%, no exame inicial, para 8,57%, após a intervenção.

Por outro lado, os percentuais das espécies marcadoras de saúde intestinal – *Akkermansia muciniphila* e *Faecalibacterium prausnitzii* – não apresentaram melhora após o período de intervenção, permanecendo abaixo dos valores considerados ideais.

Tabela 41.3. Principais achados de um exame mapeamento da microbiota intestinal no nível de filo, riqueza e diversidade

Classificação por filo		*Gráfico 2. Distribuição proporcional dos filos*
Nome do filo	*Percentual identificado*	
Bacteroidetes	49,61%	
Firmicutes	38,45%	
Proteobacteria	7,68%	
Planctomycetes	1,39%	
Synergistetes	0,69%	
Actinobacteria	0,16%	
Nitrospirae	0,12%	
Verrucomicrobia	0,10%	
Esta tabela apresenta os 8 filos mais abundantes dentre todos os filos classificados na microbiota deste paciente		A categoria "Outros" soma todos os filos com abundância inferior a 3,5%

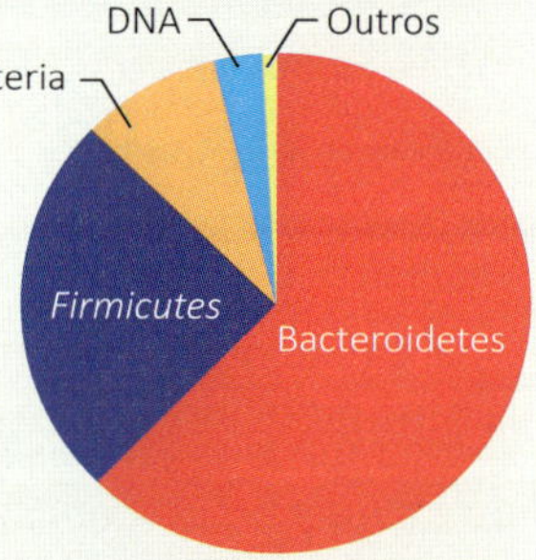

Indicadores de filo, riqueza e diversidade		
Indicador	*Valor encontrado*	*Valor desejável*
Razão Firmicutes/Bacteroidetes (F/B)	0,78	0,7 a 1,0
Índice Firmicutes + Bacteroidetes (F + B)	88,06%	85% a 95%
Indicador de riqueza	400	Maior que 400
Índice de diversidade (*Simpson*)	7,0561	Maior que 7

F/B: Firmicutes/Bacteroidetes.

Fonte: Desenvolvida pela autoria.

Tabela 41.4. Principais gêneros e seus respectivos filos identificados por sequenciamento de microbiota intestinal

Gênero	*Filo*	*Percentual identificado*
Acidaminococcus	Firmicutes	23,33%
Bacteroides	Bacteroidetes	19,79%
Prevotella	Bacteroidetes	12,90%
Flavobacterium	Bacteroidetes	8,84%
Sutterella	Proteobacteria	5,79%

(*Continua*)

Tabela 41.4. Principais gêneros e seus respectivos filos identificados por sequenciamento de microbiota intestinal (*Continuação*)

Gênero	*Filo*	*Percentual identificado*
Parabacteroides	Bacteroidetes	3,35%
Blautia	Firmicutes	2,75%
Oscillospira	Firmicutes	1,95%
Candidatus Scalindua	Planctomycetes	1,39%
Oribacterium	Firmicutes	1,31%

Fonte: Desenvolvida pela autoria.

Tabela 41.5 Percentuais desejáveis e valores encontrados de *Akkermansia muciniphila* e *Faecalibacterium prausnitzii*, bactérias marcadoras de saúde intestinal, no exame de sequenciamento genético da microbiota intestinal

Bactérias potencialmente benéficas	*Valor encontrado*	*Valor desejável*
Akkermansia muciniphila	0,001%	1% a 5%
Faecalibacterium prausnitzii	0,17%	5% a 12%

Fonte: Desenvolvida pela autoria.

Embora os principais pontos de disbiose identificados no primeiro exame tenham respondido à primeira intervenção direcionada (conforme observado na Tabela 41.6), na presença de parâmetros que não apresentaram melhora após primeira intervenção, novas abordagens foram sugeridas, como:

- Exclusão de alimentos fermentativos (quando apresentasse queixas abdominais).
- Fracionamento alimentar a cada 3 horas.
- Probiótico com potência de 40 bilhões de UFCs/dia – evitando *L. acidophilus*.
- Farelo de aveia e AR.
- Aumento do consumo de frutas vermelhas, como framboesa, morango, romã, mirtilo, *cranberry*.
- Se tolerância, acrescentar verduras folhosas e brócolis.
- Ingestão de líquidos igual ou superior a 1,5 L/dia.
- Manter atividade física 30 minutos, cinco vezes por semana.

Tabela 41.6. Comparação dos principais parâmetros nos exames de microbiota intestinal pré e pós-intervenção nutricional

Inserir gráfico (pré-intervenção)		*Inserir gráfico (pós-intervenção)*	
	Desejável	*Pré-intervencão*	*Pós-tratamento*
Razão F/B	0,7 a 1,0	0,36	0,78
Índice F+B	85 a 95%	91,62%	88,19%
Diversidade	≥ 7	3,28	7,05
Prevotella	< 25%	52,13%	8,57%

F/B: Firmicutes/Bacteroidetes.

Fonte: Desenvolvida pela autoria.

Após o período de acompanhamento, a paciente repetiu o teste respiratório para avaliação de SIBO, cujo resultado foi negativo. Clinicamente, também houve melhora significativa nas queixas, incluindo redução do odor fétido das fezes, diminuição do desconforto abdominal e da flatulência, além da ausência de novos episódios de diarreia.

Esse caso evidencia como o uso de ferramentas avançadas, como o sequenciamento da microbiota, pode contribuir de forma significativa para a condução terapêutica, especialmente em pacientes refratários a intervenções dietéticas convencionais. A adoção de estratégias personalizadas, guiadas por exames de alta precisão, mostra-se eficaz na modulação da microbiota e no alívio de sintomas persistentes.

Além disso, a repetição e o acompanhamento sequencial dos exames reforçam a importância do monitoramento periódico da MI, com os seguintes objetivos:

- Avaliar a evolução do perfil microbiano ao longo do tempo.
- Identificar pontos de disbiose que possam não ter sido positivamente modulados em uma única intervenção.
- Detectar novas alterações na microbiota associadas a fatores não dietéticos (uso de medicamentos, infecções, estresse, entre outros).

Referências bibliográficas

1. Lloyd-Price J, Abu-Ali G, Huttenhower C. The healthy human microbiome. Genome Med. 2016;8(1):51.
2. Scott KP, Gratz SW, Sheridan PO, Flint HJ, Ducan SH. The influence of diet on the gut microbiota. Pharmacol Res. 2013;69(1):52-60.
3. Martinez-Medina M, Denizot J, Dreux N, Robin F, Billard E, Bonnet R et al. Western diet induces dysbiosis with increased E. coli in CEABAC10 mice, alters host barrier function favouring AIEC colonisation. Gut. 2014;63(1):116-24.
4. Zmora N, Suez J, Elinav E. You are what you eat: diet, health and the gut microbiota. Nat Rev Gastroenterol Hepatol. 2019;16(1):35-56.
5. Korem T. Zeevi D, Suez J, Weinberger A, Avnit-Sagi T, Pompan-Lotan M et al. Growth dynamics of gut microbiota in health and disease inferred from single metagenomic samples. Science. 2015;349(6252):1101-06.
6. David LA, Maurice CF, Carmody RN, Gootenberg DB, Button JE, Wolf BE et al. Diet rapidly and reproducibly alters the human gut microbiome. Nature. 2014;505(7484):559-63.
7. Sonnenburg J, Bäckhed F. Diet–microbiota interactions as moderators of human metabolism. Nature. 2016;535(7610):56-64.
8. Demehri FR, Barrett M, Teitelbaum DH. Changes to the intestinal microbiome with parenteral nutrition: review of a murine model and potential clinical implications. Nutr Clin Pract. 2015;30(6):798-806.
9. Arumugam M, Raes J, Pelletier E, Paslier DL, Yamada T, Mende DR et al. Enterotypes of the human gut microbiome. Nature. 2011;473(7346):174-80.
10. WU GD, Chen J, Hoffmann C, Bittinger K, Chen YY, Keibaugh SA et al. Linking long-term dietary patterns with gut microbial enterotypes. Science. 2011;334(6052):105-8.
11. Alou MT, Lagier J, Raoult D. Diet influence on the gut microbiota and dysbiosis related to nutritional disorders. Human Microbiome Journal. 2016;1:3-11.
12. Russell WR, Gratz SW, Duncan SH, Holtrop G, Ince H, Scobbie L et al. High-protein, reduced-carbohydrate weight-loss diets promote metabolite profiles likely to be detrimental to colonic health. Am J Clin Nutr. 2011;93(5):1062-72.
13. Liu X, Blouin J, Santacruz A, Lan A, Andriamihaja M, Milkanowicz S et al. High-protein diet modifies colonic microbiota and luminal environment but not colonocyte metabolism in the rat model: the increased luminal bulk connection. Am J Physiol Gastrointest Liver Physiol. 2014;307(4):G459-G470 .

14. Magee EA, Richardson CJ, Hughes R, Cummings JH. Contribution of dietary protein to sulfide production in the large intestine: an in vitro and a controlled feeding study in humans. Am J Clin Nutr. 2000;72(6):1488-94.
15. Dykhuizen RS, Frazer R, Duncan C, Smith CC, Golden M, Benjamin N et al. Antimicrobial effect of acidified nitrite on gut pathogens: importance of dietary nitrate in host defense. Antimicrob Agents Chemother. 1996;40(6):1422-25.
16. Pendyala S, Walker JM, Holt PR. A high-fat diet is associated with endotoxemia that originates from the gut. Gastroenterol. 2012;142(5):1100-1.
17. Maukonen J, Saarela M. Human gut microbiota: does diet matter? Proc Nutr Soc. 2015;74(1):23-36.
18. Graf D, Di Cagno R, Fåk F, Flint HJ, Nyman M, Saarela M et al. Contribution of diet to the composition of the human gut microbiota. Microb Ecol Health Dis. 2015;26:26164.
19. Cani PD, Amar J, Iglesias MA, Poggi M, Knauf C, Bastelica D et al. Metabolic endotoxemia initiates obesity and insulin resistance. Diabetes. 2007;56(7):1761-72.
20. Chassaing B, Koren O, Goodrich JK, Poole AC, Srinivasan S, Ley RA et al. Dietary emulsifiers impact the mouse gut microbiota promoting colitis and metabolic syndrome. Nature. 2015;519(7541):92-6.
21. Meyer D, Stasse-Wolthuis M. The bifidogenic effect of inulin and oligofructose and its consequences for gut health. Eur. J. Clin. Nutr. 2009;63(11): 1277-89.
22. Heilpern D, Szilagyi A. Manipulation of intestinal microbial flora for therapeutic benefit in inflammatory bowel diseases: review of clinical trials of probiotics, prebiotics and synbiotics. Rev. Recent Clin. Trials. 2009;3(3):167-84.
23. Anhê FF, Roy D, Pilon G, Dudonné S, Matamoros S, Varin TV et al. A polyphenol- rich cranberry extract protects from diet-induced obesity, insulin resistance and intestinal inflammation in association with increased Akkermansia spp. population in the gut microbiota of mice. Gut. 2015;64(6):872-83.
24. Roopchand DE, Carmody RN, Kuhn P, Moskal K, Rojas-Silva P, Turnbaugh PJ et al. Dietary polyphenols promote growth of the gut bacterium Akkermansia muciniphila and attenuate high- fat diet–induced metabolic syndrome. Diabetes. 2015;64(8):2847-58.
25. Cantarel BL, Lombard V, Henrissat B. Complex carbohydrate utilization by the healthy human microbiome. PLOS One. 2012;7(6):e28742.
26. Koropatkin NM, Cameron EA, Martens EC. How glycan metabolism shapes the human gut microbiota. Nat. Rev. Microbiol. 2012;10(5):323-35.
27. Scott KP, Martin JC, Chassard C, Clerget M, Potrykus J, Campbell G et al. Substrate-driven gene expression in Roseburia inulinivorans: importance of inducible enzymes in the utilization of inulin and starch. Proc. Natl Acad. Sci. USA. 2011:108(1):4672-9.
28. Fischbach MA, Sonnenburg JL. Eating for two: how metabolism establishes interspecies interactions in the gut. Cell Host Microbe. 2011;10(4): 336-47.
29. Hoek MJAV, Merks RMH. Emergence of microbial diversity due to cross-feeding interactions in a spatial model of gut microbial metabolism. BMC Syst. Biol. 2017;11(1):56.
30. Zhang X, Zhao Y, Zhang M, Pang X, Xu J, Kang C et al. Structural changes of gut microbiota during berberine-mediated prevention of obesity and insulin resistance in high-fat diet-fed rats. PLOS One. 2012;7(8):e42529.
31. Li Y, Innocentin S, Withers DR, Roberts NA, Gallagher AR, Grigorieva EF et al. Exogenous stimuli maintain intraepithelial lymphocytes via aryl hydrocarbon receptor activation. Cell. 2011;147(3):629-40 .
32. Hibberd MC, Wu M, Rodionov DA, Li X, Cheng J, Griffin NW et al. The effects of micronutrient deficiencies on bacterial species from the human gut microbiota. Sci. Transl Med. 2017;9(390):eaal4069.
33. Su D, Nie Y, Zhu A, Chen Z, Wu P, Zhang L et al. Vitamin D signaling through induction of paneth cell defensins maintains gut microbiota and improves metabolic disorders and hepatic steatosis in animal models. Front. Physiol. 2016;7:498.
34. Ooi JH, Li Y, Rogers CJ, Cantorna MT. Vitamin D regulates the gut microbiome and protects mice from dextran sodium sulfate-induced colitis. J. Nutr. 2013;143(10):1679-86.
35. Luthold RV, Fernandes GR, Franco-de-Moraes AC, Folchetti LGD, Ferreira SR. Gut microbiota interactions with the immunomodulatory role of vitamin D in normal individuals. Metabolism. 2017;69:76-86.
36. Kaliannan K, Wang B, Li XY, Kim KJ, Kang JX. A host-microbiome interaction mediates the opposing effects of omega-6 and omega-3 fatty acids on metabolic endotoxemia. Sci. Rep. 2015;5:11276.

37. He B, Hoang TK, Wang T, Ferris M, Taylor CM, Tian X et al. Resetting microbiota by Lactobacillus reuteri inhibits T reg deficiency-induced autoimmunity via adenosine A2A receptors. J. Exp. Med. 2017;214(1):107-23.
38. Smith PM, Howitt MR, Panikov N, Michaud M, Gallini CA, Bohlooly-Y M et al. The microbial metabolites, short-chain fatty acids, regulate colonic Treg cell homeostasis. Science. 2013;341(6145):569-73.
39. Inagaki T, Moschetta A, Lee Y, Peng LP, Zhao G, Downes M et al. Regulation of antibacterial defense in the small intestine by the nuclear bile acid receptor. Proc. Natl Acad. Sci. 2006;103(10):3920-5.
40. Gibson GR, Hutkins R, Sanders ME, Prescott SL, Reimer RA, Salminen SJ et al. Expert consensus document: the international scientific association for probiotics and prebiotics (ISAPP) consensus statement on the definition and scope of prebiotics. Nat Rev Gastroenterol Hepatol. 2017;14(8):491-502.
41. Scott KP, Martin JC, Duncan SH, Flint HJ. Prebiotic stimulation of human colonic butyrate-producing bacteria and Bifidobacteria, in vitro. FEMS Microbiol. Ecol. 2014;87(1):30-40.
42. Louis P, Flint HJ, Michel C. How to manipulate the microbiota: Prebiotics. Adv Exp Med Biol. 2016;902:119-42.
43. Fuentes-Zaragoza E, Sánchez-Zapata E, Sendra E, Sayas E, Navarro C, Fernández-López J et al. Resistant starch as prebiotic: A review. Starch-Stärke. 2011;63:406-15.
44. Walker AW, Ince J, Duncan SH, Webster LM, Holtrop G, Ze X et al. Dominant and diet-responsive groups of bacteria within the human colonic microbiota. The ISME Journal. 2011;5(2): 220-30.
45. Ijssennagger N, Belzer C, hooiveld GJ, Dekker J, Mil SWCV, Müller M et al. Gut microbiota facilitates dietary heme-induced epithelial hyperproliferation by opening the mucus barrier in colon. Proc. Natl Acad. Sci U S A. 2015;112(32):10038-43.
46. Tang WHW, Wang Z, Levison BS, Koeth RA, Britt EB, Fu X et al. Intestinal microbial metabolism of phosphatidylcholine and cardiovascular risk. N. Engl. J. Med. 2013;368(17):1575-84.
47. Suez J, Korem T, Zilberman-Schapira G, Segal E, Elinav E. Non-caloric artificial sweeteners and the microbiome: findings and challenges. Gut Microbes. 2015;6(2):149-55.
48. Suez J, Korem T, Zeevi D, Zilberman-Schapira G, Thaiss CA, Maza O et al. Artificial sweeteners induce glucose intolerance by altering the gut microbiota. Nature. 2014;514(7521):81-186 .
49. Palmnäs MSA, Cowan TE, Bomhof MR, Su J, Reimer RA, Vogel HJ et al. Low-dose aspartame consumption differentially affects gut microbiota-host metabolic interactions in the diet-induced obese rat. PLOS One. 2014;9(10):e109841.
50. Melini F, Melini V, Luziatelli F, Ficca AG, Ruzzi M. Health-promoting components in fermented foods: an up-to-date systematic review. Nutrients. 2019;27;11(5):1189.
51. Vargas BK, Fabricio MF, Ayub MAZ. Health effects and probiotic and prebiotic potential of Kombucha: a bibliometric and systematic review. Food Bioscience, 2021:101332.
52. Fiorda FA, de Melo Pereira GV, Thomaz-Soccol V, Rakshit SK, Pagnoncelli MGB, Vandenberghe LPS et al. Microbiological, biochemical, and functional aspects of sugary kefir fermentation – a review. Food Microbiol. 2017;66:86-95.
53. Flint HJ, Duncan SH, Louis P. The impact of nutrition on intestinal bacterial communities. Current Opinion in Microbiology 2017;38:59-65.
54. Chandrababu S, Bastola D. An integrated approach to recognize potential protective effects of culinary herbs against chronic diseases. Journal of Healthcare Informatics Research. 2019;3:184-99.
55. Zinöcker MK, Lindseth IA. The western diet-microbiome-host interaction and its role in metabolic disease. Nutrients. 2018;10(3):365.
56. Cai J, Chen Z, Wu W, Lin Q, Liang Y. High animal protein diet and gut microbiota in human health. Crit Rev Food Sci Nutr. 2021:1-13.
57. Merra G, Noce A, Marrone G et al. Influence of mediterranean diet on human gut microbiota. Nutrients. 2020;13(1):7.
58. Tomova A, Bukovsky I, Rembert E, Yonas W, Alwarith J, Barnard ND et al. The effects of vegetarian and vegan diets on gut microbiota. Front Nutr. 2019;17;6:47.
59. Trefflich I, Jabakhanji A, Menzel J, Blaut M, Michalsen A, Lampen A et al. Is a vegan or a vegetarian diet associated with the microbiota composition in the gut? Results of a new cross-sectional study and systematic review, Critical Reviews in Food Science and Nutrition. 2020;60(17):2990-3004.

60. Laparra JM, Sanz Y. Interactions of gut microbiota with functional food components and nutraceuticals. Pharmacol. Res. 2010;61(3):219-25.
61. Turnbaugh PJ, Hamady M, Yatsunenko T, Cantarel BL, Ducan A, Ley RE et al. A core gut microbiome in obese and lean twins. Nature. 2009;457(7228):480-4.
62. Kim D, Kim W. Editorial: Can prevotella copri be a causative pathobiont in rheumatoid arthritis? Arthritis Rheumatol. 2016;68(11):2565-7.
63. Gargari G, Taverniti V, Balzaretti S, Ferrario C, Gardana C, Simonetti P et al. Consumption of a bifidobacterium bifidum strain for 4 weeks modulates dominant intestinal bacterial taxa and fecal butyrate in healthy adults. appl environ microbiol. 2016;82(19):5850-9.
64. Jeong Y, Kim J, You HJ, Park S, Lee J, Ju JH et al. Gut microbial composition and function are altered in patients with early rheumatoid arthritis. J. Clin. Med. 2019;8(5):693.
65. Everard A, Belzer C, Geurts L, Ouwerkerk JP, Druart C, Bindels LB et al. Cross-talk between akkermansia muciniphila and intestinal epithelium controls diet-induced obesity. Proc Natl Acad Sci U S A. 2013;110(22):9066-71.
66. Anhê FF, Pilon G, Roy D, Desjardins Y, Levy E, Marette A. Triggering akkermansia with dietary polyphenols: a new weapon to combat the metabolic syndrome? Gut Microbes. 2016;7(2):146-53.
67. Toscano M, Grandi RD, Stronati L, Vecchi ED, Drago L. Effect of lactobacillus rhamnosus HN001 and bifidobacterium longum bb536 on the healthy gut microbiota composition at phyla and species level: a preliminary study. World J Gastroenterol. 2017;23(15):2696-704.
68. Depommier C, Everard A, Druart C, Plovier H, Van Hul M, Vieira-Silva S et al. Supplementation with akkermansia muciniphila in overweight and obese human volunteers: a proof-of-concept exploratory study. Nat Med. 2019;25(7):1096-103.

Dietas Vegetarianas, Veganas, *Plant-Based* e seus Efeitos na Composição da Microbiota Intestinal

Eric Slywitch

Introdução

Dietas com base em animais ou vegetais resultam no consumo de substratos diferentes que modificam o microbioma, já nos primeiros dias de adoção, modificação esta que persiste pelo tempo em que as dietas são mantidas; e o microbioma volta ao estado anterior quando estas são interrompidas.[1]

O consumo de carnes, ovos e queijos aumenta a abundância de micro-organismos tolerantes à bile, como *Bilophila wadsworthia*. Esses micro-organismos metabolizam proteínas e gorduras, resultando em uma maior produção de compostos derivados de aminoácidos, alguns dos quais associados a processos inflamatórios e a aumento do risco de doenças inflamatórias intestinais (DII). Além disso, o baixo consumo ou ausência de fibras na dieta reduz a produção de ácidos graxos de cadeia curta (AGCCs), conhecidos por seus efeitos anti-inflamatórios e benefícios para a saúde do cólon.[1]

Por sua vez, dietas com base em plantas, ricas em fibras provenientes de grãos, legumes, frutas e vegetais favorecem a proliferação de micro-organismos fermentadores de carboidratos, como *Roseburia* e *Eubacterium rectale*. Esses micro-organismos produzem AGCCs que desempenham papel protetor contra inflamação e promovem a integridade da barreira intestinal, formando um perfil microbiano que contribui para a redução do risco de doenças metabólicas e intestinais.[1]

Visão geral

O cólon distal contém bactérias que fermentam mais peptídeos e proteínas, pois, nesse local, as fibras já estão menos disponíveis. Essa fermentação proteolítica produz substâncias nocivas, como amônia, fenóis e ácidos graxos de cadeia ramificada (AGCRs), que podem ser prejudiciais ao intestino do hospedeiro e a sua saúde metabólica. A mudança de uma microbiota de fermentação proteolítica para sacarolítica pode ser de grande interesse para a prevenção de doenças metabólicas, com diabetes *mellitus* tipo 2 (DM2) e doença hepática gordurosa não alcoólica (DHGNA). A microbiota mais sacarolítica produz maior quantidade de acetato, butirato, propionato e succinato que melhoram a função pancreática (otimizam a função das células beta e a secreção de insulina) e muscular (aumentam a capacidade de oxidação de gordura e a sensibilidade à insulina). O acetato, o propionato e o butirato proporcionam aumento da gliconeogênese intestinal, com efeito benéfico à regulação homeostática de energia. O acetato e o butirato proporcionam aumento de termogênese em tecido adiposo e no fígado, assim como aumento da quantidade de tecido adiposo marrom e secreção de leptina que ajudam na saciedade. Adicionalmente, o acetato, o propionato e o butirato estimulam a secreção de hormônios sacietógenos, com peptídeo semelhante ao glucagon 1 (GLP1, do inglês *glucagon like peptide 1*) e peptídeo YY (PYY).

Os produtos do metabolismo bacteriano decorrentes da fermentação proteica (amônia, p--cresol, sulfato de hidrogênio, compostos indólicos e AGCRs) causam efeitos negativos em funções hepáticas (capacidade de oxidação lipídica, lipogênese e inflamação) e no tecido adiposo (capacidade de estoque lipídico e inflamação).

A microbiota pode ser modulada por diversos fatores, como descrito no Quadro 42.1.

Quadro 42.1 – Características que alteram a microbiota e seu contexto com a saúde ou doença

Microbiota saudável	*Intestino em disbiose*
Elevado consumo de fibras e variedade de alimentos vegetais integrais	Dieta típica ocidental com baixa ingestão de fibras e pouca diversidade alimentar, maior teor gordura e açúcar simples
Alimentos vegetais com menor teor de colina	Níveis elevados de N-óxido de trimetilamina (TMAO) no sangue decorrente da microbiota onívora que recebe, por meio da dieta, maior quantidade de colina, fosfatidilcolina e carnitina. Como desfecho, ocorrem maior formação de placas de ateroma e aumento do risco trombótico e de mortalidade cardiovascular em populações de risco
Hortaliças e frutas; alimentos ricos em prebióticos	Baixa ingestão de fibras, baixo teor de carboidratos fermentáveis (FODMAPs), associada ao consumo de alimentos como cerveja, pão branco, arroz polido, açúcar simples, bebidas com adoçantes artificiais
Elevada diversidade de espécies bacterianas produtoras de ácidos graxos de cadeia curta que têm ação direta na homeostase lipídica e glicídica, participando diretamente do equilíbrio metabólico, assim como na saúde intestinal e redução da inflamação corporal	Baixa fermentação, com redução da formação de ácidos graxos de cadeia curta. Maior produção de elementos derivados da metabolização de gorduras ou proteínas, como amônia, p-cresol, sulfato de hidrogênio, compostos indólicos e ácidos graxos de cadeia ramificada, que causam efeito negativo em funções hepáticas (capacidade de oxidação lipídica e lipogênese) e aumento de inflamação local e sistêmica
Maior teor consumido de ômega-3 (ação anti-inflamatória)	Maior teor consumido de ômega-6 (ação inflamatória), gordura saturada e trans
Eutrofia e aumento da lipólise. Ingestão calórica adequada	Sobrepeso, obesidade e aumento de lipogênese. Consumo excessivo de calorias, favorecendo o supercrescimento bacteriano, com aumento de cândida e maior sensibilidade ao glúten
Maior abundância de *Prevotella* Baixa abundância de *Bacteroides* Adequada abundância de *Akkermansia muciniphila*	Elevada abundância de *Ruminococcus*

(*Continua*)

Quadro 42.1 – Características que alteram a microbiota e seu contexto com a saúde ou doença (*Continuação*)

Homeostase de glicose e lipídeos	Resistência à insulina, translocação bacteriana intestinal, favorecendo o surgimento e a progressão de doença cardiovascular
Bactérias benéficas/probióticos: *Bifidobacterium*, *Lactobacillus*	Estresse oxidativo. Anaeróbios facultativos. Aumento de *E. coli*. Essa condição pode ser intensificada pelo uso de antibióticos de amplo espectro e uso de medicamentos que causam disbiose, inclusive inibidores enzimáticos de absorção de gorduras
Interação intestino-cérebro equilibrado. O sistema nervoso parassimpático otimiza a produção de enzimas digestivas e regula o peristaltismo	Problemas de saúde neuropsicológicos ou viscerais. O sistema nervoso parassimpático reduz a produção de enzimas digestivas e lentifica o peristaltismo, favorecendo a proliferação bacteriana patológica. O intestino mais permeável, com maior resposta inflamatória, afeta a via do triptofano, causando neurodegeneração e excitabilidade
Motilidade intestinal regular, caracterizada por ausência de doenças que afetam a motilidade e adequação parassimpática	Desordens estruturais ou funcionais intestinais. Condições patológicas, como intestino irritável ou câncer intestinal são exemplos dessas desordens
Biomarcadores fecais positivos	Biomarcadores fecais negativamente alterados, com necessidade de suplementação de butirato e inulina
Ingestão predominante de carboidratos complexos e menor teor de gordura e proteína	Baixa ingestão de carboidratos com elevado teor de gordura e proteína

FODMAPs: *fermentable oligosaccharides, disaccharides, monosaccharides and polyols.*

Fonte: Adaptado de Hills RD Jr. et al. Gut microbiome: profound implications for diet and disease. Nutrients. 2019;11(7).[2]

Vegetarianismo

Segundo a União Vegetariana Internacional,[3] o vegetarianismo é uma prática alimentar composta de alimentos vegetais, podendo incluir cogumelos, algas e sal, e excluindo qualquer tipo de carne animal (p. ex., boi, porco, aves, peixes, frutos do mar etc.), com ou sem o uso de produtos lácteos, ovos e/ou mel. De acordo com a exclusão de outros grupos alimentares ou de elementos ligados ao estilo de vida, a alimentação vegetariana recebe diferentes nomenclaturas:

- **Ovolactovegetariano:** vegetariano que consome ovos, leite e laticínios.
- **Lactovegetariano:** vegetariano que não consome ovos, mas consome leite e laticínios.
- **Ovovegetariano:** vegetariano que não consome laticínios, mas consome ovos.
- **Vegetariano estrito:** vegetariano que não consome derivado animal em sua alimentação.
- **Vegano:** indivíduo que adota uma alimentação vegetariana estrita, mas também tem a prática de não utilizar produtos oriundos do reino animal para outros fins, como vestuário (lã, couro, seda etc.) ou cosméticos testados ou que contêm ingredientes de origem animal, além de não usar animais para entretenimento, esporte e pesquisa.

Para este capítulo, como a abordagem é realizada sob o ponto de vista da saúde e nutrição, os termos "vegetariano estrito" e "vegano" podem ser considerados sinônimos.

O único ponto comum a todos os tipos de dietas vegetarianas é a exclusão de qualquer tipo de carne. Todos os tipos de dietas vegetarianas podem incluir cereais, leguminosas (feijões), oleaginosas, verduras, legumes, vegetais, amiláceos, frutas, óleos e condimentos.

Ao se dizer que um indivíduo é vegetariano (ou mesmo onívoro), não se sabe o que ele come, mas sim o que ele não come. Na prática, a nomenclatura não permite saber o que a dieta contém, nem inferir o estado nutricional, tampouco identificar quais grupos alimentares são consumidos ou se a dieta se baseia em alimentos integrais ou refinados.

Na década de 1980, foi criado, pelo Dr. Thomas Colin Campbell, o termo *plant-based diet* ou *whole food plant based diet* (dieta com base em plantas com alimentos integrais) para diferenciar a alimentação vegetariana estrita saudável da não saudável (com cereais refinados e alimentos processados). Para alguns autores, a alimentação *plant-based* é uma dieta vegetariana estrita com uso de alimentos naturais e minimamente processados, à base de frutas, hortaliças, cereais integrais, leguminosas, oleaginosas, sementes, ervas e especiarias, excluindo-se todo e qualquer tipo de produto animal (carne, ovos e laticínios).[3]

É importante notar que, do ponto de vista científico, o termo *plant-based* se refere à alimentação *in natura*, com alimentos íntegros, mas a indústria alimentícia adotou o mesmo nome para se referir a produtos sem derivados animais e, nesse contexto, produzem alimentos muitas vezes ultraprocessados, desvirtuando as características originais do termo. Por isso, no trabalho clínico de consultório, é importante diferenciar a adoção da prática alimentar saudável (alimentos *in natura*) da não saudável (alimentos ultraprocessados).

Diferença de qualidade e de macronutrientes esperada na dieta vegetariana e onívora

Uma dieta onívora bem-planejada, com cerca de 2.100 quilocalorias, contendo uma porção de carne e três de laticínios, fornece cerca de 25% dessa carga calórica total com produtos de mais elevado teor de gorduras e sem fibras alimentares. Assim, excluir esses produtos da dieta e substituí-los por alimentos vegetais na sua forma integral promove considerável incremento do aporte de fibras e redução de gordura saturada.

Uma revisão sistemática de estudos de intervenção demonstrou que dietas com base em vegetais, em curto e médio prazo (até 13 meses), promovem benefícios na composição do microbioma intestinal e em indicadores bioquímicos e antropométricos, tanto em indivíduos saudáveis como em pacientes obesos, com doenças cardiovasculares ou artrite reumatoide. Contudo, resultados inconsistentes foram observados para algumas famílias e gêneros bacterianos, como Enterobacteriaceae, *Faecalibacterium* e *Coprococcus.*[4]

É importante salientar que a escolha pelo perfil dietético *plant-based* (alimentos íntegros, *in natura*) é a que traz o melhor resultado para a diversidade bacteriana. A adoção de uma dieta vegetal não saudável (com alimentos ultraprocessados) tem efeito contrário.[5]

As escolhas alimentares têm impacto no estado metabólico desde o período intrauterino. Como exemplo, na gestação, o microbioma materno está associado ao estado metabólico do bebê. Um estudo[6] com 9 mulheres vegetarianas e 18 onívoras, todas com menos de 16 semanas de idade gestacional e com sobrepeso ou obesidade, analisou suas composições fecais e encontrou diferença na maior abundância de famílias e gêneros na microbiota vegetariana, especialmente na redução de *Collinsella*, *Holdemania* e no aumento de *Roseburia* e Lachnospiraceae. Essa composição favorece um maior efeito fermentativo, com produção aumentada de acetato e butirato. Na composição dietética comparativa dessas gestantes, os achados mais significativos foram a menor ingestão, pelas vegetarianas, de proteína (p = 0,0003), açúcar simples (p = 0,02), gordura saturada (p = 0,04), ácido araquidônico (p = 0,05), ácido eicosapentaenoico (EPA) e ácido docosa-hexaenóico (DHA) (ambos com p = 0,002) e a maior ingestão de ácidos graxos poli-insaturados (p = 0,006) e ácido graxo linoleico (p = 0,008).

Modulação intestinal por meio de nutrientes e compostos alimentares oriundos de plantas

O consumo de alimentos vegetais com pouco ou nenhum cozimento, com parede vegetal íntegra, proporciona mais substrato para as bactérias intestinais. A alimentação ultraprocessada e com nutrientes acelulares é facilmente absorvida no intestino delgado, o que priva o cólon de nutrientes importantes e altera a composição e metabolismo da microbiota intestinal (MI).

Carboidratos

Há efeito sobre a composição do microbioma diante o consumo de carboidratos digeríveis e não digeríveis (como o amido resistente). A alimentação vegetariana, especialmente a estrita, elimina alimentos de elevado teor de gordura, como carnes, ovos e laticínios, aumentando o consumo de alimentos com maior teor de carboidratos e fibras. Estudos de intervenção controlados mostram que essa composição dietética (composta por maior ingestão de carboidratos integrais, baixo teor de gorduras e exclusão de todos os derivados animais) tem um efeito mais positivo sobre o controle glicêmico do que as dietas convencionais onívoras preconizadas para o controle glicêmico de indivíduos diabéticos. Sua ação é evidente na prevenção e tratamento do DM2.[7,8]

Um estudo com diabéticos tipo 2 sugeriu que o microbioma de homens sem DM2 apresentava menor quantidade do filo Firmicutes (e da classe Clostridia), assim como um aumento não significativo de Bacteroidetes e Proteobacteria, em comparação com os que tinham DM2.[9] Uma alimentação com maior abundância de carboidratos complexos tem impacto positivo na microbiota, refletindo, inclusive, no controle glicêmico. Na sessão sobre gorduras, deste capítulo, serão discutidos mais fatores associados aos benefícios da redução de gordura no controle glicêmico.

O consumo de carboidratos digeríveis, como glicose e frutose, tem mostrado redução de *Bacteroides* e Clostridia. Já os carboidratos não digeríveis aumentam bactérias produtoras de ácido lático, *Ruminococcus*, *Eubacterium rectale* e *Roseburia*, assim como reduzem *Clostridium* e espécies de *Enterococcus*. Os dois tipos de carboidratos aumentam *Bifidobacteria* e seu filo Actinobacteria.

As bifidobactérias são bactérias produtora de butirato, que exercem efeito protetor de barreira no intestino humano, promovendo defesa contra patógenos e doenças. A população de *Bifidobacterium* aumenta de 5,1% para 26,6% (p = 0,003) em 14 dias após o uso de fórmulas com fruto-oligossacarídeos (FOSs) e fibras. Em contraste, um elevado teor de colesterol (oriundo do consumo de produtos de origem animal) está fortemente associado com menor abundância de *Bifidobacterium* (p = 0,008).[10]

O consumo de diferentes tipos de carboidratos favorece o crescimento de diferentes bactérias. O consumo de betaglucanas induz o crescimento de *Prevotella* e *Roseburia*, com aumento da produção de AGCCs (especialmente propionato). A inulina e todos os oligossacarídeos têm forte efeito bifidogênico. Todos os açúcares naturais, especialmente os não digeríveis (como inulina e oligossacarídeos), aumentam os níveis de AGCCs.

Os carboidratos não digeríveis não apenas atuam como prebióticos, promovendo o crescimento de bactérias benéficas, como também reduzem a produção de citocinas inflamatórias e a concentração sérica de triglicerídeos, colesterol total e lipoproteina de baixa densidade colesterol (LDL-c).

A análise fecal de vegetarianos, veganos e onívoros mostrou que vegetarianos e veganos apresentaram menor teor de *Bifidobacterium* do que os onívoros (p = 0,002).[11] Não houve diferença entre vegetarianos e veganos. Da mesma forma, outro estudo demonstrou níveis mais elevados de *Bifidobacterium* em onívoros quando comparados aos que seguiram uma dieta vegetariana por 4 semanas (após a adoção de uma dieta mista ocidental rica em gordura e carne).[12] A redução de *Bifidobacterium* em vegetarianos pode ser explicada pela abundância de outros gêneros bacterianos, como *Prevotella,* que apresentam efeitos anti-inflamatórios e pode reduzir o crescimento de outras bactérias porque competem por fibras e substrato energético.

Proteínas

A maioria dos estudos aponta que o consumo de proteínas se correlaciona com a maior diversidade da microbiota. No entanto, proteínas animais e vegetais trazem influências diferentes. Indivíduos consumidores de elevadas quantidades de carne (que contêm grandes quantidades de gordura) mostram menor abundância de bactérias como *Roseburia*, *Eubacterium rectale* e *Ruminococcus bromii*, pois elas metabolizam polissacarídeos.[1] As populações bacterianas que aumentam em resposta ao maior consumo de carne são tolerantes à bile, como *Bacteroides* e Clostridia. Ao se aumentar a ingestão de proteína e gordura da dieta, automaticamente se reduz o consumo de carboidratos e, assim, é reduzida a produção de butirato e elevam-se a resposta inflamatória e o risco de câncer colorretal. As populações vegetarianas (sejam ovolactovegetarianas, sejam veganas) apresentam menor incidência de câncer de cólon e reto.[13]

Já os indivíduos que consomem proteína oriunda de ervilha têm aumento da proliferação de *Bifidobacterium* e *Lactobacillus*, além da redução de bactérias patogênicas, como *Bacteroides fragilis* e *Clostridium perfringens.*[14]

A produção de toxinas ureicas pela MI ocorre em maior quantidade a depender das fontes alimentares consumidas. Como exemplo, o aumento no consumo alimentar de triptofano aumenta a produção de indol e de indoxil sulfato. O consumo de fenilalanina promove a formação de ácido fenilacético. Já o consumo de tirosina e de fenilalanina está associado à produção de p-cresol e p-cresil sulfato. Além disso, o maior consumo de colina e carnitina aumenta a formação de N-óxido de trimetilamina (TMAO), que discutiremos adiante. Esses aminoácidos citados, precursores de toxinas urêmicas, se encontram em maior concentração nos alimentos de origem animal, causando a redução da produção de AGCC, diminuição de bactérias sacarolíticas, aumento da fermentação proteica e produção de toxinas urêmicas. A escolha pelo consumo de proteínas vegetais causa o efeito contrário.[15]

Gorduras

A gordura saturada, especialmente o ácido palmítico (palmitato), é bastante nociva ao controle glicêmico.[16] Com sua redução concomitante ao maior consumo de carboidratos complexos, o controle glicêmico é melhorado.

O maior consumo de lipídios reduz a captação muscular de glicose mediada por insulina, induz toxicidade nas células betapancreáticas, provoca resistência à insulina e piora seu *clearance*.

Os principais mecanismos que fazem a gordura saturada afetar a sensibilidade à insulina são:[16]

1. Estímulo aos receptores de membrana *toll-like* 2 e 4, o que desencadeia uma cascata de sinalização via MDY-88 que, por sua vez, ativa o fator nuclear Kappa B (NF-κβ) e promove a produção de fator de necrose tumoral alfa [TNF-α], ocasionando resistência à insulina por alterar a fosforilação pós-ligação da insulina ao seu receptor. Em vias fisiológicas, após a ligação da insulina aos seus receptores de membrana, ocorre atividade de tirosinaquinase, desencadeando a fosforilação de substratos celulares (receptor de insulina) em resíduos de tirosina, o que resulta na migração de transportadores de glicose (GLUT-4) para a membrana celular. A presença de TNF-α evita que os receptores de insulina fosforilem em resíduos de tirosina, mas sim de serina, o que afeta negativamente a resposta intracelular de migração de GLUT-4 para a membrana celular. Isso dificulta a remoção de glicose sérica em tecidos insulino-dependentes.
2. A maior ingestão de gordura, especialmente saturada, causa hipertrofia de adipócitos e infiltração de macrófagos, de modo a ocasionar aumento de produção de citocinas (como TNF-α e interleucina-6 [IL-6]) e alterar negativamente a sensibilidade à insulina.
3. Por disbiose, os lipopolissacarídeos (LPSs) bacterianos, oriundos de bactérias Gram-negativas (alimentadas pelo consumo de gordura saturada dietética), estimulam receptores *toll-like* 4, o que causa estresse em retículo endotelial que, por sua vez, provoca apoptose celular (via liberação de caspases) e resistência à insulina por formação de espécies reativas de oxigênio (EROS) via JNK (c-*jun N-terminal kinases*). As dietas ricas em gorduras reduzem *Bifidobacterium, Eubacterium, Clostridium coccoides* e *Bacteroides*, que proporcionam aumento de LPS sérico, acúmulo de tecido adiposo, resistência à insulina e DM2.
4. Os metabólitos derivados da oxidação de ácidos graxos (Acilcarnitinas, Acl-CoA de cadeia longa, ceramidas e diacilgliceróis) promovem resistência à insulina.

Os efeitos negativos da gordura saturada na resistência à insulina são mais evidentes quando sua ingestão ultrapassa 10% do valor calórico total diário.

Quantidade e qualidade da gordura dietética afeta a composição da MI. Uma dieta *plant-based*, baixa em gordura, aumenta a população de *Bifidobacterium*. O consumo de gorduras poli e monoinsaturadas aumenta a relação Firmicutes/Bacteroidetes (F/B), além de aumentar bactérias produtoras de ácido lático *Bifidobacterium* e *Akkermansia muciniphila*.[14] O consumo de nozes aumenta Ruminococcaceae e *Bifidobacterium*, além de reduzir *Clostridium* spp.

Por sua vez, o consumo de gordura saturada aumenta *Bilophila* e reduz *Bifidobacterium*.[14] Essa mudança tem efeito indutor de inflamação (induz a produção de citocinas como IL-1, IL-6 e TNF-α) e desordens metabólicas.[17] O elevado consumo de gordura saturada e de gordura trans aumenta o risco cardiovascular e reduz Bacteroidetes, *Bacteroides, Prevotella, Lactobacillus* spp. e *Bifidobacterium* spp.

O uso de ômega-3 aumenta *Bifidobacterium, Adlercreutzia, Lactobacillus* e *Akkermansia muciniphila*.

Polifenóis

Os polifenóis são metabólitos de plantas que, quando ingeridos, aumentam *Bifidobacterium* e *Lactobacillus*, e promovem efeito anti-inflamatório e protetor cardiovascular.[14]. Alimentos ricos em polifenóis incluem frutas, chás, cacau, sementes e vinho, assim como diversos alimentos de origem vegetal.

Os polifenóis têm ação contra o câncer, obesidade, doença cardiovascular, osteoporose e apresentam ação anti-inflamatória.

Diversidade da microbiota

Uma menor diversidade da MI é observada na obesidade, DII e dietas com base em carne.

Estudos sugerem que ter a microbiota diversificada é tão importante quanto ter uma microbiota abundante, pois, em casos de estresse metabólico, diferentes bactérias podem cumprir a função das que foram perdidas. Os enterotipos de *Bacteroides* estão associados à ingestão de proteína animal, variedade de aminoácidos e gordura saturada, enquanto os de *Prevotella* estão associados à ingestão de carboidratos.

Há benefícios na adoção da alimentação vegetariana estrita para a microbiota, com maior diversidade de cepas e redução de bactérias mais patogênicas, o que reduz os níveis de inflamação e aumenta a produção de AGCCs.[18,19]

Influência dos pós-bióticos na saúde humana

A escolha das proporções ingeridas de macronutrientes e fibras, como vimos anteriormente, modifica a MI, pois cada tipo de bactéria tem capacidade específica de metabolização de substratos. Como bactérias diferentes produzem substâncias diferentes, a mudança do microbioma, consequentemente, cursa com mudanças nas substâncias presentes no intestino e que são absorvidas pelo organismo. A adoção de uma dieta com base em plantas incrementa a ingestão de elementos protetores, e já são bem-documentados os efeitos desses metabólitos bacterianos relacionados a sua função anti-inflamatória, imunomoduladora, assim como seus efeitos sistêmicos, como a ação antiobesogênica, anti-hipertensiva, hipocolesterolêmica, antiproliferativa e antioxidante. Esse efeito pós-biótico pode modular a expressão gênica, o metabolismo e a função intestinal. Vamos conhecer esses compostos.

Ácidos graxos de cadeia curta

Os AGCCs, como acetato, propionato e butirato são metabólitos microbianos produzidos por fermentação de fibras e outros carboidratos (e uma pequena fração pode ser produzida pela fermentação proteica) e são substratos para manter os colonócitos nutridos. Os AGCCs atuam na manutenção da barreira intestinal e previnem endotoxemia, assim como seus efeitos inflamatórios secundários.

Sua produção é abundante em indivíduos que seguem uma dieta *plant based* e, além disso, quando um onívoro passa a adotar uma dieta mediterrânea rica em frutas e hortaliças, ocorre aumento importante na produção de AGCCs[20] (Quadro 42.2).

Quadro 42.2. Produção de ácidos graxos de cadeia curta mediados pela microbiota intestinal

Metabólito produzido	*Principais bactérias*
Acetato	*Akkermansia muciniphila, Bifidobacterium* spp., *Prevotella* spp., *Bacteroides* spp.
Propionato	*Bacteroides* spp.
Butirato	*Coprococcus, Clostridium Cluster* XIVa, IV e XVI

Fonte: Adaptado de De Filippis F et al. High-level adherence to a Mediterranean diet beneficially impacts the gut microbiota and associated metabolome. Gut. 2016;65(11):1812-21.

Das bactérias mencionadas, *Clostridium Cluster* XIVa, IV e XVI são as maiores produtoras de butirato e estão positivamente correlacionadas com o consumo de alimentos vegetais.

É bastante documentado o efeito protetor dos AGCCs em diferentes doenças, como DM2, DII e doenças autoimunes. Os AGCCs promovem imunidade contra patógenos, são importantes para a função da micróglia, maturação e controle da integridade da barreira hematoencefálica. Eles também aumentam a termogênese, têm efeito na prevenção e tratamento da obesidade.[21] O propionato serve como substrato para a gliconeogênese no fígado e intestino, enquanto o butirato é a maior fonte de carbono para os colonócitos, tem ação na motilidade intestinal, produção de muco, barreira celular, homeostase imunológica e no gradiente de oxigenação de mucosa.

Assim, a fibra dietética e os carboidratos afetam a produção de AGCCs pela modificação do microbioma. Alimentos vegetais integrais têm forte potencial de modulação da saúde.

Um estudo[22] avaliou o impacto de uma alimentação ovolactovegetariana adotada por 15 voluntários onívoros, durante 3 meses, na diversidade da microbiota e no sistema imune. O estudo mostrou que a composição da dieta e a duração do seguimento têm impacto no balanço pró e anti-inflamatório na microbiota e sistema imune. Houve aumento de gêneros e de espécies produtoras de butirato e de bactérias probióticas em curto período de adoção da dieta. Também ocorreu aumento de bactérias associadas com maior produção de imunoglobulina A (IgA) (fator de proteção da mucosa).

Fitoestrogênios

Fitoestrogênios são polifenóis derivados de plantas que interagem com receptores estrogênicos, podendo ter ação agonista ou antagonista. A maioria dos polifenóis que chega ao intestino tem apenas 1% de biodisponibilidade, e estudos sugerem que sua ativação biológica demanda integração com o microbioma.

Nem todas as bactérias atuam no metabolismo de polifenóis. As bactérias já reconhecidas como responsáveis pela conversão de polifenóis em equol, urolitina e enterolignanas incluem *Bifidobacterium, Lactobacillus* spp., Coriobacteriaceae, *Clostridium* spp., *Bacteroides* e *Saccharomyces*.

A interação dos polifenóis com o microbioma é bidirecional. A microbiota produz metabólitos de polifenóis que servem como prebióticos para bactérias intestinais. Esses metabólitos, especialmente a urolitina, promovem o crescimento de *Lactobacillus* e *Bifidobacterium*.

Vitaminas

O microbioma é capaz de produzir diversas vitaminas, como indicado no Quadro 42.3; no entanto, ainda não está claro se essas vitaminas serão realmente absorvidas e utilizadas pelo corpo humano.[23]

Quadro 42.3. Produção de vitaminas mediadas pela microbiota intestinal

Bactéria	*Vitamina produzida*
Bifidobacterium	K, B12, biotina, folato, tiamina
Bacillus subtilis e *Escherichia coli*	B2
Lactobacillus	B12 e outras vitaminas do complexo B

Fonte: Adaptado de LeBlanc JG et al. Bacteria as vitamin suppliers to their host: a gut microbiota perspective. Curr Opin Biotechnol. 2013;24(2):160-8.

Isotiocianatos

Os isotiocianatos são compostos oriundos dos glucosinolatos, presentes em vegetais como as crucíferas (brócolis, couve, couve-flor, repolho e couve-de-bruxelas). Eles têm ação citoprotetora e antioxidante, além de atuar na regulação da expressão gênica e apresentar efeito antiaterosclerótico e antineurodegenerativo.[24]

A conversão de glucosinolatos em isotiocianatos é feita pela enzima mirosinase, ativada quando o vegetal é cortado. Algumas bactérias têm sua própria secreção de mirosinase, como *Escherichia coli,* algumas espécies de *Bacteroides* e *Enterococcus, Lactobacillus agilis, Peptostreptococcus* spp. e *Bifidobacterium* spp.[25] Por isso, uma microbiota mais saudável otimiza a formação de isotiocianatos.

Ligantes de receptores aryl-hidrocarbono

Os ligantes de receptores aryl-hidrocarbonos são derivados do consumo de plantas, especialmente das crucíferas, após interação com a MI, e desempenham importante função na manutenção do sistema imune intestinal e de sua homeostase.

Uma dieta de maior teor de gordura afeta negativamente a microbiota, de modo a reduzir sua diversidade, promover inflamação, aumentar permeabilidade e, consequentemente, ocasionar síndrome metabólica. A suplementação de *Lactobacillus* pode minimizar esses danos.

A redução de ligantes de receptores aryl-hidrocarbonos também compromete a manutenção dos linfócitos intraepiteliais e o controle da carga de composição microbiana, o que resulta em ativação imune e dano epitelial.

Sais biliares secundários e coprostanol

Um grupo distinto de pós-bióticos são os metabólitos do colesterol. Várias cepas de bactérias isoladas do intestino ou das fezes podem converter o colesterol em coprostanol, que é fracamente absorvido pelo intestino. Dessa forma, ao desfavorecer o ciclo entero-hepático de colesterol, há uma redução dos níveis séricos, fator de proteção contra doenças cardiovasculares.

A ingestão elevada de gordura aumenta sua concentração no intestino, assim como a de ácidos biliares que atingem o cólon. A MI produz diacilglicerol, oriundo de gordura poli-insaturada, e converte ácidos biliares primários em secundários, alterando a circulação entero-hepática de ácidos biliares e a absorção de gordura no intestino delgado.

Por seu turno, os ácidos biliares sintetizados a partir do colesterol são convertidos pela microbiota em ácidos biliares secundários, encontrados em diversos tecidos e nas fezes. Os estudos indicam que os ácidos biliares secundários estão envolvidos no equilíbrio entre a saúde e a doença, sendo associados às DII e ao câncer de fígado e cólon.

N-Óxido de trimetilamina

Entre diversos compostos pós-bióticos, talvez o TMAO seja um dos que apresentam maior destaque em termos de repercussões metabólicas e prognóstico para desfechos cardiovasculares.

Os estudos são contundentes em demonstrar que vegetarianos apresentam menor incidência de doenças cardiovasculares e que a adoção de uma dieta *plant-based* é capaz de reduzir o diâmetro da estenose coronariana já estabelecida.[26] As explicações metabólicas para esses achados, até alguns anos atrás, os atribuíam à redução de gordura saturada e trans da dieta, à melhora no perfil lipídico e à sensibilidade à insulina, ao melhor perfil antioxidante e inflamatório, à capacidade aumentada em vasodilatação e de controle pressórico, ao menor estado adrenérgico, assim como a possíveis mudanças de estilo de vida. As pesquisas referentes ao TMAO trouxeram mais elementos para o entendimento dos desfechos mais favoráveis no grupo vegetariano.

A formação de TMAO é dependente de diversas etapas: ingestão de substrato; metabolização pela microbiota; absorção; e produção hepática do TMAO. Vamos entender essas etapas:

1. Ingestão de substrato.

A carnitina, fosfatidilcolina e colina são precursores do TMAO e estão presentes em maior quantidade em produtos de origem animal, como ovos, laticínios e carnes. Os peixes e feijões apresentam menor quantidade desses precursores.

2. Metabolização pela microbiota e absorção de trimetilamina.

A microbiota, por meio da enzima trimetilamina-liase, converte colina, fosfatidilcolina e carnitina em trimetilamina (TMA). O consumo de carne aumenta a proliferação de algumas espécies de *Bacteroides, Alistipes, Ruminococcus,* Clostridia e *Bilophila,* enquanto reduz *Bifidobacterium*, favorecendo a produção de TMA. O microbioma dos vegetarianos é diferente do dos onívoros, o que reduz significativamente a capacidade de produzir TMA.

3. Produção hepática de TMAO.

A trimetilamina é convertida pelas flavinas mono-oxigenases hepáticas em TMAO. Vegetarianos têm níveis séricos bem mais baixos de TMAO do que onívoros e produzem significativamente menos TMAO após a ingestão de carnitina.[27] As concentrações plasmáticas de TMAO parecem ser similares em veganos e ovolactovegetarianos.

O TMAO exerce efeitos negativos no metabolismo humano e está associado ao aumento do risco cardiovascular, desordens neurológicas e inflamação intestinal. O TMAO reduz o transporte reverso de colesterol e desregula os receptores de limpeza (*scavenger*) pró-aterogênicos. No contexto dos quadros demenciais, o TMAO está associado com a doença de Alzheimer (DA) e sua presença no plasma aumenta a incidência de eventos trombóticos, por aumentar a responsividade plaquetária aos múltiplos agonistas de coagulação, uma vez que aumenta a sensibilização de estímulos dependentes de cálcio. Níveis mais elevados de TMAO em jejum reduzem o efeito antiagregante plaquetário da aspirina.

Um estudo[28] demonstrou que vegetarianos, comparados com onívoros, têm níveis plasmáticos mais baixos de TMAO. Após suplementação de 450 mg de colina por dia, durante 2 meses, tanto vegetarianos como onívoros tiveram um aumento dos níveis de TMAO, sendo esse aumento de 10 vezes no grupo vegetariano e 14 vezes no grupo onívoro em relação aos valores basais. Após 1 mês de uso de aspirina (81 mg/dia), com concomitante suplementação de colina, foi demonstrado que o TMAO foi capaz de aumentar a capacidade de agregação plaquetária nos onívoros.

A adoção de uma dieta mediterrânea, especialmente vegetariana, assim como o aumento no consumo de vegetais, reduz os níveis de TMAO ao inibir as enzimas necessárias para converter TMA em TMAO já que há mudança na composição da microbiota. Em média, 25% dos metabólitos do plasma são diferentes entre vegetarianos e não vegetarianos.

Uma revisão sistemática e metanálise apontou correlação direta entre a elevação dos níveis séricos de TMAO e diversas condições clínicas, demonstrando aumento de 2,05 vezes no risco de eventos cardiovasculares maiores e de 3,42 vezes na mortalidade por todas as causas.[29]

No contexto do risco cardiovascular, as dietas mediterrâneas (com baixo consumo de produtos de origem animal) e vegetariana são as que expressam melhor perfil metabólico cardiovascular, representado pelo aumento na produção AGCCs, redução da produção de TMAO e ácidos biliares secundários. Esses efeitos estão associados ao aumento de alguns grupos bacterianos (*Prevotella, Faecalibacterium prausnitzii, Clostridium cluster* XIVa, *Roseburia, Ruminococcus, Parabacteroides distasonis*) e à redução de outros (*Bilophila wadsworthia, Alistipes putredinis, Escherichia coli*).[30]

Conclusões

A microbiota está associada à etiologia e piora da progressão clínica de diversas condições metabólicas, como obesidade, esteatose hepática não alcoólica, doenças cardiovasculares, resistência periférica à insulina, DM2 e câncer.

O maior consumo de carboidratos, especialmente complexos, e a menor ingestão de gorduras totais, especialmente saturada, trazem um melhor perfil bacteriano associado à otimização da função metabólica humana.

As dietas vegetarianas podem ser heterogêneas quanto à distribuição de macronutrientes e à escolha por alimentos integrais ou refinados, mas, quando comparadas à dieta onívora, tendem a trazer uma composição mais rica em carboidratos, fibras e polifenóis, além de menor teor de gordura, proteína, colina e fosfatidilcolina. Esse perfil é bastante benéfico à modulação do microbioma.

A adoção de uma dieta vegetariana *plant-based* preserva o melhor perfil de modulação do microbioma.

Referências bibliográficas

1. David LA et al. Diet rapidly and reproducibly alters the human gut microbiome. Nature. 2014;505(7484):559-63.
2. Hills RD Jr. et al. Gut microbiome: profound implications for diet and disease. Nutrients. 2019;11(7).
3. Slywitch E. The IVU vegan nutrition guide for adults. Department of Medicine and Nutrition. International Vegetarian Union (IVU); 2022.
4. Sidhu SRK et al. Effect of plant-based diets on gut microbiota: a systematic review of interventional studies. Nutrients. 2023;15(6).
5. Shen X et al. Plant-based diets and the gut microbiome: findings from the Baltimore Longitudinal Study of Aging. Am J Clin Nutr. 2024;119(3):628-38.
6. Barrett HL et al. A vegetarian diet is a major determinant of gut microbiota composition in early pregnancy. Nutrients. 2018;10(7).
7. Papamichou D, DB, Panagiotakos DB, itsiopoulos C. Dietary patterns and management of type 2 diabetes: a systematic review of randomised clinical trials. Nutr Metab Cardiovasc Dis. 2019;29(6):531-43.
8. Chiavaroli L et al. Effect of low glycaemic index or load dietary patterns on glycaemic control and cardiometabolic risk factors in diabetes: systematic review and meta-analysis of randomised controlled trials. Bmj. 2021;374:1651.
9. Karlsson FH et al. Gut metagenome in European women with normal, impaired and diabetic glucose control. Nature. 2013;498(7452):99-103.
10. Ten Bruggencate SJ et al. Dietary fructooligosaccharides affect intestinal barrier function in healthy men. J Nutr. 2006;136(1):70-4.
11. Zimmer J et al. A vegan or vegetarian diet substantially alters the human colonic faecal microbiota. Eur J Clin Nutr. 2012;66(1):53-60.
12. Zinocker MK. Lindseth IA. The western diet-microbiome-host interaction and its role in metabolic disease. Nutrients. 2018;10(3).
13. Tantamango-Bartley Y et al. Vegetarian diets and the incidence of cancer in a low-risk population. Cancer Epidemiol Biomarkers Prev. 2013;22(2):286-94.

14. Singh RK et al. Influence of diet on the gut microbiome and implications for human health. J Transl Med. 2017;15(1):73.
15. Alvarenga L et al. Production of toxins by the gut microbiota: the role of dietary protein. Curr Nutr Rep. 2024;13(2):340-50.
16. Estadella D et al. Lipotoxicity: effects of dietary saturated and transfatty acids. Mediators Inflamm. 2013;2013:137579.
17. Lee YK. Effects of diet on gut microbiota profile and the implications for health and disease. Biosci Microbiota Food Health. 2013;32(1):1-12.
18. Glick-Bauer M, Yeh MC. The health advantage of a vegan diet: exploring the gut microbiota connection. Nutrients, 2014;6(11):4822-38.
19. Ruengsomwong S et al. Microbial community of healthy thai vegetarians and non-vegetarians, their core gut microbiota, and pathogen risk. J Microbiol Biotechnol. 2016;26(10):1723-35.
20. De Filippis F et al. High-level adherence to a mediterranean diet beneficially impacts the gut microbiota and associated metabolome. Gut. 2016;65(11):1812-21.
21. Canfora EE et al. Gut microbial metabolites in obesity, NAFLD and T2DM. Nat Rev Endocrinol. 2019;15(5):261-73.
22. Zhang C et al. Impact of a 3-Months vegetarian diet on the gut microbiota and immune repertoire. Front Immunol. 2018;9:908.
23. LeBlanc JG et al. Bacteria as vitamin suppliers to their host. a gut microbiota perspective. Curr Opin Biotechnol. 2013;24(2):160-8.
24. Derrien M, Veiga P. Rethinking diet to aid human-microbe symbiosis. Trends Microbiol. 2017;25(2):100-12.
25. Tian S et al. Microbiota: a mediator to transform glucosinolate precursors in cruciferous vegetables to the active isothiocyanates. J Sci Food Agric. 2018;98(4):1255-60.
26. Ornish D et al. Intensive lifestyle changes for reversal of coronary heart disease. JAMA. 1998;280(23):2001-7.
27. Koeth RA et al. Intestinal microbiota metabolism of L-carnitine, a nutrient in red meat, promotes atherosclerosis. Nat Med. 2013;19(5):576-85.
28. Zhu W et al. Gut microbe-generated trimethylamine n-oxide from dietary choline is prothrombotic in subjects. Circulation, 2017;135(17):1671-3.
29. Guasti L et al. TMAO as a biomarker of cardiovascular events: a systematic review and meta-analysis. Intern Emerg Med. 2021;16(1):201-7.
30. Tindall AM, Petersen KS, Kris-Etherton PM. Dietary patterns affect the gut microbiome-the link to risk of cardiometabolic diseases. J Nutr. 2018;148(9):1402-7.

43

Impactos Ambientais e Defensivos na Microbiota Intestinal

Ilanna Marques
Dan L. Waitzberg

Com o crescimento populacional, o uso de pesticidas se intensificou para aumentar a produtividade agrícola. Embora os pesticidas tragam benefícios econômicos, estudos associam a exposição a eles a doenças metabólicas, distúrbios endócrinos, imunológicos, reprodutivos e até câncer. A microbiota intestinal (MI), essencial à saúde do hospedeiro, pode ser impactada por esses compostos, sofrendo alterações em sua composição e função. Assim, cresce o interesse sobre o papel da microbiota na toxicidade induzida por agrotóxicos (AGTox) e defensivos.[1]

O presente capítulo tem como objetivo explorar as inter-relações entre a MI e o uso de AGTox. Para isso, abordaremos, de forma sucinta, a complexidade e a diversidade da microbiota e descreveremos os principais tipos de AGTox utilizados e sua prevalência na agricultura moderna. Em seguida, discutiremos as formas de exposição humana a esses compostos e apresentaremos os achados mais recentes da literatura que indicam alterações na composição microbiana intestinal e possíveis implicações clínicas. Por fim, serão analisados casos específicos relacionados aos efeitos do glifosato e dos organofosforados sobre a microbiota.

Descrição da microbiota intestinal

A MI consiste em um ecossistema complexo e dinâmico cujas diversidade e composição influenciam a saúde humana. A MI é composta por trilhões de micro-organismos, dispostos em centenas de espécies que incluem bactérias, fungos, vírus, archaea e protozoários que coexistem no trato gastrointestinal (TGI) humano em relação simbiótica.[2] Os micro-organismos se distribuem ao longo do TGI com maior prevalência no intestino grosso. A MI pode influenciar vários aspectos da fisiologia humana, desde a digestão dos alimentos até a regulação do sistema imunológico. Além disso, a MI saudável contribui para a defesa contra micro-organismos enteropatogênicos, reforço da barreira mucosa intestinal, produção de vitaminas e outros metabólitos importantes para nossa saúde.[3] Em troca, o hospedeiro fornece um ambiente nutritivo e protegido. A manutenção da normobiose – estado de equilíbrio funcional da MI – depende de uma série de hábitos e condições favoráveis. Entre eles, destacam-se uma alimentação equilibrada, prática regular de atividade física, sono de qualidade, boas condições de higiene, além da ausência de tabagismo e do consumo excessivo de álcool. Adicionalmente, a exposição reduzida a medicamentos como antibióticos, antidepressivos e quimioterápicos também é fundamental. A presença de um ou mais desses fatores de risco pode comprometer a composição microbiana intestinal, favorecendo o desenvolvimento de disbiose. Nessa condição, perdem-se os benefícios estruturais, metabólicos e imunológicos anteriormente citados e cria-se um ambiente propício para o desenvolvimento de uma série de enfermidades que incluem obesidade, doenças inflamatórias intestinais (DII) e condições neurológicas.[4-7]

Dada a importância da MI, há um crescente interesse científico em compreender os fatores ambientais capazes de influenciar sua composição e função. Entre esses fatores, destaca-se a exposição a AGTox, amplamente empregados na agricultura moderna para o controle de pragas.

Agrotóxicos, modos de ação e risco de exposição

AGTox, ou pesticidas, englobam substâncias químicas utilizadas para controlar, repelir ou eliminar pestes, doenças e ervas daninhas.[8,9] No entanto, embora sejam direcionados a organismos específicos, muitos desses compostos também podem afetar organismos não alvo, incluindo micro-organismos benéficos que compõem a MI humana.[10] Cada classe de pesticida tem um modo de ação característico, voltado a um grupo específico de organismos: herbicidas, como o glifosato, atuam inibindo enzimas essenciais ao crescimento vegetal; inseticidas, como os organofosforados, interferem no sistema nervoso dos insetos; e fungicidas têm como alvo o crescimento e a viabilidade de fungos.[11-13]

A exposição a esses compostos pode afetar diretamente agricultores e trabalhadores rurais envolvidos na aplicação ou no manuseio de pesticidas. No entanto, os efeitos nocivos vão além do ambiente ocupacional. O uso excessivo e inadequado dessas substâncias pode resultar na contaminação da rizosfera – a zona do solo ao redor das raízes –, de pastagens, fontes hídricas e, consequentemente, da cadeia alimentar humana. Após sua aplicação, os pesticidas podem ser carreados, pela chuva ou irrigação, para rios, lagos e lençóis freáticos, comprometendo a qualidade da água potável. Animais que se alimentam de pastos contaminados podem acumular resíduos em seus tecidos, os quais podem ser transferidos aos seres humanos por meio do consumo de carne ou leite. A ingestão direta de alimentos contaminados constitui outra via importante de exposição.

Dada a ampla utilização dos pesticidas na agricultura contemporânea, sua presença no ambiente e nos alimentos é considerada, muitas vezes, inevitável. Ainda que existam práticas de segurança e regulamentações rigorosas, a completa eliminação do risco de exposição humana continua sendo um desafio significativo.

Vale destacar que, em virtude da ampla disseminação dos AGTox na agricultura moderna e de seu uso generalizado, a exposição humana é, frequentemente, considerada inevitável. Mesmo diante de regulamentações atuais e da adoção de práticas de segurança, a eliminação total do risco de contato com esses compostos, seja no ambiente, seja ao longo da cadeia alimentar, mostra-se um desafio considerável.

Mecanismos pelos quais os agrotóxicos influenciam a microbiota intestinal

Os estudos sobre a relação entre AGTox e MI são realizados em diferentes modelos, que incluem ensaios *in vitro, in vivo* e estudos de coorte. Os estudos *in vitro* envolvem a exposição de culturas de bactérias aos AGTox e a sua avaliação sobre o crescimento e a função microbiana. Já os estudos *in vivo* envolvem a exposição de animais aos AGTox, com posterior análise da composição e função da MI. Embora forneçam informações valiosas, esses modelos nem sempre refletem os efeitos observados em humanos. Por sua vez, os estudos de coorte, considerados mais relevantes do ponto de vista clínico, acompanham indivíduos ao longo do tempo com o objetivo de correlacionar a exposição a AGTox com alterações na composição e na função da microbiota. No entanto, esse tipo de estudo tende a ser mais complexo, demorado, de custo elevado e envolve o acompanhamento de pessoas ao longo do tempo para avaliar a relação entre a exposição a AGTox e MI.

Os AGTox, por distintos mecanismos, podem perturbar o delicado equilíbrio da composição da MI, o que pode resultar no aumento de bactérias potencialmente patogênicas, como *Escherichia coli, Salmonella* spp. e *Clostridium difficile* (CD), ao mesmo tempo que reduzem populações benéficas como *Bifidobacterium, Lactobacillus* e *Bacteroides*.[11,14]

Recente revisão compilou os efeitos dos AGTox sobre a MI, conforme apresentado no Quadro 43.1.[1]

Quadro 43.1. Impacto dos agrotóxicos na composição e função da microbiota intestinal

Composto	*Impacto na composição e função de microbiota intestinal*
Clorpirifós	Aumento de Proteobacteria, redução de Bacteroidetes; impacto significativo na resistência à insulina e obesidade em modelo de camundongos
Pesticidas organoclorados (p,p'-diclorodifenildicloroetileno; β-hexaclorociclo-hexano)	Alterações significativas na composição do microbioma intestinal; efeitos prolongados no metabolismo de ácidos biliares
Organofosforados, glifosato, piretroides	Composição alterada da microbiota intestinal, com desequilíbrio entre Firmicutes, Bacteroidetes e *Lactobacilli*
Piretroide (deltametrina, cipermetrina e permetrina)	Redução de *Butyricimonas*, Prevotellaceae, *Anaerococcus, Pseudorhodobacter* Aumento de *Wolbachia, Chryseobacterium* e *Pseudomonas*
Carbendazim	Redução na riqueza e diversidade microbiana Redução de Bacteroidetes e aumento de Firmicutes, Proteobacteria e Actinobacteria

Fonte: Adaptado de Ali A, AlHussaini KI. Pesticides: unintended impact on the hidden world of gut microbiota. Metabolites. 2024;14(3):155.

Os AGTox podem influenciar a MI por meio de mecanismos diretos e indiretos, descritos a seguir.

Mecanismos diretos

a. **Ação Antibacteriana:** alguns AGTox apresentam propriedades antibacterianas, podendo inibir o crescimento de determinadas cepas microbianas.[11]

b. **Interferência Metabólica:** muitos AGTox atuam sobre vias metabólicas específicas. O glifosato, por exemplo, inibe a enzima 5-enolpiruvilshiquimato-3-fosfato sintase (EPSPS), essencial para a biossíntese de aminoácidos aromáticos em plantas e em vários micro-organismos. Estudos em animais demonstram que essa interferência pode favorecer o crescimento de bactérias patogênicas, como *Clostridium* spp., ao mesmo tempo que reduz bactérias benéficas, como *Lactobacillus* spp.[12,14,15] Já os organofosforados, cuja ação principal é a inibição da acetilcolinesterase no sistema nervoso, também demonstraram impacto negativo sobre a microbiota em modelos animais, como a redução da diversidade bacteriana e o aumento de micro-organismos associados a processos inflamatórios.[10]

c. **Alteração do pH Intestinal**: alguns AGTox podem alterar o pH do ambiente intestinal, favorecendo o crescimento de certos micro-organismos em detrimento de outros.[11]

Mecanismos indiretos

a. **Danos à mucosa intestinal:** a exposição aos AGTox pode causar inflamação ou lesões na mucosa intestinal, comprometendo o microambiente onde os micro-organismos residem. Uma mucosa lesada torna-se mais vulnerável à colonização por patógenos oportunistas.[10]

b. **Alteração da motilidade intestinal:** a exposição a certos AGTox pode afetar a motilidade intestinal, podendo ocasionar condições clínicas como constipação ou diarreia. Isso interfere no tempo de permanência do conteúdo alimentar no TGI e, consequentemente, na disponibilidade de substratos para a microbiota.[11]

c. **Efeitos imunológicos**: o sistema imunológico interage intimamente com a microbiota. Os AGTox que afetam a resposta imune podem, indiretamente, influenciar a composição da microbiota.[2,10] Uma resposta imunológica exacerbada, por exemplo, pode induzir a produção excessiva de peptídeos antimicrobianos de modo a comprometer o equilíbrio microbiano.

d. **Impacto sobre a dieta**: os AGTox que afetam a disponibilidade, qualidade ou diversidade de alimentos podem ocasionar mudanças na dieta – fator determinante na composição da MI.[3]

As alterações na MI induzidas por AGTox podem gerar consequências significativas para a saúde humana, especialmente nos seguintes aspectos:

Resposta imune: a MI contribui no treino e na regulação do sistema imunológico. A disbiose pode deflagrar uma resposta imune hiperativa ou inadequada. Por exemplo, a redução de bactérias que produzem ácidos graxos de cadeia curta (AGCCs), como *Faecalibacterium prausnitzii* e *Eubacterium rectale*, pode reduzir a produção de substâncias anti-inflamatórias no intestino.[3]

Metabolismo: a MI participa da digestão de fibras dietéticas e da produção de AGCCs que servem de fonte energética para os enterócitos e exercem efeitos benéficos no metabolismo sistêmico. A disbiose pode comprometer a extração de energia dos alimentos, influenciar o acúmulo de gordura corporal e favorecer o desenvolvimento da obesidade.[3] Além disso, alterações na composição microbiana intestinal podem afetar a regulação da glicemia e a resistência à insulina, o que aumenta o risco de desenvolver diabetes *mellitus* tipo 2 (DM2). Alguns metabólitos produzidos pela MI em disbiose podem alterar níveis de colesterol e promover inflamação sistêmica, ambos fatores de risco para doenças cardiometabólicas. Adiciona-se que a disbiose pode promover processos inflamatórios e a produção de compostos carcinogênicos no intestino.

Relações entre agrotóxicos, alterações da microbiota intestinal e o eixo intestino-microbiota-cérebro

Como já mencionado, os AGTox podem impactar diretamente a composição e a função da MI por meio de mecanismos diretos e indiretos. A MI é capaz de metabolizar componentes alimentares e produzir diversos metabólitos que incluem AGCCs, neurotransmissores e outros compostos bioativos.[3]

Os AGCCs, como o butirato, produzidos principalmente pela fermentação bacteriana de fibras dietéticas, têm propriedades anti-inflamatórias e são essenciais para a integridade e saúde da mucosa intestinal. Além disso, certas bactérias intestinais são capazes de sintetizar neurotransmissores, como a serotonina (5-HT) e o ácido gama-aminobutírico (GABA), que desempenham papéis importantes na regulação do humor e do comportamento.[4,5]

O eixo intestino-microbiota-cérebro refere-se à comunicação bidirecional entre o intestino e o cérebro. Esse eixo envolve os sistema nervoso, imunológico e endócrino, além da MI.[5,6,16] Quando a composição microbiana é alterada pela exposição a AGTox, esse eixo pode ser desregulado de modo a promover uma cascata de efeitos metabólicos, inflamatórios, neurológicos e clínicos. Entre os principais distúrbios observados, estão as alterações na produção de AGCCs e de neurotransmissores que influenciam diretamente os sinais enviados por vias neurais, como o nervo vago, entre o intestino e o cérebro.

A disbiose também pode aumentar a permeabilidade intestinal de modo a facilitar a translocação de bactérias e toxinas para a corrente sanguínea, o que contribui para processos inflamatórios sistêmicos. Esses mecanismos, em conjunto, têm sido associados ao desenvolvimento de distúrbios neuropsiquiátricos, como depressão e ansiedade, bem como a doenças neurodegenerativas, como as doenças de Parkinson (DP) e de Alzheimer (DA).[6,7,16]

Glifosato – um caso particular

O glifosato é um inibidor da enzima EPSPS, essencial na via do shikimato. Essa via metabólica é responsável pela biossíntese de aminoácidos aromáticos, como triptofano, fenilalanina e tirosina, em plantas e diversos micro-organismos, mas está ausente em animais.[13,17] O triptofano, por sua vez, é um aminoácido essencial que atua como precursor de diversos metabólitos bioativos no organismo humano, sendo a 5-HT um dos mais relevantes. Esse neurotransmissor está envolvido na regulação do humor, apetite, sono e outras funções fisiológicas.[4]

A síntese de 5-HT envolve a conversão do triptofano em 5-hidroxitriptofano (5-HTP) pela enzima triptofano hidroxilase, seguida pela conversão de 5-HTP em 5-HT pela enzima descarboxilase de aminoácidos aromáticos.[4] A inibição da EPSPS nos micro-organismos intestinais causada pelo glifosato pode reduzir a disponibilidade de triptofano, comprometendo esse processo. Experimentalmente, observou-se que o glifosato pode interferir no metabolismo microbiano, o que provoca a diminuição da produção de triptofano.[14]

Há evidências experimentais que apontam para possíveis implicações clínicas dessa interferência. Em estudos com roedores, a exposição ao glifosato resultou em alterações na produção de metabólitos pela microbiota, com potenciais efeitos neurológicos. Em sapos, a exposição a AGTox provocou modificações na MI e aumento da inflamação intestinal.[18] Em peixes, os AGTox têm mostrado alterar o comportamento e a neuroquímica, sendo esse efeito possivelmente mediado por mudanças na MI. Já em roedores, a exposição a AGTox foi associada a comportamentos sugestivos de depressão e ansiedade por alterações no eixo intestino-microbiota-cérebro.[6,16]

Em humanos, considera-se que a redução da disponibilidade de triptofano possa comprometer a síntese de 5-HT, contribuindo, em potencial, para distúrbios relacionados a esse neurotransmissor, como depressão, ansiedade e alterações do sono. Além disso, o triptofano também é convertido em outros metabólitos, como quinurenina e ácido quinurênico, que desempenham funções relevantes nos sistemas imunológico e nervoso.[4,19]

Outros contaminantes ambientais e seus efeitos sobre a microbiota

Os metais pesados, embora amplamente reconhecidos como poluentes ambientais, ainda têm seus efeitos diretos sobre a toxicidade intestinal pouco compreendidos. A MI exerce um papel fundamental na modulação da resposta a esses compostos, podendo atenuar ou, em alguns casos, potencializar seus impactos. Certas bactérias intestinais, por exemplo, são capazes de converter formas altamente tóxicas de metais, como o arsênio, em variantes menos prejudiciais. No entanto, a exposição crônica a esses elementos pode gerar desequilíbrios na microbiota, o que favorece o crescimento de micro-organismos associados a processos inflamatórios e doenças crônicas, como é o caso do gênero *Citrobacter*.

Estudos em modelos animais demonstram que a exposição a metais como arsênio, cádmio, chumbo, cromo e mercúrio está associada a alterações metabólicas importantes e ao desenvolvimento de disbiose. Esses efeitos incluem a redução de compostos benéficos, como AGCCs, vitaminas e metabólitos anti-inflamatórios, além do aumento de marcadores pró-inflamatórios, como os lipopolissacarídeos (LPSs). Apesar dos avanços na área, ainda são necessários estudos mais aprofundados para elucidar os mecanismos específicos pelos quais esses metais interferem na microbiota e contribuem para o desenvolvimento de doenças sistêmicas.[1]

Microbiota intestinal, pesticidas e saúde reprodutiva

A saúde reprodutiva pode estar intimamente relacionada à composição e à função da MI, uma vez que esta desempenha papel crucial na modulação do sistema imunológico. Um desequilíbrio imunológico pode comprometer a implantação embrionária e a manutenção da gestação.[2,20] Adiciona-se que a MI está envolvida na reciclagem de estrogênios, e a disbiose pode perturbar o equilíbrio hormonal de modo a afetar potencialmente processos como a ovulação e a função testicular.[21]

Os AGTox podem influenciar a fertilidade feminina e masculina. No caso das mulheres, alguns desses compostos atuam como disruptores endócrinos, capazes de mimetizar ou bloquear a ação hormonal, afetando a ovulação, o ciclo menstrual e a qualidade dos óvulos. Associada a essas alterações, a exposição a AGTox pode modificar a microbiota vaginal, elemento fundamental para um ambiente reprodutivo saudável.[20,21] Em homens, alguns AGTox podem causar danos diretos aos testículos de modo a afetar a espermatogênese e reduzir a contagem de espermatozoides.[21] Além disso, os disruptores endócrinos presentes nesses compostos podem reduzir a produção de testosterona e de outros hormônios essenciais à função reprodutiva masculina.[21] Importante ressaltar que a exposição contínua a AGTox, mesmo em doses consideradas baixas, pode ter efeitos cumulativos sobre a fertilidade ao longo do tempo.

Conclusões e perspectivas no estudo da microbiota e agrotóxicos

A MI é um ecossistema complexo, composto por trilhões de micro-organismos, como bactérias, vírus, fungos e archaea, que exercem funções essenciais na digestão, na absorção de nutrientes, no metabolismo, na imunidade e até no eixo intestino-cérebro. O equilíbrio dessa comunidade microbiana é fundamental para a manutenção da saúde humana.

A exposição a AGTox – amplamente utilizados na agricultura moderna – é uma realidade global e, em muitos contextos, considerada inevitável. Diversas evidências sugerem que esses compostos podem alterar negativamente a composição e a função da MI, o que favorece o surgimento de disbiose. Esse desequilíbrio está relacionado a mecanismos inflamatórios, metabólicos e neurológicos e pode contribuir para o desenvolvimento de doenças crônicas, como obesidade, DM2, doenças cardiovasculares, câncer, além de distúrbios neuropsiquiátricos e reprodutivos.

Apesar dos avanços, a literatura atual ainda apresenta limitações importantes. Os achados variam conforme o tipo de AGTox, a dose utilizada, o modelo experimental e as espécies analisadas. A Organização das Nações Unidas para Alimentação e Agricultura (FAO/ONU), em publicação recente (2023),[22] destacou a necessidade de maior padronização metodológica, maior controle de variáveis de confusão e aumento no poder estatístico dos estudos existentes.

Diante disso, é fundamental que as próximas pesquisas:

- Estabeleçam relações causais claras entre tipos específicos de AGTox, alterações na MI e o desenvolvimento de doenças crônicas.
- Realizem estudos longitudinais em humanos para compreender os efeitos a longo prazo.
- Desenvolvam alternativas mais seguras aos AGTox convencionais, como biopesticidas e práticas agrícolas sustentáveis.

Além disso, estratégias de mitigação da exposição humana são urgentes e incluem:

- Promoção do consumo de alimentos orgânicos.
- Melhoria nas práticas de higienização e preparo dos alimentos.
- Campanhas educativas voltadas a consumidores e agricultores, com foco na conscientização dos riscos e na adoção de alternativas seguras.

A interconexão entre AGTox, MI e saúde humana é um campo de estudo promissor e em rápida expansão. Equilibrar a produtividade agrícola com a preservação da saúde exige investimento contínuo em pesquisa, regulamentações mais rígidas e políticas agrícolas sustentáveis para garantir um futuro em que segurança alimentar e bem-estar populacional caminhem lado a lado.

Referências bibliográficas

1. Ali A, AlHussaini KI. Pesticides: unintended impact on the hidden world of gut microbiota. Metabolites. 2024;14(3):155.
2. Honda K, Littman DR. The microbiota in adaptive immune homeostasis and disease. Nature. 2016;535(7610):75-84.
3. Morrison DJ, Preston T. Formation of short chain fatty acids by the gut microbiota and their impact on human metabolism. Gut Microbes. 2016;7(3):189-200.
4. Strandwitz P. Neurotransmitter modulation by the gut microbiota. Brain Res. 2018;1693(Pt-B):128-33.
5. Bonaz B, Bazin T, Pellissier S. The vagus nerve at the interface of the microbiota-gut-brain axis. Front. Neurosci. 2018;12:49.
6. Dantzer R, O'Connor JC, Freund GG, Johnson RW, Kelley KW. From inflammation to sickness and depression: when the immune system subjugates the brain. Nat Rev Neurosci. 2008;9(1):46-56.
7. Sampson TR, Mazmanian SK. Control of brain development, function, and behavior by the microbiome. Cell Host & Microbe. 2015;17(5):565-76.
8. Carvalho FP. Pesticides, environment, and food safety. Food Energy Secur. 2017;6(2):48-60.

9. Aktar MW, Sengupta D, Chowdhury A. Impact of pesticides use in agriculture: their benefits and hazards. Interdiscip toxicol. 2009;2(1):1-12.
10. Mostafalou S, Abdollahi M. Pesticides and human chronic diseases: evidences, mechanisms, and perspectives. Toxicol Appl Pharmacol. 2013;268(2):157-77.
11. Ochoa-Herrera V, Field JA, Luna-Velasco A, Sierra-Alvarez R. Microbial toxicity and biodegradability of perfluorooctane sulfonate (PFOS) and shorter chain perfluoroalkyl and polyfluoroalkyl substances (PFASs). Environ Sci Process Impact. 2016;18(9):732-42.
12. Shehata AA, Schrödl W, Aldin AA, Hafez HM, Krüger M. The effect of glyphosate on potential pathogens and beneficial members of poultry microbiota in vitro. Curr Microbiol. 2013;66(4):350-8.
13. Funke T, Han H, Healy-Fried ML, Fischer M, Schönbrunn E. Molecular basis for the herbicide resistance of Roundup Ready crops. Proc Natl Acad Sci USA. 2006;103(35):13010-5.
14. Samsel A, Seneff S. Glyphosate's suppression of cytochrome P450 enzymes and amino acid biosynthesis by the gut microbiome: Pathways to modern diseases. Entropy. 2013;15(4):1416-63.
15. Lehman PC, Cady N, Ghimire S, Shahi SK, Shrode RL, Lehmler HJ et al. Low-dose glyphosate exposure alters gut microbiota composition and modulates gut homeostasis. Environ Toxicol Pharmacol. 2023;100:104149.
16. Cryan JF, Dinan TG. Mind-altering microorganisms: the impact of the gut microbiota on brain and behaviour. Nat Rev Neurosci. 2012;13(10):701-12.
17. Lerner A, Matthias T, Aminov R. Potential effects of horizontal gene exchange in the human gut. Front. Immunol. 2017;8:1630.
18. Viennois E, Merlin D, Gewirtz AT, Chassaing B. Dietary emulsifier-induced low-grade inflammation promotes colon carcinogenesis. Cancer Res. 2017;77(1):27-40.
19. Agus A, Planchais J, Sokol H. Gut microbiota regulation of tryptophan metabolism in health and disease. Cell Host Microbe. 2018;23(6):716-24.
20. Craig ZR, Wang W, Flaws JA. Endocrine-disrupting chemicals in ovarian function: effects on steroidogenesis, metabolism and nuclear receptor signaling. Reproduction. 2011;142(5):633-46.
21. Pant N, Kumar G, Upadhyay AD, Patel DK, Gupta YK, Chaturvedi PK. Reproductive toxicity of lead, cadmium, and phthalate exposure in men. Environ Sci Pollut Res. 2014;21(18):11066-74.
22. FAO. The impact of pesticide residues on the gut microbiome and human health – a food safety perspective. Food Safety and Quality Series. Rome; 2023;19.

Futuras Direções em Metagenômica Intestinal – *Insights* e Inovações

Joël Doré
Hervé M. Blottière
Philippe Marteau

Introdução

A microbiota desempenha funções que, sem dúvida, a tornam um elemento-chave na saúde. É uma fonte de assinaturas de simbiose alterada entre humanos e micro-organismos em doenças crônicas e representa um possível alvo para ações preventivas e terapêuticas em uma ampla gama de condições clínicas. Isso se aplica especialmente a condições de longo prazo que, atualmente, exercem grande impacto na Saúde Pública. Este capítulo fornece uma visão sintética das doenças e opções de tratamento influenciadas pelo *status* da simbiose humano-micro-organismo. Em uma tentativa de desenhar o futuro de uma Medicina Metagenômica do "humano microbiano", ressalta a importância da prevenção à qual uma parte muito maior das despesas com saúde deve ser direcionada.

Disbiose da microbiota e doenças imunomediadas crônicas

Embora o papel da microbiota intestinal (MI) em condições imunomediadas crônicas tenha sido, inicialmente, explorado nas doenças inflamatórias intestinais (DII), pesquisas subsequentes identificaram sua relevância em diversas outras condições que, assim como as DII, vêm apresentando aumento descontrolado de incidência há mais de 60 anos. Para mais de 20 patologias humanas, uma alteração na composição da MI foi documentada,[1] destacando uma perda de riqueza (contagem de genes) da microbiota na grande maioria dos casos e, ocasionalmente, apontando para espécies bacterianas de assinatura, super-representadas ou reduzidas nos pacientes em comparação com indivíduos saudáveis. Como frequentemente apontado, a observação dessas associações entre táxons bacterianos e doenças não deve ser interpretada como uma demonstração de relação causal. No entanto, torna possível construir ferramentas de diagnóstico que podem complementar os parâmetros biológicos e clínicos usuais, desde que seu valor agregado possa ser confirmado para melhor gerenciamento ou para melhorar a resposta ao tratamento.

Indicações de uma relação causal entre microbiota alterada e determinada condição vêm de estudos de transplante de microbiota fecal (TMF) que reconstroem a simbiose hospedeiro-micro-organismo, induzindo ou aliviando sintomas. Inicialmente, essa abordagem envolve a transferência da microbiota de pacientes para modelos animais (frequentemente roedores *germ-free*), o que permite avaliar a capacidade da microbiota de ocasionar sintomas, como observado em obesidade,[2,3] esteato-hepatite não alcoólica (NASH),[4] cirrose,[5] transtornos depressivos maiores,[6] imunoterapia contra o câncer,[7] transtornos do espectro autista (TEA)[8] e muitas outras condições. Evidências adicionais surgem quando a transferência de microbiota de doadores saudáveis para pacientes demonstra capacidade terapêutica, reduzindo sintomas em casos como resistência à insulina,[9] cirrose,[10] DII,[11-13] autismo,[14,15] transtornos depressivos maiores[16-18] e outros.

Padrões analíticos para análise da composição da microbiota

As abordagens moleculares desenvolvidas desde a década de 1980, técnicas de escolha para a construção de um perfil integral da microbiota dominante, podem ter sofrido com uma gritante falta de padronização. No entanto, desde 2001, a análise metagenômica *Shotgun,* com base em sequenciamento massivo, possibilitou a identificação e a quantificação de todos os genes dominantes no microbioma. Essa abordagem foi objeto de trabalho de padronização internacional em 2015, o que resultou na identificação de 14 procedimentos operacionais padrão, abrangendo toda a cadeia de processamento, desde a coleta de fezes até a extração, sequenciamento de DNA e bioanálise dos dados.[19] Por sua vez, a análise composicional com base no sequenciamento do gene 16S do RNA ribossômico (16S rRNA), iniciada em 1994, ainda não alcançou um nível comparável de padronização.[20] Isso é problemático e justifica por que as sociedades científicas insistem que os resultados dessas análises não podem ser interpretados consensualmente, limitando sua aplicabilidade clínica, exceto para fins de monitoramento intraindividual.[21] Há um vislumbre de otimismo, no entanto, à medida em que a metagenômica *Shotgun* é padronizada,[19] com grandes estudos de coorte fornecendo um vasto conjunto de dados de referência, com base no qual os intervalos normais serão estabelecidos (<https://db.cngb.org/mmhp/>; <https://lefrenchgut.fr/>), e à medida que misturas microbianas de composição conhecida se tornaram disponíveis como material de referência robusto para controle de qualidade. Cada provedor de serviços deve, no mínimo, ser capaz de demonstrar que suas análises permitem identificar a composição esperada para esses padrões.

Esses avanços recentes no contexto dos testes de microbioma vão, em última análise, melhorar a comparabilidade dos resultados gerados por diferentes laboratórios e dar a essas análises o rigor necessário para avançar em direção à construção de evidências dos benefícios clínicos de considerar a análise da microbiota na prática clínica.[22,23] Além disso, será possível revisitar o conceito de microbioma saudável.[24]

Alteração do potencial funcional da microbiota

As primeiras análises moleculares da MI se concentraram na caracterização de sua composição, direcionando-se ao DNA, cuja estabilidade permite a implementação de tecnologias robustas. De genes a proteínas, funções e metabólitos, o espectro de ferramentas moleculares para exploração permanece muito amplo e abordagens integrativas tendem a se tornar mais populares no futuro. Essas estratégias tornarão possível ampliar a visão das funcionalidades que os componentes da microbiota são capazes de expressar. A abordagem da metagenômica *Shotgun* possibilita a reconstrução de potenciais vias metabólicas e redes funcionais do ecossistema microbiano intestinal por meio de ferramentas bioinformáticas. Além disso, a clonagem de grandes fragmentos genômicos de micro-organismos intestinais essencialmente não cultiváveis em vetores de expressão permitiu explorar funcionalidades específicas, como vias metabólicas, incluindo degradação de fibras, produção de butirato ou resistência antimicrobiana. Essa técnica também tem sido aplicada para explorar mecanismos e moléculas de sinalização entre micro-organismos e células humanas, por meio de técnicas de alto rendimento com base em linhagens celulares repórteres personalizadas,[1,29] e permite analisar a modulação da resposta imunológica, do metabolismo e divisão celular, da diferenciação em células epiteliais e imunes, além da exploração do potencial de sinalização intestino-cérebro por meio da interação com células enteroendócrinas. Desenvolvimentos futuros, nesta área, dependerão do avanço de tecnologias de imagens em tempo real com alta resolução, bem como do uso de organoides multicelulares e dispositivos *gut-on-chip*.

Disbiose e gravidade de doenças crônicas

Além de uma visão estática com base em análises pontuais, o monitoramento da microbiota ao longo do tempo é de grande relevância no contexto das doenças crônicas. De fato, em muitos contextos, o paciente evoluirá de estágios pré-patológicos benignos, que podem ser manejados por meio de recomendações preventivas, para estágios cada vez mais graves, que exigem intervenções de maior intensidade. Isso é particularmente evidente em condições como obesidade, diabetes e diversas doenças hepáticas e renais, nas quais é essencial prever com precisão a taxa de progressão da doença e o risco de mortalidade em estágios avançados, em que o transplante de órgãos pode ser a única alternativa viável. A alteração concomitante da microbiota e dos parâmetros do hospedeiro (Figura 44.1) foi documentada nos contextos de obesidade-diabetes,[30,31] doença hepática[32,33] e síndrome do intestino irritável (SII).[34] Isso sugere a existência de um círculo vicioso que liga a microbiota a determinados parâmetros do hospedeiro.[26] Esse conceito também explicaria por que a reconstrução da simbiose em um animal previamente livre de germes (*germ-free*), por meio da transferência de microbiota de pacientes, pode induzir um fenótipo semelhante ao da doença do doador ou, pelo menos, ser acompanhada por um risco metabólico ou inflamatório. Esse fenômeno reforça a hipótese de um papel causal da disbiose em diversas condições clínicas, como obesidade,[3] doença de Crohn (DC),[35] doença hepática metabólica,[4] autismo[8] e depressão.[6,36] Além disso, fornece uma base racional para intervenções terapêuticas com base no TMF de doadores saudáveis para pacientes. A demonstração dos benefícios terapêuticos dessas abordagens ainda necessita de mais evidências para indicações clínicas, todavia ensaios controlados randomizados foram concluídos ou estão em andamento para avaliar essa estratégia em diabetes,[37] colite ulcerativa (CU),[12] doença hepática esteatótica associada à disfunção metabólica (MASLD, do inglês *metabolic dysfunction associated steatotic liver disease*),[38] encefalopatia hepática,[39] autismo,[40] transtornos depressivos maiores[18] e transtorno bipolar.[41]

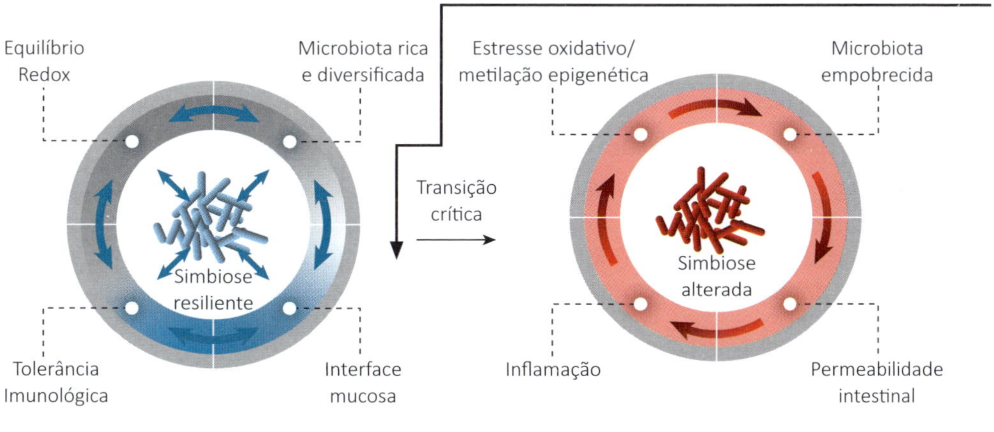

Figura 44.1. Representação esquemática da alteração da simbiose entre hospedeiro e micro-organismos, passando de um estado de saúde para uma condição de pré-doença ou doença. A alteração concomitante da microbiota e dos parâmetros do hospedeiro é acompanhada pelo surgimento de circuitos de retroalimentação ou causalidades circulares que podem impedir a recuperação da saúde.[25-28]

Fonte: Adaptada de Van de Guchte M, Blottière HM, Doré J. Humans as holobionts: implications for prevention and therapy. Microbiome. 2018;6:81. doi: 10.1186/s40168-018-0466-8.

Microbiota em doenças inflamatórias intestinais

A alteração da microbiota nas DII tem sido documentada há muito tempo, de modo que assinaturas diagnósticas específicas já foram propostas.[42,43] Essas assinaturas podem ser úteis para dar suporte ao diagnóstico da DC, bem como diferenciá-las da CU, além de possibilitar a identificação de preditores de recidiva de doença por meio do monitoramento da microbiota durante a fase de remissão. Nenhum dos patógenos inicialmente suspeitos (*Listeria*, vírus do sarampo, *Mycobacterium paratuberculosis* ou a levedura *Saccharomyces*) foi confirmado até o momento, mas, no contexto específico da DC ileal, foi observada alta prevalência de uma linhagem enteroaderente invasiva de *Escherichia coli* (AIEC). O mecanismo de reconhecimento, internalização e translocação dessa linhagem até sua replicação em macrófagos residentes já foi descrito,[44] e esse micro-organismo está, atualmente, sendo investigado como alvo em um ensaio clínico (rede GTAID, França).

Além disso, outras inovações terapêuticas estão surgindo, abrangendo bioterapêuticos vivos, fagoterapia e TMF. A perda da bactéria *Faecalibacterium prausnitzii* foi, inicialmente, identificada como um preditor de recidiva precoce de doença após cirurgia na DC ileal.[45] Sua abundância relativa nas fezes foi, depois, demonstrada como preditiva de recidiva tanto na DC como na CU. A confirmação da atividade protetora de *Faecalibacterium prausnitzii in vitro* e em modelos pré-clínicos ocasionou a identificação de compostos anti-inflamatórios produzidos por culturas desse micro-organismo (uma proteína e várias moléculas pequenas). A *startup* francesa Exeliom está, atualmente, avaliando o potencial terapêutico desses compostos em pacientes.

Vários ensaios clínicos randomizados avaliaram a eficácia do TMF em pacientes com DII. Até agora, apenas ensaios piloto foram realizados na DC, enquanto resultados mais promissores foram observados na CU, incluindo quatro ensaios clínicos randomizados mostrando melhora significativa dos sinais da doença na transferência de microbiota em comparação com aqueles que receberam placebo. A heterogeneidade desses ensaios, considerando-se variáveis como número de transferências fecais (2 a 40), via de administração (superior ou inferior) e número de doadores (1 a 7), dificulta uma visão clara do potencial dessa abordagem, no entanto os dados sugerem que a combinação da microbiota de 3 a 7 doadores parece ser preferível às preparações de doador único.[46-48]

Microbiota na obesidade e diabetes

A alteração da microbiota na obesidade é claramente demonstrada, assim como a relação entre a microbiota e a resistência à insulina. No entanto, no diabetes *mellitus* tipo 2 (DM2), a administração de metformina tem sido identificada como um importante fator de confusão.

No sobrepeso e na obesidade, a microbiota é considerada uma fonte de assinaturas clinicamente relevantes por especialistas da área. Um critério tão básico quanto a riqueza de genes ou espécies, medido pela metagenômica *Shotgun*, mostra uma estratificação bimodal das coortes estudadas, separando microbiomas empobrecidos – para os quais se aplica o termo "paucibiose" – de microbiomas enriquecidos – caracterizados como normobiose. A paucibiose não apenas está associada a um estado metabólico e inflamatório alterado, mas também prevê a não resposta à restrição calórica[30] e está associada à obesidade mórbida, afetando 75% dos indivíduos com índice de massa corporal acima de 40. Embora seja um biomarcador potencialmente útil, seu valor preditivo ainda precisa ser mais bem-documentado, especialmente no contexto da cirurgia de *bypass* gástrico, cujos benefícios a longo prazo ainda não são totalmente compreendidos.[49]

Microbiota nas doenças hepáticas

Doenças hepáticas associadas à síndrome metabólica são caracterizadas por uma progressão em estágios, iniciando-se com a esteatose hepática e progredindo para situações cada vez mais graves, à medida que inflamação e fibrose se desenvolvem – MASLD pode progredir irreversivelmente para cirrose, com risco de falência hepática e morte na ausência de transplante. A evolução dessa condição é variável, e a MI está envolvida nessa dinâmica, provavelmente como um elemento importante na transição para a irreversibilidade do processo. O papel da microbiota como um agente-chave nas doenças hepáticas já foi descrito, em literatura, por meio da comparação entre pacientes com cirrose e controles saudáveis.[32]

A alteração da microbiota na cirrose é significativa de tal maneira que um modelo diagnóstico com base em apenas algumas espécies poderia permitir o diagnóstico da cirrose sem a necessidade de análise de biópsia hepática. Além disso, um índice de disbiose na cirrose foi proposto para o monitoramento desses pacientes.[39] Trabalhos em andamento sobre MASLD seguem a mesma tendência e podem ocasionar a identificação de micro-organismos protetores que poderiam ser utilizados para retardar o agravamento de doença.[50] As alterações da microbiota são mais acentuadas na cirrose descompensada (grave) em comparação à cirrose compensada, e a microbiota pode até mesmo predizer a evolução da doença, possibilitando, no longo prazo, orientar as decisões de tratamento.[51,52] Por fim, os resultados da transferência da microbiota fecal em pacientes com cirrose grave, com risco de vida e resistentes a esteroides foram considerados muito promissores em relação à sobrevida a longo prazo.[53] No entanto, esses estudos foram realizados em um número muito limitado de pacientes, dentro de ensaios abertos, e ainda aguardam confirmação.

Microbiota e síndrome do intestino irritável

A SII é uma doença complexa, com subtipos caracterizados por hipersensibilidade visceral e manifestações altamente variáveis que afetam o trânsito intestinal e a distensão abdominal de diferentes maneiras. Embora nem todos os pacientes com SII pareçam ter disbiose intestinal, é possível traçar um quadro de alterações consistentes observadas até agora.[34] Por exemplo, quanto mais graves as manifestações da SII, mais acentuada será a paucibiose e maior a proporção de táxons Gram-negativos no filo Bacteroidetes, em comparação com Prevotellaceae e bactérias Gram-positivas do filo Firmicutes. Além disso, a proporção de indivíduos que excretam metano na respiração (gás produzido por arqueias colônicas) está reduzida no subtipo diarreico da SII.

Até o momento, não há evidências consolidadas sobre a validade de um modelo diagnóstico combinatório, que integre parâmetros da microbiota com variáveis fisiopatológicas. Além disso, uma metanálise de dez ensaios clínicos randomizados publicados até o momento não apoia o uso do TMF na SII.[54,55] De forma geral, a microbioterapia pode ser eficaz em apresentações específicas da SII, mas isso ainda precisa ser demonstrado. Portanto, a seleção criteriosa de pacientes deve ser um aspecto prioritário nos futuros ensaios clínicos.

Microbiota e câncer

Após a identificação de alterações potenciais na MI de pacientes com câncer colorretal, um estudo de metagenômica *Shotgun* demonstrou que o perfil metagenômico é tão eficaz quanto a detecção de sangue nas fezes como um indicador de risco. Além disso, a combinação dessas duas estratégias de rastreamento aumentou a sensibilidade do teste em 45%, sem comprometer sua especificidade.[56] Atualmente, essa abordagem está sendo investigada em ensaios prospectivos na Europa <https://microbaiome.net/home>.

A relevância da MI como uma assinatura de risco também é explorada em outros tipos de câncer. Além disso, a composição da microbiota apresenta valor preditivo para a resposta à quimioterapia e imunoterapia. O perfil da microbiota pode prever a resposta do paciente aos inibidores de *checkpoint* imunológico,[7,57] e alterações específicas da microbiota resultaram na demonstração do potencial da microbioterapia para melhorar a resposta ao tratamento, utilizando o TMF para restaurar a homeostase e estimular a eliminação de células tumorais pelo sistema imunológico, como observado no melanoma[58] e câncer de pulmão de células não pequenas.[59] Também foi demonstrado que a alteração da microbiota induzida por antibióticos, quando administrados 1 mês antes e até 2 meses após o início da imunoterapia, pode prejudicar a resposta e reduzir a sobrevida do paciente.[60] Considerando-se todas essas descobertas recentes, fica claro que o gerenciamento clínico de pacientes em imunoterapia contra o câncer será, provavelmente, o primeiro contexto no qual os benefícios clínicos da testagem do microbioma na prática médica serão explorados

Outro domínio no qual a microbioterapia tem avançado significativamente é no tratamento de cânceres hematológicos. Por exemplo, após o diagnóstico, pacientes com leucemia mieloide aguda são rapidamente submetidos à quimioterapia de indução, seguida por cursos de quimioterapia de consolidação. Quando a resposta é favorável, os pacientes, eventualmente, recebem um transplante de células-tronco hematopoiéticas (TCTH, ou transplante de medula óssea) que pode ser curativo. Ciclos de quimioterapia, frequentemente seguidos por antibióticos profiláticos, são devastadores para a microbiota e para a simbiose hospedeiro-microrganismo. Além disso, após o TCTH, cerca de 50% dos pacientes desenvolvem doença do enxerto *versus* hospedeiro (DECH) que pode ser fatal quando resistente a corticosteroides. Nesses contextos, o TMF foi testado com resultados impressionantes. Após a quimioterapia de indução, a MI pode ser restaurada em 90% (considerando-se genes e espécies originais) por meio de TMF autólogo pós-tratamento.[61] Por fim, após o sucesso do ensaio clínico de fase 2 HERACLES em DECH gastrointestinal aguda resistente a corticosteroides,[62] a MaaT Pharma concluiu, com êxito, o ensaio clínico de fase 3 ARES, aumentando a taxa de sobrevida em 1 ano de 15% (dados históricos) para mais de 50%. Em resumo, o TMF pode ser uma das estratégias mais eficazes para a manutenção da qualidade de vida e para o aumento das taxas de sobrevida no tratamento de cânceres hematológicos.

Microbiota em doenças neurodegenerativas e neuropsiquiátricas

Trabalhos sobre a importância da microbiota na geração e modulação de sinais ao longo do eixo intestino-cérebro, bem como observações pré-clínicas[6] e epidemiológicas[63] nesta área, apontam para descobertas importantes. No entanto, as observações ainda são inconsistentes de um estudo para outro, o que pode ser explicado pelo uso ainda limitado da metagenômica *Shotgun* nesse campo de pesquisa.

Nas doenças de Parkinson (DP) e de Alzheimer (DA), pesquisas atuais documentam a disbiose e, no caso do Alzheimer, essa evidência é reforçada pela observação de que um modelo transgênico não expressa mais placas amiloides quando os animais são criados em condições "livres de germes" (*germ-free*).[64] No entanto, as perspectivas para microbioterapia, nessas doenças, ainda não são totalmente convincentes.[65,66]

Em várias doenças neuropsiquiátricas, como autismo, esquizofrenia, transtorno bipolar e depressão severa, pesquisas recentes documentam disbiose, potencialmente associada a sintomas intestinais que são muito mais prevalentes do que na população geral. O manejo desses sintomas por meio de intervenções nutricionais ou transferência de microbiota pode ser uma estratégia para melhorar o bem-estar psicológico em indivíduos com autismo[14,15] ou depressão.[16-18] Esses resultados positivos justificam a realização de mais estudos controlados, a fim de reforçar o nível de evidência disponível. Além disso, o papel da microbiota está começando a ser documentado em diversas doenças autoimunes.[67]

Rumo à prevenção personalizada e à medicina de precisão?

Embora a pesquisa em cognição e microbioma esteja avançando significativamente na identificação do potencial diagnóstico e prognóstico das assinaturas microbianas em diversas doenças crônicas intestinais e extraintestinais, ainda existe uma lacuna importante entre a identificação dessas assinaturas e a validação de sua relevância clínica e aplicabilidade.

O valor técnico dos testes, assim como os benefícios em termos de Saúde Pública, precisarão ser mais bem-documentados por meio de padrões de Medicina com base em evidências e utilizando-se de *pipelines* que devem ser disponibilizados aos laboratórios de biologia médica para que os testes possam ser prescritos e usados pelos clínicos.

O reconhecimento do estado microbiano do ser humano exige um novo paradigma em prevenção e terapia. O desenvolvimento racional de procedimentos inovadores deve ter como alvo a simbiose alterada entre humanos e micro-organismos, considerando-a como um elemento central em inúmeras condições crônicas e em opções de tratamento que ainda carecem de eficácia. Na prática, isso implicará abordagens combinatórias destinadas a restaurar, ao mesmo tempo, uma microbiota funcionalmente benéfica, a integridade da barreira intestinal, a homeostase imunológica e o controle do estresse oxidativo. Esse avanço pode abrir caminho para uma medicina personalizada com base na simbiose humano-micro-organismo e fornecer a robustez necessária para abordagens preventivas na Medicina de Estilo de Vida, resultando em economia efetiva na saúde.

Referências bibliográficas

1. Blottiere HM, Dore J. Impact of newly developed metagenomic tools on our knowledge of the gut microbiota and its role in human health: diagnostic and therapeutic issues. Med Sci. 2016;32:944-51.
2. Turnbaugh PJ, Ley RE, Mohowald MA, Magrini V et al. An obesity-associated gut microbiome with increased capacity for energy harvest. Nature. 2006;444:1027-31. doi: 10.1038/nature05414.
3. Ridaura VK, Faith JJ, Rey Fe et al. Gut microbiota from twins discordant for obesity modulate metabolism in mice. Science. 2013;341:1241214.
4. Le Roy T, Llopis M, Lepage P et al. Intestinal microbiota determines development of non-alcoholic fatty liver disease in mice. Gut 2013;62:1787-94.
5. llopis M, Cassard AM, Wrzosek L, Boschat L et al. Intestinal microbiota contributes to individual susceptibility to alcoholic liver disease. Gut. 2016;65(5):830-9. doi: 10.1136/gutjnl-2015-310585.
6. Kelly JR, Borre Y, O' Brien C et al. Transferring the blues: depression-associated gut microbiota induces neurobehavioural changes in the rat. J Psych Res. 2016;82:109-18.
7. Routy B, Le Chatelier E, Derosa L et al. Gut microbiome influences efficacy of PD-1–based immunotherapy against epithelial tumors. Science. 2018;359:91-7.
8. Sharon G, Cruz NJ, Kang D-W, Gandal MJ et al. Human gut microbiota from autism spectrum disorder promote behavioral symptoms in mice. Cell. 2019;177(6):1600-18.e17. doi: 10.1016/j.cell.2019.05.004.

9. Vrieze A, Van Nood E, Holleman F, Salojarvi J et al. Transfer of gut microbiota from lean donors increases insulin sensitivity in individuals with metabolic syndrome. Gastroenterology. 2012;143, 913-6.e7. doi: 10.1053/j.gastro.2012.06.031.
10. Pande A, Sharma S, Khillan V, Rastogi A et al. Fecal microbiota transplantation compared with prednisolone in severe alcoholic hepatitis patients: a randomized trial. Hepatology International. 2023;17:249-61. doi: 10.1007/s12072-022-10438-0.
11. Paramsothy S, Kamm MA, Kaakoush NO, Walsh AJ et al. Multidonor intensive faecal microbiota transplantation for active ulcerative colitis: a randomised placebo-controlled trial. Lancet. 2017;389:1218-28. doi: 10.1016/S0140-6736(17)30182-4.
12. Costello SP, Hughes PA, Waters O, Bryant RV et al. Effect of fecal microbiota transplantation on 8-Week remission in patients with ulcerative colitis: a randomized clinical trial. JAMA. 2019;321(2):156-64. doi: 10.1001/jama.2018.20046.
13. Sokol H, Landman C, Seksik P, Berard L et al. Fecal microbiota transplantation to maintain remission in Crohn's disease: a pilot randomized controlled study. Microbiome 2020;8:12. doi: 10.1186/s40168-020-0792-5.
14. Kang DW, Adams JB, Gregory AC, Borody T et al. Microbiota transfer therapy alters gut ecosystem and improves gastrointestinal and autism symptoms: an open-label study. Microbiome. 2017;5:10. doi: 10.1186/s40168-016-0225-7.
15. Kang DW, Adams JB, Coleman DM et al. Long-term benefits of microbiota transfer therapy on autism symptoms and gut microbiota. Sci Reports. 2019;9:5821.
16. Lin H, Guo Q, Wen Z, Tan S et al. The multiple effects of fecal microbiota transplantation on diarrhea--predominant irritable bowel syndrome (IBSD) patients with anxiety and depression behaviors. Microb Cell Fact. 2021;20:233. doi: 10.1186/s12934–021-01720–1.
17. Guo Q, Lin H, Chen P, Tan S et al. Dynamic changes of intestinal flora in patients with irritable bowel syndrome combined with anxiety and depression after oral administration of enterobacteria capsules. Bioengineered. 2021;12:11885-97. doi: 10.1080/21655979.2021.1999374.
18. Green JE, Berk M, Mohebbi M, Loughman A et al. Feasibility, acceptability, and safety of faecal microbiota transplantation in the treatment of major depressive disorder: a pilot randomized controlled trial. Can J Psychiatry. 2023;68:315-26. doi: 10.1177/07067437221150508.
19. Costea PI, Zeller G, Sunagawa S et al. Towards standards for human fecal sample processing in metagenomics studies. Nature Biotec. 2017;35:1069-77.
20. Roume H, Mondot S, Saliou A, Le Fresne-Languille S, Doré J. Multicenter evaluation of gut microbiome profiling by next-generation sequencing reveals major biases in partial-length metabarcoding approach. Sci Rep. 2023;13(1):22593. doi: 10.1038/s41598-023-46062-7.
21. Thomas V, Clark J, Doré J. Fecal microbiota analysis: an overview of sample collection methods and sequencing strategies. Future Microbiol. 2015;10:1485-504.
22. Rodriguez J, Cordaillat-Simmons M, Badalato N, Berger B et al. 2024. Microbiome testing in Europe: navigating analytical, ethical and regulatory challenges. Microbiome. 2024;12:258. doi: 10.1186/s40168-024-01991-x.
23. Rodriguez J, Hassani Z, Alves Costa Silva C, Betsou F et al. State of the art and the future of microbiome--based biomarkers: a multidisciplinary Delphi consensus. Lancet Microbe; 2024. doi: 10.1016/j.lanmic.2024.07.011.
24. Joos R, Boucher K, Lavelle A, Arumugam M et al. Examining the healthy human microbiome concept. Nat Rev Microbiol; 2024. doi: 10.1038/s41579-024-01107-0.
25. Dore J, Multon MC, Behier JM, Affagard H et al. Intestinal microbiota: what to expect physiologically and therapeutically? Therapie. 2017;72:1-19. doi: 10.1016/j.therap.2017.01.001.
26. Van de Guchte M, Blottière HM, Doré J. Humans as holobionts: implications for prevention and therapy. Microbiome. 2018;6:81. doi: 10.1186/s40168-018-0466-8.
27. Van de Guchte M, Burz S, Cadiou J, Wu J et al. Alternative stable states in the intestinal ecosystem: proof of concept in a rat model and a perspective of therapeutic implications. Microbiome 2020;8:153. doi: 10.1186/s40168-020-00933-7.
28. van de Guchte M, Mondot S, Doré J. Dynamic properties of the intestinal ecosystem call for combination therapies, targeting inflammation and microbiota, in ulcerative colitis. Gastroenterology 2021;161:1969. doi: 10.1053/j.gastro.2021.08.057.

29. Brown J, de Vos WM, DiStefano PS et al. Translating the human microbiome. Nat Biotechnol. 2013;31(4):304-8.
30. Cotillard A, Kennedy SP, Kong LC et al. Dietary intervention impact on gut microbial richness. Nature. 2013;500:585-8.
31. Le Chatelier E, Nielsen T, Qin J et al. Richness of human gut microbiome correlates with metabolic markers. Nature Nature. 2013;500:541-6.
32. Qin N, Yang FL, Li A et al. Alterations of the human gut microbiome in liver cirrhosis. Nature. 2014;513:59-64.
33. Hartmann P, Seebauer CT, Schnabl B. Alcoholic liver disease: the gut microbiome and liver cross talk. Alcohol Clin Exp Res. 2015;39:763-75.
34. Tap J, Derrien M, Tornblom H et al. Identification of an intestinal microbiota signature associated with severity of irritable bowel syndrome. Gastroenterology. 2017;152:111.
35. Schaubeck M, Clavel T, Calasan J et al. Dysbiotic gut microbiota causes transmissible Crohn's disease--like ileitis independent of failure in antimicrobial defence. Gut. 2016;65:225-37.
36. Knudsen JK, Bundgaard-Nielsen C, Hjerrild S, Nielsen RE et al. Gut microbiota variations in patients diagnosed with major depressive disorder – a systematic review. Brain and Behavior 2021;11:e02177. doi: 10.1002/brb3.2177.
37. Wu Z, Zhang B, Chen F, Xia R et al. Fecal microbiota transplantation reverses insulin resistance in type 2 diabetes: a randomized, controlled, prospective study. Front Cell Infect Microbiol 2023;12:1089991. doi: 10.3389/fcimb.2022.1089991.
38. Xue L, Deng Z, Luo W, He X, Chen Y. Effect of fecal microbiota transplantation on non-alcoholic fatty liver disease: a randomized clinical trial. Front Cell Infect Microbiol; 2022;12:759306. doi: 10.3389/fcimb.2022.759306.
39. Bajaj JS, Heuman DM, Hylemon PB et al. The cirrhosis dysbiosis ratio defines changes in the gut microbiome associated with cirrhosis and its complications. J Hepatol. 2014;60:940-7.
40. Chen Y, Xueying Z, Jiaqu C, Qiyi C et al. FTACMT study protocol: a multicentre, double-blind, randomised, placebo-controlled trial of faecal microbiota transplantation for autism spectrum disorder. BMJ Open. 2022;12(1):e051613. doi: 10.1136/bmjopen-2021-051613.
41. Cooke NCA, Bala A, Allard JP, Hota S et al. The safety and efficacy of fecal microbiota transplantation in a population with bipolar disorder during depressive episodes: study protocol for a pilot randomized controlled trial. Pilot and Feasibility Studies. 2021;7:142. doi: 10.1186/s40814-021-00882-4.
42. Gevers D, Kugathasan S, Denson LA et al. The treatment-naive microbiome in new-onset crohn's disease. Cell Host and Microbes. 2014;15:382-92.
43. Pascal V, Pozuelo M, Borruel N, Casellas F et al. A microbial signature for Crohn's disease. Gut 2017;66:813-22. doi: 10.1136/gutjnl-2016-313235.
44. Barnisch N, Darfeuille-Michaud A. Role of bacteria in the etiopathogenesis of inflammatory bowel disease. World J Gastroenterol. 2007;13:5571-6. doi: 10.3748/wjg.v13.i42.5571.
45. Sokol H, Pigneur B, Watterlot L, Lakhdari O et al. Faecalibacterium prausnitzii is an anti-inflammatory commensal bacterium identified by gut microbiota analysis of Crohn's disease patients. Proceedings of the National Academy of Sciences of the United States of America. 2008;105:16731-6.
46. Fanizzi F, Allocca M, Fiorino G, Zilli A et al. Raising the bar in ulcerative colitis management. Therap Adv Gastroenterol; 2024. doi: 10.1177/17562848241273066.
47. Levast B, Fontaine M, Nancey S, Dechelotte P et al. Single-donor and pooling strategies for fecal microbiota transfer product preparation in ulcerative colitis: systematic review and meta-analysis. Clinical and Translational Gastroenterology. 2023;14(5):p e00568. doi: 10.14309/ctg.0000000000000568.
48. Laperrousaz B, Levast B, Fontaine M, Nancey S et al. Safety comparison of single-donor and pooled fecal microbiota transfer product preparation in ulcerative colitis: systematic review and meta-analysis. BMC Gastroenterol. 2024;24:402. doi: 10.1186/s12876-024-03487-2.
49. Aron-Wisnewsky J, Prifti E, Belda E et al. Major microbiota dysbiosis in severe obesity: fate after bariatric surgery. Gut. 2019;68:70-82.
50. Plaza Onate F, Chamignon C, Burz SD, Lapaque N et al. Adlercreutzia equolifaciens is an anti-inflammatory commensal bacterium with decreased abundance in gut microbiome of patients with metabolic liver disease. International Journal of Molecular Sciences. 2023;24:12232. doi: 10.3389/fspas.2023.1180522.

51. Britton RA, Verdu EF, Di Rienzi SC, Reyes Munoz A, Tarr PI, Preidis GA. Taking microbiome science to the next level: recommendations to advance the emerging field of microbiome-based therapeutics and diagnostics. Gastroenterology. 2024;167:1059-64.
52. Ma Z, Zuo T, Frey N, Rangrez AY. A systematic framework for understanding the microbiome in human health and disease: from basic principles to clinical translation. Signal Transduction and Targeted Therapy. 2024;9:237. doi:10.1038/s41392-024-01946-6
53. Saha S, Schnabl B. Modulating the microbiome in chronic liver diseases – current evidence on the role of fecal microbiota transplantation. Expert Rev Gastroenterol Hepatol. 2025;19:53-64. doi: 10.1080/17474124.2025.2450707.
54. Zhang D, Tang Y, Bai X, Li D et al. Efficacy and safety of fecal microbiota transplantation for the treatment of irritable bowel syndrome: an overview of overlapping systematic reviews. Front Pharmacol. 2023;14:1264779. doi: 10.3389/fphar.2023.1264779.
55. Wang M, Xie X, Zhao S, Ma X et al. Fecal microbiota transplantation for irritable bowel syndrome: a systematic review and meta-analysis of randomized controlled trials. Front Immunol. 2023;14:1136343. doi: 10.3389/fimmu.2023.1136343.
56. Zeller G, Tap J, Voigt AY et al. Potential of fecal microbiota for early-stage detection of colorectal cancer. Mol Sys Biol. 2014;10:766.
57. Dean NJ, d'Arienzo PD, Ibraheim H, Lee KA et al. The role of the gut microbiome in regulating the response to immune checkpoint inhibitor therapy. Best Pract Res Clin Gastroenterol. 2024;72:101944. doi: 10.1016/j.bpg.2024.101944.
58. Routy B, Lenehan JG, Miller Jr WH, Jamal R et al. Fecal microbiota transplantation plus anti-PD-1 immunotherapy in advanced melanoma: a phase I trial. Nat Med. 2023;29:2121-32. doi: 10.1038/s41591-023-02453-x.
59. Elkrief A, Duttagupta S, Jamal R et al. Phase II trial of fecal microbiota transplantation (FMT) plus immune checkpoint inhibition (ICI) in advanced non-small cell lung cancer and cutaneous melanoma (FMT-LUMINate). Annals of Oncology. 2024;35(2):S707-8.
60. Derosa L, Hellmann MD, Spaziano M, Halpenny D et al. Negative association of antibiotics on clinical activity of immune checkpoint inhibitors in patients with advanced renal cell and non-small-cell lung cancer. Ann Oncol. 2018;29(6):1437-44. doi: 10.1093/annonc/mdy103.
61. Malard F, Vekhoff A, Lapusan S et al. Gut microbiota diversity after autologous fecal microbiota transfer in acute myeloid leukemia patients. Nat Commun. 2021;12:3084. doi: 10.1038/s41467-021-23376-6.
62. Malard F, Loschi M, Huynh A, Cluzeau T et al. Pooled allogeneic fecal microbiota MaaT013 for steroid-resistant gastrointestinal acute graft-versus-host disease: a single-arm, multicenter phase 2 trial. eClinicalMedicine. 2023;62:102111. doi: 10.1016/j.eclinm.2023.102111.
63. Valles-Colomer M, Falony G, Darzi Y et al. The neuroactive potential of the human gut microbiota in quality of life and depression. Nat Microbiol. 2019;4:623-32.
64. Harach T, Marungruang N, Duthilleul N et al. Reduction of Abeta amyloid pathology in APPPS1 transgenic mice in the absence of gut microbiota. SciReports. 2017;7:41802.
65. Scheperjans F, Levo R, Bosch B, Lääperi M et al. Fecal microbiota transplantation for treatment of parkinson disease: a randomized clinical trial. JAMA Neurol. 2024;81(9):925-38. doi: 10.1001/jamaneurol.2024.2305.
66. Dupont HL, Suescun J, Jiang Z-D, Brown EL et al. Fecal microbiota transplantation in Parkinson's disease – a randomized repeat-dose, placebo-controlled clinical pilot study. Frontiers Neurology; 2023. doi: 10.3389/fneur.2023.1104759.
67. Opazo MC, Ortega-Rocha EM, Coronado-Arrázola I et al. Intestinal microbiota influences non-intestinal related autoimmune diseases. Front Microbiol. 2018;9:432.

Avanços no Desenvolvimento de Probióticos – Tendências e Perspectivas Futuras

Ary Buccione
Nivia Nara da Cruz

Introdução

Atualmente, com o crescente interesse por alimentos e suplementos funcionais e com apelos à saúde e ao bem-estar, os produtos com foco na saúde intestinal e, especialmente, aqueles com ingredientes probióticos, têm ganhado destaque e figurado entre as principais inovações das indústrias alimentícia e farmacêutica. Ainda que os laticínios sejam a categoria predominante para produtos com probióticos, algumas empresas exploram a inserção destes em outros produtos, como alimentos sólidos ou sucos de fruta.

Apesar de o mercado de probióticos no Brasil ter crescido e se consolidado nos últimos anos, muitas portas ainda podem ser abertas e exploradas nesse campo. Como exemplo, as seguintes inovações podem ter grande potencial no mercado:

1. Exploração de novas matrizes alimentícias para aplicação de probióticos, como alimentos sólidos (p. ex., *snacks*, gomas) e bebidas (p. ex., sucos e chás);
2. Diversificação, desde que diante de novas evidências científicas críveis, do uso de cepas probióticas, explorando novas combinações que foquem em benefícios pouco explorados, como ansiedade e distúrbios neurológicos;
3. Educação do consumidor quanto às diversas possibilidades em que os probióticos podem ser aliados da saúde, aumentando a demanda para esses produtos e ingredientes.

Introdução

O intestino, órgão principal do trato gastrointestinal (TGI), é, hoje, um grande termômetro para a saúde, parcialmente em função da microbiota intestinal (MI), composta por mais de 3 milhões de genes, ou seja, inúmeras vezes mais do que os genes humanos. Assim, os probióticos podem ser elementos importantes para modulação dessa região.[1]

O organismo humano depende de uma alimentação saudável e equilibrada para exercer plenamente todas suas funções. Desde o nascimento, diversos fatores influenciam a composição da MI em diferentes grupos com distintas faixas etárias. Estilo de vida, localização geográfica, uso de medicamentos e variações na imunidade resultam em composições diferentes da MI.

Isso porque, como demonstrado em inúmeros estudos, os micro-organismos que compõem a MI têm grande relação com o estado saudável ou, até mesmo, com o desenvolvimento de algumas doenças.

Por sua vez, os probióticos podem ser considerados benéficos para o sistema intestinal e, por consequência, para a nossa saúde.

Os micro-organismos probióticos apresentam benefícios que podem apoiar a saúde de diferentes maneiras, como:[2]

- Reforço para o sistema imunológico funcionar corretamente.
- Ação na digestão, quebrando componentes que não digerimos.
- Manter os micro-organismos nocivos sob controle.
- Produzir vitaminas e ajudar na absorção de nutrientes.

Microbiota intestinal – o que é, como funciona e curiosidades

A MI consiste no conjunto de micro-organismos que habitam o TGI e que, em condições normais, estão associados a condições de saúde. Trata-se de uma comunidade numerosa, complexa e diversa, sendo que o ser humano tem cerca de 10 vezes mais bactérias no intestino do que células em outras partes do corpo. Esses micro-organismos apresentam 100 a 150 vezes mais genes do que o genoma humano.[2]

A microbiota pode influenciar a saúde, o peso corporal, a resposta imunológica e até o humor e relaciona-se a transtornos como ansiedade e estresse. Essas ações ocorrem por meio de:[2]

Ações locais no trato gastrointestinal

- Manutenção da integridade da barreira da mucosa intestinal que atua contra agentes nocivos e regula a permeabilidade intestinal, competindo, dessa maneira, com os patógenos;
- Síntese de vitaminas do complexo B e vitamina K, componentes essenciais para a saúde.
- Auxílio na digestão de nutrientes como lactose e fibra.
- Produção de metabólitos como os ácidos graxos de cadeia curta (AGCCs), obtidos a partir da fermentação das fibras pelas bactérias intestinais. Os AGCCs servem como fonte energética para as células do epitélio intestinal e ajudam a controlar o pH no intestino, dificultando a proliferação de bactérias nocivas e aumentando a absorção dos minerais.

Além disso, a MI mantém comunicações importantes com outros sistemas do organismo humano, não se limitando ao TGI.[2]

Comunicação com o cérebro

A relação entre a microbiota e o cérebro acontece de forma bidirecional por meio de diversas vias. Essa comunicação é promovida pelas bactérias presentes na microbiota que apresentam efeitos benéficos sobre a saúde mental, atuando, principalmente, por meio do sistema nervoso, da produção de substâncias e do sistema imunológico.

- Via de comunicação 1 – nervo vago

O nervo vago é o mais longo do sistema nervoso (se estende da cabeça ao abdômen) e tem funções sensoriais e motoras relacionadas ao controle cardiovascular, pulmonar e ao peristaltismo intestinal. Entretanto, o mecanismo de comunicação desse nervo com a microbiota ainda não está totalmente elucidado.

- Via de comunicação 2 – produção de substâncias

A serotonina é um neurotransmissor associado à sensação de bem-estar e aos transtornos de humor, como depressão e ansiedade. Mais de 90% da serotonina é produzida no intestino, e alterações na MI podem interferir na sua síntese.

Os AGCCs, quando absorvidos pelo intestino, podem estimular a produção de hormônios que regulam a fome, como a leptina e o peptídeo semelhante ao glucagon-1 (GLP-1). Estudos em camundongos demonstraram que os AGCCs podem atuar no hipotálamo, região cerebral responsável pelo controle do apetite e gasto energético, apresentando um efeito promissor para tratamento de doenças como obesidade e diabetes.

A contribuição científica acerca dessa temática está em constante atualização e inovação, favorecendo a descoberta e a disponibilização de informações para o desenvolvimento de probióticos que auxiliem os consumidores na modulação intestinal, em conjunto com outros benefícios à saúde.

Tendências no desenvolvimento de probióticos

São inúmeros os *drivers* (tendências) de consumo que contribuem para o desenvolvimento do mercado de probióticos no Brasil e no mundo, cujo ponto central é a crescente conscientização da população sobre o impacto positivo que uma alimentação saudável traz para a saúde.

Distúrbios metabólicos associados à obesidade e a doenças cardiometabólicas são problemas de Saúde Pública global e carecem de maior cuidado. Assim, a MI desempenha papel-chave nesse processo. Algumas cepas probióticas, como a *Akkermansia muciniphila*, têm demonstrado benefícios para quadros de obesidade, diabetes e inflamação. Assim, essa cepa probiótica é considerada promissora para a área de desenvolvimento de alimentos e/ou suplementos terapêuticos.[3]

A partir desse exemplo, compreende-se o extenso panorama de benefícios associados aos probióticos que têm se tornando cada vez mais conhecidos – não somente no que diz respeito à saúde intestinal, mas também por suas diversas ações benéficas, como as que serão apresentadas a seguir.

Sistema imunológico

Quando administrados, os probióticos ativam os receptores do tipo *toll* (TLRs, do inglês *toll-like receptors*) de modo a induzir a produção de citocinas e de quimiocinas que, por sua vez, ativam o sistema imunológico da mucosa e aumentam a presença de células produtoras de imunoglobulina A (IgA) no intestino, brônquios e glândulas mamárias, além de ativar células T reguladoras que liberam interleucina 10 (IL-10). Eles também reforçam a barreira intestinal, aumentando a produção de mucinas e proteínas de junção estreita. Outro mecanismo importante dos probióticos é a modulação da MI que auxilia na manutenção do equilíbrio e na supressão de bactérias patogênicas.[4]

A viabilidade dos probióticos é crucial para sua interação com células epiteliais e macrófagos, promovendo, principalmente, uma resposta imune inata. Macrófagos e células dendríticas desempenham papéis importantes nessa resposta, sem induzir inflamação excessiva. Além disso, os probióticos aumentam a atividade microbicida de macrófagos de forma a contribuir para a proteção contra patógenos. Em modelos de desnutrição, como subnutrição e obesidade, os probióticos têm mostrado aumentar a resposta imune intestinal e sistêmica e ajudar na recuperação de danos intestinais e do timo. Por fim, os probióticos vêm sendo considerados uma estratégia segura e natural para prevenção e tratamento de alergias uma vez que favorecem a produção de IgG em detrimento da IgE por meio da indução de citocinas reguladoras.[4,5]

Avaliação por placebo sobre os efeitos da suplementação com *Lactobacillus gasseri* PA 16/8, *Bifidobacterium longum SP* 07/3 e *Bifidobacterium bifidum* MF 20/5 na incidência, duração e gravidade do resfriado comum mostrou aumento significativo em células T CD8+ e CD4+, em conjunto com o crescimento das populações fecais de *Lactobacillus* e *Bifidobacterium*, sugerindo que a suplementação probiótica pode fortalecer o sistema imunológico e reduzir a duração e a gravidade do resfriado comum.[6]

Sistema nervoso

Nos últimos anos, houve grande avanço sobre os conhecimentos da microbiota humana, principalmente quanto à comunicação entre a microbiota e o sistema nervoso central (SNC). As bactérias probióticas no intestino podem influenciar a função e o comportamento do cérebro, por meio do assim denominado "eixo intestino-cérebro" que interliga o TGI à atividade cerebral, impactando o desenvolvimento e o funcionamento neurológico.

A metanálise de Lui *et al.* (2019)[7] avaliou 34 publicações, sendo 7 sobre prebióticos e 29 sobre probióticos, com objetivo de investigar seus efeitos sobre depressão e ansiedade. Enquanto os probióticos mostraram pequenos efeitos positivos, os prebióticos não demonstraram impacto significativo. No entanto, a falta de estudos com amostras clinicamente deprimidas ou ansiosas limita a confiabilidade dessas conclusões. Ensaios com pacientes com depressão maior mostraram efeitos mais expressivos dos probióticos. Além disso, muitos estudos incluíram participantes saudáveis, o que pode ter reduzido os efeitos observados. A pesquisa destaca a necessidade de mais ensaios clínicos com populações psiquiátricas para validar a eficácia desses suplementos no tratamento da depressão e ansiedade.

Ainda há muito o que ser desvendado sobre esse complexo sistema, que representa uma área de pesquisa de grande interesse para a saúde.

Sistema digestório

Alguns probióticos podem ajudar a reduzir a diarreia associada ao uso excessivo de antibióticos. Em muitos casos, esses quadros vêm acompanhados de sintomas digestivos, como desconforto abdominal e cólicas.

A intolerância à lactose, condição que afeta mais de 60% da população mundial em razão da deficiência na produção da enzima lactase, também pode se beneficiar do uso de probióticos. Essa intolerância limita o consumo de alimentos de origem láctea, fontes importantes de proteínas de alto valor nutricional.

Diversas cepas de probióticos têm sido estudadas e, embora os resultados ainda não sejam totalmente conclusivos, algumas apresentam benefícios significativos para a saúde intestinal e o alívio dos sintomas da intolerância à lactose. A revisão sistemática de Oak e Jha (2019)[8] analisou 15 ensaios clínicos sobre probióticos, apresentando os seguintes resultados: o *Lactobacillus reuteri* é eficaz na redução de sintomas diarreicos e mais potente na prevenção de infecções intestinais, já o *Lactobacillus acidophilus* apresenta resultados mistos na digestão da lactose e a viabilidade das cepas nos produtos alimentícios pode influenciar sua eficácia. O *Lactobacillus rhamnosus* tem se mostrado promissor na redução da diarreia e na regulação dos movimentos intestinais, mas requer cautela em indivíduos imunocomprometidos. O *Saccharomyces boulardii* tem sido estudado por sua capacidade de reduzir a duração da diarreia, enquanto o *Streptococcus thermophilus* pode melhorar a digestão da lactose.

Na relação entre probióticos e síntese de vitaminas, estudo identificou cinco cepas de *Enterococcus* como produtoras de vitamina B12, destacando-se a cepa *Enterococcus faecium* LZ86 como a maior produtora, com potencial de colaborar para a fortificação de vitamina B12 na indústria alimentícia.[9]

O estudo de Feng *et al.* (2014)[10] avaliou o uso da suplementação probiótica em associação com terapia tripla para erradicação de infecção por *Helicobacter pylori* (*H. pylori*) em crianças. Os resultados mostraram que a associação da terapia tripla com probióticos aumentou significativamente as taxas de erradicação do *H. pylori* e reduziu os efeitos colaterais totais, em comparação com o placebo. O *Lactobacillus casei* foi o probiótico mais eficaz para melhorar as taxas de erradicação, enquanto uma combinação de *Lactobacillus acidophilus* e *Lactobacillus rhamnosus* foi melhor na redução de efeitos colaterais. Além disso, diferentes combinações de probióticos mostraram eficácia em reduzir tipos específicos de efeitos colaterais, como diarreia, perda de apetite, constipação, distúrbios do paladar, inchaço e náuseas/vômitos.

A colite aguda, condição caracterizada pela inflamação do cólon, também expressou melhora na proteção da barreira intestinal com a administração do probióticos VSL#3, o que permitiu a ativação das vias de sinalização P38 e ERK e melhorou a expressão de proteínas de junção estreita.[11]

O câncer é uma das doenças mais estudadas globalmente, e sabe-se que fatores ambientais, qualidade da dieta e MI influenciam sua predisposição, além da conhecida carga genética. O estudo da microbiota pode promover mudanças no estilo de vida que ajudem na prevenção e tratamento do câncer. Nesse contexto, as terapias adjuvantes com probióticos e prebióticos estão sendo investigadas para melhorar a resposta à quimioterapia, reduzir a necessidade de dosagens mais altas de fármacos e melhorar a qualidade de vida dos pacientes, em especial os com câncer colorretal.[12]

Ainda sobre câncer, uma investigação piloto avaliou o efeito de um probiótico em lesões pré-cancerosas associadas ao papilomavírus humano (HPV) na citologia cervical e demonstrou que o uso de probiótico pode favorecer a regressão das lesões cervicais, o que representa uma possível abordagem inovadora na prevenção do câncer cervical.[13]

Sistema respiratório

O estudo de Luoto *et al.* (2014)[14] investigou se a suplementação precoce de prebióticos e probióticos poderia reduzir o risco de infecções virais do trato respiratório em bebês prematuros. A pesquisa envolveu 94 bebês que receberam prebióticos, probióticos ou placebo entre o 3º e o 60º dia de vida. Os resultados mostraram que os bebês que receberam prebióticos ou probióticos apresentaram uma incidência significativamente menor de infecções virais do trato respiratório, em comparação com o grupo placebo. A redução foi especialmente notável para infecções causadas por rinovírus. Os resultados sugerem que a modulação da MI com esses suplementos pode ser uma estratégia eficaz e acessível para reduzir o risco de infecções respiratórias em bebês prematuros.

Trato urinário

Mediante técnicas de sequenciamento, como gene 16S do RNA ribossômico (16S rRNA), tornou-se possível a identificação de comunidades bacterianas no trato urinário humano. Essa descoberta permitiu o aprofundamento das investigações sobre a ligação entre a microbiota urinária e doenças do trato urinário, como a cistite intersticial, incontinência urinária de urgência e cálculos renais de oxalato de cálcio. Além disso, foi evidenciado que o uso de antibióticos para infecções urinárias pode afetar a MI e influenciar a saúde em geral. Ainda são necessários mais estudos científicos para compreender melhor o papel da microbiota urinária na manutenção da saúde e no desenvolvimento de novas abordagens terapêuticas.[15]

Conclusões

Estudos recentes destacam o papel essencial dos micro-organismos intestinais na saúde. As várias comunidades bacterianas no intestino têm muitas funções, incluindo atividade metabólica, efeito barreira, funções tróficas e imunológicas. A MI, portanto, desempenha papéis importantes que definem a fisiologia do hospedeiro. O entendimento da MI e de suas atividades é essencial para a geração de futuras estratégias personalizadas de assistência médica. Nesse sentido, há um crescente corpo de evidências para apoiar o uso potencial de cepas bacterianas selecionadas, clássicas ou da próxima geração, na prevenção e no tratamento de várias doenças.

As perspectivas futuras para o desenvolvimento de probióticos são brilhantes e encorajadoras para expandir seu mercado. As inovações probióticas já são implementadas em suplementos alimentares e alimentos e bebidas. Como exemplo, destacam-se: a cepa *Saccharomyces cerevisiae*, que auxilia na saúde imunológica de adultos e crianças e também beneficia a MI e o conforto nasal;[16,17] *Bifidobacterium longum* CBi0703 associado à vitamina C, que auxilia nos cuidados com as articulações;[18,19] a proteína de soro de leite fermentado combinada a galacto-oligossacarídeos (GOSs), voltada à saúde intestinal, ao suporte à função muscular e ao desempenho atlético;[20,21] e o *Bifidobacterium longum* 1714, uma cepa psicobiótica destinada para o bem-estar mental, que ajuda no controle da resposta ao estresse diário, na qualidade do sono, na redução da fadiga diurna, na regulação das emoções e no aumento da produtividade.[22,23]

O avanço da ciência da Nutrição-Economia direcionará o uso estratégico de probióticos em Saúde Pública. Paralelamente, a evolução da regulamentação dos probióticos na Agência Nacional de Vigilância Sanitária (Anvisa) e um futuro quadro regulatório global do Codex Alimentarius também contribuirão para colocar os probióticos em uma posição única como uma ferramenta para promover a saúde e o bem-estar.

Referências bibliográficas

1. Thursby E, Juge N. Introduction to the human gut microbiota. The Biochemical Journal. 2017;474(11):1823-36. doi: 10.1042/BCJ20160510.
2. World Gastroenterology Organisation. Diretrizes mundiais da Organização Mundial de Gastroenterologia. Prebióticos e probióticos. 2017a. Disponível na Internet: https://www.worldgastroenterology.org/UserFiles/file/guidelines/probiotics-and-prebiotics-portuguese-2017.pdf (28 maio 2025).
3. Cani PD, de Vos WM. Next-Generation beneficial microbes: the case of akkermansia muciniphila. Frontiers in Microbiology. 2017;8:1765. doi: 10.3389/fmicb.2017.01765.
4. Galdeano CM, Cazorla SI, Lemme Dumit JM, Vélez E, Perdigón G. Beneficial effects of probiotic consumption on the immune system. Ann Nutr Metab. 2019;74(2):115-24. doi: 10.1159/000496426.
5. Hao Q, Dong BR, Wu T. Probiotics for preventing acute upper respiratory tract infections. The Cochrane database of systematic reviews. 2015;(2):CD006895. doi: 10.1002/14651858.CD006895.pub3.
6. de Vrese M, Winkler P, Rautenberg P, Harder T, Noah C, Laue C et al. Effect of Lactobacillus gasseri PA 16/8, Bifidobacterium longum SP 07/3, B. bifidum MF 20/5 on common cold episodes: a double blind, randomized, controlled trial. Clinical nutrition (Edinburgh, Scotland). 2005;24(4):481-91. doi: 10.1016/j.clnu.2005.02.006.
7. Liu RT, Walsh RFL, Sheehan AE. Prebiotics and probiotics for depression and anxiety: a systematic review and meta-analysis of controlled clinical trials. Neuroscience and biobehavioral reviews. 2019;102:13-23. doi: 10.1016/j.neubiorev.2019.03.023.
8. Oak SJ, Jha R. The effects of probiotics in lactose intolerance: a systematic review. Critical Reviews in Food Science and Nutrition. 2019;59(11):1675-83. doi: 10.1080/10408398.2018.1425977.
9. Li P, Gu Q, Wang Y, Yu Y, Yang L, Chen JV. Novel vitamin B_{12}-producing Enterococcus spp. and preliminary in vitro evaluation of probiotic potentials. Appl Microbiol Biotechnol. 2017;101(15):6155-64. doi: 10.1007/s00253-017-8373-7.
10. Feng JR, Wang F, Qiu X, McFarland LV, Chen PF, Zhou R et al. Efficacy and safety of probiotic-supplemented triple therapy for eradication of Helicobacter pylori in children: a systematic review and network meta-analysis. Eur J Clin Pharmacol. 2017;73(10):1199-208. doi: 10.1007/s00228-017-2291-6.
11. Dai C, Zhao DH, Jiang M. VSL#3 probiotics regulate the intestinal epithelial barrier in vivo and in vitro via the p38 and ERK signaling pathways. Int J Mol Med. 2012;29(2):202-8. doi: 10.3892/ijmm.2011.839.
12. Mármol I, Sánchez-de-Diego C, Pradilla Dieste A, Cerrada E, Rodriguez Yoldi MJ. Colorectal carcinoma: a general overview and future perspectives in colorectal cancer. International journal of molecular sciences. 2017;18(1):197. doi: 10.3390/ijms18010197.
13. Verhoeven V, Renard N, Makar A, Van Royen P, Bogers JP, Lardon F et al. Probiotics enhance the clearance of human papillomavirus-related cervical lesions: a prospective controlled pilot study. European Journal of Cancer Prevention: the Official Journal of the European Cancer Prevention Organisation (ECP). 2013;22(1):46-51. doi: 10.1097/CEJ.0b013e328355ed23.
14. Luoto R, Ruuskanen O, Waris M, Kalliomäki M, Salminen S, Isolauri E. Prebiotic and probiotic supplementation prevents rhinovirus infections in preterm infants: a randomized, placebo-controlled trial. The Journal of Allergy and Clinical Immunology. 2014;133(2):405-13. doi: 10.1016/j.jaci.2013.08.020.
15. Hiergeist A, Gessner A. Clinical implications of the microbiome in urinary tract diseases. Current opinion in urology. 2017;27(2):93-8. doi: 10.1097/MOU.0000000000000367.
16. NutraIngredients Europe. Exploring the Impact of EpiCor® Postbiotic on Children's Immune Health; a Review of Recently Published Clinical Research, 2024a. Disponível na Internet: https://www.nutraingredients.com/Product-innovations/Exploring-the-Impact-of-EpiCor-R-Postbiotic-on-Children-s-Immune--Health-a-Review-of-Recently-Published-Clinical-Research/ (28 maio 2025).
17. Cargill. Supplements. EpiCor Postbiotic Ingredient 2025a. Disponível na Internet: https://www.cargill.com/supplements/epicor-postbiotic-ingredient (28 maio 2025).

18. NutraIngredients Europe. White paper: a new horizon in osteoarthritis treatment: Arthelio® and its clinical benefits, 2025a. Disponível na Internet: https://www.nutraingredients.com/Product-innovations/White-Paper-A-new-horizon-in-osteoarthritis-treatment-Arthelio-R-and-its-clinical-benefits/ (28 maio 2025).
19. Arthelio. FAQS, 2025a. Disponível na Internet: https://www.arthelio.ie/faqs/ (28 maio 2025).
20. NutraIngredients USA. Biotis® Fermentis to Support the Gut-Muscle Axis, 2025a. Disponível na Internet: https://www.nutraingredients-usa.com/Product-innovations/biotis-fermentis-to-support-the-gut-muscle-axis/ (28 maio 2025).
21. Biotis. Ingredient. Biotis fermentis. Disponível na Internet: https://www.biotis.com/ingredient/biotis-fermentis/ (28 maio 2025).
22. NutraIngredients USA. Shifting the paradigm with psychobiotics for sleep, 2024a. Disponível na Internet: https://www.nutraingredients-usa.com/Product-innovations/Shifting-the-paradigm-with-psychobiotics-for-sleep/ (28 maio 2025).
23. Novozyme One Health. Solutions. ProbioBrain, 2025a. Disponível na Internet: https://www.novozymesonehealth.com/solutions/probiobrain (28 maio 2025).

Índice Remissivo

A

H

I

K

L

N

O

P